临床整合口腔正畸学

[印]维诺德·克里希南(Vinod Krishnan)
[美]泽耶夫·达维奥维奇(Ze'ev Davidovitch) 主编

房 兵 朱 敏 夏伦果 主译

同济大学出版社
TONGJI UNIVERSITY PRESS

图书在版编目(CIP)数据

临床整合口腔正畸学 /(印)维诺德·克里希南(Vinod Krishnan),(美)泽耶夫·达维奥维奇(Ze'ev Davidovitch)主编;房兵等译. --上海:同济大学出版社,2020.7

书名原文:Integrated Clinical Orthodontics

ISBN 978-7-5608-8154-6

Ⅰ.①临… Ⅱ.①维… ②泽… ③房… Ⅲ.①口腔正畸学 Ⅳ.①R783.5

中国版本图书馆 CIP 数据核字(2020)第 113012 号

临床整合口腔正畸学

[印]维诺德·克里希南(Vinod Krishnan) [美]泽耶夫·达维奥维奇(Ze'ev Davidovitch) **主编**

房 兵 朱 敏 夏伦果 **主译**

责任编辑 赵 黎 **助理编辑** 朱涧超 **责任校对** 张德胜 **封面设计** 陈益平

出版发行 同济大学出版社 www.tongjipress.com.cn

(地址:上海市四平路 1239 号 邮编:200092 电话:021-65985622)

经 销 全国各地新华书店

排 版 南京月叶图文制作有限公司

印 刷 上海安枫印务有限公司

开 本 889 mm×1194mm 1/16

印 张 32

字 数 1 024 000

版 次 2020 年 7 月第 1 版 2020 年 7 月第 1 次印刷

书 号 ISBN 978-7-5608-8154-6

定 价 390.00 元

主　　编

[印]维诺德·克里希南(Vinod Krishnan)
[美]泽耶夫·达维奥维奇(Ze'ev Davidovitch)

主　　译

房　兵　朱　敏　夏伦果

副 主 译

聂　萍　江凌勇　刘加强　毛丽霞　袁玲君

翻译人员

房　兵　朱　敏　江凌勇　刘加强　毛丽霞　聂　萍
吴　勇　杨　秩　王　博　夏韫晖　杨　筱　袁玲君
叶年嵩　张文斌　赵彦惠　马旭辉　张　鹏　赵晶蕾
傅润卿　谭　宇　孙良奕　王　洁　欧阳宁鹃
陶　丽　唐艳梅

序

由 Krishnan 和 Davidovitch 主编的《临床整合口腔正畸学》(*Integrated Clinical Orthodontics*)中文译本即将问世。欣喜之余,不免在此啰嗦几句,是为中文序。

记得在 3～4 年前,我在某国际书展上看到这本书,其书名引起了我极大的兴趣。因为整合医学(holistic integrative medicine,HIM)是当前临床医学发展的一个重要方向。我虽不是口腔正畸医师,但我觉得这本书有一定的导向和实用价值。于是建议上海市第九人民医院"口腔正颌正畸中心"房兵主任组织翻译,以飨读者。房教授欣然应允,并组织有关学者开始了翻译工作,本书终于得以面向口腔正畸与相关的学术领域的师生,甚为欣慰。

本书共 25 章,内容广泛而充实:

有涉及医学基础的整合内容——遗传学、发育生物学、组织工程学及干细胞……

有涉及临床医学学科的整合内容——骨科、内分泌科、耳鼻咽喉科、儿科……

有涉及口腔医学学科的整合内容——儿童口腔科、口腔颌面外科、牙体牙髓科、口腔修复科……

有涉及生物医学工程的整合内容——正畸器材的研发、种植支抗、激光在正畸治疗中的应用……

我们还可以看到一些现代医疗的诊治理念贯穿在本书中。诸如:"多学科联合序列治疗(MDT)""学科交叉"以及正畸治疗的规范化管理等。从"学科交叉"的角度来看,本书具有十分明显的创新性,是不可多得的。

正如作者在其前言中所指出的那样,"本书提出的概念是正畸学,它不仅仅是一门丝弓弯制技术,而是建立在许多相关专业基础上的一门特殊专业学科……"按照对"工匠"精神的重新认识,口腔正畸医师既是"工匠(craftsman)",也可以是"学者(scholar)"。"工匠"与"学者"仅仅是因工作的性质和对象分工不同而已,他们之间还常因互补、协作而同时存在。

当然,由于刚刚起步,本书的有关内容还需要在实践中进一步证实和体现,临床科研工作还要继续深入和提高。

希望在不久的将来能见到中国口腔正畸学者写出中国人自己的"临床整合口腔正畸学",是以为快!

上海交通大学 口腔颌面外科学 荣誉讲席教授

中国工程院院士

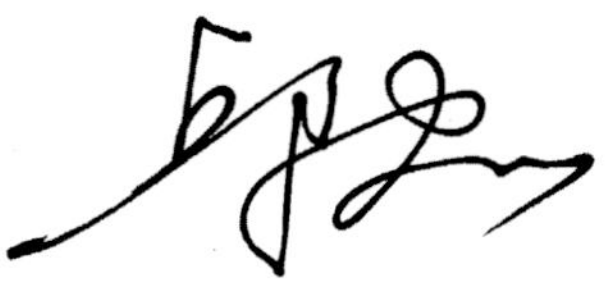

2019 年 10 月于上海

前 言

本书的书名为《临床整合口腔正畸学》，通俗易懂。毕竟，我们都知道各个学科之间都是相互依存，正畸学也不例外。本书能清晰地反映正畸学与其他医学专业领域的相互影响，因此，我们认为，出版本书对致力于提高医师对患者的服务是十分有益的。

那些需要、寻求或接受正畸治疗的患者与其他患者之间存在分子学、功能学及美学上的差异。这些自然变异反映在正畸临床中，因此定义了解相关专业的特性对正畸医师和患者都可能是有益的。我们的目的是向在不同医疗领域从事临床研究的人们学习他们的经验和建议，并与正畸医师产生互动。这些相互影响源于一个简单的事实，没有人知道一切，不管我们喜欢与否，我们依赖于我们同事们的专业意见，他们的专业知识可以弥补我们知识的空白和不足。

在策划这本书的内容时，我们意识到有很多领域的知识可以增强正畸医师的诊断和治疗能力。事实上，我们惊奇地发现，有大量的相关专业知识反映在这本书的25个章中，都与正畸医师密切相关。在医学和牙科学领域拓展的新研究结果因有电子通信交流变得更加实用和简便，这也使得正畸学的研究范围日益扩大。新兴领域的相关信息在不断更新发展，掌握这些知识虽然困难，却令人兴奋，如组织工程和干细胞，以及熟知的看似传统的领域，如遗传学、心理学和材料科学等。与其他学科领域的互动交流，能提供鉴别及阐明诊断阶段中临床发现的一些方法，并在为患者选择治疗计划和最合适的器械治疗方法上指明其发展方向。

本书提出的概念是正畸学，它不仅仅是一门弓丝弯制技术，而是建立在许多相关专业基础上的一门特殊专业学科。无论何时，正畸医师与其他医学专业的互动交流，都是通往卓越发展道路的强大工具。总之，我们希望读者能借此书获得全新的视角，那是医疗保健的专业人士的视角，更是那些当年抱有志向、将牙科专业从一门备受争议的“匠技”升华为关乎人类福祉、笃守职业良知的专业人士的视角。

我们衷心感谢所有的编者，他们慷慨地与渴望了解“正畸学”发展的人们分享了自己的知识和智慧。我们很高兴阅读到书稿，也希望读者的反应将与我们是一样的。

虽然各章节都出自编者的工作和经验基础上，但所有的信息资源都可以应用到全世界范围内相似的领域。

我们也向全体工作人员表示诚挚的谢意：Wiley-Blackwell，Sophia Joyce，Nick Morgan，Catriona Cooper，Lucy Nash，以及James Benefield，Lotika Singha（文字编辑）和Anne Bassett（项目经理），因他们的不懈努力，才使我们最终完成这项艰巨的任务。

Vinod Krishnan
Ze'ev Davidovitch

目 录

第1章
口腔正畸的重要性日益突出

1.1 概 述

正畸医师通过对牙冠施加机械力量来治疗口颌面异常患者，包括错牙合畸形患者。这些力量被传递到牙根周围组织，诱导周围细胞对组织进行改建，进而使牙齿能够移动到新的、更适合的位置。就像人类机体内其他组织和器官一样，牙齿的组织和细胞也受到神经、免疫、血管和内分泌系统的控制以及一些因素如心理压力、营养、药物、局部和全身疾病等影响。因为颌骨是全身整体的一部分，正畸诊断必须包括偏离正常健康标准的详细信息，这些数据也要在治疗计划中体现出来。因此，当特殊的病理情况出现时，就应与该患者的保健医师取得联系或请其他专科医师会诊。这些专家的意见会对正畸的诊断及治疗计划产生影响。临床医学和口腔医学的持续发展使得他们之间相互联系的范围、重要性和价值日益扩大。本章讨论特殊情况下相互联系的必要性和合理性，详细介绍了哪些情况需要请专科医师会诊。扩大正畸范畴这一主题主要源于生物学在正畸学中的重要作用，以及正畸患者健康状况可能对正畸过程和结果会产生长期影响的相关信息。

1.2 引言

面部美学、平衡、和谐和(或)这些的不足，很早就引起艺术家及艺术观众的注意。面部的表情很容易反映出心情、情感和感受，因此，可以在人与人之间传达无语言的信息。口腔以其在表达这些功能中的重要作用而成为这个解剖-生理-情感复合体的重要组成部分，包括软组织(颊、唇、舌)和硬组织(颌骨和牙齿)。画家、雕刻家和摄影家已经注意到了这一特性，并经常在创作人面部作品时也包括了身体的其他部分，至少是躯干部分，这也证明他们接受了面部和身体是一个整体的观点。正畸专业致力于提高口颌面系统的美观及功能。患者和正畸医师会因为过分追求对错位牙冠位置的调整而忽略生物学的原则和限制。牙冠是通过牙根锚固在颌骨上，牙根被其他组织所包绕并与其相互作用与反作用，就像其他器官与局部或全身因素相互作用一样。这种情况就好像冰山，只能看见水面以上的部分，水面以下看不到。

错牙合是指个别牙或全牙列在美学或功能上位置不理想。口腔正畸的目标是纠正或减少牙列咬合、口颌面功能和美学的异常程度。我们以前太倾向于把这些异常作为我们专业关注的目标，然而把健康相关的问题抛得很远，甚至视而不见，就好像错牙合畸形独立于身体其他部分而单独存在。持有这种想法会危害到正畸的诊断、治疗计划、治疗结果以及矫正后的长期保持。获得最佳的正畸结果需要扩大视野，涵盖其他可能出现的病因学因素和生物学过程，进而决定细胞/组织对机械治疗反应的牙科学以及医学的专业。简而言之，我们不是治疗错牙合畸形，而是治疗有错牙合畸形的人。

目前，大多数人就是把正畸学看做主要关注于面部美学的学科，局限于在畸形的牙齿上加上托槽。

这也被很多正畸专业的成员继承和发扬，因为强调这个共知的事实，即施加机械力牙齿会移动，使一切变得简单。这一观点深深体现在全世界主要的正畸教育/培训课程中。正畸医师也认为，至少是潜意识的，矫正患者的错殆畸形就像在温暖的软蜡错殆模拟殆架上移动金属牙齿一样简单。而且，这种观点还使得口腔全科医师参与正畸实践时并没有得到能够使他们胜任这项任务的正确的教育。图 1.1 展示了一个这样治疗后不良结果的病例。然而，口腔正畸学，一直被认为是主要重视技巧的专业，实际包含在一个更为广泛的专业之内，有着迅速扩展的范畴，并与生物学、医学、牙科学和计算机科学领域的专家联系越来越密切。这些相互联系可以为正畸医师提供针对单个患者更多的信息，最终可能导致诊断及治疗计划的调整。

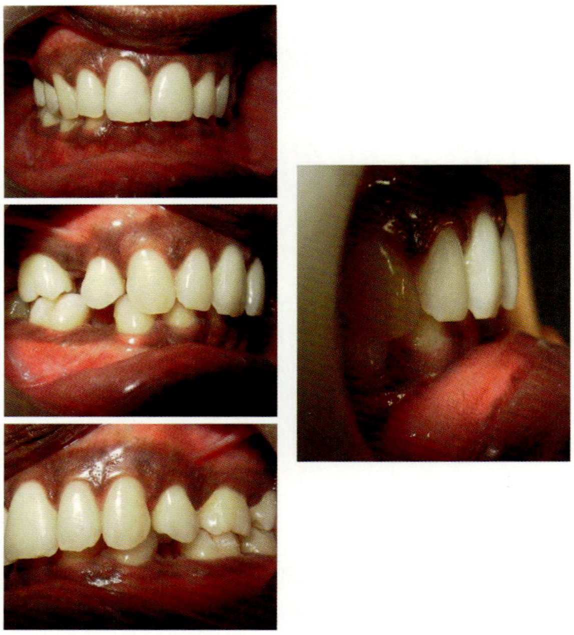

图 1.1 一位全科开业医师的不良正畸治疗操作。忽视了下颌中切牙的缺失，这位开业医师拔除了所有的第二前磨牙但是不能够完全关闭间隙，以一个重度的深覆殆深覆盖结束

口腔正畸学的科学和临床基础知识正在多个方向上广泛扩展，包括生物层面和技术层面。生物学在正畸诊断、方案设计和治疗具体患者中的作用越来越明显。正畸医师可能是一个力学方面的专家，但他不是营养学家、心理学家、儿科医师、内分泌专家、初级护理师、口腔颌面外科医师、口腔修复专家或其他医学或牙科学专家。因此，当正畸患者前来就诊或正在治疗过程时，出现某些情况时，向其他专家寻求帮助非常必要。

实际情况是错殆畸形患者可能还伴有其他病理状况，严重影响正畸过程和结果。此时就很有必要咨询或联系熟悉该患者病情，了解该患者健康问题的专家。而且，有些患者可能患有传染性疾病，可能会影响到周围患者的健康。快速通讯系统的存在使得正畸医师很容易从其他专家那里获得建议，最终为每个患者制定个性化的诊断和治疗方案，这一系统在培育医患相互信任、建立合作、提高疗效方面也很有作用。

同样，材料学、冶金技术和生物医学工程的新进展也使得一系列能够产生多种类型机械力的合金问世。正畸医师和工程师的长期合作使得正畸托槽的设计发生根本性变化，金属丝和非金属丝相互复合，通过控制摩擦力和应变产生更适合的矫治力量。这种相互合作为开发新型的、可在生物学和力学上产生最佳的牙齿移动的矫治器奠定坚实基础。此外，这些工程师还是设计和制造各种金属种植体和微种植体原型的重要参与者，这些种植体可用作口内支抗，从而替代支抗牙，避免不必要的牙移动。

口腔正畸的先驱者是这个布满挑战和荆棘的领域的探路者。先驱者应用当时最好的治疗工具治疗错殆畸形，为其继承者取得伟大的成就铺平了道路。Edward H Angle，当代正畸学之父，在 19 世纪末倡导在培养牙科医师成为正畸专科医师时，在课程设计中纳入基础医学科学，如解剖学、生理学和病理学。他清楚地了解到头部和身体其他部位功能上的联系。30 年后，他的学生，Albert Ketcham(1929)，试图阐述牙根吸收的原因时(一种牙齿移动时主要的副作用)，发现该现象的原因与患者的代谢有关。在接下来的几年里，牙根吸收主要归因于营养缺乏、激素波动、遗传因素和心理应激等。所有的因素都指向一个概念，就是牙齿移动所依赖的组织改建至少部分依赖于患者的病理生理特性。而这一生物特性的详细信息可从多位熟悉该患者的健康保健师那里获得。

然而，尽管部分先驱者已经意识到生命科学在正畸教育和实践中的重要性，大多数正畸医师的重点还是放在该专业的力学方面。因而，诸如广泛牙根吸收这类情况被认为是特发的，不可预测的，甚至是先天的。这些解释显然与这个长期被认可的公理相违背，那就是正畸治疗过程中生物学和力学是紧密联系在一起的。这一说法由 Farrar 首次提出，他推测牙齿移动是通过牙槽骨的吸收或弯曲实现的，或二者都有。Farrar 的解释竟然是正确的，尽管它是建立在经验证据之上。Sandstedt 和 Baumrind 所提供的实验证据也支持 Farrar 的这一假说。Sandstedt 利用组织切片证实牙周细胞参与了应力介导的组织改建，Baumrind 用大鼠实验证实正畸应力确实使牙槽骨弯曲。

1.3 日益扩张的正畸学领域

正畸治疗的主要目的是辅助生长期儿童口颌面系统自然正常的发育，纠正年轻人或成年人的错殆畸形。理论上，正畸应该在一个拥有所有其他医学专家的场所进行，比如医院，或一个大的诊所。在这样的环境中接触不同的专家，正畸医师得到他们针对每一个正畸患者的健康相关问题的建议会相对容易。初级护理专家(家庭医师)、矫形外科医师、外科医师、心理医师和营养师可能就在距离正畸诊所步行所能达到的距离。然而，网络的普及以及电子通信使得正畸医师可以很快地进行会诊并得到专家的建议，并不需要考虑距离问题。

当代正畸学是生物学与力学的结合，关注基于对错殆畸形程度评估和记录的诊断过程，就如同在问："生物学上而言，谁是患者?"在关注牙齿移动以前必须先回答这个问题。全身或局部病理状况的存在足以使任何正畸患者的治疗计划发生改变。一个全面的正畸诊断应该从患者的生物特性的细微表现开始，涵盖所有可能影响机械治疗的情况。这部分诊断之后才是对错殆畸形的详细描述。生物学这部分需要与不同领域的医学专家相互沟通，并最终体现在个性化的治疗方案设计中。该类诊断的一个简要例子如下："AZ 是个 34 岁的女护士，两个孩子的妈妈，5 年前开始出现多发性硬化。安氏Ⅱ类Ⅰ分类错殆，下颌平面陡，ANB 角 8°，覆盖 12 mm。"这个诊断展示了主要的系统和口颌面的检查，为正确的治疗计划奠定基础。因为要为 AZ 提供最好的治疗方案，最好还要从她的保健医师那里获得建议，比如她的私人医师、神经专科医师和营养师等。他们的意见对于指导正畸医师为该患者制订最佳的、可行的治疗方案非常重要。

相同的错殆畸形对不同患者可描述如下："RM 是个 14 岁男孩，正进入青春快速生长期，有 1 型糖尿病、过敏和哮喘，安氏Ⅱ类Ⅰ分类错殆，下颌平面陡，覆盖 8 mm。"这个简单而细致的诊断可以看出该患者正在生长期并伴有可能掩盖正畸问题和治疗结果的健康状况。全身状况包括免疫、内分泌及血管系统可能改变牙周细胞对所施加机械应力的反应，改变牙齿移动速度，为正畸治疗带来不良反应，如不可逆的牙槽骨丧失和牙根吸收。然而，如果医学和(或)社会经济学问题被忽视，坚持纠正错殆畸形就可能带来危害。因此，就 RM 这个病例而言，正畸医师在制订诊断和治疗计划之前应该与该患者的儿科医师、内分泌医师、营养师取得联系。

1.4 把正畸患者视作有机整体

正畸医师不仅接待年轻患者，他们将以饱满的热情和自信去面对世界，也有不同要求和期待的成年患者。有的患者会有心理问题，他们寻求正畸治疗是为了减轻他们的人格缺陷，提高社会地位并寻找职业和个人生活问题的解决方法。充分意识到每一名来就诊的患者都有属于他自己的独特的代谢和生理特征非常重要，即使所有的人都有着相似的遗传、解剖、生理和生化基础。众多因素中，个体差异可能源自身体、社会、种族、心理和代谢异常等。值得注意的是，正畸治疗常被用于解决很关键的问题，尽管在所有患者中的表现方式很相似。然而，这些表现方式的程度、持久度和结果常常依赖于与错𬌗畸形遥不可及的生物学因素。

颅颌面生长发育的模式和时间与全身生长相关的功能密切相关，受到器官内外大量化学和物理因素的控制和调节，并与很多乃至全部器官和机体的靶细胞相互作用，每一名正畸医师都要面对这一复杂的事实。期望某个人在任何医学专业能够记住所有的知识是不现实的。因此，正畸医师需要了解医学领域的最新进展，与多位其他专家保持联系，出现情况时，能够得到他们的建议是很有必要的。

这种模式中一个最基本的合作就是用机械力移动牙齿的正畸医师与研制如何产生机械力的专家之间的合作：生物医学专业和金属加工技术。这些专家需要长期合作，因为牙齿移动需要生物和机械因素之间的密切相互作用。即使是健康的患者，对正畸矫治力的反应也因时而异，因为矫正时间都是以年计算的。另外，一个潜在的可能影响生理状态的疾病可改变急性和慢性炎症的特性，它可以成为影响牙齿移动的关键因素，可以改变颅颌面生长发育。靠近或远离牙周膜部位产生的细胞信号分子可能会通过改变牙周膜局部生物环境中的生物分子水平而干扰牙齿移动。

▶ 1.5 患者的生物特性对正畸治疗的影响

由于每个患者生物学的独特性，对正畸医师来说，与每个医学领域的专业医师建立和保持畅通的交流通道非常必要。患者可能需要他们的私人医师进行会诊，或其他特殊领域的专家的建议，比如，内分泌学、神经病学、免疫学、遗传学、肺病学、营养学、心理学、传染病学等。每一个器官或组织结构在病理状态时都可能对牙周细胞或组织产生一定的影响，通过神经系统和组织、血液反应传送到牙齿或其周围细胞的附近。

炎症是正畸牙移动时发生的正常反应。毛细血管神经末梢受压释放作用于血管的神经递质，使血管渗透性增加，炎症可以介导白细胞和血浆从机械压力侧的毛细血管释放。这种模式下，在外围患病器官内已经被预处理的白细胞能够进入受压的牙齿或牙周组织，与携带受体的细胞相互作用并合成免疫体。人牙周膜细胞体外实验表明，这些细胞很容易与细胞因子、生长因子、克隆刺激因子等化学介导信号发生反应，而这些因子是由白细胞合成并分泌的。牙齿移动和机体其他部位病理状态的紧密联系就是正畸医师需要与内科医师、营养师、心理医师或其他保健专家密切联系的主要原因。

许多要求正畸治疗的患者都患有全身系统性疾病（如哮喘），并且在治疗这些疾病时又预约正畸诊断。对系统性疾病的治疗经常使用处方药和（或）非处方药。一些药物可能对正畸力引起的组织改建产生一定的影响，但另外一些，例如类固醇与非类固醇的抗炎药物，抗肿瘤药，免疫抑制剂，抑制素，抗骨质疏松药可能通过血浆或透过因压力而通透性增加的血管壁到达移动的牙齿内部或周围的细胞。因此，患者规律地记录正畸治疗前以及治疗过程中服用的所有药物非常必要。一旦患者提供了一份完整的用药清单，正畸医师就需要查找这些药物作用的相关信息。这些信息很容易在互联网和当代药典中查到。图 1.2 说明了非类固醇抗炎药对正畸组织改建中细胞的深远影响，图中显示的是猫的上颌尖牙近中被拉伸的牙周膜细胞以及沿牙槽骨表面线性排列的细胞，该牙齿在80 g力作用 24 h 后已经向远中移动。该组织切片使用免疫组化染色检测前列腺素 E_2（PGE_2，一种广泛存在的炎性介质）。未使用非类固醇抗炎药物吲哚美辛的猫的切片作为对照组，结果显示细胞 PGE_2 染色强阳性，然而使用吲哚美辛治疗的猫的组织切片染色强度显著降低，提示该药物可能对牙齿移动产生深远影响。

营养在决定牙齿移动的方式和过程中起重要作用。现代人的食谱是由一定比例的蛋白质、碳水化合物、脂质、维生素和微量元素组成。然而，即使在同一个社区，个体之间在饮食成分上也可能存在显著差异，不同社区之间的差异更为显著，尽管在地域上很相近。饮食中的某些成分可能激发强烈的细胞对机

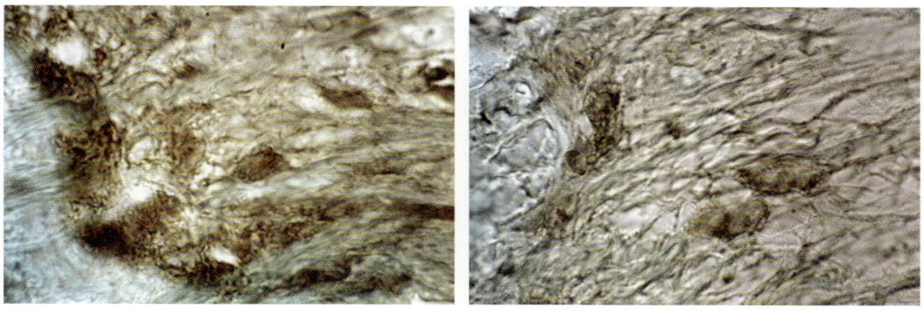

(a)　(b)

图 1.2　采用 1 周岁大的猫上颌尖牙施加 80 g 力作用 24 h 后，制备 5 μm 厚的矢状向切片进行前列腺素 E_2 免疫组化染色　(a)对照组猫张力侧牙周膜，牙槽骨成骨细胞染色明显。(b)矫治的同时以 5 mg/kg 剂量皮下注射吲哚美辛后猫的张力侧牙周膜，成骨细胞和牙周膜的前列腺素 E_2 染色强度下降

械力的反应。例如，在成纤维细胞合成胶原过程中，维生素 C 就是一个重要的协同因子，维生素 D_3 是激活钙元素进入和移出肠道，并对肾脏和骨骼关键调控的因素。蛋白质为所移动的牙齿周围组织的形成和改建提供所需的氨基酸；碳水化合物为所有的细胞活动提供能量；脂质是每一个细胞膜的重要组成成分。

饮食中的一些成分可能对患者的健康有害，并对牙齿和牙周组织有不良反应。例如，长期过量酒精摄入可能引起肝硬化，干扰维生素 D_3 的羟基化，导致维持钙离子稳定的甲状旁腺素分泌升高，导致正畸患者牙根的吸收。甲状旁腺素与牙釉质，包括牙根的吸收有关。因为如此，在正畸治疗开始前详细了解每个患者饮食信息非常重要。有资质的营养师对患者日常饮食的评估能为正畸医师对正畸力学治疗的预期提供重要线索。

哺乳动物机体功能的调节很大程度上受到三大系统的支配：神经、免疫和内分泌系统。寻求正畸治疗的患者有时可能患有影响一个或多个系统的疾病。忽视这些系统的异常而对这些患者进行正畸治疗可能会给患者和医师带来不必要的麻烦。例如，患有多发性硬化症的患者可能在正畸治疗的早期出现三叉神经痛，因为矫正器发挥作用时，急性疼痛随时可能发生。这种疼痛可能因为光滑脱髓鞘的神经之间直接接触而被放大。在这个病例中，以及伴有其他中枢或周围神经疾病的患者中，施加正畸力可能会加重神经问题，或者受到神经问题的影响。然而，患者所用的药物也可能改变组织对正畸力的反应方式。因此，治疗此类患者最好事先询问神经病学专家。

免疫系统在机体内起到识别并清除病原体和肿瘤细胞的作用。它能清除多种病原，从病毒到寄生虫，并且能把它们从机体健康的细胞和组织中识别出来发挥正常作用。清除过程非常复杂，因为病原体能够迅速进化而产生抗体耐受性，免疫系统在病原体感染宿主时产生白细胞介导的炎症反应并持续存在，组织改建、牙齿移动也引起炎症反应。免疫系统的异常，如免疫系统活性降低时出现的免疫缺陷，会导致反复发作甚至威胁生命的感染。免疫缺陷可能由遗传疾病引起，如重度复合免疫缺陷，也可继发于药物治疗或感染(如获得性免疫缺陷综合征，它是由逆转录病毒人类免疫缺陷病毒引起)。相反，自身免疫疾病是因为免疫系统活性过强，把正常组织当作外源性组织进行攻击而发生的。常见的自身免疫性疾病包括桥本甲状腺炎、类风湿关节炎、1 型糖尿病和红斑狼疮。图 1.3 是一个有 1 型糖尿病、桥本甲状腺炎和抑郁症病史的 39 岁男性患者的口内像。他有明显的错𬌗畸形并且他的全身系统性疾病也正在用多种药物进行治疗。鉴于该患者患有多种疾病并服用大量药物，他的保健医师建议放弃正畸治疗。综合了患者的内科医师、牙科医师和修复科医师的建议，最终决定不做正畸治疗。

内分泌系统是由腺体组成的系统，分泌不同种类的激素作为信息信号系统对机体进行调节，很类似神经系统。激素是特定细胞分泌到血液里的化学递质，并随血流到达特定的有相应受体细胞的器官。激素能调节机体的多种功能，包括心情、生长和发育、组织功能和新陈代谢。与神经系统一起，内分泌系统调节并整合机体的代谢活性。内分泌系统和神经系统在下丘脑汇合。下丘脑是内分泌和自主神经系

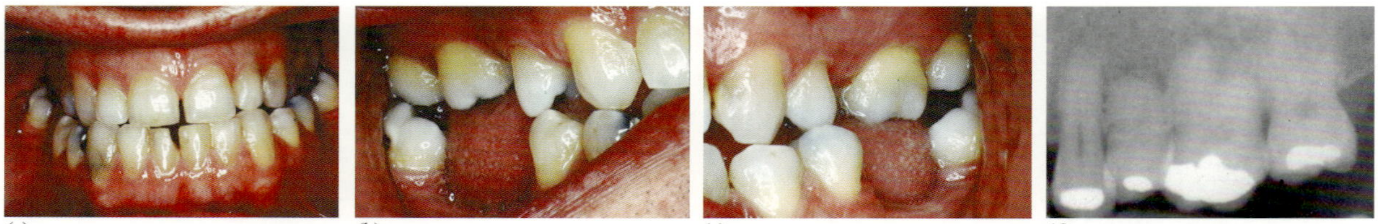

(a) (b) (c) (d)

图 1.3　显示一位 39 岁男性错𬌗畸形患者，伴有多种系统性疾病。(a)牙列正面观，显示中线偏移，双侧后牙反𬌗；(b，c)左侧和右侧牙列像，显示拔过牙后的间隙。上下颌均可见牙齿倒向拔牙间隙；(d)上颌根尖片可见重度的前磨牙和磨牙的牙根吸收

统的主要整合中心，通过神经激素途径控制内分泌器官的功能。

施加正畸矫治力可以增加牙齿及其周围组织的血流，使血管通透性升高，促进血浆外渗。局部血管系统的这种变化能够促进组织中激素浓度的升高，这些激素中甲状旁腺激素、降钙素、甲状腺素是已知的能够调节骨代谢的激素。图 1.4 是牙槽骨和牙周膜 3′，5′-单磷酸腺苷(环磷腺苷或 cAMP)免疫组化切片的显微照片。这些照片取自三只健康的猫。图 1.4(a)是未处理的对照组，显示上颌尖牙附近细胞 cAMP 染色弱阳性。图 1.4(b)是猫上颌磨牙远中移动 24 h 照片。图片是张力区牙周膜，受正畸力影响，cAMP 染色阳性。图 1.4(c)猫上颌磨牙处理方式同图 1.4(b)，另外，于处死前 2 h，按照 30 IU/kg 剂量，皮下注射甲状旁腺素。这些图片中细胞染色非常深，说明细胞 cAMP 浓度很高。因为这种环核苷酸代表外源性信号引发的细胞活性，因此，可以推论出对正畸力的生物学反应与血液中激素浓度密切相关。激素浓度又显著受到特定的内分泌腺体病理状况的影响，提示内分泌学家对患者激素特性的评估对正畸医师制定合适的正畸诊断和治疗方案非常有用。

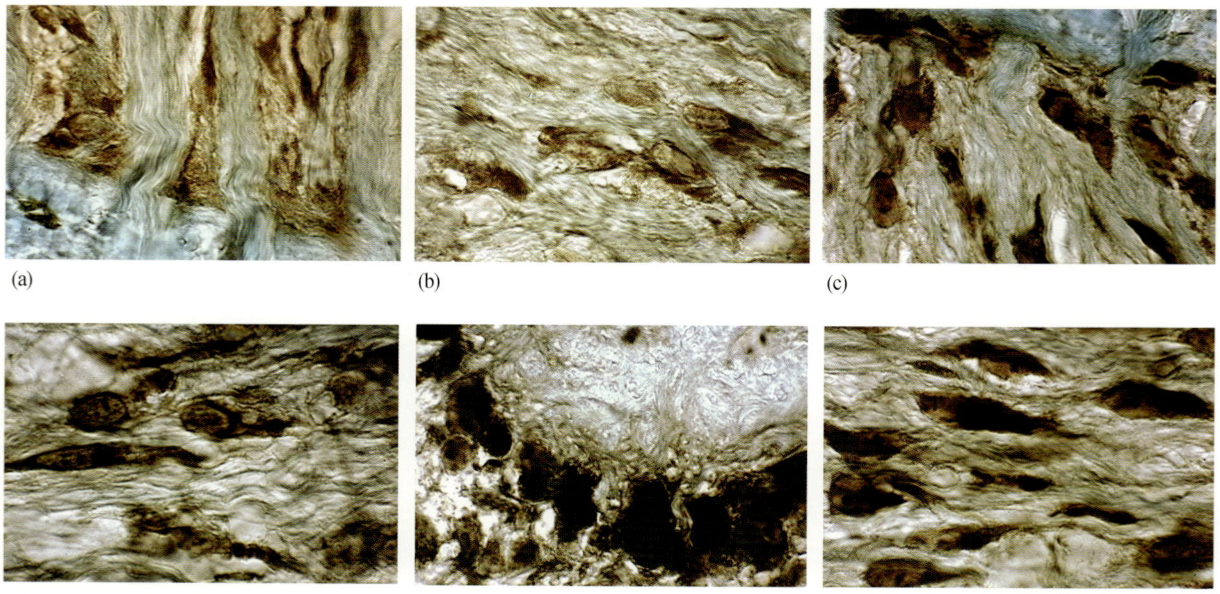

(a) (b) (c) (d) (e) (f)

图 1.4　采用 1 周岁大的猫上颌尖牙施加 80 g 力作用 24 h 后，制备 5 μm 厚的矢状向切片进行环磷腺苷免疫组化染色。对照组(非加力组)猫的(a)成骨细胞和(b)牙周膜细胞。(c)成骨细胞和(d)张力侧牙周膜细胞(猫受到正畸力的作用，但没有注射甲状旁腺素)。(e)成骨细胞和(f)张力侧牙周膜细胞，猫受到正畸力的作用，并且按照 30 IU/kg 剂量，在矫治力作用的同时皮下注射甲状旁腺素。对照组动物环磷腺苷染色弱阳性，加力组染色强度升高，加力并且注射甲状旁腺素组染色强度最大

正畸过程中，患者有时不能或不愿意承认并接受治疗计划中属于自己的那部分义务或努力。通常，这种行为模式来自心理压力，源于遗传、发育和(或)环境因素。此时，心理学在决定或预测正畸治疗成

功或失败的概率时显得非常关键。心理学主要是研究思想的学科。心理学家致力于探索精神功能在个体和社会行为中的作用，同时阐明其中的生理和神经学过程。神经学家学习诸如感知、认知、注意、情感、动机、脑功能(神经心理学)、人格、行为和人际交往。任何方面的异常都可能导致正畸失败。一篇针对大约 1 100 例有正畸史的患者记录的综述表明在治疗前就诊断有心理疾病的患者，比如情绪波动和焦虑，在正畸过程中发生严重根尖吸收的风险显著升高。这种不良结果可能是下丘脑-垂体-肾上腺素轴因心理问题而发生变化的结果。有心理压力患者进行正畸治疗的另外一个不良反应是彻底脱发[图 1.5(a)—图 1.5(g)]。显然，精神是决定正畸成功率的重要因素。因此，当出现任何心理问题时，在治疗前和治疗过程中与心理医师及时沟通非常必要。

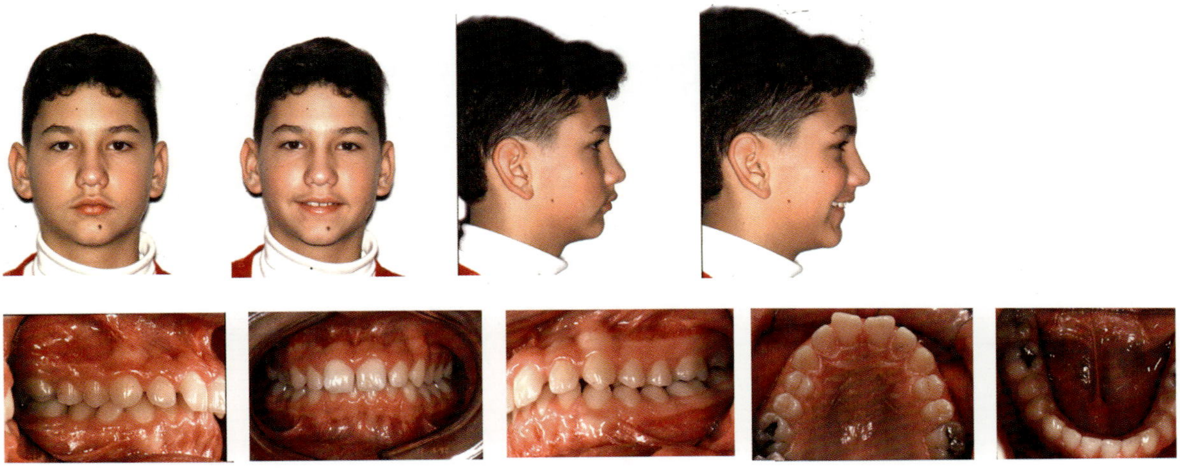

(a)

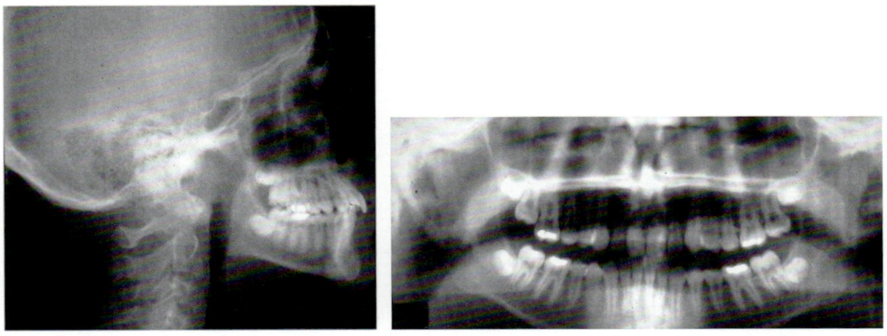

(b)

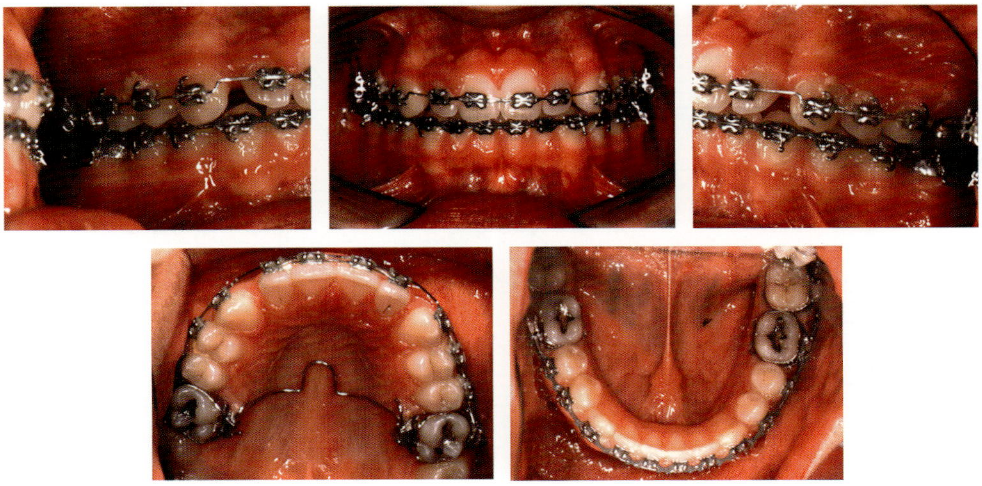

(c)

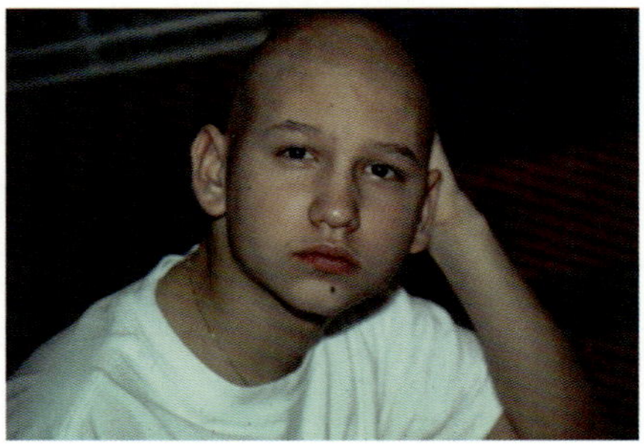

(d)

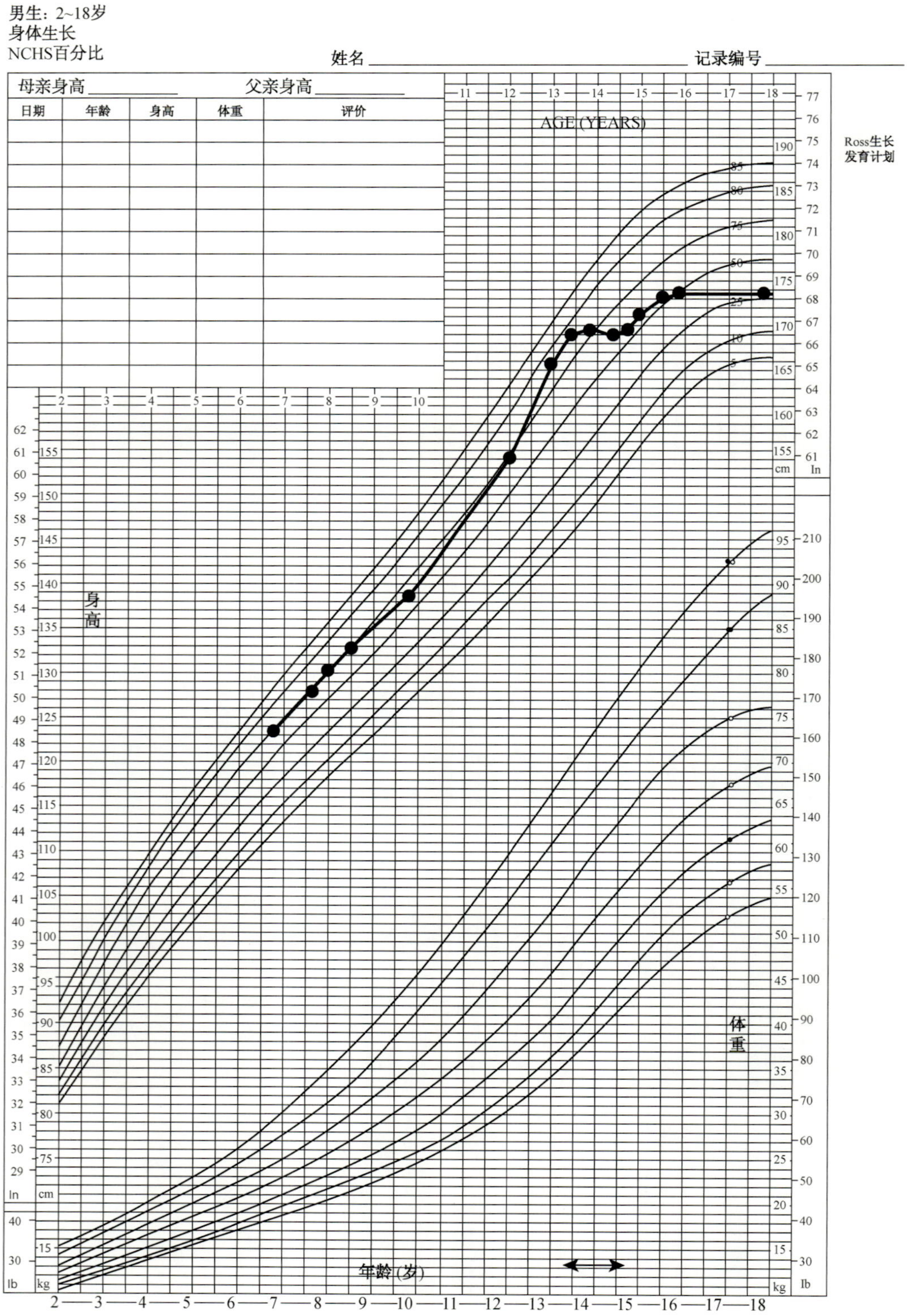
男生：2~18岁
身体生长
NCHS百分比
姓名
记录编号
母亲身高
父亲身高
日期
年龄
身高
体重
评价
AGE (YEARS)
Ross生长
发育计划
身高
体重
年龄(岁)
cm
In
kg
lb

(e)

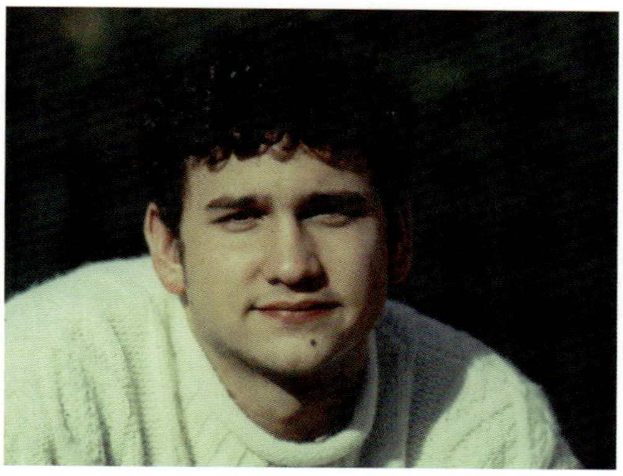

(f)

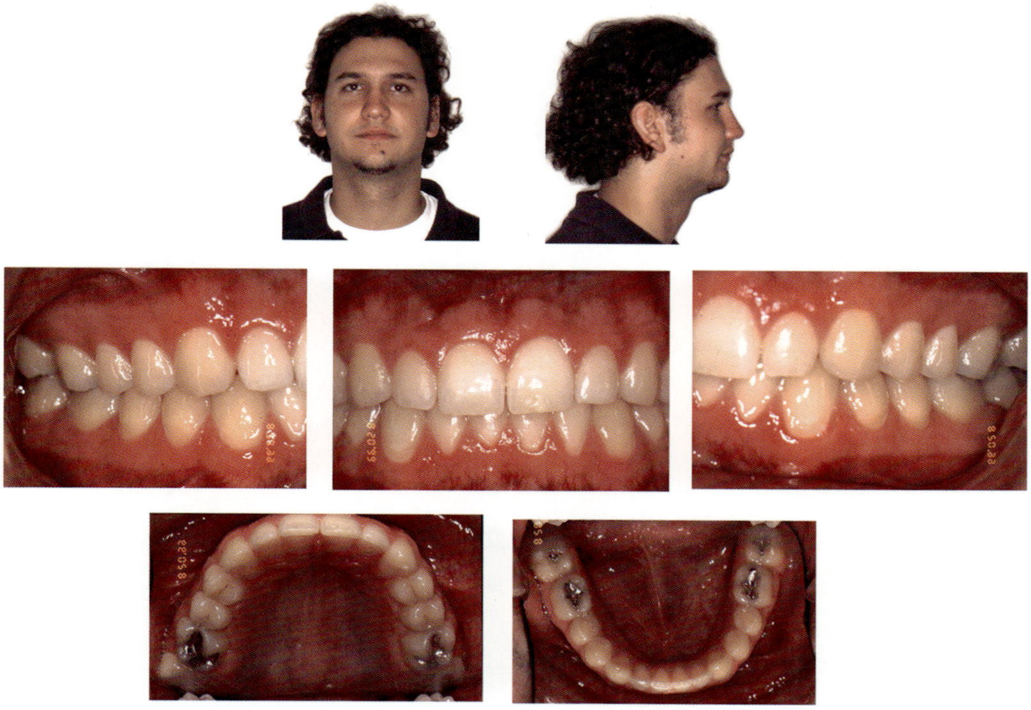

(g)

图 1.5 (a)MV,12 岁 10 个月,治疗前口外及口内照片。左右基本对称,微笑照可看出上中线偏移 3.5 mm,凸面型咬合像显示前牙深覆殆(80%～90%)以及上切牙间隙。上中线右偏 3.5 mm。右侧像咬合中性关系,可见上颌切牙之间以及尖牙近中牙间隙。左侧口内像显示安氏Ⅱ类Ⅰ分类磨牙关系以及上颌切牙之间和尖牙近中牙间隙。上颌牙列殆面观显示牙弓呈抛物线形,尖牙至尖牙之间的前牙区牙间隙,两个中切牙远中唇向旋转。下颌牙弓呈 U 形,没有间隙及拥挤(图片来自 Davidovitch Z 和 Krishnan V(2008), Quintessence 出版有限公司,芝加哥);(b)治疗前头颅定位侧位片显示上下颌骨正常的前后向和垂直向位置关系,前颅底平面,腭平面及下颌平面倾角正常,前牙区深覆殆。全景片显示全部牙齿都存在并且发育正常(图片来自 Davidovitch Z 和 Krishnan V(2008),Quintessence 出版有限公司,芝加哥);(c)正畸治疗 1 年后 MV 的牙列情况,正面及左侧和右侧口内像显示尖牙和前磨牙区域托槽和牙龈之间牙菌斑和食物残渣聚集。殆面观显示上颌尖牙和侧切牙之间牙间隙(图片来自 Davidovitch Z 和 Krishnan V(2008), Quintessence 出版有限公司,芝加哥);(d)1991 年 10 月 MV 正畸治疗开始 9 个月后的照片,脱发 1 个月(全部脱发)(图片来自 Davidovitch Z 和 Krishnan V(2008), Quintessence 出版有限公司,芝加哥);(e)MV 的身体生长曲线,显示试图使头发再生的皮质类固醇治疗方法,对身体生长的抑制作用,而并没有刺激头发生长(图片来自 Davidovitch Z 和 Krishnan V(2008), Quintessence 出版有限公司,芝加哥);(f)1993 年 12 月 MV 正畸治疗治疗结束 11 个月后的照片,用维生素 D_3 治疗 1.5 年。很明显,这种疗法对刺激头发再生非常有效(图片来自 Davidovitch Z 和 Krishnan V(2008), Quintessence 出版有限公司,芝加哥);(g)1999 年8 月 MV 的口外和口内照片,头发保持良好(图片来自 Davidovitch Z 和 Krishnan V(2008), Quintessence 出版有限公司,芝加哥)

一种或多种专业的牙医之间也应该相互合作。错𬌗畸形患者开始常常被转诊到正畸医师那里就诊,并对矫正治疗的必要性进行评估。转诊医师可能是负责这个患者及其家人牙齿保健的全科牙医、牙周医师、儿童牙医或其他牙科专家。正畸医师检查完患者后,将其检查结果和建议告诉转诊医师,如果有必要,他们可以在不同的治疗时期合作。然而,有时,一个复杂的,包括牙齿、牙齿周围组织以及面部肌肉和骨骼在内的错𬌗畸形的解决需要多位专家共同制定一个复杂的治疗计划。例如,在治疗口面裂合并其他颅颌面畸形患者时,专家组需要在一起相互合作认真仔细讨论每一位患者的需求。专家组包括儿科、整形外科、心理学、社会服务、营养学、牙科学和正畸学的专家。一个类似的专家组为了需要进行重建治疗的成年患者而组建。这个组里可能包括口腔全科医师和牙周病、儿童口腔病、口腔颌面外科、口腔修复、口腔正畸的专家。

正畸医师的职业愿望包括使所有患者感到舒适、无痛的临床经验、短期高效的治疗、避免医源性损伤、确保牙齿移到最佳的位置固定后不再回转。骨皮质切开可以使骨髓释放干细胞,改建新组织,从而显著缩短牙齿移动过程。

▶ 1.6 结论

错𬌗畸形的治疗需要很高的技巧和对生物学的深层理解,因为牙齿把所施加的矫治力转移到牙齿周围组织上,牙齿周围的细胞对牙周膜和牙槽骨进行改建,从而使牙齿能够移动到新的位置。生物学因素能够折射出预期的临床反应,凸显患者之间的各种差异。这些生理和病理上的差异对矫治结果会产生深远影响。对这些状况的详细描述可以在图书馆或网络上找到,但是有效地和每一名患者以及所有以前检查或治疗过该患者的专家进行沟通非常必要。这些专家能够分享大量的信息,以及关于他们自己对这个患者生物学和治疗特性的看法。这些细节都应该包括在诊断里面,并在治疗计划中反映出来,这个计划就会有别于仅仅记录错𬌗畸形形态学特征的治疗计划。

参考文献

[1] Agerberth B, Gudmundsson GH. Host antimicrobial defence peptides in human disease[J]. Current Topics in Microbiology and Immunology,2006, 306: 67-90.

[2] Alvear J, Artaza C, Vial M, Guerrero S, et al. Physical growth and bone age of survivors of protein-energy malnutrition[J]. Archives of Disease in Childhood, 1986,61:257-262.

[3] Bartley AJ, Jones DW, Weinberger DR. Genetic variability of human brain size and cortical gyral patterns[J]. Brain, 1997,120: 257-269.

[4] Baumrind S. A reconsideration of the property of the pressure tension hypothesis[J]. American Journal of Orthodontics, 1969,55:12-22.

[5] Cartwright FS. Extending the scope of orthodontics[J]. American Journal of Orthodontics and Oral Surgery, 1941, 27: 394-398.

[6] Copp DH, Cheney B. Calcitonin-a hormone from the parathyroid which lowers the calcium—level of the blood[J]. Nature, 1962,193:381-382.

[7] Davidovitch Z, Krishnan V. Adverse effects of orthodontics. A report of two cases[J]. World Journal of Orthodontics,2008, 9: 268.

[8] Davidovitch Z, Krishnan V. Role of basic biological sciences in clinical orthodontics: a case series[J]. American Journal of Orthodontics and Dentofacial Orthopedics, 2009, 135: 222-231.

[9] Davidovitch Z, Lee YJ, Counts AL, et al. The immune system possibly modulates orthodontic root resorption[M]. In: Z Davidovitch, J Mah (eds). Biological Mechanisms of Tooth Movement and Craniofacial Adaptation. Boston,

MA: Harvard Society for the Advancement of Orthodontics, 2000, 207-217.

[10] Farrar JN. Irregularities of the Teeth and their Correction, vol 1[M]. New York: NY: DeVinne Press, 1888,658.

[11] Ghafari JG. Emerging paradigms in orthodontics-an essay[J]. American Journal of Orthodontics and Dentofacial Orthopedics, 1997, 111: 573-580.

[12] Ikawa M, Fujiwara M, Horiuchi H, et al. The effect of short-term tooth intrusion on human pulpal blood flow measured by laser Doppler flowmetry[J]. Archives of Oral Biology, 2001, 46: 781-787.

[13] Ketcham AH. A progress report of an investigation of apical root resorption of vital permanent teeth [J]. International Journal of Orthodontics, Oral Surgery and Radiology, 1929,15:310-328.

[14] Kiyak HA. Does orthodontic treatment affect patients' quality of life[J]? Journal of Dental Education, 2008, 72: 886-894.

[15] Krishnan V, Davidovitch Z. Cellular, molecular, and tissue-level reactions to orthodontic force[J]. American Journal of Orthodontics and Dentofacial Orthopedics, 2006a, 129: 469, e1-32.

[16] Krishnan V, Davidovitch Z. The effect of drugs on orthodontic tooth movement[J]. Orthodontics and Craniofacial Research, 2006b,9:163-171.

[17] Kvinnsland S, Heyeraas K, Ofjord ES. Effect of experimental tooth movement on periodontal and pulpal blood flow [J]. European Journal of Orthodontics, 1989,11: 200-205.

[18] Martin TJ. Does bone resorption inhibition affect the anabolic response to parathyroid hormone? [J] Trends in Endocrinology and Metabolism, 2004,15: 49-50.

[19] McCoy JD. The general health benefits of orthodontic treatment[J]. American Journal of Orthodontics and Oral Surgery, 1941, 27:369-378.

[20] Meikle MC. The tissue, cellular, and molecular regulation of orthodontic tooth movement: 100 years after Carl Sandstedt[J]. European Journal of Orthodontics, 2006,28:221-240.

[21] Mundy GR, Shapiro JL, Bandelin JG, et al. Direct stimulation of bone resorption by thyroid hormones[J]. Journal of Clinical Investigatoins, 1976, 58: 529-534 .

[22] Palmer CA. Effective communication in dental practice[M]. In: Diet, Nutrition and Oral Health. 2nd ed. Upper Saddle River, NJ : Pearson, 2007,409-452.

[23] Parfitt AM. Parathyroid hormone and periosteal bone expansion[J]. Journal of Bone and Mineral Research, 2003, 17: 1741-1743.

[24] Poole K, Reeve J. Parathyroid hormone — a bone anabolic and catabolic agent [J]. Current Opinion in Pharmacology, 2005,5:612-617.

[25] Saito S, Ngan P, Saito M, et al. Effects of cytokines on prostaglandin E and cAMP levels in human periodontal ligament fibroblasts in vitro[J]. Archives of Oral Biology, 1990a, 35:387-395.

[26] Saito S, Ngan P, Saito M, et al. Interactive effects between cytokines on PGE production by human periodontal ligament fibroblasts in vitro[J]. Journal of Dental Research, 1990b, 69:1456-1462.

[27] Sandstedt C. Einige beiträge zur theorie der zahnregulierung[J]. Nord Tandlaeg Tidskr, 1904, 5: 236-256.

[28] Wilcko MT, Wilcko WM, Pulver JJ, et al. Accelerated osteogenic orthodontics technique: a 1 — stage surgically facilitated rapid orthodontic technique with alveolar augmentation[J]. Journal of Oral and Maxillofacial Surgery, 2009, 67:2149-2159.

第2章

当代正畸医师高效的数据管理和交流

▶ 2.1 概述

在当今这个竞争的时代，科技为我们提供了多种方式突颖而出。信息化技术可显著提高健康保健，同时节省大量开支。在过去的几十年里，计算机系统和信息化技术已经渗透到口腔医学的各个分科，成功地将临床和科研连接起来。然而，时刻更新的技术需要学习很多新的技巧才能有效地理解、吸收和应用，并且传达有价值的东西。交流过程的作用，包括言语的（非言语的）、口头的（书面的），在人际关系中无需强调。因为它超越了宗教、人种、种族，构筑了所有人类成功关系的核心基础。医患关系就是这样一种关系，并且不断地进化。它已经从强制性关系转化为平等的合作关系，而现在更朝着“服务提供者-消费者”模式转变。然而，在这个“信息”时代，对电子通信的依赖与日俱增，远远取代了人与人之间的直接交流。本章讨论正畸信息技术系统的整合，以便改善工作流程和提高效率，以及如何管理和保护电子数据，防止偷窃和损坏。讨论应用互联网技术与其他专家和同行交流治疗患者的过程，并强调在正畸教育中越来越重要的作用。

▶ 2.2 引言

信息技术是指应用计算机和软件生产、处理、存储、交流和（或）传播信息。计算机化的数据处理系统正成为任何一个健康保健系统不可分割的一部分，并通过整合临床各学科使之发生转变。尽管把临床数据导入计算机是积极的一步，但远远不够，还需要连续的护理保健记录才能更好地用于记录保存、测量、支持以及与专家相互交流。这项工作的困难在于存在信息量过大的危险，需要为专家之间提供共享的数据，做到健康保健数据合理运用，防止滥用以及数据丢失。在安装健康信息技术系统之前，这些困难都需要考虑到。

有效的交流是指互换信息和观点以提供反馈并且进行信息交流。就医患关系而言，交流需要医师具备能够完全理解患者的主诉和病史、诊断问题、提出治疗计划并使双方都满意的能力。在这个过程中，医师和患者交替地扮演着传达者和接收者的角色，直到达成一致意见。有效交流的最终目的是建立坚实的医患关系，这对患者的依从性、临床结果、医疗事故、医师之间转接患者都非常重要。有证据表明，良好的医患关系正逐渐减少，因为以患者为中心的思想的地位在专家主义和健康保健转接体系面前正在下降。建立良好医患关系的途径包括更好地交流，以患者为中心，要求医师要将包括患者在内视为合作伙伴，从安排患者初诊开始，贯穿整个诊断记录、治疗计划、费用，直到治疗计划开始执行。所有前面提到的任务都可以用应用软件来帮助完成，使医患关系达到前所未有的高度。

2.3 信息技术在正畸诊疗中的作用

2.3.1 诊疗管理系统

诊疗管理软件(practice management software, PMS)是一种执行和整合正畸诊疗过程中管理和临床方面事情的计算机程序。传统的 PMS 只有管理功能,仅应用电子病历(electronic medical record, EMR)记录患者的医疗信息。而用于正畸的 PMS 新版本整合了 EMR,预约,查询,结账,就诊记录信息和辅助医患沟通等功能,可以比以往更有效地帮助正畸医师处理日常任务。PMS 可处理来自其他专家的会诊意见,最终形成会诊记录。

2.3.2 辅助审核患者个人信息

患者个人信息的建立从新患者填写详细的信息表格开始,内容包括姓名、地址、联系方式、出生年月、职业以及保险情况等。当办公室人员将这些信息手动输入软件并联网后,软件就能实时自动地联系相关保险公司服务器,核实患者信息。

2.3.3 安排患者就诊

患者预约安排程序,是管理任务中最重要的部分,应该考虑到合理安排医师时间、费用效益和灵活性,这样可以减少开销,提高患者满意度。目前有多种安排患者就诊的软件——整合了交互式语音系统(interactive voice-based system, IVRS),可以通过电话连接到办公网站(联网情况下)。网络 IVRS 可以整合到一个需要员工手动输入的简单的程序中。这种管理方式在网络上开展,使得患者可以与正畸诊所的组织方进行联系,如在线预约、提前挂号、就诊前准备、治疗花费及预算等,可提高沟通效率和便利性。患者不仅可以多方比较,还可以参与正畸诊所的管理过程。这可以在诊疗过程中得到患者更大的信任,与医师建立更好的关系。

2.3.4 支付/经费记录保存

记录每一次就诊费用明细非常重要,确保透明公开化,如果有保险,也可方便保险申报。通常,每一次收费都对应着当次预约过程中提供的指定服务项目,多数时候,大部分治疗都是由手术者完成。如有保险,保险申报可由软件和保险公司服务器通过电子数据交换自动完成。这个过程叫做电子申请提交(electronic claims submission, ECS)。电子资金转账(electronic fund transfer, EFT)是指患者通过电子方式,如信用卡/借记卡支付费用。网上银行会自动受到该软件控制,在指定的日期自动完成从支付者账号支出并存到诊所账户。前面提到的在线预约、获取患者信息、进行支付任务通常都会被整合到一个模块中——即 PMS(表 2.1)。

表 2.1　患者管理软件系统比较

软件	网址	特性
Dentimax	www.dentimax.com/	IVRS,电子模块
SaralDent Dental	www.saralindia.com/	手动存储管理服务,邮件提醒
Medipac Dental	www.e2ilabs.com/	自动存储管理服务,邮件提醒
Curve Hero	www.curvedental.com/	基于网络界面,随时随地进入

2.3.5 使用诊疗管理软件(PMS)的优点

(1) 很容易识别新患者以及 24 h 安排预约;

(2) 提高处理多项预约安排的能力;

(3) 通过姓名或日期查询患者记录;

(4) 简化回访,再预约以及到其他科室就诊程序;

(5) 减少二次预约,防止遗漏预约和重复预约;

(6) 可以在多个诊所和(或)科室交互预约;

(7) 减少员工和管理开销,提高收入;

(8) 拥有软件内部报告程序,省时并减少用纸;

(9) 通过患者交流系统实现向患者迅速发送信件/电话/短信管理服务;

(10) 减少患者和员工的负担;

(11) 免除将患者的信息以实体形式从一处转到另一处,不需将患者信息以实物形式转移;

(12) 通过 EFT 和 ECS 实现资金透明转账。

尽管与传统的纸质记录相比,电子化患者信息记录(electronic patient record, EPR)有诸多优越性,但它也面临被窜改的风险。Arthur Pearson 律师指出,在起诉时,原告方可以自然地怀疑电子记录被修改过,而被告却很难解释。解决这一问题的方法包括建立每月备份的数据系统,该系统独立于电子记录系统之外,由第三方保存并证明,此处也可保存打印版。前者费用很高,而后者又不能达到电子记录"减少用纸"的目的。当前的 PMS/EMR 具有防修改的特点。通常在每一次输入信息后,需要两个电子签名。任何数据的修改或添加都会作为独立的附加信息被输入。即使对于经验丰富的程序员来说,修改也是极为困难的。万一数据被修改,起诉时也能追查到电子痕迹。

PMS 的开展或其他"无纸化办公"方案都需要用服务器建立一个局域网(local area network, LAN)和顾客计算机的体系结构。也可采用基于互联网程序传输(internet program delivery, IPD)或应用服务提供商(application service provider, ASP)的解决方案,它主要是外源性的主机和管理软件传送器,包括数据备份和获取,因而诊所内不需要过多的硬件设备。

诊所安装/维护 ASP 方案的优点包括:

(1) 不需要加强局部数据处理和保护系统;

(2) EPR 是记录/存储于 ASP 服务器上,因此可以在任何有互联网的地方使用;

(3) 患者数据登录系统很容易和办公室网络整合,使得患者、保险代理商和相关医师能轻松登录;

(4) 因为服务器是在诊所以外,由 ASP 保管,意外事件发生时,用户支持也非常迅速。

(5) 因为数据都是存储在诊所以外的服务器上,因此患者信息的安全成为最主要关心的问题,这些 ASP 服务器都是由专家进行管理,并且遵守隐私规定和数据保护原则的。

2.4 计算机辅助诊断和治疗计划以增进交流

2.4.1 病例记录

正畸诊所可用软件的主体包括常规口腔科主诉的病历记录模板和各口腔医学分科(专业)模板(图 2.1)。这些程序可以使医师做出准确的诊断和制订合理的治疗计划。一些软件供应商可以根据医师的需要提供个性化的个案表单。多种功能和特性整合在一起使得医师能够以更容易理解的方式向患者说明治疗计划,便于沟通交流。

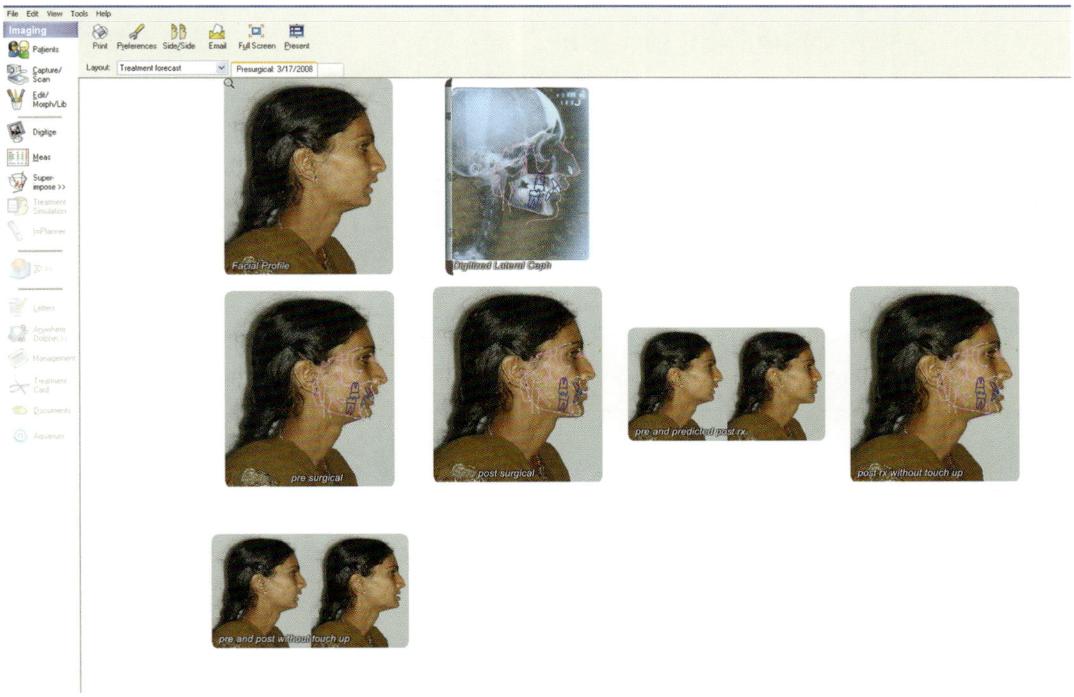

图 2.1　正畸患者病案资料模板示例

2.4.2　采集诊断记录

2.4.2.1　数字照片

在日常临床工作中，数字摄影因比传统的胶片图像有着显著的优越性，已经替代了胶卷相机，例如，照片的即刻显像、图像处理、软拷贝的无线存储期限、易于打印和复制、无需胶片及加工成本、易于全世界电子传送。而且，即刻显像能够使医师向患者展示他们的当前牙列情况和面部照片。数字摄影术经验的提高得益于相片从相机到电脑的无线传输程序的使用，医学数字成像和通信（digital imaging and communication in medicine，DICOM）系统具有自动标记图片的能力——数据兼容，复制照片的自动语义分析，颜色/色调匹配等功能。现在也可以将锥束 CT（cone-beam computed tomography，CBCT）的数据整合到 DICOM 格式，结合标准的口外正面照，无需 3D 面部照相系统就可获得患者的 3D 面部照片。这常常被认为是 2D 照片的合成（Dolphin 成像和处理方案，Chatsworth，CA）（图 2.2），并且在表现患者 3D 图像的视觉效果上，这无疑是巨大的进步。

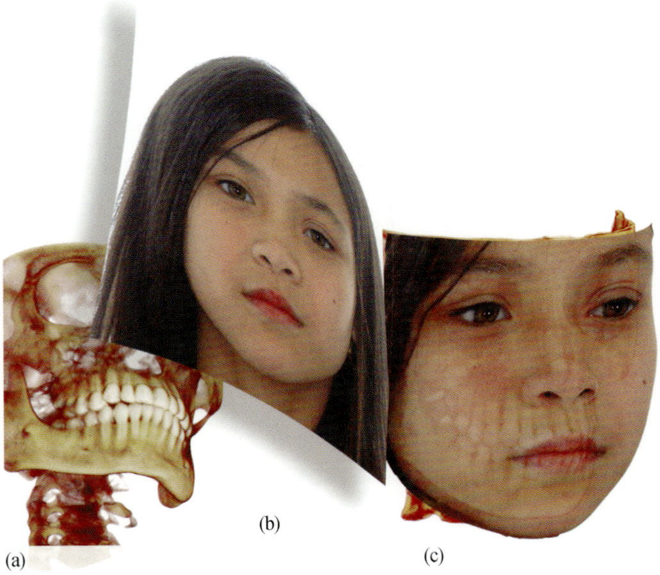

图 2.2　2D 面部合成。(a)从 CDCT 数字合成的 3D 颅面部骨骼。(b)患者的标准的 2D 数字照片。(c)面部照片合成(照片承蒙 Dolphin 成像和处理方案，Chatsworth，CA 授权使用)

2.4.2.2　电子模型

从实物研究模型到 3D 图像的转变过程很缓慢，因为 3D 模型扫描价格昂贵。基于桌面的模型扫描器既可采用激光（受激辐射式光频放大器）又可以采用可见光/白光结构的光源(表 2.2)。同时,也可选择外部资源,将实物模型或印模送到 3D 模型公司,再从网上下载据此产生的 3D 模型(表 2.3)。正畸医师用他的指定的病案 ID 登录公司网站,即可 24 h 下载数字模型(图2.3)。这些 3D 模型已被证明在测量、错䪲诊断和治疗计划中与石膏模型有同样的效果。

表 2.2 基于桌面模型扫描系统

扫描器名称	扫描器类型	输出格式	网址
3Shape R700 Orthdontic 3D scanner	激光	STL, DICOM	www. cadbluedental. com/
Maestro 3D dental scanner	结构光	STL, PLY, OBJ, ASC, VRML	www. maestro3d. com/
ShapeGrabber Ai210D 3D dentalscanner	激光	STL	www. dentalscanner. com/

表 2.3 外部商业化的数字模型和文件解决途径

解决内容	公司	网址
Othocad	Cadent, Carlstadt, NJ, USA	www. cadentinc. com/
e-model	GeoDigm, Chanhassen, MI, USA	www. geodigmcorp. com/
Orthoplex	Dentsply GAC International Bohemia, NY, usa	www. gacintl. com/orthoplex
Otholoine	Objet Geometries Inc Billerica, MA, USA	www. objet. com/Pages/Case_Studies/Medical/Ortholine
Anadent 3D	Sinthanayoyhin C, Thailand	www. Anadent3d. com/
Orthomodel	Tarcan B, Istanbul, Tuekey	www. orthomodel. com/eng

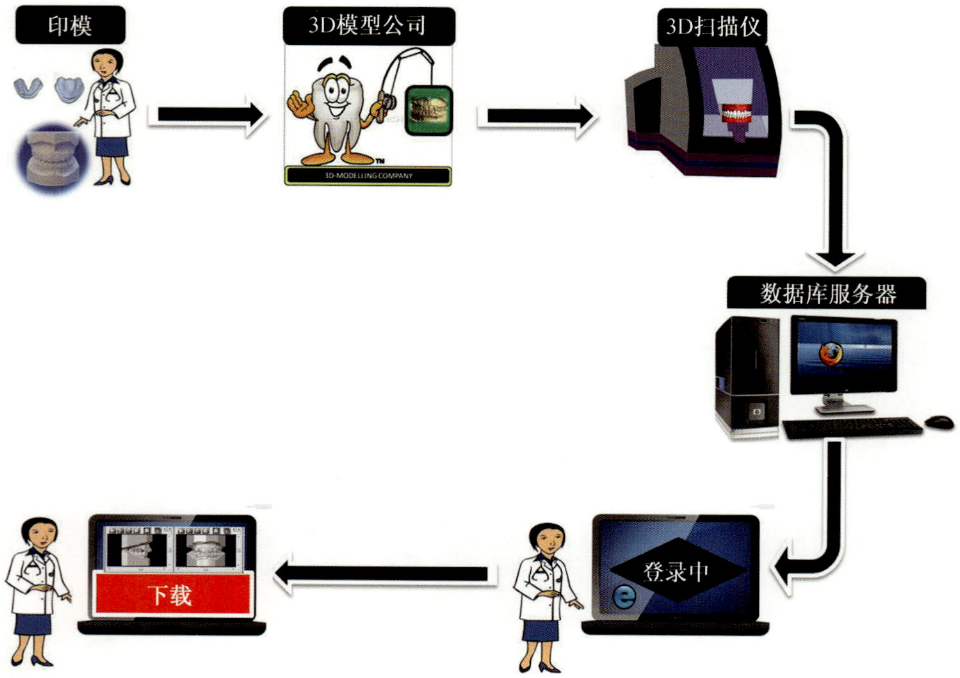

(a)

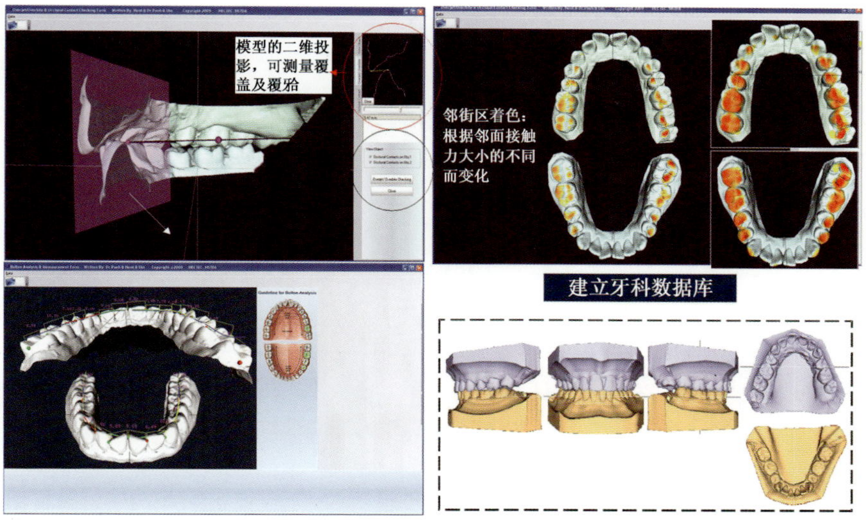

(b)

图 2.3　(a)石膏模型数字化外加工流程图。(承蒙 Dr Roopak D. Naik, Dharwad, India. 授权使用)从左侧开始顺时针——医师将橡胶制备的印模或石膏模型邮寄到 3D 模型公司，公司的扫描员完成 3D 扫描。这之后数字化的模型就可从公司的安全登录网页获取，医师从该网页登陆后可以看到并能下载模型。(b) Anadent 3D 软件中数字模型的可视化及操作(图片来自 Dr Sinthanayothin C, NECETC, Thailand)

另一种获得标准印模的方法是口内扫描，称为“印模扫描专用系统”，能制备出 3D 模型。第一个正畸印模扫描专用系统是 Orascanner(Suresmile, OraMatrix, Richardson, Texas, USA)，一种可以在牙齿上精确投射图案化网格的光学图像设备。正畸医师可以在计算机上，应用软件工具测量牙齿和牙弓尺寸，做出诊断和治疗计划。虚拟模型也是进行患者教育的重要工具(图 2.4)。

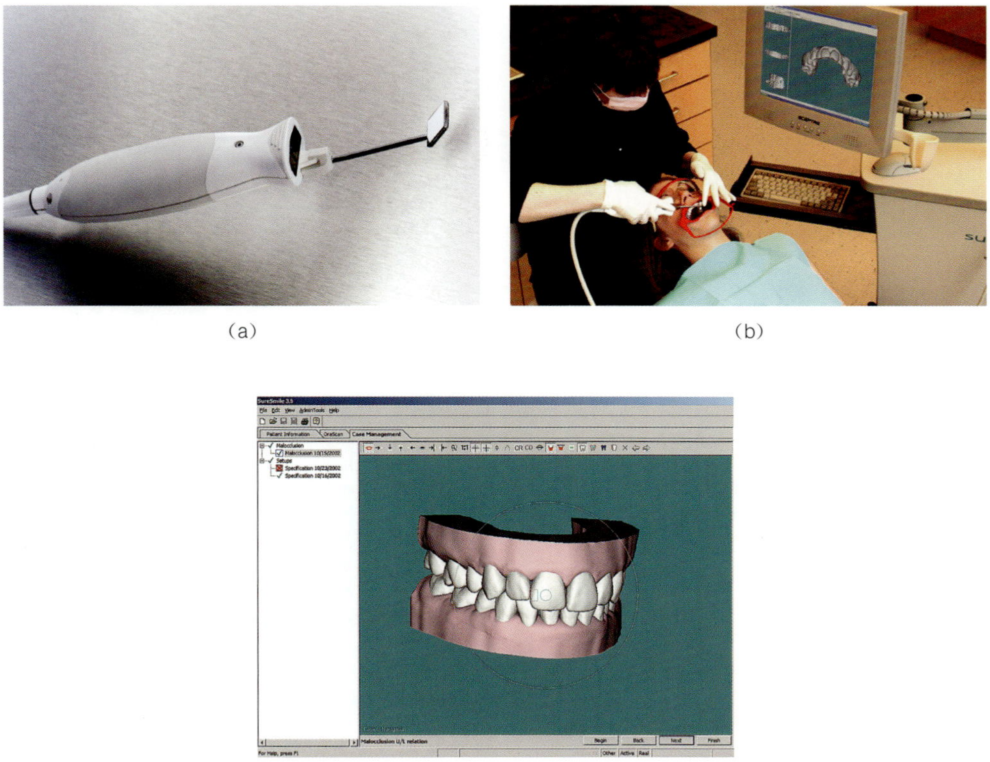

(a)　(b)　(c)

图 2.4　(a) Orascanner 装置；(b)应用 Orascanner 口内扫描；(c)扫描后形成的 3D 数字模型(图片承蒙 Dr Rohit Sachdeva, OraMetrix, Inc., Richardon, TX 授权使用)

2.4.2.3 数字式 X 射线照相术

X 线影像随着 CBCT 的广泛应用已经从 2D 发展成 3D。3D CBCT 扫描也可用于制备标准石膏模型(图 2.5)和基于 3D 的牙齿测量(3D-based dental measurement, 3DD)程序。3D CBCT 模型相比传统石膏模型或其他数字模型的优点在于:不仅仅包括牙冠,也包括牙根;可视化的埋伏的/发育中的牙齿及牙槽骨;动态虚拟方案模拟,计算机辅助制作生产光固化成型模型。

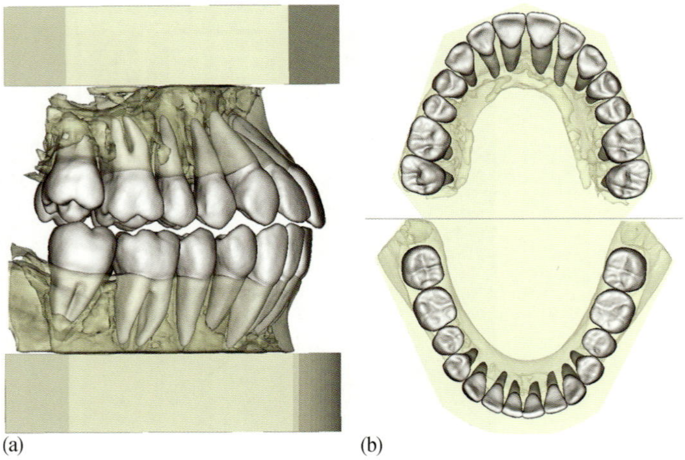

图 2.5 根据 CBCT 数据制备的牙模。(a)根据 ABO 标准修正的模型底座。(b)殆面观。(这些数字模型是采用 Anatomodel 软件制作的。Anatomage Inc., San Jose CA www. Anatomage. com; 经 German 和 German 同意使用,JCO April 2010)

2.4.2.4 二维头影测量

数字化头颅定位侧位片有很多用途:测量、分析、治疗计划等,并且有很多头影测量软件可用于此。也可以采用在线头影测量分析(按病例数收费),并不需要购买和安装软件(表 2.4)。数字式或胶片式 X 线片,观片灯上扫描或拍摄的照片,只要胶片附近带有标尺,都可用于软件的校准。写入时,自动分析之前的胶片数字化,是从手动化到自动化轮廓识别的第一步,这是基于与中央处理器硬件识别系统相连。这些系统已被证实可以成功地高精度地自动识别成人及青少年面部轮廓,无需人工输入。

表 2.4 各种 2D 和 3D 头影测量软件对比

软件	网址	特性
Viewbox	www. dhal. com	用于 CBCT 数据的 3D 模块
Onyxceph	http://2i. webworld. org/	在照片上模型分析
Ceph Basic	www. image-instruments. de/ceph-basic/en/index_us. htm	含有患者宣教模块
Dolphin Imaging	www. dolphinimaging. com	用于 CBCT 数据的 3D 模块
Vistadent	www. gactechnocenter. com/V3D. htm	用于 CBCT 数据的 3D 模块
Anatomage 3D	www. anatomage. com	自动数字化
Cephanalysis	www. Cephanalysis. org/	外部资源

2.4.2.5 CBCT,锥束 CT

三维头影测量(3D 头影测量)。在头颅定位器初始阶段,Broadbent 曾极力倡导三维立体分析,建议联合应用侧位片,后前位片和颏顶位片。然而,在接下来的几十年里,当全世界的正畸医师应用头颅侧位片,即用二维表示三维物体,连同其固有的缺点一起,作为头部诊断的主要胶片时,Broadbent 的头颅定位器并没有发挥其本质的作用。就像先前指出的,3D 头影测量联合最新的 CBCT 机器是最接近完整的人类头颅测量方法的。3D 头影测量法最大的问题就是缺少公认的 3D 测量标准,这一点最近 Gribel 等也有讲到。对生长发育及

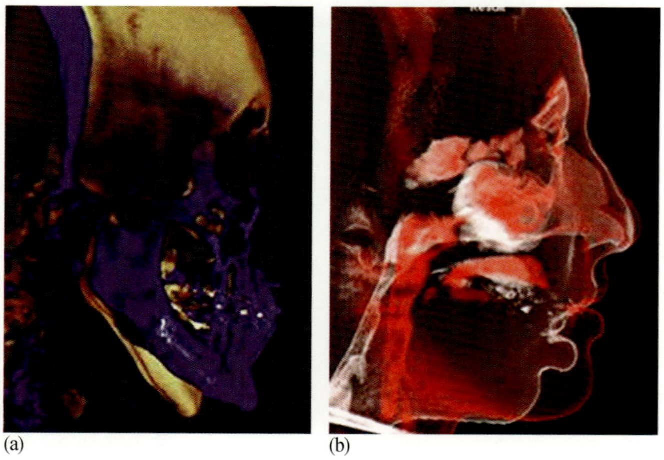

图 2.6 下颌前移手术前后 3D 体积重叠。(a)硬组织重叠:蓝色代表术后;(b)软组织重叠(图片承蒙 Dolphin Imaging 和 Management Solutions, Chatsworth, CA; www. dolphinimaging. com 授权使用)

治疗前后变化的评估以及内部结构的评价可以通过 3D 体积重叠技术(Dolphin 3D, Dolphin Imaging and Management Solutions, Chatsworth, California, USA)实现。

2.4.3 和患者讨论治疗

一位有学习愿望、能够明白并承担他治疗义务的患者,对每一位医师来说都是非常宝贵的。要激发治疗依从性,患者需要明白他要经历的治疗程序,交互激发软件就可以帮助图解治疗过程(表 2.5)。对即将进行的治疗过程进行图形模拟有助于征得真实的知情同意(图 2.7)。有事实表明,与其他感官相比,通过视觉大脑可以获取并回忆起更多信息,同样也有事实表明,与单独其他传统的患者宣教相比,基于计算机的可视化患者宣教可以使患者记住更多,进而得到积极的反馈。治疗后患者侧貌预测也对这一过程有帮助。实际上,在一些国家,治疗前向患者演示不同治疗方案治疗后的软件合成效果图已是必须环节(图 2.8)。以前,只能实现 2D 侧貌预测。现在应用"动态 CBCT"也可以制作出治疗结果的 3D 合成图(图 2.9)。

表 2.5 患者宣教软件

软 件	网 址
Caesy	www.caesy.com
Opito	www.optiopublishing.com/
Orasphere	www.orasphere.com
Consult Pro	www.consult-pro.com/
Dolphin Aquarium	www.dolphinimaging.com
Orthomation	www.gactechnocenter.com

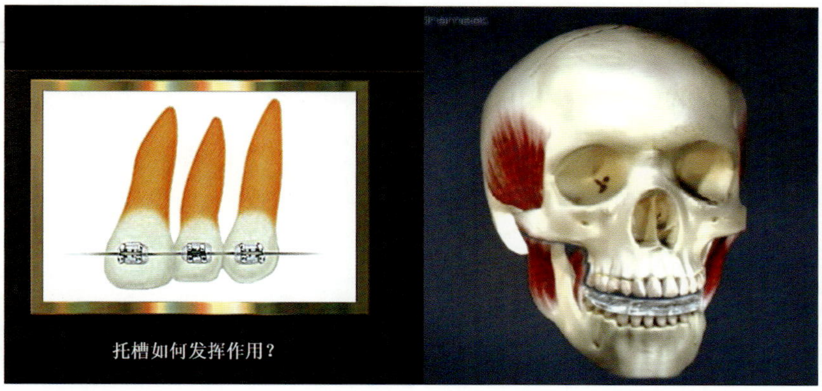

图 2.7 宣教软件截图

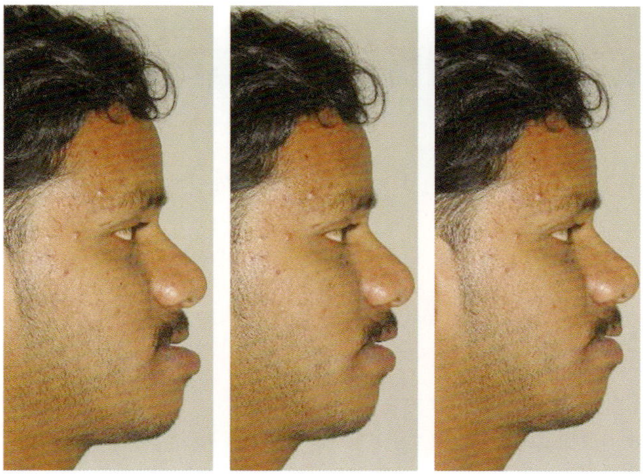

图 2.8 采用 Dolphin Imaging 10 软件对正颌患者不同治疗方案进行治疗后侧貌预测(图片承蒙 Dolphin Imaging 和 Management Solutions, Chatsworth, CA; www.dolphinimaging.com 授权使用)

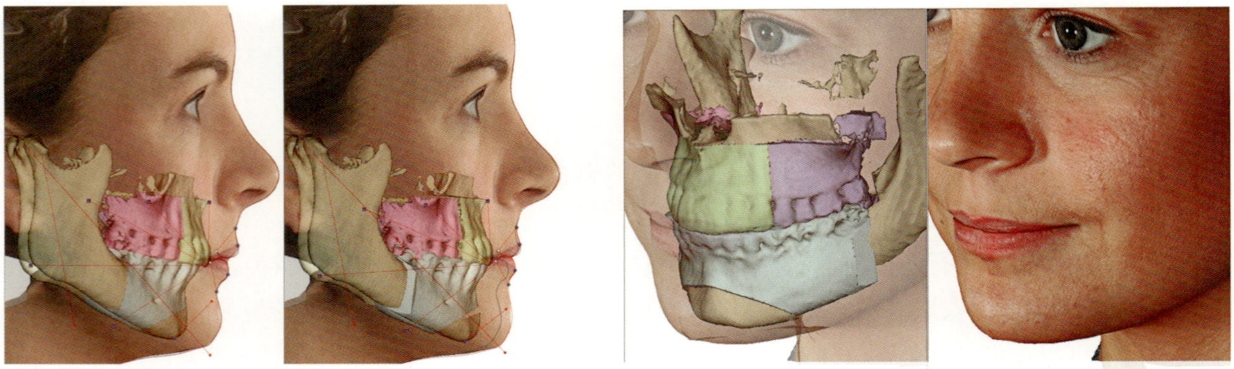

(a) 基于CBCT数据的下颌截骨——右侧观　　(b) 基于CBCT数据的下颌截骨——45°观

图 2.9　正颌手术 3D 软组织预测(图片承蒙 Dolphin Imaging 和 Management Solutions, Chatsworth, CA; www.dolphinimaging.com 授权使用)

2.5　交流的其他平台

2.5.1　通过互联网交流

互联网可能是近千年来人类最好、最大的发明。互联网使得时空和时区相距很远的人之间的交流变得异常容易。在正畸方面，这意味着信息传播，与患者网络交流和预约安排、请同事会诊、传送患者病历记录、在线辅助诊断、支持和检索、杂志投稿、远程交流学习等，无需教员出席即可实时互动，以及其他方面都变得简便而可靠。应用互联网进行交流的模式包括：

(1) 电子邮件(E-mail)；

(2) 文件传输协议(FTP)；

(3) 超文本传送协议(HTTP)进行文件传送；

(4) 远程帧缓冲(RFB)协议和虚拟网络计算(VNC)；

(5) 网络电话协议(VoIP)；

(6) 电视电话会议/电视会议(远程正畸)(图 2.10)。

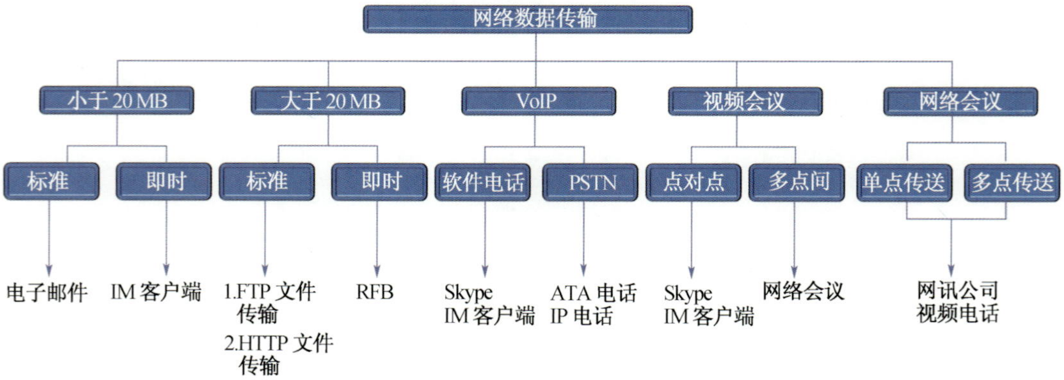

图 2.10　通过互联网及相关协议的各种数据传输方式示意图

2.5.1.1　电子邮件

电子邮件已经成为邮件的标准形式，在这个快节奏的世界，传统信件被认为是“蜗牛邮件”。数据实时传输在每个领域都非常重要，包括正畸。网络作为一个高效的平台，超越所有尺度——空间、时间和物质，用于与患者、同行、会诊医师、稿件交流、课程等进行信息交换。根据服务商的不同，典型电子邮件内容的容量可以从 10 MB 到最大 20 MB。简单邮件传送协议（simple mail transfer protocol，SMTP）是当前通过网际协议（internet protocol，IP）网络进行邮件传送的网络标准（图 2.11）。

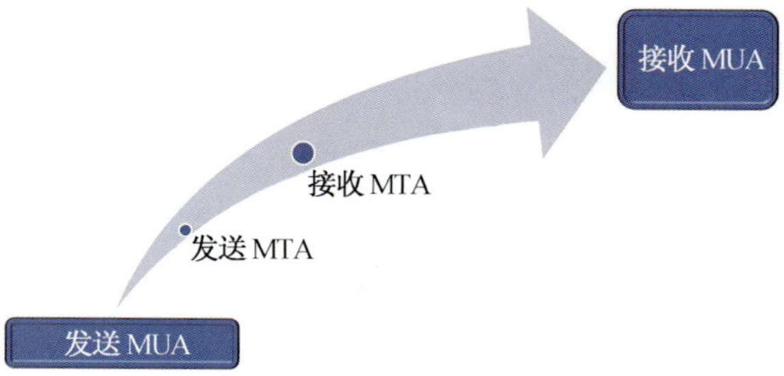

图 2.11 电子邮件传送及支持协议。电子邮件服务商/邮件中转代理（MTAs）/邮件配送代理（MDAs）应用简单邮件传送协议（SMTP）发送和接收电子邮件信息；用户级客户端邮件应用程序通常只使用简单邮件传送协议将信息发送到邮件服务器，再转发到其他的邮件用户代理（MUAs）。信息接收时，邮件用户代理通常使用邮局协议（POP）或消息访问协议（IMAP），认证后进入到邮件服务商的邮箱账户。MUAs，邮件用户代理；MTA，邮件中转代理；SMTP，简单邮件传送协议；MDA，邮件配送代理；IMAP，消息访问协议；POP，邮局协议

电子邮件可用于预约提醒、支付收款、生日/节日祝福等，提供“患者至上”的服务，增进医患关系。邮件预约提醒能够减少接待员花在电话确定患者预约的时间，有效减少“爽约数量”。专用的在线沟通（online patient communication，OPC）程序可以自动发送电子邮件，他们可以与诊所病员监护系统相整合，提取关于支付、保险索赔、预约安排等数据（Ortho Sesame software，PT Interactive Tukwik，Wash；TeleVox Software，Mobile，Ala；www.tefevox.com）。这些在线交流程序能够整合到诊所网站，使患者可以进入数据库中他们的邮件地址，并且在诊所网站上看到他们的个人信息。然而，一些临床医师认为邮件交流对医患关系有负面影响，因为其中缺少了成功的人际交往过程中很重要的非语言元素（肢体语言）。

2.5.1.2 文件传输协议

文件传输协议（FTP）可以传送大量文件。此过程通常包括 FTP 服务器上“用户账户”的获取（免费或付费）以及接下来用户将文件传到服务器上。文件上传后，就可以从全世界任何地方下载，前提是下载者具有该上传的文件用户账户的详细信息。一些 FTP 供应商，比如 Drive HQ（www.drivehq.com/FTP）为用户提供 1 GB 的免费空间，单个最大上传文件为 100 MB。十多年前，FTP 是一个非常流行的协议，但现在除了一些特殊的应用程序外，如网页/内容上传模式，用以上传办公网站的内容，其他方面应用不那么广泛。

2.5.1.3 超文本传送协议进行文件传送

超文本传送协议（HTTP）和 FTP 很类似，区别在于 HTTP 是基于浏览器的（Internet Explorer/Mozilla Firefox）并在万维网平台运行，万维网平台以其友好的用户界面和图形用户界面成为当前网络上主要的运行平台。许多网站提供免费和付费的，使用简单数据上传服务。用户可以选择密码保护文件或保持开放存取。文件一旦上传，就可以在网上下载任意次数，并且可以同时进行多个下载。标准程序需要上传者通过电子邮件、留言板、网站或任何其他通信形式发布下载文件的链接。一些文件服务器允许用户把文件放在可检索的数据库（表 2.6）。超大文件/会话的传输都是可行的，从而可以传递患者较大的图像文件/放射照片、操作过程视频、授课等。大多数国际正畸期刊投稿系统的电子投稿也是遵循这个协议。

表 2.6 HTTP 文件服务商对比

HTTP 文件服务商	最大文件*	文件密码保护	可搜索数据库
www.rapidshare.com	200 MB/个，无限存储	无	无
www.mediafire.com	100 MB/个，无限存储	有	有
www.adrive.com	文件和存储量最大 50 GB	无	有
www.sendthisfile.com	100 MB/个	有	无

* 针对免费用户。通常签约服务商允许上传 2～10 GB/个大小不等的文件，取决于文件服务商

2.5.1.4 远程帧缓冲协议

RFB 协议支持远程进入图形界面。与虚拟网络计算(VNC)一起，它们组成了应用软件的核心，比如 TeamViewer 和 Dynagate(TeamViewerGmbH, Goppingen, Germany)，它支持实时文件传输。TeamViewer 支持真正的虚拟专用网络(virtual private network, VPN)加密后接入，支持一个用户到另一个用户(点对点)的文件高速传送，无需文件服务器的接入。应用相同的协议，文件也可通过即时通讯客户端进行传输，例如雅虎通、谷歌对话和 Skype。这些应用软件通过镶嵌于诊所网站的聊天室，也可用于医师之间的实时文本对话、学生/员工指导以及患者在线支持。异地信息系统管理，包括诊所外管理诊所内计算机系统，即通过互联网操作计算机系统，远程操作者操作本地计算机，该过程通过 TeamViewer 软件就可实现。通过聊天室讨论的方式相互学习已经实现，但还不是非常成熟，可能因为这种形式的教育还没有被充分认可，除非伴有视频反馈。

2.5.1.5 网络电话协议

网络电话协议(VoIP)或网际协议(IP)通话是基于一个简单的方法，将模拟信号(如声波)转换成数据包，然后再通过网络传输。软电话(在计算机上运行 VoIP 软件)是免费使用的，可在全世界任何有互联网的地方进行计算机到计算机的呼叫。他们也可以按照正常的价格呼叫传统的电话(座机和手机)。使用 VoIP 协议的其他终端可以是模拟电话适配器(analog telephone adapter, ATA)和 IP 电话。这些电话不需要相关联的计算机进行语音通话，可用于像标准公共电话交换网络的座机。使用 VoIP 的 WiFi 电话在有 WiFi 网络的区域也可使用。应用软件如 Fring(www. fring. com)使得 Symbian 和 Windows 智能手机可以做到同样的事情，当连接到 WiFi 网络时，就可与其他 VoIP、即时通讯客户端实现跨平台连接。与传统电话系统相比，应用该技术通话比较便宜，尤其适用于呼叫数量多而开销需要控制较低的办公室。

2.5.1.6 电视电话会议/视频会议

这是一套互动通信技术，允许两个或多个地点通过双向的视频和音频同时进行交流。最简单的视频会议系统——点对点——适合于个人家庭或私人正畸诊室使用，包括并不昂贵的设备，即一台电脑、一个摄像头、软件和高速互联网连接。该技术正引领未来，使得同事间能够紧密合作，进行病例讨论——在正畸住院医师培养计划中开展教学互动研讨会。

传统的计算机辅助学习(computer-assisted learning, CAL)，多媒体的学习方式，是一种自学形式，各种材料可以通过文本、视觉、声音和动画数字文件展示。CAL 并不是一种新鲜的学习方式，自从有了计算机，它就存在了。它是当前的教育体系中的必要工具，并有以下很多优点：

(1) 能激发并产生学生对客体的兴趣；

(2) 学生可以按照自己的节奏学习，并且可以多次复习课程；

(3) 学生可以在一个方便、无干扰的环境访问系统；

(4) 多媒体和交互式动画可以增强自我沟通和理解；

(5) 可以减少对教育员工的需要。

Meta 分析发现，CAL 可使学生的考试成绩提高 0.3 个标准偏差，减少教师依赖的学习计划，使学生的学校成绩有小到中等的提高。口腔正畸的对照试验，比较了 CAL 和传统的教学方式，结果可分成没有差异，CAL 显著优于传统教学组和传统教学显著优于 CAL 组。现有的证据表明，CAL 作为传统教学的辅助手段，肯定是有用的，但不能作为唯一的教学方式。

2.5.1.7 网络会议

这是一个各种协议的聚合体，同时完成多点视频、音频会议、实时文件的传输和屏幕共享，用来通过互联网进行直播会议、培训或演讲。在 Web 会议，每个参与者坐在他自己的电脑旁，通过网络连接到其他的参与者。这样的安排既可以是安装在参会者电脑里已经下载好的软件，也可以是基于网络的软件，所有的与会者通过点击一个链接访问会议，该链接是通过电子邮件(会议邀请)分发的。

多中心的网络会议，连同高速网络，构成了高质量、互动式远程指导研讨会的基础。两个主要因素相结合——技术的进步和正畸教育员工的不足，正引领虚拟教室交互式学习的进一步发展。技术仍在不断地发展，互动式网络会议还存在一些缺点，包括：

(1) 并不能确保每一个参与者能够积极参与其中，特别是大的群体，因为安装多通道照相机，定位麦克风以便整个房间都能清楚地听见是非常困难的；

(2) 高速互联网连接的可靠性也存在问题；

(3) 补充的电子教学材料没有预置在系统内，会前需要通过其他方式下发。

网络会议也是将来远程口腔正畸教学的基础。远程医疗目前提供实时的"现场直播"和"实况转播"的视频会议和会诊。目前，远程口腔正畸只是当患者和医师不在一起时传送一些正畸护理方面的内容。根据 Favero 等的研究，轻度的正畸急诊情况可以在家很容易解决，消除患者和父母的疑虑，并减少真正需要到正畸诊室就诊的次数。

基于互联网的应用程序既不会取代医师手动的治疗和护理，也不会改变个人就诊的社会特性。然而，这项新技术正在影响着患者获得健康信息的数量和质量，提供护理保健的多个方面，以及医患关系的本质。万维网是知识的海洋，随处充满信息。许多患者来看他们的医师时已经从互联网上收集了相关信息。一些医师对此表示担心，其他医师能够接受互联网对患者的作用并在他们自己的网站上提供健康信息和信息首选来源的链接。引导患者接触网络上可信的信息资源是医师的责任，因为互联网上的知识资源非常混杂，其内容、质量和可读性差异很大。分级访问全面的治疗方案信息，患者可以积极参与治疗过程的决定和其他方面的卫生保健。

2.5.2 互联网资料

互联网资源丰富，资料容易获得。各种科学文献数据库如 PubMed, MEDLINE, Cochrane, EMBASE, DARE, ERIC 和 Google scholar，都可用于搜索相关信息。2006 年，科学事务委员会(Council on Scientific Affairs, COSA)，美国正畸医师协会(American Association of Orthodontists, AAO)的一个部门，开发了一个循证正畸文献网站，链接到 AAO 会员区。在这些组织授权的网站上，针对相关主题所列出的数据是应被高度认可的，因为它通常是从现有的最佳资料中整合出来的数据。

2.5.2.1 诊所网站

当代互联网是一个重要的用户研究资源中心。因此，建立一个开业医师网站，维护并使网站保持醒目非常关键。网页的提升可以通过搜索引擎优化实现，也可在其他流行网站使用谷歌广告发布按点击付费的广告。甚至也可以通过流行的社交网站宣传自己——Facebook(www.facebook.com), Orkut(www.orkut.com), Twitter(www.twitter.com)和 YouTube(www.youtube.com)——扩大影响，现在也是可以实现的。

除了广告，诊所网站还是一个建立成功医患关系的重要基石。作为执业医师的界面，网站通常包括了医师、诊所工作人员、设备、诊所政策和价值观等方面信息。一个潜在的患者可以把这些信息和他或她自己联系起来。这个"初始交流"可以通过提供信任感和分享价值观，为良好的医患关系奠定基础。有证据证明，在诊所网站上加入特定设计的元素和内容，对吸引潜在的新患者非常重要。以下内容被认为对吸引新患者很重要：

(1) 医师的照片——穿"平常服装"与孩子或家庭在一起的彩色照片；

(2) 患者关心的内容贯穿整个网站；

（3）医师温馨的声明——表明对患者的照顾和关怀；

（4）医师证书和经历列表，包括继续教育信息，表明医师了解最新的技术和工艺；

（5）员工个人的照片，包括每个员工的信息，显示他们对待患者的友善；

（6）初诊网页——一个醒目的网页说明为什么患者应选择这个特殊的诊所，在初诊都做了些什么以及咨询费用；

（7）人们快乐的照片——情感共鸣的笑脸（这看起来好像患者的笑脸）贯穿在整个网站中；

（8）温暖和友好的主题设计，没有弹出的网页以及自动音乐或广告；

（9）治疗前和治疗后界面——包含3～6个该医师令人信服的、全面部的患者照片。

当咨询专业机构去帮你设计诊所网站时，记住，他们中的大多数会给出基于模板的网站设计，最终会导致由同一机构设计的所有的正畸诊所网站看起来很相似。为你的诊所创造个性非常重要；因此，在诊所网站的设计文本内容、照片及视频方面，绝对不能淡化医师在网站设计中的作用。网站应该是一个互动的枢纽，无论新老患者，都能在此找到他们问题的答案。新患者的注册可以通过网站来完成的，如前面提到的。此外，可以在线提供给患者一个健康史表格，以便潜在的患者在来诊所之前就可以填写必要的信息。已经开始治疗的患者可拥有安全登录账号，通过网站查看他们自己的个人正畸健康记录。

2.6 电子数据管理

从最初的医患沟通，诊断报告记录和治疗计划，到将来的后续治疗，数字技术都给正畸提供了独一无二、不可替代的服务。随着这种技术的出现，世界各地的正畸医师以各种形式吸纳着这个"技术浪潮"。已经看到数据存储从纸张到磁盘驱动器和从胶卷照片到闪存卡的变化。存储方式的改变，对数据的保护提出了新挑战，从白蚁转变为计算机病毒。维基百科的在线百科全书对计算机恶意软件（也被称为恶意的软件）的定义是"未经主人知情同意，用来渗透或破坏计算机系统的软件"。该表达是计算机专家在形容各种形式恶意的、干扰性的、厌恶的软件或程序代码时通用的术语，如不采取恰当及时的行动，它们往往具有破坏性。

大多数人都不知道恶意软件这一术语，而错误地使用计算机病毒这一术语来描述各种恶意软件，因为不是所有的恶意软件都是病毒，但所有病毒都是恶意软件。美国一些州的法律规范，包括加利福尼亚州和西弗吉尼亚州，把恶意软件作为计算机污染物。近期，大多数传播出来的计算机代码都是恶意的。2008年发表的Symantec初步结果表明，恶意代码和其他有害程序释放率可能远远超过合法软件的应用。根据F-Secure的结果，"2007产生的恶意软件数量相当于过去20年里产生的总和"。恶意软件从黑客端到用户端最常见的途径是通过互联网、电子邮件和万维网。在牙科办公室的一套设备中，恶意软件可以通过传输数据时使用的各种驱动器迅速蔓延，甚至到独立存在的系统中。

2.6.1 对恶意软件的防护

大多数系统都有错误（漏洞），它可以被恶意软件利用。一个典型的例子是缓冲超限，缓冲区内设计了一个在存储器中一小部分区域存储数据的界面，访问者先写入大量数据，然后再覆盖内部结构。恶意软件可利用该功能迫使系统执行其代码。因此，对恶意软件的第一道防线，是解决软件平台的漏洞，特别是操作系统。在微软的Windows操作系统中最有效和最容易的方法就是打开自动更新。这样，操作系统就会定期下载并安装关键更新软件，从而尽可能修补漏洞。

一个完整的反恶意软件套件，包括一个反病毒软件、反间谍软件、反木马工具和防火墙，并形成第二道防线。这些成套的解决方案是非常普遍的，但重要的是，你的安全套件不会误报，同样也不会漏报。另一个需要考虑的因素是，反恶意软件套件占用内存少。安全软件有免费的，也有付费的。很多独立的反病毒测试的网站，如 AV comparatives 可以帮助你决定选择哪一款，你也可以使用谷歌找到更多的测试网站。然而，只有他们经常更新病毒库，这些测试才是有效的，因为新的恶意软件一旦出现，反恶意软件套件就需要更新。然而，没有任何一个安全软件系列总是能够避免病毒，这意味着即使你保持更新，仍然会被感染。在诸如万维网这样高风险的环境下，保护自己的最好方式是通过不使用全权限的账户来减少系统漏洞，如管理员账户，而是应用带有软件强制权限的受限/有限/标准的用户账户。

将防火墙配置为互动模式而非自动模式，非常必要，这样可以充分监控建立的连接，能够阻止非法的软件。这些措施对于新手用户很难，但是经过一些实践后，可以学到一点。履行“安全网络行为”，也是非常重要的。八大网络安全的做法如下：

① 保护你的个人信息：包括信用卡号码、社会安全号码、用户名和密码和其他敏感信息等。从不在您的计算机上存储此信息或在 Web 浏览器中设置密码保护或自动结束。

② 了解你正在网络上和谁打交道：包括不公开个人隐私/敏感信息给陌生人以及不安全的网站等。

③ 使用含有最新病毒数据库的安全套件。

④ 使用更新版本的操作系统和浏览器软件。

⑤ 定期备份你的重要文件。可以使用离线/在线备份解决方案。

⑥ 不要下载和安装软件未经证实的消息。应当注意的是，互联网上有许多假的免费反恶意软件套件，其实是特洛伊木马，不要上当。

⑦ 不要安装盗版软件，或是用裂缝、补丁和注册码等将试用软件转换为完整版的。它是非法的并且也会给系统安全带来危险。

⑧ 不要访问声称可以提供电影、软件(盗版)等非法下载的网站。

关于网络安全操作更多的内容可以在 Stay Safe Online 上查找，这是一个国家网络安全联盟网站。

为进一步提高安全性，可在闪存驱动器等感染的情况下，安装一些软件阻止从移动存储器上自动运行程序(框 2.1)。这些软件可以为独立的/非联网的办公计算机网系统提供必要的保护，防止外来威胁并形成“预防胜于治疗”的模式基础。

2.6.2　反恶意软件感染

尽管采取所有的安全措施，恶意软件的感染仍可能发生。如果感染将不可避免地发生在微软 Windows 操作系统(最广泛使用的操作系统)，可遵循以下步骤：

(1) 启动/重启机器，进入安全模式；

(2) 关闭系统还原；

(3) 安全模式下进行系统全面的反恶意软件扫描(最新的病毒数据库)；

(4) 安装和运行一个临时文件清洁软件和独立的恶意软件清除软件。

2.6.2.1　启动/重启机器，进入安全模式

绝大多数运行微软 Windows 的系统上，在系统启动时反复按下 F8 键即可进入安全模式[图 2.12(a)，(b)]。在这种模式下，系统仅运行最关键的驱动程序，如果你的其他驱动器被感染，它仍然可以杀毒。但在正常模式，所有驱动程序都被运行，则无法进行这一操作。

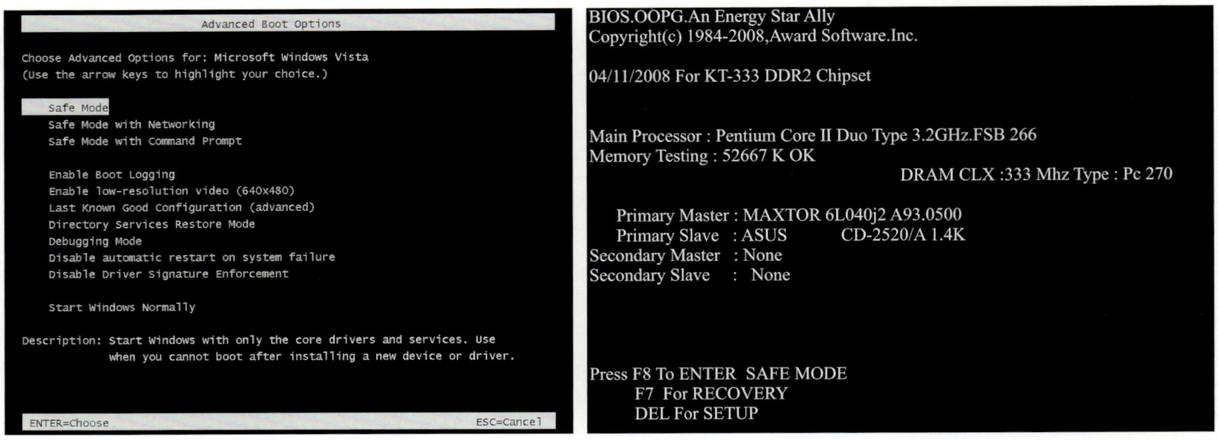

图 2.12 (a)重新启动计算机后在“高级启动选项”中进入“安全模式”;(b)迅速按 F8 键进入安全模式

框 2.1 数据保护和恢复的产品及程序

- Acronis true image, Acronis Inc., Woburn Massachusetts, USA: www. acronis. com/
- AV-Comparatives, Innsbruck, Austria: www. av-comparatives. org
- CCleaner, Piriform, London, England: www. ccleaner. com
- Computer Hope. com, WestJordan, Utah, USA: www. computerhope. com/issues/chsafe. htm
- Data Recovery Doctor, Pro data Doctor: www. datadoctor. in
- ESET 5. NOD32 Antivirus for MS-DOS, ESET, San Diego, California, USA: www. eset. com
- HijackThis, Trend Micro, Cupertino, California, USA: www. trendsecure. com/portal/en-US/tools/security_tool/hijackthis
- Ice Sword, XFocus: www. antirootkit. com/software/IceSword. htm
- Knoppix, Knopper. net, Schmalenberg, Germany: www. knoppix. com
- Norton Ghost, Symantec, Cupertino, California, USA: http://us. norton. com/ghost
- Recover My Files, GetData Software Development Company, Hurstville, New South Wales, Australia: www. recovermyfiles. com
- Stay Safe Online, National Cyber Security Alliance, Washington DC, USA: www. staysafeonline. info
- Stinger, McAfee, Santa Clara, California, USA: http://vil. nai. com/vil/ stinger
- Symantec, Cupertino, California, USA: http://security. symantec. com/ sscv6/default. asp? langid=ie&venid=sym
- The Live CD List, FrozenTech, Santa Barbara, California, USA: www. livecdlist. com
- Ubuntu, registered trademark of Canonical, London, UK: www. ubuntu. com
- USB FireWall, Net Studio: www. net-studio. org/application/usb_firewall. php
- USBAntiVirus International lnc: www. usbantivirus. net. _
- WindowsCleanUp!, Steven Gould, Dallas, Texas, USA: www. stevengould. org
- Windows, Microsoft Corporation: www. microsoft. com

2.6.2.2 关闭系统还原

在微软 Windows 操作环境中,系统还原功能位于“控制面板”的“性能”栏目下。恶意软件扫描之前,应该将其关闭,因为在系统杀毒过程中,系统还原会恢复分区,如果让分区保持完整性,就可能在无意中将恶意软件一并恢复。

2.6.2.3 安全模式下进行系统全面的反恶意软件扫描(最新的病毒数据库)

一旦进入安全模式并关闭了系统还原,用最新的病毒数据库的反恶意软件进行系统全面扫描。或者,在 DOS 模式下运行反恶意软件扫描。DOS 模式下扫描的优势是不需要加载操作系统。这些扫描软件可以从 DOS 模式扫描,从而使所有系统文件(甚至关键的文件)都可被扫描。这种方法类似于将系统盘物理连接另外一个计算机,从外面进行扫描。

安装和运行一个临时文件清洁软件和独立的恶意软件清除软件。

这一步可在运行反恶意软件扫描之前或之后进行。这些程序删除了 Windows 运行过程中产生的不必要的文件，也称为临时文件。有一些免费软件可以使用，如 Windows Clean Up 和 Piriform cleaner。除此之外，运行独立的恶意软件清除软件如 Stinger，浏览器劫持程序如 Hijack This，rootkit 显示软件如 Ice Sword 都很有必要。这些功能可确保清除那些在标准病毒扫描模式下检测不出的恶意软件；也可以通过主要的反病毒软件提供网站在线运行杀毒软件，如 ESET 和 Symantec 等。

一些诊疗管理软件(practice management software，PMS)和电子病历(electronic medical record，EMR)解决方案整合了入侵检测软件，这软件在后台运行，检测可能危害患者个人数据的一些安全漏洞。一旦检测出来，PMS/EMR 就会停止运行，并会通知用户，系统受到危害。在美国，保护患者的电子数据隐私在法律上非常重要，如 HIPAA(health insurance portability and accountability act，健康保险流通与责任法案)和 HITECH(health information technology for economic and clinical health act，经济和临床健康行为的健康信息技术法案)，患者数据的失窃可能会产生严重的影响。关于安全漏洞，一个经常被引用的特别的例子就涉及一个使用癌症患者数据库调用贷款的银行官员。

2.6.3　系统启动失败时采取哪些措施保障数据

保存数据的主要方法是将其存储在操作系统以外的本地硬盘驱动器。例如，可以在 C 盘安装操作系统，并将数据存储在 D 盘。即使在需要格式化 C 盘操作系统的情况下，这样可以保证数据始终是安全的。

如果没有预见到这一问题，例如，桌面上有重要的数据，默认又是在 C 盘的一部分而系统又无法启动。在这种情况下，格式化可能会导致无法挽回的数据丢失。应使用一个可启动操作系统的光盘(自生系统光盘)从光驱启动，如 Linux Ubuntu 或 Knoppix。可启动的操作系统列表详见自生系统光盘清单。从自生系统光盘启动需要在基本输入/输出设置(basic input/output settings，BIOS)中改变引导顺序。BIOS 的主要功能是当电脑开机时，识别和初始化系统组件的硬件(如视频显示卡、硬盘、软盘)。BIOS 搜索操作系统时，这些硬件按特定顺序启动。例如：①本地硬盘；②光驱；③软驱。从自生系统光盘启动需要在 BIOS 中，光驱被指定为第一启动选项。更改 BIOS 设置，需要在启动屏幕按指定设置的键；在图 2.12(b)中，这个键是“Del”键。一旦登录，就可以访问本地硬盘驱动器，成功访问后，就很容易把数据传输到便携式媒介如外置硬盘驱动器。

2.6.3.1　数据备份和恢复

2.6.3.1.1　数据备份

由于恶意软件感染和软件或硬件故障，电子数据丢失的风险伴随新技术一直存在。保证安全的最好方法是对重要的数据进行日常备份，备份到物理媒介(现场)或通过互联网备份到一个安全的网络服务器(异地)。直接备份数据(如图像或标准文件)到物理介质如硬盘驱动器或光盘是一个简单的文件复制问题。然而，复制程序或整个系统的状态(伴有操作系统和安装程序)要求全系统截图或系统镜像，以便在系统故障时不需要重新安装程序文件。生成一个镜像需要特别的程序如 Norton Ghost 或 Acronis true image。通过这些程序产生的镜像可以用来恢复操作系统的整个状态以及相关的程序和数据，恢复到镜像产生时的状态。这些镜像备份文件可以存储在本地或异地计算机。如 Oaktreestorage. com 和 offsite backup solutions. com 等网站提供了一个储存方式，其中的每一个大文件分割成 100 或更多个部分，每个部分都带有“标记”以显示该部分自从上次应用以后是否被改动过。因此，只有改动过的部分会被再上传。这个过程被称为增量备份。

2.6.3.1.2 丢失数据的恢复

有些程序允许用户恢复删除的数据或从格式化的磁盘上恢复数据，如 Recover my files 或 Data recovery doctor。然而，磁盘本身应保持完好才可以尝试恢复数据。尤其重要的是从数码相机存储卡中，因意外删除/损坏/格式化以后恢复图像。以下是一些会导致这样的情况：

(1) 不能“安全移出”存储卡。文件损坏通常发生在存储卡强行移出时，传输过程还在进行，特别是图像传输。然而，当“热交换”装置标准更广泛的被应用，这个错误可能不再是个问题。使用无线图像传输时，这个错误也不是问题。

(2) 图像的意外删除。这个错误通常发生在大型设备，其中相同的数码相机是由多个操作者共享。这个问题可以通过使用无线图像传输设置自动传输来解决，拍照时，该系统可将图像无线传输到配对的计算机。然而，这种纠正措施并不能消除图像被无意中从计算机上删除的可能。更好的方法是，如果图像不需要编辑（对我们这种情况而言是不可能的），可通过配对打印机无线打印图像，使用 PictBridge，而不需要经过中间计算机。

(3) 意外格式化存储卡。

(4) 存储卡的物理损坏。

几种商业软件可用于恢复记忆卡中删除/损坏/格式化的图像。其中大部分是共享软件，需要购买。一些免费的，可用于运行在微软 Windows 操作系统计算机的软件见表 2.7。

表 2.7 三种图像恢复软件程序对比

软件	支持的文件格式	支持的操作系统	格式化卡中恢复	损坏卡中恢复
Picajet photo recovery	JPEG, TIF	Windows NT, 2000, XP	Yes	No
Artpfus digital photorecovery	JPEG, TIF, DN6	Windows Vista, XP, NT 2000, 98, Me,	Yes	Yes
Photoextractor	JPEG	Windows NT, 2000,2003 XP	Yes	No

▶ 2.7 用于专业整合的虚拟患者记录

多年来，电子病历(electronic medical record, EMR)/电子患者信息记录(electronic patient record, EPR)已经发展，结构化的有用的信息可以为医疗服务提供者带来帮助。然而，大多数电子记录系统都是与特定专业相关，相互之间是独立的、孤立的，不与其他专业沟通，因此仅可以单独、有效地阐述本专业的特殊性，而不是把患者作为一个整体。患者接受了由众多专家和机构提供的服务，包括医疗保健专业人员、医院、门诊医疗服务、药店和跨学科的医护人员，如护士和实验室人员。为了患者的利益，这些多学科工作组需要一个优秀的、可行的、用户友好的通信系统来进行监测以便开展一致的诊疗活动。

医疗信息系统的整合可以有效提高通信和数据的使用，进而可以更好地进行医疗服务、研究和管理。整合来自不同机构的数据是一项艰巨的任务，因为个人反馈系统在很多方面都有可能不同，如功能、演示、术语、数据表示和语义等。无缝医疗保健的愿景是基于无缝信息技术支持的一体化的医疗流程。实现无缝医疗保健的愿景需要建立基本的通信基础设施。一旦这个网络基础设施建立起来，互动性就要基于在每个反馈水平都采用标准数据格式。句法标准也会被用于在不同的，分散的医疗信息系统之间进行正确的医疗和管理数据的传输。这些标准主要是 HL7/CDA(Health Level Seven/Clinical document architecture，健康水平 7/临床文档架构），DICOM 和 UN / EDIFACT（united nations/electronic data interchange for administration, commerce and transport，联合国/用于管理、商业和运输的电子数据交换）。

语义标准，保证了电子数据交换的内容得以正确解释。建立的标准有 LOINC（logical observation identifiers names and codes，逻辑观察标识符名称和代码），SNOMED（systematized nomenclature of medicine，医学分类命名法）和 MeSH（medical subject heading，医学主题词）。根据数据标准，完善医疗信息技术网络将确保 EPR 的无缝整合，从不同的系统集中到单一的中央存储库，从而可以提供一个医疗保健的整体方法。患者、各种医疗机构、保险机构、政府监管者都可以访问中央数据库。在这样的环境中保护患者隐私需要强化一定的技术限制权限。这些包括认证（确保用户确实是一个授权用户）、访问控制（允许用户只能访问他们需要知道的信息）和审核（记录谁访问什么）。例如，保险机构只允许访问治疗过程以及每个过程的费用。

2.7.1 HIPAA 遵守电子保护的健康信息

通过电子邮件传送健康信息是正畸医师和其他同事之间以及与医疗保健机构沟通的标准模式。HIPAA（health insurance portability and accountability act，健康保险流通与责任法案）于 1996 年颁布，用以规范患者电子保护的健康信息（electronic protected health information, EPHI）的获取、保密、完整和使用。标准邮件不能安全地传输受保护的健康信息。发往特定目的地的电子邮件消息可能会经过 3～10 个或更多的因特网服务提供商（internet service provider, ISP）或邮件中继系统才到达其最终目的地，这其中会有很多拦截和篡改的机会。发送无担保的受保护的健康信息，也会因危害患者隐私而给正畸医师以及其他当事人带来法律风险。

在眼前的一个正确方法就是邮件加密。应用数学公式/操作对电子邮件（包括附件）进行加密，这样，除了收件人，其他人无法看见消息内容。事实上，我们发送电子邮件时没有进行任何加密，这意味着我们发送的是无担保的电子保护健康信息。

HIPAA 是一套联邦法规，要求负责处理保密的患者健康信息的医疗机构和企业简化和标准化数据交换，并努力保护相关信息的安全隐私和保密性。HIPAA 建立了一套受保护的健康信息隐私的统一标准，其中包括电子的、口头的和打印的数据，以及可识别身份的医疗信息交换。对违反准则的，HIPAA 会施加处罚，从“100 美元/次到高达 25 000 美元/年”。对刑事违法行为的处罚可以“从50 000 美元的罚款和 1 年的监禁到高达 250 000 美元的罚款和 10 年监禁”（HIPAA Law, 2009）。对电子邮件的加密有两种方法：

（1）使用基于网络的邮件加密提供商提供的电子邮件加密服务；

（2）使用基于桌面的邮件加密。

2.7.1.1 基于网络的邮件加密提供商

许多基于网络的电子邮件提供商提供电子邮件加密服务。以下供应商有足够的能力来处理 EPHI 及其传输（基本服务是免费使用的）：

- www.hushmail.com
- www.imedicor.com

该模型利用一个第三方的托管的邮件客户端进行电子邮件的安全传递。该消息通过安全传输协议，在客户端网页浏览器间传送，并交付给 ASP 托管的邮件服务器，同时提醒消息也会发送到收件人。接下来，接收者主动请求邮件在安全的 ASP 托管网站传递。这种方法的优点是保密和验证的交换可以立即从全世界任何互联网用户开始，因为不需要安装任何软件，也不需要事先获得或分发密码。

2.7.1.2 基于桌面的电子邮件加密

有几个专用的客户端，用他们自己专用的的邮件服务器为基于桌面的电子邮件加密，也有一些为现有的桌面电子邮件软件提供加密插件，如 Outlook Express 和 Mozilla Thunderbird(表 2.8)。这种方法是基于公开密钥加密体系。在公开密钥(公钥)加密中，每个用户分别分别产生两个密码匙，一个公钥，另一个是相应的私钥。公钥是分发的，而私钥是保密的。在这个加密方法中，你可以向给你公钥的人发送加密后的邮件。同样，任何有你公钥的人可向你发送加密的消息。只有拥有与公钥相对应私钥的人能够解密和读取信息，从而起到保密作用。你也可以使用私钥将数字签名附加到电子邮件，收件人可以通过使用发送方的相应公钥，确定邮件确实是由他或她发送的，从而提供了“保障”，防止“社会工程”攻击。数字签名有助于阻止冒名者发送似乎是来自你的邮件(图 2.13)。

表 2.8 基于桌面的符合 HIPAA 的邮件代理商

软件	证书	独立软件	网站
Private Mail	免费	是，适用于 Hotmail	www.trusttone.com/
Mirracrypt	共享	否，插入 Outlook 2003 and 2007	www.mirrasoft.com/
Mirramail	共享	是，适用于任何邮件提供商	www.mirrasoft.com/
Stealth	免费	否，插入 Outlook 2003 and 2007	www.trusttone.com/

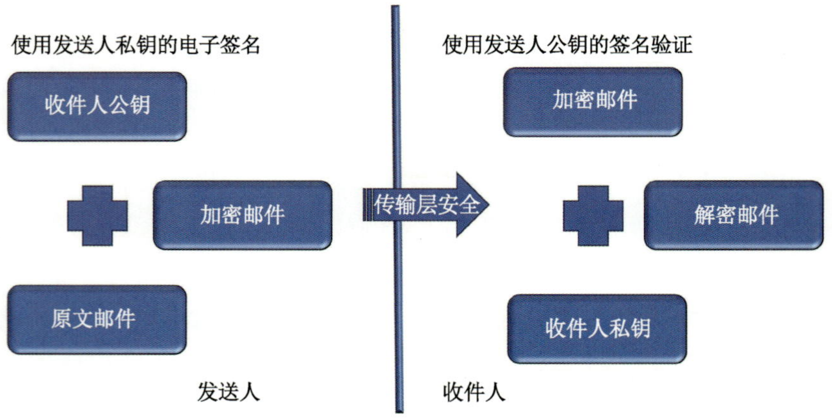

图 2.13 公钥加密结构图

2.7.2 非联网电脑的隐私保护

当患者的数据存储在一个独立的计算机或仅在自己的局域网(local area network, LAN)通信时，它不一定需要加密。然而，这些计算机应该是足够安全的，只有通过密码才能访问，才能符合 HIPPA 要求。这些系统要有强制性的 30 d 必须改变密码的方案。为了确保整个隐私性，所有的计算机系统应该强化身份验证，访问控制和审核(如前面所讨论的)。这 3 个特点在任何处理 EPHI 的软件中都要整合在一起，包括 PMS 和 EMR 的解决方案，才能符合 HIPAA 要求。

用于存储和传输 EPHI 的工作站必须包含一个更新的病毒扫描软件，更新的操作系统补丁和一个带有适当防火墙的反间谍软件产品。当工作站不再用于 EPHI 存储或废弃时，存储在系统的数据应通过专门的程序，如磁盘低级格式化进行清除，以确保数据是从硬盘所有的分区完全彻底抹去。所有工作站必须有防盗措施。万一发生偷窃，如果数据没有加密，应通知政府有关部门以及所有 EPHI 被盗的患者。因此，对所有的 EPHI 加密是明智的，即使 HIPAA 没有规定对独立的工作站加密。然而，所有的 EPHI 在可移动和便携式媒介如笔记本电脑、平板电脑、掌上电脑、拇指驱动器、软盘和光盘都应加密。

加密大文件夹或整个驱动需要专用的加密工具。一个简单易用的免费软件是 AxCrypt(Axantum Software AB, Jarfalla, Sweden)。AxCrypt 是由 128 位 AES(advanced encryption standard,高级加密标准)驱动的,足以确保所有未分类的数据和分类的数据升级到"秘密级"。

2.8 结论

技术在口腔正畸的所有方面都是传统交流方法的补充,但技术的作用是改善,而不是替代个人交流。正畸科学中信息技术的应用和数据管理系统都在不断迅速发展。口腔正畸学中合理实施这些系统的目标在于扩大这些系统作为一个整体的有效性。

在正畸团队,所有的参与者都需要了解和参与到该系统的日常运行中。本章中所描述的大多数应用软件都是当今正畸诊所顺利运作所必需的。开业医师应为实现或更新他们诊所的 IT 基础设施制定综合计划。问题是需要考虑技术采购的决策,包括可用性、完整性、工作流程支持、成本-效益分析,并符合相关法案,如 HIPAA 和 HITECH。在实践管理,电子正畸记录、成像和其他诊断,与患者电子互动通信等方面形成一个多合一的解决方案,同时还是安全的、可自动备份、防篡改的、能提供身份验证、访问控制和审计的方案是未来发展趋势。智能界面和患者输入识别系统、识别身份类型、提供个性化的问卷调查和患者教育系统,取得患者最大限度地理解和配合并最终导致实现理想的治疗结果,是医疗卫生信息技术一个可完成的研究领域。一个全国范围统一的患者安全电子医疗数据的数据库可以通过各专业的数据收集卫星/反馈单元网进行维护和不断更新。该数据库可根据用户的请求,并根据用户的访问级别提供相应的数据。

远程矫正是另一种有前途的发展领域,使得从远距离提供全面的诊断和建议成为可能,进而使医疗保健到达边远和交通不便的地区。这就是卫生信息技术通过提高医师和患者之间、同事和专家之间、教育者和学生之间以及专业内每一个人之间的沟通所带来的变化。

参考文献

[1] Abraham Z. Photo archiving, cephalometric analyses, and information sharing on the Internet[J]. American Journal of Orthodontics and Dentofacial Orthopedics, 2007, 131: 98-100.

[2] AES. Advanced Encryption Standard[J]. Available at: http://en. wikipedia. org/wiki/Advanced_Encryption_Standard (accessed July 2010),2010.

[3] Al-Jewair TS, Suri S, Shah PS. Computer - assisted learning in orthodontic education: a systematic review and meta- analysis[J]. Journal of Dental Education, 2009, 73: 730-739.

[4] Anderson JG, Rainey MR, Eysenbach G. The impact of CyberHealthcare on the physician - patient relationship[J]. Journal of Medical Systems, 2003, 27: 67-84.

[5] Antonarakis GS, Kiliaridis S. Internet- derived information on cleft lip and palate for families with affected children [J]. Cleft Palate Craniofacial Journal, 2009, 46: 75-80.

[6] Baur C. Limiting factors on the transformative powers of email in patient - physician relationships: a critical analysis [J]. Health Communications, 2000, 12: 239-259.

[7] Beckman HB, Markakis KM, Suchman AL, et al. The doctor — patient relationship and malpractice[J]. Lessons from plaintiff depositions. Archives of Internal Medicine, 1994, 154: 1365-70.

[8] Bednar ED, Hannum WM, Firestone A, et al. Application of distance learning to interactive seminar instruction in orthodontic residency programs[J]. American Journal of Orthodontics and Dentofacial Orthopedics, 2007, 132: 586-594.

[9] Boyd AD, Funk EA, Schwartz SM, et al. Top EHR challenges in light of the stimulus. Enabling effective

interdisciplinary, intradisciplinary and cross - setting communication[J]. Journal of Healthcare Informatics and Management, 2010, 24: 18-24.

[10] Broadbent BH. A new x- ray technique and its application to orthodontia[J]. Angle Orthodontist, 1931, 1: 45-66.

[11] Chaitin E, Stiller R, Jacobs S, et al. Physician - patient relationship in the intensive care unit: erosion of the sacred trust[J]? Critical Care Medicine, 2003, 31: S367-372.

[12] Chenin DL, Chennin DA, Chennin ST, et al. Dynamic cone- beam computed tomography in orthodontic treatment [J]. Journal of Clinical Orthodontics, 2009, 43: 507-512

[13] Clark RD, Weerakone S, Rock WP. A hypertext tutorial for teaching cephalometrics[J]. British Journal of Orthodontics, 1997, 24: 325-328.

[14] Dacanay LS, Cohen PA. A meta- analysis of self- instruction in dental education[J]. Journal of Dental Education, 1992, 56: 183-189.

[15] DiMatteo MR. Patient adherence to pharmacotherapy: the importance of effective communication[J]. Formulary, 1995, 30: 596-598, 601-602, 605.

[16] El - Zanaty HM, El - Beialy AR, Abou El - Ezz AM, et al. Three - dimensional dental measurements: An alternative to plaster models[J]. American Journal of Orthodontics and Dentofacial Orthopedics, 2010, 137, 259-265.

[17] Engilman WD, Cox TH, Bednar ED, et al. Equipping orthodontic residency programs for interactive distance learning[J]. American Journal of Orthodontics and Dentofacial Orthopedics, 2007, 131: 651-655.

[18] Favero L, Pavan L, Arreghini A. Communication through telemedicine: home teleassistance in orthodontics[J]. European Journal of Paediatric Dentistry, 2009, 10: 163-167.

[19] Francis V, Korsch BM, Morris MJ. Gaps in doctor - patient communication. Patients' response to medical advice [J]. New England Journal of Medicine, 1969, 280: 535-540.

[20] F - Secure Corporation. F - Secure reports amount of malware grew by 100% during 2007[J]. Press release. Available at: www. f - secure. com/f - secure/pressroom/news/fs_news_20071204_1_eng. html (accessed July 2010), 2007.

[21] Greenfi eld S, Kaplan SH, Ware JE Jr, et al. Patients' participation in medical care: effects on blood sugar control and quality of life in diabetes[J]. Journal of General Internal Medicine, 1988, 3: 448-457.

[22] Gribel BF, Gribel MN, Manzi FR, et al. From 2D to 3D: an algorithm to derive normal values for 3 - dimensional computerized assessment[J]. Angle Orthodontist, 2011a, 81: 5-12.

[23] Gribel BF, Gribel MN, Frazao DC, et al. Accuracy and reliability of craniometric measurements on lateral cephalometry and 3D measurements on CBCT scans[J]. Angle Orthodontist, 2011b, 81: 28-37.

[24] Haeger RS. Establishing an all - digital office[J]. Journal of Clinical Orthodontics, 2005, 39: 81-95.

[25] Halazonetis DJ. How can I match the color on 2 intraoral digital images? [J] American Journal of Orthodontics and Dentofacial Orthopedics, 2004, 126: 518-519.

[26] HIPAA. Health Insurance Portability and Accountability Act[J]. Available at: http://en. wikipedia. org/wiki/Health_Insurance_Portability_and_Accountability_Act (accessed August 2010), 2009a.

[27] HIPAA. General Information Overview[J]. Available at: www. cms. hhs. gov/hipaaGenInfo/ (accessed August 2010), 2009b.

[28] HIPAA Law. Available at: www. cms. hhs. gov/HIPAAGenInfo/ Downloads/HIPAALaw. pdf (accessed August 2010), 2009.

[29] Hobson RS, Carter NE, Hall FM, et al. study into the effectiveness of a text - based computer - assisted learning program in comparison with seminar teaching of orthodontics[J]. European Journal of Dental Education, 1998, 2: 154-159.

[30] Hollander S, Lanier D. The physician- patient relationship in an electronic environment: a regional snapshot[J]. Bulletin of the Medical Library Association, 2001, 89: 397-399.

[31] Irvine NR, Moore RN. Computer - assisted instruction in mixed dentition analysis[J]. Journal of Dental Education, 1986, 50: 312-315.

[32] Kaplan SH, Greenfi eld S, Ware JE Jr. Assessing the effects of physician - patient interactions on the outcomes of chronic disease[J]. Medical Care, 1989, 27: S110-127.

[33] Kulik CC, Kulik JA. Effectiveness of computer - based instruction: an updated analysis[J]. Computers in Human Behaviour, 1991, 7: 75-94.

[34] Lenz R, Kuhn KA. Towards a continuous evolution and adaptation of information systems in healthcare[J]. International Journal of Medical Informatics, 2003, 73: 75-89.

[35] Lewis CA. The advantages of paperless option[J]. Journal of Clinical Orthodontics, 2006, 40: 299-305.

[36] Luffi ngham JK. An assessment of computer - assisted learning in orthodontics[J]. British Journal of Orthodontics, 1984, 11: 205-208.

[37] Mah J. The evolution of digital study models[J]. Journal of Clinical Orthodontics, 2007, 41: 557-561.

[38] Mah J, Sachdeva R. Computer - assisted orthodontic treatment: the SureSmile process[J]. American Journal of Orthodontics and Dentofacial Orthopedics, 2001, 120: 85-87.

[39] Malware. Available at: http://en. wikipedia. org/wiki/Malware (accessed September 2010),2010.

[40] Marquis MS, Davies AR, Ware JE Jr. Patient satisfaction and change in medical care provider: a longitudinal study [J]. Medical Care, 1983, 21: 821-829.

[41] Miller EA. The technical and interpersonal aspects of telemedicine: effects on doctor - patient communication[J]. Journal of Telemedicine and Telecare, 2003, 9: 1-7.

[42] Miller KT, Hannum WM, Morley T, et al. Use of recorded interactive seminars in orthodontic distance education [J]. American Journal of Orthodontics and Dentofacial Orthopedics, 2007, 132: 408-414.

[43] Mupparapu M. Voice over internet protocol for the orthodontic practice: A sensible switch from plain old telephone service[J]. American Journal of Orthodontics and Dentofacial Orthopedics, 2008, 133: 470-475.

[44] Murphy J, Chang H, Montgomery JE, et al. The quality of physicianpatient relationships[J]. Patients' experiences 1996—1999. Journal of Family Practice, 2001, 50: 123-129.

[45] National Conference of State Legislatures. Virus/Contaminant/ Destructive Transmission Statutes by State[J]. Available at: www. ncsl. org/programs/lis/cip/viruslaws. htm (accessed September 2010), 2008.

[46] Patel JH, Moles DR, Cunningham SJ. Factors affecting information retention in orthodontic patients[J]. American Journal of Orthodontics and Dentofacial Orthopedics, 2008, 133: S61-67.

[47] Povolny B. Online patient communications[J]. American Journal of Orthodontics and Dentofacial Orthopedics, 2002, 121: 655-658.

[48] Proffit WR. Multicenter, internet- based orthodontic education: A research proposal[J]. American Journal of Orthodontics and Dentofacial Orthopedics, 2005, 127: 164-167.

[49] Redmond RW. The advantages of offsite backups[J]. Journal of Clinical Orthodontics, 2008, 42: 457-460.

[50] Revankar AV, Gandedkar NH. Effective communication for the cyberage[J]. American Journal of Orthodontics and Dentofacial Orthopedics, 2010, 137: 712-714.

[51] Revankar AV, Gandedkar NH, Ganeshkar SV. " Oops i deleted it" — A solution for recovering deleted or reformatted digital images from memory cards[J]. American Journal of Orthodontics and Dentofacial Orthopedics, 2009a, 135: 820-822.

[52] Revankar AV, Gandedkar NH, Ganeshkar SV. Securing your digital data against computer threats[J]. Journal of Clinical Orthodontics, 2009b, 43: 393-399.

[53] Revankar AV, Gandedkar NH, Ganeshkar SV. WI - PICS — Wireless and beyond[J]. American Journal of Orthodontics and Dentofacial Orthopedics, 2010, 137: 147-149.

[54] Rosenberg H, Grad HA, Matear DW. The effectiveness of computer - aided, self - instructional programs in dental education: a systematic review of the literature[J]. Journal of Dental Education, 2003, 67: 524-532.

[55] Rosenberg H, Sander M, Posluns J. The effectiveness of computer - aided learning in teaching orthodontics: A review of the literature[J]. American Journal of Orthodontics and Dentofacial Orthopedics, 2005, 127, 599-605.

[56] Rosenberg H, Posluns J, Tenenbaum HC, et al. Evaluation of computer - aided learning in orthodontics[J]. American Journal of Orthodontics and Dentofacial Orthopedics, 2010, 138: 410-419.

[57] Roter D. The enduring and evolving nature of the patient- physician relationship[J]. Patient Education and Counseling, 2000, 39: 5-15.

[58] Rubin AD. Secure distribution of electronic documents in a hostile environment[J]. Computer Communications, 1995, 18: 429-434.

[59] Sandler PJ, Murray AM, Bearn D. Digital records in orthodontics[J]. Dental Update, 2002, 29: 18-24.

[60] Scholz RP. Computerized patient records — A potential risk[J]. American Journal of Orthodontics and Dentofacial Orthopedics, 1989, 95: A42.

[61] Scholz RP. Commentary[J]. American Journal of Orthodontics and Dentofacial Orthopedics, 2005, 127: 167.

[62] Starke KM, Starke GT. Offi ce - based medical records. In: PW Iyer, JB Lewin, MA Shea (eds) Medical Legal Aspects of Medical Records[M]. Tucson, AZ: Lawyers and Judges Publishing Company Inc, 2006, 314.

[63] Stevens DR, Flores- Mir C, Nebbe B, et al. Validity, reliability, and reproducibility of plaster vs digital study models: Comparison of peer assessment rating and Bolton analysis and their constituent measurements[J]. American Journal of Orthodontics and Dentofacial Orthopedics, 2006, 129: 794-803.

[64] Sweeney L. Weaving technology and policy together to maintain confi dentiality[J]. Journal of Law, Medicine and Ethics, 1997, 25: 98-110.

[65] Symantec Internet Security Threat Report. Trends for July - December 2007 (Executive Summary)[J]. Available at: http://eval. symantec. com/mktginfo/enterprise/white_papers/bwhitepaper_exec_summary_Internet_security_threat_report_xiii_04 — 2008. en - us. pdf(accessed September 2010), 2007.

[66] Tanikawa C, Yamamoto T, Yagi M, et al. Automatic recognition of anatomic features on cephalograms of preadolescent children[J]. Angle Orthodontist, 2010, 80: 812-820.

[67] Tomassetti JJ, Taloumis LJ, Denny JM, et al. A comparison of 3 computerized Bolton tooth - size analyses with a commonly used method[J]. Angle Orthodontist, 2001, 71: 351-357.

[68] Turpin DL. Create and update your offi ce web site[J]. American Journal of Orthodontics and Dentofacial Orthopedics, 2008, 133: 779.

[69] Wallin WS. Does your website draw new patients? [J] American Journal of Orthodontics and Dentofacial Orthopedics, 2009, 136: 746-751.

[70] Yagi M, Shibata T. An image representation algorithm compatible with neural- associative- processor - based hardware recognition systems[J]. IEEE Transactions on Neural Networks, 2003, 14: 1144-1161.

第3章

正畸诊断和治疗计划：与临床及其他口腔专业医师合作

3.1 概述

作为专业正畸医师，要求能够熟练准确诊断颜面、牙列及颌骨异常，并且要能够识别伴随的生理功能紊乱和全身性疾病。同时，作为卫生保健系统的一员，正畸医师还应当认识到，某一类的错𬌗畸形可能是某种全身疾病或局部紊乱的后果。这意味着解剖、生理以及不同的医疗环境都有可能直接或间接地影响到正畸病例的诊断、治疗计划、矫正力学和预后。此外，现有口腔卫生环境及牙列所存在的问题，包括牙齿的数量和质量、儿童期外伤的发病率、龋齿、牙周疾病，这些都需要记录并与其他专业的口腔医师合作。本章旨在处理这些问题，并构建一个与其他临床医师和口腔专科医师合作交流的框架，得出一个完整的诊断和治疗计划。最终目的是帮助读者养成与其他专科医师合力承担、反复探索、不断跟进治疗的良好习惯。

3.2 引言

在卫生保健专业，任何治疗的成功很大程度上都取决于精确的诊断、合理的治疗计划的制订和实施。目前，寻求正畸治疗的患者年龄、性格、社会阶层及种族背景跨度大，期望值各有高低。此外，成年患者的数量逐步增加，这意味着当今的正畸医师面临着影响患者全身及口腔卫生健康的一系列系统性和局部问题。“拒绝给予预后差的患者口腔医疗是不合理的”这一观点现在已经获得了广泛认同。近年来，临床医学及口腔医学的进步使得很多有全身疾病和严重牙列问题的患者都能够得到正畸治疗，当然，前提是正畸医师有专业学科背景知识，同时愿意与其他专业医师合作交流。

正畸专业毕业生首先应该是一名合格的口腔疾病诊断者和临床医师，然后才能成为一名优秀的正畸医师。作为正畸医师，我们常常在简短地了解了患者的病史后，再补充些面部(整体)和颌相(局部)临床检查就得出诊断结果。这种方法倒是合适地诠释了“局部诊断”这个术语，突出了患者现有的错𬌗畸形，但缺少全局观念，有关患者身体其他部位的病史、生理情况、发病过程都被忽略。这种情况下，正畸医师难以对患者现在的全身系统情况得到全面的认识，对正畸治疗的预后也难得到预估。为“安全起见”，那些本来适当预防，并与其他专业医师通力合作就可以成功获治的患者，统统被我们拒绝了。为弥补此类错误，建议在正畸学习培训课程中囊括全身疾病的诊断和治疗，并增加在有临床背景的综合医院里学习的时间。这样，使得我们在与其他专业医师交流时提高专业性，并且能充分认识到自己的职责和不足。及时更新现有的医学知识，这样将患者委托于其他医师时，可遵循一定的咨询流程。

3.3 整体性

由于口腔健康是人体健康的一个重要组成部分，口腔医学显然也是医学大家族里的重要成员。当临床医师因为患者牙齿和口腔健康问题向口腔医师请教时，多学科的交流就更显必要性。我们必须承认，个人没有办法治愈所有的疾病，所以我们有理由相信，“双向互动”可使卫生保健水平更上一层楼。

3.4 全面的正畸诊断

单纯从牙移动的角度来说，正畸学已经发展为口腔医学的重要组成部分，对牙移动的生物学机制有严谨的科学研究和循证医学证据。然而，医师们常常着迷于各类矫正器有何力学上的治疗特点，各家学术理论有何差别，却忽略了牙齿与全身健康有错综复杂的关系，在机械刺激下的牙移动更是受到全身环境的影响。

虽然人类有相似的解剖、生理、生化特征，但每个个体都是唯一的，其新陈代谢有各自的特殊性。我们应该认识到，正畸治疗并不是在人工颌架上移动牙齿，而是在重要的组织上移动，这些组织决定了即使在相同的治疗程序和生理状况下，不同个体间的反应不同，而且相同个体生理条件改变情况下反应也不同，在各种不同病理条件下更是如此。

颅颌面复合体可以看作是多个小器官和成分组成的一个有机整体，比如牙槽结构、神经系统、肌肉系统、软组织和气道。这些组织相互关联，结合紧密，任一组分生理、解剖或者功能上的紊乱都有可能导致整个颅颌面复合体的不协调。这点应当在正畸诊断和治疗计划中得到充分反映。

同时，充分了解人类学、基因学、生长发育、营养学、心理学、内分泌学、运动学这些学科，有助于精确收集关于全身健康和疾病方面的各类信息。此外，运用先进的生化、微生物和影像学技术可以帮助我们得出错殆畸形的最佳诊断，从而降低治疗的失败率。总之，根据全身健康状况和生物体的局限对患者分类，综合分析作出诊断并制订治疗计划，有助于提高治疗的成功率。

3.5 首诊患者

正畸诊断中，初诊时的检查结果最易被忽略。事实上，正畸检查应当早在患者进入诊室前就开始，比如诊室医师在电话交谈时可以仔细甄别，或者电邮时了解患者相关的正畸治疗史。这些提前了解到的信息让我们重点关注患者某些方面的情况，如内分泌、血液、心脏、肾脏、肝脏、肺、过敏史以及其他口腔健康相关的疾病。这些信息对于医师准备初诊至关重要，保证医师能够提前安排检查，必要时转诊，这无疑提高了就诊效率，缩短鉴别诊断的时间。这样的行医方式必然会提升患者的满意度，同时也减少了日后治疗的并发症。

在与患者首次交流时，就应该进行综合诊断和治疗计划。有着其他疾病却寻求正畸治疗的患者日益增多，简短地“看一眼”式检查已经无法满足患者的需求。在初诊时，正畸医师会询问患者及其家属的主诉和治疗期望，同时对患者的心理状况进行评估(图 3.1)，因为如果患者的期望过高不切实际或者情绪波动较大的话，治疗结果会很糟糕。严格的初诊后，从颅面部开始系统检查。如果先前问诊中患者有其他系统异常，那么应当转诊进行进一步的检查(图 3.2)。

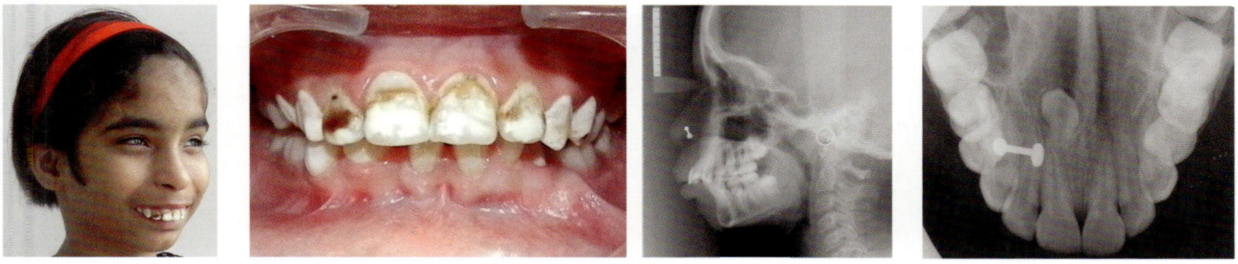

(a) (b) (c) (d)

图 3.1 (a～d)一名 12 岁有严重视力障碍的小姑娘，在父母陪同下来就诊，主诉上前牙前突，牙列不美观。她是安氏Ⅱ类错殆，双颌前突，严重氟斑牙。摄片检查发现上颌埋伏倒置多生牙。这类患者的诊断和治疗计划必须包括患者及家属对于治疗后面容的接受程度，因为按照系统正畸治疗改善的面容和前牙牙色未必能被患者完全接受。此外，正畸医师还应当适当引导患者和她父母将注意力从她的前突面容和氟斑牙上转移开，排除影响治疗的情绪化因素

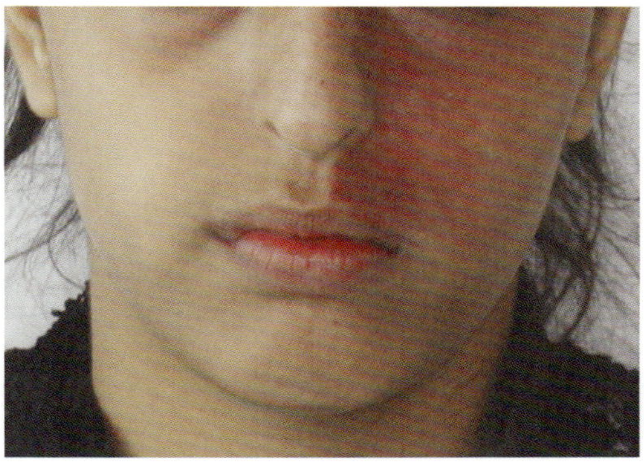

图 3.2 一名 12 岁的女孩，左面部有先天性草莓样血管瘤，前来咨询正畸治疗。面部的草莓样血管瘤可能与三叉神经血管样病变、对侧脑半球癫痫有关。所以，局部病变提示了接下来进一步的检查排除这类病变。面部的血管瘤也可侵犯到口腔内或者在口腔内单发，当遇到外伤、拔牙、局部麻醉甚至正畸器具创伤都会造成极度的出血

3.6 病史对于正畸诊断治疗的重要性

现代患者或多或少都有药物治疗史，药物应用可能会影响到牙齿周围组织的重建，继而影响牙移动。一些药物，比如类固醇激素，慢性哮喘患者或者用于免疫抑制，长期服用可能会造成牙齿在机械力刺激下医源性牙根吸收。在某些情况下，如性传播疾病艾滋病或者梅毒患者可能会隐藏病史，给出的信息不完整或者不可靠。此时，负责医师有义务全方位评估患者，通过首诊和复诊接触，获得患者完整的病史。因而，诊所医师和工作人员应当学会从患者的举止、态度和现在的健康状况判断评价患者，无论治疗前治疗中有没有进一步的调查。

一份详尽的病史是评价患者目前健康状态有无系统疾病的重要工具。慢性疾病持续进展，患者承受重度紧张的压力，骨代谢变化的影响，炎症反应方向的改变，将关系到正畸治疗计划。除了营养失衡，发育障碍、骨性异常、慢性疾病、肝功能障碍、肾损伤、心肺疾病和关节损伤都能影响生理进程，进而影响正畸治疗(表 3.1)。

3.6.1 染色体胚胎异常包括口腔颌面系统先天缺陷——这些诊断中正畸医师发挥何种作用

颅颌面组织结构的发育很大程度上取决于神经嵴细胞，胚胎发育过程中这些细胞生成腮弓。胚胎第四周，下颌弓(甲状腺及舌咽弓)发育成各方向突起，最终形成上、下颌骨。第四周时成对的下颌突起于中线处融合，上颌突继续发育成腭突、上颌突起以及上唇的一部分，胚胎 6～12 周是颅颌面系统发育的关键期。这期间的异常会造成一系列的颅颌面缺陷(第 7～9 章有详细叙述)。大多数先天疾病原因不明，然而随着基础研究的进一步深入，很多病因都已明确。先天缺陷多种发病因素中最常见的单个基因的缺陷，占疾病的 10%～30%。基因遗传有多种模式，从简单的孟德尔遗传规律，到复杂的多基因遗传，涉及外显子遗传和基因表达。为了准确诊断病因和遗传模式，正畸医师需要分辨基因因素发挥的

表 3.1　身材矮小的常见原因

原因	细分(原因)
1. 子宫内生长缓滞(低出生体重)	
	a) 单发
	b) 综合征
2. 慢性疾病和系统器官受损	
	a) 组织器官疾病,如心、肾、肝、肺
	b) 营养吸收不良
	ⅰ 肠道炎症
	ⅱ 腹腔疾病
	ⅲ 肠下垂
	c) 致命疾病如 AIDS,结核造成的感染
3. 营养结构紊乱	
	a) 钙质摄入减少
	b) 蛋白能量不足(PEM)
	c) 微量元素缺乏,如锌、铁
4. 内分泌系统异常	
	a) 生长激素缺乏:家族性,原发性,继发性,自发性
	b) 糖皮质激素过量:库欣综合征
	c) 生长激素过量,IGF-1(胰岛素样生长因子)缺乏
	d) 甲状腺功能减退
	e) 胰岛素分泌失调
	f) 假性甲状旁腺功能减退症
5. 染色体异常	
	a) 特纳综合征(Turners)
	b) 唐氏综合征(Down)
6. 骨性异常	
	a) 软骨发育不全
	b) 软骨发育异常
7. 先天代谢紊乱	
	a) 黏多糖储积症
	b) 各种代谢产物堆积疾病如 Hurler's 疾病、Niemann Pick's 疾病
8. 心理社会性侏儒症	
9. 慢性药物摄入	
	a) 皮质类固醇激素
	b) 哌醋甲酯及其他安非他明类药物
10. 单纯生长异常	
	a) 遗传性身材矮小
	b) 体质性生长延迟

以上表格改编自:Lifshitz(2007);Crocetti,Barone (2004);Fujieda,Tanaka (2007);Matfin (2009)

作用,并与环境的影响相区分。家族对比、谱系分析和一些简单的投影测量是比较有用的工具,可以衡量在这些疾病中基因变异的作用。

正畸医师常常会遇到一些病例与胚胎发育异常有关,比如唇腭裂、半侧颜面萎缩、颌骨发育不足、面横裂、小颌/巨颌畸形。作为颅颌面治疗团队的一员,正畸医师有责任将先天生长异常与基因遗传综合征区分开来。完善的口内外检查可以提供重要的鉴别诊断依据(表 3.2 和图 3.3)。领面部综合征有很多相似的外观表现，如毛发稀疏、额部隆起、鼻梁塌陷、眶距过宽、低位耳垂、内眦赘皮、外耳缺陷、面裂等。值得注意的是，有些颌面部的异常与全身系统异常有关，例如成骨不全症与牙发育异常，面裂与腭心面综合征、Apert 综合征。

表 3.2 影响颌面部Ⅱ类/Ⅲ类错殆畸形的综合征

	症状	特点	流行病学
Ⅱ类	半侧颜面短小(Goldenhar 综合征)	单侧外耳发育不良，下颌升支发育不足，心脏和肾脏功能异常	多数病例单发，少数家族遗传；常谱系遗传染色体显性隐性均有
	Pierre Robin 综合征	小颌畸形；腭裂和舌后坠。可以单发，或者和其他部位畸形共同发生	异质性
	Treacher Collins 综合征	低位耳发育不良；睑裂下垂；小颌畸形	基因/常染色体遗传
Ⅲ类	Apert 综合征	颅缝早闭，突眼，眶距过宽；睑裂下垂；对称性并指或并趾	基因/常染色体遗传
	Crouzon 综合征	颅缝早闭；上颌发育不足伴相对的下颌前突；眼眶浅；突眼症	基因/常染色体遗传
	与下颌前突有关的综合征		
	基底细胞痣综合征(Gorlin 综合征)	巨颌；额顶骨突出；下颌前突；颌骨多发囊肿；多发性基底细胞痣；分叉肋	基因/常染色体遗传
	Klinefelter 综合征	下颌前突；骨性不调；男性乳房发育症；睾丸过小	常为 47 条染色体，核型 XXY，XXXY 和 XXXXY 也有发生
	成骨不全症	骨骼易碎；蓝色巩膜；耳聋；下颌前突	常染色体遗传(常见型)

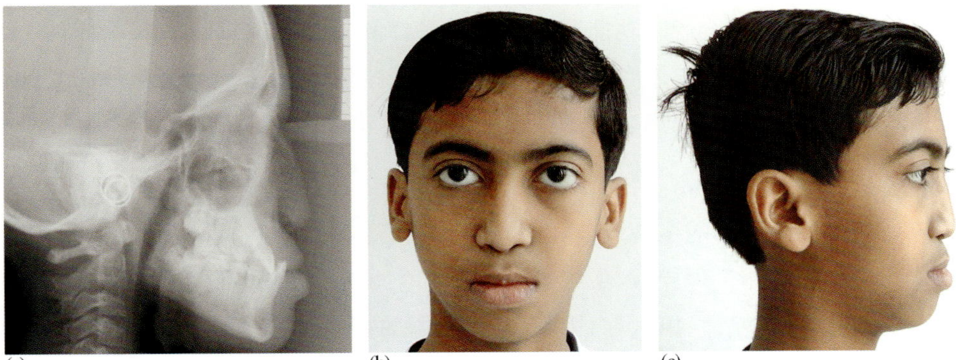

(a) (b) (c)

图 3.3 (a～c) Binder 综合征，这个 11 岁的男孩到正畸诊所咨询固定矫正治疗，他面中部扁平，上颌后缩，鼻宽平，鼻小柱短，外观鼻梁不明显。影像学表现前颅底短，颅底角小，鼻咽矢状向深度减小，前鼻棘发育不足，鼻骨下垂，上颌严重矢状向发育不足。与口腔内科医师会诊后，患者被诊断为 Binder 综合征，需要鉴别的诊断是肢端发育不全症和 Stickler 综合征。鉴别诊断还需要完善其他一些检查

3.6.2 急慢性感染(全身和局部)

很多系统疾病和一些影响颅颌面复合体的局部因素，在产前产后阶段都会直接或间接地造成错殆畸形。慢性系统感染如结核、肝炎、肾炎、HIV 会通过影响儿童期的生长发育造成错殆。急性围产期的感染如 TORCH 综合征(弓形体病、风疹、巨细胞病毒、单纯疱疹病毒感染)会造成后代遗传畸形，包括各种面裂。一些疾病如遗传性梅毒，除了全身系统的异常，还会引起颌面部的畸形，如鞍鼻、鼻梁塌陷、磨牙切牙萌出不足。

幼儿及儿童期的感染可能会暂缓牙齿发育进程，如牙釉质发育不全。此外，急慢性的其他部位感染可能会通过血液传播入侵下颌骨，造成骨髓炎，继而造成颌骨结构破坏，阻碍颌骨生长。同样，颞下颌关节也会因此受损，局部感染的扩散，比如乳突炎、中耳炎都会引起关节病、盘粘连和关节退行性病变，同样影响下颌骨的生长和生理功能，造成错𬌗畸形，并不能过分强调扁桃腺炎和鼻炎在口呼吸的病因和腺样体面容发生的作用。

许多感染性的细菌、真菌、寄生虫、病毒都需要我们特别注意，防止医源性的传播。最简单的一些疾病，比如需氧菌或厌氧菌感染的阿弗他溃疡，训练有素的正畸医师是可以控制的。然而，很多全身感染的疾病，比如感染性单核细胞增多症、流行性腮腺炎、风疹、结核病、HIV、白血病都会有相似的口腔表征，区分不同病变和损害程度，以此判断患者的机体情况，再安排定期的正畸复诊和治疗。必要时，还需要与专科医师合作，以防疾病的扩散和正畸治疗中可能出现的并发症。

3.6.3 营养不良

颅颌面骨骼和牙齿的发育深受机体营养状况的影响，营养不良的孩子通常难以抵抗疾病的入侵。动物学实验证实，给小鼠低钙低维生素 D 的饮食，其体重的增加受到抑制，颅颌骨的尺寸减小。但是关于婴儿早期的生长缓滞在后期是否可逆，尚未获得共识。关于儿童生存蛋白质热量营养不良(PCM)的研究发现，儿童早期严重营养不良影响之后的生长，表现为身高低矮，头径减小。但是也有其他的流行病学调查发现营养不良的儿童后期的生长可以弥补前期的滞后不足，最终身材高度可以达到正常。Dreizen 等人于 1967 年发现在营养吸收障碍和代谢类疾病的威胁下，儿童长期处于慢性营养不良状态，骨骼发育成熟速度减缓，少女初潮推迟，骨骺钙化融合滞后。

这些研究结果有诊断提示作用，例如，一个安氏Ⅱ类错𬌗的孩子伴有营养吸收障碍，一般来说，常表现为身材矮小，头面部直径较小。当治疗一些骨骼发育较小的孩子，需要特别和儿科医师以及营养师讨论他们的饮食营养需求时，可能会影响功能矫治器作用发挥和正畸牙移动反应。同样，缺少维生素，如维生素 C 或者维生素 D 同样会影响牙周韧带和牙槽骨对正畸力的反应。关于营养因素如何影响正畸诊断和治疗，以及正畸医师如何获取患者营养状况信息，详见第 5 章。

3.6.4 内分泌疾病和代谢异常与错𬌗畸形的关系

内分泌系统受到机体各水平的生理调节，调节机体的代谢过程，控制骨骼的生长分化。因而，该系统任一部分紊乱都会造成机体生理异常，最终导致代谢和生长发育紊乱。虽说内分泌系统任何一个组成部分异常都有正畸适应证，垂体、甲状腺、甲状旁腺、胰腺的疾病常常会引起正畸医师的特别注意。很多病例中，都是由正畸医师认真进行实验室项目检查最终诊断出准确的内分泌疾病。

3.6.4.1 脑垂体

儿童身心的发育除了基因和营养因素的影响，很大程度上还受脑垂体和甲状腺的控制。脑垂体分泌的激素控制着很多内分泌腺的分泌以及骨骼的生长。因而，脑垂体或者下丘脑的异常会导致全身其他内分泌腺体分泌功能变化。脑垂体分泌的激素之一是生长激素，如果缺乏会导致身材矮小，颅颌面复合体生长发育缓慢(表现为上、下颌骨发育不足)，颅底长度缩短。有报道发现，生长激素的缺乏并不影响牙龄。激素的替代疗法加上正畸治疗可以调整生长速度，体现了交叉医学的重要性。此外，促生长垂体腺瘤造成的生长激素分泌过度，会引起儿童的巨人症以及成人肢端肥大症。任何儿童或成人不明原因的身高或下颌骨显著增加，正畸医师都要高度怀疑患者患有巨人症，并与内分泌专科医师会诊讨论进一步的检查治疗。虽然巨人症和肢端肥大症多数都是单发，但是也可能与其他内分泌异常关联，比如多发性内分泌瘤病(MEN)、Mccune-Albright 综合征(MAS)、多发性神经纤维瘤、卡内综合征等。

3.6.4.2　甲状腺

甲状腺的功能正常对于人体精神状态和骨骼发育成熟、骨质维持很关键。孕期和幼儿早期甲状腺功能减退会引起多种发育紊乱，甚至神经功能缺损。图 3.4 所示孕期和幼儿甲减造成精神呆滞，生长抑制，骨成熟缓慢，骨骺发育不全。再大一些的儿童，神经缺损不明显，但骨骼发育明显迟缓。口腔颌面部异常表现为巨舌症、牙齿迟萌、口呼吸、安氏Ⅱ类错𬌗、下颌后缩、前面高短、前牙开𬌗，这些都导致错𬌗畸形。

与此不同的是，青少年的甲状腺功能亢进会加速骨骼生长，但还是会导致身材矮小，原因是生长骨块早期融合和颅缝早闭。在成人中，甲状腺功能亢进（甲亢）加速骨流失，造成骨质疏松，甚至增加骨折风险。

目前，归功于甲状腺功能异常的早期诊断，典型的甲状腺疾病临床表现比较难以见到。此外，在年轻人、中年人甚至老年人群中，甲状腺亚临床表现诊断检出率逐渐提高，达到成年人的 4%～10%。亚临床的甲状腺功能亢进或减退常常反映在心血管系统、骨骼还有其他器官系统异常上。因而，在诊断隐藏的甲状腺疾病中，需要临床医师的细心谨慎。在骨性Ⅱ类错𬌗畸形中，常规使用功能矫治器一段时间，患者配合良好，但是收效甚微，这时需要怀疑是否有潜在的生长激素分泌减少或者甲状腺功能紊乱。文献报道甲状腺激素替代治疗效果良好。正畸治疗合并激素替代疗法可以带来乐观的疗效。

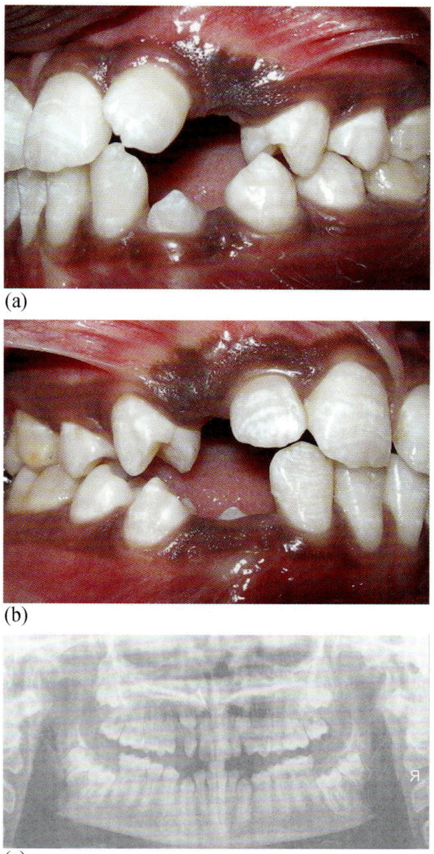
(a) (b) (c)

图 3.4　一名 18 岁甲状腺功能减退的女孩，口内像和全口曲面断层片可以看到多数牙齿迟萌

3.6.4.3　胰腺

糖尿病是最常见的代谢类疾病之一，由于胰岛素分泌异常，导致糖类、蛋白质和脂质代谢异常。当血糖控制不佳时，会造成肾脏、神经、视网膜、血管损伤，其中最严重的是心血管和脑血管疾病。糖尿病还会造成严重且发展迅速的牙周疾病以及骨质疏松症，增加感染概率，这些构成错𬌗畸形发生的因素。此外，牙齿萌出时间也会受到血糖的影响，造成 10～11 岁前加速萌出，这之后进展缓慢。糖尿病与牙齿萌出时过度牙龈肿胀有关，以及口腔干燥、灼口综合征、口腔念珠菌病、伤口愈合延迟或异常、唾液分泌减少、唾液腺增大都有关系。任何青少年或成人，有口腔灼烧干燥的症状，以及酮臭味呼吸、不明原因的严重的牙周破坏、牙龈红肿、牙周袋，都要高度怀疑是否患有糖尿病。

3.6.5　神经肌肉系统疾病对正畸的影响

众所周知，神经肌肉系统的协调对于牙颌面系统至关重要，影响到牙列的萌出、咬合关系的稳定以及机体的咀嚼、吞咽、呼吸功能。动物实验证实，失去肌张力的小鼠，颌面部骨骼结构会发生改变。所以，可以理解的是，任何影响神经肌肉的退行性病变或炎症，必然会带来生长发育的改变以及颌面部的重建。慢性癫痫、偏身轻瘫、脊椎及颌面神经麻痹都会改变肌肉张力，使得肌肉力量不平衡，导致骨骼结构的改变，其中包括颌面部骨骼的改变，最终导致错𬌗畸形的发生。

癫痫是神经疾患里最常见的疾病之一，发生率达到 1%～3%（年龄不同有变化）。癫痫发作会造成颌面部的外伤，呼吸障碍还会导致窒息。患有慢性癫痫的患者临床可表现为肢体不对称，包括前额和面部结构的不对称，精神状态和口腔卫生都很差，长期药物治疗会引起药物性的牙龈增生。同时，文献记录癫痫还会造成牙骨质增生、牙根变短、牙齿异常发育及迟萌、颈部淋巴结瘤。由于正畸矫治器常有很多金属零件,患者接受 MR 或者 CT 检查时会造成伪影,因而当怀疑患者脑部有器质性病变引起癫痫发作,需要做 MR 成像或 CT 扫描时,口腔内的正畸矫治器就成了一种阻碍,影响检查。这在制定癫痫患者的治疗计划时需要考虑。

3.6.6 影响正畸治疗计划的全身系统疾病

此节只对一些常见疾病做概述,突出对正畸诊断和治疗计划的影响。

3.6.6.1 精神疾病

正畸治疗的很大一部分患者是儿童和青少年,他们正处在快速生长的阶段,身心都在经历快速剧烈的变化,他们发生心理精神问题的概率很高。据统计,美国 14%～20%的儿童和青少年患有精神问题。此外,正处于人生艰难期的成年人也有发生精神障碍的很大可能。因而,当患者出现行为异常,怀疑精神错乱或药物滥用时,正畸医师就非常需要与精神学医师进行会诊合作。

正畸医师最常遇到的精神类疾病是较重的抑郁障碍以及注意力缺陷多动障碍。当患者有精神疾病方面的病史、体征或表现,又或在治疗期间有异常的行为改变时,正畸医师非常需要和患者家长以及家庭医师讨论交流,建议其咨询精神科医师和心理医师。患有注意力缺陷多动障碍患者,可能正在接受安非他明类的药物治疗,如哌醋甲酯,会引起口干症、吞咽困难、唾液腺炎症、口腔炎症、夜间磨牙等。这些并发症提示患者在治疗过程中可能会有口腔卫生维护差、治疗操作较困难、不按时复诊等表现,最终导致治疗失败。所以,在治疗前对患者的评价必须包括详细的既往史和用药史。治疗的制定也要与心理医师进行探讨。

药物滥用也是影响青少年身心健康的一大问题,据报道,在美国,十多岁的青少年中发病率高达40%。静脉用药者会感染上血液传播的疾病,如 HIV 感染、乙型肝炎。所以,疑似病例在咨询心理学医师后还需与内科医师会诊。

3.6.6.2 呼吸系统疾病

呼吸系统疾病大致可以分为上呼吸道和下呼吸道疾病。上呼吸道疾病是因为鼻、咽、喉的解剖、生理或病理性气道狭窄,如上颌窦炎、扁桃腺炎、腺样体炎和过敏性鼻炎等造成慢性鼻气道狭窄,导致用口呼吸的习惯,继而形成腺样体面容以及颌面部组织结构改变。下呼吸道疾病,如哮喘、支气管炎、慢性肺疾病,增加呼吸负担,除使血氧含量下降全身状况变差,还造成类似口呼吸的口颌面改观。此外,严重哮喘的孩子会使用口服或吸入类固醇激素,使唾液腺分泌流量减少,增加口腔念珠菌病和牙根吸收风险。在治疗这类患者时,与呼吸科医师的合作尤其重要,尽量减少正畸治疗过程中的并发症。

3.6.6.3 心血管系统疾病

患有先天性心脏及心瓣膜疾病的患者,全身健康状况通常很差,生理发育缓慢,感染概率增加(如心内膜炎),出血风险也会增加(如果服用抗凝剂)。一般来说,轻微血管疾病的患者都可以耐受牙科治疗,但是患有二尖瓣反流的患者在口腔治疗时很有可能会造成急性的肺水肿和呼吸暂停。

3.6.6.3.1 感染性心内膜炎

这是一种严重的疾病,每 100 万人有 16～62 人患病,每年病死率高达 40%。很多牙科及正畸的治疗过程中,都会使患者接触到多种细菌,而患有心脏疾病的患者就会有感染性心内膜炎发生的可能。任何易感染的患者都应该在咨询内科医师后才能接受治疗。关于预防感染性心内膜炎,是否需要在牙科治疗时常规服用抗生素,还有不同意见,但是对于高风险的病例,现在的观点建议预防性使用抗生素。正畸治疗中一旦有感染迹象发生,需要立刻转至心内科。

3.6.6.3.2　冠状动脉疾病和高血压

患有心绞痛和高血压的患者不适合接受正畸治疗，因为有心血管意外和脑卒中发病危险。此外，这类患者服用抗血小板和抗凝药物，治疗中可能出现出血不止。高血压患者会有心血管及脑血管意外发生，某些特定的疾病如肾上腺肿瘤、Grave's病、慢性肾病也会造成高血压。因而，治疗前完善的检查以及和患者的心内科医师的会诊必不可少。

3.6.6.4　消化道疾病

肝脏是全身最主要的消化储藏室，负责多种重要物质的代谢、如合成血浆蛋白和凝血因子、合成胆汁、药物解毒、合成尿素。肝功能受损影响全身功能。慢性肝病患者会有营养不良及生长障碍，血浆蛋白丢失致全身水肿、肝门静脉高压、静脉曲张、凝血障碍、易继发感染，同时合并肾、肺、神经系统症状。肝移植患者同时接受免疫抑制剂治疗，不良反应是骨质疏松、易感染。因此，对于这类状况欠佳的患者，消化科医师的意见值得考虑。

3.6.6.4.1　病毒性肝炎

病毒性肝炎是世界范围内最常见的肝脏疾病，包括6种病毒引起：A型、B型、C型、D型、E型及G型肝炎病毒(Gillchrist，1999)。在发达国家，最主要的病毒传播方式是血液或直接接触，而在发展中国家，水源传播和粪口途径传播最主要。病毒性肝炎患病率非常高。人-人接触传播，尤其是血液传播HBV、HCV、HDV，是世界性的公共卫生问题。然而医源性的传播已经成为新型HBV感染重要途径。正畸医师对于患病者和携带者都要同样关注。正在接受抗病毒药物治疗的患者，如服用利巴韦林、拉米夫定、阿德福韦、替诺福韦，会有药物不良反应如肾小管损伤、溶血性贫血。同样，服用生物制剂如α-干扰素，会有流感样症状、白血病、血小板减少症、精神紊乱、听力丧失以及斑秃症状。

3.6.6.4.2　胃部疾病

胃部疾病如急慢性胃炎、胃食管反流症，常常表现为口臭，口腔卫生不良时可加剧。此外，胃部疾病导致一系列口腔改变，如舌苔过重、继发于胃酸反流的牙釉质腐蚀。其中牙釉质腐蚀在胃食管反流症、食管裂孔疝、慢性酒精中毒和暴食症患者中常见。

3.6.6.4.3　肠道疾病

肠道疾病如肠炎(溃疡性结肠炎、克罗恩病)会造成吸收不良、重要维生素和矿物质缺乏，如铁和维生素B_{12}。肠炎患者口腔表现会有黏膜溃疡(与阿弗他溃疡鉴别)、黏膜剥脱、乳头状息肉增生。同时，据估计，10%肠炎患者会并发颞下颌关节疼痛。

3.6.6.5　肾脏疾病

全世界的慢性肾病发生率正在逐步增加。肾脏疾病常导致一系列机体内分泌和代谢紊乱问题，如血清离子失衡、水肿、尿毒症、高血压、肾素-血管紧张素系统亢进、红细胞生成素减少、贫血、营养不良、出血性疾病、免疫力下降、骨营养不良等。氮血症口腔表现主要为口腔炎、念珠菌病、黏膜干燥、牙龈炎以及典型酮臭味呼吸。

口腔表现包括下颌骨透射性局部病变伴或不伴毛玻璃样变，甲状旁腺功能亢进性骨棕色瘤，颅骨基底扩大，病理性牙移动，齿槽硬骨板消失，牙齿迟萌，无龋性牙丧失发病率增高。此外，有报道，肾病患者合并有乳恒牙釉质发育不全，成年患者牙髓腔狭窄钙化。晚期肾病或肾移植患者常服用大量皮质类固醇和免疫抑制剂，易继发系统感染，牙龈增生肥大和医源性激素相关牙根吸收。在这些病理性情况下，特别是骨质疏松症，对于正畸治疗有深远影响，在制定治疗计划时需要特别考虑，但在这些基础条件差的病例中也有治疗成功的报道。

3.6.6.6 过敏性疾病

在正畸诊间里，常有患者对天然乳胶、镍铬金属、丙烯酸合成物、消毒剂这类物品过敏。两种免疫反应：Ⅰ型超敏反应（速发型变态反应）和Ⅳ型超敏反应（迟发型变态反应）（接触性皮炎）对正畸医师尤其重要。生产一次性手套和正畸橡皮圈使用的天然乳胶可以造成1%的总人口过敏，卫生工作人员有5%～15%过敏，脊柱裂的患者里达到24%～60%。天然乳胶过敏可造成Ⅰ型和Ⅳ型变态反应，金属过敏如镍合金过敏常表现为Ⅳ型皮肤反应。正畸医师要对这类变态反应的临床表现熟悉，出现症状时及时与皮肤科医师或过敏性疾病专科医师合作解决。可以通过斑点试验或者皮肤测试进行预防性检查，警惕可能出现的反应。

3.6.6.7 血液疾病

血红蛋白合成疾病如地中海贫血、镰状细胞贫血、营养不良性贫血、红细胞结构性缺陷（球形红细胞症，椭圆形红细胞贫血）和酶缺乏疾病（葡萄糖磷酸酶-6缺乏）都会造成重复的红细胞损伤。患有地中海贫血的患者由于慢性贫血和甲状旁腺功能亢进，加之含铁过高，生长发育普遍缓慢（图3.5）。这类患者还有可能会有自发性出血倾向、易感染、自发性骨折以及肝脾肿大。

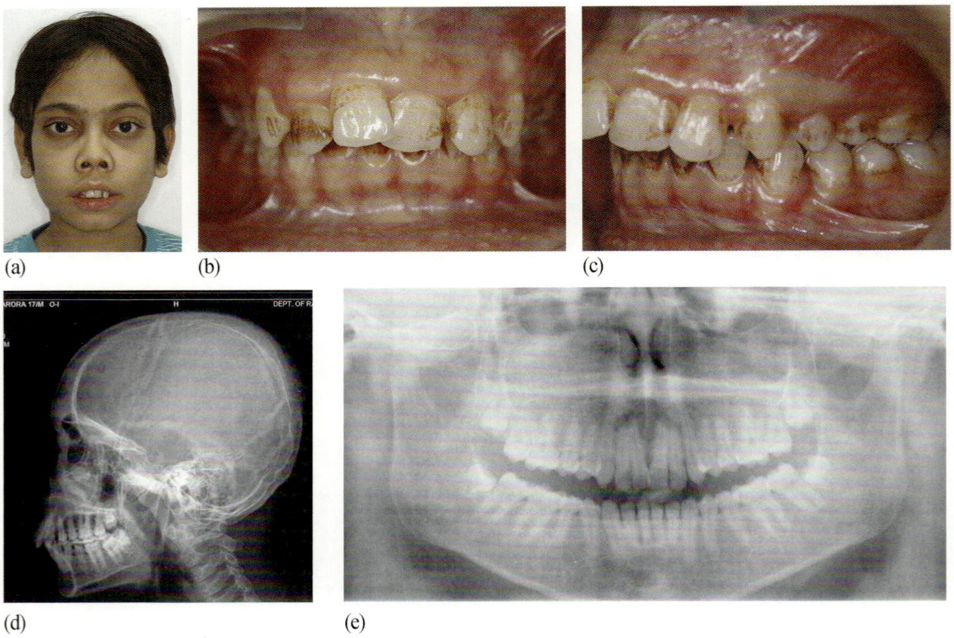

图 3.5 (a)图示典型的地中海贫血患者面容：面中部突出，额部隆起，上颌发育过度，典型的“啮齿鼠样”面容；(b，c)口内像：多发性出血造成牙齿着色，安氏Ⅱ类错𬌗，轻度上前牙前突，牙列拥挤，深覆𬌗；(d，e)影像学示典型的颅骨双间隙增宽（箭头所指），骨小梁疏松，骨密度下降，上颌前突，由于骨髓红细胞增生使上颌窦闭塞。典型的“毛发悚然”或“细丝状”表现

镰状红细胞贫血常造成患者生长发育缓慢（图3.6），继发于镰状细胞危象的复发性溶血，口腔感染概率增大，下颌骨骨髓炎，骨质疏松症，肝脾功能受损。镰状细胞危象可由情绪或生理压力、气温突变、缺氧等情况引发，并可表现为下颌骨的剧烈疼痛，难以与牙髓炎鉴别。一般来说，这类患者拔牙前，需要内科医师及口腔外科医师的建议，确认凝血功能是否有异常。避免服用阿司匹林，防止血小板功能受影响，避免出现胃溃疡，增加肝脏负担。这类患者需要多科室的会诊，小心谨慎，时刻谨记血源性感染发生的可能。

代偿性骨髓红细胞增生常导致骨髓空间增大，骨质疏松，在颅颌面表现为额前突，上颌骨过度发育，牙缝隙。牙齿表现有牙本质发育不足，溶血导致的内源性着色。

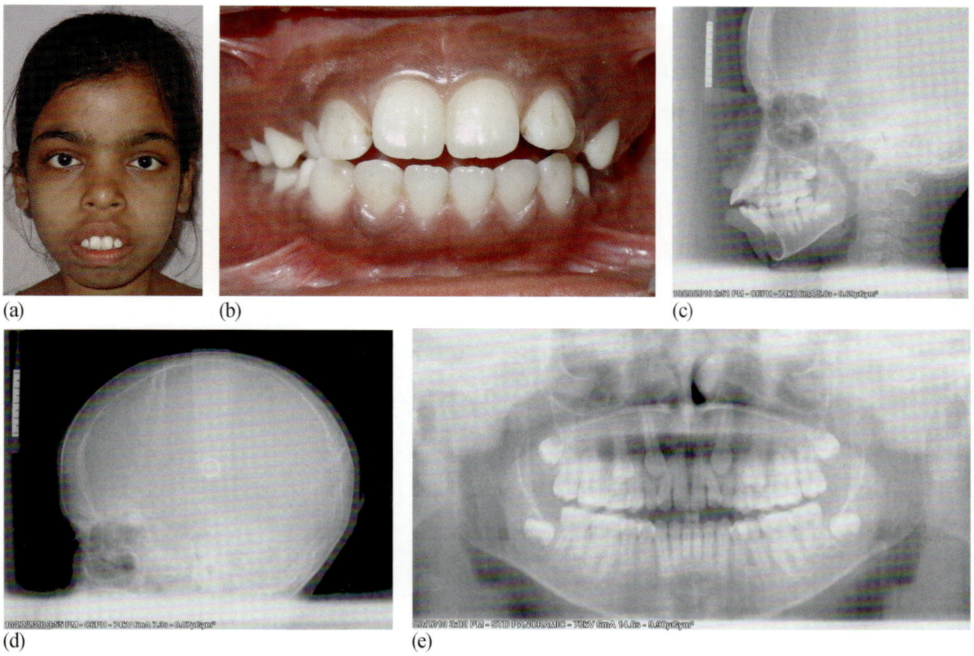

图 3.6　14 岁患有镰状细胞贫血的女孩(a)正面照显示额部前凸，面中部突出，巩膜黄染；(b)口内像前牙开合；(c)侧位片显示骨皮质菲薄(箭头所指)，双颌前突。注意由于骨髓增生导致的上颌骨宽大；(d)侧位片头颅骨双层间隙过大显著；(e)全景片可见继发于骨髓增生的典型特征

3.6.6.7.1　白血病

随着现代医学的发展，白血病和淋巴瘤的患儿生活质量有显著提高，少数在此疾病稳定期的孩子会寻求正畸治疗。在制定他们的治疗计划时，正畸医师要了解大部分的患者所接受过的全身放疗和细胞毒性药物治疗，因而，继发于抗肿瘤药物的细胞破坏以及全身多数器官白细胞浸润，使得患者生长缓慢，骨质疏松，易感染，自发出血，唾液腺萎缩，牙本质发育不足，牙根长度减小，牙齿不萌或迟萌，这些情况都有可能发生。这些研究结果提示，对这类患者使用功能性矫治器调节生长速度可能预后不佳。

相反的，如果在正畸治疗过程中患者查出恶性血液肿瘤疾病，这种情况下，患者生理状况欠佳，需要转诊到肿瘤专科，暂缓正畸治疗。

3.6.6.7.2　出血性疾病

这类疾病患者在正畸治疗中受到微小的创伤也会出现急性的出血，其病理原因常涉及血管壁、血小板或凝血级联系统。在遗传性出血性疾病中，血管性血友病(von willebrand's)最常见，其次是 A 型血友病、B 型血友病，一共占遗传性凝血障碍疾病病因的 95%～97%。不论发病因素为何，临床检查的出血情况及危险程度是最重要的，进一步的检查如特定因子和成分分析是用来明确具体是哪一种疾病。有趣的是，很多患者有黏膜和皮肤出血现象，但并不一定诊断有临床疾病。另外，需要了解出血性疾病患者的信息是，有没有输血史和病毒感染可能，如肝炎或 HIV。有感染可能的人群不仅包括 20 世纪 80 年代中期的输血患者，那个时期血浆处理还没有进行病毒失活程序，还需要注意经常输血的患者，因为接受感染者的血浆时，如果供血者处于窗口期，难以检测到病毒，血液质量就不能得到保证。

3.7　正畸治疗前明确局部口腔病变

经验不足的正畸医师，常常只关注患者治疗前后咬合，制定方案时也只关注是否需要拔牙。在这种仓促的评估下，造成错𬌗畸形的局部牙列异常因素被忽视。常规的软硬组织检查对于明确病变很有必要，以鉴别感染疾病和非感染疾病以及其他黏膜皮肤病变。这些检查有利于正畸医师判断是立刻开始正畸治疗，还是先转诊到其他专科医师处，暂缓正畸治疗。因此，有序的口腔检查，对于患者现状的准确评估和良好预后必不可少。

患者口内检查应该分两部分。首先是软硬组织的检查，包括口腔内及口周组织，检查时，首先是整体观察，排除系统性疾病，再具体到细节。检查先从软组织视诊开始，如红色区域、唇部、颊黏膜、咽喉部、舌头、牙龈等，观察是否有生理性或病理性改变，如变色、红斑、出血点、异常角化区、肿胀、瘘管等。接下来是对硬组织系统性的检查，上、下牙列牙齿的数目、形状、大小、颜色、活力等。上、下牙列之后是牙列间的关系，包括对动静态的咬合关系，覆殆覆盖关系。口内检查还需包括影像学检查，以及对颞下颌关节的临床、影像检查。根据需要还可能增加检查项目。

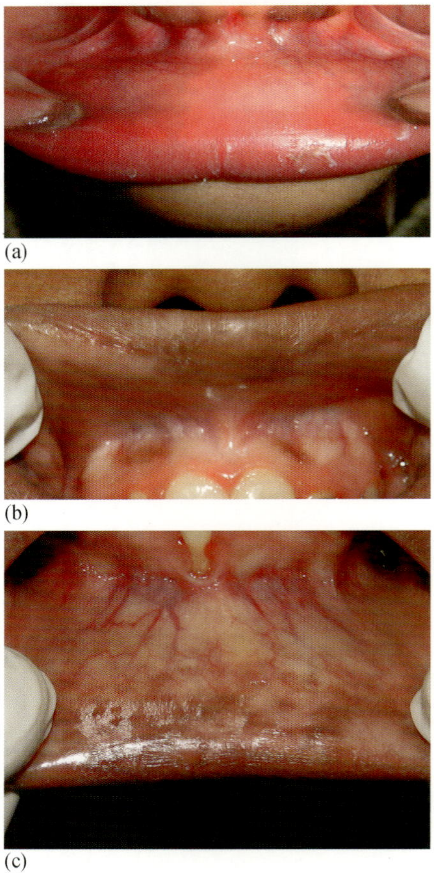

图 3.7　唇部硬皮(a)慢性口呼吸造成唇黏膜剥脱，形成硬痂皮；(b，c)口腔黏膜疾病形成的唇部硬皮，需要病理检查确诊

3.7.1　软组织检查

唇部及口周出现斑点或硬皮可能暗示黏膜、真皮或黏膜皮肤脱水疾病，或者隐藏的系统性疾病(图 3.7)。系统性疾病口周组织和口腔黏膜可出现非红色色素沉着，如遗传性多发性肠息肉、Gardner 综合征、Addison 疾病、重金属染色、吸烟者色素沉着及皮肤疾病。黏膜红色斑点也可能提示血液或出血性疾病、血管瘤(图 3.2)、外伤性损伤或感染等情况。颊腭黏膜红色斑点可能是风疹(Koplik 斑点)或水痘的前驱及早期症状，口内的瘀点也有可能是病毒性疾病的症状，如单核细胞增多症和登革热。

局部的口腔黏膜红白病变有可能是某些疾病的表现(图 3.8)，如红斑、白斑、口腔血管瘤、创伤、出血性疾病、系统性疾病(维生素或矿物质缺乏，内分泌紊乱)、皮肤病变(扁平苔藓、天疱疮、白色海绵状斑痣)。由于这些疾病很多是癌前病变，需要完善病史采集，并且与病理科医师会诊组织活检。同时，需要鉴别生理性病变，如异位性皮脂腺增生，前磨牙-磨牙颊脂垫区域外伤造成的白色条纹。

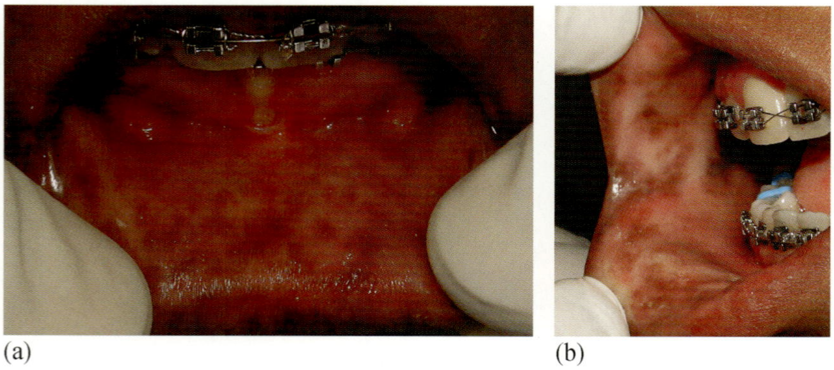

图 3.8　(a，b)两位患者在正畸治疗过程中出现口腔局部病变。这类病变在继续治疗前，需要进一步检查明确病因，包括检查是否由正畸材料过敏引起

口腔黏膜变色可见于一些系统性疾病，如黄疸、重金属中毒、维生素 A 过多症，或者局部病变，如汞线、色素痣。较罕见情况下，色素痣数量增多或颜色加深提示可能有恶性黑色素瘤病变。局部黏膜剥脱或溃疡可见于烧伤(图 3.9)、变态反应、感染如急性坏死性溃疡性牙龈炎或者继发于系统疾病如激素分泌

失调、皮肤病、药物反应。经久不愈的溃疡提示可能为结核病或者局部恶变，需要进一步检查和转诊。

口内软组织肿胀检查需要进行视诊，然后是触诊，记录肿胀部位的颜色、表面质地、连续性、压痛、局部形变、相邻引流间隙。软质连续的肿胀可能是软组织本身的病变或者继发于深部硬组织感染/病变。游离黏膜的肿胀通常疼痛不明显，附着黏膜感染肿胀不明显但非常疼痛。长时间的软组织肿胀病变会纤维化，合并或不并引流间隙的纤维化。病变如果有明显的硬表面提示病变中心所在（骨病变）。值得注意的，是外生骨疣需要与其他感染、良恶性病变相鉴别。软硬组织的增大有可能是特发性、感染性、过敏性、肿瘤性或继发于系统病变，或者只是生理性变异，对病变区域的性质和内容的检查需要格外仔细，必要时，需要转诊以及补充其他诊断性试验。

对于舌头的检查需要包括其大小、形状、位置及活动度。巨舌症可见于肢端肥大症、淀粉样变以及淋巴管瘤等病变中（图 3.10），前伸舌习惯可见于唐氏综合征以及其他颅缝早闭综合征。

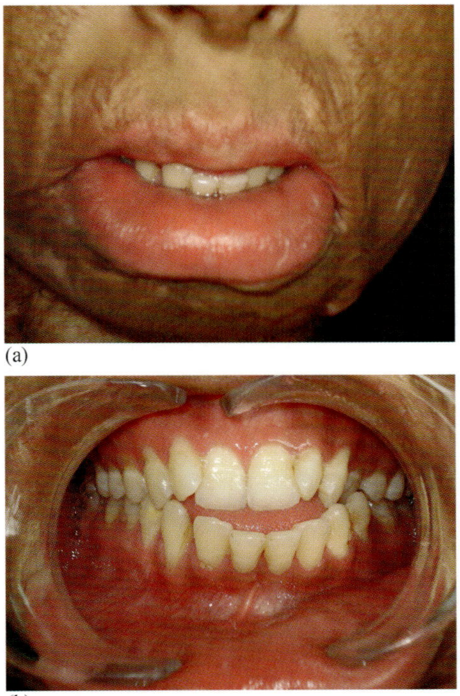

图 3.9　(a, b) 烧伤患者面部瘢痕明显，继发于面部组织纤维化的错𬌗畸形，软组织弹性丧失，唇闭合不全

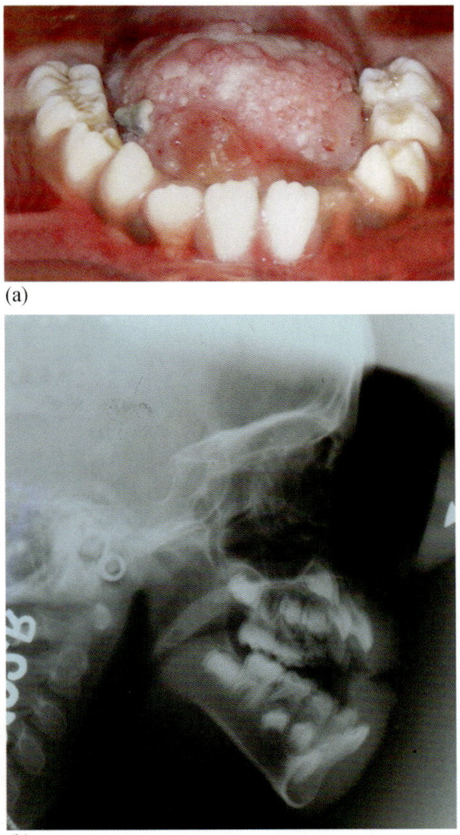

图 3.10　(a, b) 舌体过大，位置前伸造成前牙开合。进一步的组织活检证实舌淋巴管瘤，需要手术治疗。因而暂停正畸复诊，转诊他科

3.7.2　对牙周情况和口腔卫生的评估

口腔卫生情况反映了患者的性格、身体健康状态以及心理情况。有临床心理抑郁或者精神紊乱的患者，心情低落，自我意识差，有生理缺陷或者精神反应迟钝，常常口腔卫生都很糟糕。某一类患者有强迫症或者精神病倾向，会装病或编造，抱怨一些不具体的口腔疼痛或其他口腔相关的疾病，即使这些可能都不存在。相反的是，我们也会遇到一些对口腔卫生极度重视的患者，他们花费很多时间与金钱在提高口腔卫生和牙齿健康上，期望因此能够给他们的人生和职业带来改变。对待这类情绪极不稳定的患

者，正畸医师都要特别小心。也有一些患者对于口腔卫生维护不甚在意，虽然这类患者口腔卫生不佳，但通过治疗往往能够给他们的口腔健康带来快速明显的改善。

口腔卫生评估之后就是对患者牙周情况的全面检查，包括每个牙齿的牙周袋探诊以及病变区域的深入检查。怀疑有牙槽骨吸收的区域还需要补充影像学检查。与颌面部其他结构一样，牙周组织的健康同样受局部和全身因素影响。对于重度广泛性牙周炎患者，除去局部因素，还需要考虑可能有的全身系统疾病，如糖尿病、中性粒细胞趋化性缺陷、维生素缺乏以及激素分泌失调。不同的是，局部侵袭性牙周炎患者常在特定牙位有微生物菌群失调，常见于第一磨牙和切牙。龈裂（Stillman cleft）（图 3.11）常认为是由咬合创伤引起，正畸治疗前或治疗后需要考虑牙龈移植。所有牙周病患者在开始正畸治疗前都需要在牙周专科医师的帮助下接受深度的牙周治疗。

3.7.3　牙列情况评估

对于牙列检查，应有一定的顺序。首先是现有牙列的记录（包括乳牙和恒牙），牙齿发育情况，缺牙数目，具体缺失牙，然后是牙齿结构异常，如釉质缺损，个别牙异常，颜色改变，牙磨耗，牙齿大小形状异常，病理性牙松动，义齿修复情况。

3.7.3.1　牙列发育和年龄

对于牙列发育情况的评估很重要，可能与发育性疾病有关（图 3.12）。同时对于未萌出牙齿的状态也需要评估，注意观察牙根形成的情况，决定何时进行介入治疗。

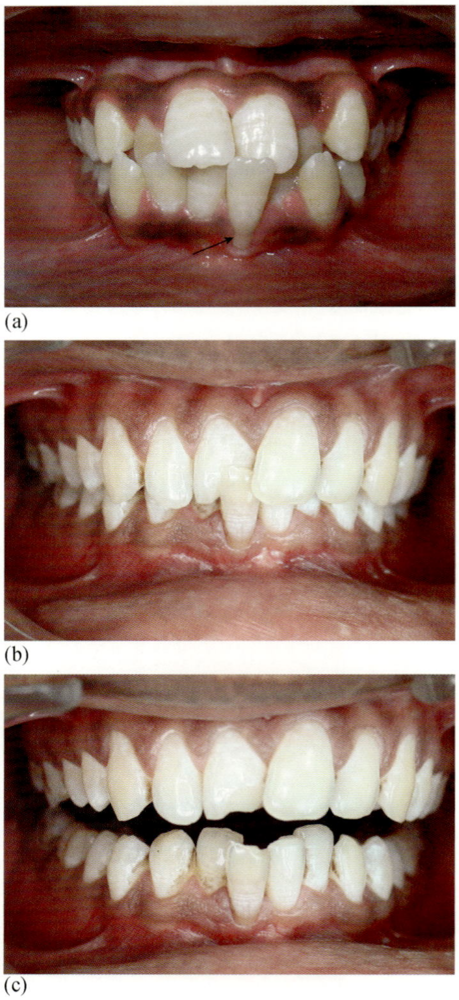

图 3.11　前牙反颌导致创伤颌。(a)下前牙龈裂（箭头所示）；(b，c)前牙牙体组织磨耗，下颌右侧中切牙牙龈退缩

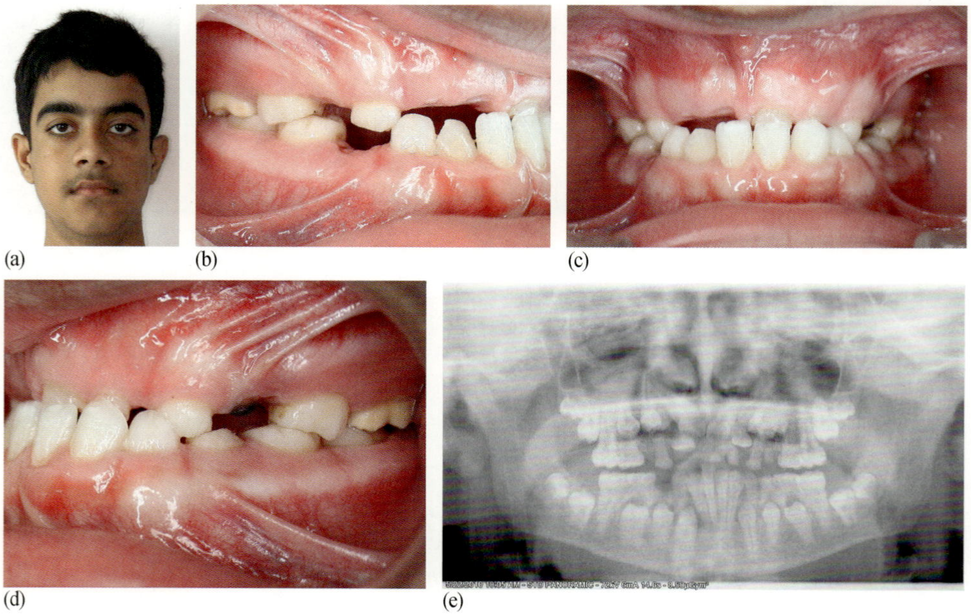

图 3.12　(a～e)一名 13 岁的男孩牙列发育缓慢，进一步检查排除了系统性疾病。注意其乳牙列的磨耗，典型的露龈笑，牙列垂直向高度丧失

3.7.3.2　牙齿数目的改变

缺牙和多生牙在恒牙列中都很常见,可以单发,也可能是综合征的一种表现。全世界先天缺牙的发生率在 1.6%～9.6%(除第三磨牙)。一般来说,如果乳牙缺失,其替代的恒牙也会缺失。在恒牙列中,最常缺失的是上侧切牙[图 3.13(a),(b)]和下颌第二磨牙(不包括第三磨牙)[图 3.13(c),(d)]。一般情况下,如果患者有一个或少数牙缺失,通常都是远中侧的牙齿。有趣的是,广泛缺牙的患者通常都有Ⅲ类错𬌗的倾向(同时注意上颌侧切牙过小牙)(图 3.14)。多生牙在乳牙列中的发病率为 0.8%,恒牙列为 2.1%。多生牙可以单个或多个,单侧或双侧,可萌出或阻生,也可能单颌或双颌都发生[图 3.15(a)～(c)]。这类牙齿通常是圆锥或小瘤样外形(Mitchell,1996)。可以无症状,也可能阻碍恒牙萌出,使邻牙移位[图 3.15(a)],牙列拥挤,形成囊肿,极少数会使牙根吸收。最常出现多生牙的区域是上颌前牙区,楔形多生牙最多见(Basdra,2001)。

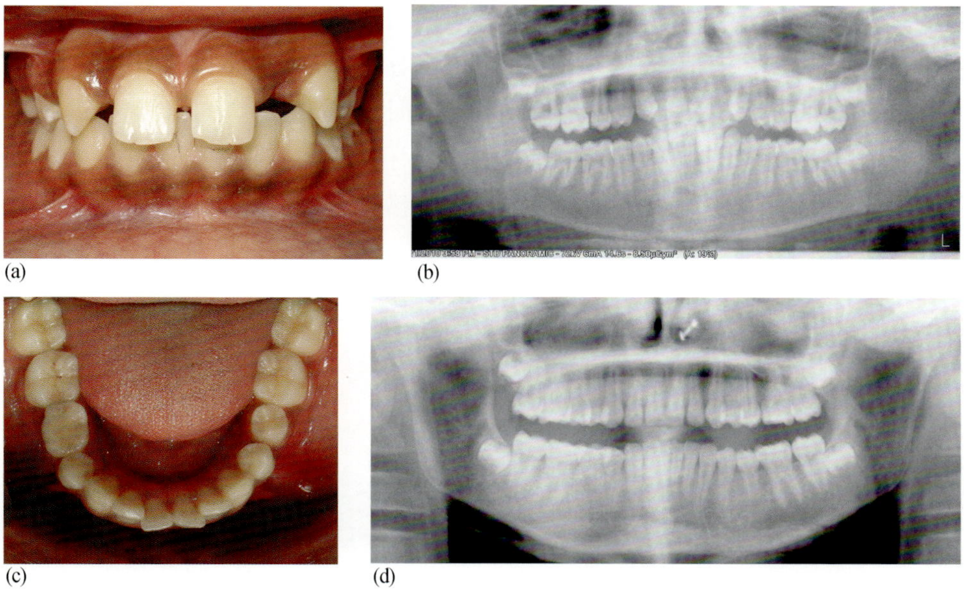

图 3.13　先天缺牙(a,b)双侧先天性上颌侧切牙缺失;(c,d)先天性下颌右侧第二前磨牙缺失,第二乳磨牙滞留。

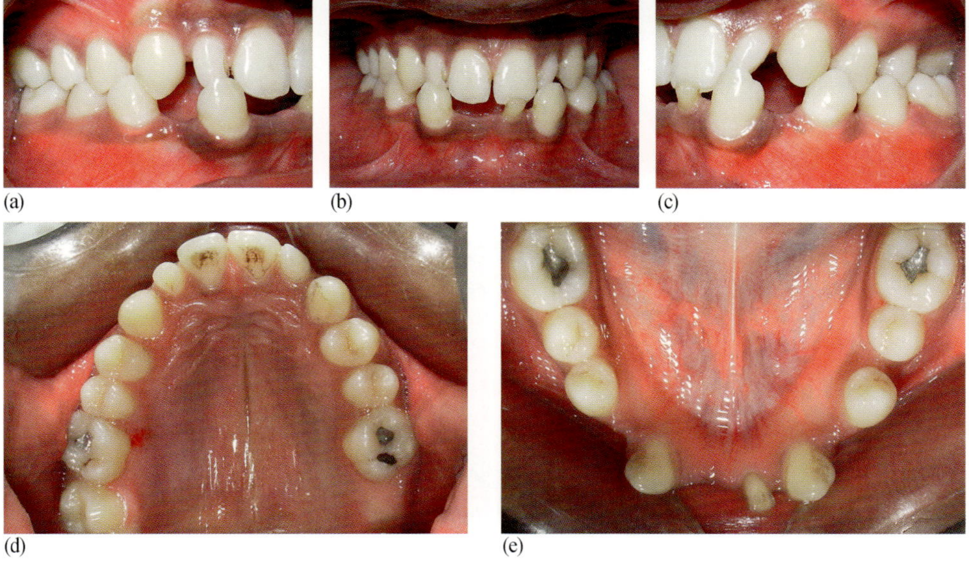

图 3.14　(a～e)上、下颌先天缺牙,典型Ⅲ类错𬌗

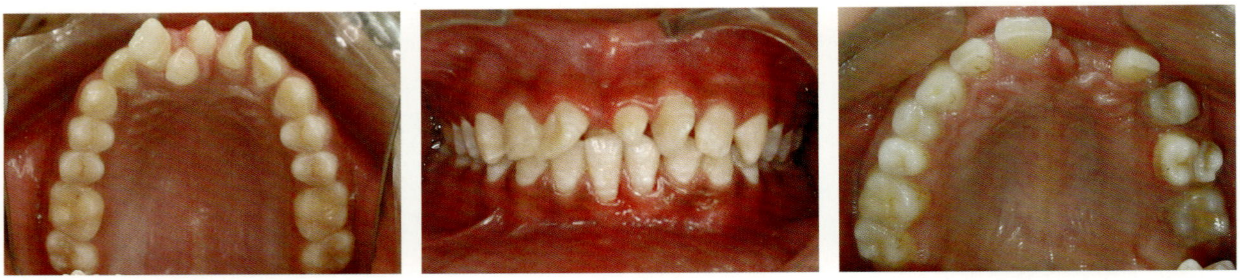

(a) (b) (c)

图 3.15 多生牙。(a)上中切牙间两颗多生牙，造成上颌牙列不齐；(b)多生牙造成下颌中切牙𬌗创伤，牙龈退缩；(c)上颌前磨牙区多生牙

3.7.3.3 龋齿及发病率

对于龋齿的记录应该按照一定的顺序进行。龋齿的部位和程度反映了口腔卫生的情况、个体患龋的敏感性以及患者的饮食习惯。那些有学习障碍、唾液腺分泌障碍及心理抑郁的患者龋病发病率较高。牙体缺损导致邻牙移动，带来牙弓长度减小，或者对颌牙伸长(图 3.16)。同样，龋病进展会导致下颌骨局部破坏，牙根吸收，甚至骨髓炎。在特定的病例中，龋坏牙齿的牙冠或牙根情况直接影响正畸的拔牙计划(图 3.17)。进行性龋坏牙齿需要增摄根尖片确定牙槽骨及根尖周情况。龋齿的治疗需要牙体牙髓科医师的帮助，另外，易患龋者是窝沟封闭的适应证，可寻求儿童口腔医师或社区医师帮助。有趣的是，局部涂氟和封闭并不影响黏结带环的强度。

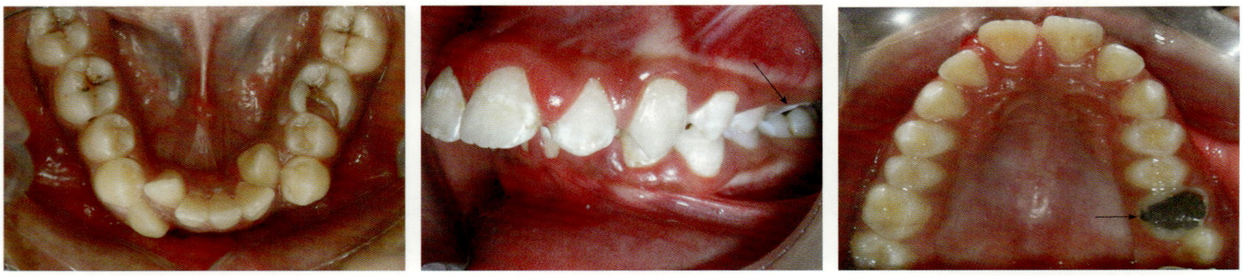

(a) (b) (c)

图 3.16 龋齿导致牙弓完整性丧失。(a)左下第一磨牙龋齿未修复，导致磨牙近中前移；(b,c)左上第一磨牙颌面龋不良充填体，导致下颌磨牙伸长

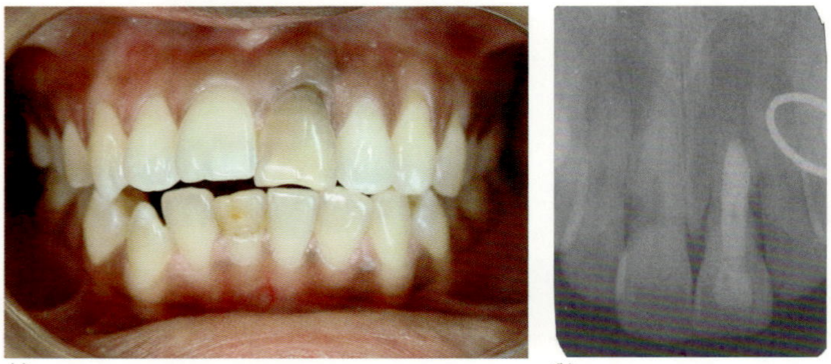

(a) (b)

图 3.17 一例双颌前突病例，左上中切牙根管治疗后，根尖片提示其牙根状况差，长期预后及对正畸力反应不佳。这类患者中拔牙方案可能考虑这些预后差的牙，而非健康的前磨牙(如本病例中的中切牙)。同时注意到右下中切牙牙冠折

3.7.3.4 牙齿大小异常

过小牙在恒牙列中也很常见(图 3.18)，报道的发病率在 0.8%～8.4%。除第三磨牙，最常见的过小牙是上颌侧切牙。相反，过大牙在恒牙列中很稀少。真正意义上的广泛过大牙只见于垂体瘤性巨人症和松果体增生，局部牙过大见于单侧颜面肥大，半侧发育过度，眼-面-颅-牙综合征。过大牙和过小牙都使上、下牙列 Bolton 比不调，造成正畸结束美观问题(图 3.19)。

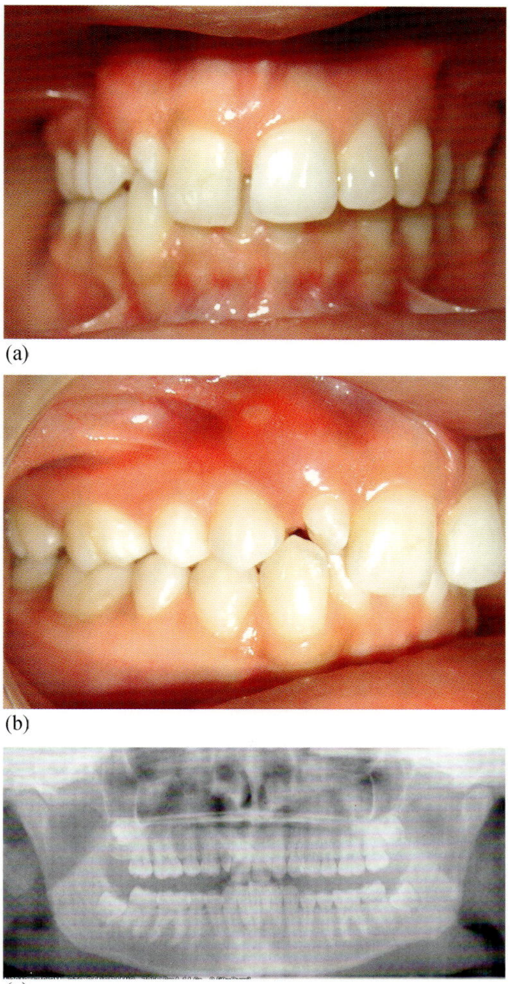
(a)
(b)
(c)

图 3.18　(a～c)右上侧切牙畸形合并尖牙阻生。上颌尖牙阻生病例中常见侧切牙畸形。同时注意到右上中切牙牙根受到阻生尖牙的萌出力，牙冠向远中过度萌出

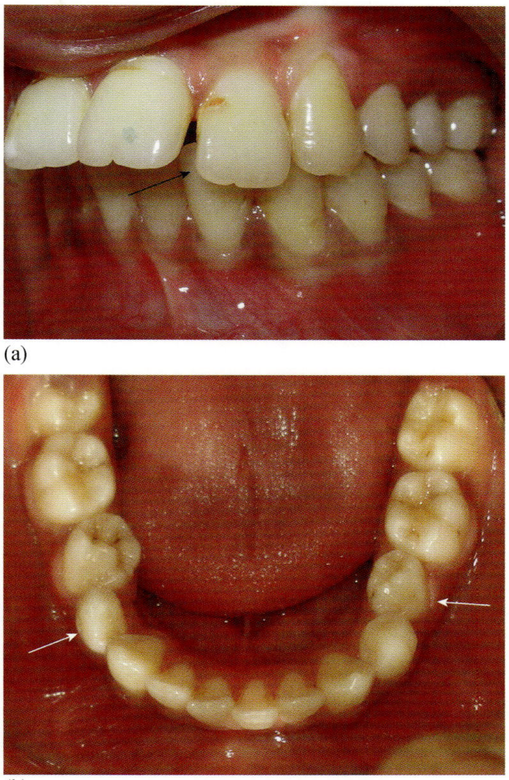
(a)
(b)

图 3.19　牙齿大小和形态异常(箭头所示)。正畸治疗结束时会出现(a)美观问题，覆盖调整困难；(b)牙尖交错调整问题

3.7.3.5　牙齿形态异常

包括牙内陷、畸形舌侧尖、双生牙、融合牙、根纵裂、牛牙症、结合牙等情况。牙齿大小和形态异常可能与基因有关，也受全身因素影响，如营养不良、内分泌疾病、全身性氟中毒、感染性疾病如遗传性梅毒、风疹、局部感染(特纳牙)、外伤或机械力导致弯曲牙。牙内陷发病率在 0.25%～5.1%，常见于上颌侧切牙。畸形舌侧尖(图 3.20)发病率为 1%～8%，同样，上颌侧切牙最易受累，其次是中切牙和尖牙。畸形舌侧尖会形成咬合干扰，在正畸治疗中影响覆𬌗覆盖的调整，最终难以达到理想的美观效果，同时会造成龋齿、根尖周炎以及牙周疾病。同样，融合牙和双生牙也会影响美观(图 3.21)，导致牙列拥挤。牙列左右不对称可通过根管治疗后冠修复解决。

3.7.3.6　牙色改变

系统性疾病如卟啉症、黄疸、重金属中毒、全身性氟中毒(图 3.22)、维生素缺乏、用药史如四环素(图 3.23)，都会导致牙色改变。此外，局部因素如创伤、菌斑染色、化学物质如氯己定、牙根内吸收、髓腔钙化，也会使牙齿颜色改变。正畸医师需要考虑的是对这些变色牙有无粘接托槽困难以及牙根有无吸收可能。

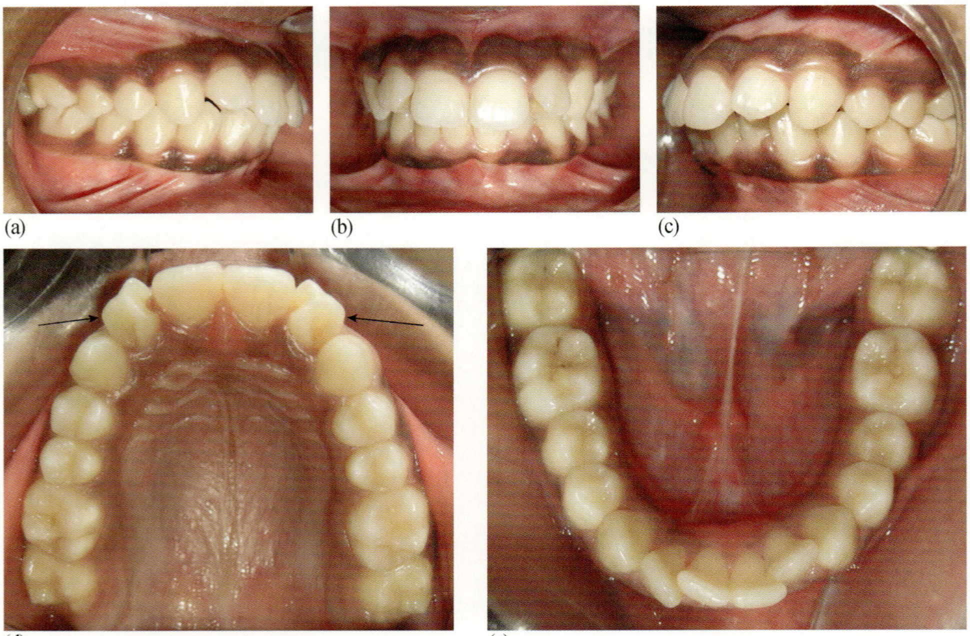

(a) (b) (c) (d) (e)

图 3.20 (a～e)双侧上颌侧切牙畸形舌侧尖(箭头所示)，导致侧切牙唇向错位，对应下颌牙舌向倾斜。进行外形修整前需要进行根管治疗，防止牙髓暴露

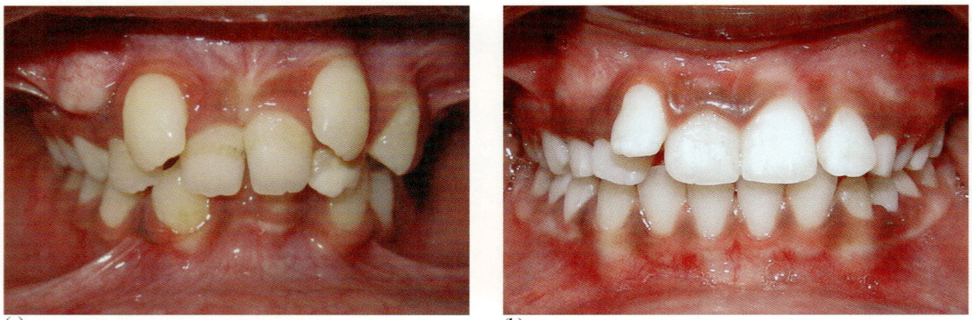

(a) (b)

图 3.21 两例上颌侧切牙融合牙。(a)双侧上颌侧切牙融合牙；(b)右上侧切牙融合牙。是否拔除这类异常形态的牙齿，需要根据牙齿冠根形态，牙槽骨及牙齿位置决定。同时还需要完善影像学检查，排除是否有其他多生牙或者埋伏牙

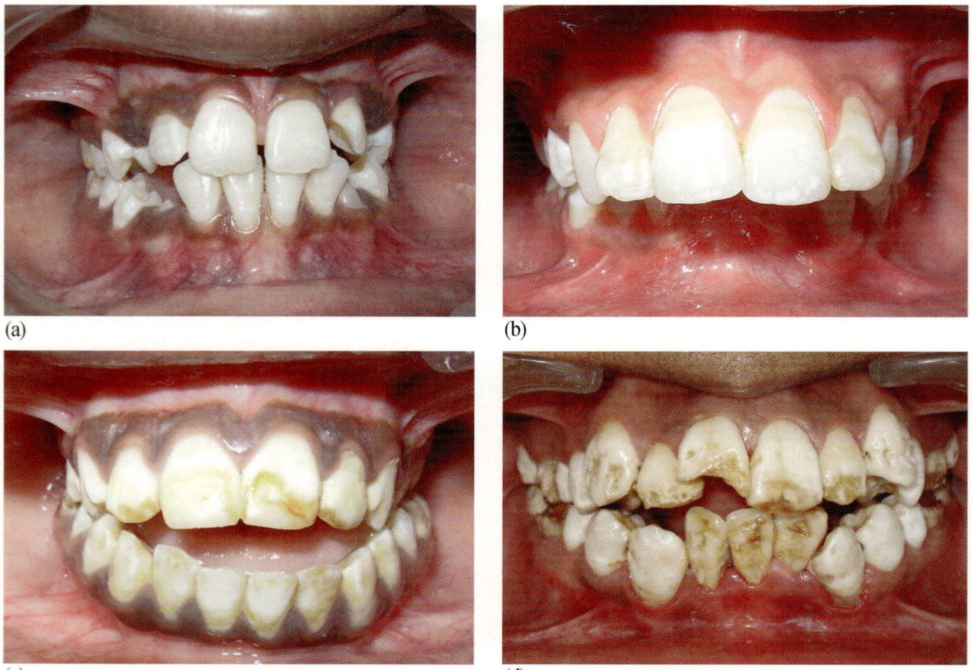

(a) (b) (c) (d)

图 3.22 不同严重程度的氟斑牙

3.7.3.7　萌出困难

低位咬合可能是由于存在牙骨粘连、牙骨质增生、机械阻碍或者不良习惯如伸舌习惯。全牙列的萌出困难较罕见，可能见于部分的低磷酸酶症及乳牙列萌出不足(PEE)(图 3.24)。PEE 是一种特殊的基因控制疾病，特点为牙齿萌出潜力不足。临床特点有后牙普遍无接触，后牙开𬌗，前牙重度磨耗，𬌗平面倾斜不对称，多牙牙骨质增生，下颌骨形态异常。低位牙的存在使得对颌牙伸长，与邻牙的边缘嵴之间存在台阶，导致咬合关系不平衡，前后矢状向失调，并存在牙周问题。

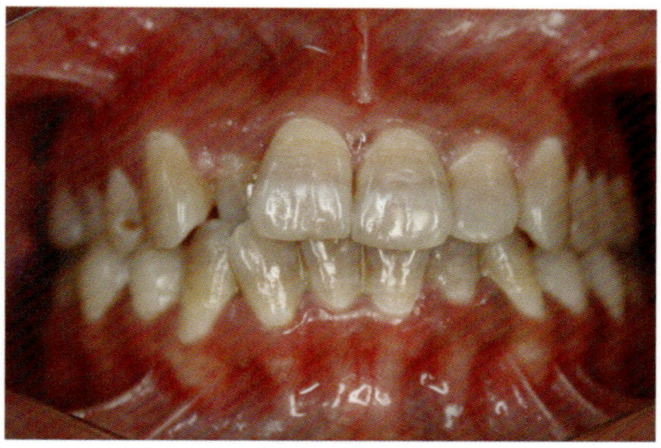

图 3.23　四环素牙

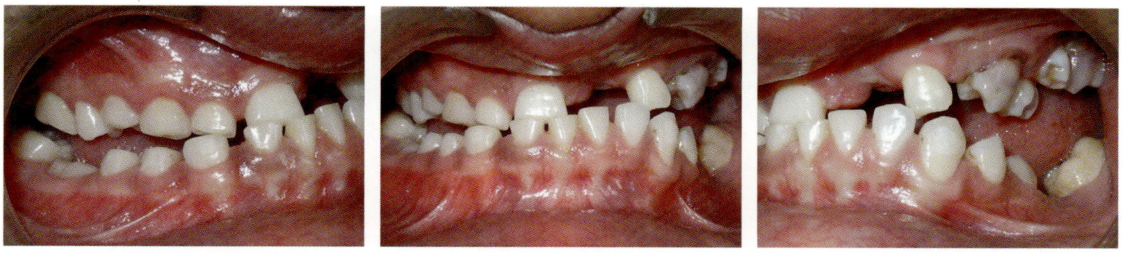

(a)　(b)　(c)

图 3.24　(a～c)乳牙列萌出障碍

3.7.3.8　牙齿退行性变

牙列检查时，需要关注有无磨损和腐蚀。虽然随着年龄增长牙齿会有生理性磨耗，严重的与年龄不符的磨耗牙需要查找原因(图 3.12)。广泛的乳恒牙列严重磨耗可能由于牙齿硬组织发育障碍如釉质发育不全(图 3.25)，牙本质发育不全或者牙本质发育异常，成人磨耗牙提示可能有夜磨牙。局部的牙

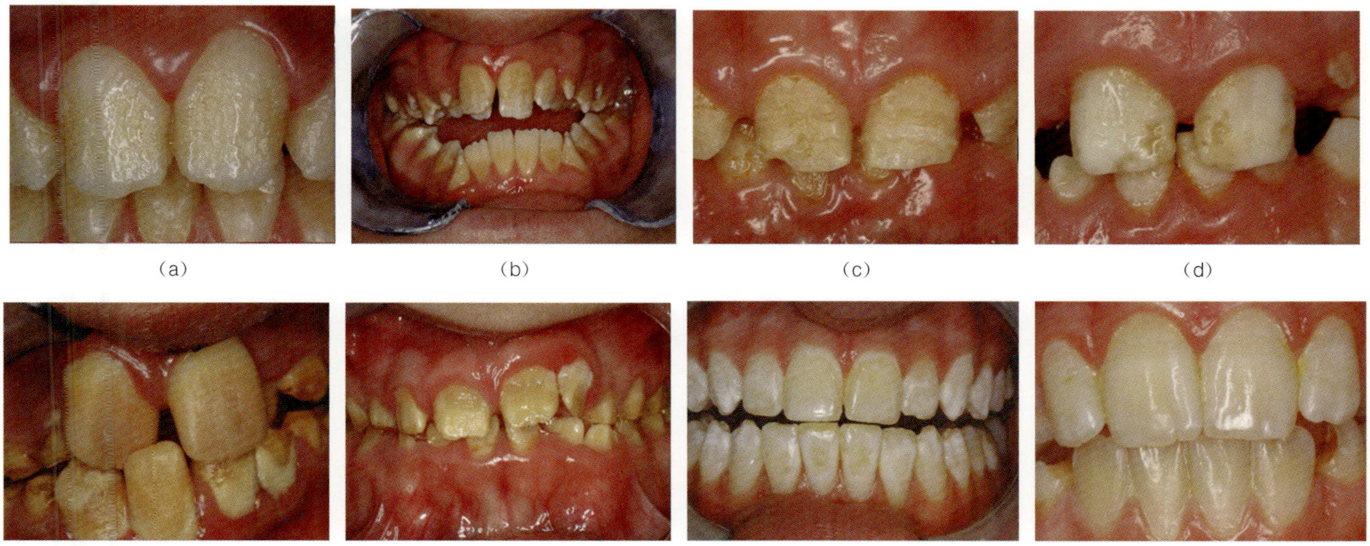

(e)　(f)　(g)　(h)

图 3.25　牙釉质发育不全有不同分型，根据受累程度及牙釉质形成年龄可将其分为 3 型：釉质发育不全(a～d)，釉质矿化不全(e，f)，釉质成熟不全(g，h)。注意(a)图中点状和斑片状釉质；点状釉质并开𬌗(b～d)，注意姐弟间临床表现不同，姐姐有水平条带状釉质。在釉质矿化不全的类型里(e，f)，釉质表面粗糙松软，牙色变化。牙釉质发育不全可能是综合征的一种表现(f)，该患者合并细胞退化营养不良。多种釉质缺损(包括发育不全和矿化不全)可并存在同一患者身上，甚至是同一颗牙(f)。牙釉质成熟不全(g，h)表现为釉质厚度和硬度正常，但牙齿表面发白。可能会与氟斑牙混淆(图片及说明更改自 Crawford (2007) Orphanet，J Rare Dis2：17)

磨耗可能由于殆创伤,牙齿负担增加,不良修复体。有颈部磨耗的患者可能长期使用粗糙的牙膏或牙刷,刷牙方式错误。颈部楔缺可能由于殆创伤造成,提示正畸需要均衡咬合力。长期接触酸物质会导致牙釉质广泛腐蚀。同时偏爱柑橘类水果或神经性厌食症、暴食症也会导致牙釉质腐蚀。

3.8 咬合关系与颞下颌关节检查

对颞下颌关节(temporal-mandibular joint, TMJ)的完善检查很重要,许多局部和全身的生理过程都会影响这个关节的形态和功能。来自感染器官通过血运传播或关节周围结构的感染如耳朵和乳突感染关节造成颞下颌关节病理改变造成错殆畸形。滑膜关节炎或其他骨关节疾病(如 Ehlers Danlos 综合征)都会影响 TMJ 功能。很多病例中,患者诉有面部的疼痛,提示 TMJ 可能有问题,这时要仔细辨别疼痛来源是 TMJ 还是颅面部其他结构,是器质性的还是非器质性的。如果怀疑颞下颌关节有器质性病变,还需要额外的影像学检查辅助,明确髁突、关节盘、关节窝的位置关系,诊断具体疾病。

同样的,对于咬合的检查应该包括静态和动态两方面,这是正畸诊断的重要一部分。正中关系,正中殆,前伸、侧向移动(图 3.26)检查帮助两侧关节运动一致性,尤其对于已存在关节问题、牙列紊乱或者需要改变咬合的患者非常重要。

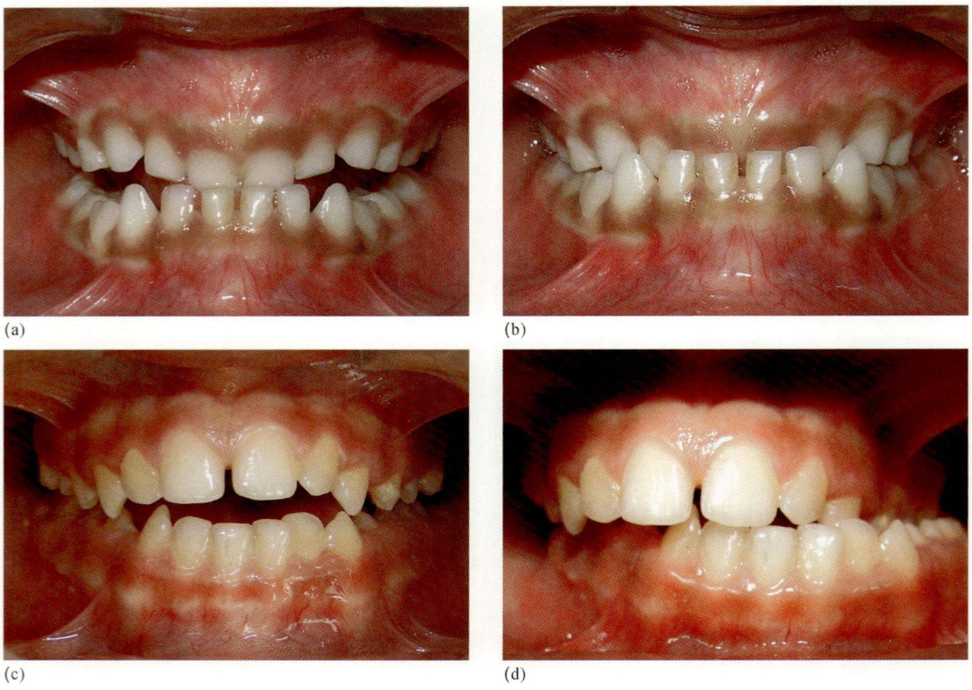

图 3.26 功能性殆移动。(a, b)乳前牙前伸造成假Ⅲ类错殆;(c, d)早期恒牙列侧方移动。这类病理性移动都会造成颞下颌关节的退行性变

3.9 颌骨影像学检查

对于正畸患者的检查,临床与影像缺一不可。很多患者的生长发育情况只能通过影像学检查得到结果,如颈椎融合(图 3.27)、根折、牙骨质增生、多生牙、阻生牙、颌骨疾病如囊肿(图 3.28)、原发肿瘤、继发与全身的肿瘤、骨质疏松、骨质吸收、牙相关疾病如根尖周脓肿或囊肿、自发性牙内吸收、牙槽骨吸

收。头颅定位片会提示一些继发病变，如继发于扁桃腺炎、白血病、骨髓瘤的病变，对于了解副鼻窦、颅骨闭合、TMJ 的情况同样有帮助。进一步的诊断可能会需要锥状束 CT 扫描，对于骨质、硬组织结构、骨密度有更好地了解。怀疑有组织增生或抑制的患者（如髁突增生），还需要放射性的检查^{99m}Tc。MRI 检查对于评价软组织如关节盘、涎腺、窦腔，其解剖、功能和病变很有帮助。

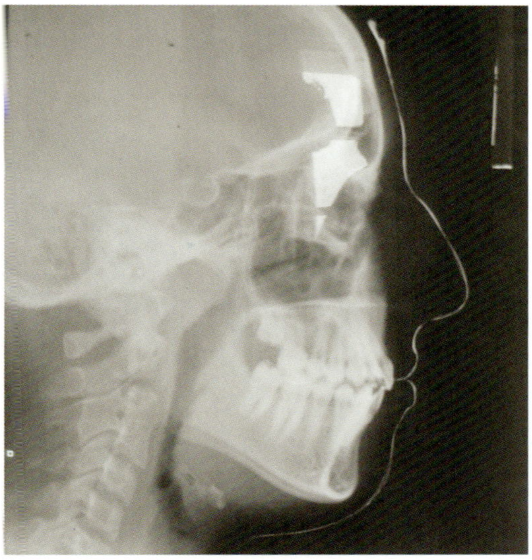

图 3.27　一名寻求正畸治疗的患者患有颈椎融合（C2—C3）（箭头所示）。患者无自觉症状，常规检查时发现。C2—C3 融合在人群的发病率为 0.4%～0.7%，无性别差异。发生于胚胎 3～8 周，由供血不足导致。患者常无症状，但在年龄增加或外伤时，由于机械生物力增大，相邻节段会出现过早的退行性变，如椎间盘撕裂、椎横韧带破裂、椎骨齿突骨折、椎关节强直。正畸医师需要了解这些颈椎异常疾病，即使患者无症状也需要与专科医师会诊

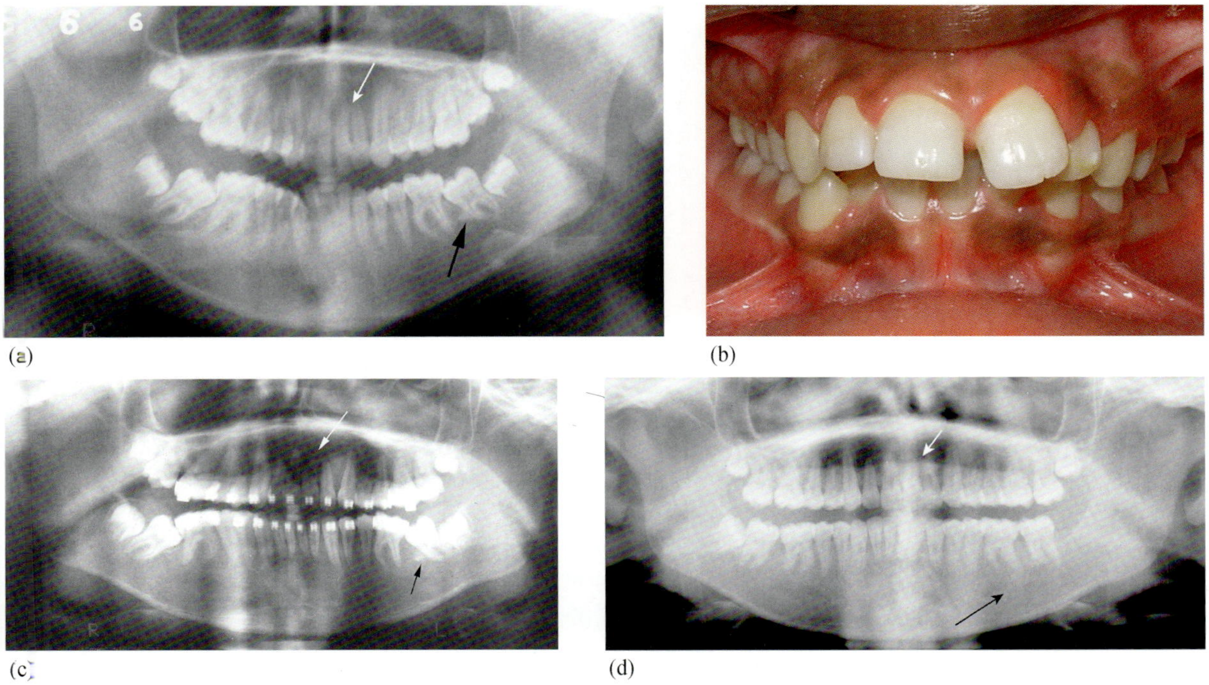

图 3.28　一例进行性囊肿，位于左下第二磨牙近中根区，有高密度影团块（a，c 图黑色箭头所指），左上中切牙牙根异常。两处情况在初诊时都没有发现。注意左上中切牙牙冠向远中倾斜（b），这种情况应该引起注意，在上颌并不少见。注意 c 图白色箭头所指囊肿，在治疗 8 个月时常规影像学检查时发现，囊肿已经比较大。与外科医师会诊后行囊肿刮除术，术后恢复良好（d）。下颌第二磨牙未行根管治疗。（d）同时注意异形的上中切牙牙根有吸收，这是由于托槽黏结时没有考虑牙根的异常

3.10 结论

正畸学是一门有效地发现、诊断、治疗口颌面结构功能异常的卫生健康学科。正畸医师在诊断和治疗患者时不能仅仅关注在牙齿错位的细节上，而应该从一个更广阔的视角去寻找错殆的原因，包括局部的和全身的。

正畸治疗并不只是由正畸医师一个人来完成，或许有很少一些患者是这样，但绝大多数的患者都需要家庭医师或其他专科医师的合作治疗(图 3.29)。同时，临床和基础研究的不断进步为正畸诊断和治疗带来了发展的潜力，这就要求正畸治疗必须不断吸收生物和材料科学的新知识，最重要的是建立和保持与其他口腔和临床医学专科医师合作和交流的渠道，进行整合交融，以提升自身能力，造福每一名患者。

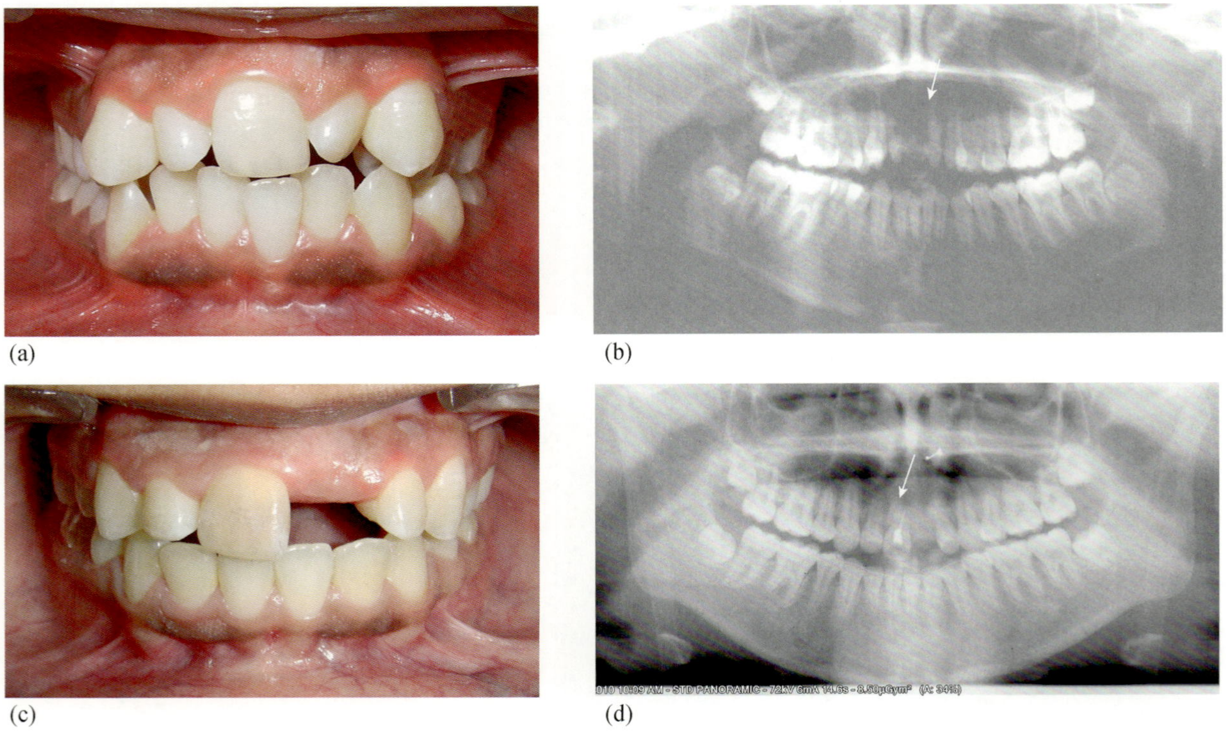

图 3.29 (a, b)儿童时期外伤导致左上中切牙脱落。右上中切牙显示牙髓腔钙化(箭头所示)。正畸前右上中切牙未行根管治疗。(c, d)正畸治疗后期在调整切牙转矩时这颗牙出现了明显的疼痛和牙根吸收，遂行根管治疗(箭头所示)。如果在正畸治疗前就行根管治疗，这种情况是可以避免的

参考文献

[1] Abu Alhaija ES, Aldaikki A, Al-Omairi MK, et al. The relationship between personality traits, pain perception and attitude toward orthodontic treatment[J]. Angle Orthodontist, 2010, 80: 1141-1149.

[2] Accurso B, Allem CM. Multiple endocrine neoplasia- 2B presenting with orthodontic relapse[J]. Angle Orthodontist, 2010, 80: 585-590.

[3] Adler P, Wegner H, Bohatka L. Infl uence of age and duration of diabetes on dental development in diabetic children[J]. Journal of Dental Research, 1973, 52: 535-537.

[4] Al Nowaiser A, Roberts GJ, Trompeter RS, et al. Oral health in children with chronic renal failure[J]. Pediatric Nephrology, 2003, 18: 39-45.

[5] Al-Omiri MK, Alhaija ESA. Factors affecting patient satisfaction after orthodontic treatment[J]. Angle Orthodontist, 2006, 76: 422-431.

[6] Al- Rawi NH, Talabani NG. Squamous cell carcinoma of the oral cavity: a case series analysis of clinical presentation and histological grading of 1,425 cases from Iraq[J]. Clinical Oral Investigations, 2008, 2 (1): 15-18.

[7] Altug- Atac AT, Erdem D. Prevalence and distribution of dental anomalies in orthodontic patients[J]. American Journal of Orthodontics and Dentofacial Orthopedics, 2007, 131: 510-514.

[8] Alvear J, Artaza C, Vial M, et al. Physical growth and bone age of survivors of protein energy malnutrition[J]. Archives of Disease in Childhood, 1986, 61: 257-262.

[9] Annegers JF. The epidemiology of epilepsy[M]. In: E Wyllie (ed.) The Treatment of Epilepsy: Principles and Practice, 2nd edn. Baltimore, MD: Lippincott Williams & Wilkins, 1997, 165-172.

[10] Ansell D, Feest T, Calvani M. UK Renal Registry Report 2002. Bristol: Bristol University, 2002.

[11] Babuccu B, Babuccu O, Yurdakan G, et al. The effect of the Botulinum toxin - A on craniofacial development: an experimental study[J]. Annals of Plastic Surgery, 2009, 63 (4): 449-456.

[12] Barron MJ, McDonnell ST, Mackie I, et al. Hereditary dentine disorders: dentinogenesis imperfecta and dentine dysplasia[J]. Orphanet Journal of Rare Diseases, 2008, 3: 31.

[13] Bartley AJ, Jones DW, Weinberger DR. Genetic variability of human brain size and cortical gyral patterns[J]. Brain, 1997, 120 (Pt 2): 257-269.

[14] Basdra EK, Kiokpasoglou MN, Komposch G. Congenital tooth anomalies and malocclusions: a genetic link[J]? European Journal of Orthodontics, 2001, 23: 145-152.

[15] Bassett JHD, Nordstrom K, Boyde A, et al. Thyroid status during skeletal development determines adult bone structure and mineralization[J]. Molecular Endocrinology, 2007, 21 (8): 1893-1904.

[16] Biondi B, Cooper DS. The clinical signifi cance of subclinical thyroid dysfunction[J]. Endocrine Reviews, 2008, 29: 76-131.

[17] Bishara SE, Oonsombat C, Soliman MM, et al. Effects of using a new protective sealant on the bond strength of orthodontic brackets[J]. Angle Orthodontist, 2005, 75(2): 243-246.

[18] Brambilla F, Cocchi D, Nobile P, et al. Anterior pituitary responsiveness to hypothalamic hormones in anorexia nervosa[J]. Neuropsychobiology, 1981, 7: 225-237.

[19] Brewer A, Correa ME. Guidelines for Dental Treatment of Patients with Inherited Bleeding Disorders[J]. World Federation of Hemophilia Pub., Montreal, Canada, No. 40., 2006.

[20] Brook AH. Dental anomalies of number, form and size: their prevalence in British schoolchildren[J]. Journal of the International Association of Dentistry for Children, 1974, 5: 37-53.

[21] Cabell CH, Jollis JG, Peterson GE, et al. Changing patient characteristics and the effect on mortality in endocarditis [J]. Archives of Internal Medicine, 2002, 162: 90-94.

[22] Canaris GJ, Manowitz NR, Mayor G, et al. The Colorado thyroid disease prevalence study[J]. Archives of Internal Medicine, 2000, 160: 526-534.

[23] Cantu G, Buschang PH, Gonzalez JL. Differential growth and maturation in idiopathic growth- hormone- defi cient children[J]. European Journal of Orthodontics, 1997, 19: 131-139.

[24] Carek PJ, Dickerson LM, Sack JL. Diagnosis and management of osteomyelitis[J]. American Family Physician, 2001, 63 (12): 2413-2420.

[25] Carmichael DT, Williams CA, Aller MS. Renal dysplasia with secondary hyperparathyroidism and loose teeth in a young dog[J]. Journal of Veterinary Dentistry, 1995, 12: 143-146.

[26] Cascino GD, Luckstein RR, Sharbrough FW, et al. Facial asymmetry, hippocampal pathology, and remote symptomatic seizures: a temporal lobe epileptic syndrome[J]. Neurology, 1993, 43(4): 725-727.

[27] Cassidy L, Jellinek M. Approaches to recognition and management of childhood psychiatric disorders in pediatric primary care[J]. Pediatric Clinics of North America, 1998, 45: 1037-1052.

[28] Castellanos JL, Díaz-Guzmán L. Lesions of the oral mucosa: an epidemiological study of 23785 Mexican patients [J]. Oral Surgery, Oral Medicine, Oral Pathology, Oral Radiology, and Endodontology, 2008, 105(1): 79-85.

[29] Centers for Disease Control and Prevention. Guidelines for prevention and transmission of HIV and HBV to health care and public safety workers[J]. Morbidity and Mortality Weekly Report (MMWR), 1989, 38: 1-37.

[30] Chung LK, Hobson RS, Nunn JH, et al. An analysis of the skeletal relationships in a group of young people with hypodontia[J]. Journal of Orthodontics, 2000, 27: 315-318.

[31] Cohen RB, Wilcox CW. A case of acromegaly identifi ed after patient complaint of apertognathia[J]. Oral Surgery, Oral Medicine, Oral Pathology, Oral Radiology, and Endodontology, 1993, 75: 583-586.

[32] Collins MK, Sinclair PM. The local use of vitamin D to increase the rate of orthodontic tooth movement[J]. American Journal of Orthodontics and Dentofacial Orthopedics, 1988, 94(4): 278-284.

[33] Colvard MD, Bishop J, Weissman D, et al. Cardiazem-induced gingival hyperplasia[J]. Periodontal Case Reports, 1986, 8: 67-68.

[34] Crawford PJ, Aldred M, Bloch-Zupan A. Amelogenesis imperfecta[J]. Orphanet Journal of Rare Diseases, 2007, 2: 17.

[35] Crocetti M, Barone MA (Adapted from Plotnick LP). Growth disorders[J]. In M Crocetti, MA Barone (eds.) Oski's Essential Pediatrics, 2 nd edn. USA: Lippincott Williams & Wilkins, 2004, 567.

[36] Dahllof G, Huggare J. Orthodontic considerations in the pediatric cancer patients: a review[J]. Seminars in Orthodontics, 2004, 10: 266-276.

[37] Daley TD, Armstrong JE. Oral manifestations of gastrointestinal diseases [J]. Canadian Journal of Gastroenterology, 2007, 21(4): 241-244.

[38] Dash JK, Sahoo PK, Das SN. Talon cusp associated with other dental anomalies: a case report[J]. International Journal of Paediatric Dentistry, 2004, 14: 295-300.

[39] Davidovitch Z, Krishnan V. Role of basic biological sciences in clinical orthodontics: a case series[J]. American Journal of Orthodontics and Dentofacial Orthopedics, 2009, 135 (2): 222-231.

[40] Davies TI, Rayner PH. Functional appliance therapy in conjunction with growth hormone treatment: A case report [J]. British Journal of Orthodontics, 1995, 22: 361-365.

[41] Dixit R, Sharma S, Nuwal P. Tuberculosis of oral cavity[J]. Indian Journal of Tuberculosis, 2008, 55 (1): 51-53.

[42] Dreizen S, Spirakis CN, Stone RE. A comparison of skeletal growth and maturation in undernourished and well-nourished girls before and after menarche[J]. Journal of Pediatrics, 1967, 70(2): 256-263.

[43] El Bokle D, Munir H. An in vitro study of the effect of Pro Seal varnish on the shear bond strength of orthodontic brackets[J]. World Journal of Orthodontics, 2008, 9(2): 141-146.

[44] Elia J, Ambrosini P, Rapoport J. Treatment of attention deficit hyperactivity disorder[J]. New England Journal of Medicine, 1999, 340: 780-788.

[45] Engström C, Linde A, Thilander B. Craniofacial morphology and growth in the rat. Cephalometric analysis of the effects of a low calcium and vitamin D-defi cient diet[J]. Journal of Anatomy, 1982a, 134(Pt 2): 299-314.

[46] Engström C, Magnusson BC, Linde A. Changes in craniofacial suture metabolism in rats fed a low calcium and vitamin D-defi cient diet[J]. Journal of Anatomy, 1982b, 134: 443-458.

[47] Eugster EA, Pescovitz OH. Gigantism [J]. Journal of Clinical Endocrinology and Metabolism, 1999, 84: 4379-4384.

[48] Fabe SS. Acute hematogenous osteomyelitis of the mandible; report of a case[J]. Oral Surgery, Oral Medicine, Oral Pathology, Oral Radiology, and Endodontology, 1950, 3(1): 22-26.

[49] Favaloro EJ. Laboratory identifi cation of von Willebrand disease: technical and scientific perspectives[J]. Seminars

in Thrombosis and Hemostasis，2006，32：456-471.

[50] Fekonja A. Hypodontia in orthodontically treated children[J]. European Journal of Orthodontics，2005，27：457-460.

[51] Field EA，Speechley JA，Rugman FR，et al. Oral signs and symptoms in patients with undiagnosed B12 defi ciency [J]. Journal of Oral Pathology and Medicine，1995，24：68-70.

[52] Finkelstein MW. Overview of general embryology and head and neck development[M]. In：SE Bishara（ed.） Textbook of Orthodontics. Philadelphia，PN：WB Saunders，2001，2-24.

[53] Flavoro EJ. Investigating people with mucocutaneous bleeding suggestive of primary hemostatic defects：a low likelihood of a defi native diagnosis[J]? Hematologica，92：292-296.

[54] Fong GC，Mak YF，Swartz BE，et al. Body part asymmetry in partial seizure[J]. Seizure，2003，12(8)：606-612.

[55] Franz-Montan M，Ranali J，Ramacciato JC，et al. Ulceration of gingival mucosa after topical application of EMLA：report of four cases[J]. British Dental Journal，2008，204(3)：133-134.

[56] Fujieda K，Tanaka T. Diagnosis of children with short stature：Insights from KIGS[J]. In MB Ranke，DA Price，EO Reiter（eds.）Growth Hormone Therapy in Pediatrics：20 Years of KIGS. Basel，Switzerland：Karger AG，2007，16.

[57] Galili D，Berger E，Kaufman E. Pulp narrowing in renal end stage and transplanted patients[J]. Journal of Endodontics，1991，17：442-443.

[58] Garrow JS，Pike MC. The long-term prognosis of severe infantile malnutrition[J]. Lancet，1967：1-4.

[59] George A，Johnson M，Blinkhorn A，et al. Promoting oral health during pregnancy：current evidence and implications for Australian midwives[J]. Journal of Clinical Nursing (in press)，2010.

[60] Gillchrist JA. Hepatitis viruses A，B，C，D，E and G：Implications for dental personnel[J]. Journal of the American Dental Association，1999，130：509-520.

[61] Gosau M，Vogel C，Moralis A，et al. Mandibular prognathism caused by acromegaly — a surgical orthodontic case [J]. Head and Face Medicine，2009，5：16.

[62] Gould FK，Elliott TS，Foweraker J，et al. Guidelines for the prevention of endocarditis：report of the Working Party of the British Society for Antimicrobial Chemotherapy[J]. Journal of Antimicrobial Chemotherapy，2006，57 (6)：1035-1042.

[63] Graham GG，Adrianzen BT. Late catch up growth after severe infantile malnutrition[J]. Johns Hopkins Medical Journal，1972，131：204-211.

[64] Guttal KS，Naikmasurb VG，Bhargava P，et al. Frequency of Developmental Dental Anomalies in the Indian Population[J]. European Journal of Dentistry，2010，4：263-269.

[65] Hadlock TA，Ferraro NF，Rahbar R. Acute mastoiditis with temporomandibular joint effusion[J]. Otolaryngology Head and Neck Surgery，2001，125 (1)：111-112.

[66] Hall RK. Congenitally missing teeth — A diagnostic feature in many syndromes of the head and neck[J]. Journal of the International Association of Dentistry for Children，1983，14：69-75.

[67] Harvey CB，O'Shea PJ，Scott AJ，et al. Molecular mechanisms of thyroid hormone effects on bone growth and function[J]. Molecular Genetics and Metabolism，2002，75：17-30.

[68] Henderson M，Wastie M，Bromige M，et al. Technetium-99m bone scintigraphy and mandibular condylar hyperplasia[J]. Clinical Radiology，2009，41(6)：411-414.

[69] Hicks MJ，Flaitz CM. Oral mucosal melanoma：epidemiology and pathobiology[J]. Oral Oncology，2000，36(2)：152-169.

[70] Hollowell JG，Staehling NW，Flanders WD，et al. Serum TSH，T(4)，and thyroid antibodies in the United States population (1988 to 1994)：National Health and Nutrition Examination Survey（NHANES III）[J]. Journal of

Clinical Endocrinology and Metabolism, 2002, 87(2): 489-499.

[71] Hwang CJ, Cha JY. Orthodontic treatment with growth hormone therapy in a girl of short stature[J]. American Journal of Orthodontics and Dentofacial Orthopedics, 2004, 126: 118-126.

[72] Isaac AM, Tholouli E. Orthodontic treatment for a patient who developed acute myeloid leukemia[J]. American Journal of Orthodontics and Dentofacial Orthopedics, 2008, 134(5): 684-688.

[73] Jaffe EC, Roberts J, Chantler C, et al. Dental maturity in children with chronic renal failure assessed from dental panoramic tomographs[J]. Journal of the International Association of Dentistry for Children, 1990, 20: 54-58.

[74] Jayaraman GC, Bush KR, Lee B, et al. Magnitude and determinants of first-time and repeat testing among individuals with newly diagnosed HIV infection between 2000 and 2001 in Alberta, Canada: results from population-based laboratory surveillance[J]. Journal of Acquired Immune Deficiency Syndromes, 2004, 37(5): 1651-1656.

[75] Johnstone SC, Barnard KM, Harrison VE. Recognizing and caring for the medically compromised child: 4. Children with other chronic medical conditions[J]. Dental Update, 1999, 26(1): 21-26.

[76] Jolly M. White lesions of the mouth[J]. International Journal of Dermatology, 1977, 16(9): 713-725.

[77] Jorgenson RJ. Clinicians'view of hypodontia[J]. Journal of the American Dental Association, 1980, 101: 283-286.

[78] Juan JS, Jim é nez-Rubio A. Talon cusp affecting permanent maxillary lateral incisors in 2 family members[J]. Oral Surgery, Oral Medicine, Oral Pathology, Oral Radiology, and Endodontology, 1999, 88: 90-92.

[79] Kauzman A, Pavone M, Blanas N, et al. Pigmented lesions of the oral cavity: review, differential diagnosis, and case presentations[J]. Journal of Canadian Dental Association, 2004, 70(10): 682-683.

[80] Keçik D, Cehreli SB, Sar C, et al. Effect of acidulated phosphate fluoride and casein phosphopeptide-amorphous calcium phosphate application on shear bond strength of orthodontic brackets[J]. Angle Orthodontist, 2008, 78(1): 129-133.

[81] Kennedy DS, Linden GJ. Resolution of gingival overgrowth following change from ciclosporin to tacrolimus therapy in a renal transplant patient[J]. Journal of Irish Dental Association, 2000, 46: 3-4.

[82] Kharbanda OP. Steps and treatment stages in contemporary orthodontic treatment[M]. In: OP Kharbanda (ed.) Orthodontics Diagnosis and Management of Malocclusion and Dentofacial Deformities. India: Elsevier Publishing, 2009, 311.

[83] Kho H, Lee S, Chung SC, et al. Oral manifestations and salivary fl ow rate, pH, and buffer capacity in patients with end-stage renal disease undergoing haemodialysis[J]. Oral Surgery, Oral Medicine, Oral Pathology, Oral Radiology, and Endodontology, 1999, 88: 316-319.

[84] Kimura T, Dunn WJ, Taloumis LJ. Effect of fl uoride varnish on the in vitro bond strength of orthodontic brackets using a self-etching primer system[J]. American Journal of Orthodontics and Dentofacial Orthopedics, 2004, 125 (3): 351-356.

[85] Krishnan V, Davidovitch Z. The effect of drugs on orthodontic tooth movement[J]. Journal of Orthodontics and Craniofacial Research, 2006, 9: 163-171.

[86] Krueger RH. Some long-term effects of severe malnutrition in early life[J]. Lancet, 1969, 2: 514-517.

[87] Kumar P. Dysmorphology. In: P Kumar, K Barbara (eds) Congenital Malformations: Evidence Based Evaluation and Management[M]. USA: McGraw Publishing, 2008, 6.

[88] Lamster IB, Lalla E, Borgnakke WS, et al. The relationship between oral health and diabetes mellitus[J}. Journal of the American Dental Association, 2008, 139(5)(Suppl): 19-24.

[89] Laurikainen K, Kuusisto P. Comparison of the oral health status and salivary flow rate of asthmatic patients with those of nonasthmatic adults — results of a pilot study[J]. Allergy, 1998, 53: 316-319.

[90] Leukefeld CG, Battjes BJ, Amsel Z. AIDS and intravenous drug use: Future directions for community-based prevention research[J]. NIDA Research Monograph 93, Washington DC, US Government printing office, 1990.

[91] Lip GYH, Beevers DG. Hypertensive emergencies and urgencies[M]. In: DA Warrell, TM Cox, JD Firth, et al. (eds) Oxford Textbook of Medicine, 4th edn, vol 2. Oxford: Oxford University Press, 2005, 1194.

[92] Litonjua LA, Andreana S, Bush PJ, et al. Noncarious cervical lesions and abfractions: a re-evaluation[J]. Journal of the American Dental Association, 2003, 134(7): 845-850.

[93] Little JW. Eating disorders: Dental implications[J]. Oral Surgery, Oral Medicine, Oral Pathology, Oral Radiology, and Endodontology, 2002, 93: 138-143.

[94] Litton SF. Orthodontic tooth movement during an ascorbic acid deficiency[J]. American Journal of Orthodontics, 1974, 65(3): 290-302.

[95] Lux CJ, Kugel B, Komposch G, et al. Orthodontic treatment in a patient with Papillon-Lef è vre syndrome[J]. Journal of Periodontology, 2005, 76: 642-650.

[96] Mannucci PM, Duga S, Peyvandi F. Recessively inherited coagulation disorders[J]. Blood, 2004, 104: 1243-1252.

[97] Marik PE, Varon J. Hypertensive crises: management and challenges[J]. Chest, 2007, 131: 1949-1962.

[98] Matfin G. Disorders of endocrine control of growth and metabolism[M]. In: RA Hannon, C Pooler, CM Porth (eds) Porth Pathophysiology: Concepts of Altered Health States. Canada: Lippincott Williams & Wilkins, 2009, 986.

[99] McConkey EH. In Lecture 4: Therapy of genetic disorders[M]. In: EH McConkey (ed.) How the Human Genome Works. Canada: Jones and Bartlett, 2004, 66.

[100] McCoy G. The etiology of gingival erosion[J]. Journal of Oral Implantology, 1982, 10: 361-362.

[101] McNab S, Battistutta D, Taverne A, et al. External apical root resorption of posterior teeth in asthmatics after orthodontic treatment[J]. American Journal of Orthodontics and Dentofacial Orthopedics, 1999, 116: 545-551.

[102] Mitchell L. An Introduction to Orthodontics[M]. Oxford: Oxford University Press, 1996, 23-25.

[103] Morrison NA, Yeoman R, Kelly PJ, et al. Contribution of transacting factor alleles to normal physiological variability: vitamin D receptor gene polymorphism and circulating osteocalcin[J]. Proceedings of the National Academy of Sciences of the United States of America, 1992, 89: 6665-6669.

[104] Mupparapu M, Singer SR. A rare presentation of dens invaginatus in a mandibular lateral incisor occurring concurrently with bilateral maxillary dens invaginatus: Case report and review of literature[J]. Australian Dental Journal, 2004, 49: 90-93.

[105] Murphy E, Williams GR. The thyroid and the skeleton[M]. Clinical Endocrinology (Oxford), 2004, 61: 285-298.

[106] Nadimi H, Bergamini J, Lilien B. Uremic mixed bone disease. A case report[J]. International Journal of Maxillofacial Surgery, 1993, 22: 268-270.

[107] Nasman M, Forsberg CM, Dahllof G. Disturbances in dental development in long-term survivors after pediatric malignant diseases[J]. European Journal of Orthodontics, 1997, 19: 151-159.

[108] Nasstrom K. Dentin formation after corticosteroid treatment. A clinical study and an experimental study on rats [M]. Swedish Dental Journal, 1996, 115: 1-45.

[109] Nasstrom K, Forsberg B, Petersson A, et al. Narrowing of the dental pulp chamber in patients with renal diseases [J]. Oral Surgery, Oral Medicine, Oral Pathology, Oral Radiology, and Endodontology, 1985, 59: 242-246.

[110] Neeley WW, Kleumper GT, Hays LR. Psychiatry in orthodontics. Part I: Typical adolescent psychiatric disorders and their relevance to orthodontic practice[J]. American Journal of Orthodontics and Dentofacial Orthopedics, 2006a, 129: 176-184.

[111] Neeley WW, Kleumper GT, Hays LR. Psychiatry in orthodontics. Part II: substance abuse among adolescents and its relevance to orthodontic practice[J]. American Journal of Orthodontics and Dentofacial Orthopedics, 2006b, 129: 185-193.

[112] Neville DW, Damm DD, Allen CM, et al. Abnormalities of teeth[M]. In: DW Neville, DD Damm, CM Allen, et al. (eds) Oral and Maxillofacial Pathology. Philadelphia, PA: Elsevier, 2005, 49-89.

[113] Neyaz Z, Gadodia A, Gamanagatti S, et al. Radiographical approach to jaw lesions[J]. Singapore Medical Journal, 2008, 49(2): 165.

[114] Okada H, Davies JE, Yamamoto H. Brown tumor of the maxilla in a patient with secondary hyperparathyroidism: a case study involving immunohistochemistry and electron microscopy[J]. Journal of Oral and Maxillofacial Surgery, 2000, 58: 233-238.

[115] Orbak R, Simsek S, Orbak Z, et al. The infl uence of type-1 diabetes mellitus on dentition and oral health in children and adolescents[J]. Yonsei Medical Journal, 2008, 49: 357-365.

[116] Patel A, Burden DJ, Sandler J. Medical disorders and orthodontics[J]. Journal of Orthodontics, 2009, 36(Suppl): 1-21.

[117] Poley GE Jr, Slater JE. Latex allergy[J]. Journal of Allergy and Clinical Immunology, 2000, 105: 1054-1062.

[118] Portelli M, Matarese G, Militi A, et al. Myotonic dystrophy and craniofacial morphology: clinical and instrumental study[J]. European Journal of Paediatric Dentistry, 2009, 10(1): 19-22.

[119] Prasad KC, Sreedharan S, Prasad SC, et al. Tuberculosis of the temporomandibular joint and parotid secondary to tuberculous otitis media[J]. Otolaryngology Head and Neck Surgery, 2007, 137(6): 974-975.

[120] Prendergast BD. The changing face of infective endocarditis[J]. Heart, 2006, 92: 879-885.

[121] Proctor R, Kumar N, Stein A, et al. Oral and dental aspects of chronic renal failure[J]. Journal of Dental Research, 2005, 84: 199-208.

[122] Quiroga T, Goycoolea M, Panes O, et al. High prevalence of bleeders of unknown cause among patients with inherited mucocutaneous bleeding[J]. Prospective study of 280 patients and 299 controls. Haematologica, 2007, 92: 356-364.

[123] Rajendran R. Diseases of skin[M]. In: R Rajendran, B Sivapathasundharam (eds) Shafer's Textbook of Oral Pathology, 6th edn. India: Elsevier, 2009, 797-843.

[124] Ren Y, Maltha JC, Kuijpers-Jagtman AM. Optimum force magnitude for orthodontic tooth movement: a systematic literature review[J]. Angle Orthodontist, 2003, 73: 86-92.

[125] Rivkees SA, Bode HH, Crawford JD. Long-term growth in juvenile acquired hypothyroidism: the failure to achieve normal adult stature[J]. New England Journal of Medicine, 1988, 318: 599-602.

[126] Ruiz-Roca JA, Berini-Aytes L, Gay-Escoda C. Pyostomatitis vegetans: Report of two cases and review of the literature[J]. Oral Surgery, Oral Medicine, Oral Pathology, Oral Radiology, and Endodontology, 2005, 99: 447-454.

[127] Sadowsky PL, Bernreuter W, Lakshminarayanan AV, et al. Orthodontic appliances and magnetic resonance imaging of the brain and temporomandibular joint[J]. Angle Orthodontist, 1988, 58(1): 9-20.

[128] Salerno F, Cocchi D, Lampertico M, et al. Growth hormone response to thyrotropin-releasing hormone in liver cirrhosis: unique alteration in anterior pituitary responsiveness to hypothalamic hormones[J]. Hormone Metabolism Research, 1982, 14: 482-486.

[129] Semlali S, Nassar I, Fikri M, et al. Candida arthritis of the TM joint complicating chronic otitis media[J]. Journal of Radiology, 2004, 85(11): 1953-1955.

[130] Setian N. Hypothyroidism in children: diagnosis and treatment[J]. Jornal de Pediatria, 2007, 83(5 Suppl): s209-216:

[131] Sheller B. Orthodontic management of patients with seizure disorders[J]. Seminars in Orthodontics, 2004, 10: 247-251.

[132] Shepard CW, Simard EP, Finelli L, et al. Hepatitis B virus infection: epidemiology and vaccination[J].

Epidemiologic Reviews，2006，28：112-125.

[133] Sheth RD. Metabolic concerns associated with antiepileptic medications[J]. Neurology，2004，63(10)(Suppl 4)：S24-29.

[134] Shimano T. Radiographic diagnosis of systemic diseases in dentistry[J]. Oral Radiology，1995，11 (2)：1-19.

[135] Shirazi M，Dehpour AR，Jafari F. The effect of thyroid hormone on orthodontic tooth movement in rats[J]. Journal of Clinical Pediatric Dentistry，1999，23：259-264.

[136] Sidell FR，Kaminskis A. Temporal intrapersonal physiological variability of cholinesterase activity in human plasma and erythrocytes[J]. Clinical Chemistry，1975，21：1961-1963.

[137] Sonis S. Orthodontic management of selected medically compromised patients：cardiac disease，bleeding disorders，and asthma[J]. Seminars in Orthodontics，2004，10：277-280.

[138] Sonneveld MJ，Janssen HLA. Pros and cons of peginterferon versus nucleos(t)ide analogues for treatment of chronic Hepatitis B[J]. Current Hepatitis Reports，2010，9：91-98.

[139] Sperber GH，Gutterman GD，Sperber SM (eds). Craniofacial Development[J]. vol 1. Ontario：BC Decker，2001.

[140] Sulieman M. An overview of tooth discoloration：extrinsic，intrinsic and internalized stains[J]. Dental Update，2005，32(8)：463-464，466-468，471. [141] Suter VG，Morger R，Altermatt HJ，et al. Oral erythroplakia and erythroleukoplakia：red and red-white dysplastic lesions of the oral mucosa-part 1：epidemiology，etiology，histopathology and differential diagnosis[J]. Schweiz Monatsschr Zahnmed，2008，118 (5)：390-397.

[142] Teng L，Bui H，Bachrach L，et al. Catch-up growth in severe juvenile hypothyroidism：treatment with a GnRH analog[J]. Journal of Pediatric Endocrinology and Metabolism，2004，17：345-354.

[143] The Task Force on Infective Endocarditis of the European Society of Cardiology. Guidelines on prevention，diagnosis and treatment of infective endocarditis：executive summary[J]. European Heart Journal，2004，25：267-276.

[144] Tinuper P，Plazzi G，Provini F，et al. Facial asymmetry in partial epilepsies[J]. Epilepsia，1992，33(6)：1097-1100.

[145] Trujillo R Jr，Fontão FN，de Sousa SM. Unilateral masseter muscle hypertrophy：a case report[J]. Quintessence International，2002，33 (10)：776-779.

[146] Tsai CY，Yang LY，Chen KT，et al. The infl uence of masticatory hypofunction on developing rat craniofacial structure[J]. International Journal of Oral Maxillofacial Surgery，2010，39 (6)：593-598.

[147] Tuddenham EGD，Cooper DN. The molecular genetics of haemostasis and its inherited disorders[M]. In：Oxford Monograph on Medical Genetics No. 25. Oxford：Oxford Medical Publication，1994.

[148] Turkkahraman H，Sar ıoglu M. Oculo-facio-cardio-dental syndrome：report of a rare case[J]. Angle Orthodontist，2006，76：184-186.

[149] Van Erum R，Mulier G，Carels C，et al. Craniofacial growth and dental maturation in short children born small for gestational age：effect of growth hormone treatment[J]. Own observations and review of the literature. Hormone Research，1998，50：141-146.

[150] van Venrooy JR，Proffit WR. Orthodontic care for medically compromised patients：possibilities and limitations [J]. Journal of the American Dental Association，1985，111：262-266.

[151] Verna C，Dalstra M，Melsen B. The rate and the type of orthodontic tooth movement is infl uenced by bone turnover in a rat model[J]. European Journal of Orthodontics，2000，22：343-352.

[152] Vernillo AT. Diabetes mellitus：Relevance to dental treatment[J]. Oral Surgery，Oral Medicine，Oral Pathology，Oral Radiology，and Endodontology，2001，91(3)：263-70.

[153] Villa A，Mariani U，Villa F. T-cell lymphoma of the oral cavity：a case report[J]. Australian Orthodontic Journal，2010，55(2)：203-206.

[154] Vitral RW, Tanaka OM, Fraga MR, et al. Acromegaly in an orthodontic patient[J]. American Journal of Orthodontics and Dentofacial Orthopedics, 2006, 130: 388-390.

[155] Vogel RI. Intrinsic and extrinsic discoloration of the dentition (a literature review)[J]. Journal of Oral Medicine, 1975, 30(4): 99-104.

[156] Walker MR, Lovel SF, Melrose CA. Orthodontic treatment of a patient with a renal transplant and drug-induced gingival overgrowth: a case report[J]. Journal of Orthodontics, 2007, 34(4): 220-228.

[157] Warburton G, Caccamese JF Jr. Valvular heart disease and heart failure: dental management considerations[J]. Dental Clinics of North America, 2006, 50(4): 493-512.

[158] Williams DA. Drug metabolism[M]. In: TL Lemke, DA Williams (eds) Foye's Principles of Medicinal Chemistry, 6th edn. Philadelphia: Lippincott William & Wilkins, 2008, 253.

[159] Wittmann AL. Macroglossia in acromegaly and hypothyroidism[J]. Virchow's Archives, 1977, 373: 353-360.

[160] Yagi T, Kawakami M, Takada K. Surgical orthodontic correction of acromegaly with mandibular prognathism[J]. Angle Orthodontist, 2004, 74: 125-131.

[161] Yasny J. The importance of oral health for cardiothoracic and vascular patients[J]. Seminars in Cardiothoracic and Vascular Anesthesia, 2010, 14: 38-40.

第4章

与正畸治疗的动机、治疗、合作及满意度相关的社会心理因素

4.1 概述

本章主要讲述与正畸治疗相关的社会学及流行病学发现，包括患者为何寻求正畸治疗、何时寻求正畸治疗，开始正畸治疗前的认知、感情及行为因素，正畸治疗初始阶段的适应性行为及后续治疗中的依从性。他们在临床过程中使用的一系列医患沟通技巧，如患者印象中的外貌是怎样的、什么样的外貌改变是满意的，可接受的治疗结果应是一个可接受的范围而不是静态的图像。本章还讨论了种族文化差异、有效的医患沟通及健康意识对正畸治疗的影响。最后，提供一些管理治疗过程或者治疗结果与患者、患者父母的期望或医师原本计划不一致时出现的心理问题的处理方法。

4.2 引言

一直以来，正畸医师与其他牙科医师一样，必须处理最棘手的社会心理问题，因为大多数正畸患者都是儿童或者青少年，他们处于青春期，有逆反心理，专门与父母、老师及医师作对。患者父母不得不介于孩子和医师之间以决定是否采纳治疗计划。正畸医师实际上与患者父母一起承担说服患者接受正畸治疗的责任。

4.3 正畸治疗的目的

4.3.1 口颌面部的形态、功能与生活质量间的关系

虽然并非所有人都认同正畸医师能改善患者的生理及心理健康并提高患者生活质量的观点，然而无可置疑的是口腔颅颌面区域是身体最重要的部位，身体的其他部位都是它的支持系统。根据Maslow的需求分级方法及其最新更新版，作为食物、水进入身体的大门及防御伤害的门户的口颌面部是生存所必需的，同时，口颌面部通过唇、舌、牙齿及面部肌肉表情等语言和非语言的方式与外界交流。除了满足这些基本的生物社会需求，口颌面部负责更高级的功能如娱乐、审美、味觉、情感及智力活动。

就像眼睛是心灵的窗口一样，口腔也是身体及精神健康的窗口。基因决定论及本体序列论证实了口内结构与脑、面、颅部硬软组织发育间的密切关系，神经解剖及生理功能研究中发现颅颌面部在感觉中枢及运动中枢中存在与其体积大小不成比例的大面积投射区域，咀嚼肌及表情肌均亦存在大量投射区域。因此，作为人体中分化最高、功能最多的神经肌肉组合，应尽量保存表情肌的结构及功能。最新

的功能性核磁共振研究也发现了大脑在应对颌面部有害刺激时激活的特定区域。更早期的相关研究发现了一些明显的周期性口腔活动的需求，如平均每 96 分钟会说话、咀嚼、饮水、嚼口香糖、吸烟、微笑、接吻、打哈欠、大笑、皱眉、紧握等。

患者寻求正畸治疗的主要动机是改善外貌、提高社会认可度及生活质量；在决定是否正畸和何时正畸前，正畸医师或转诊的牙科医师必须与患者先讨论牙齿及其周围的口腔颅颌面结构与外貌、自信及生活质量间的关系。牙齿缺失和颜面部的损伤也是一个重要关注点，不管这是来自创伤、拔牙还是正颌手术。就像塞万提斯在《堂吉诃德》中描述的一样：桑乔，你必须知道我宁愿他们撕下一条胳膊（只要不是右臂）也不愿意没有牙齿，因为无法咀嚼的嘴就像是没有石磨的磨坊一样，即使钻石也没有牙齿珍贵。对于孩子来说，牙齿脱落是一件十分令人兴奋的事。孩子们不断地来回推动松动的乳牙，直到牙齿松脱到他们手中。然后孩子们会一边在枕头下不断滚动脱落的牙齿，一边幻想着牙齿仙女会在他们睡着时用钱来换取牙齿。另外也有许多关于牙齿外伤、脱落、牙列不齐等的幻想和梦经常被报道。有的患者惧怕正畸牙移动可能会导致牙龈萎缩造甚至牙齿脱落。牙齿的缺失难以修复，这会对患者形象及生活质量起非常不良的影响。根据 Freud，Jung 和其他学者的研究显示，牙齿脱落的幻想被认为是害怕权力丧失的表现，或者是对于生命中某些永恒的部分正在发生改变或者处于危险中的恐惧。对于牙齿脱落的恐惧也可能代表向婴儿期的退化（比如，无牙期时，妈妈是营养和安全感的来源），因此人们拒绝面对这样的现实。对牙齿缺失的恐惧也被理论化为青春期对阉割、性抑制、手淫需求的恐惧。Jung 将女性对牙齿脱落的恐惧归因于分娩。

4.3.1.1 有问题的患者的例子

患者 LF，跌倒后她的上切牙腭向移位而寻求正畸治疗：

- 牙齿被重新排列整齐，然后患者在托槽拆除前变得异常焦虑；
- 正畸医师在托槽拆除前数月拆除弓丝；
- 正畸医师通过与修复医师会诊确认患者的牙齿已经足够健康，可以继续治疗。

4.3.1.2 建议

- 认识到患者对于牙齿脱落的恐惧及牙齿对于患者生存、社交及外貌的重要性；
- 提供查找学者们关于牙齿的象征意义的资源；
- 鼓励患者通过吃需要咬或者撕裂的食物（如风干的肉类、苹果或者嚼口香糖）来“检测”自己牙齿是否足够强壮；
- 如上面提的一样慢慢进行，首先取下弓丝，然后再拆除托槽；
- 安排机会让患者能受到关注。

4.3.2 正畸治疗的必要性与需求

错䝱及正畸必要性的客观测量数据并不能直接转化为寻求正畸治疗的需求，也不会直接变成实际的治疗行为。无论如何，孩子和家长的正畸需求都在不断上升。美国正畸学会报道显示从 1994 年到 2004 年美国成人正畸患者增加了 37%。评估显示，如果去除费用因素的障碍 60%的人群会对正畸治疗感兴趣，并且 77%美国人认为纠正错乱的牙齿是提高个人外貌方面最有价值的投资。虽然正畸治疗本身的缺点在正畸必要性与需求间的不符起着一定作用，而社会心理及经济因素在这种不符中起着更加重要的作用。换言之，寻求正畸治疗与接受正畸治疗之间的差异在于对成功的结果所需的时间和经济代价的心甘情愿的接受程度。

基于与口腔相关的生活治疗的测量发现，虽然错䝱儿童与可接受咬合的儿童间口腔功能没有差异，但在感情和社会活动方面两者存在明显不同。患者在就正畸治疗咨询全科牙医和正畸医师时得到的回答可能是不一致的。在北爱尔兰，两组医师都认同正畸治疗的五个最大优点：更好的外貌，自尊，自信，不会被取笑，容易清洁牙齿。与意料结果相似，全科牙医认为正畸治疗是为了口腔功能和健康，而不是专科医师和患者所认为的获得社会心理学优势（Kiyak，2008）。因此，医师所认为的对患者的最好治疗方案并不一定是患者或其家长所想要的。举个例子：如图 4.1 所示，Miner 等发现，患者、家长和医师之间的偏好存在差异。除了医师的技能，正畸医师和工作人员的实际行为和被感知行为（包括外貌）是影响患者满意度最重要的因素，如礼貌、向患者提供提高健康素养精确的信、帮患者树立自信心等。解除患者这些疑虑将极大提高患者的依从性和最终满意度。

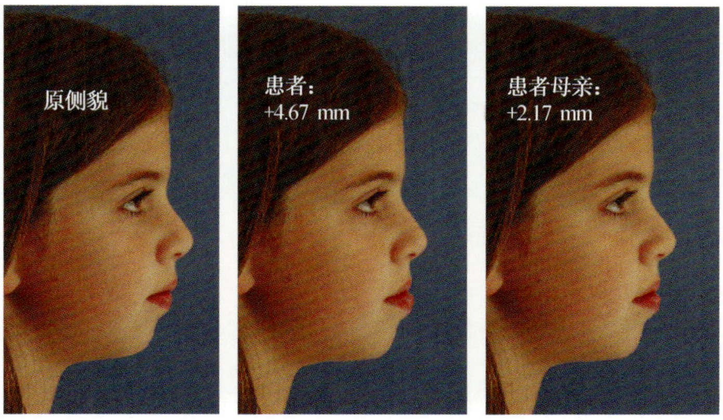

图 4.1 患者与家长对于侧面观期望值的差异（资料来源：Miner，2007；由 EHEHAngle 教育及研究基金会提供）

4.3.3 影响寻求正畸治疗动机的认知、情感和行为因素

影响正畸治疗客观需要和主观要求的社会心理因素可以被分成三个范畴：认知，包括记忆和知觉，我们关于在患者和医师之间的言语或者非言语交流感知将在下一章“交流和健康素养”中详细描述。情感范畴，包括了情感和相关的神经生理学的活动，包括面部表情、我们如何感受交流，情感也提供关于是否寻求治疗的倾向行为的线索。态度将决定情感信息传送的方向性和强度。观念受年龄、性别、民族文化和社会经济指标的影响，决定一个人的价值观，也暗含着患者及医师改变面部形态的原因。情感势必影响一个孩子做是否接受正畸治疗的决定，他们可能因为Ⅱ类错𬌗畸形被取笑或者欺负，也可能因为托槽给他们带来的异样感觉而拒绝治疗。当然，这些负面的情愫可能被去迪士尼旅行等美好的承诺所战胜。

行为范畴有三个临床明确的种类：意识，半意识，无意识。意识行为指由躯体神经系统介导的个体的倾向性动作，例如，发音、预防性的口腔健康、按时遵守预约、相反地或不配合动作，例如，不戴口外弓或牵引、作出不恰当的口头评论、无理的要求，例如，在一个重要的社交活动前拆除矫治器。半意识行为同样也受躯体的神经系统介导，例如，呼吸、面部表情、大多数有害的习惯，例如，伸舌习惯、咬指甲癖、磨牙癖、吸烟、嚼口香糖或呕吐。无意识行为主要是受自主神经核神经激素系统支配的，通常患者是无意识的，例如，改变唾液流量、上唇和手掌汗腺分泌增加、毛细血管扩张、瞳孔扩大、颤栗，其他与焦虑及沮丧相关的反应，机械牙移动过程中的不适等。

实际上，每一个个体都有一套独特的、相对稳定的应对不同压力的反应模式。这些反应包括不同的强度和持续时间，从简单的恼怒到严重的破坏性精神病。如果就诊的患者认为自己脸形的问题要远超过他的实际情况，可以提示正畸医师患者存在有过大的精神生理方面压力。

4.3.3.1 沟通和健康素养

激发患者接受正畸治疗的第一步是患者及其监护人与医师关于口腔颌面部形态和功能与整个生理与生理健康关系的有效沟通；第二步是讨论正畸治疗的优缺点。特别是让患者理解实际治疗的重要性并愿意去配合治疗。

健康素养被界定为“一个个体去获得、更新及理解最基本的保健信息和服务的能力程度”。健康素养的缺乏是现在健康顾问的关注点。有预测显示不良健康素养影响着 9 000 万美国人并且每年花费医疗体系 730 亿美元。与年龄、收入、就业、受教育水平和种族相比，不良健康素养更适合作为不良健康状态的预测指标。

由于正畸治疗可能不适、不便及需要高额费用等缺点，健康素养差的患者可能不能完全理解正畸治疗的生物学原因。这样的患者可能也不懂得欣赏口腔美学和口腔功能，也不能理解按时复诊对于治疗的重要性。正如每个正畸医师都知道的，这种行为同样也可能发生在富裕的、有良好健康素养的患者身上。以一个 11 岁的“Ⅱ类Ⅰ分类”患者为例，他的父母都是牙科医师，被要求进行正畸治疗。他除了接受正畸咨询外拒绝任何配合，不在乎任何益处与承诺。无论正畸医师如何诱导，他最终中断了治疗，然而他没有并明显的由Ⅱ类错㿻带来的社会精神负担——他变成了一个成功“龅牙”的代言人。

有些患者并不能总是记住或者理解关于他们的错㿻畸形及正畸治疗计划的谈话内容。在经过讨论拟行治疗计划理由、风险、可能的治疗效果、家长与医师应尽的责任后，应将这些内容在知情同意书中一一注明。

与患者交流治疗结果过程中，最重要是让患者理解客观的测量数据与患者自我外貌评估的区别。理解这种区别对于患者理解患者现有外貌，拟行的外貌改变及其相应原因都是十分必要的，同时也能让患者知道怎么去感受这些治疗的变化。然而不幸的是许多关于预期治疗结果的误解变成了健康知识缺乏甚至是无知的例子。即使是描述存在及(或)预期改变的词，医师和患者的理解也可能不一致。因此，为了解决这些难题建议采取简单的二元分类法，类似于基于计量学和社会心理学的 perceptometrics 外貌评估法。采用这样的方法，诸如“丑的”“可怕的”“奇怪的”或者“无魅力的”等负性词语都被分类为“不可接受的”，另一方面，正性的词语如“漂亮的”“可爱的”“有吸引力的”“极好的”“美丽的”，或者其他描述特殊特征的词语如“对称的”“突出的”等都被分类为“可接受的”。这种方法可以被用于确定这些负性和正性的美学词汇的人体测量学基础。

牙科医师及普通人对什么样的牙齿更好、更漂亮的认识存在明显差别。为了达到更好的医患合作及共同满意的目标，应当采用一系列基于量化指标确定的期望改变而不是采用一系列的静态图片。这种方法可以减少由于患者不现实的期望导致对治疗效果不满意的医疗纠纷。因此，正畸医师应向患者提供足够的、可理解的信息，并让他们同意可接受的、可实现的预期治疗结果。治疗过程也可能是破坏和引起不必要麻烦的来源。例如，如果没有很好的解释牙齿的移动会刺激牙周膜中的压力感受器，从而引起不适或者疼痛，可能就会由于正畸后疼痛导致一系列问题。为了预测患者在治疗中可能发生的问题，就必须进行有效的医患沟通，这需要医师充分掌握医学及社会学知识，并在临床及实验数据中仔细观察患者的变化。

4.3.3.2 感觉与知觉

简单地说，知觉是从感觉开始的，知觉被定义为感受器官接受到内外环境的刺激。知觉是中枢神经系统对感受到的外界刺激的处理过程。感觉与知觉间的关系可以通过心理学的方法来量化、计算。

除了对大的改变有较一致的反应，人们对其他感知刺激的反应有很大的个体差异。这些刺激范围很广，从有害刺激到随着不同的文化而改变的不漂亮的压力。

4.3.3.3 美貌感觉的物质基础

虽然传统观念上漂亮上是旁观者的眼中的一种感觉，然而越来越多的证据证实一些特别且被一致同意的硬软组织外貌都能被认为是有魅力的。就像 Giddon 与其他学者发现的那样，理解人们对外貌反应的关键不是确切的形态而是患者给其他人(包括医师)的感觉。

增加面部美观是患者需求正畸治疗的主要动机。漂亮的外貌会带来许多好处，如让人觉得有更好的感知力、更加聪明、更好的社交能力。Dion 等发现与不美貌的人相比，美貌的人更成功，获得更好的社会经济地位，拥有更加美满的婚姻生活。通过对不同性别、年龄、种族的研究发现美貌的好处是一致的。与不美貌的人群相比，美貌的人能获得更好的成绩、更多的薪水，更少的监禁时间，美貌的人被认为更加有竞争力、自信、成功，更受欢迎，拥有更好的身体及精神健康状态。与有不美观牙齿的人相比，有美观牙齿的人被认为更值得做朋友、更加聪明且更不容易有冒犯行为。

4.3.3.4　面部美貌的感觉

早在 1980 年，Baldwin 就发现 80% 的患者为了美丽而非功能来寻求正畸治疗。患者通过对自己整个面部的观察来判断自己的外貌，而正畸医师则主要通过侧貌来判断，然而侧貌往往被患者忽略。Hershon 和 Giddon 认为，大部分人对自己的侧貌都不了解。事实上，侧貌与整个面部感觉的不一致会增加用二维图像来表示面貌的复杂性。

口面部在决定美貌及自信方面比身体其他部位重要得多，在口面部中，人们对于口腔的关注仅次于眼睛，排在第二位发现患者将牙齿作为面部美观最重要的判定标志，且这在性别上无差异。现在有许多方法可以获得理想的面部（图 4.2），无论是男性还是女性，小的下颌都比平均的下颌显得更加有魅力。

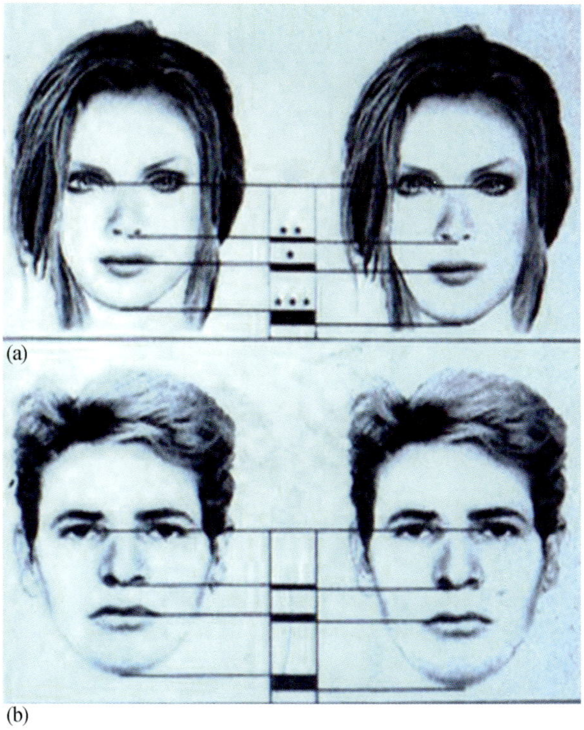

图 4.2　电脑生成的男性女性外貌，右侧为标准比例，左侧颏部较短（来源：Johnston 和 Oliver-Rodriguez，1997。可在 www.informaworld.com 查看。由 Taylor 和 Francis 提供）

面部感觉与一般感觉的不同之处在于认知和情感的复杂性、对视觉的和感觉的刺激的行为反应，比如凝视讨厌的人或者远离有面部畸形的人。对于畸形的认知、情感和行为反应往往会不恰当地放大畸形的影响。那些被医师判定为“中度”异常的患者往往比那些重度患者更容易发生心理问题，这是由于那些轻中度畸形的患者与重度畸形患者相比，往往认为自己是正常人，然而事实上这些轻中度畸形患者往往比重度畸形患者经历更多的心理困境。Bruum 等的研究发现，即使在医师之间，对轻中重度畸形的判定标准仍然是不一致的。总体来说，畸形越严重，人们负面的、保守的反应越一致和可预见。这些患者往往会形成一套应对社会不公平的不同方法。

有严重面部畸形如唇腭裂、其他身体的或精神的异常的患者常常导致认知、情感及行为的改变；这些改变可能是来自畸形本身，也可能来自于智力或者体力的挑战，甚至来自于种族、肤色等。面对过被欺凌、被孤立、躲避或者其他不良社会行为的人更容易遭到身体和语言的虐待，这使得他们本来就较差的生活质量进一步降低。差的外貌及自卑可能会影响与同龄人的日常交流。对身体不美观的自我认知会对患者的精神健康造成不利影响。

有明显面部畸形的患者往往显得不聪明、不漂亮，进而被认为不可信、不诚实。即使是父母，也对单侧唇腭裂患儿有偏见，这些患者较正常儿童遭受性虐待和身体虐待的可能性高。这些有畸形的孩子忍受挫折的能力较低，并且可能引起家庭矛盾，甚至被家长及老师虐待。一个公认的儿童虐待危险是唇腭裂儿童与父母分开住院接受一期修复。另外，这些唇腭裂患儿在与父母及老师相处时常常有一些行为问题，这些可能是内在心里压力的表现。

4.3.3.5 评判外貌魅力的人体测量学方法

很早以前医师们就发现，影响患者决定和完成正畸治疗的最主要社会心理因素是其父母所期待的治疗后的结果；换句话说是父母的思想观念。这些思想观念需要通过医师从与患者及其家属的交流中获得，更需要从患者及家属对客观的人体测量学数据的反应获得。

由于大部分患者难以回想起自己最初的面貌，因此这就急需通过头影测量学的对比来唤起患者及父母的感知，这些方法包括软组织侧貌、治疗后侧貌的预测等。许多不同方法被用于测量被感知的外貌的客观基础，这其中一些采用的是标准图像的方法（如正畸治疗需求指数，Need IOTN）。另一些学者应用二维或者三维图像，以人体测量学信息评估自我感觉的准确性及治疗后软组织侧貌的改变，如3DMD，Dolphin Imaging。然而，这些新技术大部分只能提供一系列患者可以选择的静态图像。与此相比，Giddon 报道了通过神经物理学方法，通过连续图片的电脑变形模拟了治疗结果而非过去的离散图像。特别指出的是，perceptometrics 呈现了选定特定软组织侧貌的电脑合成图片，它可以模拟上颌与下颌在最前突与最后缩间的连续图像。患者点击“开始”按钮表示可接受侧貌变化范围的开始，释放该按钮表示可接受侧貌变化范围的结束，通过这种方法可以确定实际变化范围的中点。

perceptometrics 方法已经被用于解释几种不同的社会心理对不同患者及医师的影响。比如 Hier 等比较了正畸患者与未治疗患者间嘴唇饱满度间的差异，他们发现未治疗组患者的嘴唇饱满度大于正畸治疗组患者。在一组比较儿童患者、患者母亲及其治理医师间的自我认识的研究中，Miner 等发现患者及其母亲均过高估计了患者下颌的前突度，在中性侧貌与前突侧貌中患者及母亲均更喜欢后者。另外，患者母亲的可接受侧貌范围最窄。与此相似的，Regula 等发现，在自我认知方面女性与男性相比具有更窄的可接受侧貌变化范围。

这些 perceptometrics 的研究证实了在正畸治疗中将种族及文化背景对审美的影响纳入治疗考虑的重要性。就像 Will 等指出的那样，这些患者对自我侧貌的认识与投影测量结果间有着固有的偏差，同时也提醒正畸医师注意患者所期待的的治疗结果与医师所期望的治疗结果间的差距。

另一个担忧是对牙齿移动造成的缓慢的侧貌变化与由正颌手术引起的快速侧貌变化的自我接受程度在患者间各不相同，具体来说，一些患者难以接受由正颌手术带来的外貌的改进。以鼻整形患者为例，他们经常继续保持术前的不良自我感知，直到他们发现不再继续将各种社会问题归根于他们过去畸形的鼻。不幸的是，患者和（或）医师常被患者具有很大的鼻子的感性认识所误导，但是事实，面上面下部分与鼻的比例不协调才是患者面部美观的主要问题。

4.3.3.6 不同种族文化间面部感知的差异

正畸治疗的动机也与对外貌与社会和文化规范间差距多少的感觉有关。美国人较其他民族对自己及他人的外貌要求更为苛刻。对比美国、日本及中国的青少年发现外貌是美国青少年所注重的首要特性，而日本与中国青少年更加关注特定的行为。与此相比，高加索美国人对自己的形体要求最高，因此他们可能会变成“永不满足”的患者，甚至成为体像障碍患者。正畸医师与患者讨论可接受侧貌时需要以正常值作为参考标准。

考虑到亚洲人与高加索人在良好的软组织侧面认识方面的差异很难通过简单的谈话区分，因此应考虑应用精神物理学的方法，尤其是对于去国外寻求美容手术的患者。无论什么种族，与孩子相比，父母希望得到口腔健康、功能及生活质量上得到更大的提高。非西班牙裔美国儿童及其父母比其他民族更希望得到外貌方面的提高，而拉美裔及非洲裔美国人希望得到更大的社会接受度，他们均希望在口腔功能方面得到提高。亚裔及混合民族美国人及紧随其后的高加索儿童更加希望获得理想的咬合。

应用 perceptometrics 方法判定种族文化差异发现，墨西哥裔美国人与高加索人相比大都喜欢突度小的嘴唇，但是这一点不适用于高度美国化的墨西哥裔美国人，他们与喜欢小突度嘴唇的墨西哥裔美国人相比，与美国人的审美观更加一致。对比高加索和亚裔美国正畸医师，有过正畸史的韩国患者的父母及兄妹比没有过正畸史的患者家属对理想咬合的期待更低，也就是说，他们对某些错𬌗的接受度更大，比如深覆𬌗和深覆盖。这些结果更加进一步证实了评估种族文化因素对患者寻求治疗的动机及对治疗结果的期待的评估的重要性。

4.3.4　性格对治疗动机的影响

面部形态与性格及其他特征关系的研究由来已久。“性格”是对人的特征及其相关认知、情感和行为的综合结构。与短暂的心理状态不一样，性格特点具有个体独特性且持续一生。

性格由遗传决定的气质与内外环境共同作用发展而来。性格对一生的影响在 4 个月时就可以显现。一些性格相关的反应预示着将来青少年及成年期的行为特征，如运动量、睡眠与饥饿节奏、新刺激的接受性、改变的能力、情绪、注意力分散程度及集中程度。历史上已经有很多关于性格起源的理论，近年来，性格的起源被归因于“五大因素”：经验开放性、尽责性、外向性、亲和性和情绪稳定性。任何个体，这些性格特征的表现是基于他们对截然相反的尺度反应所处的位置。

面部形态特征除了提供年龄、性别、繁殖力、种族、生理及心理健康等精神生物学信息外，也能提供性格及相关社会行为的的线索。比如，早期的希腊哲学家将性格及个性归因于不同的面部几何结构。1815 年，Spurzhein 和 Gall 认为，意图、情感及行为是由脑组织的分布决定的，而脑组织结构会表现在骨骼形态上。他们将不同的性格特征（渴望、贪婪、侵略性及懦弱）归因于不同的脑组织，这成为骨相学、性格与透露形态关系的“科学”的基本原则。目前，骨相学在韩国仍然盛行。

继骨相学、外貌与性格的关系后，学者研究了短头颅与长头颅间知觉的差异，他们发现，短头颅的人与长头颅的人比，更可爱、诚实，更加容易自豪、占支配地位。好的牙齿可能会给人有好的印象。

4.3.5　儿童及青少年生长发育

4.3.5.1　生长发育与治疗开始的时机选择

儿童是否“准备好了”开始治疗取决于他所处的生理及心理成熟程度，包括认知、感情、社会发展阶段。Piaget（1929）将青少年前期分为如下阶段：

（1）前运算阶段（2～7 岁）

——学习运用语言并用图片和单词描绘物体；

——自我中心：不能把自己放在他人的位置或者不能理解他人的意思；

——将事物按照简单的特点分类，比如将所有红色块放在一起而不管它们的形状。

（2）具体运算阶段（7～11 岁）

——能对事物和事情进行逻辑思考；

——守恒：能感觉到数字（6 岁）、体积（7 岁）和重量（9 岁）的守恒；

——能根据多个性质对物品分类，并且根据某一方面进行排序，比如体积。

（3）形式运算阶段（11 岁及以上）

——对抽象概念逻辑思考，检验假设的是否成立；

——关心现实、将来、意识形态间的假设关系。

对于大多数儿童，正畸治疗开始于具体预算阶段。这个阶段儿童能对事物进行逻辑思考，还不能进行抽象思考，因此，对于治疗前后的变化不能很好地认识。在具体运算阶段，儿童关注社交与学术技能、朋友、外表。与关注功能问题的儿科医师与全科牙医相比，正畸医师被独立出来因为是第一个关注儿童外表的专业医学。

儿童还存在许多经常发生的问题，比如对媒体、娱乐、流行产业以及饮食甚至厌食症和暴食症的态度。然而没有证据表明儿童正畸治疗会引起饮食紊乱的倾向。

4.3.5.2　青少年正畸

青少年是人生理和心理发育的成型期。青少年正在逐步认识自己，努力为同龄人接受并树立自尊。青少年是自我认知与角色混淆的阶段，并在这期间逐步建立自我意识。由于这个阶段儿童生理及心理均发生着巨大变化，14%～20%的儿童被诊断为心理紊乱，多达5%的正畸治疗儿童被诊断为或正在治疗注意力缺陷多动障碍。正畸医师应该利用在正畸治疗过程的数年中对青少年做有利的事。

基于以上考虑，对那些已经被牙颌面畸形影响自信的青少年采取及早的治疗措施。然而，正畸装置可能使青少年觉得自己与其他人不同，这表明他们还没有做好治疗的准备。

4.4　社会心理因素对依从性的影响

什么是促进患者合作，提高患者依从性最重要的社会心理因素？哪些因素又会最终影响治疗结果？对于口腔健康的认识及其与坚持口腔保健行为的关系是主要的变化因素。根据社会性学习论，具有好的自控力的患者相信他的口腔健康是由他自己决定的，通常这些人的口腔健康保健行为较好。拥有好的牙齿美观的人比牙齿不美观的人更加注重口腔健康的保持。这些现象也在当前的研究中得到证实，外表迷人的人通过镜子里的自己与其他人的对比来增强自信，而外表一般的人则避免这样的比较。正畸治疗的另一个益处可能是通过监测口腔卫生来提高患者的口腔卫生行为。应用问卷和面试调查发现父母对托槽的态度越肯定，孩子对正畸治疗的依从性越好。Cucalon 和 Smith 发现有好的自尊及生活社会经济状态的、高的文化水平、与父母关系协调的患者具有很好的依从性，同时具有好的依从性的患者都具有依从、随和、自信、客气、自觉等特点。基于两项性格调查，最配合的青少年患者均在14岁及以下，具有热情、开朗、努力、直率、体贴等性格特点，与此相反，不配合的患者通常大于14岁，具有智能出众、实际、以自我为中心、缺乏耐心、利己主义等性格特点。其他与佩戴口外弓及牵引的依从性相关因素可归纳如下：

- 个性特点、疼痛阈值、麻烦和功能不良；
- 综合的健康意识；
- 牙科的专科知识；
- 个人口腔畸形。

女孩在佩戴头帽时依从性普遍比男孩高，这可能与她们需要提高口腔颌面的美观相关。好的家庭关系同样可以提高患者的依从性。不幸的是，那些需要佩戴头帽的患者往往是最麻烦的。

4.4.1　青少年依从性与药物滥用风险

与维持生存相比，口腔还是微生物感染的大门，同样参与一些有害行为如吸烟、吸食毒品。高达40%的十年级学生使用过违法药物，其中18%会在30 d再次吸食，这增加了自杀与抑郁的风险。2004年，八年级学生使用过违法药物的比例估计约21.5%，十年级达到39.8%。

由于患者需要长时间、多次复诊，这给正畸医师机会和责任发现患者滥用药物的口内症状及行为表现。鼻旁的银色斑点、光滑面龋均提示需要进一步询问。行为方面，患者开始失约，依从性突然改变，变得敏感、不受控制、口腔卫生差等情况均可能出现。由于正畸患者大都在性格形成阶段，正畸医师需要与患者的内科医师讨论观察到的情况和(或)介绍他们去相应的精神健康医师，尤其是高度怀疑药物滥用时。

4.4.2　困难患者的识别和管理

困难患者指曾和医师有过不愉快经历并且可能被再次触发不良情绪的患者。有不愉快的一天可能是一个借口，更可能的解释是患者有一些需求没被医师满足。因此，要解决这类问题，管理困难患者的首要原则是让他们“认识自己”，意识到自己的不足。在这个过程中，医师必须平心静气、毫无偏见地与患者交流。医师必须认识到困难患者可能有潜在的医学或者心理学问题的临床表现。冷漠并不能使医师免受明或者暗的情绪伤害。

被判定为困难患者的比例约为 15%～20%，这其中许多患者表现为功能紊乱，依赖性的、边缘的性格紊乱。另一部分人可能有着不光彩的人生，如有入狱史、药物滥用或者不美观的外貌。虽然咬合造成破坏可以忍受，但是医师应注意那些频繁的不典型行为，如比实际需要更多的复诊或者经常失约。一些患者最终可能被诊断为神经分裂症或者社交恐惧症。

患者需要频繁的复诊，正畸医师必须考虑这些儿童及青少年的利益。持久的观察可以识别出这些高风险患者的诱因，如被欺负、不规律的饮食、沮丧、药物滥用，特别应注意的是自杀的想法。医师通过适当限制其他患者的行为来减少隐患沟通中紧张的可能性。正如前面提到的，防止不调和最好的方法就是尽可能让患者认识到可实现的治疗目标及结果。然而如果这种不协调继续，正畸医师必须毫不犹豫地将患者转诊到精神科医师那里。

为帮助正畸医师与精神科医师相互了解和交流某一特定患者，美国精神协会听过了精神疾病的分类的简要描述。精神疾病诊断与统计手册将精神病学的诊断化为五个轴向：第一轴：主要的精神疾病诊断轴，临床病患；第二轴：广泛的候诊病（人格疾病，智力障碍）；第三轴：一般医学状况；第四轴：心理社会及环境问题；第五轴：社会功能的整体评估。这一系统对精神疾病专业十分重要，对于患者的病因分类还需要专业的培训。

当医师怀疑患者有精神问题时，那就非常有必要回顾患者的病史及社会环境、患者所用的处方药及非处方药。正畸治疗过程中某些药物会影响口面的结构和功能、行为，因此有必要对药物进行分类，根据使用目的分类如下：

- 一般医学状况；
- 精神疾病，患者通常不愿意被发现；
- 消遣性药物，通常是毒品。

Neeley 等发表的文章是了解这些药物对行为的影响及证实药物的使用非常实用。为了在正畸治疗过程中尽早辨认出逐渐增加的注意缺陷多动障碍症患者及自闭症患者，医师需要注意到那些交往中最常发生的困难患者，他们中的一些可能患有精神疾病。针对一些问题患者推荐一些处理意见。

4.4.2.1　完美主义者

与不满于抱怨的患者相似，完美主义者对治疗结果有未实现的期望；然而完美主义者与体像障碍患者又不完全一致，后者通常表现为妄想和痴迷。完美主义者常常将自己与一个完全不能达到的“现实”做对比。通常与这类患者的初次交往就会发现他们曾经咨询过许多牙医和正畸医师。医师需要明确患者是否理解了治疗目标。注意患者常会说“我很高兴，但是”，他们不会允许结果与他们的期望出现一点偏差。

4.4.2.1.1　完美主义者的典型代表

患者，40 岁的商业女性，她需要拔除 4 颗双尖牙解决她的前突与中度拥挤的问题。

- 她对外表很在意；
- 她为未完全关闭的间隙及缓慢的治疗困扰，同时又担忧咬合是否完美；

- 她坚持频繁复诊试图解决这些问题；
- 她最终被公司开除。

4.4.2.1.2 建议

- 预期治疗后长治疗时间及挫败可以通过治疗前的深入交流最小化；
- 应用软件（如 perceptometrics）或者其他模拟的方法通过逐步变化的图片告诉患者什么是现实的，什么是不现实的；
- 医师必须让患者充分认识到哪些可以是实现的治疗目标以及哪些是做不到的图像。

即使如此，正畸医师必须一开始就能识别这类困难患者，这种边缘性人格异常患者或者体像障碍患者在治疗过程中可能出现许多麻烦。

4.4.2.2 体像障碍患者

比完美主义更极端的是体像障碍患者。体像障碍患者在儿童早期或者青少年期就会开始出现被身体某部位的实际或自我感觉的不完美所困扰，尤其多见于颌面部。体像障碍患者除了有强迫症和幻想症外还可能存在由药物滥用引起的焦虑问题。虽然对体像障碍对正畸治疗影响的研究很少，正畸医师也必须仔细考虑是否为体像障碍患者治疗，因为他们通常不会满意治疗结果。另外，与完美主义者相似，实际或者企图纠正一个方面后体像障碍患者又会为另一方面的问题困扰。

4.4.2.3 边缘人格障碍患者

除了一些不合时宜的行为外，边缘人格障碍是正畸医师常常忽略掉的一种严重精神疾病。如果医师怀疑患者患有边缘人格障碍，那就应该注意他的诱导行为及自主行为。在避免透露个人隐私的情况下让患者意识到这种行为不会被社会容忍。然而，对患者由积极的态度变为比较苛刻的态度不要感到惊讶，患者希望是唯一得到最好照顾的，对于另外的方面都比较挑剔。正畸医师也应该注意边缘人格障碍患者中逐渐上升的焦虑症与自身杀情绪（高达 33%）。55%～65%有自杀情绪的患者患有人格障碍。

4.4.2.4 自恋患者

自恋的患者特别重视权利，尤其是在美国文化中孩子们都越来越觉得自己是“特别的”。由于对自己重要性的评估过于膨大，自恋的患者觉得自己需要特别的治疗，甚至是在于其他患者费用相同的情况下。这些患者经常迟到、不断地修改预约或者取消预约，他们尽管知道是特殊治疗、是破坏医院制度的，仍然期望得到特殊治疗。自恋患者相信他们仅能被地位很高的人理解和帮助，他们对地位低的人变现出失礼的行为，只想看到正畸医师。这类患者喜欢刺激的行为，比如试图通过与正畸医师取得联系以获得特殊治疗。他们也会通过表彰自己在社会中的影响，以期望得到正畸医师更好的治疗。当他们不满意时候，并不会轻易宽恕延长的治疗，即使这是由于他们没有很好地配合治疗比如：失约、不戴牵引或者保持器。

另外，如果满足他们的要求可能会导致一种他们所主导的行为模式。那些有过分要求的患者通常过去有未被满足的需求，或者像孩子一样过分沉迷于其中。沮丧和愤怒常常导致员工的不愉快，因此，这些患者常常引起争执。符合精神分析理论的反移情理论，每个人包括患者都会有导致医师觉得可恶的态度和行为（Winnicott，1949）。对这类患者感到愤怒或者有敌意是可以接受的，但是如果医师有敌对行为或者通过修改治疗方案来报复患者，就是不能接受的了。容忍异常的患者的行为并不意味着被动接受，而是应该意味着通过一种控制模式直到能与这些患者谈论各种极限。不配合和争吵的患者也是应该能应对的，主要要认出他们的挑衅和破坏性的行为。无论结果如何完美，这类患者不会对正畸医师或者其他人的努力表示感激。

4.4.2.4.1 自恋患者的例子

患者，成年女性，安氏Ⅰ类咬合，前牙轻微不齐。由于排齐不是十分完美，因此，患者经常向其他牙医抱怨。

- 患者认为咬合是良好的；
- 最终同意拆除矫正器，然后换了许多保持器。

4.4.2.4.2　建议

- 用非防御的态度正视患者的愤怒，答应进行高质量的治疗；
- 记住患者真正的问题是潜在的对失去控制感到害怕等；
- 帮助患者更有效的沟通；
- 建立限制制度，确保整个治疗过程的一致性，员工没有给予任何特殊待遇；
- 指导患者应该什么时候、为什么事情打电话；
- 不要为了得到感激满足患者的特殊要求，满足了一个就会有下一个；
- 人员变动可能是患者习惯从上一个医师那里得到的特殊待遇；
- 对自恋患者采取额外的预防措施，确保他们理解，并在有见证人的情况下签署知情同意书、费用及处罚。

4.4.2.5　搜索引擎的患者

搜索引擎的患者表现为通过一系列从网上获得渴求的治疗结果的图片及正畸相关文献来为自己的治疗制定目标。他们不擅长倾听、比较固执、渴望分享他们关于正畸治疗计划的理论。在治疗前的质询过程中，他们常常中断并主导互动，询问已经提供过的信息。他们给人的印象是没有理解正畸医师提供的信息。这样的对正畸医师及工作人员来说可能变得十分沮丧并且十分费时，每次复诊患者会继续搜索信息并带来新的问题。治疗结束后医师应准备好应对那些对治疗结果不满意患者，他们可能指责医师没有完全解释清楚最初的治疗方案。

4.4.2.5.1　建议

- 感谢患者的努力搜索；
- 强调自己是一个受过正规训练的正畸医师，但不是名师也非自命不凡；
- 指出为什么患者获得的信息的理解和应用不能在我们的治疗计划中应用；
- 直接表述即使态度接近粗鲁；
- 向患者提供关于拟实行的治疗计划，方便以后与患者一同回顾；
- 在与患者签订知情同意书前，确认治疗计划。

4.5　结论

总而言之，在正畸诊断及治疗实施中最重要的心理社会因素的作用及患者的依从性问题。

参 考 文 献

[1] Adler A. The Practice and Theory of Individual Psychology[M]. New York, NY: Harcourt.

[2] Albino JE, Cunat JJ, Fox RN, et al. Variables discriminating individuals who seek orthodontic treatment[J]. Journal of Dental Research, 1981, 60:1661-1667.

[3] Albino JE, Alley TR, Tedesco LA, et al. Esthetic issues in behavioral dentistry[J]. Annals of Behavioral Medicine, 1990, 12: 148-155.

[4] Allan TK, Hodgson EW. The use of personality measurements as a determinant of patient cooperation in an orthodontic practice[J]. American Journal of Orthodontics, 1968, 54: 433-440.

[5] Alley TR. Social and Applied Aspects of Perceiving Faces[M]. Hillsdale, NJ: Lawrence Erlbaum Assoc, 1988.

[6] American Psychiatric Association. Quick Reference to the Diagnostic Criteria from DSM - IV[M]. Washington, DC: American Psychiatric Association, 1994.

[7] Amram D, Anderson NK, Giddon DB. Affective and physiological responses to self - confrontation with computer displayed profi le images[J]. Psychophysiology, 1998, 35: S16.

[8] Anderson N, Giddon D. What is beauty? [J] The discourse continues. Global Health Nexus (published by NYU College of Dentistry), 2005, 7: 84-87.

[9] Anderson NK, Giddon DB. Comparing state CHIP dental literature reading levels to literacy rates[J]. Journal of Dental Research 89: Spec Iss A, 2010.

[10] Anon. Crooked Teeth Leave Negative First Impression[J]. Available at: www. dentalplans. com/articles/2285/crooked - teeth - leave - negative - fi rstimpression. html (accessed 6 June 2010), 2005.

[11] Arpino V, Giddon DB, BeGole EA, et al. Presurgical profi le preference of patients and clinicians[J]. American Journal of Orthodontics and Dentofacial Orthopedics, 1998, 114: 631-637.

[12] Bakal DA. Understanding Stress, in Psychology and Health, 2nd edn[M]. New York, NY: Springer Publishing Co. , 1992, 67-105.

[13] Baldwin DC. Appearance and aesthetics in oral health[J]. Community Dentistry and Oral Epidemiology, 1980, 9: 244-256.

[14] Bandura A. Self - effi cacy: toward a unifying theory of behavioral change[J]. Psychological Review, 1977, 84: 191-215.

[15] Belsky J, Pluess M. Beyond diathesis stress: Differential susceptibility to environmental infl uences [J]. Psychological Bulletin, 2009, 135: 885-908.

[16] Berco M, Rigali PH Jr, Miner RM, et al. Accuracy and reliability of linear cephalometric measurements from cone-beam computed tomography scans of a dry human skull[J]. American Journal of Orthodontics and Dentofacial Orthopedics, 2009, 136: 17 e1-9; discussion 17-18.

[17] Bick J. A badge of childhood, now worn by more adults[J]. The New York Times, January,2007, 14, 6.

[18] Brook PH, Shaw WC. The development of an index of orthodontic treatment priority[J]. European Journal of Orthodontics, 1989, 11: 309-320.

[19] Bruce V, Doyle T, Dench N, et al. Remembering facial confi gurations[J]. Cognition, 1991, 38: 109-144.

[20] Bruun R, Chima K, Hocking C, et al. Perception of the Severity of Treated Unilateral Cleft Lip and Palate Patients (UCLP) Among Providers, Parents and Educators [M]. Chapel Hill, NC: American Cleft Palate Association, 2008.

[21] Cervantes M. Don Quixote de la Mancha. Trans. C Jarvis. Available at: http://books. google. com (accessed 20 August 2010), 1819.

[22] Cochrane S, Cunningham S, Hunt N. A comparison of the perception of facial profi les by the general public and 3 groups of clinicians[J]. International Journal of Adult Orthodontics and Orthognathic Surgery, 1999, 14:291-295.

[23] Colgate. White papers: new research and commentary on the oralsystemic relationship — periodontal microbiota and carotid intimamedia thickness — the oral infections and vascular disease epidemiology study (INVEST), reprinted fromCirculation, 2006, 111: 576-82, 2005, vol 1,

[24] issue 2. Yardley, PA: Professional Audience Communications, Inc. Collett BR, Speltz ML. A developmental approach to mental health for children and adolescents with orofacial clefts[J]. Orthodontics and Craniofacial Research, 2007, 10: 138-148.

[25] Cons NC, Jenny J. Comparing perceptions of dental aesthetics in the USA with those in eleven ethnic groups[J]. International Dental Journal, 1994, 44: 489-494.

[26] Cucalon A 3rd, Smith RJ. Relationship between compliance by adolescent orthodontic patients and performance on

psychological tests[J]. Angle Orthodontist, 1990, 60: 107-114.

[27] Currie TE, Little A. The relative importance of the face and body in judgments of human physical attractiveness[J]. Evolution and Human Behavior, 2009, 30: 409-416.

[28] DeYoung CG, Hirsh JB, Shane MS, et al. Testing predictions from personality neuroscience: brain structure and the big fi ve[J]. Psychological Science, 2010, 21: 820-828.

[29] Dion K, Berscheid E, Walster E. What is beautiful is good[J]. Journal of Personality and Social Psychology, 1972, 24(3): 285-290.

[30] Erikson EH. Identity and the Life Cycle[M]. New York, NY: Norton. Eysenck HJ (1967)The Biological Basis of Personality. Springfi eld, IL: Charles C Thomas, 1980.

[31] Feldmann I, List T, John MT, et al. Reliability of a questionnaire assessing experiences of adolescents in orthodontic treatment[J]. Angle Orthodontist, 2007, 77: 311-317.

[32] Freud S. A General Introduction to Psychoanalysis[M]. New York, NY: Washington Square Press,1953.

[33] Friedman S, Fisher C. On the presence of a rhythmic, diurnal, oral instinctual drive cycle in man: A preliminary report[J]. Journal of the American Psychoanalytic Association, 1967, 15: 317-343.

[34] Giddon DB. Ethical considerations for the fashion industry[J]. In: MR Solomon (ed.)The Psychology of Fashion. Lexington, MA: DC Heath Company, 1985, 225-232.

[35] Giddon DB. Orthodontic applications of psychological and perceptual studies of facial esthetics[J]. Seminars in Orthodontics, 1995, 1: 82-93.

[36] Giddon DB. Mental- dental interface: window to the psyche and soma[J]. Perspectives in Biology and Medicine, 1999, 43: 84-97.

[37] Giddon D, Anderson N. The oral and craniofacial area and interpersonal attraction[J]. In: D Mostofsky, A Forgione, D Giddon (eds) Behavioral Dentistry. Ames, IA: Blackwell Publishing, 2006, 3-17.

[38] Giddon DB, Hershon LE, Lennartsson B. Discrepancy between objective and subjective profi le measures[J]. Scandinavian Journal of Dental Research, 1974, 82: 527-535.

[39] Giddon DB, Bernier DL, Kinchen JA, et al. Comparison of two computer - animated imaging programs for quantifying facial profile preference[J]. Perceptual and Motor Skills, 1996a, 82: 1251-1264.

[40] Giddon DB, Sconzo R, Kinchen JA, et al. Quantitative comparison of computerized discrete and animated profi le preferences[J]. Angle Orthodontist, 1996b, 66: 419-426.

[41] Giddon DB, Anderson NK, Will LA. Cognitive, affective, and behavioral responses associated with mechanical tooth movement[J]. Seminars in Orthodontics, 2007, 13: 212-219.

[42] Goldberg LR. The structure of phenotypic personality traits[J]. American Psychologist, 1993, 48: 26-34.

[43] Hahn SR, Thompson KS, Wills TA, et al. The diffi cult doctor - patient relationship: somatization, personality and psychopathology[J]. Journal of Clinical Epidemiology, 1994, 47: 647-657.

[44] Hancock PJ, Bruce VV, Burton AM. Recognition of unfamiliar faces[J]. Trends in Cognitive Science, 2000, 4: 330-337.

[45] Hannig PJ (n. d.) Borderline personality disorder: profi le and process of therapy. (First published inPrimal Renaissance: The Journal of Primal Psychology! 1995; 1: 54 - 71.) Available at: www. primals. org/articles/ hannig03. html (accessed 7 January 2010).

[46] Hassebrauck M. The visual process method: a new method to study physical attractiveness[J]. Evolution and Human Behavior, 1998, 19: 111-123.

[47] Hathaway SR, McKinley JC. The Minnesota Multiphasic Personality Inventory [M]. New York, NY: Psychological Corporation, 1983.

[48] Hepburn S, Cunningham S. Body dysmorphic disorder in adult orthodontic patients[J]. American Journal of

Orthodontics and Dentofacial Orthopedics, 2006, 130: 569-574.

[49] Hershon LE, Giddon DB. Determinants of facial profi le selfperception[J]. American Journal of Orthodontics, 1980, 78: 279-295.

[50] Hier LA, Evans CA, BeGole EA, et al. Comparison of preferences in lip position using computer animated imaging [J]. Angle Orthodontist, 1999, 69: 231-238.

[51] Izard CE. The Face of Emotion[J]. East Norwalk, CT: Appleton- Century- Crofts, 1971.

[52] Jackson JL, Kroenke K. Diffi cult patient encounters in the ambulatory clinic: clinical predictors and outcomes[J]. Archives of Internal Medicine, 1999, 159: 1069-1075.

[53] Johnston C, Hunt O, Burden D, et al. Self- perception of dentofacial attractiveness among patients requiring orthognathic surgery[J]. Angle Orthodontist, 2010, 80: 361-366.

[54] Johnston VS, Oliver - Rodriguez JC. Facial beauty and the late positive component of event related potentials[J]. Journal of Sex Research, 1997, 34:188-198.

[55] Jones D. Relating Self - Reported Orofacial Behaviors to Standardized Psychometric Scales[J]. DMD thesis. Harvard School of Dental Medicine, Boston, MA, 2009.

[56] Jones D, Hill K. Criteria of facial attractiveness in fi ve populations[J]. Human Nature, 1993, 4: 271-296.

[57] Jontell M, Glick M. Oral health care professionals' identifi cation of cardiovascular disease risk among patients in private dental offi ces in Sweden[J]. Journal of the American Dental Association, 2009, 140: 1385-1391.

[58] Jornung J, Fardal O. Perceptions of patients' smiles: a comparison of patients' and dentists' opinions[J]. Journal of the American Dental Association, 2007, 138: 1544-1553; quiz 1613-1614.

[59] Jung CG, Campbell J (eds). The Portable Jung[M]. New York, NY: Viking Press, 1971.

[60] Jung MH. Evaluation of the effects of malocclusion and orthodontic treatment on self - esteem in an adolescent population[J]. American Journal of Orthodontics and Dentofacial Orthopedics, 2010, 138: 160-166.

[61] Kagan J, Snidman N. The Long Shadow of Temperament[M]. Cambridge, MA: Belknap Press of Harvard University,2009.

[62] Kenealy PM, Kingdon A, Richmond S, et al. The Cardiff dental study: a 20 - year critical evaluation of the psychological health gain from orthodontic treatment[J]. British Journal of Health Psychology, 2007, 12: 17-49.

[63] Kenrick DT, Griskevicius V, Neuberg SL, et al. Renovating the pyramid of needs: Contemporary extensions built upon ancient foundations[J]. Perspectives on Psychological Science, 2010, 5: 292-314.

[64] Kershaw S, Newton JT, Williams DM. The infl uence of tooth colour on the perceptions of personal characteristics among female dental patients: comparisons of unmodifi ed, decayed and "whitened" teeth[J]. British Dental Journal204: E9; discussion, 2008, 256-257.

[65] King G (n. d.)Access to Orthodontic Services in the US. Available at: www. aaomembers. org/mtgs/upload/King - Access - to - Orthodontic-Care - The- Problem- and- Some- Solutions. pdf (accessed 28 June 2010).

[66] Kitada R, Johnsrude IS, Kochiyama T, et al. Brain networks involved in haptic and visual identifi cation of facial expressions of emotion: An fMRI study[J]. Neuroimage, 2010, 49: 1677-1689.

[67] Kitay D, BeGole EA, Evans CA, et al. Computer animated comparison of self perception with actual profi les of orthodontic and nonorthodontic subjects[J]. International Journal of Adult Orthodontics and Orthognathic Surgery, 1999, 14: 125-134.

[68] Kiyak HA. Does orthodontic treatment affect patients' quality of life? [J] Journal of Dental Education, 2008, 72: 886-894.

[69] Kreit LH, Burstone C, Delman L. Patient cooperation in orthodontic treatment[J]. Journal of the American College of Dentists, 1968, 35: 327-332.

[70] Kutner M, Greenberg E, Jin Y, et al. The Health Literacy of America' s Adults: Results from the 2003 National

Assessment of Adult Literacy[J]. US Department of Education, National Center for Education Statistics, Washington, DC, 2006.

[71] Lamichane M, Anderson NK, Rigali PH, et al. Accuracy of reconstructed images from cone - beam computed tomography scans[J]. American Journal of Orthodontics and Dentofacial Orthopedics, 2009, 136: 156 e1-6; discussion 156-157.

[72] Loochtan RM, Cole RM. Adolescent suicide in orthodontics: results of a survey[J]. American Journal of Orthodontics and Dentofacial Orthopedics, 1991, 100: 180-187.

[73] Lorand S, Feldman S. The symbolism of teeth in dreams[J]. International Journal of Psycho - Analysis, 1955, 36: 145-160.

[74] MacGregor FC. After Plastic Surgery: Adaptation and Adjustment[M]. New York, NY: Praeger, 1979.

[75] MacGregor FC, Abel TM, Bryt A, et al. Facial Deformities and Plastic Surgery: A Psychosocial Study[J]. Springfi eld, IL: Charles C. Thomas, 1953.

[76] Mantzikos T. Esthetic soft tissue profi le preferences among the Japanese population[J]. American Journal of Orthodontics and Dentofacial Orthopedics, 1998, 114: 1-7.

[77] Maslow A. A theory of human motivation[J]. Psychological Review, 1943, 50: 370-396.

[78] Maslow A. Motivation and Personality, 2nd edn[M]. New York, NY: Harper and Row, Inc, 1970.

[79] McEwen BS, Gianaros PJ. Central role of the brain in stress and adaptation: links to socioeconomic status, health, and disease[J]. Annals of the New York Academy of Sciences, 2010, 1186: 190-222.

[80] Mehra T, Nanda RS, Sinha PK. Orthodontists' assessment and management of patient compliance[J]. Angle Orthodontist, 1998, 68: 115-122.

[81] Mejia- Maidel M, Evans CA, Viana G, et al. Preferences for Mexican facial profi les between Mexica Americans and Caucasians[J]. Angle Orthodontist, 2005, 75: 763-768.

[82] Miller ES, Larson LL. A theory of psycho - orthodontics with practical application to offi ce techniques[J]. Angle Orthodontist, 1979, 49: 85-91.

[83] Miner RM, Anderson N, Evans C, et al. The perception of children's computer - imaged facial profi les by patients, mothers and clinicians[J]. Angle Orthodontist, 2007, 77: 1034-1039.

[84] Mortensen MG, Kiyak HA, Omnell L. Patient and parent understanding of informed consent in orthodontics[J]. American Journal of Orthodontics and Dentofacial Orthopedics, 2003, 124: 541-550.

[85] National Academy on an Aging Society. Fact Sheet: Low Health Literacy Skills Increase Annual Health Care Expenditures by $73 billion[J]. Available at: www. agingsociety. org/agingsociety/publications/fact/fact_low. html (accessed 23 June 2010), 2009.

[86] Neeley WW 2nd, Kluemper GT, Hays LR. Psychiatry in orthodontics. Part 1: Typical adolescent psychiatric disorders and their relevance to orthodontic practice[J]. American Journal of Orthodontics and Dentofacial Orthopedics, 2006a, 129: 176-184.

[87] Neeley WW 2nd, Kluemper GT, Hays LR. Psychiatry in orthodontics. Part 2: Substance abuse among adolescents and its relevance to orthodontic practice[J]. American Journal of Orthodontics and Dentofacial Orthopedics, 2006b, 129: 185-193.

[88] Newton JT, Prabhu N, Robinson, PG. The impact of dental appearance on the appraisal of personal characteristics [J]. International Journal of Prosthodontics, 2003, 16: 429-434.

[89] Nielsen- Bohlman L, Institute of Medicine (US) Committee on Health Literacy. Health Literacy: a Prescription to End Confusion[J]. Washington, DC: National Academies Press, 2004.

[90] Park YS, Evans CA, Viana G, et al. Profi le preferences of Korean American orthodontic patients and orthodontists [J]. World Journal of Orthodontics, 2006, 7: 286-292.

[91] Patzer GL. The Physical Attractiveness Phenomena[M]. New York, NY: Plenum Press, 1985.

[92] Penfi eld W, Rasmussen T. The Cerebral Cortex of Man: A Clinical Study of Localization of Function[M]. New York, NY: Macmillan Publishing Co, 1978.

[93] Piaget J, Tomlinson J, Tomlinson A. The Child's Conception of the World[M]. London: K Paul, Trench, Trubner and Co. , Harcourt, Brace and Company, 1929.

[94] Pillar A. An Evaluation of the Effi cacy of the Frankl Behavior Rating Scale in an orthodontic Setting[J]. Postdoctoral thesis, Stony Brook University School of Dental Medicine, New York, NY, 2010.

[95] Polnay L. Manual of Community Paediatrics, 2nd edn[M]. Edinburgh: WB Saunders. Prahl- Anderson B, Boersma H, van der Linden FPGM, et al. (1979), 1993

[96] Perceptions of dentofacial morphology by laypersons, general dentists, and orthodontists. Journal of the American Dental Association 98: 209-212.

[97] Reichmuth M, Greene KA, Orsini MG, et al. Occlusal perceptions of children seeking orthodontic treatment: impact of ethnicity and socioeconomic status[J]. American Journal of Orthodontics and Dentofacial Orthopedics, 2005, 128: 575-582.

[98] Reluga KC, Anderson NK, Giddon DB. Gender differences in computer - animated profi le self - perception[J]. Journal of Dental Research, 2002, 81: 153.

[99] Rotter JB. Generalized expectancies for internal versus external control of reinforcement[J]. Psychological Monographs, 1966, 80: 1-28.

[100] Sarver DM. Videoimaging: The pros and cons[J]. Angle Orthodontist, 1993, 63: 167-170.

[101] Schack K. Personality and Craniofacial Morphometry[J]. Postdoctoral thesis, Harvard School of Dental Medicine, Boston, MA, 2001.

[102] Sharpe M, Mayou R, Seagroatt V, et al. Why do doctors fi nd some patients diffi cult to help? [J] Quarterly Journal of Medicine, 1994, 87: 187-193.

[103] Sinha PK, Nanda RS, McNeil DW. Perceived orthodontist behaviors that predict patient satisfaction, orthodontist-patient relationship, and patient adherence in orthodontic treatment[J]. American Journal of Orthodontics and Dentofacial Orthopedics, 1996, 110: 370-377.

[104] Spurzheim JG. The Physiognomical System of Drs[J]. Gall and Spurzheim, 2nd edn. London: Baldwin, Cradock & Joy, 1815.

[105] Sternbach RA. Individual response- stereotypy. In: RA Sternbach (ed.)Principles of Psychophysiology[M]. New York, NY: Academic Press, 1966, 95-109.

[106] Stirrat M, Perrett DI. Valid facial cues to cooperation and trust: Male facial width and trustworthiness[J]. Psychological Science, 2010, 21:349-354.

[107] Stricker G, Clifford E, Cohen LK, et al. Psychosocial aspects of craniofacial disfi gurement (Proceedings of 1974 Conference)[J]. American Journal of Orthodontics, 1979, 76: 410-422.

[108] Sullivan PM, Brookhouser PE, Scanlan JM, et al. Patterns of physical and sexual abuse of communicatively handicapped children[J]. Annals of Otology, Rhinology and Laryngology, 1991, 100: 188-194.

[109] Thomas A, Chess S (eds). Temperament and Development[M]. New York, NY: Brunner/Mazel, 1977.

[110] Treutwein B. Adaptive psychophysical procedures (minireview)[J]. Vision Research, 1995, 35(17): 2503-2522.

[111] Urban NJ, Anderson NK, Giddon DB. The infl uence of orthodontists' and dentists' physical attributes on patient selection[J]. American Association of Orthodontists Annual Meeting, Boston, MA, 2009.

[112] US Department of Health and Human Services. Healthy People 2010: Understanding and Improving Health, 2nd edn[J]. Washington, DC: US Government Printing Office, 2000.

[113] Veale D. Body dysmorphic disorder[J]. Postgraduate Medical Journal, 2004, 80: 67-71.

[114] Will LA (in press) Psychological aspects of diagnosis and treatment. In: LW Graber, RL Vanardsall and KWL Vig (eds)Orthodontics: Current Principles and Techniques. USA: Elsevier/Mosby.

[115] Winnicott D. Hate in the counter transference[J]. International Journal of Psycho- Analysis, 1949, 30: 69-75.

[116] Wood W, Eagly AH. A cross- cultural analysis of the behavior of women and men: implications for the origins of sex differences[J]. Psychological Bulletin, 2002, 128(5): 699-727.

[117] Woolley D, Clements T. Family medicine residents' and community physicians' concerns about patient truthfulness [J]. Academic Medicine, 1997, 72:155-157.

[118] York J, Holtzman J. Facial attractiveness and the aged[J]. Special Care in Dentistry, 1999, 19: 84-88.

[119] Zhang M, McGrath C, Hagg U. The impact of malocclusion and its treatment on quality of life: a literature review [J]. International Journal of Paediatric Dentristy, 2006, 16: 381-387.

第 5 章

正畸治疗中的营养

▶ 5.1 概述

良好口腔健康及理想正畸治疗结果的维持很大程度上取决于充足的营养供给。个体口腔及其结构的发育都受到营养状况的影响，营养缺乏或有毒物质均可能导致畸形。牙齿萌出后，营养状况主要影响口腔局部，对龋齿的预防及发展都有很大影响。良好的营养状况可以优化牙周韧带及牙槽骨对正畸力的生物学反应，反之，不良的营养状况会对其造成破坏。

由于正畸医师接触的患者正处于营养敏感的阶段，因此，有利于其对患者营养缺乏及不良的饮食习惯进行监控。正畸医师可以在就诊时使用简单快捷常规的饮食风险分析工具(不同于由食品及营养学家进行的更深入的评价)。根据评价的结果，正畸医师可以为患者提供简单的饮食建议和指导；如果发现更复杂的营养问题或疾病，也可以将患者转诊至内科医师、注册营养师或治疗师。有效进行饮食教育的关键在于有一个逻辑有序的方法，包括患者教育、数据收集、数据评价/诊断、提供营养指导、随访及再评价、一些关键的个人化建议。

了解营养学基本知识，能够给出好的指导且有一定交谈技巧有助于正畸医师提高其正畸治疗的结果同时提高患者的生活质量。

▶ 5.2 引言

营养、口腔健康及全身健康三者密切相连。在美国口腔健康 2000 年的报道中，美国卫生局强调“所有的健康护理提供者”都应该“在促进患者健康生活方式方面发挥积极的作用……通过将营养咨询引入治疗过程中”。这对于口腔医师尤其重要，因为口腔健康在营养方面起到关键的作用，反之亦然，口腔健康可以有利于或阻碍进食的愿望及能力。反过来，饮食及营养在口腔健康提升及龋坏的预防方面也发挥关键作用。

正畸医师可以很方便地帮助监测患者的饮食情况，同时提供有意义的饮食建议。许多正畸医师说他们经常与患者讨论饮食方面的问题。营养及饮食是患者及医师之间的相关话题，因为良好的营养会优化正畸治疗的结果。正畸医师应该在儿童期及青春早期就对患者进行检查。这有助于对存在的饮食问题进行早期发现及干预。当营养问题直接影响口腔情况或正畸治疗时，正畸医师可以帮助患者改变行为方式从而维护口腔健康。当营养问题超出正畸医师的知识范畴，可以将患者转诊至内科或注册营养师处。

本章将会就营养与正畸的相关性及正畸医师应该如何促进良好的营养以获得口腔健康进行综述。此外，本章还会对如何教育患者提供实际的建议以此促进饮食行为的改变。在深入研究之前，应该注意的是在日常的交谈中饮食与营养两个名词经常被交换使用。饮食指食物摄入的方式，也就是人们饮食的方式。其包括个人的食物选择，进食的频率及潜在的评价决定吃或不吃什么食物。这对于龋齿的发病及预防十分重要。营养指的是食物对于机体的系统性影响。营养不良可以指营养缺乏或过剩，或导致疾病如心血管疾病的营养情况。

5.3　什么是充足的饮食

充足的饮食是满足健康的所有已知营养需求的饮食。由于人体营养需求的知识不断增加，饮食标准及指导也在不断更新以反映这些变化。已知的人体营养需求记录在美国饮食参考摄入（DRIs）里，且有表格形式（http://fnic.nal.usda.gov）。大多城市有相似的标准，由于列出的标准是生理需要量（比如 g/d，mg/d，μm/d）不是日常摄入的食物，因此其不适于进行公众教育。由此设计了饮食指导及食物分组系统，将 DRIs 转换成来源的食物。根据相似的营养成分进行食物分组。美国最新且最全面的食物分组系统被称为 MyPlate（http://www.choosemyplate.gov 图 5.1），它不仅提供全面的饮食指导，并且根据年龄、性别、体重及运动水平给出具体建议。在口腔治疗中，进行饮食评价及教育最有效的方法就是将患者的日常食物摄入与这些标准进行对比从而决定关注点。MyPlate 网页可能需要青春期的分组。表 5.2 总结了关于青春期及成年人的饮食建议。

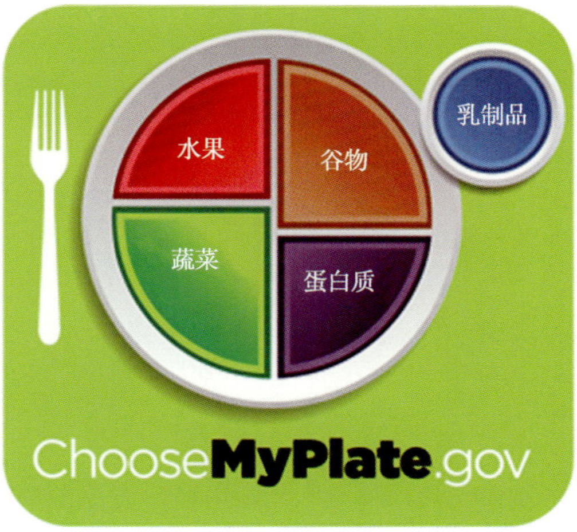

图 5.1　美国食物分组图示

表 5.1　根据年龄/性别/体重/活动量推荐的每天食物组分

人群	谷物/g	水果/盒	蔬菜/盒	奶制品/盒	蛋白质/g
14 岁女孩，52 kg，中等活动强度	140	1.5	2	3	140
14 岁男孩，68 kg，中等活动强度	198	2	3	3	170
30 岁女性，63 kg，最低活动强度	170	2	2.5	3	156
45 岁男性，79.5 kg，中等活动强度	226	2	3	3	184

5.4　营养与正畸患者

5.4.1　营养在口腔组织发育及维护中的重要性

所有组织及结构包括口腔的生长发育都直接取决于充足的营养。牙齿的发育始于子宫内一直持续到生命的第三个 10 年，此时第三磨牙萌出且所有牙齿完成牙根发育。牙齿在口腔出现后牙冠便暴露于口腔环境中。此时牙根并没有发育完全，而当萌出过程继续进行时牙齿周围组织形成及重建，且这种活动会一直持续到成年。对于年轻人及成年人来说，营养决定了组织发育的性质，重建以及个体对于物理及化学刺激的反应。因此，所有年龄组都依赖于良好的营养。

表 5.2 均衡饮食指导

名称	青少年和成年人推荐量	需改善营养者推荐食谱
水果	每天大于 2 份	在粥、燕麦卷、麦片、华夫饼、煎饼、酸奶中加入新鲜水果 把水果当零食吃 在冻酸奶或奶油上加入水果 新鲜的、罐装的、水果干皆可，但不要选有添加糖(浆)的
蔬菜	每天大于 2.5 份	新鲜蔬菜蘸酱或鹰嘴豆泥作零食 用新鲜蔬菜烹调加入意大利面、炖菜、披萨、炒菜、三明治 饭前一份小色拉 新鲜、罐装或是冷冻的皆可，但不要选择添加盐、黄油或是奶油酱的
乳制品	每天三份低或零脂	冲泡燕麦时使用低脂或零脂牛奶 吃低脂或零脂酸奶、奶酪 制作三明治时加入低脂或零脂奶酪
淀粉或粮食	每天 3～6 盎司(1 盎司＝28 g)，其余从浓缩谷物制品中摄取	挑选全麦面包、无盐爆米花或燕麦饼
脂肪	成人：热量占总卡路里的 20%～35%，从不饱和脂肪中摄取	植物油、鱼类、鳄梨、坚果、果仁奶油是不饱和脂肪酸的好来源 食用三文鱼或作成色拉 用植物油而不是猪油或黄油
	青少年：热量占总卡路里的 25%～35%，从不饱和脂肪中摄取	吃些坚果或是果仁奶油三明治 少吃红肉、猪油、全脂乳制品(牛奶、酸奶、奶酪、奶油、黄油、冰淇淋)
	饱和脂肪最多不超过总卡路里的 10% 尽量不摄入反式脂肪	少吃油炸快餐、成品糕点(派、甜甜圈、饼干等)、黄油曲奇
蛋白质	每天 4 盎司优质蛋白	优质蛋白包括：精牛肉(里脊、牛腩、烤牛肉、伦敦烤肉)、精猪肉(里脊、新鲜火腿)、精牛排和羊排(烤制)、去皮鸡肉和火鸡肉、鱼和贝类、金枪鱼、沙丁鱼、低脂午餐肉 其他：豆腐、豆类、低脂奶酪、白干酪、蛋白、替代蛋白制
添加糖	尽可能少维持口腔卫生，减少糖分和淀粉类物质的摄入，以防龋病发生	减少甜食摄入：曲奇、糖果、巧克力等 减少含糖饮料摄入：可乐、加糖咖啡或茶、能量饮料、运动饮料、果味饮料 避免长时间含食上述用含糖饮料 餐间少吃甜食 减少硬糖、薄荷糖、止咳糖摄入
锻炼	成人：适当锻炼 30 min，减少慢性病的发生；或锻炼 60 min，防止增龄性肥胖	勤走楼梯，将车停在远离商店处，少看电视、玩电脑，加入运动队、去健身或户外行走
矿物质	每天不超过 2 300 mg	推荐未加工或是半成品食物 选用低矿物质、低盐罐装食品，或先用水浸泡 烹饪时少盐

摘自美国健康和农业委员会饮食指南，2005

口腔发育(包括牙齿的矿化)开始于子宫内，且母亲产前的营养状况是影响最终儿童口腔发育的首个关键因素。在怀孕期间母体缺乏叶酸、核黄素及锌会导致儿童严重的颅颌面畸形如唇腭裂。在牙齿发育时期，全身营养不良及特定的营养缺乏(及营养毒素)可以影响牙齿的大小、形成及萌出的类型。比如，在儿童早期蛋白质缺乏可以影响牙齿的大小及萌出顺序。维生素 C 缺乏可以影响胶原的形成及骨骼的发育。在发展中国家，营养不良状况普遍存在，因此营养相关的缺陷很常见。然而在发达国家，营养不良及特定的营养缺乏较为少见。但是营养毒素相关事件确实存在。如几年前在牛奶中过度加入维主素 D 的商业行为导致儿童萌出牙列的错殆畸形的事件。因此正畸医师应当意识到营养在口腔生长及发育中的重要性，同时建议孕期女性关注合理营养对未出生的孩子及其自身健康的重要作用。他们应当提醒孕妇除外内科医师开具的处方药，不要随意使用补充营养，除外复合维生素或钙剂（维生素 D）。

5.4.2 饮食在口腔龋坏中的作用

正畸医师是对患者进行龋坏及饮食方面教育理想的角色，因为正畸矫治器增加了菌斑聚集的可利用面积。牙齿在萌出期间对于龋坏最为敏感（对于乳牙及青春早期恒牙约持续 2～5 年）。龋坏是牙釉质及牙本质在有机酸作用下去矿化的过程，细菌代谢饮食中的糖类产生有机酸。龋坏的发展主要受到发酵的碳水化合物（单糖及双糖）与致龋菌斑接触的时间长短影响。因此，进食的频率，糖的形成（包括糖类在口腔内停留的时间）及进食的时间（两餐之间）是决定龋坏风险的重要因素。重要的一点是我们应该记住摄入糖的总量似乎不是饮食致龋的最重要因素。饮食习惯如经常摄入包含单糖的食物或饮料较不经常的进食更易导致龋坏的发展。表 5.3 显示了多种食物的相关致龋性。

表 5.3 不同类型食物的致龋性

致龋性		
低	中	高
芝士棒	巧克力	干果
芝士和饼干	酸奶	糖果，棒棒糖
坚果	冰淇淋	雪糕
无糖布丁	水果	果汁
蔬菜		苏打水
肉类		蛋糕，饼干，派
煮鸡蛋		

5.4.2.1 糖的定义

对于公众来说，与龋坏有关的糖通常等同于蔗糖。然而，所有的单糖（葡萄糖、果糖、半乳糖）及双糖（蔗糖、麦芽糖、乳糖）都有致龋性。在口腔健康的范畴内，名词发酵碳水化合物指的是可以被细菌代谢产酸进而增加龋坏风险的碳水化合物。其主要包括单糖及双糖，但淀粉类如果在口腔中停留足够长时间，唾液淀粉酶可以将其水解为单糖进而可以导致龋坏。

为了更简单易懂地给患者建议，我们可以告知患者蛋白质、脂肪及纤维样的食物都不会造成龋坏。唯一致龋的食物就是包含一种或多种单糖的食物。这包括食物生产过程中添加的糖类（蔗糖，果糖含量极高的玉米糖浆），烹饪或就餐时加入的蔗糖及水果、果汁、蜂蜜、糖浆等本身就含有的糖类。

5.4.2.2 饮食如何预防龋坏

唾液在预防龋坏中发挥主要的作用，其可以促进釉质的再矿化，清洁口腔及中和酸性物质。咀嚼的动作有助于唾液的流动。许多药物，包括常见的抗过敏药，如抗组胺剂可以造成唾液分泌减少或口腔干燥。由于缺乏中和酸的效应，口腔干燥同饮食共同增加了患龋的风险。因此，维持唾液流动对于龋坏的预防十分关键。

氟化物通常被认为是预防龋坏最有效的方法。氟化物增强了牙釉质抵抗糖类摄入后有机酸的脱矿作用。经常使用氟化物可以保护釉质对抗酸的破坏，但不能降低患龋的风险。经常摄入致龋糖类可以压倒氟化物的效应。氟化物的主要来源是饮水。在茶中也可以发现氟化物，但在多数其他食物中其含量很低。大多瓶装水不是氟化物很好的来源。其最可靠的来源就是氟化的饮用水及含氟牙膏。

某些食物也可有助于保护釉质脱矿。研究表明，当菌斑受到致龋物质，如饼干的刺激后再加入芝士会立刻使菌斑回归中性环境。尽管发病机制不是很明确，但我们假设咀嚼食物对唾液分泌的刺激作用，芝士所含钙对釉质的再矿化作用以及芝士或坚果中的脂肪对于菌斑的覆盖作用可能是关键。嚼口香糖也有同样的效果。含有木糖醇的口香糖对防龋有放大的效果，因为木糖醇本身不致龋。然而，咀嚼不含糖的口香糖和坚果可能不适于正畸患者。

5.4.2.3 成年人龋坏

随着年龄的增加，牙龈退缩使得缺少表面高度矿化的牙骨质暴露于口腔，从而使根面龋的风险增高。某些成年人常见的饮食习惯也会增加根面龋的发病风险。这包括使用令口气清新的薄荷糖或硬的糖果及一天内持续摄入含糖的饮料如咖啡、茶、苏打水或果汁以缓解口干。与口干及高致龋风险相关的医学情况包括舍格伦综合征、头颈部放疗、使用具有口干副作用的药物等，常见可以引起口干的药物如表 5.4 所示。无糖的糖果或含片也有助于某些患者的口干。

表 5.4 常见引起口干的药物分类

抗抑郁及抗精神病类药物	利尿药
• 选择性血清素再摄入阻断剂	抗高血压药
• 三环系列抗抑郁药	镇静剂
• 杂环抗抑郁药	肌肉松弛剂
• 单胺氧化酶抑制剂	抗组胺药
• 非典型抗抑郁药	镇痛药

5.4.3 营养对于正畸治疗的重要性

充足的营养不仅对于口腔组织的发育有重要作用，它也有助于对施加在牙周韧带及牙槽骨上的正畸力正常的组织学反应。在正畸治疗中，力学系统能够导致炎症反应进而刺激牙槽骨重建过程，最终造成牙齿移动。正确有效的牙移动需要牙槽骨及牙周膜健康的生物学反应。这种生物学反应以及骨改建过程需要充足的营养。理论上，任何营养异常（缺乏或有毒性的碳水化合物、脂肪、蛋白质、维生素、矿物质或水）都会影响组织对正畸力的正常生物学反应从而破坏了正畸治疗的结果。

关于正畸治疗中系统性及单独营养特定作用的研究很少，并且许多结论都来自动物实验。维生素 C 缺乏是典型的营养缺乏影响正畸治疗的例子。相较对照组动物，维生素 C 缺乏的情况下施加于豚鼠切牙的侧向力会造成牙周膜及牙槽骨显著的变化。维生素 C 缺乏理论上可以干扰胶原的合成，破坏牙周膜的完整性及牙槽骨的形成。

此外，关于营养及正畸力下骨重建之间关系的研究也比较少见，且仅局限在动物实验。然而，关于营养在全身骨形成及重建中作用的文献很多，可以引申到正畸牙移动中的骨改建过程。多数成年人的骨峰值在儿童及青春期骨改建中获得。在此阶段的营养缺乏会导致骨量不足及后期牙齿的稳定性，进而造成骨质疏松。在局部骨质改建过程（如正畸力作用下），营养缺乏会显著影响最终的治疗结果。多种营养物质如钙、磷、镁、铜、锌、铁、氟及维生素 D、A、C、K 等都对于骨组织的健康十分重要。

许多研究证实钙的摄入可以直接影响儿童及青少年的骨密度及短期骨增加量，对长期骨增量的影响还未完全清楚。钙是骨构架的阳离子同时也可以间接调控骨改建过程。必须吸收足够多的钙离子才能在发育及成熟后的维持期构建骨骼。尽管充足钙离子的摄入对骨骼健康很重要，但过多的钙离子（通常大于 2.5 g/d）会干扰其他营养物质如铁的吸收。

动物实验证明，高磷低钙饮食（很像常见的饮料，高可乐低乳制品摄入）会对骨量造成损害。动物体内缺乏镁会导致骨吸收剂形成的失调，影响骨强度及发育。其他研究发现大鼠体内缺乏铁元素会使骨的脆性增加。维生素 K 缺乏及维生素 A 中毒会增加骨吸收及骨的脆性。能量缺乏同样会损害骨骼及牙齿健康。研究发现，神经性厌食症患者（特征为厌食、危险的低体重、闭经、雌激素水平不足、多种营养缺乏及全身营养不良）骨吸收增加骨形成减少。

在正畸治疗中，另一个营养相关的问题在于矫治器的外观。托槽及带环增加了菌斑及口腔软硬组织脱矿的表面积及暴露时间。为了减少固定矫治器的损坏，我们推荐进食较软的食物。减少矫治器损坏的饮食建议：

- 避免硬的食物如糖果或棒棒糖；
- 避免脆的食物如坚果或爆米花；
- 避免黏性的食物如太妃糖或焦糖；
- 避免长时间咀嚼的食物如口香糖或水果点心；
- 避免咀嚼冰棒；
- 注意当食用较硬的水果或蔬菜时应将其切成小块并使用后牙咀嚼；
- 注意当食用坚硬的肉类、芝士或面包时应将其切成小块并使用后牙咀嚼。

5.4.4　影响饮食及正畸治疗的年龄特异性因素

在正畸治疗中，另一个重要的营养考虑就是患者所处的年龄阶段。正畸患者通常在青春发育高峰期开始治疗。在这个生长阶段营养需求增加，因此，进行饮食选择就变得更为重要。

5.4.4.1　儿童期肥胖

如今美国三分之一的儿童被定义为超重或肥胖。儿童期肥胖是过去 30 年的三倍之多。肥胖儿童更易成长为肥胖的成年人且更易患上成年发病的慢性疾病，如心血管疾病及 2 型糖尿病。肥胖儿童更易自我评价低，进而影响社交及学术表现。

肥胖的发病学是多因素的，包括遗传及生活方式，如饮食及锻炼。其他影响因素包括家庭及学校环境，更大的社团及社会环境。然而，如今科学团体一直认为饮食及营养在儿童肥胖中发挥重要作用。不良的饮食习惯，如大量进食、经常吃零食及喝高糖饮料都可导致儿童期肥胖。这些饮食习惯也可导致患龋风险增加，因此，在正畸治疗时应当加以强调。美国医学会建议，整个健康护理团队应该重视营养的问题，以此提高儿童的健康。

5.4.4.2　青春期

5.4.4.2.1　生理社会因素对食物选择的影响

青春期要经历身体、情感、社会心理及认知方面的变化。青春期女孩完成了身体的发育开始了“身材发育”。因为现代社会推崇纤细的身材，所以，女孩们会尝试各种减肥的方法。许多研究都证实青春期尤其是女孩与减重有很高的相关性。其中一项研究——青少年的饮食（EAT 项目）发现 45％的青春期女孩都在尝试减肥。通常她们会选择不健康的方式，如减肥药、泻药、利尿药或呕吐。EAT 项目证实有 12％的女孩会采用这些极端的减肥方法。这些行为可能提示更严重的社会心理疾病如暴食症或神经性厌食症。通常饮食失调最先表现在口腔。某些患者会抱怨“我的牙齿在脱落。”当发现这些证据后，应该对患者进行医学评估。现在许多医院都设有饮食失调门诊，可以为患者提供多学科的护理。

青春期男孩的身体发育在继续，热量的需求显著增加。胃口明显增大，导致进食大量的食物。尽管在女孩中更为常见，但节食及极端的减肥行为同样发生在青春期男孩身上。EAT 项目报道称 21％男孩正在尝试减肥，而 5％使用极端减肥方法。

5.4.4.2.2　典型的饮食方式

青春期男性及女性的饮食方式通常不良。从青春期开始，青少年更多的在外进食，且有了自己的食物选择。食物成为了离开家庭的独立身份的象征。因为青少年开始表现出独立，前辈的影响变得更加重要，且可能影响到食物的选择。

不规律的进食；某一餐不吃；经常吃零食；请外卖送餐；快餐；摄入高糖、碳酸或咖啡因的饮料；不注意饮食。这些饮食方式对于青少年都是不健康的，会显著影响口腔健康。比如，钙摄入不足在女孩中很常见，尤其在这个骨密度增加的重要阶段。同样，经常摄入高糖饮料及零食都与青少年患龋风险增高有关。关键问题是理解青少年养成饮食习惯的因素从而能够有效帮助其改进饮食方式。

5.4.4.3 成年人

正畸的人口统计学数据在迅速变化。美国正畸协会最新的报道称五分之一的正畸患者是成年人。成年患者有自身特殊的挑战。通常来说，成人正畸患者有更长的用药史。许多人有慢性疾病可能会影响治疗。医师应该了解这些疾病，其对口腔及正畸治疗的影响，如果情况不能很好的控制应建议患者转诊进行进一步治疗。比如，2 型糖尿病十分常见，常由肥胖所导致。如果一个患者的糖尿病不能很好地得到控制，在治疗中可能会出现低血糖或高血糖。快速吸收的糖如果汁或糕点应当常备在身边，以防止患者在复诊前没有进食而出现低血糖。如果怀疑患者有高血糖，那么就需要用药。没有良好控制的低血糖患者会随身携带糖果，但如果进食太频繁，可能会导致龋坏。许多成年人同时在服用一种或多种有口干不良反应的药物，结果导致牙根及现存修复体周围龋坏风险增加。

5.5 正畸患者有效的营养管理

5.5.1 强调饮食及营养的策略

尽管充足的营养及合理的饮食是有效正畸治疗的关键，我们应该认识到，在正畸复诊期间，关于营养及饮食的讨论很少是唯一的话题。它们是短暂治疗过程中多个话题之一。正畸诊所内营养及饮食的讨论要少于营养学家的诊所。然而，正畸医师可以进行简单快速及常规的饮食风险评估，这不同于注册营养师进行的全面的营养评估。正畸环境中的饮食风险评估是一种快速简单的工具用来评价患者总体饮食量、龋坏风险及矫治器破坏的风险。正畸医师利用评价的信息为患者提供简单的饮食建议及指导。如果患者有潜在的用药史，或营养缺乏的情况太复杂，正畸医师可以将患者转诊至内科医师、注册营养师或治疗师那里(图 5.2)。

5.5.2 在正畸治疗中如何向患者提供有意义的饮食营养建议及指导

有效进行饮食教育的关键在于有一个逻辑有序且个性化的方法。任何医学或口腔治疗中都应该按照下列顺序进行：

(1) 患者教育

患者可能对于在正畸治疗中讨论营养及饮食感到很惊讶。对于医师来说，这是个很好的向患者解释饮食选择重要性的机会。注意我们要使用食物而不是饮食这个名词。通常，对于患者来说，饮食这个名词有消极的含义应最好避免使用它。

(2) 举例内容

对于患者，我们的首要治疗目标是在合理的时间内创造优美的微笑。食物的选择对治疗结果有很大影响，因此，我们不应当忽视这个因素。解释食物如何影响正畸治疗。并且患者还会问一些关于食物类型及进食频率的问题。通过这些信息，制订最好的正畸治疗方案。

介绍十分关键，因为其设定了随后治疗的阶段，同时提供给患者饮食问题的背景。

评价患者对于饮食、口腔及正畸治疗健康的了解也很重要。这可以通过几个简单的问题实现：你认

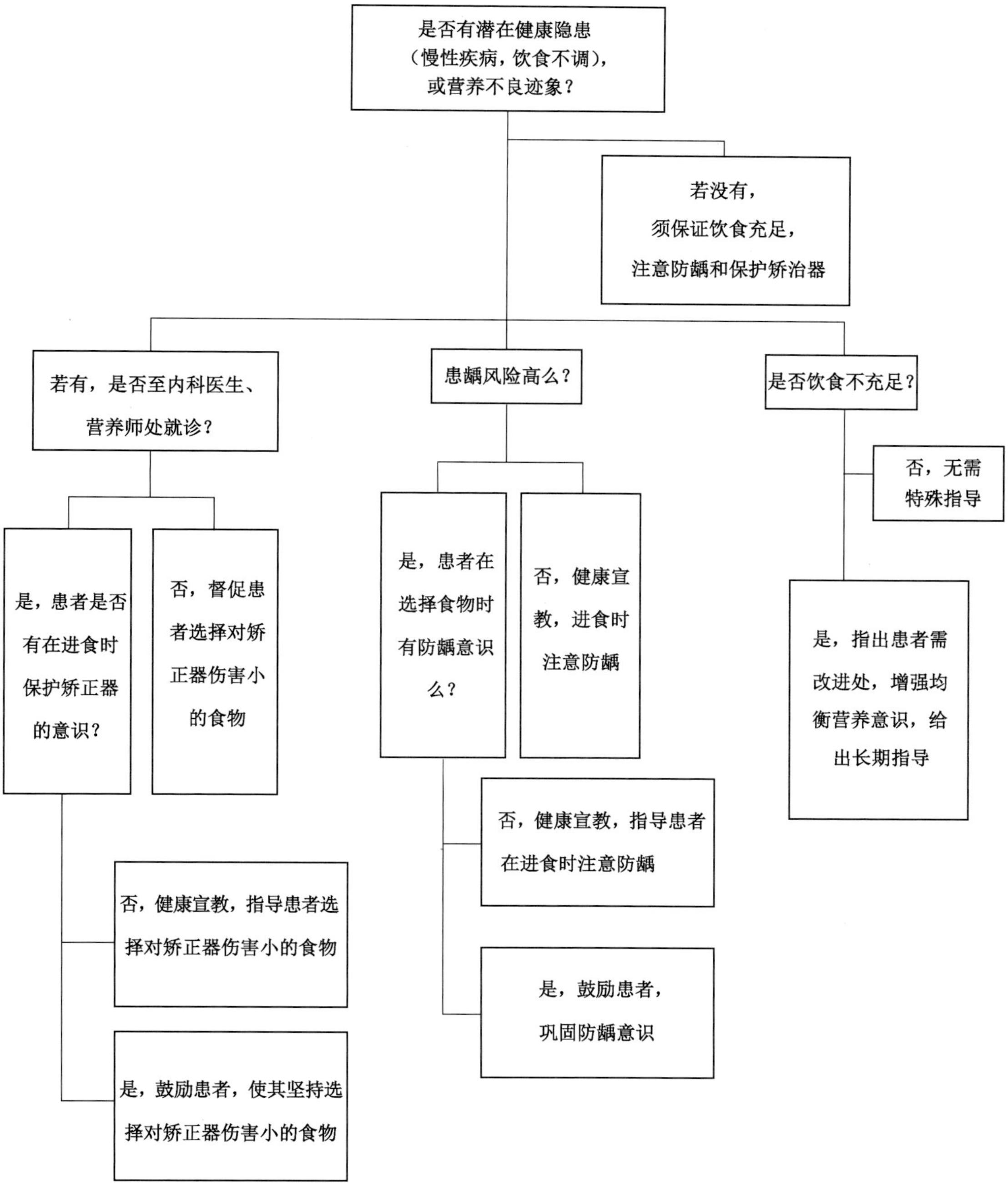

图 5.2　饮食指导流程

为什么食物可以导致龋坏的发展？为什么？你认为在正畸治疗中应避免什么类型的食物？为什么？你怎么评价你自己的饮食？你觉得自己正在进行的健康活动有什么？你认为在饮食方面自己需要改进的问题是什么？这一步骤似乎没有其他那么关键，但这是给患者提供相关教育及建议的关键。尤其是不要浪费时间去教育患者一些他们已经知道的知识。

5.5.2.3　需求评价/数据收集

通常，有两种类型的数据需要收集：客观数据及主观数据。

（1）客观数据

客观数据就是患者讲述的数据，如病史，不包括任何医师直接观察到的数据。比如，一位患者讲述她每天下午工作时都会喝 1 L 的含糖苏打水。

在正畸治疗中，饮食风险评估工具使用一些简单的问题可以很快捕获到患者的饮食质量。主要有三个饮食方面的考虑：总体饮食量，患龋风险相关的饮食类型，矫治器损坏风险相关的食物选择。表 5.5～表 5.7所列关于饮食评价工具，这些工具可以在正畸治疗前交给患者自行填写。然而，最好的方法是医师在就诊过程中直接询问患者相关的问题，这样使双方关系更为融洽。

表 5.5　饮食风险评估

充足饮食		
每天你是否至少摄入	是	否
• 4～6 盎司谷物（1 盎司＝1 片面包，1/2 杯谷物、意大利面、大米）		
• 2 片或 1/2 杯水果或果汁		
• 2 杯蔬菜		
• 3 份牛奶，芝士，酸奶或冰淇淋（1 份牛奶/酸奶＝1 杯，冰淇淋＝1.5 杯，芝士＝1 盎司或一片）		
• 4 盎司肉类，禽类，鱼肉，鸡蛋，豆类		

表 5.6　龋病风险因素评定量表

增加龋病风险的饮食因素		
通常你一天是否有如下行为	是	否
• 超过 3 次餐间零食（包括饮料）		
• 餐间慢慢吸食甜味饮料（如苏打水、果汁、甜的咖啡/茶/可可饮料等）		
• 进食如下食品超过一次：蛋糕，饼干，糖果，面点		
• 饮用一次以上甜饮料		
• 餐间是否进食硬糖、棒棒糖、薄荷糖		

注意：表中的分量适于成年人及生长中的青少年。儿童可能需要减量。

表 5.7　正畸装置破坏风险评估量表

你是否进食如下食品	是	否
硬的食物如硬糖果或者棒棒糖		
脆的食物如坚果或者爆米花		
粘的食物如太妃糖或者焦糖		
难嚼的食物如口香糖或者耐嚼的水果零食		
冰块		
硬的新鲜水果及蔬菜		
韧过的肉，硬的奶酪或者硬皮面包		

（2）主观数据

主观数据是指在临床检查中医师观察到的数据。口腔环境对于营养十分敏感，因为细胞更新十分迅速（3～7 d）。营养缺乏或中毒的临床表现会最先出现在口腔。因此，口腔检查是早期发现营养问题的重要手段。比如，维生素 B 缺乏的临床表现包括：

- 唇部裂开；
- 口腔炎症；
- 舌体发紫或红肿或光滑；

- 口腔黏膜炎症导致进食或吞咽疼痛；
- 继发真菌或细菌感染。

另外，牙釉质脱矿常常暗示患者经常进食酸性饮料甚至存在饮食失调症。

值得注意的是上述除了营养缺乏外还有很多原因。相反，患者缺乏口腔的临床症状并不能完全排除营养缺乏。在诊断营养缺乏前必须进行生化检测。

5.5.2.4 数据检测/诊断

数据评估指将患者的营养状态构建成一个整体来评估的过程，数据包括主观数据(由食物评估量表获得)和客观数据(由临床检查获得)。研究发现通常显著的营养缺乏超过了正畸医师的治疗范围，因此，需要将这些患者推荐给专科医师，依据评估结果决定对应的干预措施。比如，结果显示患者患有营养缺乏或者一些其他潜在的疾病如暴食症或糖尿病等，正畸医师都不能解决。另一方面，一些简单提高食物搭配或者减少龋病风险的建议是正畸医师是容易实现的。饮食危险因素评估能够提供适当的指导或者必需的干预。

(1) 举例

从一个新患者的临床检查及三项快速评估量表(评估营养状况、龋病风险及装置破坏风险)发现患者龋病风险高。而医师在询问患者是否知道什么样的食物会引起龋病时，患者对此非常熟知。

医师：很高兴知道你很了解哪些食物可能会引起龋病。然而，我们的龋病风险量表问卷发现你在餐间进食糖果，这使得你的龋病风险很高。因此，我很想知道你进食糖果的时间、地点和原因(注意：避免主观判断)。

患者：我吃巧克力是因为秘书的办公桌上总是有一大包巧克力。每次我去复印机时便吃一颗，我对此毫无抵抗力。巧克力是我最喜欢的食物。

医师：你能不能进一步解释你为什么吃这些巧克力？是你饿么？是你压力大么？还是无意识行为？或者是你真的非常、非常喜欢你吃的每一颗巧克力？

患者：我不知道。可能这是一种无意识的习惯，虽然我确实喜欢巧克力。

医师：我能想象要拒绝像巧克力一样美好的东西是多么困难，尤其是它整天都摆在你面前(注意：需要有同情心)。不过我有一些担心你的龋病风险。长时间反复进食甜食(如整个下午)经你的牙齿置于很高的龋病风险中，甚至高于坐下来一次吃许多巧克力。你是否有兴趣避免整个下午吃那么多巧克力？

患者：当然愿意。

医师：你能否想象整个下午降低巧克力进食的目标？可以是一个你相信自己能做到的小的目标。

患者：我能完全不吃巧克力。

医师：你认为这是一个现实的目标么？

患者：可能不是。

医师：那么你能在想一个更加现实的目标么？

患者：我只吃一次巧克力如何？我认为这样比较现实。

医师：我认为是个不错的主意。

(2) 提供营养指导

营养指导需要基于饮食风险饮食评估的结果。正畸医师需要与患者共同决定适当的改进目标。

目标应该比较小，由患者来决定并具有可实现性。这样才能保证患者积极主动参与治疗过程中。目标将患者引导到正确的道路上十分重要。让患者迅速做出巨大改变是不现实的。长期目标可以被分为许多小的、短期的目标，并且小目标是特别的、可测量的、可实现的、现实的。这些目标必须基于营养评估量表的的结果并根据患者的特点个性化制定(表 5.7)。

表 5.8　预防和降低龋病风险的推荐食物

界限	替代性选择
每天少于 4 次含高糖食物和饮料，特别是餐间	餐间进食低糖的食物如低脂或无脂奶制品、全麦面包、坚果、新鲜的水果或者蔬菜
进食硬糖果、薄荷糖或者止咳糖	无糖的硬糖果、薄荷糖或者止咳糖
一直喝高糖饮料包括常规苏打水，甜的咖啡或茶、能量饮料、运动饮料或者仿水果饮料	口渴才喝水合饮料如水、低脂或无脂牛奶、无糖饮料

(3) 随访及从新评估

从新评估对于发现患者的饮食状况是否改进是十分必要的。最好是从询问患者是否相信自己在饮食方面与上次讨论相比是否有进步。从新采集主观和客观的数据以获得更加具体了解患者的进步。基于患者的进步，医师可以提供进一步的目标或者保持现在饮食习惯。

5.5.3　提高医师与患者间交流的重要注意事项

交流过程是复杂的并且信息容易被错误地理解。行为改变的成败主要决定于医师所采取的策略。因此，好的交流技巧是必不可少的。下面介绍一些提高交流质量的技巧：

- 提供良好的环境。确保环境友好，无其他干扰。
- 平等。以同等的尊敬治疗所有患者。
- 非主观的。以叙述性语气提及敏感话题。
- 积极聆听。注意患者谈话时语言和非语言的反馈。
- 保持眼神接触。
- 富于同情心的。
- 问一下开放式的问题(如何、为什么、什么、能不能、告诉我——一些不能只用一个词就回答的问题)
- 鼓励患者多谈话。
- 头脑风暴。告诉患者应该怎样做出行为改变，与患者讨论他们打算采取的行动。同时解释该如何处理挑战性情况。
- 回顾过去的努力，包括成功的与失败的。谈论以前对患者有效的方法，强调这些方法，去改变患者的饮食、口腔及矫正行为。
- 询问患者是否担心自己当前的状态。
- 挖掘患者的价值观。询问与患者目前的不良行为有微妙关系的价值观，让患者发现这些不和谐。
- 让患者对比改变行为与保持现状的付出与获得。
- 让患者自己决定改变自己的行为。

5.6　结论

营养状况是包括正畸医师在内的所有口腔医师必须考虑的重要因素。适当的营养是健康地生长发育的必要条件，也是对正畸力的适当修复反应的必要条件。另外，饮食习惯对龋病风险及其他慢性疾病(比如，2 型糖尿病)的发展有很大影响，而这两者都会影响口腔健康。生命阶段是正畸治疗另一个重要的考虑因素。儿童、青少年、成年人有各自的饮食习惯，这在正畸过程中出现不同的挑战。正畸医师必须记住每一个患者都是一个个体。快速而简单的饮食评估可以评估患者个体的饮食习惯，而这些习惯可能会影响营养是否充足、龋病、装置破坏风险进而影响矫正的结果。然后就可以评估结果选择与患者相适宜的干预策略。

参 考 文 献

[1] Calvo MS. The effects of high phosphorus intake on calcium homeostasis[J]. Advances in Nutritional Research, 1994, 9: 183-207.

[2] Creedon A, Flynn A, Cashman K. The effect of moderately and severely restricted dietary magnesium intakes on bone composition and bone metabolism in the rat[J]. British Journal of Nutrition, 1999, 82: 63-71.

[3] Dietz WH Jr, Gortmaker SL. Do we fatten our children at the television set? [J] Obesity and television viewing in children and adolescents. Pediatrics, 1985, 75: 807-812.

[4] Feskanich D, Weber P, Willett WC, et al. Vitamin K intake and hipfractures in women: a prospective study[J]. American Journal of Clinical Nutrition, 1999, 69: 74-79.

[5] Giunta JL. Dental changes in hypervitaminosis D[J]. Oral Surgery, Oral Medicine, Oral Pathology, Oral Radiology and Endodontics, 1998, 85: 410-413.

[6] Guggenheimer J, Moore PA. Xerostomia: etiology, recognition and treatment[J]. Journal of the American Dental Association, 2003, 134: 61-69.

[7] Hathcock JN, Hattan DG, Jenkins MY, et al. Evaluation of vitamin A toxicity[J]. American Journal of Clinical Nutrition, 1990, 52: 183-202.

[8] Hickory W, Nanda R. Nutritional considerations in orthodontics[J]. Dental Clinics of North America, 1981, 25: 195-201.

[9] Hotta M, Fukuda I, Sato K, et al. The relationship between bone turnover and body weight, serum insulin -like growth factor (IGF) I, and serum IGF-binding protein levels in patients with anorexia nervosa[J]. Journal of Clinical Endocrinology and Metabolism, 2000, 85: 200-206.

[10] Huang JS, Becerra K, Walker E, et al. Childhood overweight and orthodontists: results of a survey[J]. Journal of Public Health Dentistry, 2006, 66: 292-294.

[11] Ilich JZ, Kerstetter JE. Nutrition in bone health revisited: a story beyond calcium[J]. Journal of the American College of Nutrition, 2000, 19: 715-737.

[12] Institute of Medicine. Preventing Childhood Obesity-Health in the Balance[M]. Washington DC: The National Academic Press, 2005.

[13] Kanai T, Takagi T, Masuhiro K, et al. Serum vitamin K level and bone mineral density in post-menopausal women [J]. International Journal of Gynaecology and Obstetrics, 1997, 56: 25-30.

[14] Kandelman D. Sugar, alternative sweeteners and meal frequency in relation to caries prevention: new perspectives [J]. British Journal of Nutrition, 1997, 77: S121-128.

[15] Kashket S, DePaola DP. Cheese consumption and the development and progression of dental caries[J]. Nutrition Reviews, 2002, 60: 97-103.

[16] Litton SF. Orthodontic tooth movement during an ascorbic acid deficiency[J]. American Journal of Orthodontics, 1974, 65: 290-302.

[17] Lynch H, Milgrom P. Xylitol and dental caries: an overview for clinicians[J]. Journal of the California Dental Association, 2003, 31: 205-209.

[18] Medeiros D, Ilich J, Ireton J, et al. Femurs from rats fed diets deficient in copper or iron have decreased mechanical strength and altered mineral composition[J]. Journal of Trace Elements in Experimental Medicine, 1997, 10: 197-203.

[19] Moynihan P, Petersen PE. Diet, nutrition and the prevention of dental diseases[J]. Public Health Nutrition, 2004, 7: 201-226.

[20] Neumark-Sztainer D, Hannan PJ, Story M, et al. Weight-control behaviors among adolescent girls and boys:

implications for dietary intake[J]. Journal of the American Dietetic Association，2004，104：913-920.

[21] Palmer CA. Effective communication in dental practice[J]. In：Diet，Nutrition and Oral Health，2nd edn. Upper Saddle River，NJ：Pearson，2007，409-452.

[22] Pinkham JR. Adolescence：dynamics of change[J]. In：JR Pinkham，PS Casamassimo，HW Fields Jr，et al.（eds） Pediatric Dentistry：Infancy through Adolescence，4th edn. Philadelphia，PA：Elsevier/WB Saunders，2005，650-660.

[23] Rizzoli R. Nutrition：its role in bone health[J]. Best Practice and Research Clinical Endocrinology and Metabolism，2008，22：813-829.

[24] Roberts WE，Epker BN，Burr DB，et al. Remodeling of mineralized tissues，part II：control and pathophysiology [J]. Seminars in Orthodontics，2006，12：238-253.

[25] Rollnick S，Mason P，Butler C. Health Behavior Change：a Guide for Practitioners[M]. Philadelphia，PA：Churchill Livingstone，1999.

[26] Romito LM. Introduction to nutrition and oral health[J]. Dental Clinics of North America，2003，47：187-207.

[27] Rude RK. Magnesium deficiency：a cause of heterogeneous disease in humans[J]. Journal of Bone and Mineral Research，1998，13：749-758.

[28] Rude RK，Kirchen ME，Gruber HE，et al. Magnesium deficiency -induced osteoporosis in the rat：uncoupling of bone formation and bone resorption[J]. Magnesium Research，1999，12：257-267.

[29] Schwartz MB，Puhl R. Childhood obesity：a societal problem to solve[J]. Obesity Reviews，2003，4：57-71.

[30] Tinanoff N，Palmer CA. Dietary determinants of dental caries and dietary recommendations for preschool children [J]. Journal of Public Health Dentistry，2000，60：197-206.

[31] US Department of Agriculture.（12 May 2010-last update）MyPyramid Plan[J]. Available at：www. mypyramid. gov/mypyramid/index. aspx（accessed 24 April 2010），2010.

[32] US Department of Health and Human Services，US Department of Agriculture. Dietary Guidelines for Americans，2005[J]. Washington DC：Government Printing Office，2005.

[33] US Department of Health and Human Services，National Institute of Dental and Craniofacial Research，National Institutes of Health. Oral Health in America：A Report of the Surgeon General-Executive Summary[J]. Washington DC：Government Printing Office，2000.

[34] Yaghi MM. Soda pop and caries[J]. Journal of the American Dental Association，2001，132：578.

第6章

生长发育中的畸形：与儿科医师沟通的重要性

6.1 概述

许多因素可改变颅颌面复合体的生长发育，包括不良习惯、病理性因素和内科疾病。正畸治疗的目标是促进最佳的颅颌面生长发育，并将矫正结果保留在最理想状态。为此，正畸医师必须与儿科医师一起讨论、鉴别患者所患疾病，并根据患者的身体条件制定个体化的治疗计划。假设大家已熟知正常的颅颌面生长发育情况下，本章主要聚焦在医护专业人员之间相互沟通的重要性，强调生长发育异常病例需要正畸医师和儿科医师一起联合治疗。

6.2 引言

儿科医师在促进口腔卫生保健工作中起重要作用，应该呼吁他们为患者提供牙科指导。多数低收入人群没有固定的牙科医师。在儿童期，儿科医师会常规上门随访，与家庭频繁接触。他们的职责是为家庭提供关于儿童口腔疾病预防方面的建议，并将患者转诊至口腔专科医师处就诊。儿科医师了解颅颌面生长发育相关知识非常重要，这将促进口腔预防工作的贯彻落实并最终获得成功。

儿童期的许多不良习惯应做到早发现、早诊断、早破除，以利于最佳的颅颌面生长发育。有些患者应尽早转诊至正畸医师处。相反，正畸医师有时也会遇到伴发内科疾病的颅颌面畸形。在这种情况下，正畸医师需要了解内科疾病对正畸治疗的影响，从而建立一个理想的个体化治疗方案。同时，正畸医师应与儿科医师密切合作，去除影响颅颌面生长发育的不利因素。

正畸医师与儿科医师联合讨论具体正畸治疗方案的现象并不常见。通常情况下，正畸医师通过询问患儿父母了解病史。对于一些特殊的患者，通常，医师之间的交流也仅限于正畸医师与口腔综合科或儿童牙科医师之间，不超越口腔的范畴。如果患者既往病史复杂，正畸医师应与儿科医师联系，讨论患儿正畸治疗的适应证和禁忌证。正畸初检应包括详细的病史，包括全身和口腔病史、既往史、患者的行为与发育。病史应每年更新。在询问病史时，如果正畸医师发现患者存在生长发育障碍或其他疾病（如肿瘤、生长迟缓、心脏病、出血性疾病），应联系儿科医师共同讨论治疗方案，这样可以更好地评估患者的全身状况。

对于患有某些疾病的患者，正畸医师在确定治疗方案时，应考虑到患者正畸治疗中存在的风险，根据患者的健康状况调整治疗方案，以期达到最佳的治疗效果。例如患有出血性疾病的患者（血友病、血管性血友病和其他出血性疾病），治疗中应尽量减少出血，这类患者不推荐手术治疗。需要拔牙的患者，经所有相关科室医师（正畸医师、儿科医师、血液科医师和口腔外科医师）讨论后再考虑拔牙。金属带环试戴时，不可避免地会损伤软组织，患有出血性疾病的患者应尽量避免使用金属带环。正畸医师应在治疗开始前，花大量时间向患者家属解释治疗的风险和优势。如果患者有心脏病史，需要在带环试戴时或其他任何可能引起出血的操作前评估是否需要预防性使用抗生素。再次强调一下，正畸医师与儿科医师之间有效的交流非常重要。

我们不能认为有效的沟通是自然而然发生的。即使交流者来自相同的地域，但是通常情况下他们接受的教育程度不同，具有不同的社会经济和文化背景。想要获得有效的人际交往技巧，需要观察练习并掌握人际交往原则。正畸医师可选择直接打电话给儿科医师，从儿科医师处获得信息，共同讨论该患者的治疗方案。患者的病历记录副本，包括病史，既往检查，对正畸医师制订恰当的诊断和治疗计划非常重要。如果另外咨询了卫生保健医师，应把他们的书面信件和转诊单提供给患者和儿科医师，副本保存在患者的病历档案袋内。

对于儿科医师和患儿家属来说，以下几种疾病较容易诊断，包括 3 岁左右出现的吮指习惯、吐舌习惯、错𬌗引起的语音问题、慢性口呼吸、睡眠呼吸暂停、明显的牙萌出异常、早期颌骨发育异常、颞下颌关节功能紊乱。这些疾病应早发现、早干预，防止将来可能出现的口颌系统功能障碍。总体来说，预防口颌系统功能紊乱应建立在促进颌面部正常生长发育的基础上，减少潜在的外界环境因素的影响。下面将介绍几种会影响颅颌面正常生长发育的口颌系统功能紊乱性疾病。

6.3 常见的吮吸习惯和吐舌习惯

婴幼儿吮指习惯常见。使用安抚奶嘴、毛毯、玩具、营养性吮吸(如奶瓶喂养和母乳喂养)，可以促进颌骨的正常发育。早产儿应在出院前学会如何正常吮吸，以保证在家里获得足够的营养。但是，应在 3 岁前戒掉吮指习惯。如果在这个年龄段患儿已出现开𬌗，吮指习惯戒掉后，由于口周肌肉完整，有正常的弹性，开𬌗可自动矫正(图 6.1)。如果吮吸习惯持续存在，将会对颌面部结构的正常发育产生不利影响。不良习惯持续时间越长，频率越高，程度越深，畸形越严重。

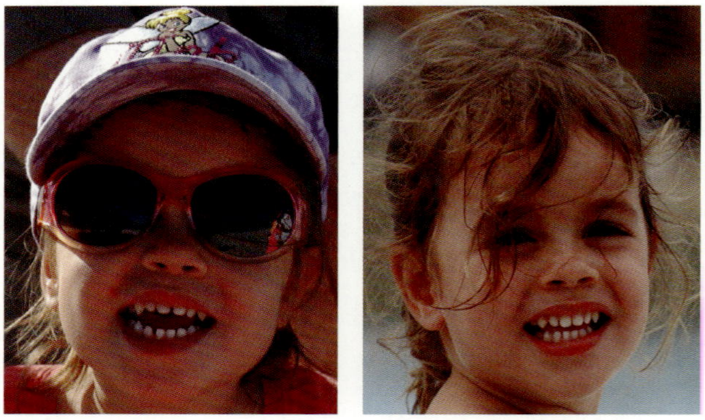

(a) (b)

图 6.1 两岁半女孩有吮安抚奶嘴的习惯(a) 安抚奶嘴常咬在右侧前牙区，表现为右侧前牙开颌(b) 吮吸安抚奶嘴不良习惯破除后 9 个月，由于口周肌肉的作用，开𬌗自动矫正

文献报道有长期吮吸习惯的乳牙列晚期儿童，发生前牙开𬌗和后牙锁𬌗的频率和严重程度均高于其他儿童。正畸医师在临床中较少见到这个年龄阶段的儿童，因此，对儿科医师的教育就显得尤为重要了，应让他们意识到这类儿童应转诊至儿童牙科医师处就诊。不幸的是，儿童牙科医师的人数少，不能满足所有儿童的就医需求，而许多口腔综合科医师没有受过儿童口腔治疗的培训。通常情况下，婴幼儿出生后第一年在儿科复诊 8 次，在 3 岁前共复诊 13 次，儿科医师较口腔专科医师更有机会在早期发现患儿的不良习惯。儿科医师应指导患儿破除不良习惯，教导他们用"吸管杯"代替奶瓶，停用安抚奶嘴等。对于有吮指习惯的大年龄儿童，儿科医师可建议他们各种方法破除不良习惯，如用不同类型的玩具商品转移注意力等。无论不良习惯存在与否，儿科医师都应在儿童牙列发育早期建议他们到儿童牙科检查，以监督口腔和牙列健康。

婴幼儿在 3 岁前最常见的习惯是吮吸拇指或其他手指。乳牙列至混合牙列期吮指习惯与安氏Ⅱ类错𬌗和上颌前突畸形的发生率及严重程度相关(图 6.2)。另外，持续性吮吸可以在前牙萌出时产生机械性阻力，最终导致前牙开𬌗。Cozza 等发现伴有持续性吮吸习惯的垂直生长型儿童发生前牙开𬌗的概率更高，这个现象可以解释(或)部分解释环境因素如何影响或加重患者固有的面部生长型。

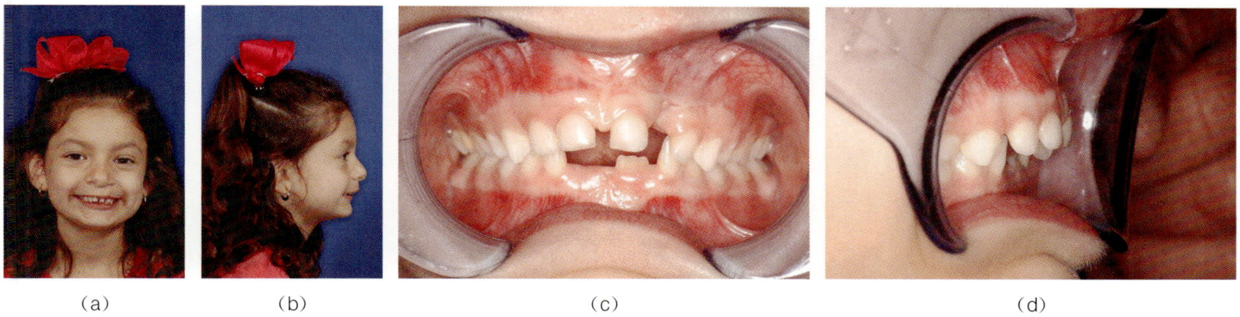

图 6.2　有吮拇指习惯的 6 岁女孩。(a,b)面部照片可见上前牙前突，下颌后缩，侧貌呈凸面型。(c,d)口内观前牙深覆盖，上前牙散在间隙

吮吸拇指是一种精神压力的表现，可以缓解儿童的焦虑情绪，可直接针对潜在的病因破除不良习惯，因此，与患儿的儿科医师沟通相当必要。很多到了学龄(7 岁)仍然害怕接触社会的儿童(社会接受程度低)就存在吮吸拇指习惯，可以使用多种方法治疗，如行为调节技术、正强化和口腔矫治器等。

舌习惯，特别是吐舌习惯，可引起下前牙唇倾和前牙开𬌗。错𬌗主要由舌姿势位的改变，而非舌的功能运动引起(图 6.3，图 6.4)。对于有舌习惯患儿，在制订治疗计划时应考虑矫正结束后由语音治疗师矫正舌至新的姿势位，以防止或减少复发的风险。

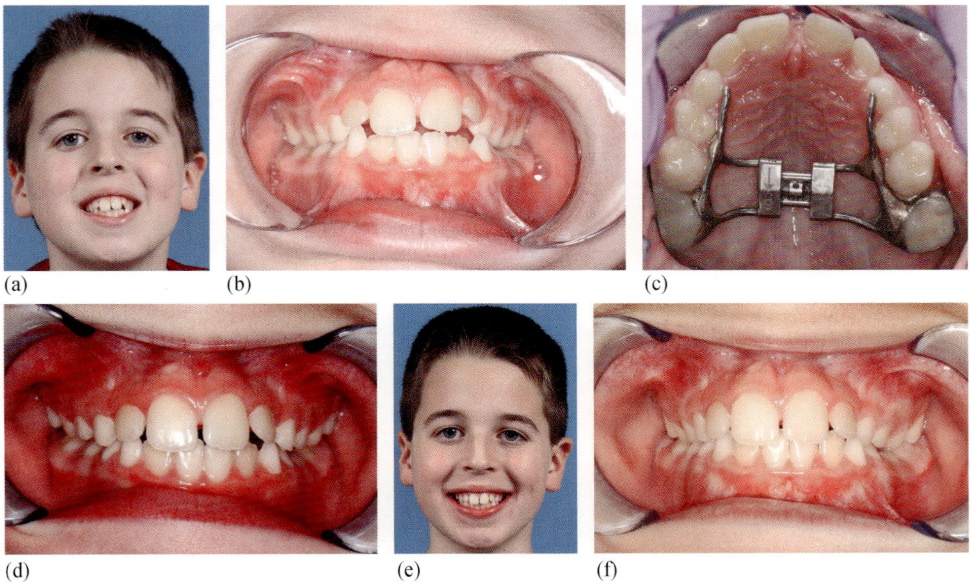

图 6.3　有吐舌习惯的 8 岁儿童。(a)面部照片可见前牙轻度开𬌗。(b)口内观舌姿势位前移导致前牙轻度开𬌗，上牙弓狭窄。(c～e)上颌扩弓后，语音矫正舌位置，前牙开𬌗得到矫正。(f)随访 1 年未见复发

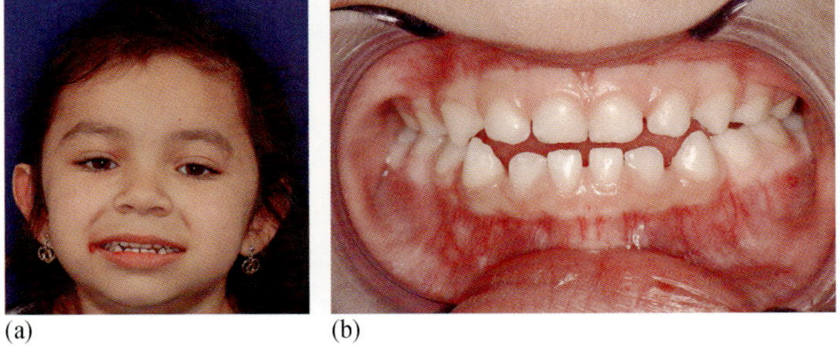

图 6.4　4 岁女孩伴扁桃体和腺样体肥大，慢性张口呼吸史，舌姿势位靠下。(a)面部照片可见下颌发育过度，上颌发育不足。(b)口内观前牙反𬌗，下前牙散在间隙

6.4 生长发育相关畸形

众所周知，颅面部生长发育异常可引起咀嚼肌系统功能障碍，影响面部美观。颅面部生长发育畸形的临床表现与畸形的部位、受累的颌骨、生长方向以及病因有关。下颌骨发育不足引起Ⅱ类错𬌗，下颌骨发育过度引起Ⅲ类错𬌗，这些都是颅面部发育畸形的临床表现。垂直向发育过度可引起开𬌗，垂直向发育不足可引起深覆𬌗。如果早期发现，可以选择生长改良治疗。由于面部生长受基因和环境因素（有时为功能性）双重影响，如果早期发现环境因素，去除后可以引导面部生长趋向更理想的生长型。前牙反𬌗引起的下颌功能性前突若早期矫正，则下颌骨的不利生长可以减少甚至被阻止（图 6.5）。由于咬合问题导致的下颌骨偏斜可能发展成两侧髁突高度的不对称（图 6.6）。

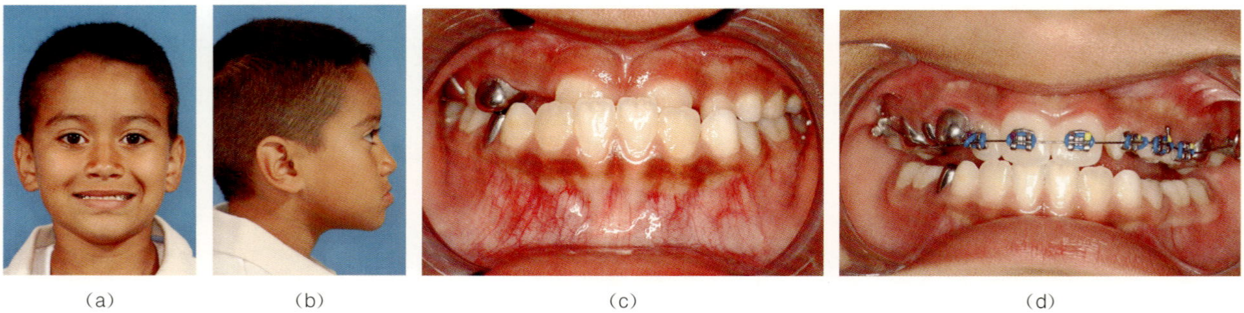

图 6.5 儿科医师转诊的 8 岁男孩伴有颌骨发育异常。无特殊病史，临床检查发现下颌骨前突。(a)正面照片。(b)侧面照片。(c)口内观前牙反𬌗。(d)治疗 6 个月后，上颌骨扩弓联合𬌗垫和面弓前牵引矫正下颌前突

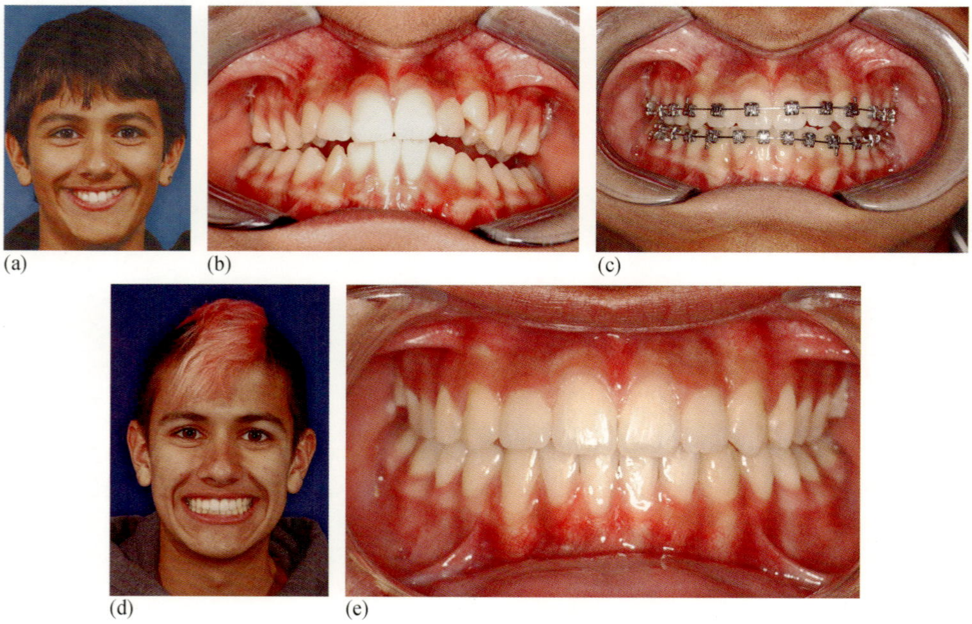

图 6.6 14 岁男孩 12 个月以来出现渐进性后牙开𬌗和下颌骨不对称，无外伤史。口内可见上颌牙弓狭窄。(a)面部照片可见面下 1/3 不对称，颏点左偏。(b)口内观后牙开𬌗，上下中线不齐，𬌗平面偏斜。(c)正畸治疗中，上颌固定扩弓器扩大上颌牙弓，固定矫正协调上下牙弓宽度。(d)治疗后面部不对称得到矫正。(e)口内最终咬合关系

有些畸形的矫正需通过正畸-正颌联合治疗。儿童或青少年期矫正的效果可随着青春期颌骨持续性生长而改变。如果骨骼畸形严重，提示需正颌手术介入治疗。虽然儿科医师没有受过专业的颅面部生长发育异常相关知识培训，但应该能很容易辨别前牙开𬌗或明显的面部不对称。正畸医师应与儿科医师保持密切交流。对公众和部分健康护理专业人员进行有关颅面部生长发育畸形及其早期临床表现

的科普教育，以便于他们在临床中发现相关症状后及时准确转诊。美国正畸协会建议每个儿童在 7 岁前接受 1 次正畸专科医师的检查和评估，这有利于早期发现和治疗生长发育异常。

许多局部和全身疾病，或病理性因素可以改变颅颌面复合体的生长发育。罹患癌症的儿童在幼年接受化疗或放疗后，骨的质量发生改变，继而影响牙根的形成和发育。其他的全身性疾病同样也可以改变骨的质量，从而影响牙齿的发育和萌出（图 6.7，图 6.8）。某些局部病变可以影响正常的颅颌面生长。血管瘤和血管畸形可以产生足够的压力改变颌骨的生长，畸形的严重程度与肿瘤的大小、患者的年龄有关（图 6.9，图 6.10）。局部病变继发颅颌面畸形的治疗目标是切除病变部位，尽可能恢复颅颌面骨骼正常的生长型，病变组织通常需要多次手术彻底清除。

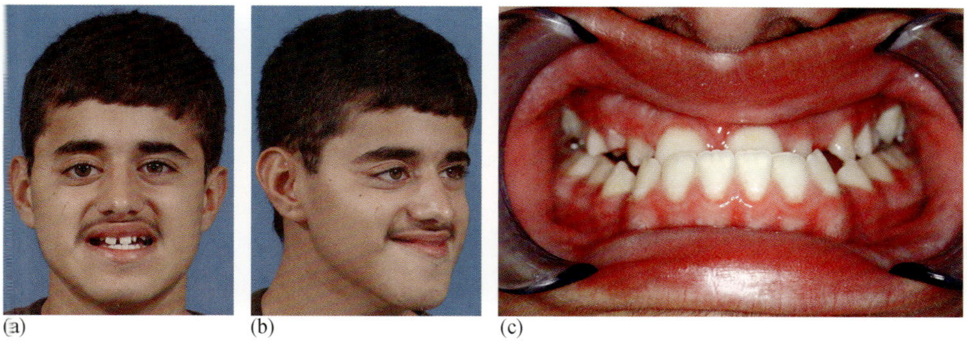

图 6.7　14 岁男孩，在 2 岁和 4 岁时曾因组织细胞增多症行右侧颞骨切除活检术。(a) 面部照片可见上颌骨严重发育不足，面中份发育不足，面部不对称。值得注意的是右侧眼眶水平较左侧低。(b) 口内观前牙反殆，安氏Ⅲ类错殆

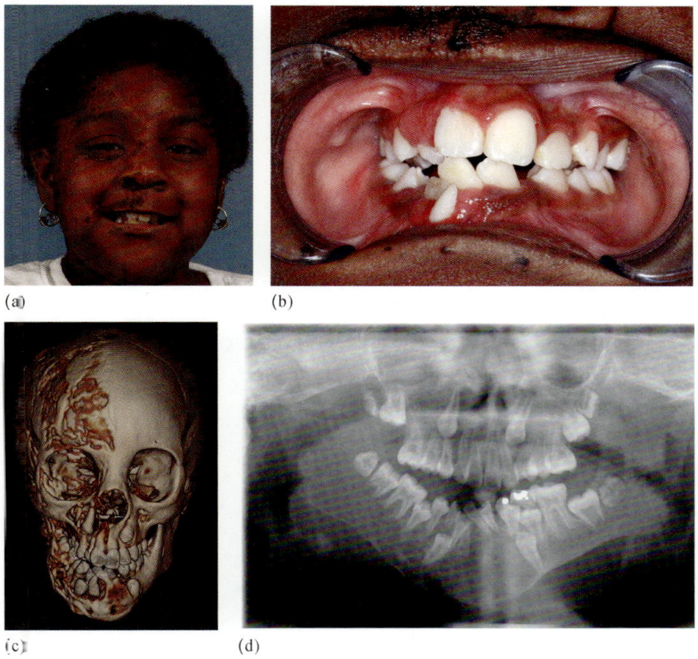

图 6.8　10 岁女孩患多种疾病，包括表皮痣综合征，佝偻病，矮小症。(a) 面部照片可见表皮痣综合征在患者右侧颅面复合体和颈部的表现。(b) 口内观牙列严重拥挤，下前牙萌出障碍。(c) 表皮痣综合征在三维 CT 上的表现，右侧颅颌面骨弥漫性窝状凹陷。(d) 曲面断层片显示下颌正中联合区域有一个巨大的囊肿样病损，下前牙受挤压移位。这种综合征通常伴发颌骨囊肿

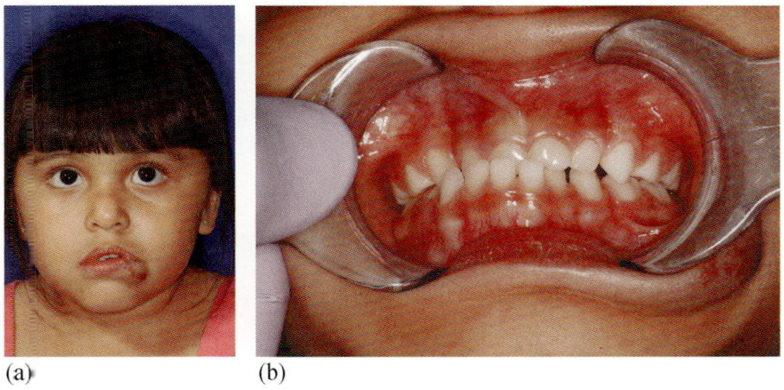

图 6.9　(a) 患左下唇先天性血管瘤的 3 岁女孩。(b) 血管瘤压迫引起的口内症状：下颌骨右偏，右侧牙弓反殆

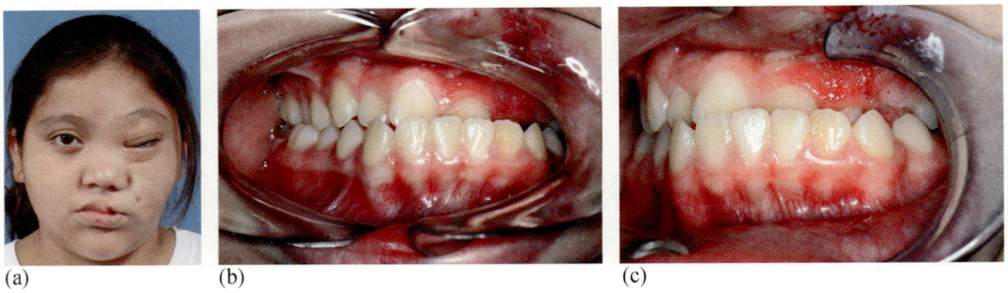

图 6.10 11 岁女孩患左侧眶周和颧骨淋巴管畸形。(a)淋巴管畸形引起左侧面部感染,左侧眶周和颊部过度水肿。(b)口内观增生组织长期压迫导致左侧牙弓反殆。(c)左侧牙弓特写,牙龈组织及嘴唇同时受累

6.5 创伤相关畸形

儿童颅颌面创伤的预防、诊断和治疗已取得了很大进步。运动时佩戴头盔(滑冰、骑自行车、滑雪、打篮球),车内使用安全座椅,可以有效预防颅颌面外伤。但是,跌倒等意外事故通常是不可预见的,且多发生于年轻人。儿童骨折较成年人骨折更难诊断,容易漏诊(图 6.11)。儿童期下颌骨髁突非常脆弱,下颌骨骨折通常发生在该部位。儿童髁突骨折需要长期随访观察,以及时治疗因生长发育引起的潜在的颌面部畸形。因此,及时发现生长期儿童髁突骨折非常重要。下颌骨骨折的类型与所受外力的大小、方向和儿童骨骼生长发育状态有关。儿童年龄越小,软组织缓冲越大,下颌骨受损伤概率越低。由于儿童身材矮小,体重较轻,儿童期摔跤产生的创伤力很小,且儿童骨骼相对有弹性,因此颏部所受的力可传导至髁突,导致髁突粉碎性骨折。随着年龄的增长,下颌骨骨折多发部位由下颌骨体部向升支部转移,与成年人相似。

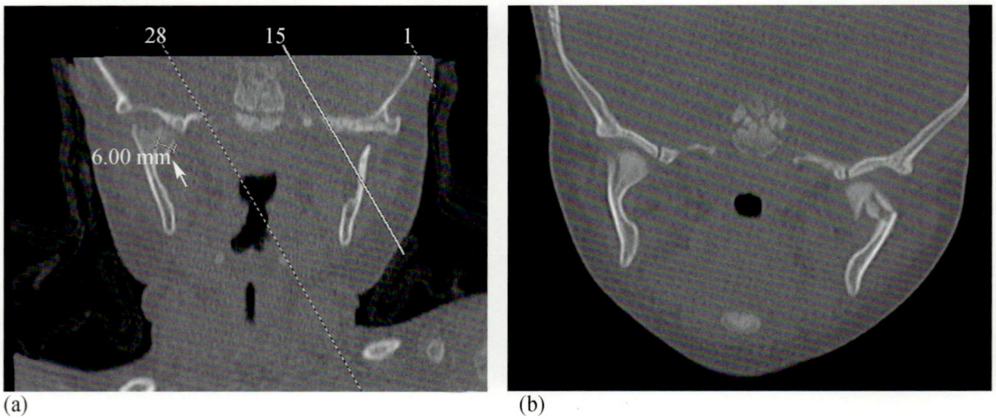

图 6.11 儿童髁突骨折的 CT 影像。(a)3 岁女孩跌倒后数小时到急诊要求修复颏部撕裂伤,诊断为髁突骨折。箭头所指为移位的骨折块,骨折块移位 6 mm。患者无任何咀嚼异常和颌骨运动障碍,仅有轻度疼痛。该患者的治疗选择观察随访。(b)9 月龄婴儿伴左侧髁突头、髁突颈多发性骨折,眶周多发性骨折。CT 扫描可见左侧髁突头、髁突颈向近中移位。该患者的治疗包括下颌殆板治疗为骨块愈合创造间隙,利于骨折块的愈合,随后观察随访。殆板用结扎丝固定 4 周。追溯病史该患儿髁突骨折的原因是受看护者虐待造成的

现在普遍认为,创伤对颅颌面生长发育的影响是由瘢痕引起的,瘢痕可限制颌骨的进一步生长。儿童髁突骨折通常采用保守治疗,整个愈合过程共 8 周左右,期间应密切观察骨折的愈合情况。手术会产生瘢痕,后者会影响关节的运动,与保守治疗相比,手术有弊而无利。在骨折愈合期,外科医师和康复科医师共同的治疗目标是在限制关节运动和预防颞下颌关节强直之间找到平衡。下颌骨骨折的治疗应根

据骨折的部位、骨折块移位的程度、口内咬合关系的改变以及儿童的牙龄确定。如果髁突头骨折未及时发现，可导致关节强直，继而引起颅颌面生长发育异常（图 6.12）。如发生严重的下颌运动障碍，通常这是一种“功能性强直”，即髁突仍可以转动，但滑动受限制。当遇到下颌生长不对称患者时，正畸医师应仔细询问患者是否有面部特别是下颌骨撞击史，并与儿科医师会诊。

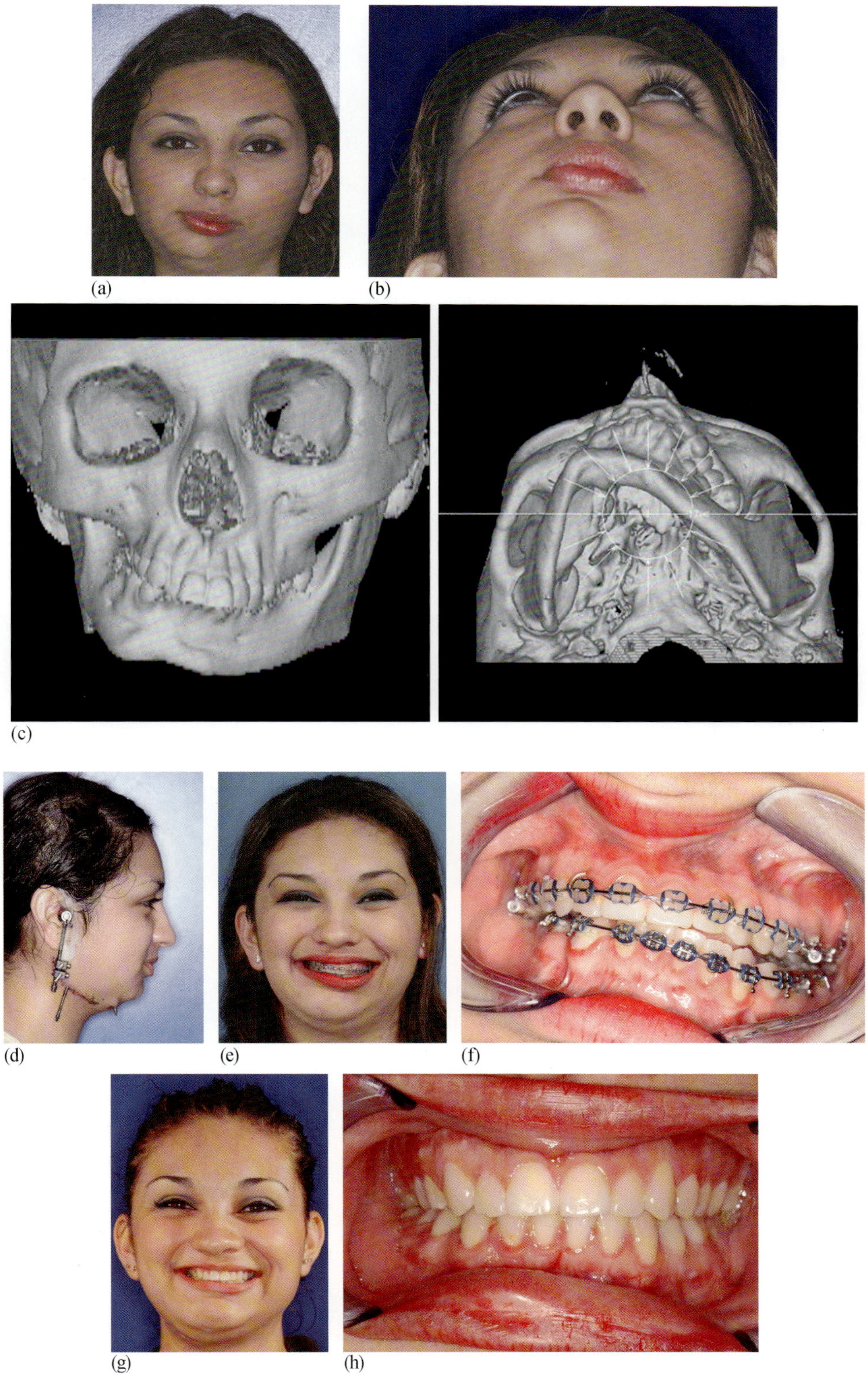

图 6.12　17 岁女孩由遗传学家转诊至颅颌面中心。(a)正面观面部严重不对称，右侧下颌骨髁突及颞下颌关节功能性强直，无外伤史。(b)面部照片可见颏部明显偏斜。(c)CT 扫描影像。(d)患者接受了一系列手术，包括关节成形术、下颌骨牵引成骨术延长患侧下颌骨长度，矫正面部不对称和患侧下颌骨发育不足。(e)正畸治疗为双颌手术摆正上颌𬌗平面，矫正面部不对称作准备。(f)口内观咬合平面明显偏斜。(g)治疗后 3 年面部照片。(h)治疗结束后口内咬合关系

在婴儿期曾患有严重的斜颈或斜头畸形的患者，生长发育时会出现两侧面部生长不对称，最终导致面部偏斜。由于病因不同，根据畸形的严重程度，不对称畸形的治疗方法多种多样，建议正畸医师和儿科医师一起共同制定治疗方案。

6.5.1 治疗时机

儿科医师和其他保健医师使用生长手册全程记录儿童的生长过程。生长图表是通过长期采集大量正常儿童的生长数据获得的，儿童的身高、体重、头围可以和同年龄、同性别、同种族的儿童预期参考值相对照，以明确该患者生长发育是否在正常范围内。通常情况下，儿童沿着相对恒定的生长曲线生长，因此，利用生长图表可以预测儿童成年后的身高和体重。当儿童的生长与他以往的生长曲线发生偏离时，应调查发生原因。生长速度降低提示患儿可能患有慢性疾病。男孩和女孩的生长图表不同，表现在进入青春期的年龄和成年后身高上的差异。颅颌面快速生长期的最佳判定方法是观察头颅定位侧位片上颈椎的形态和手腕掌片上骨骺的发育，这两种方法可预测青少年的生长发育高峰期，依此确定早期功能矫形的时机。也可以询问家长关于患儿的全身生长状态，如近期鞋和裤子尺码改变等。可询问父母关于患儿体毛的改变，男孩子变声，女孩子月经初潮的时间等青春期的特征性改变。如果有需要，还可要求儿科医师做骨密度测试，评估骨骼的生长。对于这类疾病，正畸医师和儿科医师之间的交流非常重要。

颅颌面骨的生长与长骨不同，这种区别在先天性软骨发育不良患儿身上特别明显。这类儿童肢体和颅底先天性软骨生长缺陷，临床表现为身材矮小，四肢短小。下颌骨除了髁突为二次软骨内成骨生长外，其余均为膜内成骨，其生长、改建不依赖于髁突软骨，因此，下颌骨的生长未受累。胎儿颅底软骨生长缺陷导致颌面中份发育不足(图 6.13)。

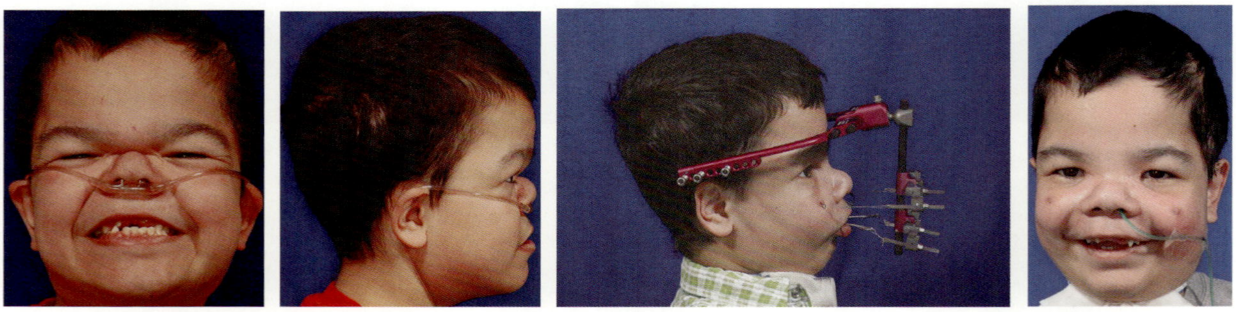

(a) (b) (c) (d)

图 6.13 15 岁男孩伴软骨发育不良。(a，b)由于颅底软骨生长缺陷导致面中份发育不良，下颌骨生长正常，凹面型，鼻部短小，伴有严重的阻塞性睡眠呼吸暂停。(c)利用外置牵引器行面中份牵引成骨。(d)牵引后，面中份前移，面形及气道通气改善

先天性身材矮小，用激素治疗的儿童在临床中并不多见。有报道生长激素治疗可以促进颅颌面复合体的生长，从而改善咬合和侧貌。生长激素还可以矫正小下颌、下颌后缩引起的凸面型侧貌。为了有效治疗全身性的、与颅颌面生长相关的畸形，强烈推荐正畸医师与儿科和内分泌医师密切交流，确定系统、全面的诊断和治疗设计。这种学科间的交流应贯穿正畸治疗过程和保持期的始终。

连续每年拍摄头颅定位侧位片并进行头影测量分析，可以获得有价值的个体颅面生长型。对这些侧位片的描记图进行重叠，可了解每年颌骨的生长量和面部在垂直向和矢状向的生长。头颅定位正位片可测量面部在横向的生长。如果治疗设计中包括手术治疗，建议将治疗时机推迟到青春后期，即生长发育停止后开始治疗(图 6.14)。治疗时机推迟可能会给患者的心理健康带来一定影响。但是，有报道称正颌手术会给患者的身心健康带来正面影响，如自信心增强、面型改善、社会适应能力增强。有报道，患者选择正颌手术治疗不仅仅是因为他们咬合存在问题，而是术前存在的面部和咬合畸形会给患者的

社交带来负面影响，比如，害怕在公共场合吃饭等。有研究发现，那些自信心不足的儿童，他们对自己颅颌面错𬌗畸形的自我看法是自信心不足的主要原因，而非错𬌗本身。青少年患者在等待正颌手术过程中可能会出现心理问题，父母、正畸医师、儿科医师应密切观察，避免这种情况的发生。

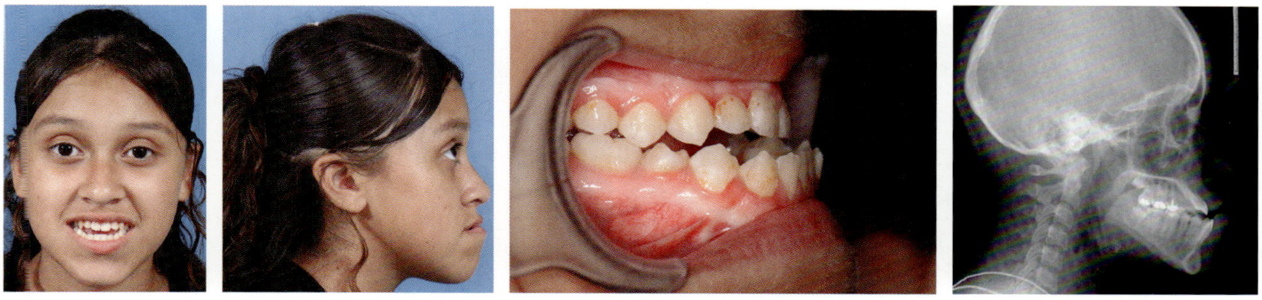

(a)　(b)　(c)　(d)

图 6.14　到颅颌面中心就诊的 14 岁女孩，伴颅颌面生长发育异常。根据患者的生长阶段和畸形的严重程度，计划做双颌手术。(a，b)面部照片可见凹面型，上颌发育不足，下颌前突。(c)口内观安氏Ⅲ类错𬌗，前牙反𬌗伴开𬌗。(d)头颅定位侧位片显示颌骨发育畸形

6.6　结论

大多数患者都需要正畸医师和儿科医师联合治疗，特别是对于那些有全身系统性疾病的患者尤为重要。面部的生长型是遗传和环境因素(有时为功能性)共同作用的结果，如果能早期发现不良习惯等环境因素，可引导面部向更理想的方向生长。但是，我们尚不了解为什么在没有环境因素或已知遗传性疾病的前提下，还会出现生长发育畸形。早期正畸治疗可以刺激或抑制颌骨的生长，但治疗效果依赖于患者的配合程度。了解患者的需求以及环境因素如何影响患者的全身健康和颅颌面生长发育，可以帮助治疗计划的制定和实施。正畸医师与儿科医师、保健医师、患者家庭成员之间的交流合作是治疗成功的关键。

参考文献

[1] Aizenbud D, Hazan-Molina H, Emodi O, et al. The management of mandibular body fractures in young children[J]. Dental Traumatology, 2009, 25: 565-570.

[2] Antonini A, Marinelli A, Baroni G, et al. Class II malocclusion with maxillary protrusion from the deciduous through the mixed dentition: a longitudinal study[J]. Angle Orthodontist, 2005, 75 (6): 980-986.

[3] Avşar A, Elli M, Darka O, et al. Long-term effects of chemotherapy on caries formation, dental development, and salivary factors in childhood cancer survivors[J]. Oral Surgery, Oral Medicine, Oral Pathology, Oral Radiology and Endodontics, 2007, 104 (6): 781-789.

[4] Bishara SE, Warren JJ, Broffitt B, et al. Changes in the prevalence of nonnutritive sucking patterns in the first 8 years of life[J]. American Journal of Orthodontics and Dentofacial Orthopedics, 2006, 130 (1): 31-36.

[5] Cozza P, Baccetti T, Franchi L, et al. Sucking habits and facial hyperdivergency as risk factors for anterior open bite in the mixed dentition[J]. American Journal of Orthodontics and Dentofacial Orthopedics, 2005, 128 (4): 517-519.

[6] Fallowfield L, Lipkin M, Hall A. Teaching senior oncologists communication skills: results from phase I of a comprehensive longitudinal program in the United Kingdom[J]. Journal of Clinical Oncology, 1998, 16 (5): 1961-1968.

[7] Friman PC, McPherson KM, Warzak WJ, et al. Influence of thumb sucking on peer social acceptance in first-grade

children[J]. Pediatrics, 1993, 91 (4): 784-786.

[8] Funatsu M, Sato K, Mitani H. Effects of growth hormone on craniofacial growth[J]. Angle Orthodontist, 2006, 76 (6): 970-977.

[9] Hunt OT, Johnston CD, Hepper PG, et al. The psychosocial impact of orthognathic surgery: a systematic review [J]. American Journal of Orthodontics and Dentofacial Orthopedics, 2001, 120 (5): 490-497.

[10] Kawamoto HK, Kim SS, Jarrahy R, et al. Differential diagnosis of the idiopathic laterally deviated mandible[J]. Plastic and Reconstructive Surgery, 2009, 124 (5): 1599-1609.

[11] Kilic N, Kiki A, Oktay H. Condylar asymmetry in unilateral posterior crossbite patients[J]. American Journal of Orthodontics and Dentofacial Orthopedics, 2008, 133 (3): 382-387.

[12] Kjellberg H, Wikland KA. A longitudinal study of craniofacial growth in idiopathic short stature and growth hormone -deficient boys treated with growth hormone[J]. European Journal of Orthodontics, 2007, 29 (3): 243-250.

[13] Ngan P, Fields HW. Open bite: a review of etiology and management[J]. Pediatric Dental Journal, 1997, 19 (2): 91-98.

[14] Proffit WR, Vig KW, Turvey TA. Early fracture of the mandibular condyles: frequently an unsuspected cause of growth disturbances[J]. American Journal of Orthodontics, 1980, 78 (1): 1-24.

[15] Rivera SM, Hatch JP, Rugh JD. Psychological factors associated with orthodontic and orthognathic surgical treatment[J]. Seminars in Orthodontics, 2000, 6: 259-269.

[16] Subtelny JD, Subtelny JD. Oral habits-studies in form, function, and therapy[J]. Angle Orthodontist, 1973, 43 (4): 349-383.

[17] Williams AC, Shah H, Sandy JR, et al. Patients' motivations for treatment and their experiences of orthodontic preparation for orthognathic surgery[J]. Journal of Orthodontics, 2005, 32 (3): 191-202.

[18] Wong RW, Alkhal HA, Rabie AB. Use of cervical vertebral maturation to determine skeletal age[J]. American Journal of Orthodontics and Dentofacial Orthopedics, 2009, 136 (4): 484. e1-484. e6.

第7章

临床遗传学家对正畸患者诊断和治疗的重要性

7.1 概述

本章的目的主要在于使口腔科医师意识到遗传学家对于患者疾病的诊断及治疗有很高的价值。主要阐述了临床基因学理论的发展以及这种发展对于临床遗传学中口腔医师的认识产生的影响。讨论部分提出了一个问题即一位患者何时应当转诊至临床遗传学家处，随后是一篇综述，总结了多种可能影响颅颌面及口腔组织的综合征。最后列出了一些综合征的相关症状特征，比如牙齿迟萌、牙齿缺失、多生牙、牛牙症、下颌骨发育不足、唇腭裂、单纯腭裂、唇裂、面中部发育不足、下颌前突、前面高增加、面部不对称、眼距过宽、牙釉质发育不全、牙本质发育不全以及其他一些牙列的异常。

7.2 引言

对于口腔医师尤其是正畸医师，偶尔可见伴有明显或独特的骨骼或颅颌面特征的患者。作为熟知颅颌面生长发育的专家，正畸医师应该掌握一些常见的综合征，并且了解这对于患者的治疗可能产生的影响。除此之外，正畸医师应该能够辨识出患者异常的表型，这可能代表了某种未被诊断的综合征。

对于某些明显的病例，正畸医师应该向临床遗传学家咨询，这样更有利于审视患者的情况，尤其是对那些不常见或复杂的病例来说。这种方式的好处在于：①通过进一步的问询，诊断一种之前未明确或发展中的遗传疾病；②临床正畸医师可以更好地了解患者的情况以及其可能对正畸治疗造成的影响。

7.3 与临床遗传学家的沟通

当正畸医师需要对患者情况进行评价时，可以在美国医学遗传学或基因检测大学网站上搜索认证的遗传学家或遗传学诊所，并通过拨打给出的号码将患者转诊至遗传学家处诊治。尽管正畸医师可以预约就诊时间，但除非患者或其父母在约定的时间有空，患者的家庭成员能否出现是未知数。作为选择之一，可以将遗传学家或遗传学诊所的电话号码告知患者。然而家庭成员并不一定能够全面地表达患者被转诊的原因，因此，任何提及的情况(甚至临床上有被排除的可能性)都应当详细地解读。

可能最佳的转诊方法是由正畸医师打电话给遗传学家或遗传学诊所，简要说明一下正畸医师的名字及地址，患者的名字及地址以及转诊的原因。这并不一定需要排除某一种综合征。一份问题清单，包括病史，如心脏缺陷、听力障碍、糖尿病等，对遗传学家进行患者预约前的准备很有帮助。

基于便利及保密的原则，建议由正畸医师或正畸医师的办公室告知遗传学家或遗传学诊所，正畸医师会将遗传学家的号码告诉患者用来进行预约，并告知其他信息，如家族史、患者之前的内科或牙科医师、保险等。一些遗传学家或遗传学诊所会亲自打电话给患者进行预约。遗传学家或遗传学诊所会给患者和(或)其家庭寄一份调查问卷了解病史并建立家庭档案。如果没有提前进行问卷调查,那么应当在患者到遗传学诊所就诊时进行,因而第一次的就诊时间可能会花掉一个小时甚至更长。遗传学家或遗传学诊所可能会需要患者的影像学资料和(或)来自其他健康方面专家的医学记录。由于多数内科医师不会常规检查口腔全景片、根尖片或头颅侧位片,因此,对发现的某些综合征的相关特征尤其是病理学或异于正常的特征进行简要描述会很有帮助。

跟进你的患者至遗传学家处的就诊,并希望能够得到一份患者的资料,其中包括了家族史、病史、检查、讨论、诊断及鉴别诊断、遗传学咨询以及专家建议。后者更像是用于遗传学检测或进一步的转诊而非特定的正畸治疗。

7.4 临床遗传学家的演变

成立于1980年的美国医学遗传学委员会(American Board Medical Genetics, ABMG)在历史上曾经制定了一些遗传学准则用于指导患者的护理及实验室研究。这些准则包括药物、临床、实验室遗传学及遗传咨询。最初医学遗传学家这个称呼来自ABMG,其定义为拥有科研型博士学位、已经完成ABMG认证的医学遗传学教育、培训及实践(包括一些临床遗传学活动)并且通过ABMG遗传学家考试(包括针对所有ABMG毕业生的通考以及针对医学遗传学者的专业考试)的人。因为ABMG认证的医学遗传学教育及培训需要至少50个临床病例,因此,对于一个拥有科研型博士学位的医学遗传学者来说,在获得ABMG文凭之后通常不会从事患者的咨询工作。一段时间后,相对很少的个体会继续完成ABMG预设的医学遗传学者的培训,因此,这些教育培训的准则最终被ABMG所废除。

相反,ABMG初期还定义了临床遗传学者,其含义为拥有临床相关学位(MD, DO, DDS, DMD)、已经完成ABMG认证的医学遗传学教育、培训及实践并且通过ABMG遗传学家考试(包括针对所有ABMG毕业生的通考以及针对临床遗传学者的专业考试)的人。临床或医学遗传学者通常被认为是畸形学家,因为其接诊的患者通常有异常的表型,尤其是那些遗传性异常或被认定为某些综合征的表现。

ABMG最早的成员之一是Robert J Gorlin医师(DDS, MS, 1923—2006),他是一名口腔病理学家、著名作家及临床遗传学家。另一名早期的成员是David Bixler医师(DDS, PhD, 1929—2005),他是颅颌面遗传学协会的第一任主席及位于美国印第安纳波利斯的印第安纳大学口腔颅颌面遗传学培训机构的创始人。因此,在ABMG建成初期,口腔科医师及内科医师在定义及制定遗传学家在患者护理中发挥的作用方面起到关键作用。那时,口腔科及医学专家都可以加入ABMG许可的临床遗传学者协会并获得ABMG的文凭。ABMG规定这些培训项目至少需要两年时间,涉及广泛的临床遗传学实践而不仅仅局限在颅颌面。大量的口腔科医师也参加了培训并获得了ABMG认证的临床遗传学家文凭。

初期,ABMG的目标之一是成为美国医学专业委员会(ABMS)的成员之一,从而进行专业人员的认证以及为其服务提供更好的补偿。1991年,ABMG实现了这一目标,成为另外ABMS的成员之一。当时的观点认为,ABMS涉及医学专业人员,因此,只能认证医学博士(内科及骨科医师)而非口腔医师。如今,要想成为ABMG认证的临床遗传学家,一个人必须拥有美国或加拿大或同等的MD或DO学历,有两年在美国研究生医学教育认定委员会(Accreditation Council on Graduate Medical Education, ACGME)认证的临床住院医师培训经历,有两年ACGME认证的临床遗传学住院医师经历(或四年认证的临床遗传学住院医师经历),有合法的医师执照,能够进行全面的遗传学诊断、管理、治疗及咨询服务。因此,即使一个口腔科医师学习医学遗传学这门已被认可的学科,其也不能成为遗传学的专科医师。对于ABMG的这一措施阻止了口腔医师进入遗传学这门行业。

临床遗传学家(包括已获得认证的医学遗传学家)主要工作地在大型医疗中心,尤其是儿童医院。尽管他们对于遗传学疾病包括颅颌面畸形积累了大量的经验，但他们可能对那些主要表现于口腔的疾病不是很熟悉。因为ABMG认证的口腔医师很少，除非他们同时有临床学位，否则将来也不会得到ABMG的认证，那么正畸医师应该将患者转诊至何处？如果可能的话，我们建议把患者转诊至临床遗传学家。

点击ABMG的主页（www.abmg.org）上"搜索认证的遗传学家"后会打开一个网页，在这里你可以按照姓名或地址进行搜索。要想获得更多关于遗传学诊所及医师的信息，可以点击基因检测网站主页（www.ncbi.nlm.nih.gov/sites/GeneTests）里"诊所列表"。如果医学遗传学家可以明确或排除某种诊断，那么正畸医师对于特定疾病的认知加上一些文献的阅读可以补充那些临床遗传学家无法告知的关于疾病对颅颌面生长及正畸治疗的影响。同样，将患者转诊至口腔病理学家、儿童牙科医师、口腔医学专家或其他有兴趣帮忙的医师，这都有助于补充正畸医师的认知。

7.5　何时转诊

怎样判断何时转诊呢？不同的人，观点不同。对于任何一个正畸医师或医学遗传学者来说，最困难的任务之一就是如何鉴别正常的变异与微小的异常。微小的异常是一种结构特征，普通人群中发生率低于4%，其对个体的美观及功能均无显著影响。微小的异常可能有也可能没有诊断学意义。

即使有相同病因学的综合征，其明显的异常或症状（需要外科治疗）在个体之间也存在变异，这就意味着临床诊断通常建立在总体异常的表型上。对于那些病因学上可检测的疾病，遗传检测上的进步在某些情况下可以明确诊断。当有指征时，临床遗传学家会推荐进行这些检测。然而，通常情况下，我们无法依赖某一种遗传检测进行疾病的诊断而忽略了临床相关性。

在医学遗传学中，微小的异常（通常为形态学上的特征，对患者无严重的医学或美观上的影响）有三方面的作用。首先，某些微小的异常是一些潜在明显异常的外部表现。此外，医学遗传学中大量异常的综合征是由微小异常的表型所识别。最后，尽管15%的正常新生儿有1～2种微小的异常，但表现为3～4种微小异常的新生儿仅占0.5%。潜在明显异常的风险与现存微小异常的数量呈正比，3种或以上微小异常提示可能有90%的风险存在1种或更多明显的结构缺陷，需要进行进一步的评估。

微小的异常可能发生在机体的任何部位。尽管正畸医师不可能对患者进行全身检查，他（她）可以对颅颌面及口内进行检查，同时也可以检查下患者的手部，因为多数微小的异常在此可见。可以通过询问患者家族里是否有相似的特征表现，或者患者与家族里谁更相像，哪里最像（身材、眼睛、颌骨轮廓等）很快获得家族表型。除此之外，对于患者功能方面的客观评价、外科病史以及询问患者是否参与或已经参与——可以决定是否需要转诊。这可能需要正畸医师对患者和（或）家属进行必要的解释，因为不该由正畸医师进行疾病的诊断或回答后续所有不可避免的问题。解决的方法之一就是正畸医师将其需要同医学遗传学专家进行全面讨论，从而了解可能影响治疗的因素，注意那些可能被排除的潜在因素。

根据患者的保险情况，这通常可以全部至少部分在保险范围以内，但可能需要正畸医师打电话或写信给初级内科医师进行解释，表明由于一系列症状的存在，正畸医师想要将患者转诊至医学遗传学家，或许可以排除某一特定的综合征，或者跟进遗传学家为了诊断或治疗而进行的再次转诊。初级内科医师可能已经有一些诊断信息可以对正畸医师有所帮助。

作为一名老师，经常有学生问我："我们需要了解什么？"我的回答是："告诉我，你所见到的所有患者的情况，我们就从这里开始。"没有人知道患者可能存在的每一种疾病（综合征），但是我们可以察觉到患者存在的超出寻常范围的变异，尤其是存在一种以上的异常特征。接下来我们要对患者存在的疾病（综合征）进行选择性的不完全的调查及简要描述。这个列表是不完整的，还有许多其他的疾病可以参考本章最后提供的其他资料。当不存在病理性的畸形或症状时，这提示我们需要进行鉴别诊断。某些疾病十分罕见，某些相对罕见，但在你行医过程中有可能识别或者没能识别出这些疾病。当你接诊一个明确诊断的患者时，表 7.1 会对你有很大的帮助。尽管不是所有的患者都会表现出某一特定综合征的预期特征，但这些资料会有助于医师更好地了解患者的疾病情况、其对治疗的影响以及治疗对患者的影响。

表 7.1　典型综合征的典型特征

牙齿过早脱落

多发于：

- 初期牙周炎
- Hajdu-Cheney syndrome（豪伊杜-切尼综合征，以手指/脚趾骨质易折、颅骨畸形、全身性骨质疏松为特征）
- 低磷酸酯酶症
- Papillon-Lefèvre syndrome（巴比勒菲弗综合征，以掌跖角化与牙周炎为特点）
- Singleton-Merten syndrome（辛格尔顿莫顿综合征，以掌骨和指骨骨髓腔的不寻常扩大、主动脉钙化和牙列异常为特征）

少见于：

- Chédiak-Higashi syndrome（以局部白化病和外周神经病变为特点）
- 巨颌症
- Coffin-Lowry syndrome（科非-洛瑞综合征，以心脏异常、脊柱后侧凸，以及听觉和视觉异常为特点）
- Down syndrome（唐氏综合征，以体格生长延迟、特定的面部特征和严重的智力残疾为特征）
- Ehlers-Danlos syndrome（埃勒斯-当洛综合征，以结缔组织异常带来的相关并发症为特点）
- 低磷血症

牙齿萌出延迟

- Apert syndrome（亚伯综合征，以第一鳃弓发育异常引起的上颌骨及下颌骨前部异常为特点）
- Ameblo-onychocyrtosis dysplasia
- Carpenter syndrome（卡彭特综合征，以塔型头骨、融合的手指和脚趾、肥胖为特点）
- 巨颌症
- Ellis-van Creveld syndrome（埃利斯-凡卡夫多综合征，以多指、先天性心脏病、牙齿迟萌为特点）
- Cleidocranial dysplasia（锁颅综合征，以锁骨颅骨发育不全为特点）
- Coffin-Lowry syndrome（科非-洛瑞综合征，以心脏异常、脊柱后侧凸，以及听觉和视觉异常为特点）
- 先天性多毛症
- Cross syndrome（交叉综合征，以色素减退、眼球疾病、牙龈瘤为特点）
- 牙本质发育不良
- De lange syndrome（科妮莉亚兰格综合征，以发育迟缓、毛发浓密为特点）
- Down syndrome（唐氏综合征，以体格生长延迟、特定的面部特征和严重的智力残疾为特征）
- 血友病
- 外胚层发育不良
- Ekman Westborg Julin syndrome（埃德曼・维斯特伯格・朱利安综合征）
- 牙釉质发育不全和肾钙化
- 大疱性表皮松解
- GAPO 综合征
- Gardner syndrome（加德纳综合征，家族性大肠息肉病）
- Gaucher disease（高雪氏病，以溶酶体贮积导致的脾脏肿大和肝功能出现故障、骨骼疾病和骨病变为特点）
- 牙龈纤维瘤病
- 痣样基底细胞瘤综合征
- Hallermann-Streiff syndrome（哈勒曼-斯特雷夫综合征，以多部位的毛发生长短细为特点）
- 半侧颜面萎缩
- Hurler-Scheie syndrome（Ⅰ型黏多糖贮积病，以溶酶体贮积导致的脾脏肿大和肝功能出现故障、骨骼疾病和骨病变为特点）
- Hunter syndrome（Ⅱ型黏多糖贮积病，以溶酶体贮积导致的脾脏肿大和肝功能出现故障、骨骼疾病和骨病变为特点）
- Buckley syndrome（巴克利综合征，也叫高免疫球蛋白 E 综合征，以乳牙滞留、口内双排牙列为特点）
- Bloch-Sulzberger syndrome（色素失调症）
- Laband syndrome（拉班德综合征，以牙龈纤维瘤、远端指骨发育不良为特点）
- Maroteaux-Lamy syndrome（拉米综合征、Ⅵ型黏多糖贮积病）
- McCune-Albright syndrome（麦克卡尼-艾伯特综合征，以色素沉着（咖啡斑），性早熟和多发性骨纤维结构不良为特点）
- Menke kinky hair syndrome（门克斯综合征，以铜在体内的水平受影响而导致的生长障碍、神经系统受损为特点）

（续表）

- Murray-Puretic-Drescher syndrome(少年透明纤维瘤病)
- 神经纤维瘤病
- osteoglophonic dysplasia(骨发育不良病，以骨骼生长异常、导致严重的头部和面部(颅面)异常、侏儒症为特点)
- cranial stenosis(颅骨狭窄)
- osteopetrosis(石骨症)
- osteogenesis imperfecta(成骨不全症)
- Parry-Romberg syndrome (帕里-龙贝格综合征，以皮肤下结缔组织的渐进性萎缩和退化为特点)
- Hutchinson-Gilford syndrome(progeria，早衰)
- Rutherford syndrome(卢瑟福综合征，以牙龈纤维瘤病和角膜营养不良为特点)
- Ramon syndrome (拉蒙综合征，以牙龈纤维瘤病、癫痫、智力低下、生长发育迟缓并伴有巨颌症为特点)
- Rothmund-Thompson syndrome(罗特穆德-汤姆逊综合征，以皮肤异色、白内障、先天性骨缺损为特点)
- SHORT syndrome(为 short stature，hyperextensibility of joints and/or inguinal hernia，ocular depression，rieger anomaly and teething delay 缩写，以身材矮小、关节增生和(或)腹股沟疝、眼疾病、Rieger 异常和牙萌出延迟为特点)
- Singleton-Merten syndrome(辛格尔顿莫顿综合征，以不寻常扩大骨髓腔的掌骨和指骨、主动脉钙化和牙列异常为特征)
- Tricho-dento-osseous syndrome(毛滴虫牙骨综合征，以牙齿发育不良、卷曲的头发为特点)
- Velo-cardio-facial syndrome(腭心面综合征，以先天性胸腺发育不全、腭咽闭合不全、面部畸形为特点)

多生牙

- Ellis-van Creveld syndrome(埃利斯-凡卡夫多综合征，以多指、先天性心脏病、牙齿迟萌为特点)
- Cleidocranial dysplasia(锁颅综合征，以锁骨颅骨发育不全为特点)
- Ehlers-Danlos vascular type Ⅳ (埃勒斯当洛血管Ⅳ型)
- Fabry disease(法布里病，以血管角化瘤股癣弥散和 α-半乳糖苷酶 A 缺乏症为特点)
- Familial adenomatous polyposis(家族性腺瘤性息肉病)
- Bloch-Sulzberger syndrome(色素失调症)
- Nance-Horan syndrome(南斯霍兰综合征，以视力丧失、面部畸形及牙齿异常为特点)
- Saethre-Chotzen syndrome(以颅缝早闭、上睑下垂、指畸形为特点)
- Tricho-rhino-phalangeal syndrome(毛滴虫犀趾综合征，以细和稀疏的头皮毛发、指甲薄、梨形鼻子为特点)

Taurodontism(牛型臼齿)

- Down syndrome(唐氏综合征，以体格生长延迟、特定的面部特征和严重的智力残疾为特征)
- 外胚层发育不良
- Lowe syndrome(罗威综合征，以先天性白内障、智力低下、肌张力低下为特点)
- Orol-facial-digital syndrome Ⅱ(以面部、口腔、多囊肾等多发畸形为特点)
- Sex chromosome aneuploidies(性染色体非整倍体)
- Seckel syndrome(泽克尔综合征，以胎儿宫内发育迟缓和产后头颅狭小、鸟一般的窄脸、一个类似鼻子的嘴为特点)
- Tricho-dento-osseous syndrome(毛滴虫牙骨综合征，以牙齿发育不良、卷曲的头发为特点)
- Trisomy 18(Edwards syndrome，18 三体综合征，以心脏异常、肾畸形和其他内部器官障碍为特点)
- Williams syndrome(威廉斯综合征，神经性疾病，以鲜明的“精灵般的”面部、低鼻梁、神态开朗为特点)
- X-linked hypophosphatemia(X-连锁低磷血症，以 X 连锁显性遗传佝偻病(或骨软化症)为特点)

Odontom(牙瘤)

- Gardner syndrome(加德纳综合征，家族性大肠息肉病)
- Odontoma-dysphagia syndrome(牙瘤吞咽困难综合征，以复合性牙瘤、轻微的颅面畸形、吞咽困难为特点)

下颌缺损

- Hallermann-Streiff syndrome(哈勒曼-斯特雷夫综合征，以多部位的毛发生长短细为特点)
- 半侧颜面萎缩
- Möbius syndrome(莫比乌斯综合征，以面瘫，无法将眼睛从一侧转到另一侧为特点)
- Nager acrofacial dysostosis(以不发达的脸颊和下颌区，下斜的眼睑，缺乏或没有下睫毛等先天异常综合征为特点)

（续表）

- Pierre Robin syndrome(Robin sequence,皮埃尔罗宾综合征,以腭裂、小颌畸形、舌后坠为特点)
- Treacher Collins syndrome(特雷彻柯林斯综合征,以特征性颧骨缺如伴有小颌畸形等为特点)
- Velo-cardio-facial syndrome(腭心面部综合征,以先天性胸腺发育不全、腭咽闭合不全、面部畸形为特点)
- Miller syndrome(Wildervanck-Smith syndrome,米勒综合征,以严重的小颌畸形、唇裂和(或)腭裂、发育不全或再生障碍性贫血,以及眼睑等缺损为特点)

唇/腭裂

- Apert syndrome(亚伯综合征,以第一鳃弓发育异常引起的上颌骨及下颌骨前部异常为特点)
- Cleidocranial dysplasia(锁颅综合征,以锁骨颅骨发育不全为特点)
- Diastrophic dysplasia(以脚踝内翻、脚向内和向下转动异常、睑板外翻为特点)
- 痣样基底细胞瘤综合征
- Ectrodactyly-ectodermal dysplasia-cleft syndrome(EEC 综合征、唇裂外胚层发育不良综合征,以面部裂为特点)
- 半侧颜面萎缩
- Fetal hydantoin syndrome(胎儿乙内酰脲综合征,以因服用苯妥英钠或卡马西平而导致的小头畸形和胎儿宫内生长受限,轻微的颅颌面畸形为特点)
- Orol-facial-digital syndrome Ⅱ(以面部、口腔、多囊肾等多发畸形为特点)
- Otopalatodigital syndrome(以远端指骨和颌面畸形为特点)
- Popliteal pterygium syndrome(腘翼状胬肉综合征,以影响面部、四肢和生殖器为特点)
- 单位数上颌中切牙
- Stickler syndrome(斯蒂克勒综合征,以鲜明的面部畸形、眼部问题、听力丧失、关节问题为特点)
- Treacher Collins syndrome(特雷彻柯林斯综合征,以特征性颧骨缺如伴有小颌畸形等为特点)
- Van der woude syndrome(范德伍德综合征,以唇裂伴或不伴腭裂为特点)
- Velo-cardio-facial syndrome(腭心面综合征,以先天性胸腺发育不全、腭咽闭合不全、面部畸形为特点)
- Waardenburg syndrome (瓦登伯格综合征,以不同程度的耳聋、神经嵴发育缺陷、色素沉着异常、肌肉发育中断为特点)

唇部正中裂

- Frontonasal dysplasia(额鼻发育不良,median cleft face syndrome,正中面裂综合征,以鼻根部增宽,额部前突为特征)
- Orol-facial-digital syndrome Ⅰ/Ⅱ(以面部、口腔、多囊肾等多发畸形为特点)
- Premaxillary agenesis syndrome(前颌骨发育不全综合征,以鼻缺失、眼球完全/不完全缺失为特点)
- Trisomy 18(Edwards syndrome,18 三体综合征,以心脏异常、肾畸形和其他内部器官障碍为特点)

面中部(颧)缺如

- Aarskog syndrome(奥斯科格斯科特综合征,以身材矮小、面部畸形、骨骼和生殖器异常为特点)
- Achondroplasia(软骨发育不全)
- Cleidocranial dysplasia(锁颅综合征,以锁骨颅骨发育不全为特点)
- Coffin-Lowry syndrome(科菲-洛瑞综合征,以心脏异常、脊柱后侧凸以及听觉和视觉异常为特点)
- Craniosynostoses(颅缝早闭)
- Down syndrome(唐氏综合征,以体格生长延迟、特定的面部特征和严重的智力残疾为特征)
- Hajdu-Cheney syndrome(豪伊杜-切尼综合征,以手指/脚趾骨质易折、颅骨畸形、全身性骨质疏松为特征)
- Marshall syndrome(马歇尔综合征,以听力受损、眼睛、关节和嘴巴和面部结构受影响为特点)
- Binder's syndrome(maxillonasal dysplasia,鼻上颌发育不良,以不同程度的鼻中隔软骨和颌骨发育不全为特征)
- Singleton-Merten syndrome(辛格尔顿莫顿综合征,以不寻常扩大骨髓腔的掌骨和指骨、主动脉钙化和牙列异常为特征)
- Stickler syndrome(斯蒂克勒综合征,以鲜明的面部畸形、眼部问题、听力丧失、关节问题为特点)
- Velo-cardio-facial syndrome(腭心面综合征,以先天性胸腺发育不全、腭咽闭合不全、面部畸形为特点)

下颌前突

- Amelogenesis imperfecta(牙釉质发育不全)

（续表）

- Beckwith-Wiedemann syndrome（贝克威思-威德曼综合征，增生性疾病，与巨舌症相关，以腹壁缺损疝、巨舌症、巨人症为特点）
- Fragile X syndrome（脆性X综合征，Martin-Bell syndrome，Escalante's syndrome，以智力低下、不同程度的身体畸形为特征）
- Sex chromosome aneuploidies（性染色体非整倍体）
- Marfan syndrome（马凡综合征，以异常高大、四肢长又长、细长的手指为特点）
- Binder's syndrome（maxillonasal dysplasia，鼻上颌发育不良，以不同程度的鼻中隔软骨和颌骨发育不全为特征）
- Gorlin syndrome（戈尔林综合征，Nevoid basal cell carcinoma syndrome，痣样基底细胞癌综合征，以基底细胞瘤、牙源性角化囊性瘤、颅脑钙化、肋骨异常为特点）
- osteogenesis imperfecta（成骨不全症）
- Papillon lefevre and Haim Munk syndrome（巴比勒菲弗和哈伊姆芒克综合征，以掌跖角化和牙周损害为特点）
- Singleton-Merten syndrome（辛格尔顿莫顿综合征，以不寻常扩大骨髓腔的掌骨和指骨、主动脉钙化和牙列异常为特征）

面高过长

- Amelogenesis imperfecta（牙釉质发育不全）
- Beckwith-Wiedemann syndrome（贝克威思-威德曼综合征，增生性疾病，与巨舌症相关，以腹壁缺损疝、巨舌症、巨人症为特点）
- Fragile X syndrome（脆性X综合征，Martin-Bell syndrome，Escalante's syndrome，以智力低下、不同程度的身体畸形为特征）
- Sex chromosome aneuploidies（性染色体非整倍体）
- Marfan syndrome（马凡综合征，以异常高大、四肢长又长、细长的手指为特点）
- Velo-cardio-facial syndrome（腭心面综合征，以先天性胸腺发育不全、腭咽闭合不全、面部畸形为特点）
- 面部不对称畸形
- 半侧颜面萎缩
- Hemihypertrophy（半侧肢体肥大）
- 神经纤维瘤病
- Parry-Romberg syndrome（帕里-龙贝格综合征，以皮肤下结缔组织的渐进性萎缩和退化为特点）
- Saethre-Chotzen syndrome（以颅缝早闭、上睑下垂、指畸形为特点）
- Velo-cardio-facial syndrome（腭心面综合征，以先天性胸腺发育不全、腭咽闭合不全、面部畸形为特点）

Ocular hypertelorism（眶距增宽）

- Aarskog syndrome（奥斯科格斯科特综合征，以身材矮小、面部畸形、骨骼和生殖器异常为特点）
- Apert syndrome（亚伯综合征，以第一鳃弓发育异常引起的上颌骨及下颌骨前部异常为特点）
- Nevoid basal cell carcinoma syndrome（Gorlin 痣样基底细胞癌综合征，以基底细胞瘤、牙源性角化囊性瘤、颅脑钙化、肋骨异常为特点）
- Crouzon syndrome（第一鳃弓综合征）
- Fetal hydantoin syndrome（胎儿乙内酰脲综合征，以因服用苯妥英钠或卡马西平而导致的小头畸形和胎儿宫内生长受限、轻微的颅颌面畸形为特点）
- Frontonasal dysplasia（额鼻发育不良，median cleft face syndrome，正中面裂综合征，以鼻根部增宽、额部前突为特征）
- Hypertelorism-hypospadias syndrome（尿道下裂增宽综合征）
- Leopard syndrome（豹综合征，以特征性的类似猫科类的皮肤斑点为特点）
- Noonan syndrome（Turner's syndrome，特纳综合征，以先天性心脏缺陷（通常是肺动脉瓣狭窄）、肥厚型心肌病、身材矮小、智力障碍、漏斗胸、凝血机制受损、面部畸形为特点）
- Orol-facial-digital syndrome I（以脸、口腔、多囊肾等多发畸形为特点）
- Pfeiffer syndrome（菲佛综合征，以颅骨融合过早导致的畸形为特点）

牙齿发育不良相关的综合征（牙釉质/牙本质/牙髓发育不良）

- McGibbon syndrome（麦吉本综合征，以牙釉质发育不良为特点）
- Autoimmune syndrome（自身免疫综合征）
- Cone-rob dystrophy and amelogenesis imperfecta（营养不良和牙釉质发育不全）

（续表）

- Familial hypophosphatemic vitamin D-resistant rickets（家族性低磷维生素 D 性佝偻病）
- Goldblatt syndrome（戈德布莱特综合征）
- Hypophosphatemic familial tumoral calcinosis（家族性低磷肿瘤钙质症）
- Kohlschütter-Tönz syndrome（Amelo-cerebro-hypohidrotic syndrome，以癫痫、痴呆症、智力残疾和牙釉质发育不全（牙齿釉质的形成异常）引起的黄牙为特点）
- osteogenesis imperfecta（成骨不全症，Ⅲ、Ⅳ型多见）
- Schimke immuno osseous dysplasia（免疫骨发育不良，以发育不良、身材矮小、肾脏疾病、免疫系统削弱为特点）
- Seckel syndrome（泽克尔综合征，以胎儿宫内发育迟缓和产后头颅狭小、鸟一般的窄脸、一个类似鼻子的嘴为特点）
- Tricho-dento-osseous syndrome（毛滴虫牙骨综合征，以牙齿发育不良、卷曲的头发为特点）
- vitamin D-resistant rickets（维生素 D 性佝偻病）

多生牙（超过正常萌出齿数）

- Cleidocranial dysplasia（锁颅综合征，以锁骨颅骨发育不全为特点）
- Fabry disease（法布里病，以血管角质瘤，股癣弥散和 α-半乳糖苷酶 A 缺乏症为特点）
- Familial adenomatous polyposis（家族性腺瘤性息肉病）
- Nance-Horan syndrome（南斯霍兰综合征，以视力丧失、面部畸形及牙齿异常为特点）

牙齿发育不良

- Aarskog syndrome（奥斯科格斯科特综合征，以身材矮小、面部畸形、骨骼和生殖器异常为特点）
- Axenfeld-Rieger syndrome（丽格综合征，以牙齿与眼睛发育畸形为特点）
- 癌
- Coffin-Lowry syndrome（科菲-洛瑞综合征，以心脏异常、脊柱后侧凸以及听觉和视觉异常为特点）
- Down syndrome（唐氏综合征，以体格生长延迟，特定的面部特征和严重的智力残疾为特征）
- Fabry disease（法布里病，以血管角质瘤，股癣弥散和 α-半乳糖苷酶 A 缺乏症为特点）
- Hallermann-Streiff syndrome（哈勒曼-斯特雷夫综合征，以多部位的毛发生长短细为特点）
- Kallmann syndrome（科尔曼综合征，以青春期发育未能完成导致的畸形为特点）
- Ectodermal dysplasia（外胚层发育不良）
- Hypohidrotic ectodermal dysplasia（少汗性外胚层发育不良）
- incontinentia pigmenti（色素失调症）
- 少汗性外胚层发育不良和免疫缺陷
- P_{63} mutation-related syndrome（P_{63}基因突变相关综合征，EEC 综合征）
- Lacrimo-auriculo-dento-digital syndrome（LADD 综合征，以泪腺系统缺陷、耳疾、牙齿畸形和手指畸形为特点）
- Johansson-Blizzard syndrome（以胰腺、鼻子和头皮发育异常、智力低下、听力损失和生长障碍为特点）
- 单上颌中切牙
- Tricho-dento-osseous syndrome（毛滴虫牙骨综合征，以牙齿发育不良、卷曲的头发为特点）
- Williams syndrome（威廉斯综合征，神经性疾病，以鲜明的“精灵般的”面部、低鼻梁、神态开朗为特点）
- Wolf-hirschhorn syndrome（沃尔夫-赫塞豪恩综合征，以中线融合缺陷为特点）

a. 按照临床特征分类整理的综合征，并不代表在每一个相关病例中这些临床表现中都会经常体现出来。有一些综合征被归类到多个临床特征目录下，这将有助于区别诊断那些临床表现不唯一的病例。
b. 有超过 300 种“裂综合征”。
c. 在上唇正中，与最常见的那种正中矢状面的腭裂相对应。
d. 也许，至少部分伴有上颌前突。
e. 也许伴有开殆趋势。
f. 眼球间距离增加。
g. 除了第三磨牙，应该避免先天性缺失的情况，也就是牙齿在出生的时候就缺失，这通过临床检查诊断效果最差，影像学诊断最好。这种情况可能在整个遗传性家族里，或者只是一个家族成员的身上出现多样性。这可能与其他的变异相关。尤其当发生于多个家族成员身上时，这将是临床遗传学的表现之一。

资料来源：Hartsfield（1994），L Suri et al（2004），Fleming et al（2010），Bailleul-Forestier et al（2008），Cohen（1980），Jones and Smith（2006），Hennekam et al（2010），Babic et al（1993），Schulman et al（2005）

7.6 影像学表现

7.6.1 牙瘤

牙瘤的存在提醒医师应该询问患者是否存在吞咽困难或吞咽困难的家族史，可能是由于食道平滑肌的增生所引起，而这可能是常染色体显性的牙瘤-吞咽困难综合征的表现之一。

7.6.2 牙源性角化囊肿

详见上颌发育不足部分的痣样基底细胞瘤综合征。

7.6.3 牛牙症

在大约2.5%的高加索成年人中发现并作为一个独立的特征。少数牙先天缺失的个体其第一磨牙多见牛牙症，然而多生牙的儿童则没有上述表现。牛牙症也可见于许多疾病和综合征，在此简述几种综合征。

7.6.3.1 毛发-牙齿-骨综合征

毛发-牙齿-骨综合征(TDO)的特征包括出生时头发卷曲婴儿期后会逐渐变直；薄弱呈凹坑状的牙釉质、牛牙症；约80%的患者骨皮质增厚。婴儿期头发的自然变直使得TD的诊断更加困难，在许多病例中需要与伴牛牙症的釉质发育不全相鉴别。尽管TDO是由于DLX3基因突变引起的，但目前还不明确是否某些伴牛牙症的釉质发育不全也是由DLX3基因突变引起，或实际上代表轻症TDO。

牙齿通常很小，且呈棕黄色，但在同一个家族的患者里牙齿的临床表现也会有变异存在。牙齿可能颜色正常体积轻度变小，若为严重的釉质发育不全，则尺寸明显减小。口腔溃疡的发生率增高，且可能存在先天牙齿缺失。牙齿的萌出也会滞后。对TDO患者进行详细的头影测量分析并不能显示特有的头颅表型，尽管颅底长度、颅底角、下颌体的长度与正常相比均有所增加。

7.6.3.2 耳牙综合征

这种综合征的表现主要包括明显的磨牙体积增大(球形牙)，牛牙症，高频率的感音神经性听力损伤及虹膜裂(由于眼内裂隙没有融合而导致眼球部分没有形成，外观上可见明显的虹膜裂痕)。牙齿萌出也可能滞后。口腔处理很复杂且涉及多学科交叉，包括常规的随访、拔牙及正畸治疗。

7.6.3.3 性染色体异常

性染色体异常包括男性正常的XY染色体异常或女性XX染色体异常。假如一个男性表现为牛牙症及智力障碍，那么Klinefelter综合征(47，XXY，也就是说男性多了一条X染色体，其发病率1 000个男性中大约有1.2人)的阳性预测值约为84%。家族内除了身材较高外，还可能存在下颌前突及面高减小的特征。

相对比多余一条X染色体多有牛牙症的表现，缺少一条X染色体的女性(Turner综合征，45，X，其发病率2 500个女性中大约有1人)其牛牙症的发生率并没有增高，尽管如此其牙根形态的变异会增加，包括牙根短小。患病的女性表现为身材矮小，发际线低，低位耳及宽颈。这些患者多有性腺功能障碍(卵巢无功能)，由此导致闭经(缺少月经周期)。

根据性别不同，缺少或多余一条X染色体会对颅底角度、颌骨移位及上、下颌骨相对颅底的倾斜度产生相反的影响。男性多余一条X染色体会在矢状面影响颌骨关系，主要表现为下颌长度增加；而女性多余一条X染色体会导致前、后颅底、颅骨、下颌升支、后面及前上面高的减小。

女性缺少一条X染色体主要导致颅底长度的改变，在矢状向下颌长度变短而上颌长度正常。男性多余一条Y染色体会引起颅颌面直径增大，但对长度的比例及角度无实质影响。总而言之，多余一条

Y 染色体对骨骼高度计颅颌面生长有促进作用，而多余一条 X 染色体则产生延迟作用。

7.6.3.4 Williams 综合征

该综合征的机体表现包括典型的面部特征，如颊部前突、口裂宽、人中较长、鼻部较小伴鼻梁塌陷、眼眶较深、牙齿畸形，以及嗓音沙哑、生长迟缓及心血管疾病（常见主动脉瓣上狭窄或肺动脉狭窄）。认知上的特征也很明显，如听力、语言及面部识别的缺陷，但影响最大的是空间视觉、算数及解决问题的能力。

头影测量分析显示 Williams 综合征患者前后颅底较短，尽管颅底角正常，额骨及枕骨较厚，蝶鞍区的形态可能异常。颏部明显后缩，结合大的下颌平面角会使患者看起来下颌后退。缺牙很常见，且牙齿形态较小。上、下颌切牙向切嵴方向呈锥形缩窄（似螺丝起子）。多数磨牙长度较短，因此可被认为伴牛牙症但未达到经典。

其他常见牛牙症的疾病包括破伤风、某些类型的外胚层发育障碍、唐氏综合征、Mohr（口-面-指综合征Ⅱ型）综合征、Seckel 综合征、Lowe 综合征及 X 染色体相关的低血磷性软骨病（有时可见未成熟牙脱落）。

7.7 牙齿早失的病史

乳牙脱落发生于 5 岁前且不伴外伤，提示我们需要进一步检查，这是正畸医师关注的情况之一。由于牙周炎导致的乳牙早失有时可见于某些儿童。伴随低血磷的早发牙周炎似乎是乳牙早失的最常见原因，尤其对于女孩子来说。

7.7.1 低磷酸酶血症

这种疾病的特征是由于位于血清、肝脏、骨骼及肾脏的组织非特异性碱性磷酸酶活性不足而引起骨钙化不良。尿液中磷酰乙醇氨增高。诊断检测应当包括患者及亲属血清碱性磷酸酶水平的测量。

儿童低磷酸酶血症的典型牙齿表现为乳前牙的脱落伴牙骨质不足。儿童牙齿的缺失可能同时发生，也可能由轻微的创伤引起。乳牙早失通常与青少年型低磷酸酶血症有关，尽管成年型也可能存在乳牙早失的病史。患者也可能存在一些牙龈的炎症。牙槽骨的丢失仅限于前牙区。对这类患者的治疗存在很大问题，因为在正畸过程中会有乳牙松动的风险。

7.7.2 早发性牙周炎

可能发生在乳牙期（青春前期牙周炎），青春期（青春期牙周炎），其特征为牙槽骨的快速丧失（快速进展性牙周炎）。因为在一个家族中可能发现有多种类型的早发性牙周炎（如局限性青春前期牙周炎、局限性牙周炎、弥散性牙周炎），因此，潜在的遗传病因学可能受到其他遗传或环境因素的影响。

早发性牙周炎可能单独发病，也可能是某种综合征的表现之一。比如说，白细胞粘附分子缺陷（LAD）Ⅰ型及Ⅱ型是常染色体退行性病变，表现为白细胞粘附障碍。Ⅰ型 LAD 其白细胞整合素受体异常，破坏了白细胞粘附及趋化过程，进而造成机体对严重传染病及早发性牙周炎的敏感性增高。对于Ⅱ型 LAD，全身感染的严重程度较Ⅰ型 LAD 要轻得多，尽管也有慢性牙周炎的存在。患有Ⅱ型 LAD 的患者可能会有其他异常表现，如生长及智力发育迟缓，这是由于岩藻糖代谢或特定的 GDP 岩藻糖运输体进入高尔基体的障碍导致无岩藻糖化或没有表面表达。

已有报道表明，由于牙周病、拥挤、纠正前后向不调或内收双颌前突而拔除牙齿后，经过短暂的愈合期，正畸治疗牙齿可以成功移动进入之前受影响的区域。失去牙周组织支撑的牙齿是拔牙的适应证。有研究证实，在正畸治疗关闭拔牙间隙后，重定位后的第二及第三磨牙的牙槽骨外形及附着水平会优于将病变第一磨牙保留并治疗的结果。

对于任何一位患者，每个病例都是独一无二的，治疗计划取决于与牙周医师的紧密合作，剩余牙齿的稳定性以及可能的替代方法实现功能性咬合。牙周情况的评估应该同正畸复诊一样频繁，这可以在牙齿移动过程中监测牙周的情况。

7.7.3 Papillon-Lefevre 及 Haim-Munk 综合征

作为许多类型掌跖角化病（手掌及脚趾皮肤增厚而显得皮肤发暗或“脏”）的其中两种，Papillon-Lefevre 及 Haim-Munk 综合征区别于其他疾病的特征是严重的早发性牙周炎，伴有乳牙及恒牙的早失。对 8 名 Papillon-Lefevre 综合征患者进行侧位片分析结果显示患者有骨性Ⅲ类错殆的趋势，伴有上颌后缩，下面高减小，下切牙舌倾及上唇后缩。

有报道称，伴有牙周炎的 Papillon-Lefevre 综合征患者经过成功的力学及抗生素联合治疗后，可以通过复杂的多学科治疗进行适度的牙移动。Haim-Munk 综合征的特征除外 Papillon-Lefevre 综合征的表现，还包括蜘蛛样指/趾（细长的手指及脚趾）、肢端骨溶症（指端包括骨质的破坏）及甲弯曲（指甲的过度生长及弯曲，似爪子一样）。

7.7.4 Singleton-Merten 综合征

一种极为少见的疾病，表现为牙列发育障碍、牙根发育不良、肺动脉渐进性钙化、钙化性动脉狭窄、骨质疏松以及手骨骨髓腔隙增大似贫血样改变。也可能同时全身肌力减退，肌肉萎缩。上颌发育不足也十分明显。

7.7.5 Hajdu-Cheney 综合征

一种罕见的遗传性骨代谢疾病，伴随肢端骨质溶解，身材矮小，明显的颅颌面及骨骼异常改变，牙周炎及牙早失。Bazopoulou-Kyrkanidou 等在 2007 年报道过一名 22 岁的患病女性，其呈现典型的临床表现包括身材矮小，面部小，明显的内眦赘皮，唇部较薄，小口裂及手部短小。生化、血液及激素水平均正常。骨密度检测表明患者存在骨质疏松。头影测量显示面中部发育不足及颅底角增大；上、下颌骨均处于后位。蝶鞍增大伸长且开口宽阔，床突细长。

下颌也可能同面中部及上颌一样发育不足。报道称，正畸治疗加 Le Fort Ⅲ型上颌牵张成骨及颏成形可以成功解决面中部后缩及严重的睡眠打鼾问题。

7.8 出现牙齿早失的疾病

7.8.1 Ehlers-Danlos 综合征

参见章后面关于“软组织结构不良”的部分。

7.8.2 X 染色体相关的低血磷性软骨病

除了身材矮小及下肢弯曲，通常可见口腔的表现，包括根尖透射影，溃疡（可能由于牙齿早失），乳牙及恒牙瘘管伴牙髓暴露。牙髓暴露是由于髓角延伸至釉牙本质交界甚至牙齿的外表面，薄且钙化不足的牙釉质很容易磨损从而暴露牙髓。口腔影像学显示佝偻病样骨小梁形成及骨板缺乏或存在异常的骨板。

还存在其他类型的低血磷性软骨病，其临床特征部分相同，但遗传及涉及的基因不同。总的来说，疾病发生越早其严重程度越高，其口腔畸形的表现也会越严重。相反，维生素 D 缺乏所致的软骨病并没有似 X 染色体相关的低血磷性软骨病的口腔异常表现。有研究显示，对有家族性低血磷性抗维生素

D软骨病的患者早期使用1羟基维生素D可以预防或降低其口腔异常表现。报道表明，通过拔除四颗前磨牙及使用方丝弓矫治器可以成功治疗相对较轻的安氏Ⅱ类Ⅱ分类伴严重前牙拥挤病例而没有发生不利的牙根吸收或骨缺损。

7.8.3 Coffin-Lowry syndrome(科菲-洛瑞综合征)

这是一种X染色体相关的综合征，男性多发(女性较少有严重影响)，特征性表现迟发的严重智力障碍，肌张力萎缩(肌无力)，下睑裂(开眼征)，上颌发育不良，唇部前突和上颌开殆趋势，身材矮小，手掌厚实柔软，手指细长，并有感觉神经性听力受损。白内障和视网膜病理性改变也是偶发的症状。除了先天性牙齿缺失造成的牙齿间隙和上颌中切牙过大，迟萌和前牙早失也很常见的病症。

7.8.4 Down syndrome(唐氏综合征)

唐氏综合征由于全部或者部分21号染色体的三体异常产生的，新生儿中的发生率为1/600。该病有许多典型特征，例如，迟发的上、下睑裂，扁平侧貌，肌张力低下(倾向于岁年龄增长渐重)，关节活动度增加，发育性的智力障碍，以及颈部皮肤赘余。

在老年患者中牙周疾病也很常见，尤其是下颌前牙区。矛盾的是老年人很少见牙齿龋坏，尽管婴儿奶瓶期也许值得关注。该类患者经常将部分舌头伸于口外(尤其年轻人)，这给人舌体过大的感觉。尽管这可能只是继发于舌体和面部肌张力底下以及口腔容积变小的病征。

几乎所有该病患者都患有严重的错殆畸形，典型表现为上颌发育不良，带有前牙开殆趋势的Ⅲ类错殆，经常表现为牙齿大小差异，偶见阻生牙或者异位牙。对于该类患者的治疗建议包括两期甚至多期的治疗，以助于早期纠正上颌水平向的发育不良和Ⅲ类错殆畸形。

至于伴有智力障碍的患者，为保证治疗行之有效，患者对于可能会造成不适的正畸治疗程序的配合与耐心是必需的。治疗初期的困难可能需要一定的配合，但是有时候仍然无法实现。因此，有些操作可能会需要在手术室完成。

治疗建议：采用快速设计的能够缓解患者治疗障碍的味道的材料，粘结操作优于绑扎操作，使用离子水门汀类自固化粘结材料，这种材料可用于难以在几分钟内保证口腔干燥清洁的情况，如果两次预约就诊的间隔过长的话建议使用镍钛丝。如果治疗计划需要取代义齿和临时锚定装置的话，建议使用种植体以减少可能的并发症。

该类患者的牙齿萌出和生长阶经常延后。因此，推荐定期行影像学检查，以助于观察并指导阻生牙萌出至正常位置、避免或减少错殆畸形、以及引导骨高度生长至正常。生长发育慢于正常同龄儿童也同样值得注意，到成人之后会比较矮小，骨质成熟也比较晚，通常要等到15岁前后。

与未接受治疗的该类患者相比，在完成上颌快速扩张治疗后通常会表现出多方面功能的下降，包括听力下降、耳鼻喉的年感染率，以及家长观察到的上呼吸道阻滞症状。这些症状可能与上颌扩张之后口鼻腔增大相关。

7.8.5 Chédiak-Higashi 综合征

这是一种常染色体显性遗传病，大多伴有严重的牙周疾病。该病特点为眶区皮肤色素减退，严重的中性粒细胞免疫缺陷，天然吞噬细胞缺乏，易出血，外周神经病变。

7.8.6 Cherubism(巨颌症)

这种儿童罕见病非常多变，以至临床表现无异常的父母也可能有面部前突病史，或者下颌骨结构畸形的影像学表现。尽管青春期之后该类患者的骨破坏进程逐渐趋于稳定甚至消退，但是也偶有一些导致畸形发生的侵袭性病例的报道。受累区域的牙齿由于缺少支撑或者根部吸收，通常在成熟前脱落，而恒牙由于牙根发育受影响也会发生脱落。牙齿也许是自发脱落，也许是孩子自己松动拔出。而牙齿迟萌也会发生。颌内的囊性组织的再钙化通常自发发生，因此，错位的牙齿也就需要正畸矫治。基于 CT 和 CBCT 的虚拟三维重建技术的发展为可预测的个体化治疗计划的制订提供了很大的帮助。

7.9　多生牙与先天缺牙

大多的多生牙的病例通常伴有其他相关疾病或者综合征，当然也有一些单独发病报道。这样多生牙就可以作为进一步完善诊断的临床指征，尤其是当其他畸形同发的时候。

7.9.1　锁骨-颅骨发育不良(全)

锁骨-颅骨发育不良(全)以锁骨发育不全为特点(严重的患者双肩甚至可以蜷缩到躯体中线附近)，颅骨发育延迟或者钙化不良(表现出不同的开颅或者颅缝闭合不全)，中等或者矮小身材，以及其他的颅骨畸形。不同的畸形甚至会在同一受累家庭中表现不一。

额骨、顶骨、枕骨前突，因此，头颅显得短小，面部相对显得小，鼻骨、颧骨前突，而上颌骨和(或)鼻旁窦可能发育不良。上颌前突导致下颌相对后缩。偶见伴发腭裂报道。牙齿表现为乳牙滞留，恒牙迟萌或者缺失，这种情况同样可能发生于没有影像学表现的前突和多生牙病例中。

锁骨颅骨发育不良患者必须和家庭建立良好的合作和交流才能从治疗中受益。至于伴有上颌前突(后缩)的患者，恢复上颌正常的牙颌面整复治疗的时机尤为重要，尤其在 10 岁以前，这取决于骨成熟情况。

对于该类患者，早期治疗牙颌面问题最有效的治疗方法是以上颌前方牵引开始，接下来继续正颌和手术治疗。在青春期生长发育高峰期之后，再进一步的正畸治疗和手术治疗。尽管有很多牙齿，但有时候他们无法移动到合适的位置，这就需要手术(非手术)的义齿修复。

手术/赝附体治疗在口腔颌面外科手术治疗前几个月就应该完成。早期诊断有助于早期干预，有助于牙齿助萌。尽管治疗流程的执行依赖于患者的个体化需求，“耶路撒冷”方案值得推荐。这套方案包括在根发育至少 2/3 时的两个全麻手术(前期、后期)。第一期手术在 10～12 周岁时进行，迟于正常的 7～8 岁。经过初期的手术翻瓣，除了乳切牙和未萌出的多生牙，未萌出的恒牙也会显露。未成熟的乳磨牙不会暴露，或者他们的牙囊在这一期被干扰。

二期手术(至少 13 周岁，10～11 岁牙龄)，乳尖牙和乳磨牙被翻瓣暴露。再拔出未萌出多生牙和未萌出恒牙时必须很小心，以保持前庭和腭板的完整性。为了尽可能一期愈合，组织瓣应该尽可能无压力覆盖创面。

上、下颌牙弓放置牵引，前方的盒式牵引可以防止可能因牙弓内多余的空隙和对抗压入力而导致的变形。

7.9.2　Nance-horan syndrome 南斯-霍兰综合征(掌骨过短-白内障-楔形牙综合征)

这是一种主要影响男性的 X 染色体相关的综合征，在 X 连锁隐性条件下，女性也会受到一定影响。典型症状包括先天性白内障(伴随视觉障碍，男性多发)，外耳前倾(向外折叠)，掌骨缩短，牙齿变异包括楔形牙(牙冠形态向切端变细，类似螺丝刀头)，门牙正中间隙，正中额外牙和桑椹状磨牙(多瓣状牙冠)。大约 30%的患者有精神障碍症状。尽管一些男性患者没有正中额外牙，但眼睛和牙齿症状严重程度之间似乎具有一定正相关。

7.9.3　软骨外胚层发育不良(Ellis-van Creveld syndrome)

这是一种常染色体隐性遗传病，主要症状有轴后多指(趾)畸形，短肢侏儒畸形，发育异常的指甲(小或缺失)，齿状牙槽嵴上附有额外的口腔系带。有的患者还有新生牙、牙发育不良、过小牙或龋齿等症状。因为系带紧密附着在牙槽嵴上，上唇可能变短。

尽管错𬌗类型不同，该综合征普遍存在错𬌗畸形。许多患者头影测量分析数据正常，但有些患者相对于下颌骨颏部位置，存在前颌骨发育不良的现象。下颌角角度过大使面下高高度增加也是症状之一。有的综合征患者身材矮小，多指(趾)畸形和颅颌面畸形包括Ⅰ型和Ⅱ型口—面—指(趾)综合征及窒息性胸廓发育不良。

7.9.4 法布里病

这是一种由溶酶体酶α-半乳糖苷酶A缺乏引起的X染色体相关的代谢障碍。在多个器官中这种分解酶的缺乏导致包含α-半乳糖残基的鞘糖脂不断累积。尽管有些患者在成年后确认诊断，但最初症状通常在儿童时期就发现了，典型表现为发热(手、脚灼烧感)，肢端感觉异常，肠胃不适。

鞘脂糖累积导致多器官损害，包括皮肤血管角质瘤(毛细血管损伤，通常为红色或蓝色的过度角化)、先天缺牙、无汗引起的发热、青春期中风、心血管疾病、肾功能不全和角膜营养不良。

错𬌗畸形普遍存在，表现为不同程度的骨性双颌前突和磨牙Ⅲ类、Ⅰ类以及极少数Ⅱ类。少数人有多生牙和先天缺牙。牙间隙可能存在。正畸治疗过程中，口腔干燥症状会使口腔卫生情况恶化。

7.9.5 色素失调症(Bloch-Sulzberger 综合征)

这是一种X染色体显性障碍的遗传性皮肤病，男性通常病情较重，常常在胎儿期即死亡。女性患者表现高度可变的皮肤、头发、指甲、牙齿、眼睛和中枢神经系统异常。在疾病发展时期，皮肤上有漩涡状黑色素沉着，特别在躯干，可能随着年龄的增长而消退。先天缺牙和锥形牙是该病特征，同时伴随牙齿迟萌。缺牙会使垂直高度降低从而导致下颌骨向前上旋转。正畸和修复需要联合治疗，治疗的复杂程度和患者配合程度不同而不同。

7.9.6 Ⅰ型发鼻指骨综合征

埋伏多生牙是该综合征非典型症状之一。受累者具有典型特征，包括稀疏的头发，球状鼻尖，长而扁的人中，薄上唇和招风耳。中轴骨异常包括指(趾)骨锥形骨骺、髋关节异常和身材矮小。一项头影测量分析研究发现后面高降低与缩短的下颌升支相关。这些特征与“陡峭”的下颌骨边缘相符。面中部发育不全也曾被报道。

▶ 7.10 先天缺牙综合征

一家名叫“POSSUM Web”的搜索网站(Murdoch Childrens Research Institute, Royal Childrens Hospital, Melbourne, Australia, www. possum. net. au)可以搜索并区分288种以恒牙缺失、少牙及先天性无牙为特征的综合征，以及可以导致此类症状的疾病，包括 trictode-ntoosseous 综合征、Williams 综合征、Coffin-Lowry 综合征、Down 综合征、Ellis-van Crevald 综合征、Fabry 综合征、色素失调症和许多类型的外胚层发育不全。

7.10.1 单上颌中切牙

单上颌中切牙(乳牙和恒牙)是先天缺牙的特殊形式。最初的表现类似融合牙，中线上存在单个牙，有对称的正常牙冠，牙根形态和大小，这可能是单独现象，也可能是单上颌中切牙综合征的一种表现。这种异质性条件包括大脑中线发育异常及其他结构，主要由于 SHH 基因、SIX3 基因及其他基因异常导致。新生儿中单上颌中切牙发病率大约在1∶50 000。单上颌中切牙主要症状表现为先天鼻畸形(后鼻孔闭锁、鼻中隔和梨状孔狭窄）。单上颌中切牙能提示相关异常存在，特别是严重的脑发育异常，通常情况下，发生眼距过窄的前脑无裂畸形。伴随单上颌中切牙的发育异常通常伴有轻度智力障碍，严重的先天性心脏病和唇腭裂。少数情况下，存在小头畸形、垂体功能减退、内斜视、食道-十二指肠闭锁、颈椎半椎体、皮样颈、甲状腺功能减退、脊柱侧弯、肾缺失、阴茎短小、外阴性别不明等症状。有一半患单上颌中切牙的儿童身材明显矮小。

单上颌中切牙主要存在美学问题，可以通过正畸修复和正颌手术来治疗，也可以选择不治疗。最初临床症状不典型时，正畸医师的认识及患者和家人的主诉对确诊单上颌中切牙非常重要，因为单上颌中切牙可能是最轻微的表现，具有明显的家族遗传性的发育异常可能涵盖单上颌中切牙及其他异常，如前脑无裂畸形。正畸医师应当无创诊断单上颌中切牙，并在一定程度上要推荐患者进行基因测试和咨询。

7.10.2　阿斯科格综合征(Aarskog 综合征)

尽管这是 X 染色体隐性遗传疾病，但更多影响的是男性，女性症状相对较轻(主要表现在面部和手)。男性患者主要表现为轻中度身材矮小、轻度蹼化的短手指、眼距过宽及由于面中部和上颌骨发育不足导致的骨性Ⅲ类错殆畸形。牙齿迟萌也可能出现，尽管身高和骨龄不足。与正常人群相比，错殆畸形发病率增加，先天缺牙和龋齿发病率也相应增加。

7.11　多生牙或先天缺牙(少牙症)和癌症

多生牙或先天缺牙(少牙症)与癌症相关可能是综合征的部分症状，也是常染色体显性遗传特征，具有非综合征性的相对关系。

7.11.1　加德纳综合征

家族性腺瘤性息肉病是一种具有癌变倾向的常染色体显性遗传疾病。受累者通常结直肠上长有大量腺瘤性息肉，如果不进行手术切除，小部分息肉会发展为结肠癌。加德纳综合征是家庭性腺瘤性息肉病的一个变型，包括硬纤维瘤(起源于肌腱鞘膜的纤维瘤)、骨瘤、其他肿瘤伴发的多发性结直肠腺瘤。

颅骨、下颌骨、颌面部骨骼和鼻旁窦是最常见发生相关肿瘤的部位。骨瘤的早期检测非常重要，因为它们早发生于容易癌变的肠息肉。

牙畸形表现为多个异位牙、恒牙阻生、多生牙、乳牙滞留、牙骨质增生和牙瘤。牙齿萌出也会延迟。尽管全景片有助于早期发现肿瘤，但作用有限。牙瘤的大小和位置比较多变，利用锥形束 CT(Come beam CT，CBCT)扫描有利于判断。

即使在同一家族里，肿瘤的大小和位置也需要评估，因为可能会影响治疗计划的制订。在最初治疗阶段就要预知由于骨密度增大，从而使牙齿移动困难。牙骨质增生会增加拔牙难度。因此，颅颌面外科医师和正畸医师之间以及全科牙医和修复科牙医，需要紧密会诊与合作。

7.11.2　少牙畸形-结直肠癌综合征

少牙畸形-结直肠癌综合征是常染色体显性遗传病，有一个芬兰家系被报道，在该家系中，患者同时患有少牙畸形和结直肠癌。少牙畸形-结直肠癌易患病的原因为 AXIN2 基因的突变。在这个家系中，结直肠癌和(或)癌前病变只与少牙畸形和 AXIN2 基因的突变有关，并且具有 AXIN2 基因突变的年长家庭成员都患病。

7.11.3　先天缺牙和卵巢上皮癌

肯塔基大学报道患有卵巢上皮癌的女性具有先天缺牙的可能性是正常女性的 8.1 倍，该研究进一步支持了先天缺牙患者可能发展成癌症患者的观点。对比前面报道的少牙畸形具有特异 AXIN2 基因突变，肯塔基大学的研究发现，先天缺牙的严重性在两组(受影响组和不受影响组)中是相似的，一般是 1～2 颗牙齿受影响，最常受影响的是上颌侧切牙和第一前磨牙。

这并不是说每一位具有先天缺牙甚至牙发育畸形的人都会具有较高的患癌症风险。建议年轻的患者及其家人完全不必担心，除非患者具有明显癌症家族史的先天缺牙或牙发育畸形。这种情况下，转诊到临床遗传病专家会诊，尤其是具有癌症家族史的患者，可能提示这个家系先前没有被评价过。对这个家系的家族史的进一步研究和先天缺牙患者的基因学分析，将会有助于阐明在普通人群中牙齿发育不全患者发展成癌症的相关危险因素。

7.12 牙齿萌出障碍

7.12.1 原始牙齿萌出障碍(非综合征的)

对比与机械力有关的牙齿萌出障碍(例如：囊肿、牙龈纤维瘤、临牙阻碍)或锁骨颅骨发育不良等综合征相关的牙齿萌出障碍，原始牙萌出障碍患者口腔远中到近中的所有牙齿均不萌出，对正畸治疗也没有反应。这种现象的家族发生率大概占所有病例的四分之一，这使得对 PTHR1 相关性的观察和发现更容易。除了对可能发展成 PFE 患者的诊断外，取得更大的进步后或许可能治疗 PFE，同时，对可选择的牙齿萌出率进行分子水平处理以提高治疗方法。

PFE 的临床影响通常是很严重的。受影响区域的牙槽骨生长受到损坏。受影响的牙齿出现在垂直缺损的底部并且呈现出弯曲状态，导致侧方开殆的出现。不幸的是，当应用正畸治疗时受影响的牙齿会粘连在一起。PFE 患者为什么会出现多种临床表现还不清楚，同一家族的患者，有的单侧发病有的双侧发病。同样，也没有明确的解释为什么后牙更易发病。直到现在，只有很少的几个将 PFE 患者受影响牙齿成功助萌的病例。因此，任何试图对 PFE 患者病变牙齿的正畸治疗早期干预都是无效的，如果加力导致关节强直出现，甚至使情况更加糟糕。

生长发育完成后将会出现可预见的后牙开颌，种植结合单牙或多牙截出术或选择性拔除部分牙齿，可以获得功能殆。对 PFE 早期诊断的优点是临床医师可以观察到这种不可避免发生的不良生长变化，并且可以向患者及家属解释对患牙进行早期正畸干预的无效或可能出现的不良情况。对确诊 PFE 的患者最好治疗是最初对患牙不做任何治疗，到患者生长发育完成后进行多学科联合治疗。

7.12.2 牙龈纤维瘤

常见的牙龈增生是有各种原因一起的。牙龈增生包括遗传性的单纯性牙龈增生(遗传性牙龈纤维瘤，HGF)，其他疾病导致的牙龈增生。最常见的牙龈增生原因是服用苯妥英、环孢菌素、硝苯地平药物的不良反应。无论什么病因，覆盖龈厚度和硬度的增加将会阻碍或者改变牙齿的萌出过程。值得注意的是，大多时候牙龈增生和牙齿的萌出是同时发生的，尤其在恒牙列。

出于美观和功能的原因，可以切除增生的牙龈组织，以达到牙齿助萌和获得良好口腔卫生的目的。不幸的是，关于复发率的报道依然存在争议，患者在接受牙龈手术前必须被告知，关于牙龈切除术和其他牙周手术的长期效果还不能预测。人们建议，牙龈手术仅仅实施于即将进行或已经开始牙齿正畸治疗的患者，以达到减少牙龈增生的复发。虽然，个人经验或许可以提示其他方面的信息，但是，普遍认为，安装正畸装置带来的口腔卫生负担是否会增加牙龈增生的严重性和牙龈增生术后的复发还不清楚。不管怎样，1 个月 1 次的牙周检查和牙周刮治、牙齿抛光治疗，被认为可以阻止牙龈炎的发生。

在 POSSUM 网站上搜索‘thickened gingivae’将会得到 84 个相关的症状或情况，其中包括牙龈纤维瘤伴听觉丧失。虽然并不是所有的牙龈纤维瘤患者都会出现听觉丧失，但是，伴听觉丧失的牙龈纤维瘤病是常染色体性遗传，所有这类患者都会出现听觉丧生并具有牙龈纤维瘤。

7.13 软硬组织不对称

7.13.1 半侧颜面发育不全

半侧颜面发育不全是一种先天性的不对称，发育较短小的一侧面部可能跟其他颅内外不正常有关。评价面部的对称性具有一个有意识的或无意识的临界值，超过此值的患者被认为具有功能上或美观上的不对称。与非系统性不对称相对比，识别半侧颜面发育不全更加容易一些，引人注意的相关不对称不仅仅是面部，还包括对称的外耳构造、咬合斜面、眼眶的垂直位置和眼部的异常，这同颅脑、心脏、肾或其他发育异常医学史一样。偶尔，牙齿的萌出可能也会被推迟。临床表现的详细描述见第8章。

虽然有时其他因素也会产生影响，但是，病因通常被认为是由于胚胎时期发育部位的血流受到扰乱。显然，病因是多方面的。在动物模型和人类家系中，遗传因素对表型具有明显的影响，可能是通过改变中胚层的发育，或者间接通过增高血管破坏的敏感性。公认的影响分类所依据的最低标准，在一个家系中通常被认为是零星发生的事件，是这个家族中更加严重的临床表现，在这个家系中，受轻微影响的家庭成员可能有一侧耳朵轻微较小，一个小的耳前赘，或者轻微面部不对称。

7.13.2 Parry-Romberg综合征

与半侧颜面发育不全相比，Parry-Romberg综合征为半侧颜面进行性萎缩，其特点为整个半侧脸部软组织缓慢进行性萎缩，通常伴有对侧Jacksonian癫痫、三叉神经痛、眼及头发的改变。这个过程典型的开始于十几岁，并且可能伴随局部硬皮病或一种以皮肤及皮下脂肪组织变薄为特征的剑伤性硬皮病。萎缩可能延伸到颌骨，导致单侧上下颌骨发育不全，产生咬合倾斜，咬合不正。

Parry-Romberg综合征患者在颅面骨生长过程中若不接受任何正畸和整形治疗，下颌骨将会变得不对称，健侧下颌骨较对侧具有较长的下颌支和髁突，上颌骨也会受到影响。虽然，不能阻止患区萎缩的过程，但是，可以限制下颌骨萎缩所带来的继发影响。因此，患侧出现非常明显的面垂直生长减慢、上颌骨萎缩导致的开𬌗。

用一个具有唇弓的活动矫治器通过将患侧上下和牙齿分开较健侧更大的距离，以延伸患侧软组织。其可以用来消除不对称的生长，类似于在半侧颜面发育不全中的应用。为了使装置有效果，患者必须将该装置放置于具有肌肉压力的位置每天至少12～14 h。在生长期，治疗必须持续保持直到青春期。

患者每月做1次检查，需要经常修正该装置，改变其塑料𬌗垫的厚度，保证当患侧进行性萎缩导致的开口状态出现横向偏差时，使其能够插入到上、下牙弓之间。当需要时，在装置上制造一些凹槽和引导面，可以引导牙齿的萌出。

7.13.3 Saethre-Chotzen综合征

尽管颅及相关面部不对称可能伴发任一类不对称颅缝早闭（定义及更多信息见本章后文“颅缝早闭”，以及第8章），其中常见的一类被称为Sathre-Chotzen综合征（由TWIST1基因突变所致）可能导致颅骨不对称（斜头畸形），以及面部不对称（尤其是在伴有单侧冠状缝早闭的个体中）。有趣的是，在不对称颅缝早闭的情况下，前囟的闭合可能会被推迟。作为鉴别诊断，另一种常常表现出长期前囟不闭的状态是颅锁骨发育不全。Saethre-Chotzen综合征为常染色体显性遗传表现型多变，同时相关研究发现该综合征伴有上睑下垂，低额发际线，鼻中隔偏曲以及部分软组织并指。面中分发育不全，腭部狭窄及多生牙也曾见报道。

▶ 7.14 上颌发育不全

7.14.1 上颌鼻发育不良(Binder 综合征)

有研究者并不认为这是一个确定的综合征,而仅仅是非特异性的鼻上颌复合体的异常,且在一些病例中与产前维生素 K 摄入不足相关,或实际上仅仅是斑点状软骨发育异常的一种表现。从临床体征上来看,鼻部呈现明显的扁平,前鼻嵴缺如或发育不全,并且上颌切牙唇侧骨质可能变薄。因为前颌骨的发育不全以及上颌矢状缩短,与之对应,患者出现典型的下颌前凸症状。

7.14.2 X 染色体易裂(Martin-Bell)综合征

X 染色体连锁智力障碍、唐氏综合征以及胎儿酒精综合征的发病率相似,其中 X 染色体易裂综合征是最为常见的遗传性智力障碍。对于 X 染色体连锁的疾病,如前文所述,尽管男性受累多于女性且更为严重,但是女性同样有患病可能。约 70%X 染色体易裂综合征的青春期后男性患者为长、窄面型,上颌发育不全伴下颌前凸,并且反船及前牙开船相对常见。船面磨耗增多也有相关报道。尽管男性患者认知能力常常受到严重影响,但是女性患者的智商范围却为 50 到正常,平均值 81。关节松弛,复发性中耳炎以及招风耳同样是常见的临床表现。

7.14.3 痣样基底细胞(Gorlin)综合征

该病包含多种临床表现,包括多发基底细胞癌、皮肤真皮囊肿、下颌骨牙源性角化囊肿、其他肿瘤及癌症、肋骨及脊柱畸形、唇裂和(或)腭裂,伴常染色体显性遗传,尽管 1/3～1/2 的病例来自于新的突变。下颌前突症状较轻。

7.14.4 颅缝早闭

该疾病为某些或全部颅缝的提前闭合,在儿童中发病率为 1/2 500。MSX2, FGFR1, FGFR3 以及 TWIST1 基因(如上文 Saethre-Chotzen 综合征中所提到的)和 EFNB1 基因突变在有症状或无症状的病例中的发现为这一类疾病的病因学、分类以及发育病理学提供了十分重要的观点。依据早闭颅缝的不同,其所导致的颅脑畸形可能为前后向长、窄(长头症或舟状头畸形),或前后向相对较短伴横向变宽(圆头畸形)。后者可能伴有显著的前囟到鼻根的面部垂直高度的增加,导致尖头畸形。尽管颅缝早闭有 100 多种症状,且其中常见的已明确其遗传病因学特征,但是大部分颅缝早闭患者是没有症状的。颅缝早闭,尤其是累及冠状缝的一类,常常导致上颌发育不足,以及继发于其所影响颅颌面发育之后所造成的Ⅲ类错船畸形。

有一类通常情况下较为严重的常染色体显性突变的表型是高度可变的,哪怕是在同一家族中的患者也无法幸免。单纯通过发现基因突变可能有助于推测其对于将来颅颌面发育的影响,但是却不能精确预测,而且对于单一患者来说其严重程度相对较轻并且容易忽略。FGFR 基因中的不同或相同的突变所致的临床症状的重叠使医师考虑此类疾病,以及能够影响面部发育的身材矮小类的疾病(如软骨发育不全,最常见的四肢短小型"侏儒症"),这类疾病同样源于 FGFR 基因的突变,即成纤维生长因子受体(FGFR)综合征。

▶ 7.15 功能性(神经肌肉)不对称

肌肉功能可以影响面部形态,其由肌肉张力/力量的过度收缩(斜颈),或大脑性麻痹,或降低(肌张力减退)所引起。许多综合征,如唐氏综合征,可能包含肌张力减退的症状。如果症状是神经或肌肉源性的,或者肌张力减退是中枢性或系统性的,其造成的影响多为对称的。例如,在强直性肌营养不良中,肌肉的营养不良在一定程度上影响了咀嚼肌与表情肌,从而直接或间接地造成了前牙开䄭。如果肌肉和(或)神经异常为单侧的,如半侧颜面发育不良,那么影响也常常是非对称的。

面部表情对称性或非对称性的障碍可能是因为脑神经节的发育不良对面部,外眼及舌的肌肉系统造成了影响,被称为 Moebius 序列征(或综合征)。虽然发病原因是异质性的,但一个可能的机制是血管出血倾向以及可能与断肢缺陷及其他面部以外的发育异常有关。

7.16　下颌后缩

7.16.1　Robin 序列征

该疾病的先天后缩的表现源于小下颌畸形或相对上颌的后缩。如果当腭突闭合时下颌骨已经后缩,那么有可能会导致腭裂(尤其是后部)。出生之后,舌体的位置会因为下颌后缩而阻塞气道(舌后坠)。因此,序贯出现的下颌体积/位置异常及其所导致的腭裂,舌后坠为 Robin 序列征典型的三联症。Robin 序列征的患病率为 1/3 000～1/5 000。儿童时期的"追赶生长"现象见于报道,但是表现各异。在对青少年患者头影测量分析中可能发现 SNB 角减小,高下颌平面角,以及下颌支高度降低。而下颌角的角度可能曾大,并且伴有或者不伴有下合体长度变短。同时有可能伴有牙发育不全,尤其是下颌第二前磨牙或切牙。

Robin 序列征的表现从无症状到多达 40 种不同表现,包括 Stickler 综合征、腭心面综合征和 Mobius 序列征。医学遗传学家可以研究 Robin 序列征是否为某一综合征的部分表现或者阐明伴有或不伴有牙发育不全下的下颌发育的预期。例如,下颌牙发育不全的无症状 Robin 序列征的儿童较无下颌牙发育不全的无症状 Robin 序列征的患儿其下颌骨更小。对于这两类患者的生长模式研究法发现,前者在青少年阶段无改善,并且二者间的差异越来越大。而最终的正畸治疗是否需要手术则视具体情况而定。

无症状及有症状(Stickler、腭心面、Treacher Collins 及双侧颜面萎缩)的 Robin 序列征患者的平均下颌长度较正常人短,然而有症状的患者表现更为明显,并且不同的综合征其程度各异。相较于 Treacher Collins 以及双侧颜面萎缩患者,无症状的和 Stickler 及腭心面综合征患者的下颌骨矢状位置相对正常,因前者的下颌骨形状更为异常。因此,对于部分 Robin 序列征的患者,推荐采用下颌牵引成骨治疗,如 Treacher Collins 综合征或双侧颜面萎缩的患者,因为他们的下颌骨很难正常发育并到达正常位置。Roger 等的研究并未提供这类患者牙发育不全的研究分析。

7.16.2　腭心面(Shprintzen 或 del22q11)综合征

这一临床表现范围甚广的常染色体显性遗传疾病通常源于 22 号染色体长臂一小部分区域的丢失。这一情况并不少见,因为 8%的腭裂患者都有,仅次于有症状的 Robin 序列征中的 Stickler 综合征。尽管如此,患者并不一定出现腭裂或显著的发育迟缓,有可能仅仅在上学的时候出现的轻微问题,如隐性腭裂和/或腭裂语音。面部不对称,眼裂上移,面前垂直高度增加,颧骨发育不全,以及下颌后缩均不常见。先天性心脏病史可能也包含于该疾病中。

7.16.3　Hallermann-Strieff 综合征

该病几乎所有病例都为散发的,即每个家庭只有一位患者。该病的特征表现为颅骨发育不全、毛发稀少症、小眼球畸形、先天性白内障、鹰钩鼻、标志性缩颌(尤其是下颌,可能加重呼吸系统问题)以及成比例的身材矮小。

Abadi 等报道了 1 例严重下颌后缩，上颌横向发育不全，缺牙症以及乳牙强直的 19 岁男性患者。治疗采用外科辅助的快速上颌扩弓，以及固定矫治，正颌手术以及术后的种植体支持的可摘义齿修复。

7.17 结缔组织发育不良

7.17.1 Ehlers-Danlos 综合征

Ehlers-Danlos 综合征(EDS)是一组异质性的遗传性结缔组织紊乱，特征表现为关节活动过度，皮肤弹性及组织脆性增加。其他症状，如牙周病，随 EDS 类型不同而各异，因此明确 EDS 的分型十分重要。经修订后的 EDS 分型至少有 10 种，其中大多数按照罗马数字命名，主要分为六大类(加上“其他类”)，病因学依据是分类的主要参考：

(1) 经典型[正式名称为重型(EDS Ⅰ型)及轻型(EDS Ⅱ型)]

(2) 活动过度型[正式名称为活动过度(EDS Ⅲ型)]

(3) 血管型[正式名称为动脉淤血(EDS Ⅳ型)]

(4) 脊柱后侧凸型[眼-脊柱(EDS Ⅵ型)]

(5) 关节松弛型[先天性多发型关节松弛(EDS ⅦA 以及ⅦB 型)]

(6) 脆皮症型[人脆皮症(EDS ⅦC 型)]

其他分型还包括 X 连锁 EDS(现在称为 EDS Ⅴ型)、牙周病型(EDS Ⅷ型)、纤连蛋白缺陷 EDS(EDS Ⅹ型)、家族性活动过度综合征(EDS Ⅺ型)、早衰型 EDS 以及其他未说明的类型。

EDS 中与牙相关的部分包括颞下颌关节活动过度(致关节脱位更频繁)、脆性口腔黏膜、牙周病早期发病、牙釉质开裂及牙折发病升高、牙根发育不良或撕裂、冠髓结石、异常的牙本质小管、牙髓血管病变及齿状突起，正畸后牙松动度增大，正畸保持器佩戴需求增加及时间延长。

在一项主观调查中，研究者对将 EDS 患者与对照组中非 EDS 患者的正畸治疗及颞下颌关节紊乱进行了比较。结果提示大多数 EDS Ⅰ、EDS Ⅲ、EDS Ⅵ型患者的正畸治疗存在困难。而 EDS Ⅱ型患者可以耐受，难易程度之间存在 25%的差距，其对照组一致报道为容易或可耐受。习惯性颞下颌关节脱位在所有 EDS 患者中均存在，在 EDS Ⅱ、EDS Ⅳ、EDS Ⅴ、EDS Ⅵ型患者中尤为显著。

尽管不是唯一的，但是 EDS 主要的牙周问题基本上与牙周和血管型相关。除了牙周病发病提前之外，牙周病型患者存在不同程度的皮肤弹性，胫骨前皮肤淤血病变(胫部紫色改变)，除胫骨前淤血之外的多种瘀斑，轻度到重度的手指/足趾活动过度，以及卷烟纸样瘢痕(皮肤表现为薄而皱)。

从至少 2 例牙周病型 EDS 患者的正畸治疗结果中我们建议将此类患者归为正畸治疗高危人群，因其不仅涉及牙槽骨丧失，同时还有过度的根尖外吸收。例如，在正畸治疗之前，一位患者从 5 岁以来就开始出现胫部萎缩性色素沉积的瘢痕，同时轻微创伤后即出现瘀斑。患者自述牙龈出血多年。正畸治疗前拔除 4 颗第一前磨牙。不幸的是，固定矫治开始后患者的牙周状况便恶化了。

早期发病的牙周疾病同样在血管型 EDS 患者中被发现。这一型在临床表现上与牙周病型存在重叠，有证据显示在二者中均发现了皮肤弹性增加、胫骨前淤血病损、易形成瘀斑、卷烟纸样瘢痕、手指/足趾关节活动过度、扁平足以及最关键的动脉及肠破裂，最后两个特征为主要的诊断及预后指标。

7.17.2 成骨不全症

该病是影响骨量与脆性的异变型。这是一种多样性的病变，常继发于Ⅰ型胶原蛋白合成异常或者胞外分泌异常。但是，有一些成骨不全症的患者表面上具有正常的Ⅰ型胶原蛋白，其实已经突变并影响了其他骨蛋白。成骨不全症(脆骨病)的主要标志是因轻微的创伤就会增加的骨折风险。除了骨量异常增加之外，还表现出骨组织异常的组织结构和形态（大小与形状）。相关的颅颌面和牙齿的表现包括牙列缺损、上颌后缩、先天性缺牙等。

牙本质发育缺陷的各型表现，包括接近 1/4～3/4 的患者表现出牙本质缺损，这主要依赖于成骨不全症的严重程度。为了控制骨重建的速率，有些患者接受了生物制剂，药物的治疗以抑制骨吸收。生物治疗可能会引起其他的问题，在有些患者中，会出现牙移动速度减慢、种植牙的骨结合不良或者拔牙后炎症等。

成骨不全症基金会搭建了一个网站——提供健康信息以及成骨不全症患者牙齿防护的公共平台。然而，因为患有成骨不全症的家庭中或者家庭之间的临床表现的差异，患者应该明白对于该病的诊断和治疗只是指导性的。

依据表型以及表型的程度，该病分为多型。若囊括所有的表型，该病的发病率在 1/10 000～1/5 000 之间。有一些临床检查以及影像检查正常的牙齿，病理学检查显示牙本质异常，这样的报道显示该病对于牙本质的影响是持续性的。除了牙本质发育不良外，该病累积牙齿与颅颌面的表型还包括：牙折（与牙本质发育不良相关），牙髓腔畸形，髓腔开口扩大，锯齿，上颌侧切牙内迟萌，Ⅱ型错𬌗畸形，非龋坏牙齿的根尖透亮（影像学），Ⅲ类错𬌗畸形（比Ⅱ类更常见），上颌后缩，深覆𬌗或反𬌗，随年龄增长的开𬌗，牙齿早萌或迟萌，下颌囊肿（罕见），第一/二前磨牙的未萌（或者异位萌出）。

该病患者的骨生成在生长周期内持续发生。尽管所有受累患者都被认为患有骨质疏松，但是腰椎或者其他颅颌面相关区域的骨量减少的模式还没有确定。所以身体其他部位的骨密度并不能给正颌手术或者其他治疗提供信息。骨折治疗的时机和未患有该病的患者相同。大体上说，尽管牙齿在拆托槽之后好像移动了，但是快速扩弓和牙移动并没有问题，所以长期的保持是必要的。

受累于成骨不全症，上颌前牙受累最轻微，下颌牙弓最严重。从该病患者口内拆除托槽时需要注意，避免造成骨折或者骨裂。如果有些牙齿在正畸治疗前已经出现折断或者裂痕，牙齿矫正治疗可能会因此中止，那么这些牙齿就不要粘接托槽等，而仅仅是保守性的覆盖。

颌面部骨骼结构多样，因此，正颌手术预测很难确定，除非手术医师在正颌手术放置骨块于理想位置。此外，该病患者可能会有麻醉相关症状以及出血倾向，这是麻醉师和手术医师需要注意的。

手术建议应该和患者平心静气地沟通。知情同意书要和患者/家属（取决于患者年龄）说明清楚成骨不全症因人而异。若有胶原蛋白或者其他的骨蛋白突变也可能影响该病的表达并对治疗有所影响。

7.17.3　马凡综合征

这是一种常染色体显性遗传疾病，发病率为 1/10 000～1/5 000，通常是由于 FBN1 基因突变从而影响纤维素的合成，这是许多纤维结缔组织的重要组成部分。家庭成员更容易出现马凡体型，主要表现为脊柱侧弯，漏斗胸或鸡胸，四肢细长和蜘蛛指（趾）。

不仅会影响颌面部生长，而且晶状体异位，近视，视网膜脱落，动脉夹层主动脉瘤的发病率也显著增加。因此，以上诊断标准不仅对颌面部畸形的治疗有帮助，更重要的是可以通过早期医疗护理避免患者突然发生过早死亡。

错𬌗畸形通常表现为高拱狭窄的腭穹窿（上颌骨横向发育不足），下颌后缩，牙列拥挤，深覆𬌗和开𬌗。有研究通过分析马凡综合征患者的咬合和头影测量分析发现，在确诊或疑似诊断前，36%的患者（总共 76 人）都接受过正畸治疗。除了这些错𬌗问题，包括长头症、龋齿、局限性牙釉质发育不全（乳牙错𬌗期认为与龋齿相关）、牙根畸形、牙髓形态异常、髓石、牙结石、牙龈指数增加和牙周病发病率也明显增加。有些患者表现为严重的牙根吸收和髁突吸收，但并不清楚是否是多重效应或条件性效应。

7.17.4　斯蒂克勒综合征(Stickler 综合征)

这是另外一种类似马凡综合征的结缔组织病变，同样具有可过度伸展的“松弛”关节，通常由于Ⅱ型或Ⅱ型胶原二次突变造成。已经有3种类型的斯蒂克勒综合征被报道，类型Ⅰ中1%～75%的患者COL2A1基因突变；类型Ⅱ——患者COL11A1基因突变和类型3——COL11A2基因突变且通常无眼部受累。患者常常会有感觉神经性耳聋，传导性耳聋伴随腭裂和复发性耳炎。

大约20%的患者会发生腭裂或悬雍垂裂。正如前面已经提到的，这可能与Robin序列有关。

头影测量分析发现患者通常颧骨发育不全（面中部平），SNA和SNB角度变小，下颌平面陡，下颌角增大，切牙舌向倾斜。正如马凡综合征，视力可能高度近视（因此患者会佩戴厚镜片的眼睛），甚至视网膜脱落，但主动脉瘤不会增加致死率。

7.17.5 Treacher Collins综合征

这种颅面部综合征症状有的临床症状非显著性（隔代遗传），有的具有典型下颌骨发育不足，睑裂向下倾斜，耳郭畸形，1/3患者伴随腭裂。视力异常也可能存在。

▶ 7.18 唇腭裂

人们一直不断研究唇腭裂发病机制。这种情况下，特别是新生儿学专家会发现额外的畸形。因此，正畸医师需要为唇腭裂新生儿进行初次治疗时，告知新生儿父母需要遗传咨询，并帮助联系合适的机构。如家长表达出再生孩子的意愿，这种做法是很有必要的。如果正畸医师发现父母有微小症状，或他们家族里也有类似情况，需要强烈建议他们进行咨询。正畸医师需要参与讨论遗传咨询，以取得患者父母的信任从而使他们意识到下一代可能面临的遗传风险。如果遗传风险很小，遗传咨询可以带给患者父母巨大的心理安慰。

悬雍垂裂也很常见，75名高加索人中就有1人发生。尽管报道称在遗传模式中悬雍垂裂属于腭裂中的轻症，但必须注意与腭裂发生的相关率为1/2 500。悬雍垂裂本身没有重要性。其发生与有家族史的腭裂可能是遗传性腭裂，或与其他畸形的发生也可能是综合征的部分症状。

7.18.1 Van der Woude综合征

该综合征据说是300多个唇腭裂综合征里最常见的一种，发病率为1∶(40 000～100 000)。另外，这是一种变异很大的常染色体显性遗传疾病。这是一种为数不多的唇腭裂综合征，表现为单纯唇裂或唇腭裂，或者腭裂（可能是轻度黏膜下裂或悬雍垂裂）发生在同一家族的不同成员。该病可能隔代遗传，或仅表现为正中下唇凹，软组织堆积（主要发生在横向口部联合处）。因此，这些具有家族史的发现应引起怀疑。这种综合征和骨面型没有关联。这种从正常到唇腭裂的宽泛的临床表现，以至于每个患者的骨面型都不同。

▶ 7.19 结论

掌握一名患者的医学/遗传学情况会帮助正畸医师了解如何帮助患者。不久的将来，正畸临床中遗传学的较常见应用是鉴别非综合征的复杂病例，如正畸治疗相关的根尖外吸收（EARR）、安氏Ⅲ类错殆畸形、安氏Ⅱ类Ⅱ分类错殆畸形和尖牙腭向移位等，以体现并反映出不同的治疗程序。其他领域的应用，还需要更多调查研究，包括遗传学在青春发育期更好的预测，以及何时正畸医师应该告知先天缺牙患者进行癌症风险评估。

诊断知识、遗传条件和特点或遗传因素相对于总人口发病率和发育异常，可以更好地预测个体风险，或生长型和相对应的治疗，称为个体化医疗。应用这一原则进行正畸治疗就是个体化正畸。通过这种方法，本章可以帮助正畸医师确认何时因何种适应证向遗传学家转诊患者。

参考文献

[1] Abadi BJ, Van Sickels JE, McConnell TA, et al. Implant rehabilitation for a patient with Hallerman -Streiff syndrome: a case report[J]. Journal of Oral Implantology, 2009, 35: 143-147.

[2] Alvesalo L. Human sex chromosomes in oral and craniofacial growth[J]. Archives of Oral Biology, 2009, 54(Suppl 1): S18-24.

[3] Anderson PJ, Molony D, Haan E, et al. Familial Parry-Romberg disease[J]. International Journal of Pediatric Otorhinolaryngology, 2005, 69: 705-708.

[4] Axelsson S. Variability of the cranial and dental phenotype in Williams syndrome[J]. Swedish Dental Journal Supplement, 2005, 170: 3-67.

[5] Ayoub AF, El-Mofty SS. Cherubism: report of an aggressive case and review of the literature[J]. Journal of Oral and Maxillofacial Surgery, 1993, 51: 702-705.

[6] Babic M, Scepan I, Micic M. Comparative cephalometric analysis in patients with X -chromosome aneuploidy[J]. Archives of Oral Biology, 1993, 38: 179-183.

[7] Baccaglini L, Schiffmann R, Brennan MT, et al. Oral and craniofacial findings in Fabry's disease: a report of 13 patients[J]. Oral Surgery, Oral Medicine, Oral Pathology, Oral Radiology, and Endodontics, 2001, 92: 415-419.

[8] Bader G. Odontomatosis (multiple odontomas)[J]. Oral Surgery, Oral Medicine, and Oral Pathology, 1967, 23: 770-773.

[9] Bailleul -Forestier I, Berdal A, Vinckier F, et al. The genetic basis of inherited anomalies of the teeth. Part 2: syndromes with significant dental involvement[J]. European Journal of Medical Genetics, 2008, 51: 383-408.

[10] Bazopoulou -Kyrkanidou E, Vrahopoulos TP, Eliades G, et al. Periodontitis associated with Hajdu -Cheney syndrome[J]. Journal of Periodontology, 2007, 78: 1831-1838.

[11] Becker A, Lustmann J, Shteyer A. Cleidocranial dysplasia: Part 1-General principles of the orthodontic and surgical treatment modality[J]. American Journal of Orthodontics and Dentofacial Orthopedics, 1997a, 111: 28-33.

[12] Becker A, Shteyer A, Bimstein E, et al. Cleidocranial dysplasia: Part 2-Treatment protocol for the orthodontic and surgical modality[J]. American Journal of Orthodontics and Dentofacial Orthopedics, 1997b, 111: 173-183.

[13] Beighton P, De Paepe A, Steinmann B, et al. Ehlers -Danlos syndromes: revised nosology, Villefranche, 1997[J]. Ehlers -Danlos National Foundation (USA) and Ehlers -Danlos Support Group (UK). American Journal of Medical Genetics, 1998, 77: 31-37.

[14] Bilodeau JE. Retreatment of a patient with Marfan syndrome and severe root resorption[J]. American Journal of Orthodontics and Dentofacial Orthopedics, 2010, 137: 123-134.

[15] Bindayel NA, Ullbro C, Suri L, et al. Cephalometric findings in patients with Papillon -Lefevre syndrome[J]. American Journal of Orthodontics and Dentofacial Orthopedics, 2008, 134: 138-144.

[16] Bixler D, Higgins M, Hartsfield J Jr. The Nance -Horan syndrome: a rare X -linked ocular -dental trait with expression in heterozygous females[J]. Clinical Genetics, 1984, 26: 30-35.

[17] Bloch -Zupan A, Goodman JR. Otodental syndrome[J]. Orphanet Journal of Rare Diseases, 2006, 1: 5.

[18] Boyadjiev SA. Genetic analysis of non-syndromic craniosynostosis[J]. Orthodontics and Craniofacial Research, 2007, 10: 129-137.

[19] Buckel T, Zaenglein AL. What syndrome is this? Ehlers-Danlos syndrome type VIII[J]. Pediatric Dermatology, 2007, 24: 189-191.

[20] Byers PH, Steiner RD. Osteogenesis imperfecta[J]. Annual Review of Medicine, 1992, 43: 269-282.

[21] Carl W, Herrera L. Dental and bone abnormalities in patients with familial polyposis coli[J]. Seminars in Surgical Oncology, 1987, 3: 77-83.

[22] Chalothorn LA, Beeman CS, Ebersole JL, et al. Hypodontia as a risk marker for epithelial ovarian cancer: a case -controlled study[J]. Journal of the American Dental Association, 2008, 139: 163-169.

[23] Chaussain-Miller C, Sinding C, Wolikow M, et al. Dental abnormalities in patients with familial hypophosphatemic vitamin D -resistant rickets: prevention by early treatment with 1 -hydroxyvitamin D[J]. Journal of Pediatrics, 2003, 142: 324-331.

[24] Cichon JC, Pack RS. Taurodontism: review of literature and report of case[J]. Journal of the American Dental Association, 1985, 111: 453-455.

[25] Clocheret K, Dekeyser C, Carels C, et al. Idiopathic gingival hyperplasia and orthodontic treatment: a case report [J]. Journal of Orthodontics, 2003, 30: 13-19.

[26] Cohen MM Jr. Craniofacial syndromes. In: WH Bell, WR Proffit, RP WHITE (eds) Surgical Correction of Dentofacial Deformities[J]. Philadelphia, PA: WB Saunders. 1980.

[27] Coletta RD, Graner E. Hereditary gingival fibromatosis: a systematic review[J]. Journal of Periodontology, 2006, 77: 753-764.

[28] Cunningham ML, Seto ML, Ratisoontorn C, et al. Syndromic craniosynostosis: from history to hydrogen bonds [J]. Orthodontics and Craniofacial Research, 2007, 10: 67-81.

[29] D' Alessandro G, Tagariello T, Piana G. Craniofacial changes and treatment of the stomatognathic system in subjects with Cleidocranial dysplasia[J]. European Journal of Paediatric Dentistry, 2010, 11: 39-43.

[30] De Coster PJ, Martens LC, De Paepe A. Oral manifestations of patients with Marfan syndrome: a case -control study[J]. Oral Surgery, Oral Medicine, Oral Pathology, Oral Radiology, and Endodontics, 2002, 93: 564-572.

[31] De Moura CP, Andrade D, Cunha LM, et al. Down syndrome: otolaryngological effects of rapid maxillary expansion[J]. Journal of Laryngology and Otology, 2008, 122: 1318-1324.

[32] Decker E, Stellzig-Eisenhauer A, Fiebig BS, et al. PTHR1 loss-offunction mutations in familial, nonsyndromic primary failure of tooth eruption[J]. American Journal of Human Genetics, 2008, 83: 781-786.

[33] DiBiase AT, Cobourne MT. Beware the solitary maxillary median central incisor[J]. Journal of Orthodontics, 2008, 35: 16-19.

[34] Etzioni A, Tonetti M. Leukocyte adhesion deficiency II-from A to almost Z[J]. Immunological Reviews, 2000, 178: 138-147.

[35] Farronato G, Maspero C, Farronato D, et al. Orthodontic treatment in a patient with cleidocranial dysostosis[J]. Angle Orthodontist, 2009, 79: 178-185.

[36] Feigenbaum A, Kumar A, Weksberg R. Singleton-Merten (S-M) syndrome: autosomal dominant transmission with variable expression[J]. American Journal of Human Genetics, 1988, 43: A48.

[37] Figueroa AA, Glupker TJ, Fitz MG, et al. Mandible, tongue, and airway in Pierre Robin sequence: a longitudinal cephalometric study[J]. Cleft Palate-Craniofacial Journal, 1991, 28: 425-434.

[38] Fleming PS, Xavier GM, DiBiase AT, et al. Revisiting the supernumerary: the epidemiological and molecular basis of extra teeth[J]. British Dental Journal, 2010, 208: 25-30.

[39] Frazier -Bowers SA, Simmons D, Wright JT, et al. Primary failure of eruption and PTH1R: the importance of a genetic diagnosis for orthodontic treatment planning [J]. American Journal of Orthodontics and Dentofacial Orthopedics, 2010, 137: 160 e1-7; discussion 160-1.

[40] Golan I, Baumert U, Wagener H, et al. Evidence of intrafamilial variability of CBFA1/RUNX2 expression in cleidocranial dysplasia-a family study[J]. Journal of Orofacial Orthopedics, 2002, 63: 190-198.

[41] Gorlin RJ, Cohen MM Jr, Wolfson J. Tricho-rhino-phalangeal syndrome[J]. American Journal of Diseases of Children, 1969, 118: 595-599.

[42] Grippaudo C, Deli R, Grippaudo FR, et al. Management of craniofacial development in the Parry — Romberg

syndrome: report of two patients[J]. Cleft Palate-Craniofacial Journal, 2004, 41: 95-104.

[43] Hall RK, Bankier A, Aldred MJ, et al. Solitary median maxillary central incisor, short stature, choanal atresia/midnasal stenosis (SMMCI) syndrome[J]. Oral Surgery, Oral Medicine, Oral Pathology, Oral Radiology, and Endodontics, 1997, 84: 651-662.

[44] Halse A, Bjorvatn K, Aarskog D. Dental findings in patients with Aarskog syndrome[J]. Scandinavian Journal of Dental Research, 1979, 87: 253-259.

[45] Hart TC, Stabholz A, Meyle J, et al. Genetic studies of syndromes with severe periodontitis and palmoplantar hyperkeratosis[J]. Journal of Periodontal Reserach, 1997, 32: 81-89.

[46] Hartsfield JK. Review of the etiologic heterogeneity of the oculo-auriculo-vertebral spectrum (Hemifacial Microsomia)[J]. Orthodontics and Craniofacial Research, 2007, 10: 121-128.

[47] Hartsfield JK Jr. Premature exfoliation of teeth in childhood and adolescence[J]. Advances in Pediatrics, 1994, 41: 453-470.

[48] Hartsfield JK Jr. Genetics and orthodontics[J]. In: TM Graber, RL Vanarsdall, KWL Vig (eds) Orthodontics Current Principles and Techniques, 4th edn. St. Louis, MO: Mosby, Inc, 2005.

[49] Hartsfield JK Jr. Personalized orthodontics, the future of genetics in practice[J]. Seminars in Orthodontics, 2008, 14: 166-171.

[50] Hartsfield JK Jr. Pathways in external apical root resorption associated with orthodontia[J]. Orthodontics and Craniofacial Research, 2009, 12: 236-242.

[51] Hartsfield JK Jr, Kousseff BG. Phenotypic overlap of Ehlers-Danlos syndrome types IV and VIII[J]. American Journal of Medical Genetics, 1990, 37: 465-470.

[52] Hartsfield JK Jr, Schwartz S. Dental Care for People with Osteogenesis Imperfecta. Gaithersburg, MD: Osteogenesis Imperfecta Foundation[J]. Available at: www. oif. org/site/DocServer/Dental_Care. pdf? docID=8101(accessed September 2010), 2007.

[53] Hartsfield JK Jr, Bixler D, Hazen RH. Gingival fibromatosis with sensorineural hearing loss: an autosomal dominant trait[J]. American Journal of Medical Genetics, 1985, 22: 623-627.

[54] Hartsfield JK Jr, Hall BD, Grix AW, et al. Pleiotropy in Coffin-Lowry syndrome: sensorineural hearing deficit and premature tooth loss as early manifestations[J]. American Journal of Medical Genetics, 1993, 45: 552-557.

[55] Hartsfield JK Jr, Hohlt WF, Roberts WE. Orthodontic treatment and orthognathic surgery for patients with osteogenesis imperfecta[J]. Seminars in Orthodontics, 2006, 12: 254-271.

[56] Hartsfield JK Jr, Zhou J, Chen S. The importance of analyzing specific genetic factors in facial growth for diagnosis and treatment planning[J]. In: JA Mcnamara, SD Kapila (eds) Surgical Enhancement of Orthodontic Treatment, Craniofacial Growth Series, Department of Orthodontics and Pediatric Dentistry and Center for Human Growth and Development. Ann Arbor, MI: The University of Michigan, 2010.

[57] Hennekam RCM, Allanson JE, Krantz ID, et al. Gorlin's Syndromes of the Head and Neck[M]. Oxford: Oxford University Press, 2010.

[58] Hennequin M, Faulks D, Veyrune JL, et al. Significance of oral health in persons with Down syndrome: a literature review[J]. Developmental Medicine and Child Neurology, 1999, 41: 275-283.

[59] Holst AI, Hirschfelder U, Holst S. Diagnostic potential of 3D-data-based reconstruction software: an analysis of the rare disease pattern of cherubism[J]. Cleft Palate-Craniofacial Journal, 2009, 46: 215-219.

[60] Hoyme HE. Minor anomalies: diagnostic clues to aberrant human morphogenesis[J]. Genetica, 1993, 89: 307-315.

[61] Hu CC, King DL, Thomas HF, et al. A clinical and research protocol for characterizing patients with hypophosphatasia[J]. Pediatric Dentistry, 1996, 18: 17-23.

[62] Ishikawa T, Yashima S, Hasan H, et al. Osteoma of the lateral pterygoid plate of the sphenoid bone[J]. International Journal of Oral and Maxillofacial Surgery, 1986, 15: 786-789.

[63] Jaspers MT, Witkop CJ Jr. Taurodontism, an isolated trait associated with syndromes and X-chromosomal aneuploidy[J]. American Journal of Human Genetics, 1980, 32: 396-413.

[64] Jones KL, Smith DW. Smith's Recognizable Patterns of Human Malformation[J]. Philadelphia, PA: Elsevier/WB Saunders, 2006.

[65] Jones SJ, Glorieux FH, Travers R, et al. The microscopic structure of bone in normal children and patients with osteogenesis imperfecta: a survey using backscattered electron imaging[J]. Calcified Tissue International, 1999, 64: 8-17.

[66] Kamel SG, Kau CH, Wong ME, et al. The role of cone beam CT in the evaluation and management of a family with Gardner's syndrome[J]. Journal of Cranio-Maxillofacial Surgery, 2009, 37: 461-468.

[67] Kan WY, Seow WK, Holcombe T. Taurodontism in children with hypodontia and supernumerary teeth: a case control study[J]. Pediatric Dentistry, 2010, 32: 134-140.

[68] Karacay S, Saygun I, Tunca Y, et al. Clinical and intraoral findings of a patient with tricho -rhino -phalangeal syndrome type I[J]. Journal of the Indian Society of Pedodontics and Preventive Dentistry, 2007, 25: 43-45.

[69] Karrer S, Landthaler M, Schmalz G. Ehlers-Danlos syndrome type VIII with severe periodontitis and apical root resorption after orthodontic treatment[J]. Acta Dermato-Venereologica, 2000, 80: 56-57.

[70] Katou F, Motegi K, Baba S. Mandibular lesions in patients with adenomatosis coli[J]. Journal of Cranio - Maxillofacial Surgery, 1989, 17: 354-358.

[71] Kawakami M, Takano-Yamamoto T. Orthodontic treatment of a patient with hypophosphatemic vitamin D -resistant rickets[J]. ASDC Journal of Dentistry for Children, 1997, 64: 395-399.

[72] Kelekis-Cholakis A, Wiltshire WA, Birek C. Treatment and longterm follow -up of a patient with hereditary gingival fibromatosis: a case report[J]. Journal of the Canadian Dental Association, 2002, 68: 290-294.

[73] Kim JH, Viana MA, Graber TM, et al. The effectiveness of protraction face mask therapy: a meta -analysis[J]. American Journal of Orthodontics and Dentofacial Orthopedics, 1999, 115: 675-685.

[74] King GJ, Frias JL. A cephalometric study of the craniofacial skeleton in trichorhinophalangeal syndrome[J]. American Journal of Orthodontics, 1979, 75: 70-77.

[75] Kjaer I, Becktor KB, Lisson J, et al. Face, palate, and craniofacial morphology in patients with a solitary median maxillary central incisor[J]. European Journal of Orthodontics, 2001, 23: 63-73.

[76] Krusinskiene V, Alvesalo L, Sidlauskas A. The craniofacial complex in 47, XXX females[J]. European Journal of Orthodontics, 2005, 27: 396-401.

[77] Kucukyavuz Z, Ozkaynak O, Tuzuner AM, et al. Difficulties in anesthetic management of patients with micrognathia: report of a patient with Stickler syndrome[J]. Oral Surgery, Oral Medicine, Oral Pathology, Oral Radiology, and Endodontics, 2006, 102: e33-36.

[78] Lam AK, David DJ, Townsend GC, et al. Van der Woude syndrome: dentofacial features and implications for clinical practice[J]. Australian Dental Journal, 2010, 55: 51-58.

[79] Lammi L, Arte S, Somer M, et al. Mutations in AXIN2 cause familial tooth agenesis and predispose to colorectal cancer[J]. American Journal of Human Genetics, 2004, 74: 1043-1050.

[80] Lew D, Dewitt A, Hicks RJ, et al. Osteomas of the condyle associated with Gardner's syndrome causing limited mandibular movement[J]. Journal of Oral and Maxillofacial Surgery, 1999, 57: 1004-1009.

[81] Lichtenstein J, Warson R, Jorgenson R, et al. The tricho-dento -osseous (TDO) syndrome[J]. American Journal of Human Genetics,1972, 24: 569-582.

[82] Linch DC, Acton CH. Ehlers-Danlos syndrome presenting with juvenile destructive periodontitis[J]. British Dental

Journal, 1979, 147: 95-96.

[83] Lukinmaa PL, Ranta H, Ranta K, et al. Dental findings in osteogenesis imperfecta: I. Occurrence and expression of type I dentinogenesis imperfecta[J]. Journal of Craniofacial Genetics and Developmental Biology, 1987a, 7: 115-125.

[84] Lukinmaa PL, Ranta H, Ranta K, et al. Dental findings in osteogenesis imperfecta: II. Dysplastic and other developmental defects[J]. Journal of Craniofacial Genetics and Developmental Biology, 1987b, 7: 127-135.

[85] Lund AM, Jensen BM, Nielsen LA, et al. Dental manifestations of osteogenesis imperfecta and abnormalities of collagen I metabolism[J]. Journal of Craniofacial Genetics and Developmental Biology, 1998, 18: 30-37.

[86] Lux CJ, Kugel B, Komposch G, et al. Orthodontic treatment in a patient with Papillon -Lefevre syndrome[J]. Journal of Periodontology, 2005, 76: 642-650.

[87] Macfarlane JD, Swart JG. Dental aspects of hypophosphatasia: a case report, family study, and literature review [J]. Oral Surgery, Oral Medicine, and Oral Pathology, 1989, 67: 521-526.

[88] Malmgren B, Norgren S. Dental aberrations in children and adolescents with osteogenesis imperfecta[J]. Acta Odontologica Scandinavica, 2002, 60: 65-71.

[89] Matsuda A, Suda N, Motohashi N, et al. Skeletal characteristics and treatment outcome of five patients with Robin sequence[J]. Angle Orthodontist, 2006, 76: 898-908.

[90] McDonald RE, Avery DR, Hartsfield JK Jr. Acquired and developmental disturbances of the teeth and associated oral structures[J]. In: JA Dean, DR Avery, RE Mcdonald (eds) McDonald's and Avery's Dentistry for the Child and Adolescent, 9th edn. St. Louis, MO: Mosby/Elsevier, 2011.

[91] McLain JB, Proffit WR, Davenport RH. Adjunctive orthodontic therapy in the treatment of juvenile periodontitis: report of a case and review of the literature[J]. American Journal of Orthodontics, 1983, 83: 290-298.

[92] Meskin LH, Gorlin RJ, Isaacson RJ. Abnormal morphology of the soft palate. I. The prevalence of cleft uvula[J]. Cleft Palate Journal, 1964, 35: 342-346.

[93] Meskin LH, Gorlin RJ, Isaacson RJ. Abnormal morphology of the soft palate. II. The genetics of cleft uvula[J]. Cleft Palate Journal, 1965, 45: 40-45.

[94] Meskin LH, Gorlin RJ, Isaacson RJ. Cleft uvula-a microform of cleft palate[J]. Acta Chirurgiae Plasticae, 1966, 8: 91-96.

[95] Meyle J, Gonzales JR. Influences of systemic diseases on periodontitis in children and adolescents [J]. Periodontology 2000, 2001, 26: 92-112.

[96] Midtbo M, Halse A. Root length, crown height, and root morphology in Turner syndrome[J]. Acta Odontologica Scandinavica, 1994, 52: 303-314.

[97] Momeni P, Glockner G, Schmidt O, et al. Mutations in a new gene, encoding a zinc -finger protein, cause tricho-rhino-phalangeal syndrome type I[J]. Nature Genetics, 2000, 24: 71-74.

[98] Morriss-Kay GM, Wilkie AO. Growth of the normal skull vault and its alteration in craniosynostosis: insights from human genetics and experimental studies[J]. Journal of Anatomy, 2005, 207: 637-653.

[99] Musich DR. Orthodontic intervention and patients with Down syndrome[J]. Angle Orthodontist, 2006, 76: 734-735.

[100] Nagle DL, Karim MA, Woolf EA, et al. Identification and mutation analysis of the complete gene for Chediak-Higashi syndrome[J]. Nature Genetics, 1996, 14: 307-311.

[101] Nandakumar G, Morgan JA, Silverberg D, et al. Familial polyposis coli: clinical manifestations, evaluation, management and treatment[J]. Mount Sinai Journal of Medicine, New York, 2004, 71: 384-391.

[102] Nanni L, Ming JE, Du Y, et al. SHH mutation is associated with solitary median maxillary central incisor: a study of 13 patients and review of the literature[J]. American Journal of Medical Genetics, 2001, 102: 1-10.

[103] Nishisho I, Nakamura Y, Miyoshi Y, et al. Mutations of chromosome 5q21 genes in FAP and colorectal cancer patients[J]. Science, 1991, 253: 665-669.

[104] Norton LA, Assael LA. Orthodontic and temporomandibular joint considerations in treatment of patients with Ehlers-Danlos syndrome[J]. American Journal of Orthodontics and Dentofacial Orthopedics, 1997, 111: 75-84.

[105] O' Connell AC, Marini JC. Evaluation of oral problems in an osteogenesis imperfecta population[J]. Oral Surgery, Oral Medicine, Oral Pathology, Oral Radiology, and Endodontics, 1999, 87: 189-196.

[106] Petersen K, Wetzel WE. Recent findings in classification of osteogenesis imperfecta by means of existing dental symptoms[J]. ASDC Journal of Dentistry for Children, 1998, 65: 305-309, 354.

[107] Pierce AM, Sampson WJ, Wilson DF, et al. Fifteen-year follow-up of a family with inherited craniofacial fibrous dysplasia[J]. Journal of Oral and Maxillofacial Surgery, 1996, 54: 780-788.

[108] Prabhu SR, Daftary DK, Dholakia HM. Chondroectodermal dysplasia (Ellis-van Creveld syndrome): report of two cases[J]. Journal of Oral Surgery, 1978, 36: 631-637.

[109] Proffit WR, Vig KW. Primary failure of eruption: a possible cause of posterior open-bite[J]. American Journal of Orthodontics, 1981, 80: 173-190.

[110] Proffit WR, Frazier-Bowers SA. Mechanism and control of tooth eruption: overview and clinical implications[J]. Orthodontics and Craniofacial Research, 2009, 12: 59-66.

[111] Raghoebar GM, Boering G, Jansen HW, et al. Secondary retention of permanent molars: a histologic study[J]. Journal of Oral Pathology and Medicine, 1989, 18: 427-431.

[112] Reuland-Bosma W, Reuland MC, Bronkhorst E, et al. Patterns of tooth agenesis in patients with Down syndrome in relation to hypothyroidism and congenital heart disease: an aid for treatment planning[J]. American Journal of Orthodontics and Dentofacial Orthopedics, 2010, 137, 584 e1-9; discussion 584-585.

[113] Rizos M, Spyropoulos MN. Van der Woude syndrome: a review[J]. Cardinal signs, epidemiology, associated features, differential diagnosis, expressivity, genetic counselling and treatment. European Journal of Orthodontics, 2004, 26: 17-24.

[114] Roberts WE, Hartsfield JK Jr. Multidisciplinary management of congenital and acquired compensated malocclusions: diagnosis, etiology and treatment planning[J]. Journal of the Indiana Dental Association, 1997, 76: 42-43, 45-48, 50-51.

[115] Rogers GF, Lim AA, Mulliken JB, et al. Effect of a syndromic diagnosis on mandibular size and sagittal position in Robin sequence[J]. Journal of Oral and Maxillofacial Surgery, 2009, 67: 2323-2331.

[116] Satoh K, Tsutsumi K, Tosa Y, et al. Le Fort III distraction osteogenesis of midface-retrusion in a case of Hajdu Cheny syndrome[J]. Journal of Craniofacial Surgery, 2002, 13: 298-302.

[117] Schenkein HA. Inheritance as a determinant of susceptibility for periodontitis[J]. Journal of Dental Education, 1998, 62: 840-851.

[118] Schulman GS, Redford-Badwal D, Poole A, et al. Taurodontism and learning disabilities in patients with Klinefelter syndrome[J]. Pediatric Dentistry, 2005, 27: 389-394.

[119] Schwanitz G, Zschiesche S. Consultation for patients with cheilognathopalatoschisis and their family members[J]. Cooperation between orthodontists and human geneticists. Fortschritte der Kieferorthopadie, 1989, 50: 118-126.

[120] Schwartz S, Tsipouras P. Oral findings in osteogenesis imperfecta[J]. Oral Surgery, Oral Medicine, and Oral Pathology, 1984, 57: 161-167.

[121] Shellhart WC, Casamassimo PS, Hagerman RJ, et al. Oral findings in fragile X syndrome[J]. American Journal of Medical Genetics, 1986, 23: 179-187.

[122] Silva EC, De Souza PE, Barreto DC, et al. An extreme case of cherubism[J]. British Journal of Oral and Maxillofacial Surgery, 2002, 40: 45-48.

[123] Singleton EB, Merten DF. An unusual syndrome of widened medullary cavities of the metacarpals and phalanges, aortic calcification and abnormal dentition[J]. Pediatric Radiology, 1973, 1: 2-7.

[124] Smahi A, Courtois G, Vabres P, et al. Genomic rearrangement in NEMO impairs NF-kappaB activation and is a cause of incontinentia pigmenti[J]. The International Incontinentia Pigmenti (IP) Consortium. Nature, 2000, 405: 466-472.

[125] Smith WK, Steinhauser RA. Vitamin D-resistant rickets with dental abnormalities[J]. Birth Defects Original Article Series, 1971, 7: 274-275.

[126] Stellzig-Eisenhauer A, Decker E, Meyer-Marcotty P, et al. Primary failure of eruption (PFE)-clinical and molecular genetics analysis[J]. Journal of Orofacial Orthopedics, 2010, 71: 6-16.

[127] Stewart RE, Hollister DW, Rimoin DL. A new variant of Ehlers-Danlos syndrome: an autosomal dominant disorder of fragile skin, abnormal scarring, and generalized periodontitis[J]. Birth Defects Original Article Series, 1977, 13: 85-93.

[128] Suda N, Takada J, Ohyama K. Orthodontic treatment in a patient with Van der Woude's syndrome[J]. American Journal of Orthodontics and Dentofacial Orthopedics, 2006, 129: 696-705.

[129] Suri L, Gagari E, Vastardis H. Delayed tooth eruption: pathogenesis, diagnosis, and treatment[J]. A literature review. American Journal of Orthodontics and Dentofacial Orthopedics, 2004, 126: 432-445.

[130] Suri S, Ross RB, Tompson BD. Mandibular morphology and growth with and without hypodontia in subjects with Pierre Robin sequence[J]. American Journal of Orthodontics and Dentofacial Orthopedics, 2006, 130: 37-46.

[131] Thomas JG, Smith HW. Gardner' s syndrome. Report of a case[J]. Oral Surgery, Oral Medicine, and Oral Pathology, 1981, 51: 213-214.

[132] Timosca GC, Galesanu RM, Cotutiu C, et al. Aggressive form of cherubism: report of a case[J]. Journal of Oral and Maxillofacial Surgery, 2000, 58: 336-344.

[133] Toutain A, Dessay B, Ronce N, et al. Refinement of the NHS locus on chromosome Xp22. 13 and analysis of five candidate genes[J]. European Journal of Human Genetics, 2002, 10: 516-520.

[134] Utreja A, Evans CA. Marfan syndrome-an orthodontic perspective[J]. Angle Orthodontist, 2009, 79: 394-400.

[135] Varela M, Ramos C. Chondroectodermal dysplasia (Ellis-van Creveld syndrome): a case report[J]. European Journal of Orthodontics, 1996, 18: 313-318.

[136] Varrela J, Alvesalo L, Mayhall J. Taurodontism in 45, X females[J]. Journal of Dental Research, 1990, 69: 494-495.

[137] Vig KW. Orthodontic considerations applied to craniofacial dysmorphology[J]. Cleft Palate Journal, 1990, 27: 141-145.

[138] Visinoni AF, Lisboa-Costa T, Pagnan NA, et al. Ectodermal dysplasias: clinical and molecular review[J]. American Journal of Medical Genetics Part A, 2009, 149: 1980-2002.

[139] Westling L, Mohlin B, Bresin A. Craniofacial manifestations in the Marfan syndrome: palatal dimensions and a comparative cephalometric analysis[J]. Journal of Craniofacial Genetics and Developmental Biology, 1998, 18: 211-218.

[140] Wise GE, Frazier-Bowers S, D' Souza RN. Cellular, molecular, and genetic determinants of tooth eruption[J]. Critical Reviews in Oral Biology and Medicine, 2002, 13: 323-334.

[141] Wright JT, Kula K, Hall K, et al. Analysis of the tricho-dento-osseous syndrome genotype and phenotype[J]. American Journal of Medical Genetics, 1997, 72: 197-204.

[142] Yamashiro T, Nakagawa K, Takada K. Case report: orthodontic treatment of dental problems in incontinentia pigmenti[J]. Angle Orthodontist, 1998, 68: 281-284.

第8章

先天性颅颌面畸形的多学科联合治疗

▶ 8.1 概述

"颅颌面畸形"一词描述了各种各样的先天性疾病导致的颅颌面形态异常，包括不同程度的颅颌面发育畸形，轻者仅表现为面部特征的轻微变化，严重者可涉及大部分颅颌面骨骼及其附属结构的形态改变：即从单一颅缝早闭症到各种复杂的综合征，前者包括独立的颅缝早闭及独立的唇腭裂，后者以多缝融合异常、复杂面裂、鳃弓综合征、基因缺陷及基因突变等为特征。

复杂颅颌面畸形儿童的治疗需要医疗和牙科专业人士的多种技能，包括观察和评估他们的发育，以及制订全面的综合治疗计划。这些儿童需要治疗团队为之付出长期的努力，治疗从患儿出生一直持续到青少年，甚至更久。随着颅颌面正畸学的诞生，正畸医师已经成为这个治疗团队不可或缺的一部分，他们用各种正畸治疗方法为这些儿童生长发育的改善创造条件并提供帮助。McCarthy (2009)在他的发言中明确阐述了正畸医师对于颅颌面外科团队的价值："没有其他领域的工作可以将医疗和牙科专业融合得如此和谐。"

▶ 8.2 引言

颅颌面正畸学作为一个具有挑战性的新兴领域，要求用创造性和创新性思维来应对独特而又困难的临床问题。根据美国牙科协会的定义，颅颌面正畸学属于口腔正畸学的范畴，主要关注于先天性及获得性颅颌面畸形，涉及颅颌面区域的表面组织结构、肌肉骨骼系统及其他相关结构(Santiago 和 Grayson, 2009)。颅颌面畸形是极为复杂的，颅颌面畸形儿童的颅面部特征表现差异很大。其治疗目的是为了重建从未存在的正常形态，因此，颅颌面畸形的治疗需要极为专业的知识及技能，需要给予患者长期的综合性治疗和护理，从婴儿期一致持续到青春期，如此才能获得理想的治疗效果。各个环节的治疗人员须经过正规培训且富有经验，必须积极参与患者治疗计划的制定、治疗措施的实施及长期随访。

颅颌面畸形会给患儿及其父母的生活带来灾难性的影响。因为病因复杂且畸形涉及多个解剖区域，其治疗是复杂而困难的，所以，需要建立协作中心以提供团队协作的、多学科联合的标准治疗方式。随着宫内成像技术的进步，先天性畸形的早期识别已经成为可能。这一发现推动了对患者父母进行心理上的关注，许多中心建立了心理辅导和家庭支持小组。这些支持小组对患者父母进行宣教，使他们对孩子的治疗有信心，他们的孩子将在从出生到成年的未来很多年内接受良好的团队治疗。这些措施获得了患者父母的信任，使他们成为团队治疗不可缺少的一部分，这一点很重要，因为父母必须积极参与治疗过程，为应对随之而来的若干年中他们及他们的孩子可能会面对的挑战做好准备。父母们喜欢与有相似经历的家庭交流讨论经验，回顾治疗前后的记录。这些措施包含在复杂的多学科联合治疗中，目的是使各参与者更好地联合协作，不但关注患者的治疗，且要关注患者家庭的需要。

许多医疗和牙科专科医师在先天性颅颌面畸形患者的治疗中扮演了重要的角色。对于刚出生的患儿，神经外科医师、新生儿专科医师、小儿外科医师及特殊护理小组是最急需的，正畸医师及颅颌面外科医师也常常参与到患儿的早期治疗中。根据患者的具体情况，其他相关专业的专科医师在特定的时候发挥重要的作用。患者是否需要这些治疗，是在多学科联合治疗团队定期会议中决定的，并反复回顾确认，这种良好的沟通方式是多学科联合治疗的基石。

绝大多数颅颌面畸形涉及颌骨畸形，所以需要适时进行功能矫形治疗和正畸治疗，正畸医师在其中扮演极为重要的角色。比如，婴儿术前的矫形治疗、替牙期早期治疗、颌面矫形治疗和正畸治疗、青少年/成年正畸治疗、修复正畸治疗、正颌术前/术后正畸治疗等都需要正畸医师的参与。

8.3 耳面畸形

8.3.1 颅面短小/半侧颜面短小

颅面短小是指单独发生的、复杂的先天性异常，主要涉及第一、第二鳃弓来源的颌骨、其他骨骼结构、咀嚼肌、耳、神经系统、软组织，可以发生在单侧或者双侧。它是继唇腭裂畸形之后第二常见的头颈部先天性综合征，发生率高达活产婴儿的 1/3 500。发育不全可以表现在任何源自第一、第二鳃弓的组织结构，所以，此类综合征临床表现多样化。正是因为多样化的特征使得此类综合征有多个名称，如 Goldenhar 综合征、耳颌骨发育不良、眼耳脊椎发育不良等。Gorlin 等认为，这些表征都属于眼耳脊椎发育不良综合征群。多年来，有多种分类方法描述涉及的组织结构和分级。目前最为广泛接受的分类方法是 OMENS 分类法（Vento 等，1991）（表 8.1）及 SAT 分类法（David 等，1987）。OMENS 分类法即眶、下颌骨、耳、神经及软组织分类法；SAT 分类法中，S 指骨骼，A 指外耳，T 指软组织。

表 8.1　颜面短小的 OMENS 分类

项目	内容
眼眶	
	O_0：形态位置大小正常
	O_1：眼眶大小异常
	O_2：眼眶位置异常
	O_3：眼眶位置及大小都异常
下颌	
	M_0：正常下颌
	M_1：下颌骨及颞下颌关节窝形态小，升支短
	M_2：升支短且形态异常，2A：关节窝在解剖学可接受的位置 2B：颞下颌关节向前向下向内移位髁突严重发育不良
	M_3：升支、关节窝、颞下颌关节完全消失
耳	
	E_0：耳部正常
	E_1：耳部结构都存在，仅表现为轻微发育不足及杯状耳
	E_2：外耳道缺失伴不同程度外耳发育不良
	E_3：耳廓缺失伴耳屏异位，其残留常向前下移位
面神经	
	N_0：面神经正常
	N_1：上部面神经受累（颞支和颧支）
	N_2：下部面神经受累（颊支、下颌缘支或颈支）
	N_3：所有面神经分支受累
软组织	
	S_0：没有软组织及肌肉发育不足
	S_1：轻度软组织及肌肉发育不足
	S_2：中度软组织及肌肉发育不足
	S_3：重度软组织及肌肉发育不足

最被认可的病因学机制是第一、第二腮弓镫骨动脉发育过程中受到损伤，发生局部出血和血肿，造成随后的发育异常。下颌骨发育异常是造成绝大多数面部不对称的原因之一，因此下颌骨被认为是半侧颜面短小畸形发生机制的关键点。一侧下颌骨生长受限，可导致同侧上颌骨垂直向发育障碍，从而造成进行性的面部不对称（图 8.1）。下颌骨发育不良表现轻重不一，轻者仅表现为髁突顶部变平，而严重者可表现为整个髁突、升支及颞下颌关节窝的发育不良。下颌升支发育不良，可造成下颌平面角陡峭，颏点偏向患侧，从而使下颌𬌗平面横向倾斜，进一步影响到上颌𬌗平面及梨状孔的发育（图 8.2）。

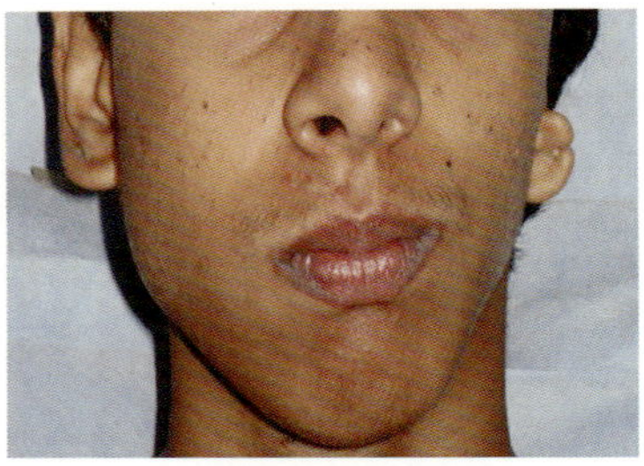

图 8.1 半侧颜面短小畸形的面部特征

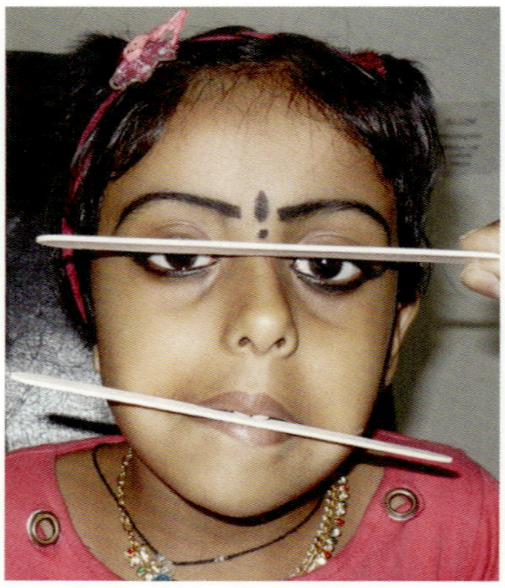

图 8.2 半侧颜面短小畸形患者颌平面横向倾斜

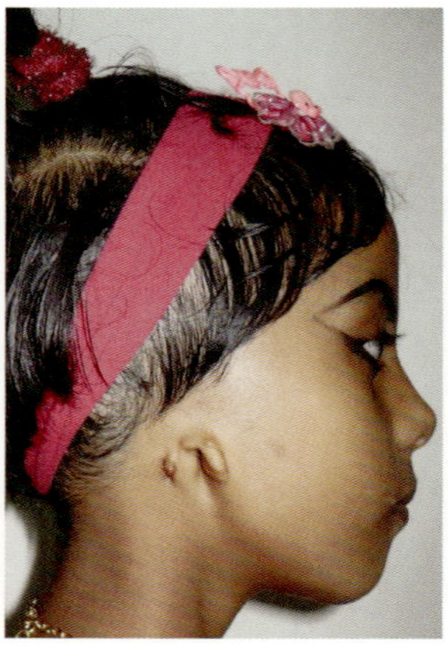

图 8.3 外耳畸形（小耳畸形）半侧颜面短小畸形的临床表现之一

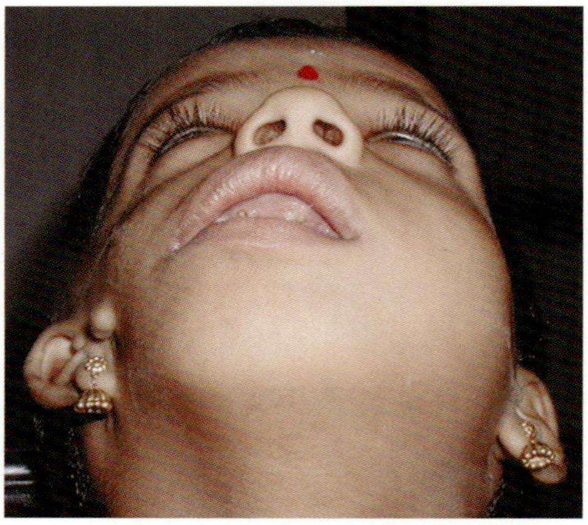

图 8.4 半侧颜面短小畸形患者特征性的颧部扁平

同侧颧眶区不同程度的发育不良也较为常见，可导致眼眶异位。有些组织结构虽然不属于第一、第二腮弓来源，但因空间位置邻近，也不可避免的被累及，包括颞骨、额骨、茎突、乳突、翼状突及颈椎等。绝大多数患者伴有外耳畸形（图 8.3），外耳、眼部、颞部、颧部及咀嚼肌区的皮肤、皮下结缔组织及神经肌肉组织皆可发生发育缺陷，主要表现为特征性的颞部凹陷及颧部扁平（图 8.4）。咀嚼肌发育不良会加重这一特征性的表现。同时，咀嚼肌功能也可能受损。患侧上、下颌牙槽嵴垂直向高度不足，表现为牙列拥挤、乳恒牙迟萌，偶可伴磨牙缺失（图 8.5）。也可伴有大口畸形或口裂过大及腮腺发育不良（图 8.6）。22%～45%的患者伴有面神经麻痹（图 8.7）。

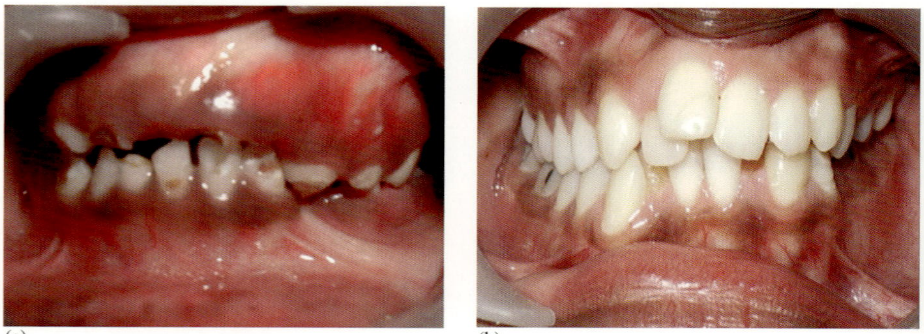

(a) (b)

图 8.5 （a，b）两名颜面矮小患者的咬合

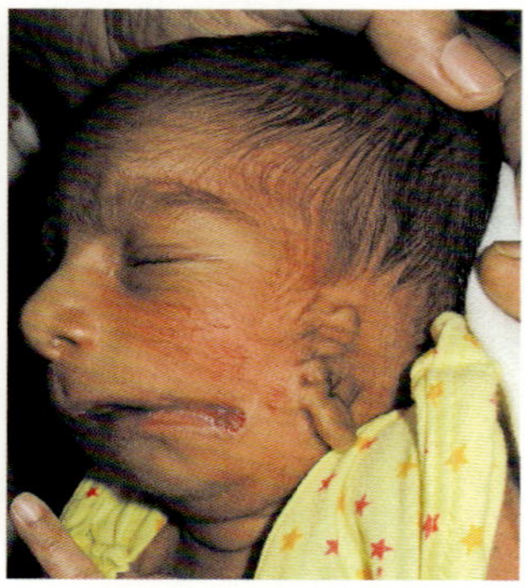

图 8.6 颜面短小畸形患儿临床可见大口畸形及耳部畸形

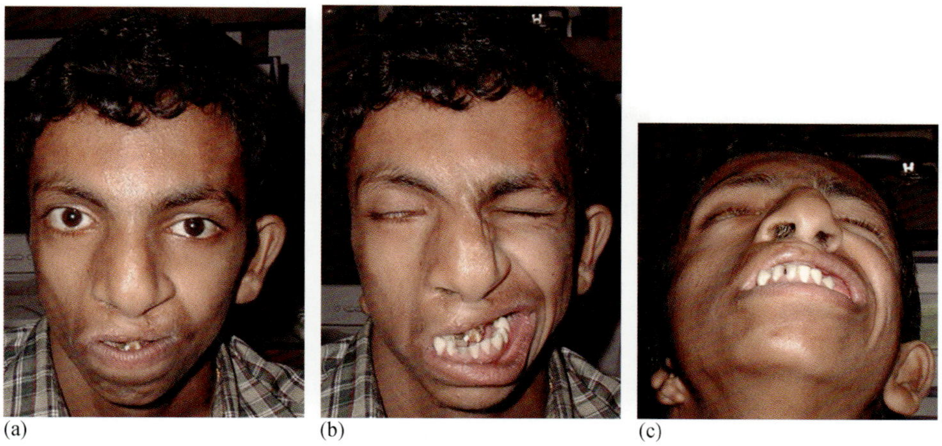

图 8.7　该患者面神经麻痹，是颜面短小综合征的临床表现之一。(a)正面观。(b)正面观可见患侧闭眼不全，口角斜向正常的左侧。(c)仰头位观可见颧部扁平及口角偏斜

8.3.1.1　治疗

半侧颜面短小的治疗需要综合评估骨骼畸形在整个颅面部畸形所占的权重。轻度骨骼畸形有可能仅通过功能矫形治疗和正畸牙代偿就可以获得良好疗效，而严重的骨骼畸形则需要手术干预。各治疗中心对治疗措施及治疗时机的选择可能会有差异，对于不同的患者也会有不同。患者父母在初次就诊的时候常常处于震惊的状态，一开始就需要对其做好心理辅导(Barden 等，1989)。医师需根据患者畸形的严重程度及患者的年龄选择适当的治疗措施。

非常年幼的儿童一般不采取手术治疗，除非因为严重下颌骨发育不足导致气道受阻，这种情况常采用气管造瘘术或者下颌骨牵引成骨术。但是，附耳及耳部残余软骨的切除术、大口畸形修补术常在早期进行，这可以使患者容貌异常不那么明显，对患者家长来说是一种安慰(图 8.8)。早期进行听力评估及给予听力帮助也要引起足够重视。

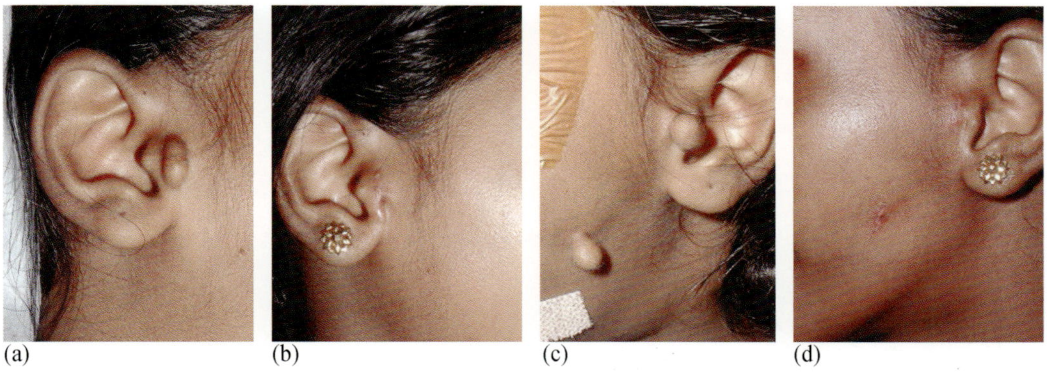

图 8.8　附耳切除术是半侧颜面短小患者软组织修整手术之一。(a, c)术前相片(b, d)术后相片

目前最被认可的治疗方案是由 Silvestri(1996)基于 SAT 分类法提出的，他重视在生长发育期采用功能矫形治疗，之后通过手术重定位骨骼，然后进行组织移植术修复。早期干预的目的是为了给予患侧上颌骨、牙槽骨及软组织足够的生长刺激。有效的下颌骨延长及面部不对称的改善主要见于下颌骨牵引成骨的报道。牵引成骨已经成为颜面短小畸形的治疗选择之一，尤其是对生长发育期的儿童。牵引成骨可以改善生长期儿童的功能和外观，使之处于一个暂时接近正常的状态，这对于一些患者尤其是有心理和功能障碍的患者是非常有帮助的。一般来说，对 2 岁以下的儿童进行牵引成骨是非常困难的，其困难主要在于很难准确判断牙胚所在的位置。

对于青春期前的患者，垂直向和矢状向牵引成骨的主要目的是为软组织及上颌骨的生长创造空间。软组织再生需要对抗组织愈合过程中的收缩效应，正畸医师应制作殆板以维持打开的空间。在此过程中，殆板可以逐渐调磨以促进牙齿有序萌出，以稳固软组织再生改建的成果。对于青春期后的患者，牵引成骨主要用于治疗极为严重的骨骼畸形，随后需进行上颌骨手术及下颌骨修整术，以获得最终的下颌骨位置。对于畸形主要发生于下颌骨的患者一般不采用牵引成骨术。根据需要，为了获得三维空间上的改善，上颌骨和下颌骨可以同时进行牵引成骨术。对于牵引成骨后下颌骨生长潜力是否受到影响，目前观点不一（图 8.9）。Sheyte 等报道，因为患侧组织的生长潜力先天就有缺陷，所以下颌骨牵引成骨术后，常常需要在生长完成后进行Ⅱ期手术。同时，患者需要进行一系列的软组织手术以改善软组织发育不良及耳部畸形（图 8.10）。

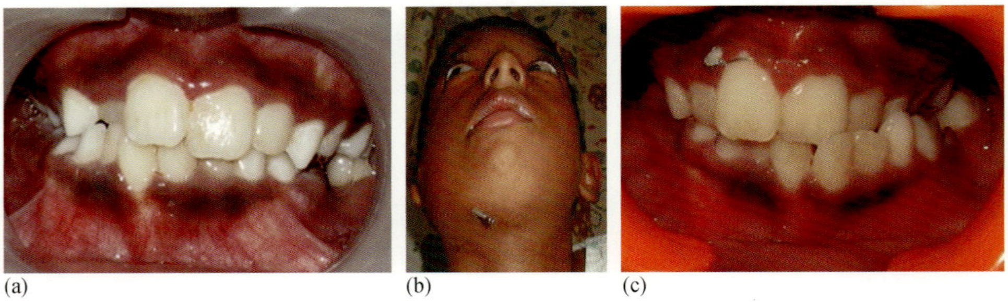

图 8.9 颜面短小患者下颌骨牵引成骨。(a)牵引成骨前咬合关系。(b)牵引过程中。(c)牵引成骨后咬合关系

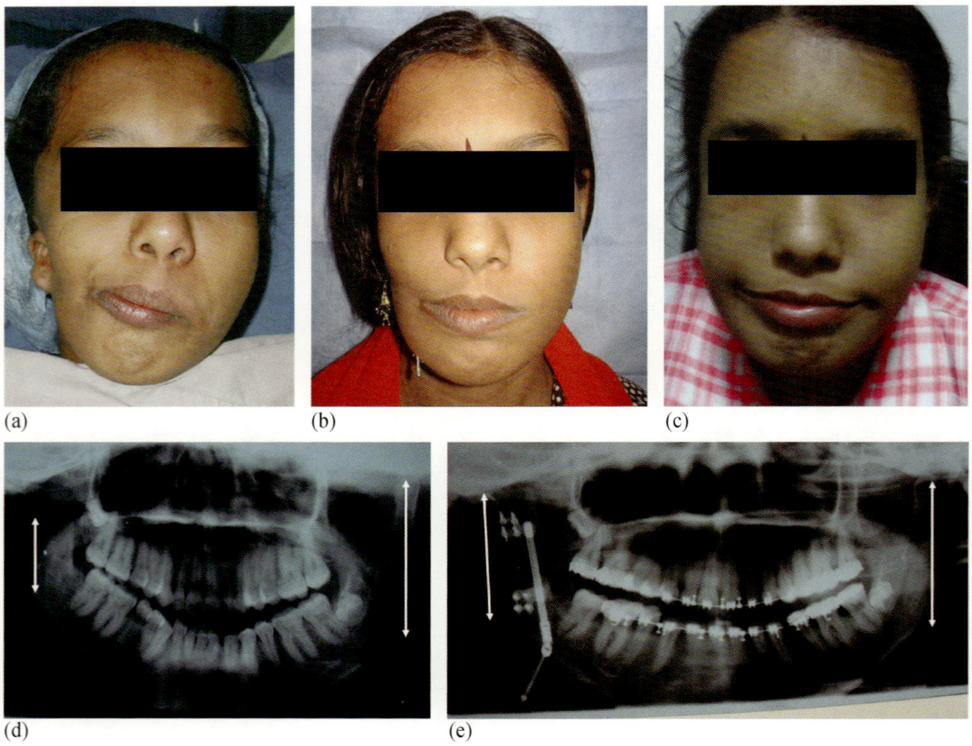

图 8.10 颜面短小患者牵引治疗前后。(a)牵引前口外观。(b)牵引后口外观。(c)颞肌瓣修复软组织畸形。(d)牵引前全景片显示双侧下颌升支垂直向高度差异(箭头)。(e)牵引后全景片显示牵引后双侧升支基本对称(箭头)

8.3.1.2 颅面发育短小的正畸治疗

正畸治疗是以分阶段的方式进行的。只有在正畸医师和外科医师共同精确设计个体化治疗方案的

基础上，才能获得最佳的治疗效果。两者都必须明确知道治疗目标、限制和风险。需向患者及家长清楚地解释治疗计划。正畸治疗可大致分为牵引前正畸、牵引中及稳固期正畸及稳固期后正畸。

8.3.1.2.1　牵引前治疗计划的制定及正畸治疗

这一阶段的治疗针对的是生长发育期的儿童，以减轻面部不对称为治疗目标。牵引方向及牵引量的设计非常关键，主要决定于下颌骨在垂直向、矢状向及横向需要延长的量。手术前需要由手术医师及正畸医师共同确定颌骨移动的方式及牵引器安放的位置。牵引前使用稳定装置是非常有用的，有助于弹性牵引。这也有助于更好地控制力的方向，维持上、下颌骨的横向位置，防止侧向移位。

8.3.1.2.2　牵引成骨过程中的正畸治疗

牵引成骨过程中正畸治疗的目的是控制牵引力的方向，引导下颌骨向有利的方向生长。随着牵引的进行，下颌升支垂直向延长，会造成后牙开𬌗。在这个阶段，下颌𬌗平面的横向倾斜得到纠正，垂直向的对称性得以建立。但是，随着患侧后牙开𬌗的发生，患者感到无法咬合，会将下颌偏向健侧以获得咬合接触。临床上可以观察到，下牙中线移向健侧，牵引侧后牙成正锁颌，健侧后牙成反𬌗，称之为下颌偏斜。

本阶段需采用矫形力以纠正下颌偏斜。弹性牵引力的方向可能和牵引成骨的力的方向相反，所以牵引成骨的力应大于弹性牵引的力。弹性牵引可以协调上、下牙弓及纠正牙中线的偏移(图 8.11)。正畸医师应该记录所有的信息以备以后的评估及制定下一步治疗计划

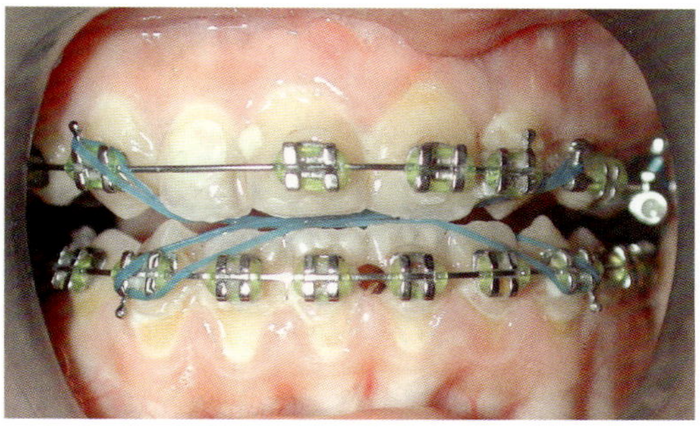

图 8.11　牵引成骨过程中使用前牙斜行牵引协调上下牙弓

8.3.1.2.3　牵引后正畸治疗

对于生长发育期的儿童，牵引后的正畸治疗是极为重要的。引导牙齿的萌出、使用弹性牵引纠正下颌偏斜、纠正单侧后牙开𬌗及稳定已经纠正的下颌𬌗平面是这一阶段的主要治疗目标。如果不能成功稳定已经纠正的下颌𬌗平面，上、下颌后牙都将过度萌出，将导致上、下颌平面横向倾斜的复发。可以通过控制上颌牙列选择性的萌出来稳定下颌𬌗平面，具体操作方法如下：

(1) 使用一丙烯酸树脂𬌗板，每次调磨一个牙位，以使需要萌出的上颌牙齿萌出。Santiago 和 Grayson 建议在牵引开始的时候就在牵引侧置入一𬌗板以充填牵引造成的开颌，这样可以在牵引过程中获得稳定的咬合(图 8.12)。

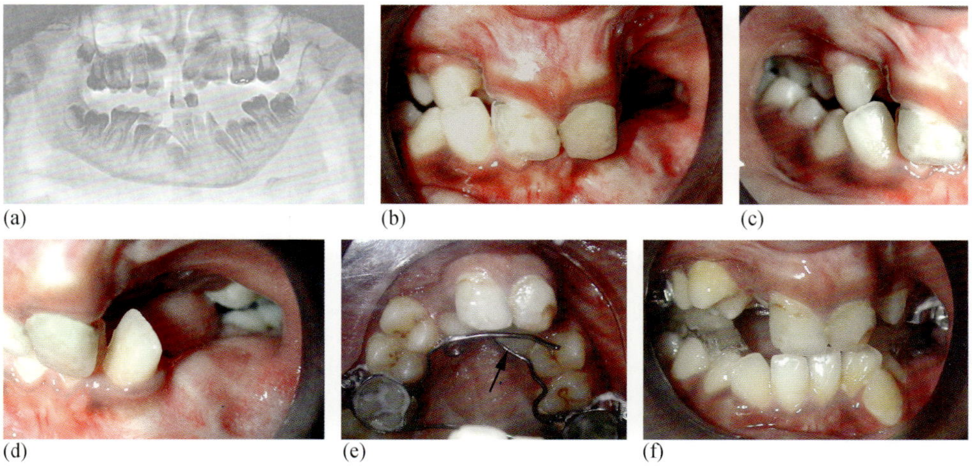

图 8.12　一位半侧颜面短小患者，伴有双侧腭裂，牵引成骨术后行序列正畸治疗。(a)治疗前全景片。(b～d)牵引成骨术后口内咬合关系。注意双侧后牙反𬌗。(e)个体化制作的扩弓矫治器，唇倾上中切牙。可见右上尖牙在中切牙腭侧异位错位萌出(箭头)。(f)下颌𬌗垫用于控制上颌牙列有序萌出

(2) 带有舌盾的功能矫治器可以控制下颌骨的侧方移位。同时使用殆板,调磨控制上颌牙列的有序萌出。弹性牵引可以缩短治疗时间。

8.3.1.3 功能矫治器的重要性

功能矫形治疗的目的是促进有功能障碍的口颌系统发挥作用,替代缺失的结构及刺激双侧面部非对称性生长。功能矫形治疗在轻度骨性畸形的治疗中较为有效;而对于严重骨骼畸形,功能矫形治疗需要与正畸治疗及手术治疗配合进行,效果也相对较差。尽管如此,一些学者还是认为功能矫形治疗是有用的,可以纠正牙及牙槽骨的不调,为神经肌肉系统适应手术后颌骨的新位置提供帮助。而术后后牙开殆,可以经过系统的正畸治疗解决。

Silvestri 等(1996)使用不对称的肌激动器(AFA)成功诱导了上、下颌骨的协调生长。在下颌前伸及偏向健侧的位置上进行殆重建,蜡堤带上制作一超过殆平面旋转的殆向突起。然后制作肌激动器,矫治器体部带有一殆向突起可以引导闭口时下颌的位置。为了防止肌肉的力量作用于健侧,在患侧口腔前庭设计了一弓丝弯制的颊屏。这样,生长刺激都被导向发育不良的一侧,同时抑制了健侧上下颌骨的生长(图 8.13)。

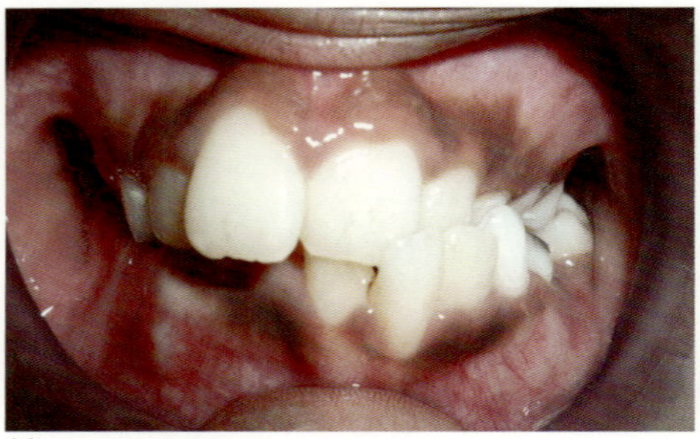
(a)

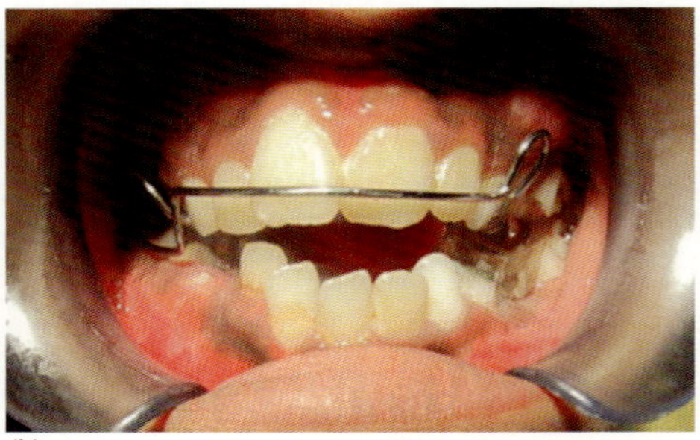
(b)

图 8.13 生长发育期颜面短小畸形患儿牵引成骨术后,使用功能矫治器进行治疗。(a)牵引成骨术后功能矫形治疗前的咬合关系,上、下颌中心不一致。(b)戴入功能矫治器,矫治器在口内时上、下中线一致

8.3.1.4 成年人正畸治疗

对于畸形极为严重的成年患者,牵引成骨治疗也是可选治疗方式之一。正畸治疗分为 3 个阶段。

(1) 牵引前正畸治疗

本阶段正畸治疗的目的是获得功能及美观的咬合,包括上、下牙列去代偿,移动牙齿到基骨中的理想位置。这一步对于确定上、下牙弓是否协调很关键。例如,在严重下颌后缩的患者,颌骨前移后、上颌骨横向宽度不足的问题就会暴露出来,需要术后扩弓纠正,需使用坚硬的全尺寸不锈钢方丝。如果可能的话,在带环舌侧焊上舌侧扣,以备术中牵引。

(2) 牵引中正畸治疗

这一阶段包括牵引过程中的密切观察。任何可能影响到牵引骨段移动的情况都要记录。可以用殆板去除咬合干扰,以弹性牵引纠正横向不调及颌平面横向倾斜。弹性牵引可以是颌间牵引或者前牙斜行牵引。某些情况下,需要使用扩弓装置解决横向不调(图 8.14)。

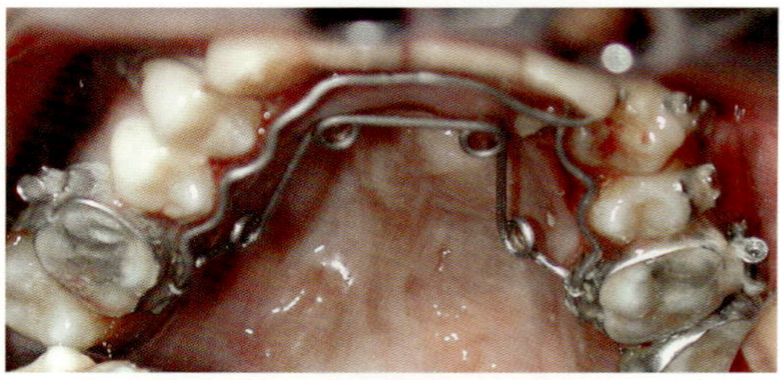

图 8.14 牵引成骨过程中使用改良四眼圈簧纠正上、下颌骨横向不调。同期使用后牙合垫以去除牵引成骨过程中出现的咬合干扰

(3) 牵引后正畸治疗

有些患者可能需要行进一步正颌外科手术以完全纠正畸形,此时可以开始正颌术前的正畸治疗。若不需要的话,这个阶段的正畸治疗包括纠正牙弓横向不调、中线不齐及殆平面横向倾斜等问题。如果

是单侧下颌牵引成骨术后，术后正畸治疗可通过弹性牵引或者其他方法纠正后牙开𬌗。

8.3.1.5　正颌手术

许多经过早期牵引成骨术的患者，当后期下颌骨不对称重新出现的时候，需要进行正颌手术治疗。正畸医师的作用是做好术前、术后正畸治疗。

8.3.2　Treacher Collins 综合征(下颌骨颜面发育不全)

下颌骨颜面发育不全(MFD)，或者 Treacher Collins 综合征(TCS)，是一种常染色体显性遗传疾病，由第一、第二腮弓发育异常引起，发病率占活产婴儿的 1/50 000。TCS 是由胚胎发育过程中神经脊细胞迁移形成面部结构的过程障碍导致的。TCS 是以 Edward Treacher Collins (1862—1932)命名的，他是一位英国眼科医师及外科医师，报道了两位下睑及颧骨畸形的患者。Tessier (1971a)描述了 TCS 是第六、第七和第八颅面裂的表现，可以导致颧骨畸形或者缺失、眼睑缺损、耳部及口腔畸形(图 8.16)。

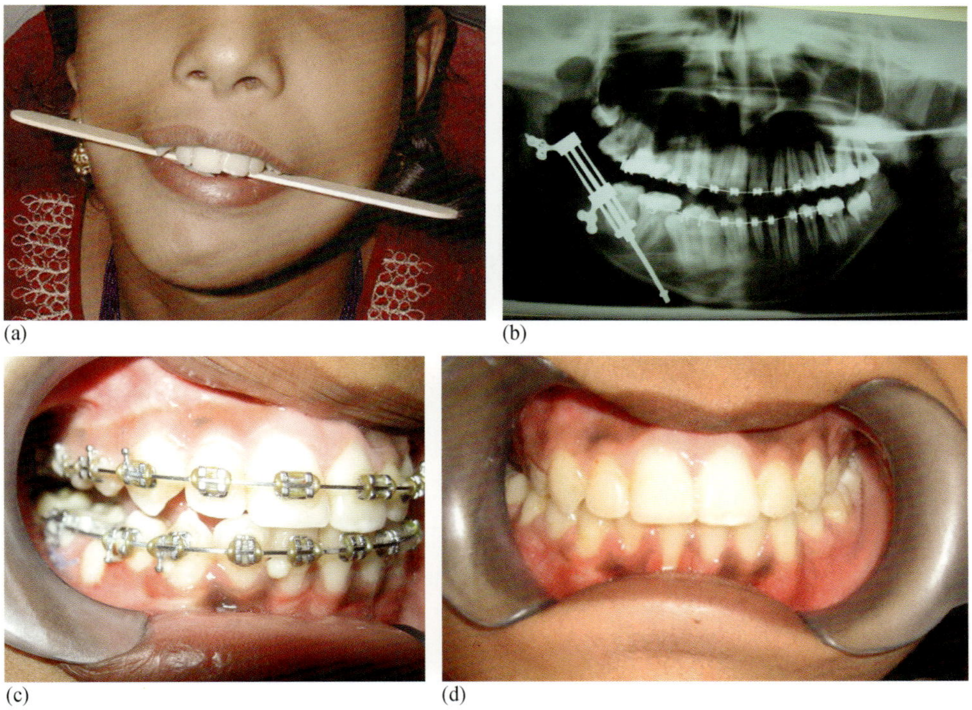

图 8.15　骨骼发育成熟的患者，单侧下颌骨牵引成骨术后的正畸治疗。(a)牵引成骨术前，𬌗平面横向倾斜。(b)全景片可见牵引器安放的位置。(c, d)单侧牵引成骨造成后牙开𬌗，通过常规正畸治疗关闭了后牙开𬌗

下颌骨颜面发育不全患儿一出生就可以根据其典型的面部特征识别。最常见的临床特征包括：面部骨骼、下颌骨及颧骨发育不全、睑裂斜向侧外方、眼睑缺损、下睑睫毛全部或者部分缺失、外耳畸形及传导性听觉丧失、腭裂、软腭短、舌形发际、大口畸形、阻塞性呼吸暂停(占 25%)，凸面型及前突/后缩的颏部形成 TCS 患者鸟脸或者鱼面的特征(图 8.17)。前牙开𬌗也是一个常见特征。

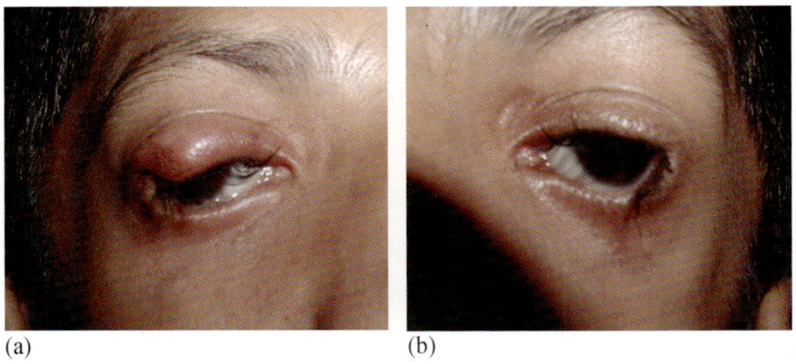

图 8.16　(a, b)Treacher Collins 综合征患者，第六裂发育异常，导致特征性的内侧三分之二下睑睫毛缺失

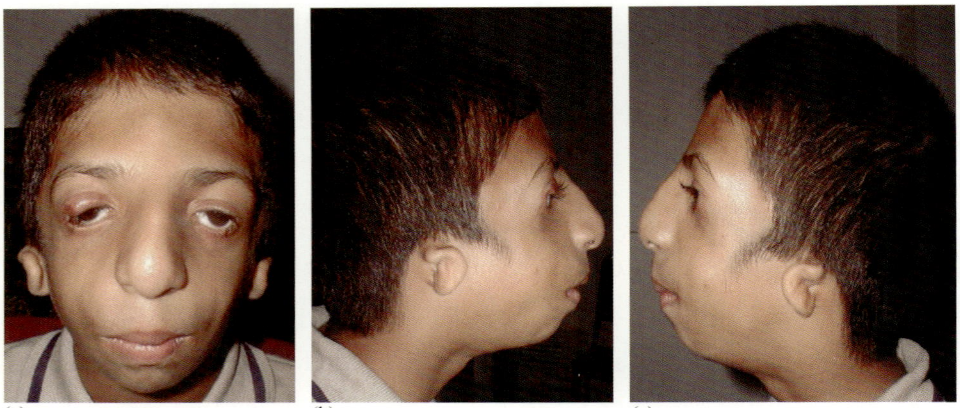
(a) (b) (c)

图 8.17 Treacher Collins 综合征的面部特征。(a)正面观显示由于第七面裂(Tessier 分类)导致双侧颧骨扁平,第八面裂(Tessier 分类)导致双侧眼球缺乏支撑,睑裂呈反蒙古人种倾斜。(b, c)侧面观显示由于第七面裂(Tessier 分类)导致小耳畸形,双鬓错位

8.3.2.1 治疗

TCS 的早期诊断可以使这些患者得到适当的治疗以获得良好的美学及功能恢复。在患者生长发育期就进行干预治疗,可以获得更好的效果。早期改善 TCS 患者的外观使得这些患者有机会获得更好的社会生活。

颅颌面畸形治疗团队的所有成员都要共同参与评估 TCS 患儿的情况。下颌骨发育不全、可伴上颌骨发育不全、咽闭合不全及鼻后孔闭锁,这是一些患儿需要口咽导气及口饲的原因(Dufresne, 1992)。经验丰富的小儿耳鼻喉科医师可以给患儿进行听力检查,并在早期给予助听帮助。语言和吞咽辅助团队是极为重要的,他们可以帮助患儿更好地学习沟通技能。小儿神经-眼科医师对患儿眼睑畸形、眼部肌肉和视力进行评估也是非常重要的。

在婴儿期进行下颌骨牵引成骨有助于改善患儿呼吸及喂养。对于生长发育期的儿童,牵引成骨有助于下颌骨向前向下生长,从而允许上颌骨随之向下生长。而骨骼成熟之后的牵引成骨则有助于改善咬合。此类患者常需要通过上颌骨截骨术改善面部美观。有学者报道,可通过特殊的上颌骨手术减轻上颌骨前突畸形。

耳部畸形修复术通常与牵引成骨术一起进行。根据患者下颌骨及颧骨畸形的严重程度,有时需要采用肋骨及颅骨覆盖移植术或者带血管蒂骨瓣移植术修复畸形。鼻成形术及颏成形术安排在最后进行,也可与最后一次骨成形手术同期进行。

TCS 的首选治疗方案是进行牵引成骨及术前、术后正畸治疗,所以,为了获得很好的治疗效果,成立包含有正畸医师及颌面外科医师的经验丰富的多学科联合治疗团队是非常必要的。

治疗程序依次包括以下治疗措施:

① 术前正畸排齐整平上、下牙列,必要时,可以拔牙矫治;

② 拔除所有第三磨牙;

③ 下颌骨矢状劈开术前移下颌骨;

④ 颏成形术及鼻成形术;

⑤ 术后正畸精细调整咬合。

以往经验证实功能矫形治疗前导下颌仅能获得轻微的效果。在乳牙列期及替牙列期使用功能矫形治疗的目的是为了刺激下颌骨生长,防止单侧发育不全的患者不对称畸形进一步加重。

在牵引成骨治疗实施过程中,正畸医师与颌面外科医师密切合作,制定精确的治疗计划,术前正畸排齐上、下牙列,在垂直向定向牵引的过程中阻止或者至少减轻殆平面的偏斜,去除牙代偿及解除牙列拥挤(Opitz 等,2004)。正畸治疗常常联合使用殆板或者功能矫治器,逐步调磨殆板可以选择性控制牙列萌出,从而控制双侧殆平面。这也控制了下颌骨的横向位置,特别是在一些单侧发育不良的患者。牵引成骨往往要求精确的、长期的术后正畸治疗,以获得良好的牙齿排列及关闭后牙开殆。根据患者的实

际情况，可在牵引成骨同期或者之后进行颌间弹性牵引，在新骨硬化之前使之塑形。

正颌术前正畸开始于骨成熟之时，并在正颌术后开始术后正畸，将上、下牙列在基骨中正确排齐，获得良好的咬合关系。

8.3.3　DiGeorge 综合征/腭-心-面综合征/Takao 综合征

DiGeorge 综合征(DGS)，也称之为 22q11.2 缺失综合征，是常染色体缺失综合征，发生率为活产婴儿的 1/3 000(Goodship 等，1998)。DGS 临床表现差异较大，有胸腺功能障碍、先天性心脏病、免疫缺陷、腭裂、腭咽闭合不全、学习障碍等。由于胸腺缺失或者发育不全，造成免疫系统 T 细胞介导的反应发生变化，患儿常发生感染。甲状旁腺功能障碍，可能会导致新生儿低钙血症。上述情况被认为是 DGS 的表征。行为异常、神经异常及精神紊乱也较常见。面部形态异常及口腔缺陷主要包括牙列错殆畸形、小口畸形、小颌畸形、耳部畸形、眶间距过宽及斜视。

目前尚无针对 22q11.2 缺失综合征的基因治疗手段。采用标准化的治疗措施，该病的一些症状是可以治疗的。注意确诊患者的所有疾患表现，对每一病症采取最佳的对症治疗措施。

8.4　颅缝早闭症

颅缝早闭症的特征是一处或者多处颅缝过早闭合。有超过 100 多种已经认知的综合征在其临床表现特征中包括各种类型的颅缝早闭。颅缝早闭类综合征绝大多数属于基因缺陷疾病。绝大多数颅缝早闭属于常染色体显性遗传，Carpenter 综合征是一个常染色体隐形遗传特例。颅缝早闭可能是颅底的间质缺陷引起的，常常导致患儿颅颌面形态异常。在超过 100 篇的文献报道中，Apert 综合征(发生率为活产婴儿的 1/25 000)及 Crouzon 综合征(发生率为活产婴儿的 1/25 000)最具有代表性。有些颅缝早闭在婴儿一出生时就已经发生。所有这些颅缝早闭症都有不同程度的颅缝过早融合，会导致进行性的颅内压增高、眶间距过宽、眼球突出、面中份发育不足及骨性Ⅲ类错殆(Bartlett，2007)(图 8.18，图 8.19)。

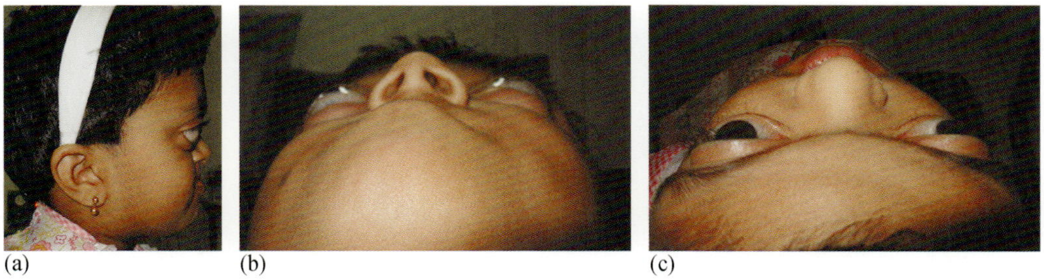

图 8.18　颅缝早闭 Crouzon 综合征。(a)侧面观显示面中份发育不足和突眼。(b)仰视观显示俯视观显示面中份发育不足和突眼。(c)俯视图显示前额凹陷和突眼

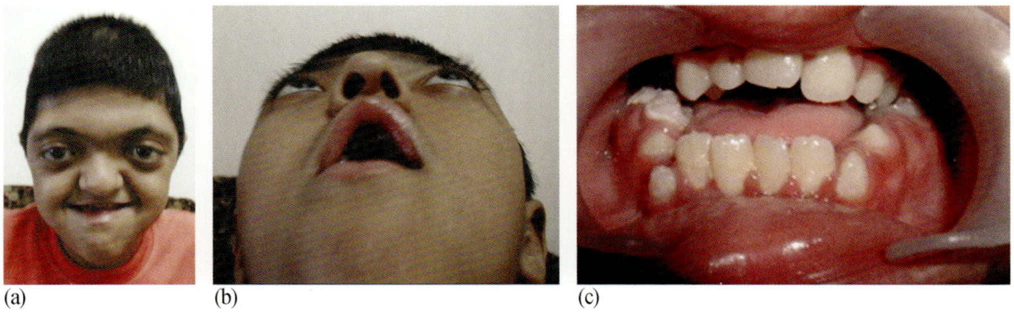

图 8.19　颅缝早闭 Apert's 综合征。(a)正面观显示面中份发育不足和突眼。(b)仰视观显示面中份发育不足和突眼。(c)该患者Ⅲ类殆关系

这些家族性综合征具有许多共同的颅面特征，只有从手指的畸形能够区分。冠状缝早闭导致短头畸形，前额平而狭长，双侧颞部宽展，枕部扁平。

颅缝早闭常常累及颅底骨缝，造成面中份及上颌骨的向前生长不足。患者常表现为凹面型、浅眼眶和突眼及阻塞性睡眠呼吸暂停。常见骨性Ⅲ类错𬌗和前牙反𬌗(图 8.20)。腭盖高拱、狭窄，腭部外侧含有过量黏多糖成分而肿胀，肿胀随着年龄的增长而加重。以上特征在 Apert 综合征表现尤为明显。硬腭较正常短，软腭长而厚。75%患者伴有软腭裂或悬雍垂裂。由于上颌宽度不足，可造成上颌严重牙列拥挤及牙异位萌出。与上颌狭窄同时相伴的还有吐舌吞咽及前牙开𬌗。Apert 综合征及 Crouzon 综合征患者唾液黏而稠。Apert 综合征患者伴有厚而纤维化的牙龈组织，临床牙冠短。

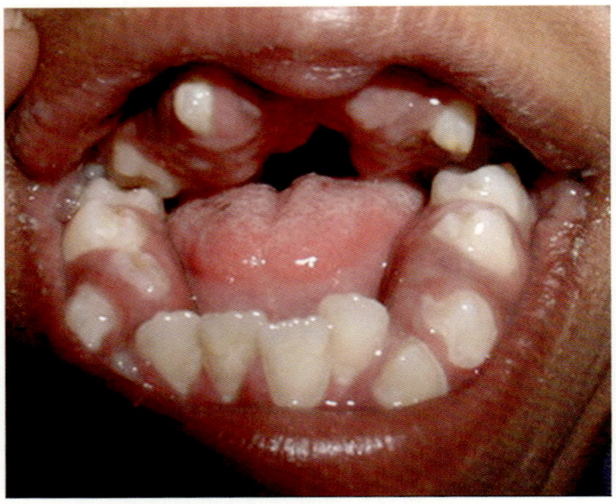

图 8.20 Apert's 综合征骨性Ⅲ类𬌗关系的特征为前牙反𬌗及开𬌗

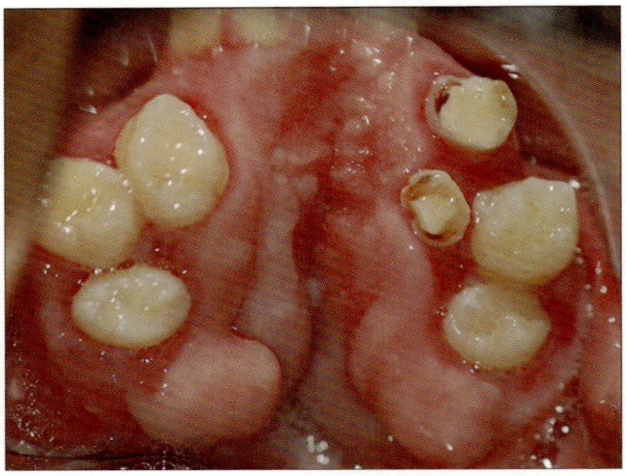

图 8.21 图 8.20 患者的腭部膨隆

此外，Apert 综合征可伴有对称性并指(趾)畸形，最常涉及融合的是第二、第三、第四个手指以及脚趾。这些并指(趾)畸形严重影响功能，因此，有必要转诊到专业手外科医师那里寻求相应的治疗(图 8.22)。

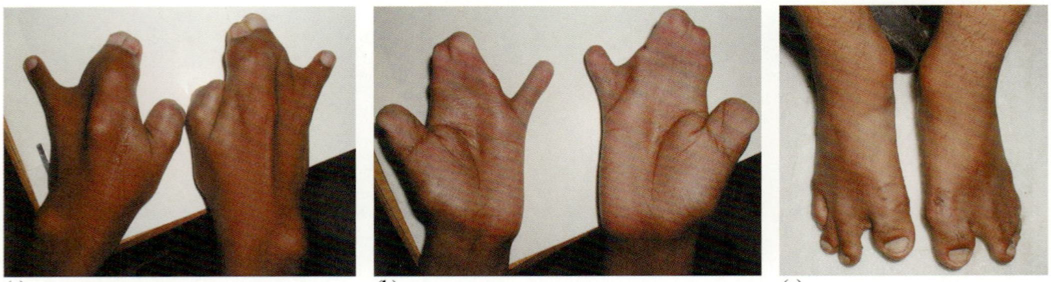

(a) (b) (c)

图 8.22 (a～c)Apert's 综合征患者并指/趾畸形

8.4.1 治疗

颅缝早闭症患者的矫正手术可以分为几个阶段，婴儿期治疗(4～12 个月：颅缝松解术、颅顶减压术及眶上部成形及前移术)、儿童期治疗(4～12 岁：面中份发育不足的 Le Fort Ⅲ手术)及颌骨手术(14～18 岁)(Bartlett，2007)。这些患者需要多次手术，可能包括颅缝松解术及额眶前移术(Tessier，1971b；Cohen，1986；Whitaker 和 Bartlett，1990)(图 8.23)，或者融合骨缝的牵张术以容纳长大的脑组织，及通过截骨术或者牵引成骨前移上颌骨(图 8.24)。最后定型的手术常常在青春期后进行，须进行上颌骨牵引成骨术及可能的下颌骨后退术，以建立良好的或者相对均衡的颌骨关系。根据患者具体畸形情况，酌情选择最终的骨成形手术。上述手术的确切执行时间和顺序应根据患者的功能及心理需要做相应的调整。

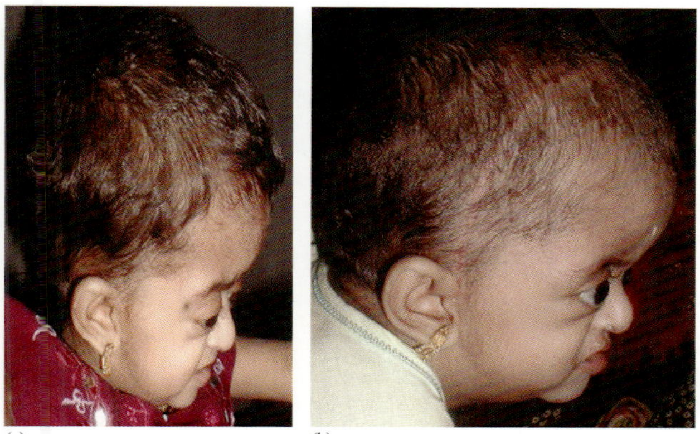

(a) (b)

图 8.23 颅缝早闭-额-眼前突。(a)术前侧面观。(b)术后侧面观-可见切口愈合,额-眼前突改善

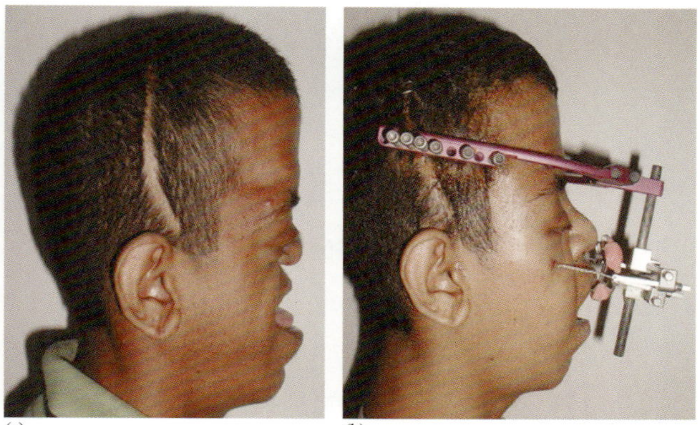

(a) (b)

图 8.24 Apert's 综合征面中份前牵引。(a)牵引前照片,可见额-眶手术疤痕。(b)侧面观见面中前牵引器

颅骨畸形需要神经外科医师的早期干预,这样可以有效解决颅内压增高和视乳头水肿的问题。此类颅颌面骨发育不良患者有较高风险伴有上呼吸道阻塞,一旦发生,需行气管造瘘术或者适时性面中份前移,以增大鼻咽及腭咽空间。这些患者的眼球突出可导致暴露性角膜炎(图 8.25)和感染,造成角膜溃疡和白内障。针对最严重的突眼患者,需要进行眼球缩小术及睑缘缝合术以容纳眼球,以防止各种并发症的发生。

8.4.1.1 颅缝早闭症的正畸治疗

正畸医师作为多学科联合治疗团队的一员,应该从一开始就参与治疗,密切观察患者颅面复合体的生长发育。患儿需定期去看儿童牙科医师,养成良好的口腔卫生习惯,这至关重要。这些患者中的正畸治疗可分为两个阶段,儿童期的正畸治疗和青少年期的正畸治疗。必须认识到,单独依靠正畸治疗是无法完全解决这类患者的骨骼和牙列畸形的。

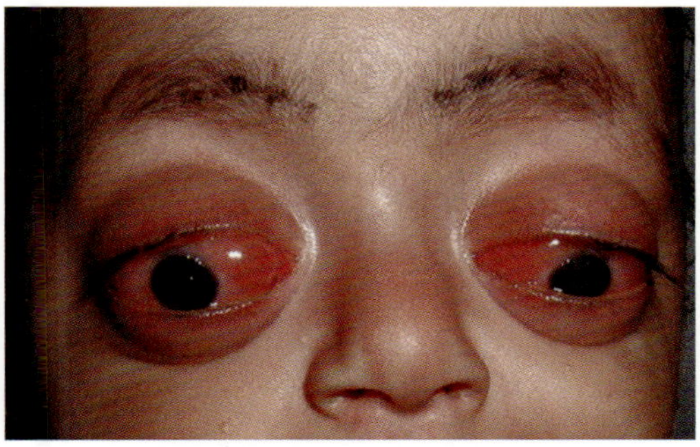

图 8.25 Crouzon 综合征患者伴有暴露性角膜炎

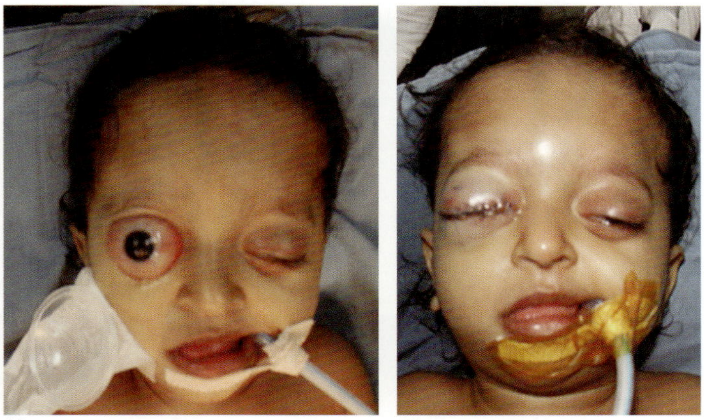

(a) (b)

图 8.26 Crouzon 综合征中眼并发症。(a)由于眶骨发育不足导致眼球暴露。(b)眼眶减压术后睑裂缝合以包裹眼球

(1) 儿童期正畸治疗

本阶段有必要密切关注患儿牙齿的萌替情况。对于严重拥挤的患者,常常可以拔除部分乳牙为恒牙的萌出提供空间。乳尖牙是最常拔除的乳牙,可以为侧切牙及双尖牙的萌出提供间隙。应该注意,在拔除乳牙时,不能造成牙列中线的移位。一旦下颌乳尖牙被拔除,需用舌弓维持拔牙间隙。在上颌,常常需要扩弓治疗,使用腭弓及三眼扩弓器。这类患者的上颌往往无法使用螺旋扩弓器。

对于一些患者，儿童期间需进行 Le Fort Ⅲ型截骨术或者牵引成骨术改善面中份发育不良，因为面型的改变会对患儿的心理带来积极的影响。手术的目的是纠正额部和眶的位置关系。在这个阶段，如果待上颌第一磨牙萌出及尖牙略𬌗方萌出一点后再行截骨术会更理想，这样可以避免手术过程中损伤牙胚。

在这一阶段的所有正畸治疗应采用尽量少的矫治器，如 2×4 矫治器。一旦开始使用硬方丝，就焊上牵引钩，或者使用稳定矫治器（Hanson 和 Melugin，1999）。这些措施有助于制作外科手术导板，保证截骨术或者牵引成骨术可以顺利进行。这一阶段咬合关系并未达到最终咬合。

（2）青春期正畸治疗

一旦生长发育结束，就是采用 Le Fort Ⅰ截骨术改正骨性Ⅲ类颌骨关系的时候了。术前正畸治疗去代偿，这类患者的牙齿移动要较正常患者慢。这一点必须在治疗开始之前向患者及家长解释清楚。有些情况下，必须在粘矫治器前行牙龈切除术，因为这些患者的牙冠短小、牙龈厚而纤维化。另一些情况下，必须通过牙槽外科暴露埋伏牙。在整个治疗过程中，牙龈切除手术可能需要反复多次，因为患者糟糕的口腔清洁会导致牙龈增生。

因为舌体的压迫，后牙段和前牙段可能不在同一𬌗平面（图 8.27）。牙列排齐初始常常使用片段弓，逐渐过度到全弓丝（图 8.28）。有些情况下，对于极端的病例，正畸治疗需以片段弓结束治疗。在上牙弓，暴露未萌的牙齿并逐渐将其纳入牙弓排齐是正畸的主要工作。对于多个牙缺失的患者，采用微种植体作为支抗是非常有效的（图 8.29）。与常规去代偿治疗一样，如果牙列严重拥挤，需行拔牙治疗。对于中线移位的患者，必须牢记纠正中线，不对称拔牙可以获得良好的效果（图 8.30）。对于发育成熟的青少年，重度牙列拥挤，手术辅助腭部快速扩弓是一种很有效的方案（图 8.31）。待牙列排列整齐，就可行截骨术纠正骨性Ⅲ类面型及改善咬合关系。

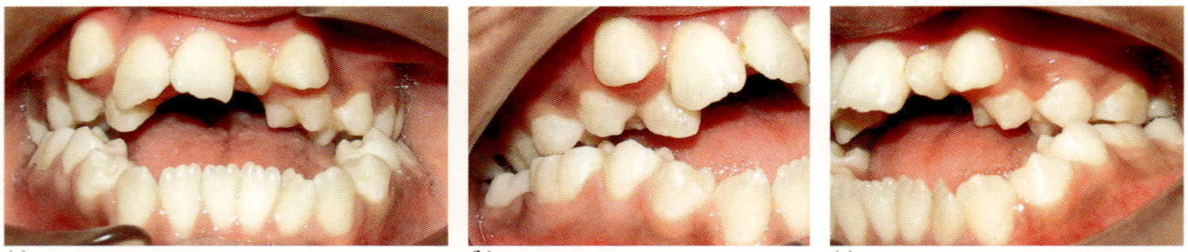

(a) (b) (c)

图 8.27 （a～c）Apert's 综合征患者下颌𬌗平面异常

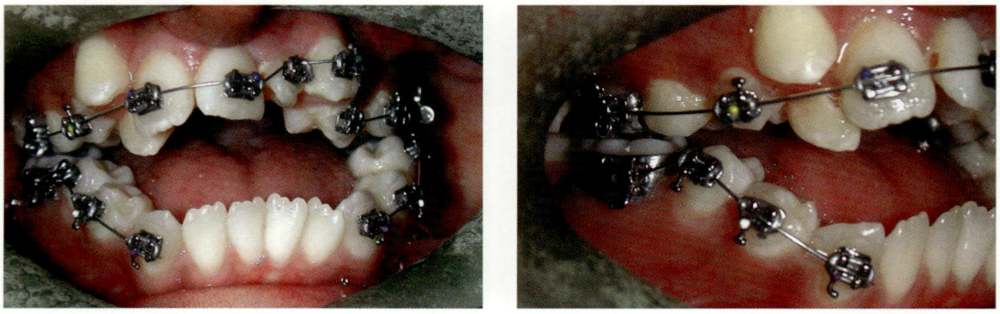

(a) (b)

图 8.28 （a，b）片段弓技术整平 Apert's 综合征患者𬌗平面

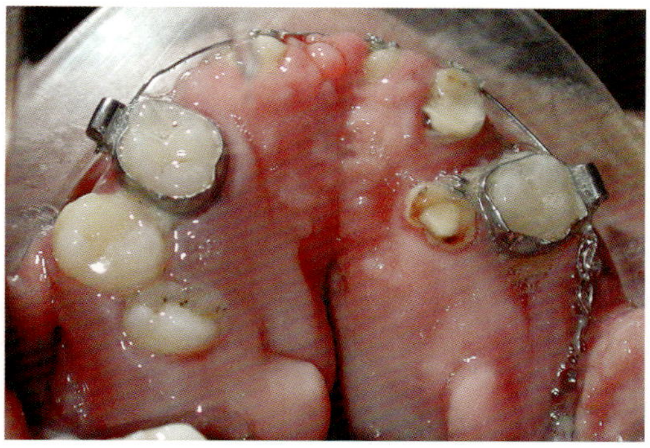

图 8.29　Apert's 综合征患者磨牙后区种植体用作左侧上颌磨牙远移支抗。弹力链挂在种植体与第一磨牙远中之间

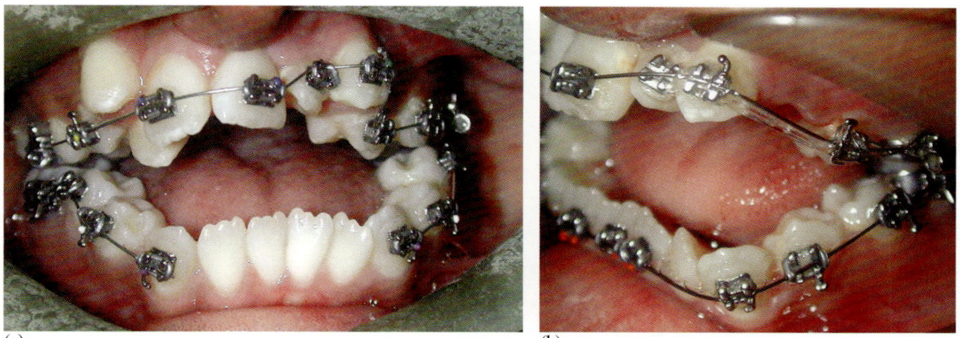

(a)　(b)

图 8.30　(a) Apert's 综合患者上前牙中线右偏。患者在排齐整平阶段，片段弓技术矫正患者下颌前后牙𬌗平面异常。(b)不对称拔牙模式(左上颌第一前磨牙)调整前牙中线

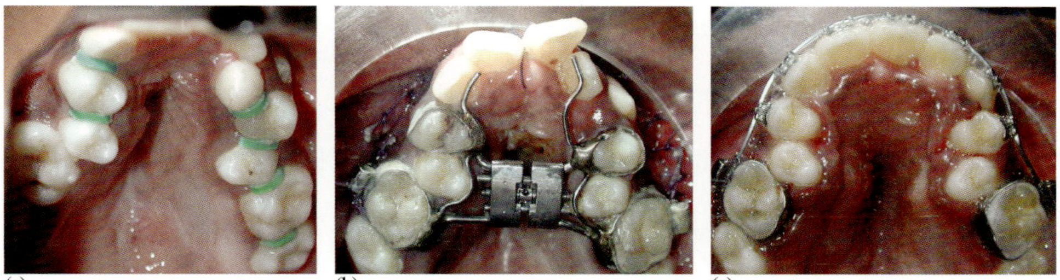

(a)　(b)　(c)

图 8.31　Crouzon 综合征患者经历手术辅助的快速扩弓(SARPE)。(a)牙弓严重狭窄及腭盖高拱，放置弹力分牙圈以便粘接快速上颌扩弓器(Hyrax)上的带环。(b)Hyrax 扩弓器就位。(c)手术辅助的快速扩弓(SARPE)后牙弓宽度增加，过度扩展的方丝用于维持牙弓宽度，上颌第二前磨牙需要排齐，但即使在 SARPE 后仍缺乏足够的空间容纳右侧上颌尖牙

(3) 术后正畸治疗

术后正畸治疗的目的主要是防止复发及协调上、下牙弓。术后更换稳定弓丝为工作弓丝，以匹配上、下牙弓及精细调整咬合。利用多个方向的弹性牵引以防止复发和建立良好的咬合关系。对于 Apert 和 Crouzon 综合征患者，使用反向头帽牵引有助于防止Ⅲ类骨型的复发。对于有前牙开𬌗趋势的患者，箱状牵引有助于关闭开𬌗。对于有伸舌习惯的患者，改正舌习惯是非常重要的。根据患者初始情况的不同，术后正畸的时间长短不一，直到获得稳定的咬合，治疗才可以结束。与常规正畸治疗一样，半侧颜面短小及颅面骨发育不良患者治疗结束后的保持也是非常重要的，有复发的可能，建议终身保持。

▶ 8.5 软骨发育不全/FGFR3 突变

软骨发育不全，是人短肢侏儒症最常见的病因，发病率占活产婴儿 1/(26 000～28 000)。成纤维细胞生长因子受体- 3(FGFR3)基因参与调节软骨内成骨，该基因发生突变，可造成长骨及扁骨软骨发育障碍。这些患者四肢异常短小，成年男性患者平均身高为 131 cm，成年女性患者平均身高为 123 cm。此外，临床可见大头畸形、鼻梁塌陷、额部隆起及三叉手。颅底及面中份发育显著异常。由于下颌骨生长未受到影响，绝大多数患者表现为严重的骨性Ⅲ类错殆。

有报道一批病例，经过 4 年生长激素治疗，患者的身高得到有效增高，且对腿部比例没有造成不良影响。这类患者常规需要进行正颌手术或者牵引成骨治疗，具体采用何种方式，由颅颌面骨骼畸形的严重程度决定。

▶ 8.6 前脑无裂畸形

前脑无裂畸形(holoprosencephaly, HPE)是最常见的人前脑先天性畸形，发生率占受精卵的 1/250，占活产婴儿的 1/(10 000～20 000)。HPE 由胚胎早期前脑分裂不全造成，妊娠早期是关键时期，胚胎对基因和环境都极为敏感。

HPE 的常规分类是以各解剖结构畸形严重程度为依据的，从最轻到最严重。患者的面部特征临床表现不一，严重者可伴有独眼、长鼻及唇腭裂等，程度较轻者可伴有单个上颌中切牙、眶距过窄等，常规颅脑影像学检查可见脑部结构正常。脑部结构异常的患者都伴有严重神经功能障碍。

对于单个中切牙的儿童，应对其进行全面检查，他们的下一代发生基因缺陷的概率显著增高，并可能表现出更加严重的表型。

8.6.1 胎儿酒精综合征

胎儿酒精综合征(fetal alcohol syndrome, FAS)是前脑无裂畸形最常见的原因，发生率占活产胎儿的 1/500。母亲在怀孕期间饮酒，可导致胎儿智力及生理缺陷。乙醇透过胎盘屏障，造成胎儿生长迟缓、体重增加缓慢及特征性的面部瘢痕，损伤神经及脑组织，导致患儿生理、心理及行为障碍。动物实验发现乙醇可造成额鼻突发育障碍，导致明显的形态学异常。FAS 个体常见多种颅颌面畸形。FAS 患者的面部三大特征是：人中扁平、红唇过薄及睑裂过窄。偶尔可出现严重问题，如脑部结构异常、神经功能障碍、先天性心脏病、骨骼异常、肾脏异常、眼睛异常及唇裂伴或不伴腭裂。

目前没有有效手段可以治疗 FAS，因为中枢神经系统损伤造成了永久性的功能丧失。医学治疗及行为学干预几乎没有取得任何疗效。通过牵引成骨、常规正颌手术及正畸治疗可以解决因为面部发育障碍导致的美学问题。

▶ 8.7 结论

颅颌面畸形患者常常涉及多处骨骼和软组织畸形，多学科联合治疗是多数发达国家的标准治疗方式。成立颅颌面联合治疗中心，可以整合资源，高效协作，集中治疗。通过良好的相互协作，适时且慎重地考虑干预手段，采用经过询证医学论证的方案，以保证患者能够接受最好的治疗。正畸医师在其中是不可或缺的，评估、监控患者的生长发育，诱导颅颌面结构发育趋向正常。他们积极参与数据收集、临床检查、诊断和制定治疗计划，适时给予颅颌面畸形患儿有效的治疗。

参考文献

[1] Bachmayer DI, Ross RB, Munro IR. Maxillary growth following Le Fort III advancement surgery inCrouzon, Apert, and Pfeiffer syndromes[J]. American Journal of Orthodontics andDentofacial Orthopedics, 1986, 90: 420-430.

[2] Barden RC, Ford ME, Jensen AG, et al. Effects of craniofacial deformity in infancy on the quality of mother-infant interactions[J]. Child Development, 1989, 60: 819-824.

[3] Bartlett SP. Craniosynostosis syndromes. In: CH Thorne (ed.) Grabb and Smith's Plastic Surgery, 6th edn[J]. Philadelphia, PA: Lippincott Williams &Wilkins, 2007, 237-247.

[4] Bergstrom L, Baker BB. Syndromes associated with congenital facial paralysis[J]. Otolaryngology Head and Neck Surgery, 1981, 89: 336-342.

[5] Boston M, Rutter MJ. Current airway management in craniofacial anomalies[J]. Current Opinion in Otolaryngology and Head and Neck Surgery, 2003, 11: 428-432.

[6] Brent B. Auricular repair with autogenous rib cartilage grafts: two decades of experience with 600 cases[J]. Plastic and Reconstructive Surgery, 1992, 90: 355-374.

[7] Cascone P, Gennaro P, Spuntarelli G, et al. Mandibular distraction: evolution of treatment protocols in hemifacial microsomy[J]. Journal of Craniofacial Surgery, 2005, 16: 563-571.

[8] Cohen MMJr (ed.). Craniosynostosis: Diagnosis, Evaluation, and Management[M]. New York, NY: Raven Press, 1986.

[9] Cohen SR, Burstein FD, Stewart MB, et al. Maxillary-midface distraction in children with cleft lip and palate: a preliminary report[J]. Plastic and Reconstructive Surgery, 1997, 99: 1421-1428.

[10] Converse JM, Telsey D. The tripartite osteotomy of the mid-face for orbital expansion and correction of the deformity in craniostenosis[J]. British Journal of Plastic Surgery, 1971, 24: 365-374.

[11] Converse JM, Coccaro PJ, Becker M. On hemifacial microsomia-the first and second branchial arch syndrome[J]. Plastic and Reconstructive Surgery, 1973, 51: 268-279.

[12] Converse JM, McCarthy JG, Coccaro PJ, et al. Clinical aspects of craniofacial microsomia[J]. In: JM Converse, JG McCarthy, D Wood-Smith (eds) Symposium on Diagnosis and Treatment of Craniofacial Anomalies. St Louis, MO: Mosby, 1979, 461-462.

[13] David JD, Mahatumarat C, Cooter RD. Hemifacial microsomia: A multi system classification[J]. Plastic and Reconstructive Surgery, 1987, 80: 525-533.

[14] Dufresne C. Treacher Collins syndrome. In: C Dufresne (ed.) Complex Craniofacial Problems: A Guide to Analysis andTreatment[M]. New York,NY: Churchill Livingstone, 1992.

[15] Fomin ABF, Pastorino AC, Kim CA, et al. Di George syndrome: a not so rare disease[J]. Clinics, 2010, 65: 865-869.

[16] Franceschetti A, Klein D. The mandibulofacial dysostosis. A new hereditary syndrome[J]. Acta Ophthalmologica, 1949, 27: 143-224.

[17] Fuento del Campo A, Elizondo MM, Arnaud E. Treacher Collins syndrome (mandibulofacial dysostosis)[J]. Clinics of Plastic Surgery, 1994, 21: 613-623.

[18] Goodship J, Cross L, LiIing J, et al. A population study of chromosome 21q11 deletions ininfancy[J]. Archives of Diseases in Childhood, 1998, 79: 348-351.

[19] Gorlin RJ, Cohen MM, Levin LS. Syndromes of the Head and Neck, 3rdedn[M]. Oxford: Oxford University Press, 1990.

[20] Gothelf D, Michaelovsky E, Frish A, et al. Association of the low activity COMT 158Met allele with ADHD and OCD in subjects with velocardiofacial syndrome[M]. International Journal of Neuropsychopharmacology, 2007, 10:

301-308.

[21] Gougoutas AJ, Singh DJ, Low DW, et al. Hemifacial microsomia: clinical features and pictographic representations of the OMENS classification system[J]. Plastic and Reconstructive Surgery, 2007, 120: 112e-113e.

[22] Hanson P, Melugin MB. Orthodontic management of the patient undergoing mandibular distraction osteogenesis[J]. Seminars in Orthodontics, 1999, 5: 25-34.

[23] Hertel NT, Eklof O, Ivarsson S, et al. Growth hormone treatment in 35 prepubertal children with achondroplasia: A five-year doseresponse trial[J]. Acta Paediatrica, 2005, 94: 1402-1410.

[24] Hoeve LJ, Pijpers M, Joosten KF. OSAS in craniofacial syndromes: an unsolved problem[J]. International Journal of Pediatric Otorhinolaryngology, 2003, 67: S111-113.

[25] Iseri H, Kisnisci R, Altug-Atac AT. Ten-year follow-up of a patient with hemifacial microsomia treated with distraction osteogenesis and orthodontics: An implant analysis [J]. American Journal of Orthodontics and Dentofacial Orthopedics, 2008, 134: 296-304.

[26] Johnston MC, Bronsky PT. Prenatal craniofacial development: new insights on normal and abnormal mechanisms [J]. Critical Reviews in Oral Biology and Medicine, 1995, 6: 368-422.

[27] Kaban JC, Mulliken JB, Murray JE. Three-dimensional approach to analysis and treatment of hemifacial microsomia [J]. Cleft Palate Journal, 1981, 18: 90-99.

[28] Kaban LB, Moses MH, Mulliken JB. Surgical correction of hemifacial microsomia in the growing child[J]. Plastic and Reconstructive Surgery, 1988, 82: 9-19.

[29] Kapp K. Self concept of the cleft lip and or palate child[J]. Cleft Palate Journal, 1979, 16: 171-176.

[30] Kapp-Simon KA. Psychological interventions for the adolescent with cleft lip and palate[J]. Cleft Palate Craniofacial Journal, 1995, 32: 104-108.

[31] Kearns GJ, Padwa BL, Mulliken JB, et al. Progression of facial asymmetry in hemifacial microsomia[J]. Plastic and Reconstructive Surgery, 2000, 105: 492-498.

[32] Khan SH, Nischal KK, Dean F, et al. Visual outcomes and amblyogenic risk factors in craniosynostotic syndromes: a review of 141 cases[J]. British Journal of Ophthalmology, 2003, 87: 999-1003.

[33] Kobayashi S, Honda T, Saitoh A, et al. Unilateral coronal synostosis treated by internal forehead distraction[J]. Journal of Craniofacial Surgery, 1999, 10: 467-472.

[34] Kobrynski LJ, Sullivan KE. Velocardiofacial syndrome, DiGeorge syndrome: the chromosome 22q11. 2. 2 deletion syndrome[J]. Lancet, 2007, 370: 1443-1452.

[35] Kreiborg S, Cohen MM Jr. The oral manifestations of Apert syndrome[J]. Journal of Craniofacial Genetics and Developmental Biology, 1992, 12: 41-48.

[36] Longaker MT, Siebert JW. Microvascular free flap correction of hemifacial atrophy[J]. Plastic and Reconstructive Surgery, 1995, 96: 800-809.

[37] McCarthy JG. Craniofacial microsomia: A primary and secondary surgical treatment plan[J]. Clinics in Plastic Surgery, 1997, 24: 459-474.

[38] McCarthy JG. Craniofacial microsomia[J]. In: CH Thorne (ed.) Grabb and Smith's Plastic Surgery, 6th edn. Philadelphia, PA: Lippincott Williams &Wilkins, 2007, 248-255.

[39] McCarthy JG. Development of craniofacial orthodontics as a subspecialty at New York University Medical Center [J]. Seminars in Orthodontics, 2009, 15: 221-224.

[40] McCarthy JG, LaTrenta GS, Breitbart AS, et al. The Le Fort III advancement osteotomy in the child under 7 years of age[J]. Plastic and Reconstructive Surgery, 1990, 86: 633-646.

[41] McCarthy JG, Schreiber JS, Karp NS, et al. Lengthening of the human mandible by gradual distraction[J]. Plastic and Reconstructive Surgery, 1992, 89: 1-10.

[42] Meurman Y. Congenital microtia and meatal atresia[J]. AMA Archives of Otolaryngology, 1957, 66: 443-463.

[43] Muenke M, Beachy PA. Genetics of ventral forebrain development and holoprosencephaly[J]. Current Opinion in Genetics and Development, 2000, 10: 262-269.

[44] Munro IR, Lauritzen CG. Classification and treatment of hemifacial microsomia[J]. In: EP Caronni (ed.) Craniofacial Surgery. Boston, MA: Little, Brown, 1985, 391-400.

[45] Nagy K, Kuijpers-Jagtman AM, Mommaerts MY. No evidence for long-term effectiveness of early osteodistraction in hemifacial microsomia[J]. Plastic and Reconstructive Surgery, 2009, 124: 2061-2071.

[46] Nout E, Cesteleyn LLM, van der Wal KGH, et al. Advancement of the midface, from conventional Le Fort III osteotomy to Le Fort III distraction: review of the literature[J]. International Journal of Oral and Maxillofacial Surgery, 2008, 37: 781-789.

[47] Nurko C, Ouinonese R. Dental and orthodontic management of patients with Apert and Crouzon syndromes[J]. Oral Maxillofacial Surgical Clinics of North America, 2004, 16: 541-553.

[48] Opitz C, Ring P, Stoll C. Orthodontic and surgical treatment of patients with congenital unilateral and bilateral mandibulofacial dysostosis[J]. Journal of Orofacial Orthopedics, 2004, 65: 150-163.

[49] Orioli IM, Castilla EE, Scarano G, et al. Effect of paternal age in achondroplasia, thanatophoric dysplasia, and osteogenesis imperfecta[J]. American Journal of Medical Genetics, 1995, 59: 209-217.

[50] Ortiz -Monasterio F, Molina K, Andrade L, et al. Simultaneous mandibular and maxillary distraction in hemifacial microsomia in adults: avoiding occlusal disasters[J]. Plastic and Reconstructive Surgery, 1997, 100: 852-861.

[51] Ortiz-Monasterio F, del Campo AF, Carillo A. Advancements of the orbits and the mid-face in one piece, combined with frontal repositioning for the correction of Crouzon's deformities[J]. Plastic and Reconstructive Surgery, 1978, 61: 507-516.

[52] Peterson-Falzone SJ, Pruzansky S, Parris PJ, et al. Nasopharyngeal dysmorphology in the syndromes of Apert and Crouzon[J]. Cleft Palate Journal, 1981, 18: 237-250.

[53] Pijpers M, Poels PJ, Vaandrager JM, et al. Undiagnosed obstructive sleep apnea syndrome in children with syndromal craniofacial synostosis[J]. Journal of Craniofacial Surgery, 2004, 15: 670-674.

[54] Polley JW, Figueroa AA. Management of severe maxillary deficiency in childhood and adolescence through distraction osteogenesis with an external adjustable, rigid distraction device[J]. Journal of Craniofacial Surgery, 1997, 8: 181-185.

[55] Polley JW, Figueroa AA, Charbel FT, et al. Monobloc craniomaxillofacial distraction osteogenesis in a newborn with severe craniofacial synostosis: a preliminary report[J]. Journal of Craniofacial Surgery, 1995, 6: 421-423.

[56] Polley JW, Figueroa AA, Liou EJ, et al. Longitudinal analysis of mandibular asymmetry in hemifacial microsomia [J]. Plastic and Reconstructive Surgery, 1997, 99: 328-339.

[57] Posnick JC. Craniofacial and Maxillofacial Surgery in Children and Young Adults, 1st edn[J]. Philadelphia, PA: WB Saunders, 2000, 419-445.

[58] Poswillo D. Hemorrhage in development of the face[J]. Birth Defects Original Article Series, 1975, 11: 61-81.

[59] Pruzansky S. Palatal anomalies in the syndromes of Apert and Crouzon[J]. Cleft Palate Journal, 1974, 11: 394-403.

[60] Roessler E, Muenke M. The molecular genetics of holoprosencephaly[J]. American Journal of Medical Genetics Part C Seminars in Medical Genetics, 2010, 154: 52-61.

[61] Ross RB. Lateral facial dysplasia (first and second brachial arch syndrome, hemifacial microsomia)[J]. Birth Defects, 1975, 11: 51-59.

[62] Santiago PE, Grayson BH. Role of the craniofacial orthodontist on the craniofacial and cleft lip and palate team[J]. Seminars in Orthodontics, 2009, 15: 225-243.

[63] Sheyte PR, Grayson BH, Mackool RJ, et al. Long-term stability and growth following unilateral mandibular distraction in growing children with craniofacial microsomia[J]. Plastic and Reconstructive Surgery, 2006, 118: 985-995.

[64] Silvestri A, Natali G, Iannetti G. Functional therapy in hemifacial microsomia: therapeutic protocol for growing children[J]. Journal of Oral and Maxillofacial Surgery, 1996, 54: 271-278.

[65] Solomon LM, Medenica M, Pruzansky S, et al. Apert syndrome and palatal mucopolysaccharides[J]. Teratology, 1973, 8: 287-291.

[66] Soltan HC, Holmes LB. Familial occurrence of malformations possibly attributable to vascular abnormalities[J]. Journal of Pediatrics, 1986, 108: 112-114.

[67] SugawaraY, Hirabayashi S, Sakurai A, et al. Gradual cranial vault expansion for the treatment of craniofacial synostosis[J]. A preliminary report. Annals of Plastic Surgery, 1998, 40: 554-565.

[68] Sulik KK, Johnston MC, Webb MA. Fetal alcohol syndrome: embryogenesis in a mouse model[J]. Science, 1981 214: 936-938.

[69] Tay T, Martin F, Rowe N, et al. Prevalence and causes of visual impairment in craniosynostotic syndromes[J]. Clinical and Experimental Ophthalmology, 2006, 34: 434-440.

[70] Tessier P. Vertical and oblique facial clefts (orbitofacial fissures) [J]. In: ICMustarde (ed.) Plastic Surgery in Infancy and Childhood. Philadelphia,PA: WB Saunders, 1971a.

[71] Tessier P. The definitive surgical treatment of the severe facial deformities of craniofacial dysostosis[J]. Crouzon's and Apert's diseases. Plastic and Reconstructive Surgery, 1971b, 48: 419-442.

[72] Trainor PA, Dixon J, Dixon MJ. Treacher Collins syndrome: etiology, pathogenesis and prevention[J]. European Journal of Human Genetics, 2009, 17: 275-283.

[73] Tulanel F, Tessier PL. Results of the Tessier integral procedure for correction of Treacher Collins syndrome[J]. Cleft Palate Journal, 1986, 23: 40-49.

[74] VanVierzen PB, Joosten FBM, Marres HAM, et al. Mandibulofacial dysostosis: CT findings of the temporal bones [J]. European Journal of Radiology, 1995, 21: 53-57.

[75] Vento AR, LaBrie RA, Mulliken JB. The OMENS classification of hemifacial microsomia[J]. Cleft Palate Craniofacial Journal, 1991, 28: 68-76.

[76] Wang RR, Andres CJ. Hemifacial microsomia and treatment options for auricular replacement: A review of the literature[J]. Journal of Prosthetic Dentistry,1999, 82: 197-204.

[77] Whitaker LA, Bartlett SP. Craniofacial anomalies[J]. In: MJ Jurkiewicz, TJKrizek, SJ Mathes, et al. (eds) Plastic Surgery Principles and Practice, vol 1, 1st edn. St Louis, MO: Mosby, 1990, 99-136.

第9章 正畸医师在唇腭裂序列治疗合作团队中的作用

9.1 概述

唇腭裂患者的治疗极富挑战性，唇腭裂序列治疗多科合作团队的基本任务是循序渐进地从患儿出生到生长发育成熟过程中对其进行连续性地观察与治疗。在多科合作团队序列治疗中正畸医师起着重要作用，不仅负责正畸治疗，配合面部正颌治疗，更重要的，他们是患儿面部生长发育的监护者。当然，正畸医师需要对唇腭裂患儿进行长时间观察，这可协助治疗团队对颌面部发育相关的治疗技术、程序和时间点进行选择。而且，正畸医师的标准化病历的建立提供了一个有价值的治疗结果和多中心比较的回顾性研究。近年来，正畸医师经常在大规模的唇腭裂多中心随机化临床试验中成为核心。

9.2 引言

每 600 个婴儿就有 1 个由遗传因素导致发生的唇腭裂。世界上每小时出生 15 000 个婴儿，意味着每 2.5 分钟就有一个唇腭裂婴儿出生。

长时间以来，流行病学一直调查研究颌面部裂的类型、性别、人数、地理分布。最近，创建于 2003 年的 IPDTOC（国际典型面颌裂出生前后数据库），发表了伴有或不伴有腭裂的唇裂的首次流行病学全球性研究结果。其中至少包括 2000-2005 年内全世界 30 个国家 54 位医疗执业者提供的数据。数据来自 7 740 位唇腭裂患儿的病历，包括 750 多万个存活婴儿、终止妊娠的胎儿、未知妊娠的胎儿。流行病学的统计结果显示唇裂伴或不伴腭裂发病率为万分之 9.92，其中单纯唇裂的发病率为万分之 3.28，唇腭裂发病率为万分之 6.64。大于 3/4 的病例是单独发生，16%是伴有其他畸形，7%是综合征的并发症。

唇腭裂孩子及其家庭的健康保健费用很高，目前，唇腭裂患儿的治疗史往往从告知父母的孕期超声检查开始。治疗从出生持续到成年，包括喂养建议和临床护理；手术修复各面颌裂；遗传筛查；中耳感染后的语音听力恢复；牙齿正畸和颌面整形；语言训练；心理疏导以及牙科和牙周护理等。

20 世纪 50 年代早期大家就一致认为唇腭裂患儿需要多学科治疗团队的综合合作序列治疗。这个团队应该是一个具有统一治疗原则的机构，团队的每个成员都应该掌握相关学科的专业知识。多学科治疗团队主要包括来自以下学科的专家：儿科、产科、整形外科、正畸科、遗传学、社会学、护理学、耳鼻喉科、语音病理学、颌面外科、口腔修复科和心理学等，必要时，也需要咨询其他专业的医学和牙科专家。

多学科治疗团队的治疗目标是让患儿成长过程中面部发育良好，听说能力提高，牙列美观和咀嚼功能正常，最重要的是，培养和谐发展的社会心理。使患者无论在形态与功能还是心理上，均能达到与正常人一样或接近一致。

9.3 多学科团队治疗

唇腭裂患儿的多学科治疗团队的基本任务是为唇腭裂患儿提供综合的治疗，保证治疗的质量和延续性，以及一个纵向的生长发育随访。为什么需要多学科治疗团队而不是跨学科治疗团队，它们之间的区别似乎不太明确，其实不然。

跨学科治疗团队里，各科医疗专家间的联系比较松散，对本学科专业的治疗计划保留有很大的自主性与权威性，对患者的不同问题进行治疗，没有统一的治疗目标和方案，在治疗方案的实施中也有分歧。对多学科治疗团队和跨学科治疗团队进行比较，跨学科治疗团队的特点是对患者进行不同学科的独立评价，但不包括共享的治疗目标和计划，而这正是多学科治疗团队的标志。另一方面，在多学科治疗团队里专家们提供的治疗方案可以共享和备选。显而易见，对唇腭裂患儿进行诊治时更需要后者。其中专家会诊(即所有多学科治疗团队的专家同时对患者进行检查和病情讨论)更是多学科治疗团队的运作核心。患者及其家属是多学科治疗团队的主要考虑对象，患儿及其家庭在参加专家会诊时难以理解会诊的治疗方案，这就需要护士和社会工作者做好详细的会诊记录，随后对他们进行解释说明，专家会诊结束前专家治疗团队的协调员或团队成员应对患者及其家属进行解释并回答他们的提问。

专家会诊的成员无需固定，专家治疗团队的协调员应能协调和促进治疗计划的制定，并负责与患者及其家属沟通。专家治疗团队的队长则负责团队和诊室间的合作，监督学科之间的方案制定过程，代表团队与医院管理层、医保部门、保险公司和医疗慈善机构进行交涉。队长需要具备一定的领导才能，医学及专业知识的要求则在其次，队长还需具有解决学科之间和责任认定之间的轻微冲突的能力。

9.4 唇腭裂团队的成员及其任务

团队的治疗对象需要综合全面的治疗计划，这需要花费患者及其父母大量的时间和金钱。美国颅面部腭裂协会在 1993 年发表，2000 年修订的相关文件《唇腭裂及颅面部畸形患者评价和治疗指标》中描述了团队成员的角色。唇腭裂患者的团队成员按照时间顺序排列(图 9.1)。并不是所有的唇腭裂治疗团队都拥有相同的团队成员，国家法规、地方政策及科学导向会影响到团队成员的组成。

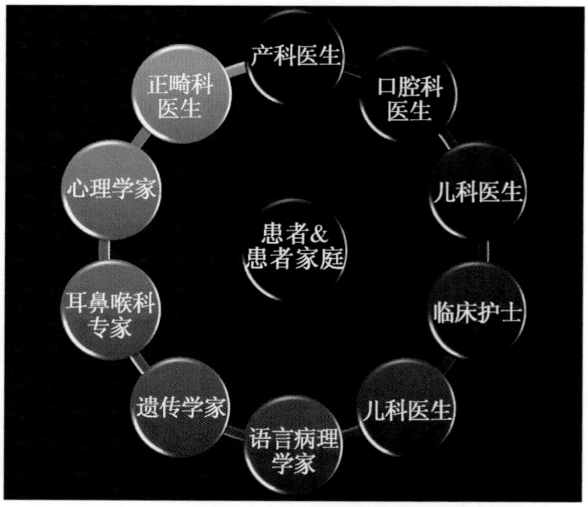

图 9.1 以唇腭裂患者为中心的治疗团队模示图

9.4.1 产科学

唇腭裂畸形的胎儿出生前经腹超声波的检查报道首次由 Christ 和 Meininger 发表(1981)。如今，几乎所有的孕妇都要接受常规的孕期超声检查，这个检查使用二维的超声检测仪，经腹的二维超声对颌面部裂隙的检出率相对较低，伴有腭裂的唇裂检出率为 9%～100%，单纯腭裂的检出率为 0～22%，其他类型的面颌裂检出率为 0～73%，检查结果的假阳性诊断的发生率很低。一旦怀疑胎儿异常，将建议孕妇进行三维的超声检测，而三维的超声检测对于孕妇来说风险较高，三维的超声检测对唇裂的检出率为 100%，唇腭裂的检出率是 86%～90%，对于单纯腭裂，检出率仍然较低，为0～89%。

当今，在我们治疗中心，60%多的准父母接受孕期检查并被给予相应的建议，超声波检查孕期胎儿面颌裂致使产科成为治疗团队的一员，告知患儿父母其面颌裂畸形的存在和治疗的必要步骤，目前面颌裂的低检出率提醒父母需要意识到超声检测的阴性结果并不一定说明胎儿没有面颌裂。

9.4.2 儿科学

儿科医师为患儿最早做出诊断，为患者提出参考意见，以及肩负监测最紧密的日常医疗，包括免疫、生长管理(尤其是婴儿有喂养障碍和体重增加障碍等)、耳朵的急性炎症、发育的评估和家庭的支持。更重要的是，唇腭裂患者常会发生一些其他发育畸形。瑞士有报道，21%的唇腭裂婴儿会发生一些需要后续治疗的发育畸形。例如唇腭裂患者的先心病发病率是正常人群的16倍。

面颌裂的范围越大的患者伴发其他畸形的概率就越大，但是，奇怪的是，女性单纯腭裂患者的伴发畸形率最高，增加到了50%。

9.4.3 临床护理和(或)社会服务

临床护理人员或社会服务者是合作团队和患儿及其家属之间的纽带。他或她引导唇腭裂患者度过整个治疗过程，从出生到成年，或者有时在更早的时候就介入了，如产前咨询。因为许多唇腭裂婴儿有护理上的困难，如哺乳、人工喂养，临床护理人员可以直接帮助父母们解决喂养问题。他们帮助父母们从心理上去接受有畸形的婴儿。他们假设自己是“问题解决者”，在整个临床路径的实施过程中，组织和协助患者。他们就像活动的百科全书，帮助患者及其家属解决碰到的问题。以我们的经验来看，电话咨询和获取有用的建议是非常有效的，但有时家访也是非常必要的。

临床护理人员或社会服务者，如果有需要，他们会组织联系社会保障局。保险公司、学校老师和政府支持系统，提供唇腭裂家庭有效的经济支持。当有需要时，他们组织特别的教育项目投资，比如有学习和行为障碍的人群的教育项目。

9.4.4 外科手术

有单侧或双侧完全唇腭裂的孩子，需要三次外科手术的介入治疗：唇裂修补术，软硬腭修补术，和牙槽突裂植骨成形术。另外，二期的手术有时也是需要的，如腭咽闭合手术、骨缺损手术、唇和鼻的外形修整术。这点常取决于国别的不同，做外科手术的医师的原则不同。经验和技术是外科医师取得良好手术效果的重要因素。欧洲唇腭裂协会研究提示区域性标准的护理和外科医师手术量的稀缺造成了差的治疗效果。在英格兰和威尔士的一个研究表明，手术量少的外科医师(每年手术少于10例)不能像手术量多的术者那样参与唇腭裂的序列治疗。因为一个手术量少的外科医师无法为他们的患者采集标准的资料。这个结果强调了集中治疗对唇腭裂患者的重要性。

9.4.5 正畸治疗

正畸医师在唇腭裂患儿从出生到成年的过程中起着很重要的作用。纵向的治疗评估，包括标准随访资料的收集，记录每一次治疗的结果并将其汇总，这些都由正畸医师做。5个不同的阶段都需要正畸治疗的介入。

9.4.6 遗传学

遗传学在口颌面裂的病理学研究中的地位越来越重要，而且，它在唇腭裂序列治疗中的临床遗传学方面的地位也越来越重要。所有被诊断出唇腭裂的孩子的父母都希望在产前得到临床遗传学专家的建议。孩子出生3～6个月后，所有面裂畸形的孩子都应该得到临床遗传学的检查。这个时间是很重要的，因为不是所有相关的先天畸形都在出生时就显现出来。父母们也会咨询再生育时孩子患唇腭裂的风险有多高。经过很多年,我们发现那些经过唇腭裂序列治疗的成人又带着他们生育时孩子患病的风险问题回来咨询了。

9.4.7 耳鼻喉科

耳鼻喉科的专家负责唇腭裂孩子的听力和腭咽闭合的问题。腭裂患者与中耳炎有着很强的相关性。腭裂可能会破坏腭帆张肌,而此肌肉在咽鼓管行使正常功能中起着重要的作用。咽鼓管的功能不全增加了浆液性耳炎的患病概率,90%的腭裂患者都有中耳炎。通气管的放置是十分有效的手段。一些孩子需要多套管子的放入,而且他们有更高的永久性失聪的可能。耳鼻喉科的专家对可预知的听力障碍有治疗的责任。他们也帮助处理扁桃腺和腺样体肥大、鼻窦炎、鼻部畸形和鼻阻塞的问题。

9.4.8 语言病理学

语言病理学家,是解决腭裂语音的专家,是唇腭裂团队中不可缺少的。唇腭裂患儿有高风险的发音功能障碍,但低程度的语言功能障碍。腭裂的患儿的发音功能障碍主要在于发音的清晰度、发声、共鸣障碍和高度鼻音方面。语言病理学家可以治疗交流障碍,并对手术进行时如何改善语音提供必要的信息和指导。完善的正畸治疗计划在语音治疗时也是很必要的,比如在牙列发育的某些阶段,一些正畸装置都能帮助改善语音。语言病理学家在腭裂患儿的人生的前 9 年中起到非常重要的作用。在那个年龄以后,发音的大多数问题都被解决了。在一些团队中,语言病理学家也像咨询和喂养专家一样给予相关治疗,但常常这个角色都由临床护士担当了。

9.4.9 牙科护理

常规的牙科护理应该由家庭牙医提供,并与唇腭裂团队密切联合。由于腭裂患儿口腔卫生难以控制,口腔保健师需要在正畸过程中辅助正畸医师维持患儿良好的口腔卫生。口腔修复科医师为患者修复缺失的牙齿和恢复异常的牙齿形态,成为正畸和手术联合提高治疗效果的纽带。因此,口腔修复科医师常与正畸科医师以及外科医师紧密合作。

9.4.10 心理学

最后,同样很重要的是,心理医师也是这个治疗团队的重要一员。对于一些正常儿童来说,正畸的心理支持是从不需要的,但是另外一些面容缺陷患儿却有着很多心理和社会问题。伴随面容缺陷的生活并不容易,而且这些缺陷是永远可以被看到的。这个事实会对患者从孩童到成人都有着严重的影响。除此之外,在学校中被关注和被其他同学歧视,被盯着看都可能造成需要心理专家才能解决的严重心理问题。培养患者树立正常的心理,积极地自我评价和健康的人际交往都是治疗团队需要考虑的。

9.5 正畸治疗

正畸医师在唇腭裂患者的整个治疗过程,从出生到成人,都起到重要的作用。在出生以后不久,患儿应于唇腭裂团队的医师就诊,特别是儿科医师、遗传科医师、整形医师和正畸医师,如果可能,社工和护理人员也应该参与诊疗。从那时起,每一位患者就应该按照整个医疗团队经过研究制定的详细治疗程序进行治疗。正畸治疗聚焦于监控患者颅颌面生长发育,矫正颌骨位置关系的异常和咬合关系的异常,使患者达到合适的咬合功能,并改善容貌。正畸矫治和矫形治疗,对于完全性单侧或双侧裂的患者都需花费很多年时间,而正畸医师的作用是患儿从出生到恒牙列期避免持续的正畸治疗。患儿可能厌倦永无止境的治疗,从而发展成严重的依从性问题。因此,把治疗明确地分为 5 个阶段是非常明智的,且在 5 个阶段之间保留“不正畸”的时间,让患者休息一下。这 5 个阶段包括:

(1) 婴儿期矫形外科治疗;
(2) 替牙早期治疗和面部的矫形治疗;
(3) 配合齿槽突裂植骨手术的正畸治疗;
(4) 青春期的矫治治疗;
(5) 成年早期的正颌正畸联合治疗。

9.5.1 从出生到7岁的时期

在初诊时,应做临床检查,并制定初始治疗计划,旨在唇和(或)腭裂的修复,当治疗处在婴儿期矫形时,唇部的裂隙是可以被关闭的。其他一些孩子的身体条件、心理情况或父母的社会问题也应该在初诊时被发现并整合。

基本资料的采集,包括正面、右侧和左侧面相,闭唇相和仰视相。采集站立时的标准婴儿的相片是很不容易的。6个月前的孩子,在他们会坐之前,躺下照相很容易。腭部的口内像可以在做手术时采集。英国的医学研究院制定出一套唇腭裂患者相片采集的指南,这个指南可以从网站上下载(IMI, 2004)。3D影像在孩子3个月前很难获得,因为孩子头部的平衡还没有建立,需要家长固定其头部,而这样会破坏面部软组织影像。腭裂手术以前。上颌模型的制取可以帮助更明确地诊断腭裂的程度,也便于研究资料的收集。由于取模时可能造成气道阻塞,患儿易发生紫绀,甚至更严重的后果,取模操作应该由有经验的专业的正畸医师来做。上颌模型的制取应在唇裂手术开始以前在手术室制取[图9.2(a),(b)]。扫描石膏模型使得它更易保存。

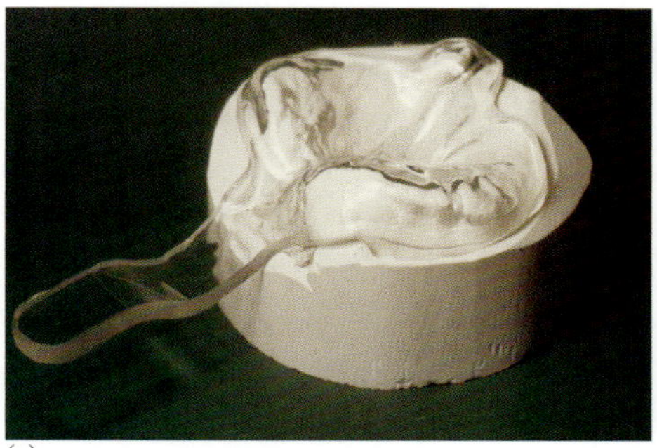
(a)

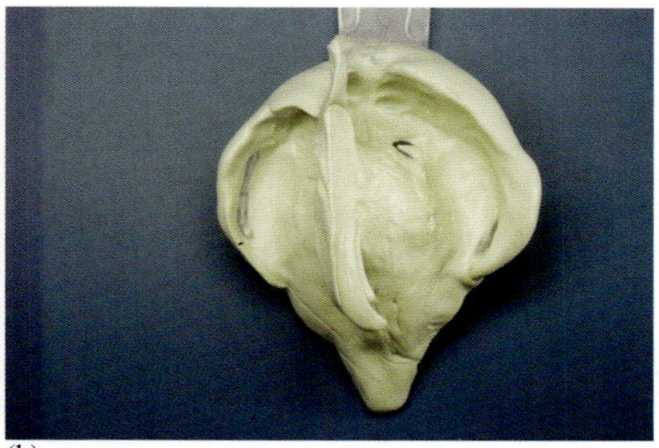
(b)

图9.2 (a)婴儿托盘。(b)婴儿模型

在很多治疗中心,患儿的第一次唇裂手术后几个月就可做腭裂手术。手术时机一直存在很多争议,各治疗中心间也没有达成一致的意见。在婴儿时期后,唇腭裂治疗团队每年都应该对患儿进行随访。语言和听力是这个时期关注的重点。

9.5.2 婴儿期矫治

在婴儿唇裂手术以前,是否需要制定患儿的矫形计划取决于不同团队的治疗原则。即使是McNeil(1950)的说明书中,这也是一个有争议的问题。在欧洲,大约有54%的手术中心使用婴儿矫形的方法,而在美国,这个原则却没那么流行。

基本上,婴儿矫形的目标是把牙槽骨块放置在正常的解剖位置上,使唇的整形通过口内的丙烯酸塑料装置来完成。而后,正畸原则试图证明早期婴儿矫形有其他原因可循。使用婴儿矫形的医师的观点,认为这种方法使正常吞咽时舌头不会打转或顶在裂缝处,使牙弓的形态和翼状的边缘更好形成,方便了手术,提高了手术的疗效。另外的优点则成为一种流行的观点:减小了裂隙的宽度,防止了术后的裂开,防止了反颌的形成,使鼻中隔直立,方便了患儿的喂养,降低了食物呛到气管的风险,提高了语言功能、鼻呼吸功能，降低了中耳炎的严重程度和发生频率。当患儿长大一些时，正畸治疗的实施可以给父母带来积极的心理效应。但大多数的这些优点都没有科学的证据支持。

很多种类的矫治器被设计出来，一类是有骨钉的主动施力的矫治器，另一类是被动受力的矫治器。把这些矫治器大致地分为三大类：主动矫治器、半主动矫治器和被动矫治器。主动矫治器是把分开的上颌骨块用一主动地力量推向想要合起来的方向，这力量可以来源于像弹簧和种植钉这样的力学传导系统。另外的锚固装置可以由打入上颌骨的骨钉来提供固位力，使殆板在其希望固定的位置。半主动矫治器在劈开的模型上制造，使上颌骨固定在一个更适合的位置上。殆板是在重新组合在一起的模型上制作的，当殆板戴入口内时，迫使上颌骨分开的骨块定位在预成的位置上。口唇外部裂隙的两侧再用橡皮膏粘上，这是治疗原则的一部分。这些是 McNeil 型的矫治器。橡皮膏粘在口唇外部裂隙处的被动矫治器也属于半主动矫治器。它们被认为在生长发育中可以诱导牙弓对齐，随着牙弓的对齐，逐渐磨除塑料殆板，刺激上颌骨块长到理想的位置。这种殆板靠吸附力固位，没有口外的橡皮膏。一种叫做 Zurich 的矫治器是这类矫治器的典型代表，知名度很高。

有很多婴儿矫治器的报道，但很难比较它们的疗效。更重要的是，患者的治疗方案不仅仅包括婴儿矫治。所有的治疗步骤都会影响最终的治疗效果，在回顾性研究中，没有办法单独评价每一治疗步骤的效果。至今为止，这个领域只有一篇随机对照研究，从以下的治疗中心 6 年的病例做的比较，DUTCHCLEFT 治疗中心总结为单侧完全唇腭裂的患儿，使用被动矫治器进行婴儿矫形的治疗，对患儿的喂养、营养，父母的满意度，颜面的容貌，颜面的生长，或对正畸的影响都没有明显作用。婴儿矫治器对于唇腭裂患儿的语音功能来说，在 2.5 岁以前作用很小，他们的语言功能还是远远落后于那些正常的孩子。单侧裂开的患者的效果如果要做婴儿矫形器就会显得很有限了。但是，这有限的效果是否足以证明婴儿矫形器的有效性令人质疑。当然，我们也要考虑到，患儿 6 岁时的语言改善效果还没有被统计出来。

对于那些双侧裂开的孩子，没有临床随机对照研究说明婴儿矫治器是有效的。根据临床经验，上颌分块的部分把牙齿排齐，可以一次手术就完成唇裂修补。更简单的一个方法是在手术前只对唇部塑形，而不用任何的口内装置，这也可以辅助减少前颌骨的突出或偏斜，而且偶尔对宽的单侧裂缝也有帮助。Steri-Stips™或者成品的特制胶条可以用来做唇部塑形用。

在过去的 20 年里，出现了一种为了鼻牙槽的塑形的婴儿矫治器。在前面谈过的矫治器与 Grayson 和 Cutting 发明的矫治器之间有明显的区别。后者把鼻支架也放在塑形模板中。这种装置的目的是在裂缝修补前矫正鼻畸形，例如，矫正塌陷的鼻尖，矫正鼻中隔和鼻旁的软骨位置。双侧唇腭裂的患者，鼻中隔可以用来修补鼻小柱。这种塑形模板可以用来帮助牙槽突裂的患者减少鼻畸形的程度，也使鼻中隔塑形更精确。对鼻牙槽矫形器的效果还缺乏更长期的科学证据。

9.5.3 在混合牙列早期的治疗

在替牙期，出现前牙和后牙的反殆，腭部的口鼻裂及面中部的发育不足，都是此期的正畸医师在每年对患者的随访中关注的重点。混合牙列早期以第一恒磨牙的萌出为标志。做过腭裂手术的患者，需特别关注第一磨牙的萌出，但第一磨牙的关系常是中性关系。此期的唇腭裂患者，恒磨牙的萌出常会出现一些问题，恒磨牙牙胚常会在第二乳磨牙的下方膨出，导致第二乳磨牙的远中提早发生吸收。出现这种不希望发生的吸收可能是由腭裂手术后在此区域留下的瘢痕造成的。用正畸装置远中移动磨牙（两个托槽和打开弹簧）或提早拔除乳磨牙在这些病例中常常是需要的。

牙槽突裂两侧的恒切牙常会旋转萌出，这种旋转常会导致下颌的偏斜。一个导致下颌偏斜的原因是单侧裂的患者常有在裂隙较小一侧出现尖牙成第一磨牙反殆趋势。另外一个原因是面中部的发育不足导致切牙的切殆关系和下前牙的偏斜。在这个时期对扭转的切牙进行校正并不是必需的，因为它们的牙根有时太接近牙槽突裂隙。早期矫正主要是移开裂隙边上的牙齿方便手术。8～10 岁时，在牙槽突裂植骨成形术后再进行牙列的排齐是比较好的。伴随下颌偏斜的后牙反殆可以用一种带有扇形扩大螺丝的活动矫治器轻松治疗好。这种矫治器围绕后牙铰链式旋转，导致一个差异性扩弓：即前牙区扩弓效果优于后牙区。

因为发音时气流跑到鼻腔中产生了逆流，所以，大的口鼻裂会导致患儿语音中有很重的鼻音。在治疗团队中，语音训练师会给团队其他成员提供必要的信息，以帮助外科医师和正畸医师在混合牙列期作出更好的治疗计划。如果决定想让口鼻裂暂时封闭，正畸科医师可以为患者做语音殆板佩戴在上颌。

9.5.4　面部矫形

即使对上颌骨的生长进行再仔细地监控，在唇腭裂手术后的患者仍会很常见地出现面中部的后缩（图 9.3）。Delaire 和他的同事提出来对严重上颌骨发育缺陷患者进行前牵引治疗的临床应用基础理论。从那以后，很多的病例报道和病例系列研究就发表了，很多人都很关注没有唇腭裂的安氏Ⅲ类错殆患者（Tindlund，2006）。但是，唇腭裂同类型的患者的研究，还缺乏足够的样本量和长期的追踪随访。

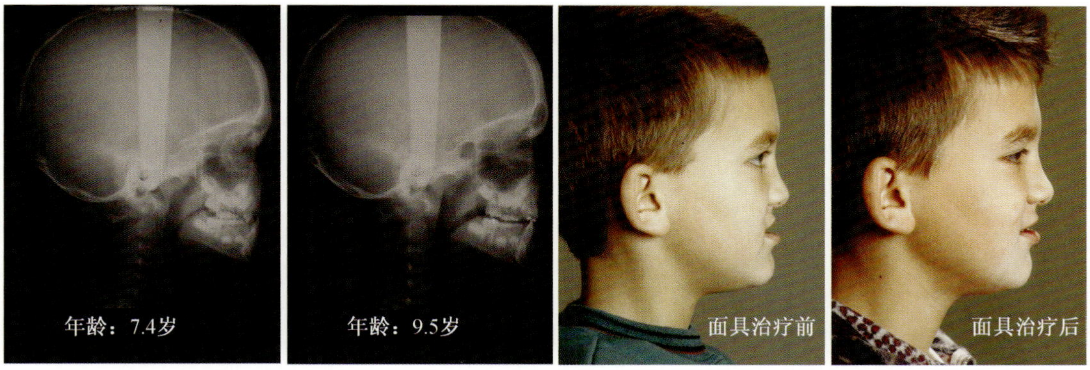

图 9.3　术前及术后患者的头颅定位片及侧面观摄影。青春期时，由于不理想的生长模式，患者面型复发，患者于生长发育停止后行 LefortI 型截骨手术

对上颌骨的有效的矫形治疗，大家公认要在早期比较有效，比如乳牙期和替牙早期，可能是因为此时颅上颌缝还未完全闭合。但是，没有唇腭裂患者进行前牵引治疗时机的对照研究。在正常人群，对比了 5～8 岁和 8～12 岁组进行前牵引效果的比较，结果显示两组间没有差异，只是在 8～12 岁组的垂直向上有更大的反应。

唇腭裂患者前牵引的近年来的研究大多是由 Bergen 和 Norway 所做的，但发表的结果，迄今为止最长也只有前牵引完成后 3 年的研究。自 1977 年，Bergen 的基本原理就是在患者 6～7 岁开始治疗，包括横向扩弓，前牙区前牵引和稳定治疗结果。治疗程序被认为是使口颌面功能和解剖位置正常化，以减少功能性因素造成的畸形的进一步发展。研究发现，SNA 角通过治疗增加了 0.9°，下颌发生了顺时针旋转，面下 1/3 的高度降低。结果，ANB 角平均发生 2.3°的变化。但是，治疗的反应是多样化的。短期的上颌骨前移的效果被认为是上颌骨、牙槽骨的反应引起的，大概对 45%/55%的单侧唇腭裂患者和 10%/90%的双侧唇腭裂患者而言是这样的。疗效反映为软组织侧貌的改善，如鼻部比原来隆起一些，上唇前移了些，同时下唇和颏部的前突都得以改善。在一个 3 年期的随访观察中发现，原来的颌骨生长方式复发了，但是上颌骨的位置是稳定下来的。上下颌骨的关系被破坏，是因为当上颌骨相对于前颅底的关系基本恒定后，下颌骨仍保持原有向下向前的生长样式。虽然软组织侧貌又变差了，但是一些好的效果被保留下来。被广泛接受的 Bergen 的研究结果大多是短期的效果，仍缺乏足够的病例数。对于前牵引的长期效果能否稳定和能否使患者青春期后不用再做手术前移上颌仍在继续研究。在这个方面，也应该做两者之间的相关分析研究。

DeClerck 等(2009)发明了一种新的方法治疗面中部缺陷，在上颌和下颌上用了种植板来做支抗，再加上Ⅲ类牵引。这些微种植板可以提供在上颌和下颌之间完全施加于骨的矫形力；24 h 使用弹性Ⅲ类牵引，可以防止牙与牙槽骨出现的一些不良反应，如用面弓矫形时，下前牙会出现向后倾斜或下颌出现反向旋转。3 个初级的病例研究提示，上颌挂在种植板上的Ⅲ类牵引，可以促进年轻的、非唇腭裂、上颌发育不足的患者面中部的生长。那些在 pubmed 上免费获得的文献中，有前后对比的文献，用彩色标注出治疗前后上颌骨的变化，显示出前牵引有着卓越效果。

但是，关于骨支抗对唇腭裂患者上颌前牵引的效果的研究还仍在进行。因为年轻患者的上颌牙槽骨的高度很低，造成微种植殆板支抗植入困难，而下颌微种植殆板植入必须在尖牙萌出以后，因此，使用微种植殆板支抗治疗不能在 10 岁以前进行。由于在年轻患者颌骨上微种植殆板支抗的植入需在全麻下做，因此，医师常会选择在骨移植的手术中同期植入微种植殆板支抗。

微种植殆板支抗看似成为一个有趣的概念，但是还有很多没有解决的问题，比如，手术的时机，矫形治疗使用的力度，对矫治旋转腭平面最佳角度，固位时间以防止治疗后的复发，有多大概率可以减免日后做矫形的手术等。

9.5.5 从 8～15 岁

唇腭裂团队应在每年对患儿进行随访，为牙槽突裂自体骨移植成形术做准备。再次申明，这是一个治疗团队和患儿父母共同做的决定。建议患儿 9 岁时，骨移植术前收集一套标准资料：口外和口内的相片，口腔模型，CBCT，以及一套 3D 立体摄影测量。3D 技术近年来的飞速发展，使得我们能更清晰获得裂隙的 3D 影像。CBCT，可以将一个 2D 的头部影像重建；当需要把患者过去的传统的正位全景体层照片进行比较时，CBCT 也可以将它重建。研究显示在传统全景片中角度和线性的测量与在 CBCT 中的测量结果没有差异，这说明 CBCT 重建头部的影像可以用于有 2D 和 3D 影像资料的患者的纵向资料分析。

9.5.5.1 关于牙槽骨移植的正畸治疗

当单侧或双侧牙槽突裂完全裂开时，在 8～11 岁裂隙侧尖牙未萌出时，建议做早期的骨移植术。手术时机还是取决于裂隙旁的未萌出的尖牙，当尖牙的根形成 1/2 或 3/4 时就可以做手术了。自体骨移植的骨常用髂前上棘，也可用胫骨、颅骨和下颌骨(图 9.4)。

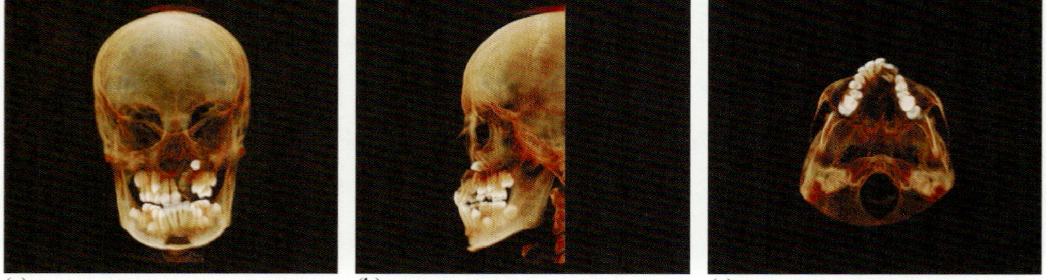

(a) (b) (c)

图 9.4 (a)正面观示：颏部取骨进行牙槽裂植骨。(b)侧面观示尖牙位置。(c)横断面示：上颌植骨(InVivo 软件对 CBCT 数据进行重建的三维影像)

牙槽骨重建的益处，在于可以提供裂缝侧两旁的牙齿萌出有骨的支持，可以便于裂缝旁的尖牙的萌出，稳定上颌骨的骨块，支撑牙槽嵴，关闭口鼻裂。Da Silva Filho 等对骨移植后尖牙的萌出的文献做了综述，他们报道说有2%～56%的尖牙在骨移植术前未萌出的需要在骨移植术后的正畸治疗前做尖牙的开窗术。在发表的一个大样本(n=308)研究中，发现有1/3的患者尖牙的萌出需要外科的辅助，这些研究提示正畸医师需要非常警醒地在整个正畸治疗中关注裂隙旁尖牙的萌出问题。另一方面，治疗裂隙旁的尖牙阻生其实和治疗正常患者的尖牙阻生是没什么区别的。

在他们的专业论著中，Boyne和Sands(1976)提出的在混合牙列期用骨移植来治疗牙槽突裂的标准和原则一直沿用至今。由于正畸医师一直都很关注手术瘢痕抑制了骨的生长的问题，是否要早期进行二期骨移植术，手术对后续上颌骨的生长会有什么影响都还没有定论。大量的头影测量研究中心发现，只有上颌前牙部分有少量的垂直向发育不足。其他研究中没有能检测到二次骨移植术组和没有做骨移植术的组相比，上颌骨的大小和位置有什么差别。总之，尽管缺乏预后和对照的研究，二期骨移植术的回顾性研究的数据提示，手术对颌面的生长影响很小。

骨移植术前的正畸治疗几乎是所有患者都需要的，正畸治疗需要扩开上颌牙弓，排齐上颌裂开的骨块上的牙弓，使骨块在正确的位置以便手术。这种排齐可以用简单的活动扩弓器或者四眼扩弓簧在6～12个月内完成。需要注意的是，不要过度扩弓，否则会增加手术中关闭软组织裂缝难度。成功的治疗效果，需要足够健康且量够的附着龈。因此，正畸医师需要在扩弓时期与外科医师协商，扩弓扩到什么程度要由外科医师决定。在合适的上颌牙弓形态建立后，保持正畸成果很重要。最简单的保持的方法就是做一个碰不到软组织的在术后佩戴的塑料𬌗垫式保持器。如果用四眼扩弓簧扩弓，手术前必须将它拆除。由于四眼扩弓簧有弹性，可以在术后1～2周后重新戴入。

正如前面提到的，成功的骨移植术的前提条件是良好的裂隙区的软组织封闭。当裂隙很宽大时，成功的手术效果就难以达到。除了传统的将两骨块拼接外，还有两种解决此问题的牵张成骨方法。Liou等(2000)提出的在牙槽骨外侧段的牙弓内牵张成骨，可以生成更多的牙槽骨和附着龈。牙弓向前移动，减小了牙槽突裂的裂隙。牵张成骨1周后，在牵张部位旁的牙齿就可以移向新骨内，排齐牙列了。剩下的裂隙就用牙龈骨膜成形术诱导牙槽骨形成。另外一个牵张成骨的方法就是用上颌骨做支抗，把内外两侧的骨块牵张成一块。单侧牵张成骨时很难保证牙弓的宽度不变，并且存在在牵张使腭平面向外侧倾斜的风险。但是，一旦外侧骨板通过牵张达到新的位置后，这些移位就可以简单地通过四眼扩弓簧来实现。牵张成骨的成功率现在还不清楚，它的长期效果仍在研究。

9.5.5.2 青少年期的正畸治疗

骨移植术后，正畸治疗仍然继续，其治疗的时间取决于牙齿萌出的情况，特别是裂隙旁尖牙萌出的情况。固定矫治是一定需要的，而且唇腭裂患者的正畸需要很多年的时间才能完成。如果颅颌面的发育情况是较好的，那么青少年期的正畸治疗将是最后一次正畸干预。在主动正畸治疗后，常需要终生佩戴保持器，主要是需要维持上颌牙列的宽度。

在这一期正畸中，我们碰到的问题包括牙的畸形，不良的口腔卫生，手术造成的瘢痕及上下颌骨的关系。牙畸形在唇腭裂患者中是很常见的。与正常人相比，唇腭裂患者有更高的牙𬌗畸形患病率，如牙齿数目和位置的异常，过小牙，而这些异常大多发生在裂隙的周围。Lucas等报道过，与正常人相比，唇腭裂患儿有着更高的牙釉质发育全的患病率。裂隙旁的侧切牙有着更高的牙发育不全发生率(49.8%)，且与对侧牙齿相比有着更高的牙根发育迟缓发生率。Akcam等发现裂隙侧的前牙发育不全有着很高的发病率，大约在70.8%～97.1%之间，发病率的高低取决于牙槽突裂的类型。在裂隙外的区域，牙畸形也是高发的。在唇腭裂患者中，出现牙齿畸形率高的牙齿依次为：上颌第二前磨牙，上颌侧切牙和下颌第二前磨牙。如果患者缺牙，那么正畸医师需和修复医师配合，因为修复医师会决定出将来在牙列的什么位置上做种植体和其他修复体最为合适。

差的口腔卫生，在唇腭裂患者中常见，而进行正畸治疗后也会使口腔内变得更难清洁。在没有唇腭裂的儿童中，要求患者要有良好的口腔卫生，否则就视为正畸的禁忌证。但是对唇腭裂患者，医师只能降低标准，因为他们必须接受正畸治疗。不幸的是，差的口腔卫生会使正畸治疗复杂化，这令医师很头疼。

瘢痕组织，特别是腭部的瘢痕，会破坏上颌的宽度，有可能形成欧米咖型的牙弓。但是，虽然牙齿最终可以被排列成正常的牙弓，但弓形复发的趋势很大。几乎所有腭裂患者的牙弓都有横向的复发，即使在治疗了很多年后。瘢痕组织的影响在保持阶段应被充分考虑。在有腭部瘢痕的患者中，牙弓横向宽度的保持应是终生的。在这些患者中，尖牙到尖牙可做固定保持器保持，再配合 Hawley 保持器甚至是保持支架，终生夜间佩戴。在早前的一个治疗中心的研究中，在 39 个病例中，正畸结束 10 年内只有 6 人坚持佩戴保持器，也只有这 6 人没有发生牙弓宽度的改变，其余患者都发生了牙弓宽度的减小。

上、下颌关系是青少年唇腭裂患者正畸治疗存在的主要问题。面中部的发育不足，会在此期的治疗中逐步显现，在某个时期，就要判定这种发育不足，是否可以通过牙列的代偿治疗来弥补这种面部的美观需求。然而大多数唇腭裂患者，都需要在生长发育停止后，接受正颌正畸的联合治疗。

9.5.6 从 16 岁到 20 岁

如前所述，序列治疗的目标旨在唇腭裂患儿生长发育中修复其面容，有好的听力和语言表达能力，保持功能正常的牙齿及健康的社会心理。16 岁左右，这些目标在畸形较轻的患儿中已经基本达到。他们将进入最后的治疗阶段，可能他们只需要再接受一些较小的鼻唇二期的整复治疗。尽管医疗团队已经对患儿的生长进行了严密的监控，但是很多唇腭裂患儿在青少年期的治疗后还是存在面中部的发育不足。估计有 10%～30%的患有较严重的唇腭裂的患者还是需要正颌正畸的联合治疗来达到上述治疗目标。因为这个年龄的患者已有成熟的心智，他们需要参与到如何治疗的决定中，而不是仅由他们的父母来替他们决定。

正畸医师、外科医师和修复医师需要收集完成资料才能制定出一个详细的治疗计划。

资料的收集包括整个团队对患者做详细的临床检查，特别是对面部动态的评估，如评估口内、口外的相片、上颌架的牙模、CBCT、3D 重建面部在休息和微笑时的影像等，但不只是这些，也可根据需要再做检查。手术后的记录也要采集，来评估正畸和手术治疗的效果。

9.5.6.1 成年阶段正颌正畸的联合治疗

在恒牙完全萌出后，当牙列已经基本排齐，颌面部发育基本停止后，对颌骨的矫治被提上议程。不幸的是，确定面部发育停止不是很容易的事。年龄和手腕骨的影像并不是很可靠的信息。颈椎的成熟对骨骼的成熟度是一个较好的评价指标，且它也易被检测到，在头颅侧位片中就可以看到。虽然，这个指标看起来对在青春期骨骼的发育是个有效的指示(Wong et al, 2009)，可以提供生长发育时期的信息，但是他对青春后期颅颌面骨的发育的判断只有中度的敏感度。

因为没有可靠的方法来评估面部发育的停止，需要对个体进行纵向的头影测量的评估。每 6 个月就需要拍一次 X 线片来评估，由于误差较大，所以，这种方法需要较长时间的跟进。现在，有观点认为，应该尽早手术，不必等到青春期完全结束才开始手术治疗。这样早期做手术可以避免很多心理问题，不需要让孩子有着不佳的面型度过整个青春期。而且，这意味着正畸治疗只需要 1 次，从骨移植术后到正颌手术以前。另一方面，缺乏长期的资料说明在颅颌面生长发育停止以前进行正颌或牵张成骨对矫正骨畸形的作用的稳定性。

很多矫形或正畸装置在术前和术后正畸治疗中会被用到。这些装置包括固定矫治器、腭部的扩弓器、临时支抗装置如微种植钉、微种植板，颌内和颌间牵引，活动矫治器打开咬合或支撑𬌗平面，等等。当对面中部进行牵引时，面弓是很有用的，它可以帮助支撑和控制三维方向的矫形力，从而改变力的矢量。

在模型外科完成后，新的正畸资料需要收集，且三维数字化的手术方案应该由正畸医师和手术医师共同制定，并经过医疗团队的讨论，与患者和患者家属协商。最后的术后正畸需要整个团队医师的精细策划。在这个时期，修复科医师可能会需要修复缺失的牙齿或发育不良的切牙，而整形外科需要对鼻唇的最后形态进行整复。好的牙列的和颌骨的框架会支持后期所要进行的治疗。

面部骨骼位置的稳定在手术后需要一定的时间。通常，骨缝间稳定关系的形成在术后 12 个月。在术后正畸阶段，正畸的目标是稳定手术固定的颌骨位置，精确地在这个新位置上调整咬合关系。这对进行了大量骨移动和有严重腭部瘢痕组织的患者尤其重要。因此，弹性牵引和面弓牵引在维持阶段有时是需要的。在术后正畸达到目的后，就要拆除固定矫治器，佩戴保持器了。同样，如前面讲到的青春期的正畸治疗一样，保持器的设计和长期稳定效果的保持应当给予足够的重视。为了防止横向宽度和矢状向上的复发，强烈建议终生佩戴保持器。

9.6 结论

在正畸医师的职业生涯中，很难找出比治疗口面裂畸形患儿和其他颅颌面畸形患者更有挑战的病例。多年来，正畸医师已被证明是唇腭裂序列治疗团队的重要成员，不仅在于承担正畸和面部矫形治疗，而且更重要的，他们也全程指导和监控了患儿的颅颌面生长发育。正畸医师本能地对患者的长期治疗有预见性，这能辅助治疗团队在治疗手段、程序、时间安排及对颌面生长发育影响方面做出更好的判断。而且，正畸医师收集的正畸资料可以为将来的回顾性研究来评估治疗效果和交互作用的比较研究中提供有价值的资料。最后，在近年的研究中，正畸医师几乎成了大规模唇腭裂多中心临床实验研究中的主导。

唇腭裂研究和录入数据进行 meta 分析是非常困难的，因为唇腭裂患者资料中存在内在自身的影响因素。由于缺陷本身的原因，在过去 50 年中很少有相关研究的报道。但是，瘢痕组织的不良影响是被广泛认同的，因为瘢痕使得要尽可能、尽快地达到正常的治疗效果成为下一个挑战。为了优选对唇腭裂患者的治疗方案，两种研究值得一做：前瞻性的临床随机对照实验和对照多中心结果的研究。这个目标的达成需要标准资料的收集，所以，在各中心之间连续的生长发育和治疗的数据，可以帮助研究中进行复杂的数据分析。

经过这些年，颅颌面正畸医师逐渐发生发展成为常规正畸医师里的一个特殊专业的分支。正畸住院医师刚进入这个领域时，在没有受到额外的培训时，是不能单独完成对这类患者的治疗的。这已经被美国正畸协会和美国口腔医师协会认可。颅颌面和特殊正畸学协会，已经制定住院医师培养项目和继续教育项目，包含在特殊的正畸学领域的继续教育和培训，内容包括对唇腭裂患者的、有综合征患者的治疗，正颌外科学、颅颌面外科和特殊正畸学。这种培训模式可以为其他需要掌握唇腭裂和颅颌面畸形治疗技术的培训机构提供参考。

参考文献

[1] Akcam MO, Evirgen S, Uslu O, et al. Dental anomalies in individuals with cleft lip and/or palate[J]. European Journal of Orthodontics, 2010, 32: 207-213.

[2] American Cleft Palate-Craniofacial Association (ACPCA). Parameters for the evaluation and treatment of patients with cleft lip/palate or other craniofacial anomalies[J]. Cleft Palate Craniofacial Journal, 1993, 2000, 30(Suppl 1): S1-S16. Revised April 2000.

[3] American Dental Association Commission on Dental Accreditation (ADA). Accreditation Standards for Clinical Fellowship Training Programs in Craniofacial and Special CareOrthodontics[J]. Website ADA. Available at: www.

ada. org/sections/educationAndCareers/pdfs/ortho_fellowship. pdf (accessed 13 August 2010), 2009.

[4] Baccetti T, Franchi L, McNamara JA Jr. The cervical vertebral maturation (CVM) method for the assessment of optimal treatment timing in dentofacial orthopaedics[J]. Seminars in Orthodontics, 2005, 11: 119-129.

[5] Barillas I, Dec W, Warren SM, et al. Nasoalveolar molding improves long-term nasal symmetry in complete unilateral cleft lip-cleft palate patients[J]. Plastic and Reconstructive Surgery, 2009, 123: 1002-1006.

[6] Binger T, Katsaros C, Rücker M, et al. Segment distraction to reduce a wide alveolar cleft before alveolar bone grafting[J]. Cleft Palate Craniofacial Journal, 2003, 40: 561-565.

[7] Bongaarts CAM, Kuijpers-Jagtman AM, van't Hof MA, et al. The effect of infant orthopedics on the occlusion of the deciduous dentition in children with complete unilateral cleft lip and palate (Dutchcleft)[J]. Cleft Palate Craniofacial Journal, 2004, 41: 633-641.

[8] Bongaarts CAM, van't Hof MA, Prahl-Andersen B, et al. Infant orthopedics (IO) has no effect on maxillary arch dimensions in the deciduous dentition of children with complete unilateral cleft lip and palate (Dutchcleft)[J]. Cleft Palate Craniofacial Journal, 2006, 43: 665-672.

[9] Bongaarts CAM, Prahl-Andersen B, Bronkhorst EM, et al. Effect of infant orthopedics on facial appearance of toddlers with complete unilateral cleft lip and palate (Dutchcleft)[J]. Cleft Palate Craniofacial Journal, 2008, 45: 407-413.

[10] Bongaarts CAM, Prahl-Andersen B, Kuijpers-Jagtman AM. Infant orthopedics and facial growth in complete unilateral cleft lip and palate until six years of age (Dutchcleft)[J]. Cleft Palate Craniofacial Journal, 2009, 46: 654-663.

[11] Boyne PJ, Sands NR. Combined orthodontic-surgical management of residual palato-alveolar cleft defelct[J]. American Journal of Orthodontics, 1976, 70: 20-37.

[12] Broder HL, Smith FB, Strauss RP. Effects of visible and invisible orofacial defects on self-perception and adjustment across developmental eras and gender[J]. Cleft Palate Craniofacial Journal, 1994, 31: 429-436.

[13] Cevidanes L, Baccetti T, Franchi L, et al. Comparison of two protocols for maxillary protraction: bone anchors versus face mask with rapid maxillary expansion[J]. Angle Orthodontist, 2010, 80: 799-806.

[14] Christ JE, Meininger MG. Ultrasound diagnosis of cleft lip and cleft palate before birth[J]. Plastic and Reconstructive Surgery, 1981, 68: 854-859.

[15] Cutting CB, Grayson BH, Brecht L, et al. Presurgical columellar elongation and retrograde nasal reconstruction in one-stage bilateral cleft lip and nose repair[J]. Plastic and Reconstructive Surgery, 1998, 101: 630-639.

[16] Da Silva Filho OG, Teles SG, Ozawa TO, et al. Secondary bone graft and eruption of the permanent canine in patients with alveolar clefts: literature review and case report[J]. Angle Orthodontist, 2000, 70: 174-178.

[17] Day DW. Perspectives on care: the interdisciplinary team approach[J]. Otolaryngology Clinics of North America, 1981, 14: 769-775.

[18] DeClerck HJ, Cornelis MA, Cevidanes LH, et al. Orthopedic traction of the maxilla with miniplates: a new perspective for treatment of midface deficiency[J]. Journal of Oral and Maxillofac Surgery, 2009, 67: 2123-2129.

[19] Delaire J, Verdon P, Flour J. Möglichkeiten und Grenzen extraoraler Z üge in postero-anteriorer Richtung unter Verwendung der orthop ä dischen Maske bei der Behandlung von F ä llen der Klasse III[J]. Fortschritte der Kieferorthop ä die, 1978, 39: 27-45.

[20] DeRuiter A, van der Bilt A, Meijer G, et al. Orthodontic treatment results following grafting autologous mandibular bone to the alveolar cleft in patients with a complete unilateral cleft[J]. Cleft Palate Craniofacial Journal, 2010, 47: 35-42.

[21] Franchi L, Baccetti T, McNamara JA Jr. Mandibular growth as related to cervical vertebral maturation and body height[J]. American Journal of orthodontics andDentofacial Orthopedics, 2000, 118: 335-340.

[22] Fudalej P, Bollen AM. Effectiveness of the cervical vertebral maturation method to predict postpeak circumpubertal growth of craniofacial structures[J]. American Journal of Orthodontics and Dentofacial Orthopedics, 2010, 137: 59-65.

[23] Georgiade NG, Miadick RA, Thorne FL. Positioning of the premaxilla in bilateral cleft lips by oral pinning and traction[J]. Plastic and Reconstructive Surgery, 1968, 41: 240-243.

[24] Grayson BH, Cutting CB. Presurgical nasoalveolar orthopedic molding in primary correction of the nose, lip, and alveolus of infants born with unilateral and bilateral clefts[J]. Cleft Palate Craniofacial Journal, 2001, 38: 193-198.

[25] Grayson BH, Maull D. Nasoalveolar molding for infants born with clefts of the lip, alveolus and palate[J]. In: S Berkowitz (ed.) Cleft Lip and Palate. Diagnosis and Management. Berlin: Springer Verlag, 2006, 451-458.

[26] Grayson BH, Cutting CB, Wood R. Preoperative columella lengthening in bilateral cleft lip and palate[J]. Plastic and Reconstructive Surgery, 1993, 92: 1422-1423.

[27] Heymann GC, Cevidanes L, Cornelis M, et al. Three-dimensional analysis of maxillary protraction with intermaxillary elastics to miniplates[J]. American Journal of Orthodontics and Dentofacial Orthopedics, 2010, 137: 274-84.

[28] Hotz M, Gnoinski W. Comprehensive care of cleft lip and palate children at Z ü rich University: a preliminary report [J]. American Journal of Orthodontics, 1976, 70: 481-504.

[29] Hubbard TW, Paradise JL, McWilliams BJ, et al. Consequences of unremitting middle-ear disease in early life[J]. Otologic, audiologic, and developmental findings in children with cleft palate. New England Journal of Medicine, 1985, 312: 1529-1534.

[30] Iino M, Fukuda M, Murakami K, et al. Vestibuloplasty after secondary alveolar bone grafting[J]. Cleft Palate Craniofacial Journal, 2001, 38: 551-559.

[31] IPDTOC Working Group (InternationalPerinatal Database of Typical Orofacial Clefts Working Group). Prevalence at birth of cleft lip with or without cleft palate[J]. Data from the International Perinatal Database of Typical Oral Clefts (IPDTOC). Cleft Palate Craniofacial Journal, 2011, 48: 66-84.

[32] Institute of Medical Illustrators. IMI National Guidelines Photography of Cleft AuditPatients[J]. Website IMI. Available at: www. imi. org. uk/natguidelines/guidelines01. asp (accessed 13 August 2010), 2004.

[33] Kasten EF, Schmidt SP, Zickler CF, et al. Team care of the patient with cleft lip and palate[J]. Current Problems in Pediatric and Adolescent Health Care, 2008, 38: 138-158.

[34] Konst EM, Weersink-Braks H, Rietveld T, et al. An intelligibility assessment of toddlers with cleft lip and palate who received and did not receive presurgical infant orthopedic treatment[J]. Journal of Communication Disorders, 2000, 33: 483-501.

[35] Konst EM, Rietveld T, Peters H, et al. Use of perceptual evaluation instrument to assess the effects of infant orthopedics on the speech of toddlers with cleft lip and palate[J]. Cleft Palate Craniofacial Journal, 2003, 40: 597-605.

[36] Konst EM, Prahl C, Weersink-Braks H, et al. Cost-effectiveness of infant orthopedic treatment regarding speech in patients with complete unilateral cleft lip and palate: a randomized three-center trial in the Netherlands (Dutchcleft) [J]. Cleft Palate Craniofacial Journal, 2004, 41: 71-77.

[37] Kuijpers-Jagtman AM. The orthodontist, an essential partner in CLPtreatment[J]. B-ENT, 2006, 2(Suppl 4): 57-62.

[38] Kuijpers-Jagtman AM, Long RE Jr. The influence of surgery and orthopedic treatment on maxillofacial growth and maxillary arch development in patients treated for orofacial clefts[J]. Cleft Palate Craniofacial Journal, 2000, 37: 527/1-527/12.

[39] Kuijpers-Jagtman AM, Prahl-Andersen B. History of neonatal orthopedics: past to present[J]. In: S Berkowitz S

(ed.) Cleft Lip and Palate, Diagnosis andManagement. Berlin: Springer, 2006, 395-408.

[40] Kumar V, Ludlow J, Soares Cevidanes LH, et al. In vivo comparison of conventional and cone beam CT synthesized cephalograms[J]. Angle Orthodontist, 2008, 78: 873-879.

[41] Latham RA. Orthopedic advancement of the cleft maxillary segment: a preliminary report[J]. Cleft Palate Journal, 1980, 17: 227-233.

[42] Levitt T, Long RE Jr, Trotman CA. Maxillary growth in patients with clefts following secondary alveolar bone grafting[J]. Cleft Palate Craniofacial Journal, 1999, 36: 398-406.

[43] Liou EJ, Chen PK, Huang CS, et al. Interdental distraction osteogenesis and rapid orthodontic tooth movement: a novel approach to approximate a wide alveolar cleft or bony defect[J]. Plastic and Reconstructive Surgery, 2000, 105: 1262-1272.

[44] Long REJr. Factors affecting the success of secondary alveolar bone grafting in patients with complete clefts of the lip and palate[J]. In: CA Trotman, JA McNamara Jr (eds) Orthodontic Treatment: Outcome and Effectiveness, Monograph 30. Craniofacial Growth Series. Ann Arbor, MI: Center for Human Growth and Development, The University of Michigan, 1995, 271-295.

[45] Lucas VS, Gupta R, Ololade O, et al. Dental health indices and caries associated microflora in children with unilateral cleft lip and palate[J]. Cleft Palate Craniofacial Journal, 2000, 37: 447-452.

[46] Maarse W, Bergé SJ, Pistorius L, et al. Diagnostic accuracy of transabdominal ultrasound in detecting prenatal cleft lip and palate: a systematic review[J]. Ultrasound in Obstetrics and Gynecology, 2010, 35: 495-502.

[47] Matsui K, Echigo S, Kimizuka S, et al. Clinical study on eruption of permanent canines after secondary alveolar bone grafting[J]. Cleft Palate Craniofacial Journal, 2005, 42: 309-313.

[48] McNeil CK. Orthodontic procedures in the treatment of congenital cleft palate[J]. Dental Record, 1950, 70: 126-132.

[49] Menezes R, Vieira AR. Dental anomalies as part of the cleft spectrum[J]. Cleft Palate Craniofacial Journal, 2008, 45: 414-419.

[50] Merwin D, Ngan P, Hägg U, et al. Timing for effective application of anteriorly directed orthopedic force to the maxilla[J]. American Journal of Orthodontics and Dentofacial Orthopedics, 1997, 112: 292-299.

[51] Milerad J, Larson O, PhD D, et al. Associated malformations in infants with cleft lip and palate: a prospective, population-based study[J]. Pediatrics, 1997, 100: 180-186.

[52] Mølsted K, Asher-McDade C, Brattström V, et al. A six-center international study of treatment outcome in patients with clefts of the lip and palate: Part 2[J]. Craniofacial form and soft tissue profile. Cleft Palate Craniofacial Journal, 1992, 29: 398-404.

[53] Posnick J, Tiwana PS. Cleft-orthognathic surgery[J]. In: S Berkowitz (ed.) Cleft Lip and Palate, Diagnosis and Management. Berlin: Springer, 2006, 573-585.

[54] Prahl C, Kuijpers-Jagtman AM, Van't Hof MA, et al. A randomized prospective clinical trial into the effect of infant orthopedics on maxillary arch dimensions in unilateral cleft lip and palate (Dutchcleft)[J]. European Journal of Oral Sciences, 2001, 109: 297-305.

[55] Prahl C, Kuijpers-Jagtman AM, van't Hof MA, et al. Infant orthopedics in UCLP: Effect on feeding, weight and length: a randomized clinical trial (Dutchcleft)[J]. Cleft Palate Craniofacial Journal, 2005, 42: 171-177.

[56] Ribeiro LL, das Neves LT, Costa B, et al. Dental development of permanent lateral incisor in complete unilateral cleft lip and palate[J]. Cleft Palate Craniofacial Journal, 2002, 39: 193-196.

[57] Ross RB. Treatment variables affecting facial growth in complete unilateral cleft lip and palate[J]. Cleft Palate Journal, 1987, 24: 5-77.

[58] Santiago PE, Grayson BH. Role of the craniofacial orthodontist on the craniofacial and cleft lip and palate team[J].

Seminars in Orthodontics, 2009, 15: 225-243.

[59] Semb G. Effect of alveolar bone grafting on maxillary growth in unilateral cleft lip and palate patients[J]. Cleft Palate Journal, 1988, 25: 288-295.

[60] Shaw WC, Semb G. Eurocleft — An experiment in intercenter collaboration[J]. In: S Berkowitz (ed.)Cleft Lip and Palate, Diagnosis and Management. Berlin: Springer, 2006, 765-776.

[61] Shaw WC, Asher-McDade C, Brattström V, et al. A six-center international study of treatment outcome in patients with clefts of the lip and palate: Part 1[J]. Principles and study design. Cleft Palate Craniofacial Journal, 1992a, 29: 393-397.

[62] Shaw WC, Dahl E, Asher-McDade C, et al. A six-center international study of treatment outcome in patients with clefts of the lip and palate: Part 5[J]. General discussion and conclusions. Cleft Palate Craniofacial Journal, 1992b, 29: 413-418.

[63] Shaw WC, Semb G, Nelson P, et al. The EUROCLEFT Project 1996—2000. Standards of Care for Cleft Lip and Palate inEurope[J]. Amsterdam: IOSPress, 2000.

[64] Sheahan P, Miller I, Sheahan JN, et al. Incidence and outcome of middle ear disease in cleft lip and/or cleft palate [J]. International Journal of Pediatric Otorhinolaryngology, 2003, 67: 785-793.

[65] Strauss RP. The organization and delivery of craniofacial health services: The state of the art[J]. Cleft Palate Craniofacial Journal, 1999, 36: 189-195.

[66] Tindlund RS. Protraction facial mask for the correction of midfacial retrusion: the Bergen Rationale[J]. In: S Berkowitz (ed.) Cleft Lip and Palate, Diagnosis andManagement. Berlin: Springer, 2006, 486-502.

[67] Tindlund RS, Rygh P. Maxillary protraction: different effects on facial morphology in unilateral and bilateral cleft lip and palate patients[J]. Cleft Palate Craniofacial Journal, 1993, 30: 208-221.

[68] van Vlijmen OJ, Bergé SJ, Swennen GR, et al. Comparison of cephalometric radiographs obtained from cone-beam computed tomography scans and conventional radiographs[J]. Journal of Oral and Maxillofacial Surgery, 2009, 67: 92-97.

[69] Wellens W, Vander Poorten V. Keys to a successful cleft lip and palate team[J]. B-ENT, 2006, 2(Suppl 4): 3-10.

[70] Williams AC, Shaw WC, Sandy JR, et al. The surgical care of cleft lip and palate patients in England and Wales [J]. British Journal of Plastic Surgery, 1996, 49: 150-155.

[71] Wong RW, Alkhal HA, Rabie AB. Use of cervical vertebral maturation to determine skeletal age[J]. American Journal of Orthodontics and Dentofacial Orthopedics, 2009, 136: 484. e1-6.

[72] World Health Organization. Global Strategies to reduce the Health-Care Burden of Craniofacial Anomalies: Report of WHO Meetings on International Collaborative Research on Craniofacial Anomalies, Geneva, Switzerland, 5-8 November 2000; Park City, Utah, USA, 24-26 May2001[J]. World Health Organization, Geneva. Website WHO. Available at: http:// whqlibdoc. who. int/publications/9241590386. pdf (accessed 10 August 2010), 2002.

第 10 章

正畸医师能向从事基础研究的矫形医师学习什么

10.1 概述

本章的第一部分主要关注于从骨科学到正畸学术语整合的必要性的阐述。根据生物学术语，骨改建被定义为在不同部位的非配对发生的骨吸收与骨形成；而骨重建是在同一部位按一定顺序配对发生的骨形成与骨吸收活动，常常来讲，骨吸收早于骨形成。骨改建往往发生在生长发育时期，而骨重建则贯穿一生，其在维持钙磷代谢及骨损伤修复中扮演了重要的角色。尽管大多数正畸医师认为正畸牙移动现象源于牙槽骨骨重建，事实上并非如此，其应归结于骨改建的结果。骨改建的过程可被用于种植钉植入部位改建以及正畸牙移动牵张区成骨现象的解释。事实上，骨重建的速率影响牙移动的速度。在临床中，正畸医师可能面临不同的情况，比如，骨代谢速度改变（由疾病及药物引发），或者通过局部手术加快正畸牙移动。后者将同时激活骨愈合的过程，所以将加快正畸牙移动。临床上影响骨代谢的疾病很多，相应的临床治疗也有描述。根据最近的形态学及有限元分析研究，关于正畸牙移动骨改建的压力-牵张理论将不再适合阐述这一骨生理过程。最后，还将阐述牙槽骨对临时种植支抗钉植入的反应，并探讨其在维持骨量过程中的作用。

10.2 共同术语

正如本书所述，颜面是身体的一部分。所以，毋庸置疑，口颌面系统将遵循全身系统的病理生理规律。矫形科医师的基础研究成骨也将能够为正畸医师所运用。然而，这一前提是二者之间需要有交流学习的共同术语。

10.2.1 改建

对于正畸牙移动的生理活动而言，正畸医师与矫形科医师描述的专业术语不尽相同。前者将其称为骨重建，而后者称之为骨改建。而在骨生物学领域中，骨重建与骨改建是两个截然不同生理作用的过程。

骨改建指骨吸收与骨形成所引起的骨形状及大小的变化（大的改建），主要发生在生长发育过程中。同时，骨改建也发生在骨小梁的水平，被称为微改建。在骨改建的过程中，骨吸收与骨形成之间的转换不遵循一定的先后顺序且不是生理学配对。成人牙槽窝生理性近中移动现象是骨改建的结果。骨改建反映了在不同条件下结构对骨量及形态的适应性改变。它很大程度上受控于功能及所施加的负载，而相对较少受到全身代谢的影响。形变常常发生在板层骨和编织骨中。编织骨相对于板层骨拥有更大的应变值，其常常在骨折后形成，也是肿瘤及正畸力量负载后的继发反应（图 10.1）。

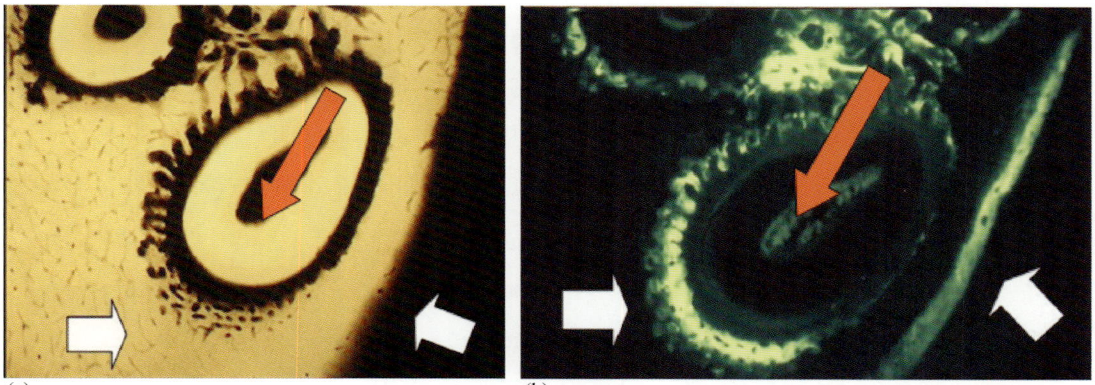

(a)　(b)

图 10.1　(a)～(b)25 g 正畸力施载后牙槽骨改建。正畸加力 14 d 后，可见在施力方向上牙根移动前方出现了骨形成(红色箭头所示)。在颊侧，可见骨形成标记物产生，提示骨膜下新骨形成(白色箭头所示)

10.2.1.1　骨改建的临床运用

当牙随牙槽骨一起移动的时候，牙槽骨的改建随之发生，因此，牙齿才得以在远移同时维持牙槽骨的高度。这一理论来自于《临床上关于部分成人牙槽骨萎缩的治疗的基础》(Mantzikos and Shamus，1999；Chandler and Rongey，2005)。如图 10.2 所示，牙齿随着牙槽骨移入萎缩的无牙牙槽骨区域，同时牙槽骨改建发生。值得注意的是：牙齿带动牙槽骨移动到新的位置。

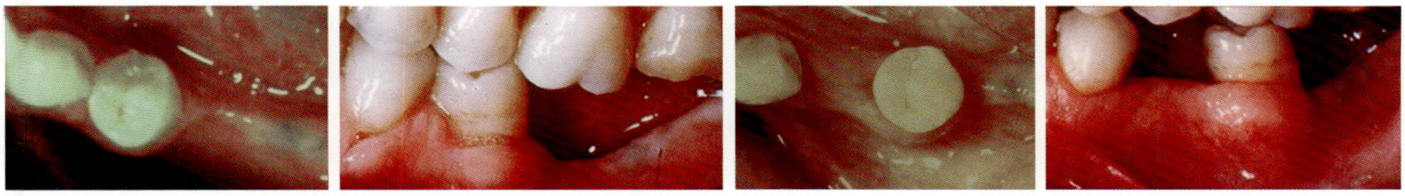

(a)　(b)　(c)　(d)

图 10.2　(a)～(d)尖牙牙槽骨的近远中向及颊舌向观察。注意牙槽骨及周围支持松质骨的不均匀厚度

在确定牙齿移动的力学系统时，需要注意牙齿周围的骨的质量及数量。高精度的 micro CT 扫描显示环绕牙根周围的牙槽骨密度变化很大，而周围的薄板结构也并非是均匀的(图 10.3)。因此，即使是一个非常小的轻力也可以造成局部牙槽骨表面的过大压力。所以，尽管牙周组织玻璃样变性发生程度不同，但其基本上很难避免。这与上述观点是吻合的。

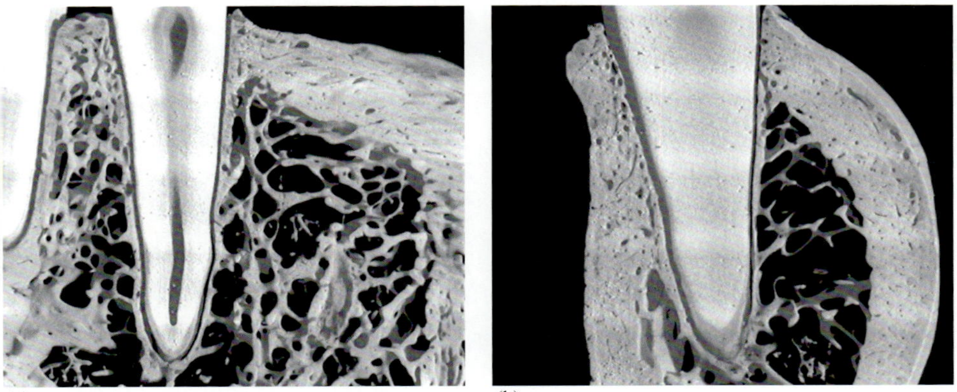

(a)　(b)

图 10.3　(a)尖牙的近远中向观。(b)颊舌向观。注意牙槽骨厚度由不均匀稀疏的松质骨支持

引发骨改建的细胞究竟起源于哪里，这是一个值得探讨的问题。在皮质骨的间接性吸收区域，例

如,下前牙唇向移动过程中,牙齿移动需要皮质骨的改建,这一过程所需的破骨细胞应该来源于皮质骨或者骨膜。在较薄的皮质骨中唇侧倾斜移动切牙将增加骨开裂的风险。为了减少这种医源性的骨开裂,牙移动的初始力量方向应当尽可能的靠近根尖区域。因此,牙槽骨的形变将引发唇侧皮质骨的新骨形成。在此过程中,应当采用均匀可控的轻力。同时,皮质骨的改建速度明显慢于松质骨,因此,需要足够的时间去激活皮质骨改建相关细胞,继而骨膜下新骨形成。如图 10.4 所示,每月检查牙移动情况,调整加力方向。

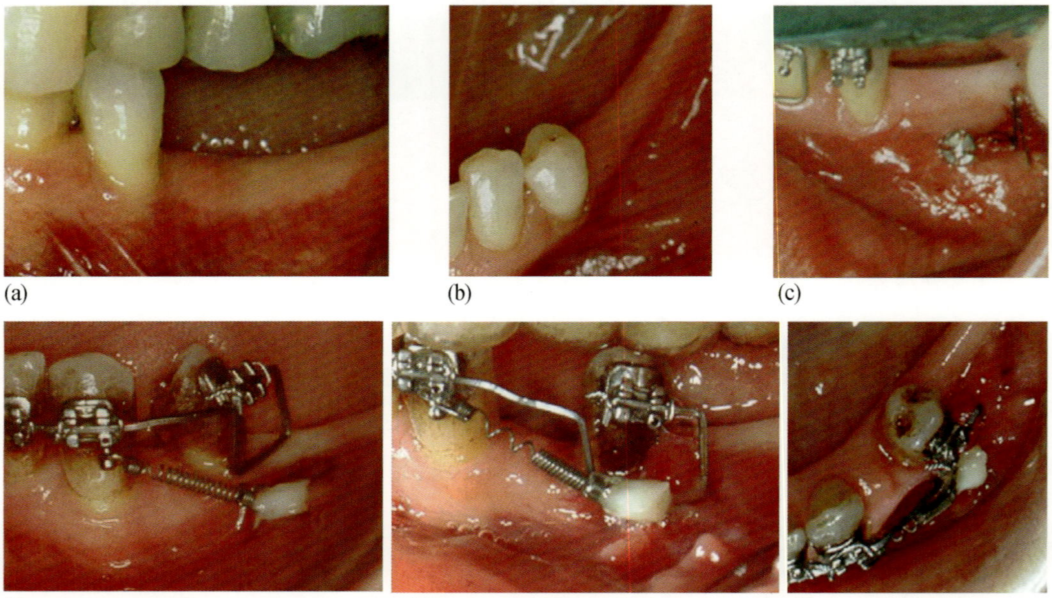

(a) (b) (c) (d) (e) (f)

图 10.4 牙槽骨萎缩区牙齿整体移动所引起的骨改建。(c, d)利用植入的种植体支抗及 0.017×0.025 钛丝弯制的箱状曲,力学系统实现了牙的远中及竖直移动。牙齿的整体移动,实现了牙周应力的均匀分布。种植支抗辅以 50 g 弹力确保了支抗稳定。(e, f)相同的力学体系被运用于最后的移位阶段,在每次复诊中调整保持合适的 F/M 值,以确保持续的整体移动

总之,根据功能需求改变,正畸力作用下的牙槽骨变化可以描述为骨改建过程。因为同一牙弓不同牙齿及不同个体间牙齿解剖结构的不同,正常的牙槽骨改建需要建立在统一的生物力学体系下分析。然而,基于这一前体,临床上很难做到完全标准化的治疗。

10.2.2 骨重建

正畸医师常常不能区分骨改建与骨重建。骨重建现象分散发生在整个骨骼系统且贯穿一生。它包括多个骨吸收循环及后续发生的骨形成,二者在时间及空间上配对匹配。骨重建使得骨骼系统能够适应机械力,从而减少骨折风险。这一过程也受到激素及细胞因子的影响。

骨重建的过程由一群称为基础多细胞单元(BMU)的细胞主导。在人类中,这一过程持续 120～160 d,包含 4 个步骤:激活、吸收、逆转和形成。尽管启动基础多细胞单元的必要条件仍然不清楚,现已知微裂纹可以为骨细胞感知,继而启动骨重建的过程。在激活阶段,前成骨细胞作为衬里细胞变成立方状,分泌破骨细胞分化因子 RANKL,定位于细胞膜。而骨髓中的前破骨细胞在细胞膜上表达 RANKL 的受体 RANK。RANKL 和 RANK 之间的反应决定了前破骨细胞的激活过程,其激活后将分化为多核成熟破骨细胞,继而产生骨吸收。骨吸收效益也可能源于对成骨细胞的成骨抑制,在释放硬化蛋白(sclerostin, SOST)情况下,其将抑制骨形成并增加成骨细胞的凋亡。在前成骨细胞膜上的 RANKL 能够被一种诱导蛋白所中和,继而抑制前破骨细胞通过 RANK 进一步激活。该蛋白被称为骨保护素(OPG),

属于肿瘤坏死因子家族的一员。骨吸收的过程持续 2 周，之后破骨细胞进入程序性死亡或凋亡过程。

继破骨细胞的吸收之后，单核巨噬细胞进一步加深吸收陷窝，在吸收阶段的后期，逆转阶段开始启动，继而前成骨细胞迁移入这些吸收陷窝并分化为成骨细胞。而吸收的旧骨与新生的新骨的交界被称为沉积线或者逆转线。这时，成骨细胞开始形成新骨。前成骨细胞为骨髓间质细胞分泌的生长因子（如转化生长因子，TGF-β）所吸引趋化。通过正反馈机制，这些前成骨细胞分泌一些生长因子，如骨桥蛋白，骨钙素及其他蛋白，如胰岛素样生长因子（IGF-1）、白介素-6（IL-6）、骨形成蛋白（BMPs）和成纤维细胞生长因子等，他们共同增强成骨细胞活性。成纤维细胞也迁移向沉积线并分泌胶原纤维，成骨细胞则围绕这些胶原纤维开始生成类骨质。这些没有钙化的骨基质，不能为破骨细胞吸收。当这些类骨质的厚度达到 6 μm 时，钙化过程开始。4 个月后，这些吸收的骨陷窝开始充满新骨。尽管这些新骨钙化不全，它们将包绕矿化中心继而增加骨密度。

对于正畸医师而言，理解正畸牙移动后的骨重建非常重要。骨形成不仅发生在张力区，同样也发生在受力方向，同时骨吸收也发生在压力区。骨吸收及骨生成的标志物在同一牙槽骨壁的出现反映了藕联的破骨细胞和成骨细胞活性，这就是矫形医师所说的骨重建。在牙周膜的压力与张力区，同步启动的基础骨细胞单元决定了最终成骨效应。RANKL-RANK 信号轴在牙周膜中被激活并为机械应力激活。正畸牙移动能够为局部运用 RANKL 加速，而为局部运用 OPG 减慢。缺少 OPG 被认为与压力区破骨活性增加有关。而正畸牙移动引发的 RANKL 水平增加取决于成骨细胞和破骨细胞所分泌的前列腺素 E_2 的水平。

所以，很明显，机械应力加载既启动了骨重建也启动了骨改建。临床上不同患者之间骨重建水平的差异可能与不同个体对正畸机械力的反应有关。

10.2.2.1　骨重建的临床意义

Ricketts 所定义的骨皮质支抗是指牙根移向牙槽骨皮质从而抵抗正畸力量，提供牙移动抗基。骨皮质支抗背后所蕴含的生物原理就是皮质骨与松质骨之间骨代谢差异，前者改建的速度比后者慢百分之五百至百分之一千。故靠近骨皮质的牙齿移动需要更长时间，而在松质骨中支抗将丧失。绝对支抗只能发生在骨粘连的牙齿和骨性支抗中。

正畸牙移动所引发的生物反应将与已经发生的生理型骨代谢交互作用。尽管我们对有关牙槽骨骨代谢的知识仍然较少。一项特有的关于人的下颌骨与髂骨嵴（组织活检的最常见部位）的组织形态学研究显示，下颌骨下缘的骨改建参数明显低于应力承载区域的骨组织，证明功能将维持骨重建活动。最近，骨重建的部位特异性也被一位叫 Deguchi 的学者所证实，他发现狗的上颌骨骨重建及牙移动的速度快于下颌骨，这不仅与上、下颌骨中皮质骨与松质骨的量有关，还与上、下颌骨不同骨重建率有关。从临床上来讲，优先矫治下颌能够避免矫治时间的延长。

牙移动速率受到骨重建速度的影响。原则上讲，任何影响骨重建的因素都将影响牙移动速率。不同的物质被运用于加速或减慢正畸牙移动的实验研究中，但这些物质都不适合运用于常规临床治疗。另一方面，作为临床医师，需要了解患者是否服用了影响牙移动的药物。类固醇抗炎药、维生素 D、雌激素和多西环素是公认的能够影响骨重建并降低牙移动速度的物质。醋氨酚是一种止痛药但并不影响牙移动。所以应该推荐患者使用醋氨酚缓解正畸疼痛而并不影响正畸治疗整体时间。

皮质类固醇治疗将妨碍骨代谢继而引发甲状旁腺功能亢进。牙移动的情况取决于该类药物使用时间，而长时间使用该类药物将进一步妨碍牙移动。短期使用该类药物并不会影响正畸牙移动，然而，在组织水平，骨重建仍然受到了阻碍。在临床中，如果一个患者在正畸牙移动的过程中需要短期皮质类固醇药物治疗，如治疗花粉症，矫治装置并不需要有太多改变，复诊时间可以适当延长即可。当该类药物治疗时间大于 12 个月时，牙移动速率将加快，矫治器调整方式不变但复诊需要更频繁。皮质类固醇药物对于牙根吸收的影响也被关注，研究发现大鼠短期使用该类药物能明显增加牙根吸收的概率（图 10.5）。这并不奇怪，因为骨代谢率的下降将延长类骨质存在时间，而这些类骨质不能被破骨细胞吸收，继而破骨活动将转移发生到牙根表面区域。再者，在这种情况下，矫治加力是无效的，相反，降低加力频率将保护牙根免受进一步损伤。对于短期服用该类药物治疗变态反应的患者而言，最好待停药后再开始正畸治疗并遵循上述建议。皮质类固醇对牙移动的影响也是剂量依赖性的，高的剂量将导致骨质疏松，这意味着更少的骨组织可被吸收，继而加快牙移动，却伴随着更高的复发率。

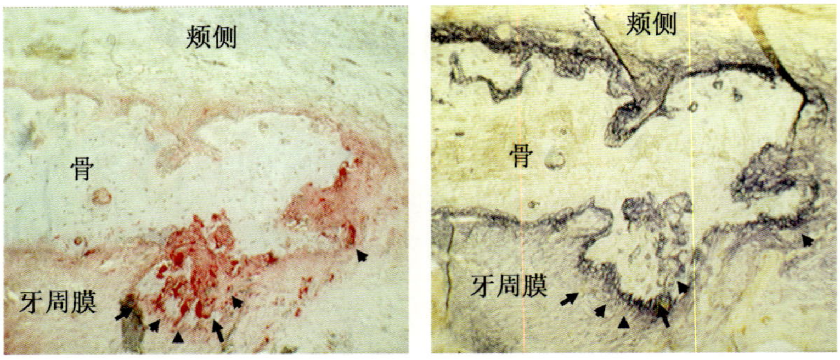

图 10.5　大鼠移动 14 d 后颊侧牙槽骨。在靠近牙周膜区域（PDL，牙周膜，箭头所示），可以发现碱性磷酸酶（ALP）染色信号（深蓝，右图）和酸性磷酸酶染色（红色，左图），从而证明了骨重建活动的发生

局部因素也能导致牙移动加速，它们不是通过药物，而是通过增加骨重建速率增加牙移动速率。比如，Frost 发现在骨折愈合过程中将发生局部加速现象（regional acceleration phenomenon，RAP）。RAP 现象被定义为在局部破骨及成骨活性增加，伴随矿化骨的形成减少，而后者被视为损伤后快速修复的标志。RAP 是正畸牙移动过程中的常见现象，其发生的程度与损伤程度相关。骨皮质松解或切开能够增强修复过程，正畸牙移动速度提高 2 倍左右。例如，拔牙后即刻加力能加速正畸移动。

在动物实验中，骨皮质切开辅助正畸牙移动的组织反应如下：首先是引发短暂的骨吸收，继而在 21 d 后纤维组织沉积，最后在 60 d 后骨组织沉积。在骨皮质切开辅助正畸牙移动中，发现更少的玻璃样变及更快的玻璃样变组织清除速度，并伴随着骨沉积增加 3.5 倍。骨皮质松解术联合牙槽骨增厚术解决，以往限制牙移动的骨量不足或骨开裂的问题。因为骨密度减少，导致生物效应随之分散，骨表面的正畸应力也得以分散，血供将更加丰富，这些因素都可能减少牙根吸收。然而，迄今为止，并没有关于类骨质增多状态下牙根状态的组织学研究，比如，在 RAP 状态下骨形成增加阶段的研究。将来的研究可以关注评估 RAP 持续的时间及其所引发的牙移动加速。纵向动物实验表明，7 周后，骨皮质切开辅助牙移动速度回复到与非手术辅助牙移动相同水平。这可能与 RAP 的作用的发挥集中在排齐整平阶段。减少皮质骨刚性，增加骨重建速度，增加血供的技术可能在骨皮质较厚，松质骨较少，如下颌骨磨牙区域比较有运用前景。

系统性疾病能够影响骨代谢率继而影响牙移动。在实验性甲状腺功能亢进及低下的大鼠模型中倾斜移动牙齿，可以看到前者牙移动明显加快。甲状腺功能亢进的大鼠牙移动快于低下及正常的大鼠。并且，骨的质量也发生改变并倾向于改变阻抗中心，继而影响牙移动的方式。临床上，甲状腺功能亢进的患者拥有更高的骨代谢率。越来越多的青少年及年轻成人呈现进食紊乱症状，如神经性厌食症，这将导致类似骨质疏松症的骨质稀疏。在青少年正畸检查中，正畸医师可能需要首先检查心理抑郁状态。

在成年患者中，骨代谢对正畸牙移动的影响显得尤为重要。在孕妇中，牙移动的速率明显增加。低钙饮食及泌乳活动将导致骨密度下降（继发于甲状旁腺功能亢进）并引发不可逆的骨损失，这与孕妇牙移动加速有关。对于高骨代谢率引发的一过性骨质疏松的患者，减少正畸加力大小，分散牙周组织的应力及应变至关重要。而且，在正畸复查中不能只是简单地加力，而应该评估加力方向，以获得正确的牙齿移动。尽管快速牙移动是一大优点，但伴随着复发的缺点，因此推荐终身保持。

成年患者也可能有骨质疏松。在诱发骨质疏松的动物模型中，骨重建的标志物明显增加，牙移动也明显加快。尽管骨质疏松的骨量减少源于钙失衡，但其他的应力加载因素也应该予以考虑。有报道表明，骨质疏松的正畸患者牙槽骨及牙根吸收的风险增加。骨质疏松的程度可以通过测量骨矿化密度及血清骨标志物来衡量。在这类患者中，尤其是在药物治疗的患者中，正畸的性价比需与患者充分探讨。

骨质疏松的药物治疗可能影响正畸牙移动，大鼠全身运用双磷酸盐将减少牙移动速率及复发程度。继而推测用该药治疗骨质疏松的患者牙移动将受到阻碍。同时发现一小部分运用该药治疗骨质疏松的患者发生了下颌骨骨坏死，二者共同表明这类患者的正畸治疗需要非常慎重。最近的建议表明正畸医师需向患者的内科医师了解其用药史，从而减少不良反应，优化正畸治疗。然而，由于双磷酸盐在骨内长期沉积，用这种方法减低该类风险值得商榷。

除了牙移动速度外，牙根吸收的风险也同样受骨骼状态的影响。破骨细胞只吸收矿化的骨组织表面。在类骨质聚集的病例中，如佩吉特病，破骨细胞与破牙骨质细胞将不吸收类骨质，相反吸收最近的矿化组织，比如牙根表面。这一现象也为动物实验所证实，结果表明大鼠在低骨重建率中的牙根吸收概率大于高骨重建及正常骨重建率，然而，正畸力量可以去除这些基线水平的不一致。类骨质的形成也发生在骨折愈合的过程中，所以，骨痂也就需要更多激活的基础骨细胞单元。在比格犬中发现新移入牵张成骨区域的牙根会发生吸收。这也解释了为什么并不建议快速上颌扩弓后马上进行正畸牙移动。

骨代谢对正畸局部组织存在影响，这就要求我们重视初诊时全面问诊病史。当患者有骨代谢疾病史时，需要联系其内科医师评估患者情况。绝大部分患者都在进行临床治疗，需要从其内科医师那里获得相关病理，足够的诊断数据如血清及尿液骨标志物及骨密度检测数据。然而，正如前面所说，骨重建主要发生在局部，全身的数据可能并不能反映颌骨的局部情况。在骨质疏松的患者中，并未发现全身的骨质疏松与颌骨的的骨质疏松状况的直接联系，这可能与咬合力、颌骨解剖、牙齿健康状态的个体差异和研究方法的差异有关。最近的研究表明：全景片显示下颌骨边缘的的皮质缺损和(或)皮质厚度与脊柱骨的密度或骨质疏松有关。所以，牙科检查是可能同时检测骨质疏松而不增加而外的费用。

骨生理基础研究越来越多的关注与临床个体差异相关的分子标记物研究。正畸领域也将利用最新的研究发现来明确不同患者对相同力学体系反应不同的原因，并区别牙根吸收的高风险患者。拥有更多 IL1-β 等位基因拷贝的人被发现与快速牙移动密切相关。多拷贝意味 IL1-β 产生更多，继而增加骨吸收，引发更快牙移动。这类患者中，骨吸收增加降低了牙根吸收的风险。根据 Hartsfield 的研究，大概(1/3)～(1/2)的正畸牙根外吸收的患者的变异与基因因素密切相关。

10.2.3 压力和张力

正畸力机械反应的另一个描述不一致的词汇是压力和张力。根据整形外科医师的理论，应力下骨形状变化是张力侧骨重建、压力侧骨吸收的结果，众所周知，应力导致积极的骨平衡。因此，正畸医师结合沉积和吸收的理论对于传统压力-张力理论来说是富有争议的。然而，由于机械负载是通过牙周膜转移到牙槽骨，把长骨上的压力张力反应推导至牙周膜上是不恰当的。

有限元分析也表明正畸机械力通过牙槽骨支持结构的转移机制无法用张力和压力来解释。基于正畸牙移动使用轻力和牙周膜非线性特征，有限元模型显示张力的作用远远高于压力。在压力侧，牙周膜纤维蜷缩，几乎没有应力转移到牙槽骨(图 10.6)。在牙槽骨中，牙周膜纤维产生的拉应力在牙弓转变为压力和张力、共存状态。根据目前研究现状，正畸医师应避免使用压力和张力的词汇，而应使用应力/

应变分布的组织反应。这与细胞由于荷载而变化，并不能区分压力和张力的生物学反应相符合。压力这个词可能仍然适用于重力作用过小的表面的情况，如血压被克服以及根面仅由透明区与牙槽骨分离。

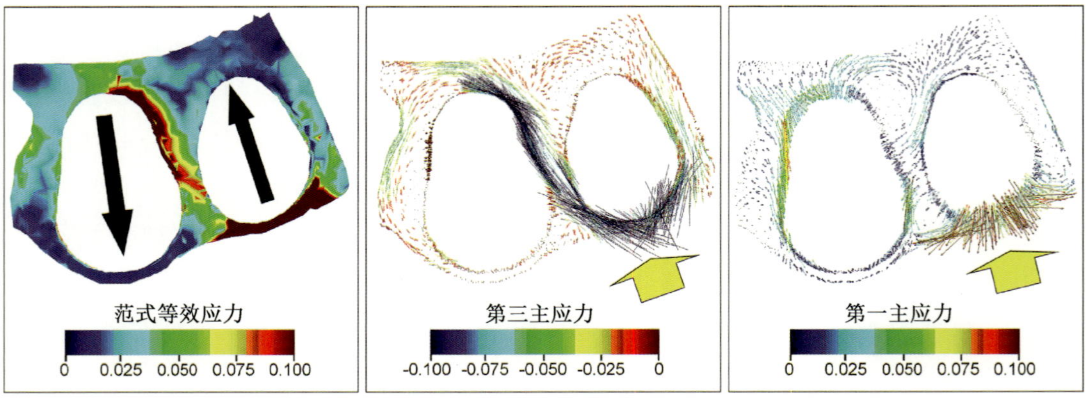

图 10.6　尖牙及前磨牙的有限元分析。假设材料特性为非线性关系，显示了当牙齿按照箭头所示方向作倾斜移动时，冠方牙槽骨的情况。(a)根据范式等效应力，应力集中在力的方向上有最低值，在对侧则相反。压应力在力的方向上最低(b)。拉应力(c)与此相反。应注意，压应力和拉应力在同一区域同时存在(黄色箭头)(引用自 Cattaneo 等，2005。经 SAGE 许可转载)

▶ 10.3　骨对机械改建的适应和正畸牙齿移动

机械负载引起的变形，即形状变化，该变化骨骼需适应。骨骼中负责感知机械负载的变化的是骨细胞。根据骨细胞塑性假设，骨细胞能够"正常化"局部力学环境，通过调节细胞骨架结构、细胞外基质黏附、骨细胞周围空间构型和周围细胞的沟通信号途径。Bonewald(2005)发现约 0.2%的宏观应变可以在骨细胞腔隙水平放大 15 倍以上。应变模式具有高度异质性，某些邻近的骨陷窝的应变与微损伤处观察到的结果类似。微损伤的增加与在生理水平的疲劳载荷成正比，与骨重建和骨细胞凋亡有关(Verborgt et al，2000；Noble，2003)。

有针对性的骨重塑可能开始于消除损伤，重建新骨以满足新的机械需求。由于正畸载荷引起的组织反应反映了组织修复损伤，这样出现新的问题：正畸治疗是否会增加牙槽骨中微裂纹的数目。在一个为期 3 个月的实验研究中，实验对象为 25 只 3 月大的丹麦土地猪，采用低分口设计，下磨牙在不同处理时间点进行颊向倾斜并且在加力后 1 d 和 2 d 进行评估(图 10.7)。微裂纹可能是由正畸力造成骨损伤最开始的位点，由骨重建来修复骨损伤。因此，正畸力引起的微裂纹是由超载骨诱导而来，因为力作用的表面有许多小的骨针。正畸力后骨细胞凋亡已被人发现，但目前没有研究涉及到牙槽骨中的微裂纹。

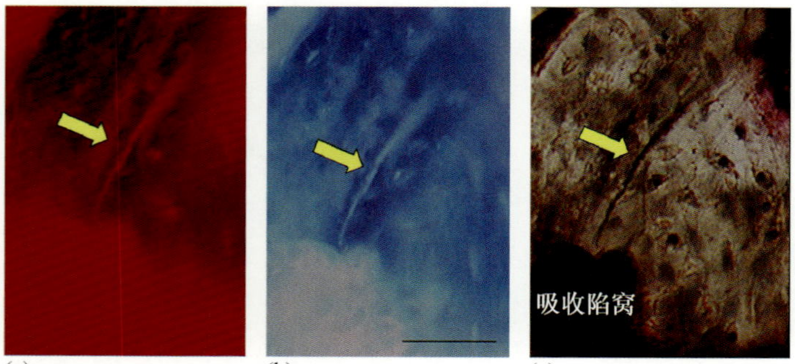

图 10.7　(a)绿光下牙槽骨中的单一裂纹(箭头所示)。(b)紫外荧光显微镜。(c)将光传递至吸收陷窝，丹麦土地猪下磨牙颊侧实验侧，第一天，比例尺＝50 m。(由 Vernal 等人提供[2004]，牛津大学出版社授权)

矫形医师将骨的形变归结于细胞反应，对骨施加的应力是调节骨吸收及形成的“变阻器”，Frost 根据骨所受应力的大小定义了 4 个“窗口”用以描述骨受到外力后的改建：

- 废用窗口：该区骨改建量增加 5 倍，没有骨构建或 RAP（局部加速成骨现象）发生。例如：无牙䝹牙槽嵴的废用性吸收。
- 适应窗口：该区骨重建单位的骨吸收及重建率达到一致，没有骨构建或 RAP（局部加速成骨）发生，这一形式可保存骨量及强度，发生于正常范围内的外力作用下。例如：咀嚼力通过牙齿传递到骨上的负载。
- 中度超负荷窗口：该区板层状骨沉积，常伴随正常骨重建单位的形成，无 RAP（局部加速成骨）和极少的显微损伤。这是种植修复后骨生成及对应力的适应性改建模式。
- 病理性超负荷窗口：该区发生显微损伤，在修复端骨重建单位增加。骨折后、外科手术后、拔牙后、种植钉植入后及牙周病都会发生 RAP（局部加速成骨）。

如果我们将这个假设应用于正畸力作用后牙槽骨吸收的反应，直接吸收的过程可以视为骨重建。牙周膜纤维卷曲/直接吸收，当咬合力作用于牙齿时，应变将不会传递到牙槽骨，并且应变将低于最小有效应变（MES）。在废用窗口期，牙槽骨因此感受到减低的机械负荷。

当正畸牙移动发生在适应窗口期和中度超负荷窗口期，此时板层骨形成，并维持骨形成和骨吸收之间的平衡。编织骨可在前牙和骨膜表面上观察到，并且可看作是一个 RAP 现象，比如，发生在超负荷窗口期范围的愈合过程中。牙周膜的玻璃样变，局部缺血诱导的细胞坏死以及力作用方向的骨微损伤，可增加 BMU 激活。在机械适应窗口期，正畸牙移动被认为是一种骨适应机械变形的形式，然后导致不同的生物反应，当然这取决于牙槽骨产生的应力。

10.4 骨对种植钉的反应

在整形外科手术，螺丝是用来维持由于骨折或外科手术计划造成的骨块之间的稳定性。坚强内固定允许即时加载、发挥功能，从而对螺钉施加控制力。外科钉通常与微型钢板连接，从而协调螺钉的负荷。这一原则也被应用在口腔正畸学，在黏膜广泛性微型钢板固定于颧下嵴或下颌基骨已被用来作为正畸牙移动的支抗，并试图调整生长方向。最初的组织反应后单次手术螺钉或临时锚固装置插入，类似于永久性植入物的情况，其稳定性主要取决于螺杆骨内部分的设计、类型以及螺钉植入处骨的质量。

像外科螺钉，TADS 在植入后即刻加载或间接加载。加载在植入部位产生应变，这不仅取决于局部骨的情况，皮质骨厚度以及骨小梁密度，也与 TAD 骨内部分的设计形态以及负载大小有关。根据 Frost（1994）的研究，压力会导致正或负平衡。其中，前者会增加稳定性（也称为二次稳定性），后者螺钉会松动并脱落。Dalstra 等人分析了应变值和不同皮质骨厚度、骨小梁密度之间的关系，他们发现在≥1 mm厚度的情况下，当负荷垂直于螺钉长轴时，微螺钉不会松动。这些计算是基于将一个长 10 mm、外径 2 mm、内径 1.2 mm的圆柱形种植体植入 50 cN 的人类颌骨有限元模型且负荷垂直于长轴（图 10.8）。螺钉的形态和切口对这些结果有一定的影响，如图 10.9 所示。

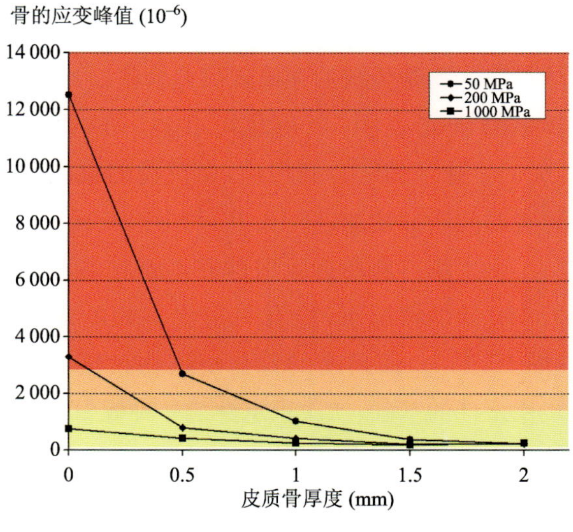

图 10.8 对微型种植体的头部施加 50cN 且垂直于长轴的的力时，皮质骨厚度、松质骨密度（以兆帕表示）与应变值的关系（引用自 Dalstra 等，2004。经 Quintessence 许可转载）

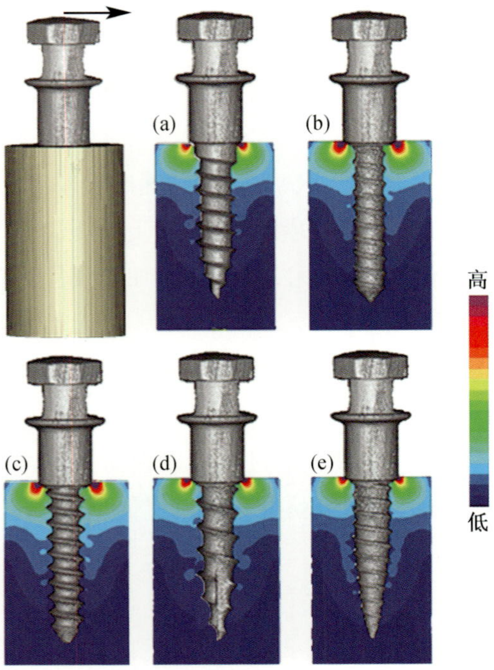

图 10.9 5种不同临时种植体，长轴负荷加载有限元模型。比较Aruhus微种植钉（Medicon，Germany）：(a) Abso-Anchor微种植钉（DENTOS，Daegu，Korea）。(b) MAS（Micerium S. p. A Italy）。(c) Tomas（Dentaurum Group，Germany）。(d) 和 Vector（Ormco Corporation，California，USA）。(e) 在屈曲负荷加载后应力在骨周围的分布强度。应力峰值在(a)和(d)中最低，表明这些种植钉能承载更高的负荷(Courtesy of M Dalstra)

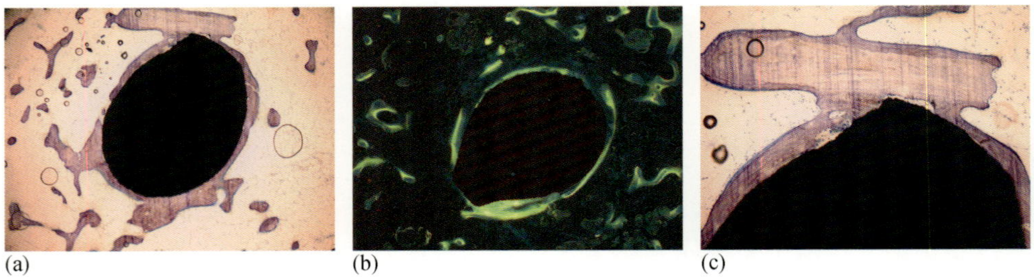

图 10.10 (a)40倍放大下Aarhus微种植体骨结合。骨与种植体结合的成分有板层骨和新形成的编织骨。(b)骨改建与种植体相关的部分用四环素标记。(c) 100倍放大下。注意骨和种植体的联系

外科钉和牙科植入物在形态和表面处理方面不同。牙科植入物的目的是永久存在于牙槽骨表面发挥作用，因为它增加了表面积并增强细胞和表面的相互作用（Elias and Meirelles，2010）。外科钉是机器抛光，大多数是自攻螺钉。牙科植入物是传统的在植入后愈合阶段不加载负荷，虽然近年来的研究表明，负荷也可在这一时期加载（Quinlan.，2005）。除了骨结合的增加，在负荷加载的前3个月骨密度随着时间明显增加(图 10.10)（Melsen and Costa，2000）。

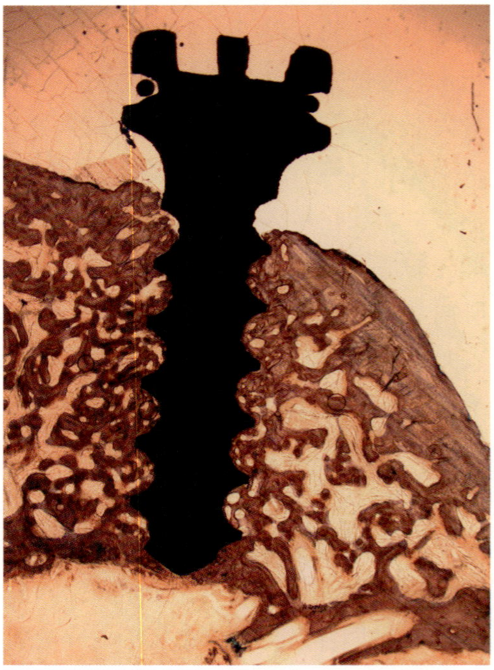

图 10.11 微种植体植入猕猴的颧牙槽嵴。注意植入后3月骨密度的增加

手术螺钉容易拆除但这并不意味着没有骨结合。在放大100倍的情况下，能有一定比例的的螺钉表面与骨结合（图 10.11）。而目前的骨与植入物在植入后接触是获得初步稳定性的基础，二次稳定性是一种螺钉与应变相互作用的结果。随着时间的推移，发现与骨接触的表面不变或者增加，这可以通过评估中使用方法不同或数据处理中的差异来解释。当评估数据来自狗和猴子中单个动物时，Zhang等人(2010)发现骨结合的强度与时间存在明显的正相关。正畸加载似乎对骨结合强度没有影响，因为替换初级稳定性的是

与加载和非加载螺钉有关的新形成骨(Serra et al，2010)。

组织形态学分析发现，骨与骨植入物区域动态的骨结合表明骨转换持续增加与应用于人体的钛种植体相关，该结果被 Roberts 等人证实(1990)。这种骨重建最能反映骨和植入物在物理性能适应性方面的差异。骨结合意味着其不能作为临时植入螺钉。它们会下沉并造成邻牙的牙周破坏。TADS，另一方面，可在等待生长停止过程中用于保持牙槽骨的宽度和密度(图 10.12，图 10.13)。出于此目的，Cacciafesta 和其同事不建议将 TADS 植入在牙槽骨的顶部。

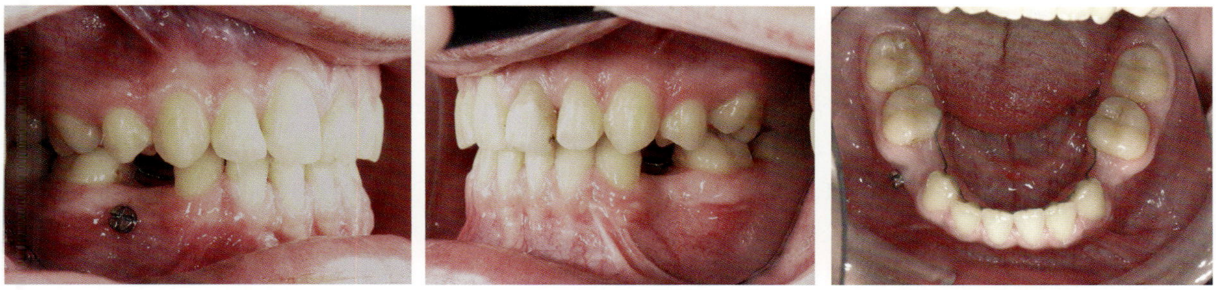

(a) (b) (c)

图 10.12　(a～c)下颌 4 颗前磨牙上颌 2 颗前磨牙发育不全患者口内照片。右侧下颌种植钉植入作为左侧后牙近中移动的支抗。注意保持牙槽骨的宽度和高度

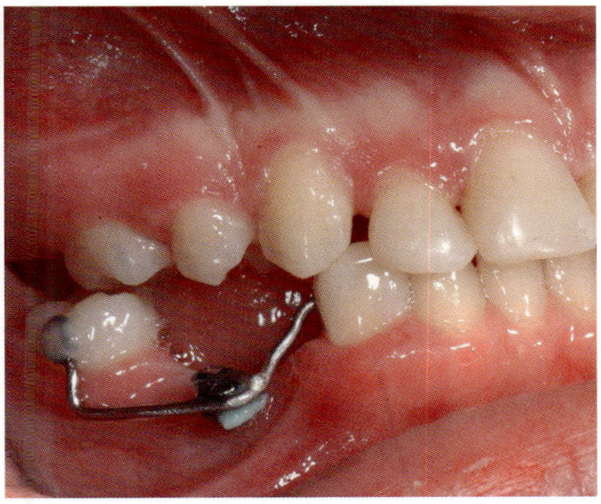

图 10.13　另一位下颌 4 颗前磨牙上颌 2 颗前磨牙发育不全患者口内照片。右侧下颌种植钉植入牙槽嵴顶，用作磨牙近中移动支抗。注意对颌磨牙伸长被限制，而邻近牙槽可以继续生长

10.5　结论

所以，从这些基础研究得到一些结论：

(1) 对于不同的正畸力，颌骨处的组织反应比其他部位骨骼的组织反应小。

(2) 牙齿移动产生的骨改建允许牙槽突改变轮廓，重建更好的咬合。

(3) 骨代谢状况影响牙齿移动速度与质量。有健康问题的患者必须考虑这点。

(4) 骨重建与患者、位点特异相关，不同患者具有不同牙齿移动速率，即使使用同一的生物力学系统。

(5) 骨应变应保持尽可能低以维持骨平衡。RAP 现象可以在正畸中用来诱导骨形成。

(6) 骨骼支抗单元可以作为维持牙槽骨宽度和密度的绝对支抗。

参考文献

[1] Adachi H, Igarashi K, Mitani H, et al. Effects of topical administration of a bisphosphonate (risedronate) on orthodontic tooth movements in rats[J]. Journal of Dental Research, 1994, 73: 1478-1486.

[2] Al Qawasmi RA, Hartsfield JK Jr, Everett ET, et al. Genetic predisposition to external apical root resorption in orthodontic patients: linkage of chromosome-18 marker[J]. Journal of Dental Research, 2003, 82: 356-360.

[3] Arias OR, Marquez-Orozco MC. Aspirin, acetaminophen, and ibuprofen: their effects on orthodontic tooth movement[J]. American Journal of Orthodontics and Dentofacial Orthopedics, 2006, 130: 364-370.

[4] Ashcraft MB, Southard KA, Tolley EA. The effect of corticosteroidinduced osteoporosis on orthodontic tooth movement[J]. American Journal of Orthodontics and Dentofacial Orthopedics, 1992, 102: 310-319.

[5] Baron R. Histophysiologie des reaction tissulaires au cours du deplacement orthodontique[J]. In: M Chateau (ed.) Orthopedie Dento-Faciale. Bases Fondamentales. Paris: J Prelat, 1975.

[6] Bartzela T, Turp JC, Motschall E, et al. Medication effects on the rate of orthodontic tooth movement: a systematic literature review[J]. American Journal of Orthodontics and Dentofacial Orthopedics, 2009, 135: 16-26.

[7] Burr DB. Remodeling and the repair of fatigue damage[J]. Calcified Tissue International, 1993, 53(Suppl 1): S75-S80.

[8] Cacciafesta V, Bumann A, Cho HJ, et al. JCO Roundtable[J]. Skeletal anchorage, part 2. Journal of Clinical Orthodontics, 2009, 43: 365-378.

[9] Casagrande PA, Frost HM. Fundamental of Clinical Orthopaedics [M]. New York, NY: Grune and Stratton, 1953.

[10] Cattaneo PM, Dalstra M, Melsen B. The finite element method: a tool to study orthodontic tooth movement[J]. Journal of Dental Research, 2005, 84: 428-433.

[11] Chandler KB, Rongey WF. Forced eruption: review and case reports[J]. General Dentistry, 2005, 53: 274-277.

[12] Dalstra M, Cattaneo PM, Melsen B. Load transfer of miniscrews for orthodontic anchorage[J]. Orthodontics, 2004, 1: 53-62.

[13] Dalstra M, Cattaneo PM, Beckmann F. Synchrotron radiationbased microtomography of alveolar support tissues [J]. Orthodontics and Craniofacial Research, 2006, 9: 199-205.

[14] De Clerck H, Geerinckx V, Siciliano S. The zygoma anchorage system[J]. Journal of Clinical Orthodontics, 2002, 36: 455-459.

[15] Deguchi T, Takano-Yamamoto T, Yabuuchi T, et al. Histomorphometric evaluation of alveolar bone turnover between the maxilla and the mandible during experimental tooth movement in dogs[J]. American Journal of Orthodontics and Dentofacial Orthopedics, 2008, 133: 889-897.

[16] Ejiri S, Tanaka M, Watanabe N, et al. Estrogen deficiency and its effect on the jaw bones[J]. Journal of Bone and Mineral Metabolism, 2008, 26: 409-415.

[17] Elias CN, Meirelles L. Improving osseointegration of dental implants[J]. Expert Review of Medical Devices, 2010, 7: 241-256.

[18] Eriksen EF, Gundersen HJ, Melsen F, et al. Reconstruction of the formative site in iliac trabecular bone in 20 normal individuals employing a kinetic model for matrix and mineral apposition[J]. Metabolic Bone Diseases and Related Research, 1984, 5: 243-252.

[19] Frost HM. Intermediary Organization of the Skeleton, vol I, II[J]. Boca Raton, FL: CRC Press, 1986.

[20] Frost HM. Skeletal structural adaptations to mechanical usage (SATMU): 1. Redefining Wolff's law: the bone modeling problem[J]. Anatomical Records, 1990, 226: 403-413.

[21] Frost HM. Wolff's Law and bone's structural adaptations to mechanical usage: an overview for clinicians[J]. Angle Orthodontist, 1994, 64: 175-188.

[22] Frost HM. A brief review for orthopedic surgeons: fatigue damage (microdamage) in bone (its determinants and clinical implications)[J]. Journal of Orthopaedic Science, 1998, 3: 272-281.

[23] Frost HM. Bone's mechanostat: a 2003 update. Anatomical Record[J]. Part A, Discoveries in Molecular, Cellular, and Evolutionary Biology, 2003, 275: 1081-1101.

[24] Goldie RS, King GJ. Root resorption and tooth movement in orthodontically treated, calcium-deficient, and lactating rats[J]. American Journal of Orthodontics, 1984, 85: 424-430.

[25] Hamaya M, Mizoguchi I, Sakakura Y, et al. Cell death of osteocytes occurs in rat alveolar bone during experimental tooth movement[J]. Calcified Tissue International, 2002, 70: 117-126.

[26] Hartsfield JK Jr. Pathways in external apical root resorption associated with orthodontia[J]. Orthodontics and Craniofacial Research, 2009, 12: 236-242.

[27] Hellsing E, Hammarstr ö m L. The effects of pregnancy and fluoride on orthodontic tooth movements in rats[J]. European Journal of Orthodontics, 1991, 13: 223-230.

[28] Igarashi K, Mitani H, Adachi H, et al. Anchorage and retentive effects of a bisphosphonate (AHBuBP) on tooth movements in rats[J]. American Journal of Orthodontics and Dentofacial Orthopedics, 1994, 106: 279-289.

[29] Igarashi K, Adachi H, Mitani H, et al. Inhibitory effect of the topical administration of a bisphosphonate (risedronate) on root resorption incident to orthodontic tooth movement in rats[J]. Journal of Dental Research, 1996, 75: 1644-1649.

[30] Iwasaki LR, Chandler JR, Marx DB, et al. IL-1 gene polymorphisms, secretion in gingival crevicular fluid, and speed of human orthodontic tooth movement[J]. Orthodontics and Craniofacial Research, 2009, 12: 129-140.

[31] Kalia S, Melsen B, Verna C. Tissue reaction to orthodontic tooth movement in acute and chronic corticosteroid treatment[J]. Orthodontics and Craniofacial Research, 2004, 7: 26-34.

[32] Kanzaki H, Chiba M, Shimizu Y, et al. Periodontal ligament cells under mechanical stress induce osteoclastogenesis by receptor activator of nuclear factor kappaB ligand up-regulation via prostaglandin E2 synthesis[J]. J ournal of Bone and Mineral Research, 2002, 17: 210-220.

[33] Kanzaki H, Chiba M, Takahashi I, et al. Local OPG gene transfer to periodontal tissue inhibits orthodontic tooth movement[J]. Journal of Dental Research, 2004, 83: 920-925.

[34] Kanzaki H, Chiba M, Arai K, et al. Local RANKL gene transfer to the periodontal tissue accelerates orthodontic tooth movement[J]. Gene Therapy, 2006, 13: 678-685.

[35] Karlsson C, Obrant KJ, Karlsson M. Pregnancy and lactation confer reversible bone loss in humans [J]. Osteoporosis International, 2001, 12: 828-834.

[36] Karras JC, Miller JR, Hodges JS, et al. Effect of alendronate on orthodontic tooth movement in rats[J]. American Journal of Orthodontics and Dentofacial Orthopedics, 2009, 136: 843-847.

[37] Kim SJ, Park YG, Kang SG. Effects of corticision on paradental remodeling in orthodontic tooth movement[J]. Angle Orthodontist, 2009, 79: 284-291.

[38] King GJ, Keeling SD, Wronski TJ. Histomorphological and chemical study of alveolar bone turnover in response to orthodontic tipping[J]. In: DS Carlson, SA Goldstein (eds.) Bone Biodynamics in Orthodontic and Orthopedic Treatment. Ann Arbor, MI: Center for Human Growth and Development, 1992.

[39] Krishnan V, Davidovitch Z. The effect of drugs on orthodontic tooth movement[J]. Orthodontics and Craniofacial Research, 2006, 9: 163-171.

[40] Mantzikos T, Shamus I. Forced eruption and implant site development: an osteophysiologic response[J]. American Journal of Orthodontics and Dentofacial Orthopedics, 1999, 115: 583-591.

[41] Melsen B. Biological reaction of alveolar bone to orthodontic tooth movement[J]. A ngle Orthodontist, 1999, 69: 131-138.

[42] Melsen B, Costa A. Immediate loading of implants used for orthodontic anchorage[J]. Clinical Orthodontics and Research, 2000, 3: 23-28.

[43] Melsen B, Verna C. A rational approach to orthodontic anchorage[J]. Progress in Orthodontics, 2000, 1: 10-22.

[44] Melsen B, Garbo D. Treating the ' impossible case' with the use of the Aarhus Anchorage System[J]. Journal of Orthodontics, 2004, 1: 13-20.

[45] Miyajima K, Nagahara K, Iizuka T. Orthodontic treatment for a patient after menopause[J]. Angle Orthodontist, 1996, 66: 173-178.

[46] Mohri T, Hanada K, Osawa H. Coupling of resorption and formation on bone remodeling sequence in orthodontic tooth movement: a histochemical study[J]. Journal of Bone and Mineral Metabolism, 1991, 9: 57-69.

[47] Mori S, Burr DB. Increased intracortical remodeling following fatigue damage[J]. Bone, 1993, 14: 103-109.

[48] Nakamoto N, Nagasaka H, Daimaruya T, et al. Experimental tooth movement through mature and immature bone regenerates after distraction osteogenesis in dogs [J]. American Journal of Orthodontics and Dentofacial Orthopedics, 2002, 121: 385-395.

[49] Noble B. Bone microdamage and cell apoptosis[J]. European Cells and Materials, 2003, 6: 46-55.

[50] Ogasawara T, Yoshimine Y, Kiyoshima T, et al. In situ expression of RANKL, RANK, osteoprotegerin and cytokines in osteoclasts of rat periodontal tissue[J]. Journal of Periodontal Research, 2004, 39: 42-49.

[51] Oshiro T, Shiotani A, Shibasaki Y, et al. Osteoclast induction in periodontal tissue during experimental movement of incisors in osteoprotegerin-deficient mice[J]. Anatomical Records, 2002, 266: 218-225.

[52] Quinlan P, Nummikoski P, Schenk R, et al. Immediate and early loading of SLA ITI single-tooth implants: an in vivo study[J]. International Journal of Oral and Maxillofacial Implants, 2005, 20: 360-370.

[53] Reitan K. Clinical and histologic observations on tooth movement during and after orthodontic treatment[J]. American Journal of Orthodontics, 1967, 53: 721-745.

[54] Ricketts RM. The wisdom of the bioprogressive philosophy[J]. Seminars in Orthodontics, 1998, 4: 201-209.

[55] Roberts WE. Adjunctive orthodontic therapy in adults over 50 years of age[J]. Clinical management of compensated, partially edentulous malocclusion. Journal of the Indiana Dental Association, 1997, 76: 33-38, 40.

[56] Roberts WE, Helm FR, Marshall KJ, Gongloff RK. Rigid endosseous implants for orthodontic and orthopaedic anchorage[J]. Angle Orthodontist, 1990, 59: 247-256.

[57] Roblee RD, Bolding SL, Landers JM. Surgically facilitated orthodontic therapy: a new tool for optimal interdisciplinary results[J]. Compendium of Continuing Education in Dentistry, 2009, 30: 264-275.

[58] Sanjideh PA, Rossouw PE, Campbell PM, et al. Tooth movements in foxhounds after one or two alveolar corticotomies[J]. European Journal of Orthodontics, 2010, 32: 106-113.

[59] Serra G, Morais LS, Elias CN, et al. Sequential bone healing of immediately loaded mini-implants: histomorphometric and fluorescence analysis[J]. American Journal of Orthodontics and Dentofacial Orthopedics, 2010, 137: 80-90.

[60] Steineche T, Hauge E. Normal structure and function of bone[J]. In: HA Yuehuei, ML Kylie (eds) Handbook of Histology Methods for Bone and Cartilage. Totowa: Humana Press, 2003.

[61] Taguchi A, Asano A, Ohtsuka M, et al. Observer performance in diagnosing osteoporosis by dental panoramic radiographs: results from the osteoporosis screening project in dentistry (OSPD)[J]. Bone, 2008, 43: 209-213.

[62] Tanne K, Nagataki T, Matsubara S, et al. Association between mechanical stress and bone remodeling[J]. Journal of the Osaka University Dental School, 1990, 30: 64-671.

[63] Thilander B, Odman J, Lekholm U. Orthodontic aspects of the use of oral implants in adolescents: a 10-year follow-up study[J]. European Journal of Orthodontics, 2001, 23: 715-731.

[64] Van Sickels JE, Richardson DA. Stability of orthognathic surgery: a review of rigid fixation[J]. British Journal of

Maxillofacial Surgery, 1996, 34: 279-285.

[65] Verborgt O, Gibson GJ, Schaffler MB. Loss of osteocyte integrity in association with microdamage and bone remodeling after fatigue in vivo[J]. Journal of Bone and Mineral Research, 2000, 15: 60-67.

[66] Verna C, Melsen B. The biology of tooth movement[J]. In: G Fiorelli, B Melsen (eds) Biomechanics in orthodontics-Rel. 1 on CD ROM. Arezzo, Italy: Libra Ortodonzia, 2002.

[67] Verna C, Melsen B, Melsen F. Differences in static cortical bone remodeling parameters in human mandible and iliac crest[J]. Bone, 1999a, 25: 577-583.

[68] Verna C, Zaffe D, Siciliani G. Histomorphometric study of bone reactions during orthodontic tooth movement in rats[J]. Bone, 1999b, 24: 371-379.

[69] Verna C, Dalstra M, Melsen B. The rate and the type of orthodontic tooth movement is influenced by bone turnover in a rat model[J]. European Journal of Orthodontics, 2000, 22: 343-352.

[70] Verna C, Dalstra M, Melsen B. Bone turnover rate in rats does not influence root resorption induced by orthodontic treatment[J]. European Journal of Orthodontics, 2003, 25: 359-363.

[71] Verna C, Dalstra M, Lee TC, et al. Microcracks in the alveolar bone following orthodontic tooth movement: a morphological and morphometric study[J]. European Journal of Orthodontics, 2004, 26: 459-467.

[72] Verna C, Hartig L, Kalia S, et al. Influence of steroid drugs on orthodontically induced root resorption[J]. Orthodontics and Craniofacial Research, 2006, 9: 57-62.

[73] von Bohl M, Maltha JC, Von Den Hoff JW, et al. Focal hyalinization during experimental tooth movement in beagle dogs[J]. American Journal of Orthodontics and Dentofacial Orthopedics, 2004, 125: 615-623.

[74] Wang L, Lee W, Lei DL, et al. Tissue responses in corticotomy-and osteotomy-assisted tooth movements in rats: histology and immunostaining[J]. American Journal of Orthodontics and Dentofacial Orthopedics, 2009, 136: 770-771.

[75] Wilcko MT, Wilcko WM, Pulver JJ, et al. Accelerated osteogenic orthodontics technique: a 1-stage surgically facilitated rapid orthodontic technique with alveolar augmentation[J]. Journal of Oral and Maxillofacial Surgery, 2009, 67: 2149-2159.

[76] Winkler DG, Sutherland MK, Geoghegan JC, et al. Osteocyte control of bone formation via sclerostin, a novel BMP antagonist[J]. EMBO Journal, 2003, 22: 6267-6276.

[77] Yamaguchi M. RANK/RANKL/OPG during orthodontic tooth movement[J]. O rthodontics and Craniofacial Research, 2009, 12: 113-119.

[78] Yamashiro T, Sakuda M, Takano-Yamamoto T. Experimental tooth movement in ovariectomozed rats[J]. Journal of Dental Research, 1994, 73: 148.

[79] Yoneda T, Hagino H, Sugimoto T, et al. Bisphosphonate-related osteonecrosis of the jaw: position paper from the Allied Task Force Committee of Japanese Society for Bone and Mineral Research, Japan Osteoporosis Society, Japanese Society of Periodontology, Japanese Society for Oral and Maxillofacial Radiology, and Japanese Society of Oral and Maxillofacial Surgeons[J]. Journal of Bone and Mineral Metabolism, 2010, 28: 365-383.

[80] Zaffe D, Verna C. Acid and alkaline phosphatase activities in rat's alveolar bone experimentally loaded by orthodontic forces[J]. Italian Journal of Mineral and Electrolyte Metabolism, 1995, 9(Suppl 1): 11.

[81] Zahrowski JJ. Optimizing orthodontic treatment in patients taking bisphosphonates for osteoporosis[J]. American Journal of Orthodontics and Dentofacial Orthopedics, 2009, 135: 361-374.

[82] Zhang L, Zhao Z, Li Y, et al. Osseointegration of orthodontic micro-screws after immediate and early loading[J]. Angle Orthodontist, 2010, 80: 354-360.

第 11 章
正畸医师何时向内分泌医师征求建议

▶ 11.1　概述

多种牙畸形需要立即转诊至内分泌科医师处。单个中切牙和(或)乳牙滞留,合并小下颌可能是生长激素缺乏和垂体功能减退症的表现。相反,上、下牙列大面积散在间隙、舌体肥大、下颌前突(可能伴随着高大的身材)提示患者可能患有由于生长激素过多导致的肢端肥大症(巨人症)。如果患者患有与甲状腺功能减退或功能亢进症状相关的牙滞留或早萌,伴或不伴甲状腺肥大,必须立即转诊至内分泌科。上颌骨或下颌骨骨化性纤维瘤伴血钙升高,可能是甲状旁腺功能亢进—颌骨肿瘤综合征的临床表现。乳牙牙根未吸收就过早脱落提示患儿可能伴低磷酸酯酶症,需内分泌医师会诊。伴有牙源性脓肿的佝偻病可能是 X 性染色体遗传低磷酸盐血症佝偻病;反之,上颌骨和(或)下颌骨放射性阻射提示骨硬化病。上颌骨或下颌骨骨纤维异常增殖症是 McCune—Albright 综合征的临床表现之一。糖尿病患者需密切观察是否伴有牙周炎,与内分泌医师保持紧密联系对有效预防伴糖尿病的牙龈疾病非常重要。当一个身材矮小的年轻女孩口腔临床表现为腭盖高拱和牙列拥挤,并伴有 Turner 综合征的其他临床特征时,需要转诊至内分泌医师处。另外,牙龈色素沉着伴皮肤异常的色素沉着,可能是原发性肾上腺功能不全的临床表现。

▶ 11.2　引言

激素对正畸治疗会产生影响,激素通过多种途径发挥作用:内分泌(激素作用于远端组织),旁分泌(激素作用于邻近组织),自分泌(激素作用于自身组织)。正畸牙移动和骨改建联系紧密,依赖于全身及局部的激素作用。骨改建和骨重建是正畸牙移动的两个重要部分,它是一个连续的过程,包括旧骨吸收(骨吸收)和新骨形成(骨形成)。骨吸收和骨形成依赖于激素的作用,包括甲状旁腺、1,25-二羟维生素 D,胰岛素样生长因子和甲状腺素。

许多内分泌疾病都伴有口腔特征性表现,了解这些疾病对于明确诊断和正畸治疗非常重要。本章的目标是促进内分泌医师和正畸医师的交流,并详细介绍常见几种内分泌疾病的口腔临床表现。表 11.1 罗列了本章中将讨论的各类疾病,包括其病因和主要的口腔/牙齿临床表现。

▶ 11.3　生长激素缺乏症

生长激素缺乏症可单发或与其他垂体激素异常合并出现。生长激素由脑垂体分泌,受下丘脑的调节,是保证儿童正常生长发育,维持成年人体内正常的脂肪分布及骨、肌肉健康所必需的激素。生长激素缺乏可以是先天或后天获得。多数生长激素缺乏(GHD)为特发性,其他致病因素包括中枢神经系统解剖异常,如下丘脑-脑垂体轴异常、颅脑肿瘤、外伤、感染、脑部放射治疗等。

表 11.1　内分泌疾病的口腔表现

疾病	病因	口腔表现
生长激素缺乏症	多种遗传病因，多数为先天性	牙迟萌，小下颌，面中部发育不足，单个中切牙
巨人症（肢端肥大症）	多数由垂体腺瘤引起，与 McCune-Albright 综合征和多发性神经纤维瘤病 1 型相关	牙列散在间隙，下颌前突，反颌，面部特征粗犷
甲状腺疾病	先天性或后天获得	牙齿早萌或迟萌，牙龈疾病，巨舌
甲状旁腺功能亢进-颌骨肿瘤综合征	HRPT2 基因突变	上颌骨或下颌骨骨化性纤维瘤
低磷酸酯酶症	ALPL 基因突变	乳牙早失
营养性佝偻病	与钙、磷、维生素 D 缺乏有关	釉质发育不全
1-α 羟化酶缺乏症佝偻病	CYP27B1 突变	釉质发育不全，牙体变色呈黄色或灰色
X-连锁低磷性佝偻病	PHEX 基因突变	牙本质矿化不全引起复发性牙源性脓肿
骨纤维异常增殖症	GNAS1 基因突变	上颌骨或下颌骨病变呈毛玻璃样改变
糖尿病	1 型糖尿病为自身免疫性的多基因疾病，2 型糖尿病为与肥胖相关多基因疾病，多数 1 型和 2 型糖尿病的病因不明	牙龈炎和牙周炎；牙过早脱落
原发性肾上腺功能不全	先天性或后天获得	牙龈色素沉着
Turner 综合征	X 染色体部分或全部缺失	腭盖高拱，牙列拥挤，下颌后缩

11.3.1　临床表现和生化检查结果

GHD 患者常伴有乳牙及恒牙迟萌。未经治疗的 GHD 儿童面高、面宽和头围较同年龄儿童小。生长激素对上、下颌骨特别是下颌骨的生长非常重要。GHD 儿童下颌骨和下颌骨大小不一致，临床表现为下颌后缩，牙列拥挤。GHD 的特征性表现是生长迟缓，药理刺激试验发现胰岛素样生长因子 1（IGF-1 或生长介素-C）和生长激素水平降低。如临床发现牙齿迟萌，小下颌，单个中切牙，特别是生长缓慢或身材矮小的儿童应转诊至内分泌医师处。

11.3.2　诊断

根据临床表现和生化检查结果诊断 GHD。如果患者被确诊为 GHD，需常规拍摄颅脑 MRI 检查脑垂体，排除潜在的中枢神经系统异常。

11.3.3　治疗

治疗期间按医嘱每天皮下注射生长激素治疗 GHD。尽管这种方法不会影响牙齿的形成，但会影响正畸治疗的时机。因此，正畸医师与内分泌医师之间保持沟通非常重要。生长激素治疗可增加患者面高，对面宽影响较小，还可能会影响颌骨对称性。过度使用生长激素会引起下颌过度生长。正畸干预结合生长激素治疗可矫正 GHD 引起的小下颌。Tsuboi 等报道了 1 例正畸过程中应用生长激素治疗的 GHD 患者，在促进颅颌面结构生长的同时可以刺激身高的增长。

单个中切牙是单纯性 GHD 或垂体激素缺乏相关 GHD 的临床表现之一，同时也是单个中切牙综合征（SMMCI）的典型特征。如果临床检查发现患者单个上颌中切牙，并伴有身材矮小或生长迟缓，牙科医师应转诊至内分泌科和颅颌面中心作进一步检查和治疗。

11.4 生长激素过多

垂体分泌生长激素过多，会引起一系列临床特征性表现。一个生长期生长激素分泌过多儿童，身材异常高大，通常因巨人症就诊。如果生长激素过剩发生在成年人，则诊断为肢端肥大症。巨人症和肢端肥大症的最常见病因是脑垂体腺瘤，一种垂体腺的良性肿瘤。根据患者的临床表现，如果怀疑该患者患有肢端肥大症，应转诊至内分泌医师处。

11.4.1 临床表现

肢端肥大症常见的临床表现为下颌骨过度生长引起的下颌前突，舌体过大，面部特征粗犷，如前额突出、上颌骨过宽，牙列散在间隙，骨性Ⅲ类错𬌗(图 11.1)。其他的特征包括身材高大，特别是儿童期患病的患者手脚肥大，出汗过多，肌无力，皮肤增厚，肿瘤巨大时，产生的压迫症状可导致头痛和视力障碍。

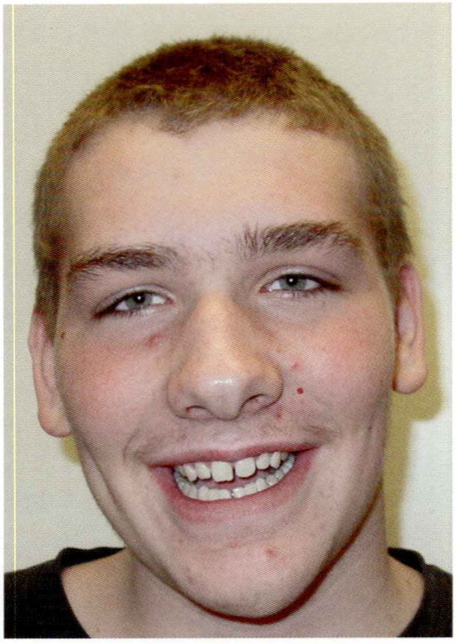

图 11.1　巨人症儿童临床特征为牙列散在间隙，下颌前突，面部粗犷。

11.4.2 诊断

根据 IGF-1 水平，口腔糖耐量试验后生长激素水平的改变和脑垂体影像诊断生长激素过多。在颅骨影像中偶尔可见蝶鞍增大。Chang 等报道了 1 例由垂体腺瘤引起的巨人症患者，要求矫正由于下颌前突引起的前牙开𬌗。头颅定位侧位片上可见蝶鞍在三维方向上均有增大，蝶鞍底加深。但通常情况下，主要通过 MRI 诊断垂体肿瘤，而不是 X 线平片检查。

11.4.3 治疗

肢端肥大症的治疗包括垂体切除和(或)生长抑素类似物治疗。患者病情得到有效控制后，考虑正颌手术矫正咬合和侧貌，这类患者应防止复发。Yagi 报道了 1 例肢端肥大症患者，经蝶骨垂体切除术后用药物维持，5 年后接受正颌正畸联合治疗。不幸的是，患者在保持期拍摄 MRI 发现病变有复发，IGF-1 水平增高，下颌轻度前突。

11.5 甲状腺疾病

甲状腺分泌两种激素：降血钙素和甲状腺素。降血钙素是骨代谢中的一种激素，作用效果与甲状旁腺素(PTH)相反，可降低血清中钙离子水平。据报道，降血钙素可有效治疗骨质疏松和颌骨巨细胞肉芽肿。但是，由于降血钙素可能会引起过敏反应和快速抗菌反应，其临床应用受一定限制。目前尚无降血钙素过多或缺乏引起相关疾病的报道，因此，本章将着重讨论甲状腺素。

甲状腺素(T4)是一种激素原，可以转换为活化形式三碘甲状腺氨酸(T3)。这种活化的激素可以影响所有细胞的活性和代谢，在生长发育中起着非常重要的作用。甲状腺疾病可以是先天性，也可以是后天获得的。获得性甲状腺疾病多数为自身免疫病。桥本甲状腺炎与甲状腺功能减退有关，而格雷夫斯病多有甲状腺功能亢进引起。

甲状腺功能减退、甲状腺功能亢进和甲状腺肿瘤治疗均可影响口腔健康。甲状腺功能减退或功能亢进患者可见明显的甲状腺肿(图 11.2)，如临床发现此症状应及时转诊至内分泌科医师处。如发现儿童牙齿早萌或迟萌，牙科医师应怀疑该患儿可能患甲状腺疾病。

11.5.1　临床表现

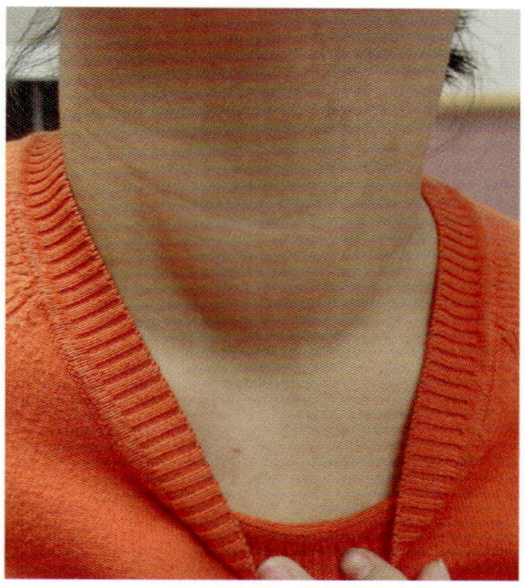

图 11.2　甲状腺功能亢进儿童临床可见甲状腺肿

甲状腺功能减退的常见症状为疲劳、嗜睡、皮肤干燥、毛发干枯、畏寒、体重轻度增加、便秘等。甲状腺功能减退儿童生长速度减慢，生长速度与疾病的严重程度相关。儿童甲状腺功能减退伴有各种不同的口腔症状，包括错𬌗、乳牙和恒牙迟萌、舌体增大、牙龈肿胀、易患龋和牙龈疾病。成年甲状腺功能减退患者舌体增大、伤口不易愈合，味觉和嗅觉丧失。

甲状腺功能亢进的常见症状为体重减轻、入睡困难、学习或工作效率下降等。突眼是格雷夫斯病的主要特征。甲状腺功能亢进儿童常伴有牙齿早萌。甲状腺肿瘤的常用治疗方法是大剂量使用放射性碘，治疗后可引起牙龈疼痛及水肿，唾液量增多。

11.5.2　诊断

根据临床诊断和实验室检查结果诊断甲状腺疾病。如临床中发现患者伴有甲状腺肿，特别是存在明显的结节，可考虑行甲状腺功能检查，通常检查促甲状腺激素（TSH）和甲状腺素（T4 或游离 T4）水平，并转诊至内分泌科。TSH 水平升高，甲状腺素水平下降，可诊断为原发性甲状腺功能减退。TSH 水平下降，甲状腺素水平升高可诊断为原发性甲状腺功能亢进。

11.5.3　治疗

甲状腺功能减退可选择甲状腺激素替代疗法。甲状腺功能亢进则需对因治疗，包括应用放射性碘、抗甲状腺药物和（或）手术。高水平甲状腺素（无论是原发性甲状腺功能亢进或是甲状腺素摄入过量）可引起破骨活跃，牙移动速度加快。在正畸治疗过程中，建议正畸医师与内分泌科医师密切合作，控制甲状腺素水平，利于牙齿的移动。

11.6　甲状旁腺功能亢进——颌骨肿瘤综合征

甲状旁腺素由甲状旁腺分泌，主要通过对维生素 D 代谢的影响促进骨吸收。（甲状旁腺素，PTH）可降低肾脏钙清除率，促进小肠钙吸收。低钙血症可使 PTH 分泌增加，继而引起继发性甲状旁腺功能亢进。当颌骨连续暴露于 PTH 中（全身注射或每 2 天 1 次局部缓释），外源性 PTH 可促进正畸牙移动，移动速度呈剂量依赖性。甲状旁腺功能亢进偶尔也可与骨化性纤维瘤并发，称为甲状旁腺功能亢进——颌骨肿瘤综合征。

骨化性纤维瘤是上颌骨或下颌骨内无痛性肿块，是一种局部进行性破坏的良性肿瘤。如上所述，骨化性纤维瘤与甲状旁腺功能亢进——颌骨肿瘤综合征相关。这是一种罕见的常染色体显性遗传病，肿瘤抑制基因 HRPT2 突变可引起此病。其特征性表现为早年出现多个甲状腺肿瘤，这些肿瘤可导致甲状旁腺功能亢进，上颌骨或下颌骨骨化性纤维瘤，有时还可伴有肾损伤和子宫肿瘤。如怀疑患者患有骨化性纤维瘤，应仔细询问患者是否有高钙血症和甲状旁腺功能亢进家族史，这对进一步检查和治疗非常重要。

11.6.1　临床表现和生化检查结果

除口渴、排尿增多、恶心、呕吐、便秘、虚弱、焦躁不安、困惑和精神状态改变外，高钙血症的临床表现不明显。甲状旁腺功能亢进表现为血钙水平升高，血磷水平下降。骨化性纤维瘤表现为骨骼硬化，下颌骨肿大。

11.6.2 诊断

根据临床表现，生化、影像学和组织学检查结果诊断甲状旁腺功能亢进。根据钙化程度的不同，病变的X线表现为全部透射影、混合性或全部阻射影，周围围绕一圈透射边缘。各种类型的病变周围均包绕有硬化的边缘。组织学检查可见肿瘤内含有牙骨质样或骨样团块，分布于纤维间质细胞中。

11.6.3 治疗

骨化性纤维瘤首选手术治疗。巨大病损，特别是上颌骨的大范围病损通常是进行性的，需要手术彻底切除。手术刮除后，约有1/3下颌骨出现复发，为了最大限度防止复发，建议整块或局部切除病变组织。Gurol报道了1例17岁骨化性纤维瘤患者，通过正颌正畸联合治疗成功矫正了下颌后缩畸形。

▶ 11.7 低磷酸酯酶症

低磷酸酯酶症是一种罕见的疾病，发生率为1∶100 000。编码TNSALP(组织非特异性碱性磷酸酶)的ALPL(碱性磷酸酶，肝脏/骨/肾脏)基因突变可引起低磷酸酯酶症，如临床发现患者牙齿过早脱落可考虑此病。TNSALP对骨和牙齿的矿化非常重要。临床中该病可分成五型：围产期致命型、婴儿型、儿童型、成人型和牙型。围产期型、婴儿型和儿童型的患儿可伴有严重的骨矿化不全，骨折发生率高。牙型患者临床症状局限于牙齿。牙科医师如怀疑患者患有低磷酸酯酶症，应询问患者是否有骨折史或骨骼畸形，必要时，转诊至内分泌科。

11.7.1 临床表现，影像学和生化检查结果

乳牙早失是低磷酸酯酶症的特征性口腔表现，最常累及切牙。牙骨质形成不全或发育不良被认为是乳牙早失的原因。也可伴发牙根吸收和釉质发育不全。影像学检查可见牙髓腔和根管扩大，下颌骨皮质骨厚度减小。牙齿组织学检查发现牙骨质厚度明显减小，减小量与疾病的严重程度相关。血清和骨碱性磷酸酶活性不足可引起佝偻病或软骨病。围产期型患儿多为死胎或出生后几天即死亡。婴儿型患儿在出生后6个月出现临床症状，包括血钙或尿钙升高，颅缝早闭和由于肋骨骨折及佝偻病引起的胸廓畸形在临床中常见。约50%婴儿型患儿随年龄的增长症状改善。

儿童型患儿多因乳牙早失到牙科医师处就诊。患儿可伴有骨骼畸形，如长头形，囟门宽大以及佝偻病的骨骼改变。表现为运动发育迟缓、生长缓慢、身材矮小，可伴或不伴有高钙血症。

成人型罕见，常在中年发病。轻症成年型低磷酸酯酶症应与牙型相鉴别，二者均伴有乳牙或恒牙早失及相似的生化检查结果。临床中，成人型患者常表现为反复的多发性长骨骨折和假性骨折。

11.7.2 诊断

低磷酸酯酶症还没有统一的诊断标准，所有分型均表现为血清碱性磷酸酶水平降低和ALPL基因突变。吡哆醛-5′-磷酸(一种ALP酶的底物)的循环浓度增加可作为该病的诊断标志。临床中根据病史，体格检查，影像学检查，血清ALP水平诊断此病。

11.7.3 治疗

低磷酸酯酶症的治疗原则是减轻疾病相关的症状。尽管有学者尝试用骨髓移植的方法治疗婴儿型患者，或用酶替代疗法治疗重型患者，但至今尚没有治疗低磷酸酯酶症的有效方法。必要时，可行牙科治疗，但仅限于乳牙列期。曾有1例低磷酸酯酶症的儿童，通过上颌扩弓矫正后牙反殆，体现了正畸医师在治疗低磷酸酯酶症引起的无牙症中的重要性。

11.8 佝偻病

维生素 D 的合成是一个多步骤过程。维生素 D 来源有两个途径，一是皮肤中贮存的胆固醇转化为维生素 D_3，二是从植物和动物饮食中吸收维生素 D_2 和维生素 D_3。在肝脏中，维生素 D_2 和维生素 D_3 通过 25-羟基化作用产生 25(OH)维生素 D。第二次羟基化作用发生于肾脏中（通过 1-α 羟化酶），形成活性代谢产物——1,25$(OH)_2$ 维生素 D，它可促进小肠对钙、磷的吸收，增加肾脏对磷的重吸收，促进骨释放钙和磷。在儿童和青少年，维生素 D 缺乏可引起佝偻病和软骨病，在成年人可引起软骨病。佝偻病和软骨病临床表现为骨骼变软和畸形。

生长发育期新骨形成时，骨改建过程中骨矿化障碍引起佝偻病，骨改建过程中骨再矿化障碍引起软骨病。佝偻病患儿通常因牙发育迟缓和牙齿迟萌、釉质发育不全到正畸科就诊，这些患儿还可伴有体重或身高增长缓慢，骨骼表现为额部隆起和弓形腿。如果患者存在以上这些症状，则提示可能是营养性或遗传性佝偻病。如果患者出现反复的、不明原因的牙源性脓肿，提示可能是 x-连锁低磷性佝偻病，其他的临床及实验室检查可辅助诊断。如果正畸医师通过患者的临床表现怀疑是佝偻病，应转诊至内分泌医师处。正畸医师应充分意识到内分泌治疗对于牙齿发育的重要性。

11.8.1 临床表现，影像学和生化检查结果

佝偻病与牙齿迟萌有关，患儿出生 9 个月后乳切牙萌出，14 个月后第一乳磨牙萌出。釉质发育不全增加龋易感性。佝偻病的临床特征包括牙发育不全、颅骨软化（婴儿颅骨变软、变薄），额部隆起，肋软骨联合肿大（串珠肋），脊柱侧凸和弓形腿。通常婴儿肤色较深，母乳喂养时间长和（或）缺乏日光照射。X 线特征性表现为干骺端杯口样变形，呈扇形展开（图 11.3）。维生素 D 缺乏引起的营养性佝偻病，25(OH)维生素 D 水平降低，血清 ALP 和 PTH 水平升高，血钙和血磷水平降低。钙磷缺乏引起的佝偻病与营养性佝偻病生化检查结果相似，但前者 25(OH)维生素 D 水平正常。

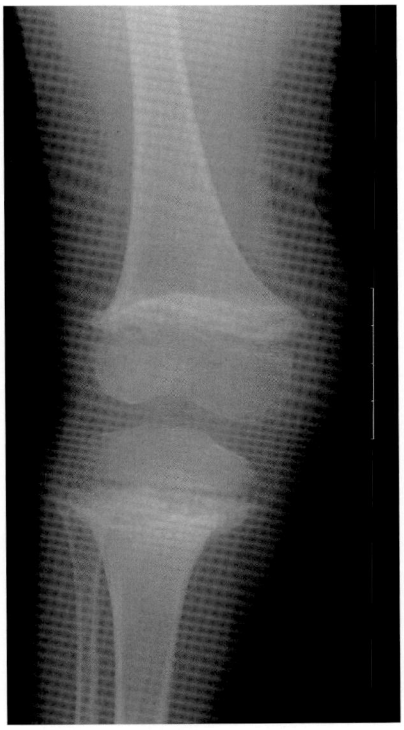

图 11.3　佝偻病 x 线表现：宽大的干骺端呈喇叭口型

11.8.2 诊断

根据临床表现，生化检查结果诊断维生素 D 缺乏引起的营养性佝偻病。

11.8.3 治疗

佝偻病药物治疗包括维生素 D 或其代谢产物，这些药物可影响牙齿发育和牙移动。Kawakami 和 Takano-Yamamoto 发现在大鼠磨牙牙根局部应用 1,25$(OH)_2$ 维生素 D_3 后正畸牙移动，可增加牙槽骨矿化沉积速率。

11.8.4 营养性佝偻病

钙磷摄入不足和（或）维生素 D 缺乏可引起佝偻病和软骨病，营养性佝偻病的治疗包括通过饮食补充缺乏的成分等。

11.8.5 1-α 羟化酶缺乏症

1-α 羟化酶缺乏症是一种常染色体隐性遗传病，病因为编码 p450c1α 的基因突变引起维生素 D 代谢障碍。1-α 羟化酶在 25(OH)维生素 D 转化为 1，25$(OH)_2$维生素 D 过程中其关键作用。1-α 羟化酶

缺乏症的口腔表现包括釉质发育不全，牙体变色呈黄色或灰色，错𬌗畸形，牙龈炎和牙周炎。X线显示髓腔宽大，牙根短小。组织学特征为釉质基质异常和牙本质发育不良。实验室检查结果可见低钙血症，PTH和ALP水平升高，25(OH)维生素D浓度正常或升高，1，25$(OH)_2$维生素D浓度下降或不能检测到。

1-α羟化酶缺乏症患者除临床表现为佝偻病症状外，同时可伴有有低钙血症引起的肌无力、手足抽搐等。根据临床表现，影像学和实验室检查结果诊断该病。1-α羟化酶缺乏症的早期诊断对于大面积骨骼和牙齿畸形的预防非常重要。使用一定生理剂量的1，25$(OH)_2$维生素D(骨化三醇)替代疗法治疗1-α羟化酶缺乏症。

11.8.6 X-连锁低磷性佝偻病

X-连锁低磷性佝偻病(XLH，以往又称为抗维生素D性佝偻病)是一种X-染色体显性遗传病，由PHEX基因(在X-染色体上的与肽链内切酶有同源性的磷酸调控基因)突变引起。XLH是发展中国家遗传性佝偻病的最常见类型，其发病率约为1/2 000。XLH应与异常牙源性脓肿鉴别。

XLH患者慢性低磷血症可引起骨骼和牙齿矿化障碍。牙本质矿化不全可导致髓腔宽大，牙髓腔与釉牙骨质界之间可形成通道，微生物经该通道进入牙髓腔，引起牙源性脓肿。特别是当釉质磨耗和龋病时易发生牙源性脓肿。

XLH的临床表现包括生长发育障碍，弓形腿，身材矮小。面部特征为额部隆起和长头形。实验室检查结果可见低磷血症，血清ALP水平升高，血钙正常或稍低，1，25$(OH)_2$维生素D_3水平正常或降低，PTH水平正常或稍高。根据上述临床检查和实验室检查结果诊断XLH，存在反复的，自发性的不明原因牙源性脓肿患者应高度怀疑XLH。

11.9 骨硬化病

骨硬化病是一类罕见的遗传性骨骼疾病，其发病率为1：(100 000～500 000)。如患者骨骼密度增高，可怀疑此病。骨硬化病临床表现多样，重者新生儿期即死亡，轻者可无临床症状。重型为常染色体显性遗传，轻型为常染色体隐性遗传。表11.2列举了骨硬化病的不同类型。其发病与破骨细胞功能低下所导致的骨吸收障碍有关。虽然骨质极度致密，但骨转换缺陷使骨脆性反而增加。

表11.2 不同类型骨硬化病的临床表现和遗传性基础

骨硬化病类型	遗传方式	临床表现	口腔表现
婴儿型	常染色体隐性遗传	婴儿期发病。早期夭折，生长迟缓，鼻窦畸形导致鼻阻塞。骨髓衰竭引起血细胞减少。脑神经受压引起耳聋和失明。	牙迟萌，下颌骨骨髓炎，骨密度增高
中间型	常染色体隐性遗传	10岁前出现临床症状，症状与婴儿期相似，程度较轻	与婴儿型相同
成人发病1型	常染色体显性遗传	在青少年晚期或成年期发病。颅穹隆明显硬化，血清碱性磷酸酶水平正常，骨折概率不高。	骨硬化
成人发病2型	常染色体显性遗传	在青少年晚期或成年期发病。许多携带者无症状。症状包括： —颅底硬化 —骨中骨(图11.4) —骨折 —脑神经受压产生的神经症状 —骨髓衰竭 —血清酸性磷酸酶(TRAP)和肌酸激酶同工酶(CK)-BB水平升高	10%的患者患有下颌骨骨髓炎，骨密度增高

正畸过程中应考虑到骨硬化病患者破骨活性降低和骨改建缺陷。婴儿型骨硬化病患者口腔表现为牙迟萌，釉质发育不全，牙本质形成障碍，下颌骨前突和牙源性肿瘤。常染色体显性遗传骨硬化病患者牙萌出正常。拔牙时应谨慎，以免造成骨折和骨髓炎。

11.9.1　临床表现，影像学和生化检查结果

骨硬化病的口腔颌面部表现为面部发育畸形、骨骼密度改变、上颌骨和下颌骨骨密度增高、畸形牙、埋伏牙、牙发育迟缓、牙过早脱落和牙粘连。多数常染色体隐性遗传硬化症和 10%的常染色体显性遗传硬化症患者中患有下颌骨复发性骨髓炎，是该病的严重并发症之一，与颌骨血供不足有关。常染色体隐性遗传型患儿生长迟缓，鼻窦畸形引起鼻阻塞。颅骨骨质硬化使颅底各骨孔裂隙发生狭窄，使穿行于其中的脑神经受到挤压，可发生耳聋、失明等神经症状。病变骨组织逐渐替代骨髓，导致骨髓衰竭，进而患儿出现贫血、血小板减少，易瘀伤和出血，白细胞减少易反复感染。骨骼疼痛和骨折常见。上颌骨或下颌骨骨髓炎主要发生于老年人。

骨硬化病患者影像学检查发现骨硬化影像，骨全部硬化或硬化区域被光亮带替代，有时可见骨中骨(图 11.4)。常染色体显性遗传骨硬化病患者中，仅 2/3 CLCN-7 基因突变患者有不同程度的临床症状和体征，重者症状严重，轻者无明显症状，仅在影像学检查中发现异常骨硬化影像。骨硬化病患者生化检查可见血清酸性磷酸酶(TRAP)和肌酸激酶同工酶(CK-BB)水平升高，可依此从患者中区分携带者。

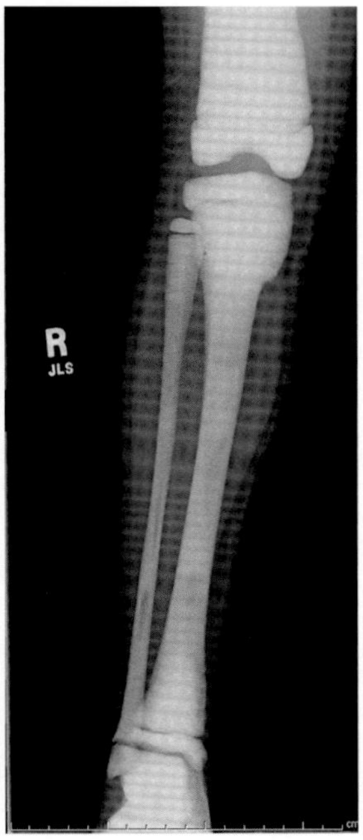

图 11.4　患骨硬化病的 10 岁女孩，X 线片显示胫骨皮质大范围硬化，骨中骨，骨骺端呈锥形烧瓶样畸形

11.9.2　诊断

根据临床表现、实验室和影像学检查结果诊断骨硬化病，多数病例有家族史。

11.9.3　治疗

治疗小儿骨硬化病主要是高钙血症和贫血的支持治疗，随后进行骨髓移植。可用全身支持疗法治疗明显的骨硬化，包括骨折矫形治疗，脑神经受压者可用神经外科介入治疗，贫血患者可酌情应用铁剂和(或)输血。其他方法还处于实验室研究阶段，尚未应用于临床。有学者报道应用大剂量 1,25$(OH)_2$ 维生素 D 治疗骨硬化病，同时限制钙的摄入，可改善临床症状。1,25$(OH)_2$维生素 D 可促进破骨细胞骨吸收，但是停药后治疗效果不能维持。有报道应用改善白细胞功能的 γ-干扰素可降低新发感染发生率。也有报道用骨髓移植方法治疗婴幼儿重型骨硬化病。

11.10　骨纤维异常增殖症

骨纤维异常增殖症是一种骨发育性疾病，系骨形成间充质发育异常。表现为成骨细胞分化和成熟障碍，正常骨组织被骨纤维组织替代和破坏。在颅面部主要表现为牙龈水肿及面部不对称。儿童期发病者，多发于 3～15 岁之间。该病一旦确诊，应转诊至内分泌科治疗。颅面部骨纤维异常增殖症是 McCune-Albright 综合征的临床表现之一，了解 McCune-Albright 综合征的其他临床表现非常重要，有利于正确诊断和针对性治疗。

在骨纤维异常增殖症和 McCune-Albright 综合征患者中证实了存在编码激活型 G 蛋白 α 亚基的 GNAS1 基因的激活性突变。激活型 G 蛋白 α 亚基是多种激素受体的主要介质。基因突变后受累组织

内受体不依赖与配体结合而被激活，引起骨损伤和内分泌功能亢进。激活型 Gsα 基因突变发生于胚胎期，但其发生的时段和突变时细胞团的大小、位置决定了病变的范围和严重程度。

11.10.1 临床表现，影像学和生化检查结果

骨组织纤维病变常可导致疼痛、骨折和(或)骨骼畸形。病变部位可局限于一块骨(单骨型)或多发性(包括多块骨—多骨型)，常累及长骨和肋骨。颅颌面骨纤维异常增殖症常累及上颌骨和下颌骨，两个区域临床特征相似。

影像学检查可见骨纤维异常增殖症病变区域边界清晰，特征性表现为骨皮质变薄，纤维组织矿化和骨形成，呈毛玻璃样改变，病变部位有时可由透射小梁分成多个小叶。主要症状为骨局部无痛性缓慢增生的包块，1/4 患者可伴有疼痛，颜面部畸形、不对称(图 11.5)。儿童骨纤维异常增殖症可直接破坏牙胚影响牙齿的萌出。病变也可引起牙齿扭转和错位。上颌骨病变呈浸润性生长，头颅侧位片上可见上颌窦底壁消失。下颌骨病变常侵犯颊侧或颊舌侧。

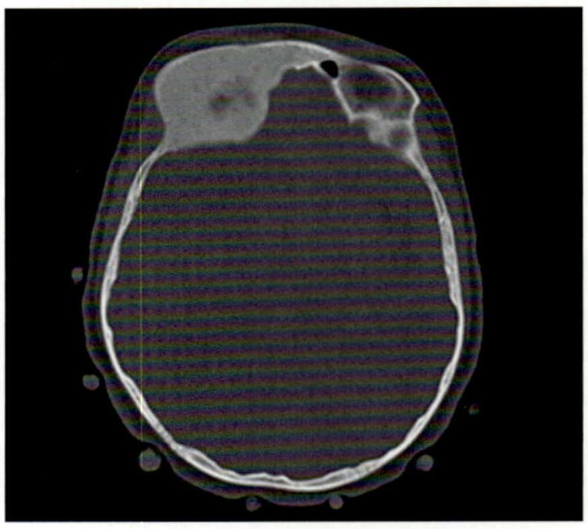

图 11.5 CT 影像显示 8 岁上颌骨骨纤维异常增殖症儿童眶周隆起

骨纤维异常增殖症的血清骨标记物改变不显著，碱性磷酸酶(ALP)活性和骨改建标记物偶有升高，钙、磷水平正常。内分泌检查可见内分泌腺功能亢进，如甲状旁腺功能亢进、皮质醇增多症、巨人症、肢端肥大症和高泌乳素血症。还可伴有甲状腺功能亢进，B 超表现为结节性甲状腺肿。尿磷酸盐增多引起血清磷浓度降低。

McCune-Albright 综合征女性患者由于卵巢囊肿分泌雌激素，常伴有性早熟。其他内分泌腺的病变还可引起甲状腺功能亢进、皮质醇增多症、巨人症、肢端肥大症和高泌乳素血症等。McCune-Albright 综合征的另一典型症状为边缘不规则的皮肤牛奶咖啡斑，与皮节分布一致，且多发于骨病灶的同侧，很少超越中线(图 11.6)。

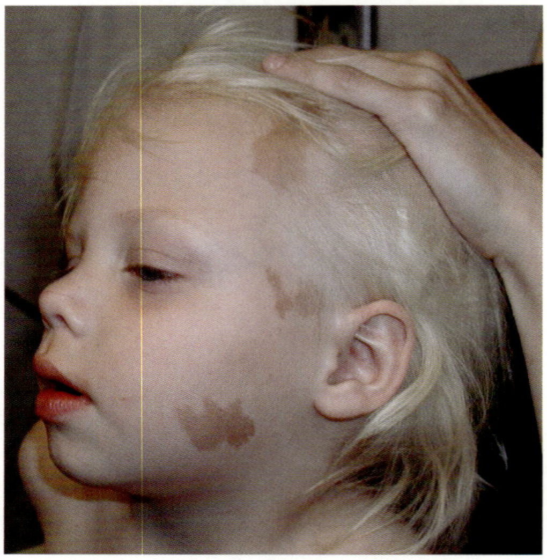

图 11.6 McCune-Albright 综合征患者面部可见特征性边缘不规则的皮肤牛奶咖啡斑

11.10.2 诊断

患者一旦诊断为骨纤维异常增殖症，应高度怀疑 McCune-Albright 综合征。McCune-Albright 综合征在临床中很容易漏诊，建议医师仔细检查骨纤维异常增殖症患者是否存在皮肤牛奶咖啡斑，并进行内分泌检查。有研究发现，9 例骨纤维异常增殖症患者中，5 例有皮肤牛奶咖啡斑，3 例血清甲状腺素水平异常，1 例患者患有甲状腺功能亢进需外科手术切除甲状腺。正畸医师使用的常规检查在该病的诊断中非常有用，曲面断层片上可见颌骨不对称和毛玻璃样骨改变。

11.10.3 治疗

本病至今没有一种明确的治疗方法。轻症患者病变进展缓慢或终身无改变；重症患者病变呈进行性，进展较快，不断有新的病变出现。进行性病变可引起长骨和颅骨畸形，反复骨折。有些患者应用双磷酸盐可缓解疼痛症状，但对病变本身的治疗无效。根据内分泌相关症状和累及的内分泌腺进行内分泌治疗。

颅骨骨纤维异常增殖症患者应定期观察。总体来说，由于青少年时期病变会有进展，建议正畸治疗

推迟到青春期后进行。如病变发展较快，伴有功能障碍者，应尽早手术切除。多数患者正畸效果不佳，容易复发而需再次矫正。正畸医师应与内分泌科医师密切联系，共同商定骨纤维异常增殖症患者的正畸治疗时机。

11.11　糖尿病

糖尿病是一组以高血糖为特征的代谢性疾病，典型症状为多饮、多尿、体重减轻。胰岛素分泌缺陷或胰岛素抵抗均可引起高血糖。可分为 1 型糖尿病和 2 型糖尿病。1 型糖尿病又称为青少年糖尿病，是因自身所致的胰腺内产生胰岛素的胰岛细胞被破坏的慢性疾病。1 型糖尿病多见于青少年，用胰岛素和饮食治疗。2 型糖尿病以胰岛素抵抗为主要特征，胰岛素相对不足，与肥胖相关。人群中 1 型糖尿病和 2 型糖尿病的发病率逐年上升，随着肥胖儿童的增多，儿童和青少年 2 型糖尿病发病率明显升高。未控制的糖尿病会造成血循环障碍、免疫力低下、唾液中葡萄糖水平增高，均可增加发生牙龈炎和牙周炎的风险。吸烟和口腔卫生不良会增加该风险的发生率。

11.11.1　临床表现

未控制的糖尿病患者容易患牙周病。初期表现为牙龈炎，牙龈发红、水肿、易出血、龈袋形成。如牙龈炎为得到控制，可发展为牙周炎，进而牙齿脱落。

11.11.2　治疗

有效控制糖尿病对于控制牙周病非常重要。保持口腔清洁，戒烟，常规口腔检查可有效预防牙龈疾病。2 型糖尿病在疾病初期血糖轻度升高者，可增加体育锻炼和调整饮食治疗。当疾病进一步发展，需要服用口服降血糖药物或胰岛素治疗。血糖未控制的糖尿病患者不适宜做正畸治疗，因为机械应力可增加组织反应，牙齿松动度增加。另外，糖尿病患者牙周支持不足，在正畸治疗过程中，正畸医师应与内分泌科医师紧密协作，以保证整个正畸治疗过程中血糖水平得到有效控制。

11.12　肾上腺疾病

原发性肾上腺功能不全(PAI)是一种因肾上腺丧失分泌皮质醇和醛固酮功能引起的疾病，其常见病因为结核感染后自身免疫性肾上腺破坏(Addison 病)。如临床发现患者口腔黏膜色素沉着和异常皮肤色素沉着，提示该患者可能患原发性肾上腺功能不全。

11.12.1　临床表现和生化检查结果

慢性肾上腺功能不全患者症状多种多样，包括疲劳、厌食、体重减轻、腹部疼痛、恶心、呕吐、身体虚弱等。皮肤色素沉着增加，特别是瘢痕部位(图 11.7)和未暴露部位(如掌纹、乳晕和腋下)色素沉着尤为显著，牙龈可见色素线。可出现低血糖和低血压症状。特征性的实验室检查结果包括低血钠、高血钾、血浆皮质醇水平降低、促肾上腺皮质激素水平升高，其中低血钠和高血钾由盐皮质激素缺乏引起。

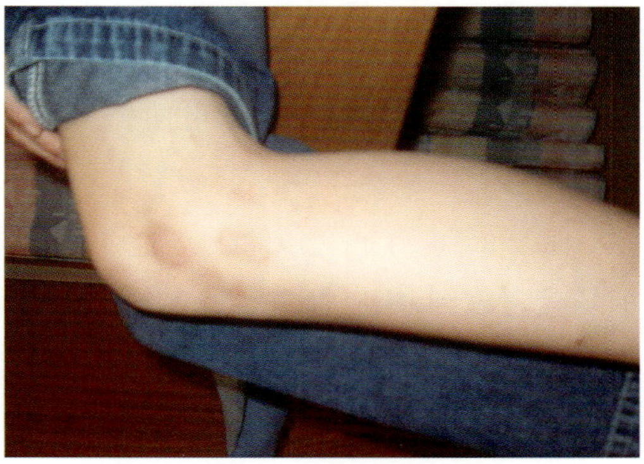

图 11.7　PAI 儿童瘢痕部位色素沉着增加

11.12.2　诊断

根据临床表现和实验室检查结果诊断原发性肾上腺功能不全。

11.12.3 治疗

口服糖皮质激素和盐皮质激素替代治疗原发性肾上腺功能不全。值得注意的是，肾上腺功能不全患者正畸治疗时，必须增加糖皮质激素的替代剂量以模拟正常的生理反应。再次强调，由于手术过程中(以及其他应激)患者体内所需糖皮质激素剂量增加，肾上腺功能不全患者在手术前请内分泌科医师会诊非常重要。

11.13 先天性卵巢发育不全综合征

临床常常将其称为 Turner 综合征，为部分或全部缺少一条 X 染色体所致的腭盖高拱，牙列拥挤(图 11.8)。其他的面部特征有内眦赘皮、低位大耳、眼球突出、蹼颈、后发际线低。身材矮小为 Turner 综合征最恒定的特征，是本病的最重要诊断指标。

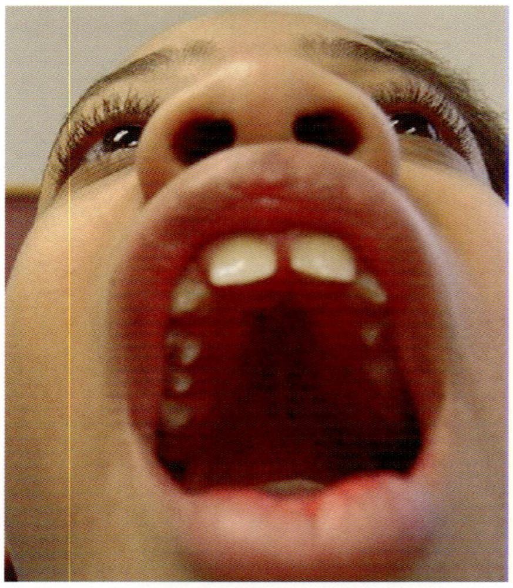

图 11.8 一位 Turner 综合征女孩腭盖高拱

11.13.1 临床表现和影像学检查结果

除了身材矮小外，Turner 综合征女性常伴有卵巢功能早衰，引起第二性征发育不良，无生育能力。卵巢内快速卵母细胞凋亡和纤维化引起卵巢卵母细胞功能早衰。X 染色体上 SHOX(矮小同源盒基因)基因拷贝丢失引起身材矮小，这种特殊的基因在长骨的生长中起关键作用。儿童及青少年生长减慢，成年后身高仅 143～145 cm。其他的临床表现为肘外翻，第四、第五掌骨短小，手腕马德隆畸形，盾状胸，乳头宽大等，这些骨骼表现由 SHOX 基因丢失所致。先天性心脏病(特别是主动脉缩窄和主动脉瓣狭窄)以及肾脏畸形(如马蹄肾)常见。

Turner 综合征女孩颅颌面表现有腭盖高拱，头影测量特征与家庭中其他成员(母亲和姐妹)不同，这些特征包括：后颅底长度减小；蝶鞍点到上腭、关节窝、下颌角点的距离减小，下颌骨长度减小，临床表现为下颌后缩畸形。

11.13.2 诊断

根据临床表现和染色体分析诊断 Turner 综合征。

11.13.3 治疗

尽早使用生长激素治疗可使患儿身高明显增长。多数女孩在青春期需应用雌激素替代疗法诱导发育。

Turner 综合征女孩的正畸治疗受其颅颌面特征和颅颌面生长时机及速率的影响。正畸治疗设计时还应考虑到：心血管畸形患者预防性使用抗生素；牙形态异常者调殆；根据患者生长发育和进入青春期的差异调整治疗时机；生长激素治疗的影响。正畸医师应与内分泌科医师、心脏科医师、遗传学家及时沟通，预防正畸过程中不良反应的产生。

11.14 结论

牙科医师和正畸医师与内分泌科合作的第一步是要了解激素作用的基本原理及其对牙齿发育的影

响，这有利于诊断和治疗有明显口腔表现的内分泌疾病和代谢性骨疾病。明确的诊断可有效对因治疗，避免产生未控制内分泌疾病及代谢性疾病引起的长期后遗症。如怀疑患者患有内分泌疾病，应转诊至内分泌科医师处确诊。只有当内分泌疾病得到有效控制后，才可以开始正畸治疗。在正畸治疗过程中，正畸医师应与内分泌医师协同治疗以获得最佳的治疗效果，预防不良反应的产生。

参考文献

[1] Akintoye SO, Lee JS, Feimster T, et al. Dental characteristics of fibrous dysplasia and McCune-Albright syndrome [J]. Oral Surgery, Oral Medicine, Oral Pathology, Oral Radiology and Endodontics, 2003, 96: 275-282.

[2] Altay AN, Kocadereli I, Atar G. Palatal expansion with a total denture[J]. Journal of Clinical Pediatric Dentistry, 1995, 19: 251-253.

[3] Araki M, Hashimoto K, Sawada K, et al. Radiographic appearance of fibrous dysplasia associated with the maxillary sinus[J]. Oral Radiology, 1995, 11: 23-30.

[4] Artman HG, Boyden E. Microphthalmia with single central incisor and hypopituitarism[J]. Journal of Medical Genetics, 1990, 27: 192-193.

[5] Beumer J, Trowbridge HO, Silverman S Jr, et al. Childhood hypophosphatasia and the premature loss of teeth[J]. A clinical and laboratory study of seven cases. Oral Surgery, Oral Medicine, Oral Pathology, 1973, 35: 631-640.

[6] Bruckner RJ, Rickles NH, Porter DR. Hypophosphatasia with premature shedding of teeth and aplasia of cementum [J]. Oral Surgery, Oral Medicine, Oral Pathology, 1962, 15: 1351-1369.

[7] Carpten JD, Robbins CM, Villablanca A, et al. HRPT2, encoding parafibromin, is mutated in hyperparathyroidism-jaw tumor syndrome[J]. Nature Genetics, 2002, 32: 676-680.

[8] Chang H, Tseng Y, Chou T. An enlarged sella turcica on cephalometric radiograph[J]. Dentomaxillofacial Radiology, 2005, 34: 308-312.

[9] Chapple IL. Hypophosphatasia: dental aspects and mode of inheritance[J]. Journal of Clinical Periodontology, 1993, 20: 615-622.

[10] Chapurlat RD, Delmas PD, Liens D, et al. Long-term effects of intravenous pamidronate in fibrous dysplasia of bone[J]. Journal of Bone and Mineral Research, 1997, 12: 1746-1752.

[11] Chaussain-Miller C, Sinding C, Wolikow M, et al. Dental abnormalities in patients with familial hypophosphatemic vitamin D-resistant rickets: prevention by early treatment with 1-hydroxyvitamin D[J]. Journal of Pediatrics, 2003, 142: 324-331.

[12] Dhiravai-Angkura P, Cholitgul W, Chai-U-Dom O. Clinieoradiological study of fifty cases of fibrous dysplasia in the jaw bones[J]. Oral Radiology, 1994, 2: 95-102.

[13] DiMeglio LA. Bisphosphonate therapy for fibrous dysplasia[J]. Pediatric Endocrinology Reviews, 2007, 4(Suppl 4): 440-445.

[14] Dixon PH, Christie PT, Wooding C, et al. Mutational analysis of PHEX gene in X-linked hypophosphatemia[J]. Journal of Clinical Endocrinology and Metabolism, 1998, 83: 3615-3623.

[15] Eugster EA, Pescovitz OH. Gigantism[J]. Journal of Clinical Endocrinology and Metabolism, 1999, 84: 4379-4384.

[16] Gurol M, Uckan S, Guler N, et al. Surgical and reconstructive treatment of a large ossifying fibroma of the mandible in a retrognathic patient[J]. Journal of Oral and Maxillofacial Surgery, 2001, 59: 1097-1100.

[17] Hall R. Solitary median maxillary central incisor (SMMCI) syndrome[J]. Orphanet Journal of Rare Diseases, 2006, 1: 12.

[18] Hamilton J, Blaser S, Daneman D. MR imaging in idiopathic growth hormone deficiency[J]. American Journal of Neuroradiology, 1998, 19: 1609-1615.

[19] Hannon TS, Noonan K, Steinmetz R, et al. Is McCune-Albright syndrome overlooked in subjects with fibrous dysplasia of bone? [J]. Journal of Pediatrics, 2003, 142: 532-538.

[20] Iacopino AM. Periodontitis and diabetes interrelationships: role of inflammation[J]. Annals of Peridontology, 2001, 6: 125-137.

[21] Ito RK, Vig KW, Garn SM, et al. The influence of growth hormone (rhGH) therapy on tooth formation in idiopathic short statured children[J]. American Journal of Orthodontics and Dentofacial Orthopedics, 1993, 103: 358-364.

[22] Kawakami M, Takano-Yamamoto T. Local injection of 1,25-dihydroxyvitamin D3 enhanced bone formation for tooth stabilization after experimental tooth movement in rats[J]. Journal of Bone and Mineral Metabolism, 2004, 22: 541-546.

[23] Key L, Carnes D, Cole S, et al. Treatment of congenital osteopetrosis with high-dose calcitriol[J]. New England Journal of Medicine, 1984, 310: 409-415.

[24] Luzzi V, Consoli G, Daryanaani V, et al. Malignant infantile osteopetrosis: dental effects in paediatric patients[J]. Case reports. European Journal of Pediatric Dentistry, 2006, 7: 39-44.

[25] Mazzolari E, Forino C, Razza A, et al. A single-center experience in 20 patients with infantile malignant osteopetrosis[J]. American Journal of Hematology, 2009, 84: 473-479.

[26] Mornet E, Simon-Bouy B. Genetique de l'hypophosphatasie[J]. Archives de Pediatrie, 2004, 11: 444-448.

[27] Mulivor RA, Mennuti M, Zackai EH, et al. Prenatal diagnosis of hypophosphatasia; genetic, biochemical, and clinical studies[J]. American Journal of Human Genetics, 1978, 30: 271-282.

[28] Perkiömäki MR, Kyrkanides S, Niinimaa A, et al. The relationship of distinct craniofacial features between Turner syndrome females and their parents[J]. European Journal of Orthodontics, 2005, 27: 48-52.

[29] Russell KA. Orthodontic treatment for patients with Turner syndrome[J]. American Journal of Orthodontics and Dentofacial Orthopedics, 2001, 120: 314-322.

[30] Segal DG, Pescovitz OH, Schaefer GB, et al. Craniofacial and acral growth responses in growth hormone-deficient children treated with growth hormone[J]. Journal of Pediatrics, 2004, 144: 437-443.

[31] Seow WK. Diagnosis and management of unusual dental abscesses in children[J]. Australian Dental Journal, 2003, 48: 156-168.

[32] Shenker A, Weinstein LS, Sweet DE, et al. An activating Gs alpha mutation is present in fibrous dysplasia of bone in the McCune-Albright syndrome[J]. Journal of Clinical Endocrinology and Metabolism, 1994, 79: 750-755.

[33] Shirazi M, Dehpour AR, Jafari F. The effect of thyroid hormone on orthodontic tooth movement in rats[J]. Journal of Clinical Pediatric Dentistry, 1999, 23: 259-264.

[34] Soma S, Iwamoto M, Higuchi Y, et al. Effects of continuous infusion of PTH on experimental tooth movement in rats[J]. Journal of Bone and Mineral Research, 1999, 14: 546-554.

[35] Stark Z, Savarirayan R. Osteopetrosis[J]. Orphanet Journal of Rare Diseases, 2009, 4: 5.

[36] Sybert VP, McCauley E. Turner' s syndrome[J]. New England Journal of Medicine, 2004, 351: 1227-1238.

[37] Ten S, New M, Maclaren N. Clinical review 130: Addison's disease 2001[J]. Journal of Clinical Endocrinology and Metabolism, 2001, 86: 2909-2922.

[38] Tenenhouse HS, Scriver CR. X-linked hypophosphatemia[J]. A phenotype in search of a cause. International Journal of Biochemistry, 1992, 24: 685-691.

[39] Thomas MK, Demay MB. Vitamin D deficiency and disorders of vitamin D metabolism[J]. Endocrinology and Metabolism Clinics of North America, 2000, 29: 611-627.

[40] Tsuboi Y, Yamashiro T, Ando R, et al. Evaluation of catch-up growth from orthodontic treatment and supplemental growth hormone therapy by using Z-scores[J]. American Journal of Orthodontics and Dentofacial

Orthopedics, 2008, 133: 450-458.

[41] Waguespack SG, Hui SL, White KE, et al. Measurement of tartrate-resistant acid phosphatase and the brain isoenzyme of creatine kinase accurately diagnoses type II autosomal dominant osteopetrosis but does not identify gene carriers[J]. Journal of Clinical Endocrinology and Metabolism, 2002, 87: 2212-2217.

[42] Waguespack SG, Hui SL, DiMeglio LA, et al. Autosomal dominant osteopetrosis: clinical severity and natural history of 94 subjects with a chloride channel 7 gene mutation[J]. Journal of Clinical Endocrinology and Metabolism, 2007, 92: 771-778.

[43] Wang X, Zhang MY, Miller WL, et al. Novel gene mutations in patients with 1alpha-hydroxylase deficiency that confer partial enzyme activity in vitro[J]. Journal of Clinical Endocrinology and Metabolism, 2002, 87: 2424-2430.

[44] Wharton B, Bishop N. Rickets[J]. Lancet, 2003, 362: 1389-1400.

[45] Whyte MP. Fibrous dysplasia[J]. In: MJ Favus (ed.) Primer on the Metabolic Bone Diseases and Disorders of Mineral Metabolism, 4th edn. Philadelphia, PA: Lippincott Williams & Wilkins, 1999, 384-386.

[46] Whyte MP, Mahuren JD, Vrabel LA, et al. Markedly increased circulating pyridoxal-5′-phosphate levels in hypophosphatasia[J]. Alkaline phosphatase acts in vitamin B6 metabolism. Journal of Clinical Investigation, 1985, 76: 752-756.

[47] Yagi T, Kawakami M, Takada K. Surgical orthodontic correction of acromegaly with mandibular prognathism[J]. Angle Orthodontist, 2004, 74: 125-131.

[48] Zambrano M, Nikitakis NG, Sanchez-Quevedo MC, et al. Oral and dental manifestations of vitamin D-dependent rickets type I: report of a pediatric case[J]. Oral Surgery Oral Medicine Oral Pathology Oral Radiology and Endodontics, 2003, 95: 705-709.

第 12 章

正畸治疗与耳鼻喉专科会诊

▶ 12.1 概述

口腔在解剖结构上位于耳鼻喉科医师和头颈外科医师操作范围的中心。因此，正畸医师必然会经常和耳鼻喉科医师协作。本章将回顾口腔与耳鼻喉的解剖关系，以及二者的学科交叉关系。多数疾病往往仅和正畸医师或耳鼻喉医师中的一方有关系（比如，气道阻塞、颞颌关节紊乱、听力丧失等情况），而有些颅颌面畸形疾病需要双方医师合作。最明显的例子是：气道阻塞对面部形态功能的不利影响。虽然尚未指定特定的治疗方针，近期的研究证明了早期腺样体摘除术或扁桃腺摘除术的疗效。临床发现上颌扩弓术可能有助于改善传导性耳聋，但需要进一步研究证明。耳部头痛是多学科合作交叉的领域，尤其涉及颞下颌关节疾病时。唇腭裂和其他颅颌面畸形的治疗需要在多学科医师团队合作的背景下，持续伴随患者的生长发育，在不同的阶段进行治疗。

▶ 12.2 引言

正畸医师和耳鼻喉医师需要经常合作的重要原因是口腔的特定解剖位置：口腔位于鼻和咽部的中间，口颌向两侧延伸至耳部。表 12.1 按照解剖结构，总结归纳了口腔医师和耳科医师的合作范围并特别列出了与正畸相关的部分疾病。有些疾病（如与口呼吸相关的错㖞畸形）应在正畸治疗前与耳鼻喉医师会诊。有些疾病（如：唇腭裂）则需要在整个正畸治疗的过程中和耳鼻喉医师联合治疗。

表 12.1　耳鼻喉专科医师与口腔科医师在头颈部相互协作治疗情况

口腔与关节	鼻	耳
与功能、面部美学相关	与呼吸相关	与扩弓后咽鼓管受影响有关
• 唇腭裂	• 腺样体	• 传导性听力
不与面部美学相关	• 鼻甲	与疼痛、口腔功能有关
• 唇疱疹	• 鼻中隔	• 耳部疼痛（可能与颞下颌关节疾病有关）
• 牙周疾病	• 花粉热	**喉部**
• 口腔溃疡	• 鼻息肉	与呼吸相关
• 舌部疾病	• 鼻窦炎	• 扁桃腺
• 口臭	不与呼吸相关	• 感染
• 颞下颌关节疾病	• 整形手术鼻假体	正畸医师与耳鼻喉医师最普遍交互领域

12.3　口腔与耳、鼻、喉的解剖关系

12.3.1　正常解剖

口腔后界由两对黏膜皱襞组成，其下覆盖着腭舌肌和腭咽肌[图 12.1(a)]。扁桃腺位于这两层黏膜皱襞中，与其一同构成了口腔通向咽腔的开口。鼻腔，从前方的鼻孔到后方的后鼻孔，被鼻中隔从中间隔成左、右两半。鼻腔是由上方的筛骨垂直板，后方的犁骨和前方外扩的软骨构成[图 12.1(b)]。鼻腔的顶壁均由筛骨的筛状板构成，嗅觉神经经此进入鼻腔。鼻腔侧壁最重要的特征是 3 个骨性鼻甲，其上覆盖富含血管的黏膜[图 12.1(c)]。在呼吸过程中，空气通过鼻甲加温加湿，每个鼻甲下方有通向副鼻窦和鼻泪管的开口。

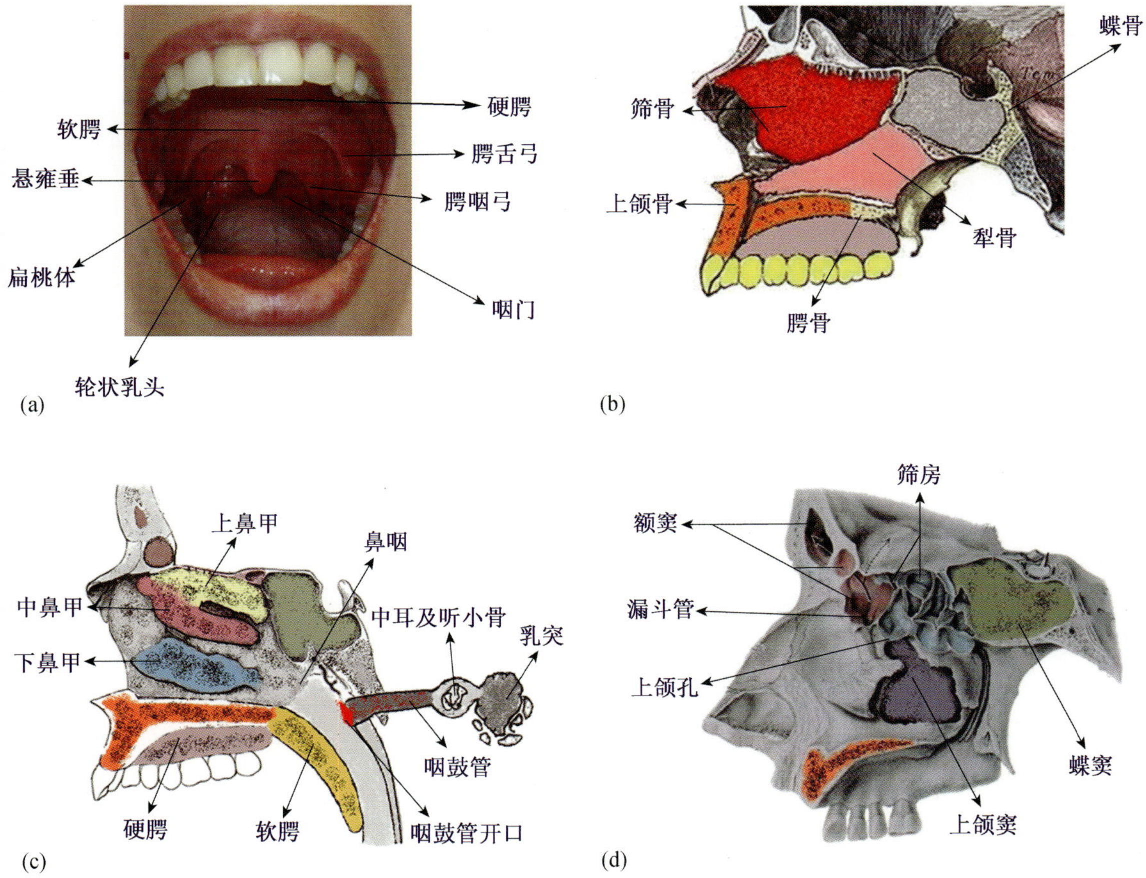

图 12.1　口腔及面部的解剖结构。(a)口腔及咽部软组织。(b～d)口腔及鼻部硬组织矢状中线向

副鼻窦是在前额骨、上颌骨、筛骨、蝶骨中的被膜腔隙。筛窦是包含一系列微小的相互串通的小气腔，而不是一个大的空腔。副鼻窦在鼻腔的上方，中部和侧壁与鼻腔相通，出鼻腔下方鼻泪管开口处，泪腺分泌的泪液通过鼻泪管流入鼻腔。众所周知，副鼻窦的功能可能含有以下几个方面：减轻骨重量，作为共鸣器(增加声波共振)，缓冲面部所受击打力，对吸入的空气加温、加湿，或者其功能还包括构成所谓的口咽软骨囊基质，即周围组织不断适应基质以维持主要功能。

12.3.2　口鼻区域常见畸形

儿童多见的畸形是腺样体和扁桃腺的肥大，阻塞气道，引起口呼吸，最终影响面部外形。腺样体位于鼻咽腔顶部，枕骨底前部，蝶骨的上部。它是一团状淋巴组织，其与通向耳部的咽鼓管开口旁的咽隐

窝内的淋巴组织相结合。

腺样体的发育在机体大部分组织中显得十分独特，大约在青春期，腺样体的大小增殖到顶峰，接近成年人大小的 200%，然后又缩小到成人腺样体的大小。鼻咽部适应着腺体，随之长大，以维系固有鼻腔气道的空间，当气道的扩容与气道内部内容物的发育情况出现不平衡时，会引起鼻咽部的阻塞或功能障碍。与此同时，有些研究认为淋巴组织的发育不遵从某一特定生长曲线，而是受不同的环境因素影响。由于腺样体特定的解剖位置，腺样体的肥大可能影响鼻功能或阻塞咽鼓管，形成中耳积液。扁桃腺肥大可以导致气道阻塞。当双侧肿大的扁桃腺越过中线相互接触时，被称为"接吻的扁桃腺"。

扁桃腺（腭扁桃腺和咽扁桃腺）和腺样体（鼻炎扁桃腺）组成瓦尔代尔氏扁桃腺环（或称咽扁桃腺环），瓦尔代尔氏是 19 世纪一名德国解剖学家。此扁桃腺环还包括咽鼓管扁桃腺，咽鼓管开口位于此扁桃腺道的入口处，长期接触抗原刺激其内的淋巴细胞产生抗体，故称为构成免疫应答的主要淋巴组织。众多研究也发现了相关的免疫反应规律

- 腺样体和扁桃腺与免疫状态相关，是人体健康的警报器，它能激发体液免疫与细胞免疫。
- 局部免疫和系统免疫均可引起腺样体和扁桃腺的感染和肿大。
- 仍然没有足够的证据证明腺样体和扁桃腺是多余的免疫器官，尽管它们不能够帮助儿童抵抗病毒感染。
- 尽管尚无定论，但近来越来越多的研究发现，只要谨慎地根据患者年龄选择手术时机，淋巴组织的切除手术不会对免疫功能有不利影响。

根据以上所述，当腺样体和（或）扁桃腺成为感染灶，并导致气道阻塞时，对健康就构成了危胁，气道阻塞不但引起口呼吸，还导致鼻音加重、打鼾、睡眠不足（长期则导致学习障碍）、面部畸形。因此，腺样体摘除术的适应证包括慢性复发性耳炎和积液，长期或复发性窦腔感染或鼻窦炎，鼻咽阻塞。扁桃腺炎极少引起耳部炎症，通常只有腺样体反复长期肿大是可以摘除。

腺样体摘除术是在内窥镜的辅助下，从鼻腔后部剔除或刮除腺体组织，操作时间平均 15～20 min。通常少量出血可以通过烧灼控制。手术并发症不常见，包括有术区感染（症状为口臭），少量渗血，极少数情况下出现腭咽闭合不全，通常是由于解剖结构不熟悉或疏忽导致。术后疼痛是腺样体摘除术后常见并发症。

▶ 12.4 学科交叉领域

12.4.1 气道阻塞

12.4.1.1 对面部形态及咬合的影响

气道对口腔颌面部外形的影响已被广泛研究，并开创性地定性了错𬌗的概念。错𬌗不单需要考虑到咬合，颌骨的"特征"，还需要考虑到鼻、咽和患者的习惯。Angle 通过解释口呼吸对相反类型的错𬌗的影响，生动地解释了习惯对错𬌗畸形形成的影响。他描述Ⅱ类Ⅰ分类错𬌗为总是或至少在早期与口呼吸相关，或因口呼吸加重的错𬌗类型，虽然口呼吸实际上并不一定是由于鼻腔阻塞引起的。对于Ⅲ类错𬌗，他的唯一解释是此类错𬌗往往是在第一恒磨牙萌出时或更小的年龄开始发生发展，常与增大的扁桃腺和为了减轻呼吸阻力而前伸下颌骨的习惯相关。

尽管 Angle 独特的理论在头影测量方法出现前就发表了，他的理论仍需要仔细研究。占主导地位的关于鼻阻塞影响发育的理论认为鼻阻塞导致的慢性口呼吸是引起口腔颅颌面畸形的病因，有慢性口呼吸情况的儿童往往存在上牙弓狭窄、前牙开颌、后牙过度萌出和高角面型。错𬌗的发展首先可能与舌

的低姿势位有关(面部肌肉逐渐适应舌体姿势位),尽管用鼻子呼吸的儿童当舌体位于口腔前部封闭口腔时嘴唇可能也是没有闭合的,但口呼吸的儿童口唇由于呼吸习惯的影响,通常都是分离开的。

气道阻塞最常见与腺样体肥大相关,因此"腺样体面容"被用作形容相关错殆,与"长面综合征""高角"面型指的是同一种错殆。需要接受腺样体摘除手术的儿童,与对照组儿童相比,面型更长,下颌平面角更陡,下颌更加后缩。与此研究类似的研究发现,患有扁桃腺肥大的儿童下颌更加后缩,前面高和下面高变大,下颌平面角较大。

12.4.1.2 气道阻塞的评价方法

扁桃腺肥大多数较易通过临床检查发现,并通过头影测量分析进一步确诊[图 12.2(a)]。腺样体肥大的诊断则需要通过头颅 X 线片发现,更可靠地诊断需要侵入性的内镜检查。腭部气道可以通过对头颅 X 线片的主观评价或对特定标志点的间距测量诊断。

通过直接观察咽腔部位的扁桃腺大小,若干分级系统可用于评价扁桃腺肿大,其中的一种是按照扁桃腺占据从后颅底到软腭之间的程度分为三级[图 12.2(b)—(d)]:

1 级:占据小于 50%的气道;

2 级:占据气道体积 50%以上但小于 100%;

3 级:几乎占据所有气道。

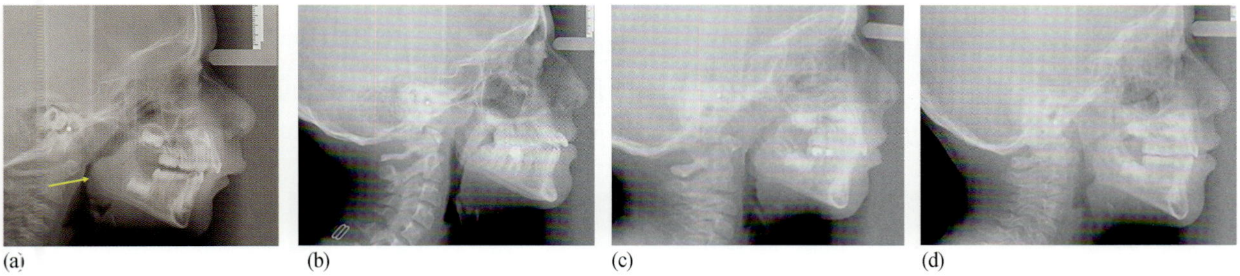

图 12.2 (a)侧位片上增生的扁桃腺(箭头所示)。扁桃腺在前后向有所增生。(b~d)由于腺样体增生导致呼吸阻塞的三名儿童的侧位片:(b)女,12 岁零 3 个月,1 度增生(呼吸道阻塞 50%以下);(c)男,4 岁零 4 个月,2 度增生(呼吸道阻塞 50%~100%);(d)男,4 岁零 9 个月,3 度增生(呼吸道完全阻塞)

使用二维图像测量腺样体较使用三维图更简单。研究报道使用二维头颅定位 X 线片测量诊断腺样体的阻塞程度与使用内镜直接评价实际阻塞程度,两者相关性中到高(r 0.60~0.88)。最有价值的测量参数是腺样体和软腭间的最短间距(SAD)和腺样体最凸点到软腭的距离(CAD)(图 12.3)。

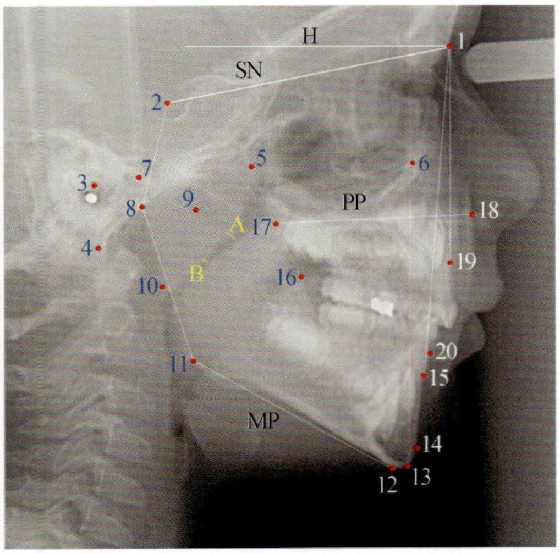

图 12.3 关于腺样体增生的侧位片头影测量坐标点、平面、测量指标。腭部气道(在腺样体和软腭之间)的线性测量指标。"A"是从腺样体最凸处到软腭的距离(CAD);"B"是从腺样体到软腭的最短距离(SAD)。不同硬组织坐标点(1-20)以用于线性测量指标和角度测量指标。主要发现腭平面(PP)的后内倾斜与自然头位的垂直方向(H)相关,以及其与 PP 和 MP(从 Me 点至 Go 点的下颌平面)的显著相关性,同时 MP 与 SN 的夹角受之影响显著增高

Bitar 的一项关于头颅侧位片测量指标和线性测量参数间相关性的研究发现：SAD 和 CAD 之间强相关(r0.915)，腭部气道分级(1～3)和 SAD，CAD 中等或高相关(r0.73，r0.79)。

医疗技术的发展可以改进影像质量，提高医师对肿大组织的评估能力和其对鼻气道的相应影响。当头颅侧位片不足以诊断腺样体肿大时，耳鼻喉专科医师可以通过其他手段(如内窥镜)检查是否存在其他可能导致气道阻塞的病因，如肿大的鼻甲。

口呼吸的诊断往往是基于患者或患者家属的主观评价，通常在询问健康史，问及日夜呼吸习惯时会提到。前述研究中已证实耳鼻喉医师对腺体的主观评价，与头影测量中气道指数(SAD，CAD)强相关，所以影像检查十分必要。三维影像技术可以更准确地提供鼻咽腔空间和结构的信息，但是鼻咽腔情况和口呼吸的相关关系需要三维定量测量研究论证。迄今为止，各种客观的测量方法被用于诊断或辅助诊断口呼吸，如鼻声反射、鼻气流、鼻阻力。新仪器需要新的研究验证。口呼吸的频率，持续时间，强度的差异可能是导致这些定量测量结果不同的原因。但是客观测量仍旧是评价个体情况的简单途径。

12.4.1.3 气道阻塞对面部外形影响的时间相关性

近来一项研究分析了 200 名白种人儿童的头影测量(年龄 1.71～12.62 岁，约 50%<5 岁)。这些儿童被儿童耳鼻喉医师诊断为慢性口呼吸并被安排接受头影测量分析确定腺样体肥大情况。表现出面部畸形最小的仅 2 岁(1.71 岁)。上颌骨后下倾斜(上颌平面相对水平面平均倾斜度：−7.68°±3.44°)；角度与正常值相差±2.5°可能是面型受功能改变影响的最初表现，其他改变可能同时或单独发生，包括垂直骨面型；腭平面和下颌平面增加；下面高增加；下颌平面变陡；下颌角前切迹；下颌角角度增加；骨联合变长变薄(图 12.3，图 12.4)。4～5 岁儿童腭平面倾斜严重(8°～9°)。咬合可能是正常殆，正常覆殆覆盖，也可能为错殆，包括以下一种或几种情况：后牙反殆，覆盖增加，Ⅱ类磨牙关系，开殆，前牙反殆。

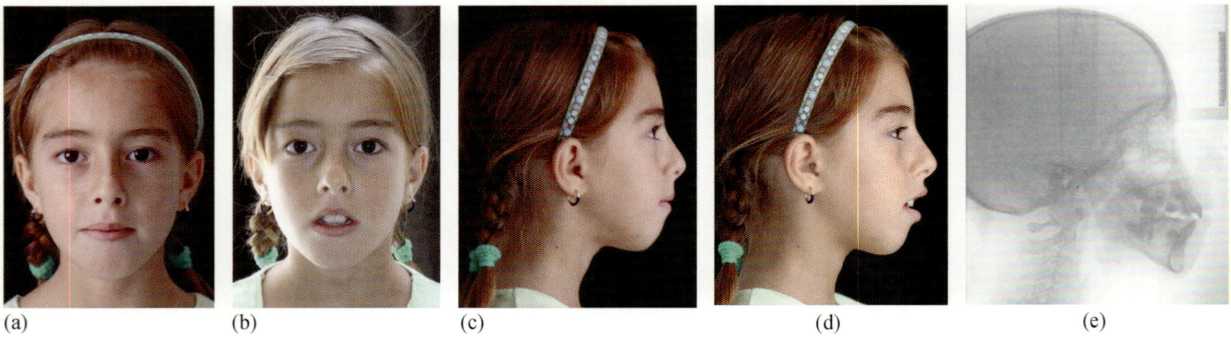

图 12.4 10 岁零 10 个月，女，因有长期张口呼吸而导致“长面综合征”。口外图像(a～d)唇闭合不全，下面高增加，鼻部宽度狭窄，因长期静脉淤血而导致眼下有阴影。(e)侧位片显示腺样肥大标志性变化：腭平面(ANS-PNS)向后内倾斜，下颌平面(MP-Me 点- Go 点)陡峭，角状切迹，下巴前斜面倾斜度减小，面下高度增加

此研究建议应关注气道状态与颅颌面部形态和发育之间的关系，并进一步研究其临床意义。

(1) 重温生长的概念

与鼻气道阻塞相关的面部畸形学认为，面部结构的畸形变从最邻近阻塞区的部分开始：上颌骨的后下向倾斜。

Bitar 对儿童的研究显示咬合受影响的情况变异较大；这与 Harvold 对相应年龄猴子的研究结果类似。Harvold 的实验研究使用 2～6 岁生长发育期的猴子，大部分(34/42)在乳牙晚期或混合牙列期(2～4 岁)，吸气时阻塞，呼气时允许少量通气。结果变异大，每个动物都找到最简单的口通气方式以适应通气改变，口颌系统随之发生相应改变。口通气导致近中错殆，远中错殆合并上颌前凸，开殆，双重咬合。口通气的头影测量有一些共同特点：面高增加，下颌变高陡，下颌角角度变大。咬合和头影测量的

一系列变化在这些实验动物和研究儿童中是相似的，咬合的不同变化与个体对通气改变的适应方式相关。

我们的研究证实了鼻阻塞和面部发育的相关性，与 Moss 的功能为发育根本决定因素的理论的观点一致。Moss 认为面部发育受头颈部各项功能影响。口咽腔是影响其周围软组织的位置和功能的最初实体(与呼吸相关的软骨囊基质)，这些软组织最终形成相应颅骨单位。对口咽腔的侵犯导致其产生相应的改建。因此，口咽腔的改建开始于上颌平面的后下倾斜并可能受其限制，这可能与上颌骨位置邻近阻塞的咽腔有关。

越年轻时期，颌骨的适应性改建程度越高，说明越是年纪小发生的畸形程度越重(≤5 岁)。适应性改建同样可能从下颌骨开始发生改变，如颌角角度变大和下颌平面倾斜度增加。气道阻塞越严重，颌骨的形态变化程度也越厉害。长面综合征就是持续的功能障碍导致的严重畸形。颌骨形态上的适应性改变也会一定程度上缓解鼻部通气障碍。所以，正因为个体气道阻塞的程度，从部分阻塞到完全阻塞有不同，引起的适应性改建程度不同，个体的错𬌗类型变异大就不足为奇了。气道阻塞量与畸形特点的对应关系仍不明确。错𬌗畸形的程度和范围受口呼吸的时间、程度和范围和相关呼吸功能变化的影响，口呼吸和鼻呼吸可不同程度同时存在。

如同 Angle 的观点，以及对一些患者的观察结果。下颌骨的前伸位置增加了气道体积，改善了通气，从某种意义上来说与通过改变下颌骨位置治疗睡眠呼吸暂停综合症的机理相同。如果下颌骨持续前伸，会导致前牙反𬌗，进而导致原本可能不会发生的上颌骨发育受限，上颌后缩。这种由于非治疗性咬合改变引起的发育内畸形的现象称为“环境感应”(前牙反𬌗)。

(2) 临床提示

临床重点问题是选择合适的切除淋巴组织的时机以增加鼻通气，预防或扭转已存在的因通气障碍引起的面部异常发育。以上研究发现强调了儿科和耳鼻喉儿科医师应尽早检查儿童鼻通气情况，并通过家长明确患儿夜间鼻通气情况。耳鼻喉医师和正畸医师应当庆幸很早就意识到了儿童期腺样体和扁桃腺肥大的不利影响，这也是后部气道及咽气道最常见的阻塞原因。其他导致鼻气道阻力增加的原因包括硬组织的鼻中隔偏曲、鼻甲畸形、先天或创伤性鼻腔不对称、软组织的鼻黏膜炎、过敏性鼻炎鼻息肉(图 12.5)(Timms，1981)。

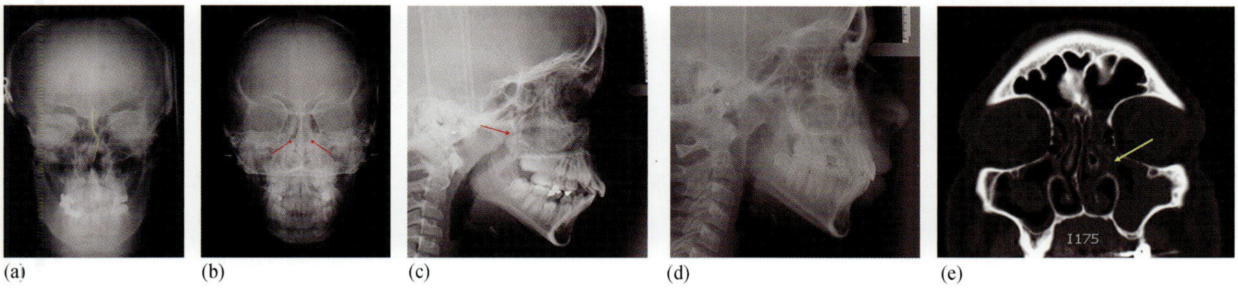

图 12.5 (a)鼻中隔偏曲：后前位片显示，鼻中隔偏曲呈 S 型。(b)患者 10 岁零 7 个月，双侧气道阻塞。后前位片显示，内侧鼻甲黏膜增生(左右箭头所示)。(c)同一患者的侧位片显示，内侧鼻甲从后向前扩张至鼻咽壁(箭头所示)，造成气道阻塞。(d) 14 岁慢性张口呼吸患者，高角垂直面型，临床深覆𬌗(30%)。如图侧位片所示，导致鼻阻塞的原因为鼻息肉(黄色圈所示)。(e)计算机断层扫描(CT)显示，鼻窦的鼻息肉扩张(箭头所示)

(3) 耳鼻喉科学

耳鼻喉科医师主流的治疗方式是延迟切除口咽腔淋巴组织手术的时间，这是因为考虑到淋巴组织在免疫防御中作用，以及腺样体在 3～16 岁之间特殊的生长方式，即在学前或小学时候，腺样体体积增加，进入青少年期开始又随着年龄增长而缩小。通常，耳鼻喉科医师按照美国耳鼻喉学会的指导意见进行腺样体扁桃腺摘除术，包括以下适应证：

- 腺样体或扁桃腺的肥大导致上气道的阻塞（睡眠呼吸暂停综合征），严重的，吞咽困难，睡眠障碍或心肺并发症。
- 除急性炎症需要手术切除外，患有扁桃腺周围脓肿，药物治疗无效且确诊溢脓。
- 尽管是进行了合适的药物治疗，每年发生三次或三次以上的与扁桃腺或（和）腺样体相关的传染性疾病。
- 复发性中耳炎或慢性浆液性中耳炎。首次鼓膜切开置管术一般不适合与腺样体摘除术同时进行，除非有慢性中耳炎以外的手术适应证。但是再次进行中耳炎手术应该同期畸形腺样体摘除术和鼓膜切开术（置管或不置管）。2 岁以下儿童切除腺样体对中耳炎的治疗无积极作用。
- 单侧扁桃腺肥大形成肿块。如果没有手术指征比如肿块引起的不对称畸形导致的外形变化、症状或病史，大部分的不对称情况只需要保守随访观察。
- 正畸医师确诊：腺体的肿大导致错殆畸形或影响口颌面部的发育。
- 慢性或复发性扁桃腺炎症形成链球菌载体，且对 β-内酰胺酶类药物耐药。
- 慢性扁桃腺炎，治疗无法控制且导致持续性口腔异味或口呼吸。

面部特征性外形的发展可以因为重新恢复正常的呼吸方式而减弱或改变，这往往发生于正畸或矫形治疗的干预情况下。一项针对患者治疗后情况的研究发现，患者颏部正中联合处的生长方向更加向前了，下颌后向旋转的趋势改变了，下颌生长量增加了，上颌生长方向无显著改变。而且，腺样体切除术后儿童个体的生长方向相对空白对照组儿童变异更大，在同等年纪性别组间，前者气道更通畅。当 Harvold 解除鼻通气阻塞 2 年的实验动物的鼻塞时，实验动物恢复了鼻通气，一些牙颌面改变得到恢复，但面部特征和错殆畸形的变化往往保留了下来，不能恢复。关于不同年龄下，口腔颌面对条件改变的适应能力的程度需要进一步研究。

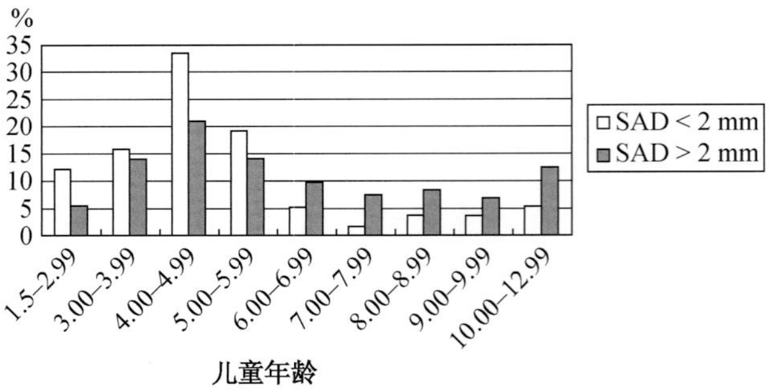

图 12.6 腺样体至软腭的最短距离（SAD）随着儿童年龄变化的百分比

鼻气道阻塞会导致颅颌面部早期形态改变，这一研究结果提示和支持了手术治疗鼻阻塞以避免长面综合征的骨骼形态特征对患者面部造成永久性影响，而导致无法正畸治疗改善。但是，由于以下若干原因，不推荐过于低龄期（年龄<5 岁）进行手术干预。

- 如果牙列中已经发生牙代偿（牙代偿没有出现反殆、开殆或微笑露龈的情况），颌面部外形的变化在后期的随访观察中也没有变得更加难看，可以不进行早期手术。
- 随着年纪增长，气道的阻塞情况越来越轻（图 12.6）。气道阻塞对腭平面的影响（图 12.7）和对其他面部形态特征的影响程度逐渐降低，提示鼻咽气道和面部发育逐渐相互调整适应了。
- 在前述提及的研究里 5 岁以上的儿童中大约 10% 的患儿（$n=22$）接近完全性阻塞（SAD< 2 mm，或 3 级），这些患儿可能持续性的张口呼吸，面部的形态改变不可逆转。当对所有 SAD<

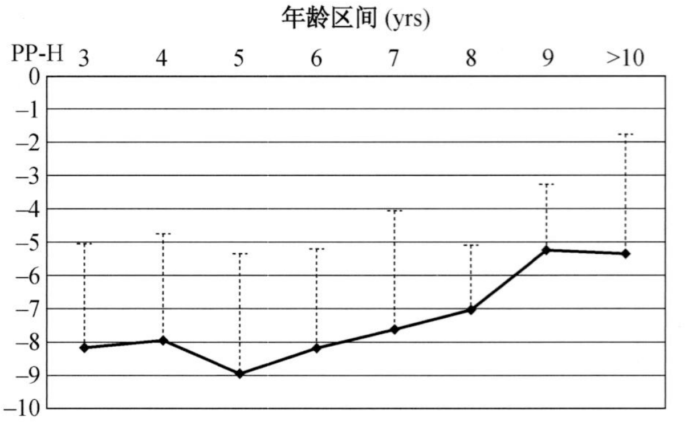

图 12.7 腭平面至水平面倾斜（PP-H）随着年龄的变化。随着儿童年龄增长，腭平面内后倾斜减少，从 1.7～2.9 岁的 −8.2°减少至 10～12.9 岁的 −5.3°

2 mm的研究对象进行统计(表 12.2)，与离散度相关的指数(腭平面，下颌平面)，以及其他长面综合征特征性指标(下面高)在不同年龄组间，结果基本一致。

表 12.2　从腺样体至软腭之间最短距离(SAD)小于 2 mm 的所有患者的测量指标

年龄(均值)	SAD	N	PP-H	MP-SN	PP-MP	LFH
小于 5 岁 (3.88)	0.99	35	−8.54	40.45	32.60	0.61
5～7 岁(5.64)	1.46	14	−8.74	39.49	32.53	0.60
7～13 岁(9.66)	0.58	8	−8.01	44.81	35.99	0.58

H，水平面；MP，下颌平面；PP，腭平面。角度测量指标为两个平面之间的夹角。LFH，面下高度为占整个面部高度的百分比

这些数据说明，除了当 SAD 低于 2 mm 时以外，口呼吸人群中少数人也存在如前描述的特征。事实上，关于长面综合征的确切定义存在争议，通常长面综合征特征为各个年龄阶段都有全面高和下面高增加，成年人上颌骨垂直向发育过度。然而，潜在的环境因素影响力和颅颌面大小和形态较低的遗传因素影响力会弱化或阻碍长面综合征的完全表达。因此，鉴于气道阻塞对个体影响和个体自然生产适应性存在差异，有必要针对腺样体摘除术和扁桃腺切除术制定指导性治疗建议。早期腺样体摘除术的适应证为以下几种情况的组合：

- 颌骨畸形(腭平面倾斜，下颌平面高陡，下面高增加)相对正常值超过一个标准差。
- 持续性鼻咽腔阻塞(SAD<2 mm，或 3 级)，或者证实有口呼吸情况，最好是有客观数据支持，因为口呼吸可能是习惯而不是气道阻塞引起的。
- 错殆畸形的迹象(上颌牙弓狭窄，前牙开殆或反殆)。

由于情况复杂，故需要强调对治疗的预后有充分考虑和预估，根据长期的随访研究挑选出可能发展成长面综合征的患者(伴或不伴有前牙开殆。所以，腺样体摘除术被建议用于治疗发现有长面综合征倾向的患者，或具有长面综合征某些特征但正畸治疗疗效不佳的患者。Linder-Aronson 提倡对鼻咽腔小的口呼吸患者进行腺样体摘除术，但这些临床建议缺乏客观数据支持。

(4) 口腔正畸

正畸干预前注意避免以下几个易混淆的情况：

- 口呼吸和错殆畸形有关，但不是所有的口呼吸患者都会发生错殆，有部分人咬合正常，可能原因为，完全性气道阻塞极少是真正完全不通的，还可能会有不同程度的功能代偿。
- 错殆畸形的类型和严重程度与个体对气道阻塞的适应性代偿方式有关。
- 排除气道阻塞不一定可以改善牙殆关系。

因此，正畸治疗可能需要考虑预留舌体的空间位置(比如，扩大上颌牙弓以保持或创造静息状态下舌体上方的空间)。有时，上颌分裂扩弓器能改善呼吸，有助于逆转口呼吸(由于习惯或前部气道阻塞引起的口呼吸)为鼻呼吸，甚至有主与改善听力。但是，这些改变是无法预判的。当下颌前伸以改善呼吸，随即前牙反殆，可能导致上颌后缩畸形，故有必要早期纠正前牙反殆。同时使用药物或手术治疗的方法改善通气问题。

有趣的是，接受正颌正畸联合治疗的长面综合征患者，手术改变了因适应生长发育期长期口呼吸而形成的长面综合征特征性的面型特点，手术包括上颌后部上抬，下颌前移加颏成型(图 12.8)。

专科医师(正畸医师、耳鼻喉医师、儿科医师)之间的合作交流是一个基于循证实践的相互学习的过程。相应的，家长更容易接受幼龄时期手术治疗纠正鼻通气阻塞。Bahadir 引述了一项追踪随访调查，由于腺样体摘除术后，患儿术前症状得以缓解，家长对治疗结果满意度很高。

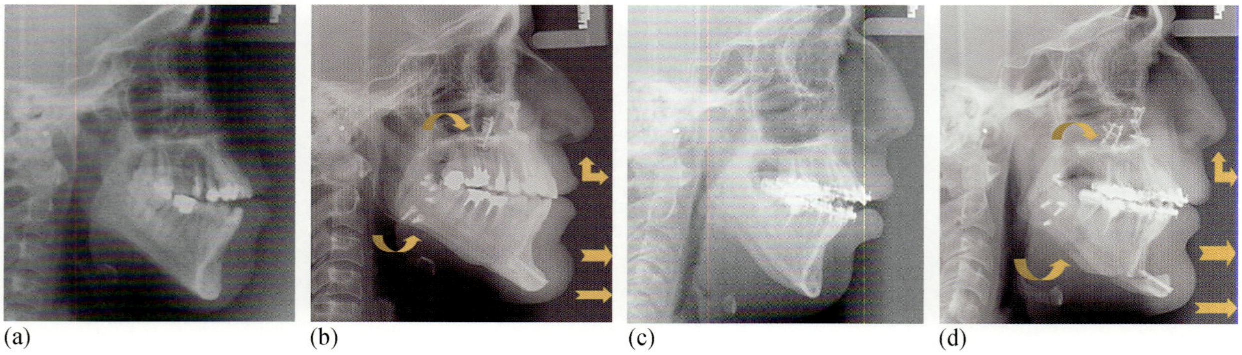

图 12.8 长面综合征的手术移动方向。此移动方向为鼻阻塞与张口呼吸发育方向的相反方向。(a, b)一名长面综合征的女性患者的正颌正畸联合治疗情况。手术方向(箭头所示)反转了牙和骨的代偿移动,上颌缩窄、后旋,并使下颌前旋、下颌前移,以及进一步的颏部前移。(c, d)一名具有同样综合征的男性术前术后侧位片。手术截骨及移动方向如图12.8 a, b患者所示基本相似

研究鼻咽腔阻塞和口呼吸的难点包括:

• 患儿在拍摄头颅定位 X 线片时,需要保持稳定的体位和保持牙齿接触。

• 对照组的纳入是有困难的,原因包括:在客观检测不同呼吸模式,排除相似情况的重叠人群之前,难以恰当的明确口呼吸是否存在;即使客观检查如气流测定或鼻阻力检测不总是可以反映呼吸的模式,通常需要这些检测来判断是"鼻呼吸"或正常呼吸;错殆畸形的多样性和外形表现的差异会妨碍收集合适的样本。

• 治疗结果需要长期随访,这比较困难。而分辨可能并存的不同处气道阻塞点也十分困难(如,腺样体肥大引起的阻塞和下鼻甲的肥大引起的阻塞可以同时存在)。

12.4.2 传导性听力下降

12.4.2.1 中耳炎

(1) 发病机制

中耳炎是儿童常见的耳道中段炎症性基本病,是最普通多见的就诊原因之一,也是最常见的导致儿童需接受抗生素治疗和手术治疗的疾病之一。中耳炎的发病主要原因是微生物感染免疫应答的动态平衡被打破了。咽鼓管产生的负压导致中耳部的渗出液累积。如果不进行治疗,这些渗出液将导致传导性听力受损。

研究报道了几种中耳炎的致病机制和可能的多因素联合致病机制。

① 微生物和免疫应答

致病菌和呼吸道病毒(感冒病毒)可以导致中耳炎。儿童最常见的致病菌包括肺炎链球菌、卡他莫拉菌、非典型性流感嗜血杆菌,后者是青少年和青年人的主要致病菌。咽鼓管功能异常导致中耳部压力调节的异常,引起阻塞和随后的进一步的功能异常,之后导致更多的致病菌从口咽腔进入中耳,二者相互作用恶性循环加重原先的病情。

腺样体不单单在上呼吸道的局部免疫中起作用,而且产生效应淋巴细胞和记忆淋巴细胞,其迁移到邻近的黏膜组织中,加强局部免疫力。另外,鼻咽腔黏膜产生的分泌型 IgA,通过抑制细菌和病毒的黏附,减少细菌定植加强了局部免疫机制。近年发现中耳炎儿童缺乏 IgA 和特异性 IgG2 抗体。

② 环境因素和遗传因素

环境因素包括有中耳炎的家族史、父母吸烟、使用奶嘴、与同一设施使用的儿童数量相关的日间户外护理。在针对母乳喂养在降低中耳炎风险中的作用的研究中偶然发现这些病因。

一项双胞胎的长期研究中，Kelly 发现一组与中耳炎强相关的基因成分，在单卵双胞胎中较双卵双胞胎一致性更高。而最近的研究发现中耳炎与基因决定的免疫球蛋白标记有关。

③ 咽鼓管功能异常

咽鼓管（Eustanchian tube 或者医学名也称为 aucitory tube 或 pharygotympanic tube）是由著名的 16 世纪解剖学家 Bartolomeus Eustachius 的名字命名的。咽鼓管位于鼻甲水平，连接了中耳和鼻咽部，在成人平均长约 3～4 cm。咽鼓管的上部分狭窄，由骨骼构成，在通向咽部的末端逐渐变宽，由软骨支持（图 12.9）。

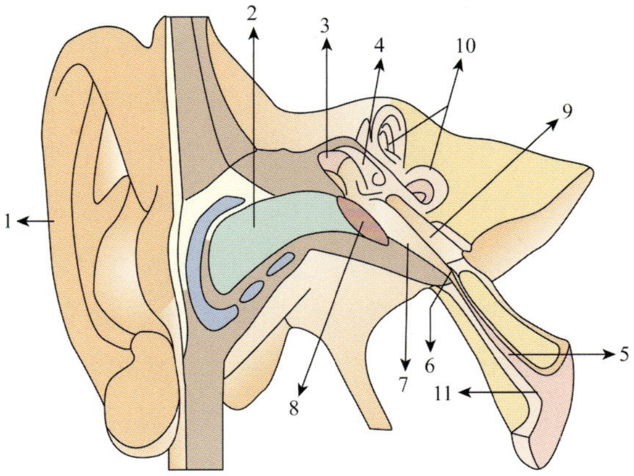

图 12.9　人耳示意图。耳朵包括三部分：外耳、中耳、内耳。外耳包括：1—外耳廓；2—外耳道。中耳包括：3—鼓室上隐窝；4—鼓室；5—咽鼓管；6—咽鼓管峡部，此处骨和软骨汇集；7—咽鼓管向鼓室走向的骨性部分；8—鼓膜；9—鼓膜张肌。内耳包括：10—骨迷路。注意：11—咽鼓管在咽部开口（引用自 Kahle，1993）

咽鼓管的基本功能是保护中耳的健康；它的开闭具有生理和病理意义。通常情况下，成人的咽鼓管是关闭的，在打哈欠、咀嚼、吞咽时开放，以使空气通过中耳。许多功能与咽鼓管相关。

- 流通空气：咽鼓管开放平衡了中耳内和外界的气压；
- 保护：咽鼓管关闭后，可以保护中耳不受鼻咽腔的气压波动的影响和隔绝病原菌和分泌性物质的溢入。
- 清洁：黏液有中耳向鼻咽部排出，因而保护了中耳不被感染。

以 Frankfort 平面做参考，儿童咽鼓管的位置相较成人（45°）更加趋近于水平（10°），而且更短，更宽。许多学者认为此形态特征与儿童中耳炎有关，因为咽鼓管较为平坦的倾斜度不利于黏液的排除。同时，有些学者认为咽鼓管功能异常是肌肉问题引起的。腭帆张肌、腭帆提肌、咽鼓管咽肌、鼓膜张肌共同控制咽鼓管的开闭。通过有限元分析，发现肌肉的力量在控制咽鼓管开闭的过程中比软骨弹性起了更主要的作用。儿童的腭帆张肌功能较弱。患中耳炎的儿童，腭帆提肌收缩关闭了咽鼓管，制约了腭帆提肌打开咽鼓管。这些原因提高了儿童和青少年患咽鼓管功能障碍及中耳炎的风险。

当周围的声音传递到耳朵时，声音通过耳道，撞击鼓膜，引起鼓膜振动。鼓膜的振动通过中耳传播到听骨链（锤骨，砧骨，镫骨），再传递到含流体的耳蜗，耳蜗将振动转导为神经脉冲。前庭耳蜗神经的耳蜗支将神经信号向大脑传递，又再到达脑皮质前通过脑干和丘脑。

当咽鼓管功能异常时，中耳内的气流不能平衡的流通，气体滞留在中耳内。一部分滞留的空气被中耳吸收了。鼓膜外的气压变得比鼓膜内中耳部分的气压压力大，因此当声波撞击鼓膜引起振动时，鼓膜被气压推向内侧并保持。结果一段时间，中耳部分被吸收掉的空气被滞留的液体代替，形成所谓的积液。积液如果长期存在将导致听力迟钝和低沉，因为积液的存在使声波不能在中耳部分有效的传递。当有疾病或其他因素，比如中耳炎侵犯了外耳或中耳部分，降低了听觉敏感性，就被称为传递性听力丧失。

（2）诊断

传导性听力丧失的确诊必须通过听力测试。

① 听力测试

听力测试根据儿童年龄的不同，方法不同，经常结合使用其他方法包括行为和生理测试。对 6 岁以下的儿童，经常使用行为观测-听力测试（BOA），视觉增强-听力测试（VRA），诱发性耳声发射（EOAE）发声激发测试，听觉脑干反应（ABR）的检查方法。BOA 行为观察-听力测试通过播放突然的相对激烈的声音，观察婴儿的反应，这些声音以不同的频率和强度组合。VRA 测试是另外一种行为测试，利用儿童对视觉刺激的条件性局部反射检查听力。在测试室内，测试者在被测试儿童的一侧用不同的频率和响度大声说话，被测试儿童头相应转向发声者时，测试者使用一些刺激视觉的物品（比如活动的动物玩具）来加强条件反射，这样吸引儿童对接下去的声音测试做出反应。

耳声发射是发生在内耳部分的的精细的生物力学反应，和健康的耳蜗外周毛细胞功能相关。EOAE 测试室一项生物学测试，通过一个敏感的微型发声器放入耳道内，发出听觉刺激，测试生物力学反应。EOAE 测试对 99%以上的听力灵敏度正常的个体是有效的，如果对 EOAE 测试没有反应提示可能存在听力丧失。ABR 是另外一种生理性测试，通过在一侧耳朵内的耳机发声刺激，测试神经系统相应的电信号活动。电活动的变化被贴在儿童脑上的电极接受并以波形图的形式显示在记录器的屏幕上。耳机的声音逐渐降低至接收器上再也没有显示重复性电活动信号为止。这一水平直接反映了儿童的听阈。

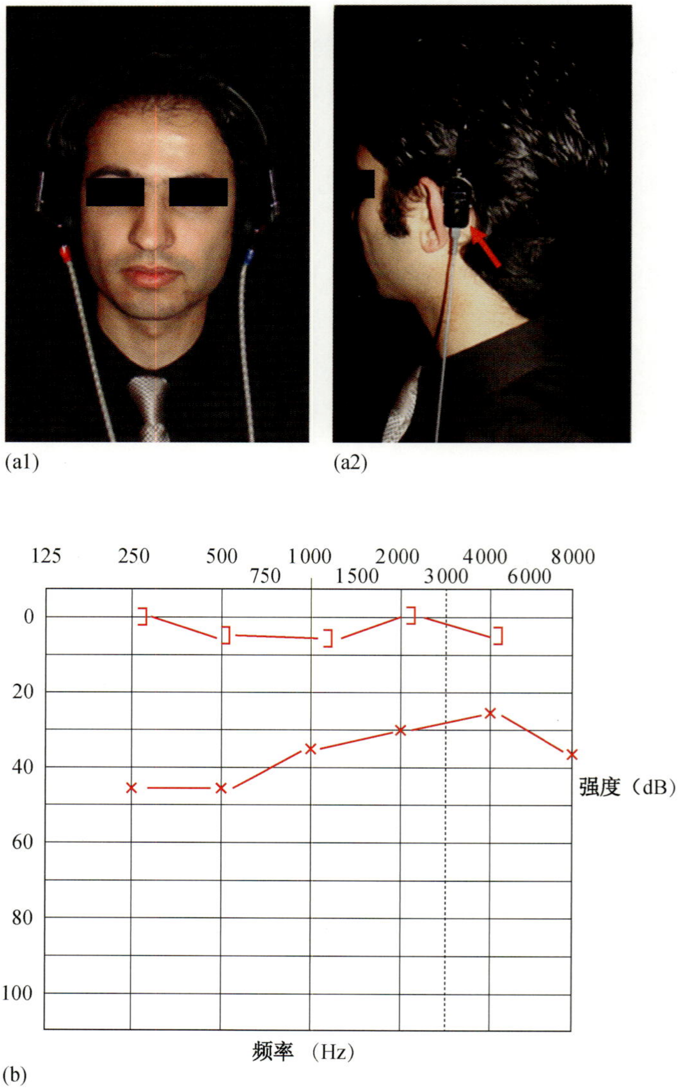

图 12.10 纯音听力(PTA)检查：将耳机放置在外耳(a1)以测试空气传导听力，将耳机放在乳突骨后部(a2)以测试骨传导听力。(b)上方曲线为骨传导听力，阈值有轻微上升(40 分贝)。下方曲线为空气传导听力，有持续的听力丧失。严重听力丧失的标准为阈值上升至 70 分贝以上(引用自 Kutz 等，2010)

对于 6～24 个月的儿童，VRA 和 EOAE 经常被用于测试听力。超过 24 个月，使用游戏测听。游戏测听包括训练儿童听到声音后作出特定的动作（比如，向篮子里投掷小球，堆一个积木，或者在钉板上钉个钉子）。当孩子听到声音后，就做一个动作。测试的声音（纯声音或说话声）通过耳机（测试空气传导）或通过贴在耳朵后方乳突上的骨振动器（测试骨传导）。空气传导的测试评估了整个听力系统，而骨传导的测试评估了耳蜗及以上水平的听力系统（比如感音神经性耳聋）。通过测试空气传导和骨传导的听觉灵敏度的不同，有助于辨别听力障碍的本质：传导性的，神经性的或者混合性的。（图 12.10）。空气传导和骨传导的差距（比如，骨传导的听觉敏感性比空气传导好）提示传导性或者混合性听力丧失。

② 鼓室图

鼓室图是指通过在密闭的耳道内利用气压的不同变化测试声导纳。做这项测试时，需要在被测试儿童的耳道内放置一根探针。探针对鼓膜施加正压和负压。鼓膜随之移动，记录下的移动量描记的表称为鼓室图。但中耳存在液体时，鼓室图表现为平坦的线条（图 12.11）。鼓室图和听力图合并使用有助于诊断传导性耳聋。

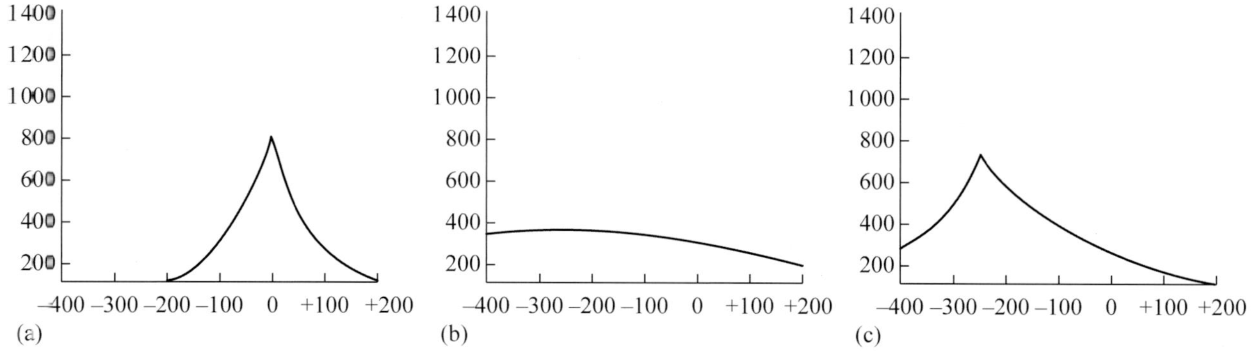

图 12.11　三种不同的鼓室导抗图，描述压力（daPa；x 轴）与听力传导（毫姆欧；y 轴）之间的关系。（a）A 类型正常中耳系统鼓室导抗图。未有液体及生理异常阻滞声音从中耳至耳蜗的传导。（b）B 类型病理中耳系统鼓室导抗图。鼓膜后的中耳内有液体或者是炎症。（c）C 类型负压力（0 以下）中耳系统鼓室导抗图。可能有窦腔或者是过敏性阻塞，或是感冒、耳部炎症末期表现

（3）治疗

中耳炎的治疗包括随访观察、抗生素治疗和手术治疗。治疗目的是为了平衡中耳和鼻咽腔的压力平衡。治疗方式的选择与原发病期的情况和病程长短相关。美国儿科和家庭医师学会制定了抗生素治疗指导建议，在初次确诊后 48 h 内为观察期，不适用使用抗生素。如果观察期后情况无好转，建议使用抗生素治疗。

快速上颌扩弓（RME）最早由 Angell 医师在 1860 年用于治疗上颌狭窄，提供尖牙萌出间隙。快速扩弓是指在年轻儿童（通常是小于 6 周岁）的上颌安装的矫正器中包埋了螺旋开大簧，通过打开螺旋簧达到骨性分离开上颌骨的目的，这种扩弓器多数是固定式的，少数是活动的。Mesnard 认为在扩弓结束后 4～6 周，新骨充填了上颌骨分离处的裂隙。近来，扩弓治疗被正畸医师用于纠正后牙反𬌗，创造解除拥挤的空间，改善口角与上颌后牙颊面间隙过大的不美观问题。RME 还用于唇腭裂的治疗。RME 可以在乳牙期，混合牙列期和恒牙期使用，但是，青少年生长快速期过了以后，上颌的扩弓分离就比较困难了，可能是由于上颌支持骨的阻力变大。

RME 导致鼻腔侧壁向外侧移动，前部的变化更大，可能是由于前部的骨阻力较小。相应的，鼻腔的空间也增宽了。这种扩大效应不一定可以改善通气，也不能准确预计是否可以改善因鼻阻塞引起的呼吸模式异常。与呼吸模式相关的夜间遗尿情况，在扩弓治疗后也有发现明显改善。

一项早期对 RME 和传导性耳聋的相关性进行研究的报道，Laptook 指出上颌狭窄常常伴随着腭穹窿高拱，在一些骨性发育性综合征的特征性鼻部和牙𬌗特征中出现。早期，Rudolph 认为咽鼓管功能异常和腭帆张肌和腭帆提肌的功能异常有关，这两组肌肉的功能以上导致了咽鼓管不能有效的开闭以调节中耳部分的负压。在腭穹窿高拱的患者中，这种功能异常更加常见，所以 Rudolph 认为这两个解剖学特征的组合是中耳炎易感因素。Gray 在 310 名接受了 RME 治疗上颌狭窄的患者中，发现浆液性中耳炎复发率明显下降。后续研究显示，在上颌扩弓治疗几周后，听力也得到了改善。图 12.12 显示的是一项预初实验的结果，在接受扩弓治疗一周后的男孩的纯音听力测试和鼓室图测试结果都改善了，表示听力灵敏性和中耳功能都的到了改善。

后期的长期研究支持了前期研究结果。Taspinar 报道 35 个研究对象扩弓治疗后听力水平改善接近 75%，并且 2 年随访，治疗结果保持稳定。在更近期的研究中，Kilic 对 19 名传导性耳聋的患者（13 岁 5 月±1 岁）使用丙烯酸材料的粘固固定的矫正器进行扩弓后的长期疗效进行观察。听力测试包括纯音测试和鼓室图，在治疗前和治疗后 2 年间测试了 3 个时间点。在扩弓时，听力水平增加，空气传导线和骨传导线的差距减小并保持到 2 年后。另外一项使用固定快速扩弓的相似研究，结果相似。

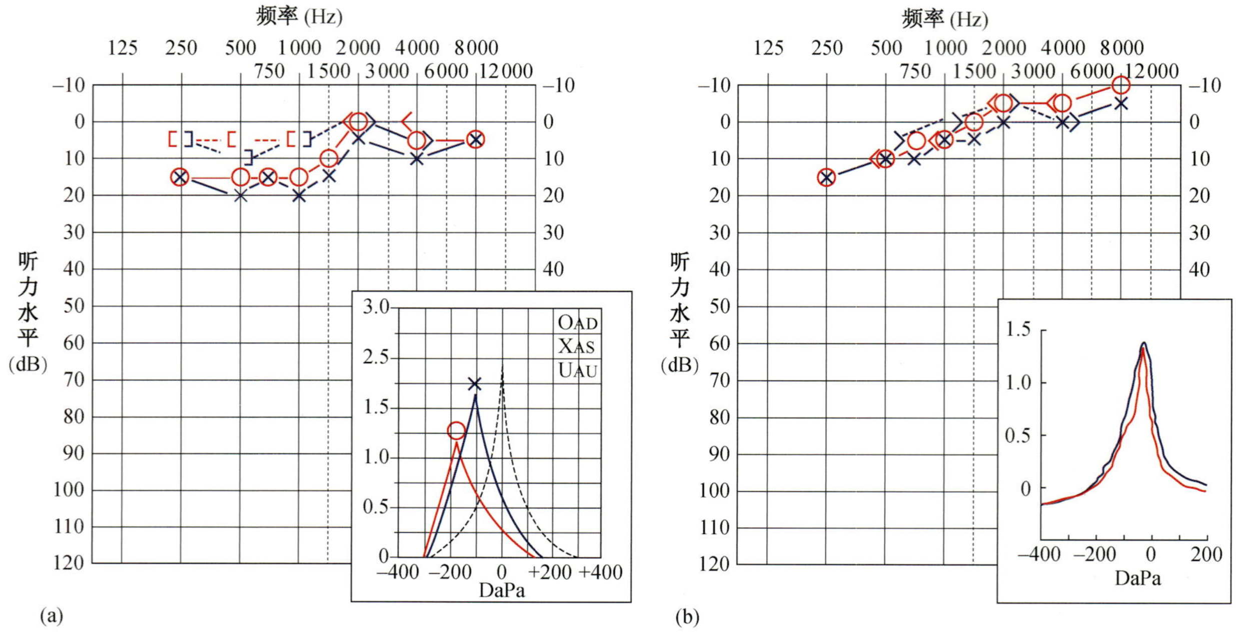

图 12.12 一名 11 岁男孩上颌快速扩弓后的听力敏度图以及鼓室导抗图。(a)扩弓前测试显示，该患者有持续听力丧失以及 C 鼓室导抗图(如图 12.11c)，显示该患者双侧中耳皆有负压。(b)该患者扩弓后的听力敏度图以及鼓室导抗图显示该患者听力在正常范围内

因为听力测试和耳科检查的不足，包括使用简单的耳镜检查代替鼓室图，或者鼓室图的记录形式不一致，长期研究的证据效应并不可靠。所以，需要更加科学的临床对照长期研究来确定 RME 是否可以成为听力缺陷儿童手术替代治疗的一种方法，或者对恰好需要扩弓治疗的儿童至少在手术前尝试扩弓治疗。

对于扩弓治疗可以改善传导性听力障碍的一个可能的解释是，扩弓治疗增加了腭帆张肌的张力，从而打开了咽鼓管的咽腔孔，使得空气可以进出中耳。鼓膜两侧的气压得到平衡后，听骨链功能正常，听力改善。

12.4.3 颅颌面畸形

颅颌面畸形包括绝大多数的遗传性疾病，比如，综合征性或非综合征性唇腭裂，半面颜面发育不全，扁头综合征。这类疾病的经典治疗需要一支能够处理颅颌面部各种不同结构和功能的多学科医师构成的团队，包括：儿科、儿童口腔、护理师、耳鼻喉科、遗传学科、语音病理学科、正畸科、颌面外科、整形外科、修复科、社会工作者和理疗科。由于这类疾病发生发展的自然规律，治疗方案的指定和实施需要合宜的配合。治疗从出生开始到生长发育停止。如果治疗没有和生长发育的关键时间配合好(比如，牙的发育、生长高峰)就会损失机会。最好的序列治疗结果是口颌面结构和功能的最佳化，面部外形的美观，听力和语言功能都能达到基本要求。此类疾病的病因、诊断、治疗在第 7—第 9 章中有详述。

12.4.3.1 唇腭裂

唇腭裂是头颈部遗传性畸形中最常见的疾病，是全身遗传性畸形中仅次于畸形足的遗传性疾病。此类患者的治疗时机、顺序和方法与生长发育关键时间点有关。治疗阶段通常参考牙龄，从乳牙列期，混合牙列期，到恒牙列期。当唇腭裂的患者刚出生时，唇腭裂和颅面中心的各科医师对新生儿进行评估。决定最佳治疗选择，拟定治疗计划，并随访患儿整个发育期在合适的时间进行治疗。

通常，在缺乏全球统一的治疗模式的情况下，治疗的序列、时机和方式根据每个临床中心有所差别。

不同中心间的治疗顺序是可以比较的，但是治疗的时机差异更大。治疗时机通常包括新生儿时期、婴儿时期、小学时期、在青少年晚期结束。部分特定治疗可能涵盖多个时机或穿插其中，尤其是辅助治疗（比如：语音训练、物理治疗）。

12.4.3.2 其他颅颌面畸形

在联合治疗或者是特定临床中心里，正畸医师与耳鼻喉医师的需要长期合作。相应地，一些合并有听力和呼吸问题的畸形中，耳鼻喉医师需要和颌面外科医师或整形外科医师合作。

12.4.4 非特异性条件

由于耳鼻喉专科医师可能会参与到本文教程，本章将下述非特异性条件，以保持叙述完整性。因为可能与颞下颌关节病（TMD）有关，患者主诉一般为耳痛症。

12.4.4.1 耳痛

因为耳部与口颌神经的邻接及相似，耳痛症一般为口腔科医师及耳鼻喉医师经常遇到的主诉之一。

耳部的感觉神经从颅神经的第Ⅴ、第Ⅶ、第Ⅸ、第Ⅹ对分支出来。原发性耳痛可能由耳部自发的病理情况而引起，比如说外耳以及中耳内部的炎症、感染，由于鼓膜两侧压力不一致引起的咽鼓管疾病，颅基底感染（如坏死性外耳炎），或者比较少见的原发性耳部恶性肿瘤。伴发症状为听力丧失、耳部胀痛、耳漏（或流脓）以及晕厥。

继发性耳痛来源于上述神经支配的结构的病理性变化：如，颞下颌关节（TMJ）、下颌、牙齿、牙龈、鼻、鼻旁窦、鼻咽部、口咽部（包括扁桃腺和舌）、腮腺、喉部、食管。

（1）评价指标

病史为耳痛患者重要的评价指标。必须要了解疼痛的分期、持续时间。耳痛症状包括刺痛、钝痛或者是烧灼痛。疼痛可只涉及耳部，或者是发散至周围结构。疼痛每日都可发生，可伴随咀嚼、吞咽、听力丧失、液体反流、眩晕而出现。吞咽困难抑或是吞咽疼痛、声音及呼吸改变、以及鼻中隔出血为头颈部的恶性肿瘤症状。应该特别询问患者是头部或者是耳部创伤的病史。吸烟、饮酒史也应被考虑为恶性肿瘤的危险因素之一。

耳部在检查时应仔细检查原发耳痛病灶。具体地说，耳鼻喉医师的检查应侧重于头颈部区域耳部及耳旁区域，包括耳廓区域以及茎乳突以上区域的红肿、耳道的红肿、液体反流、耳垢、异物以及裂痕，耳膜的红肿、穿孔，中耳部分液体的堆积的症状如胀闷感、耳鸣、光反射改变、听力丧失。应该让患者用一根手指来指出疼痛的之处。全面的头颈部检查非常重要，包括使用可弯曲内镜来衡量咽喉部。颞下颌关节的弹响、摩擦以及点压痛、牙关紧闭表现可提示为非耳部病因。

当询问病史以及检查后，可以诊断疾病。耳部正常检查结果提示为如颞下颌关节病（TMD）等非耳部病因。通过临床检查结果，非耳部病因需要更多检查，比如，计算机断层扫描（CT）以及核磁共振成像（MRI）。治疗应从病因入手，如，口腔麻醉、局部麻醉以及局部治疗（比如去除异物、润滑液等）以及手术治疗。

与颞下颌关节疾病相关的鉴别诊断如下：外耳及中耳无病理性表现；口咽部无病理性表现（如扁桃腺炎、悬雍垂溃疡等）；无其他潜在病因如乳突红肿、免疫功能低下、头颈部其他区域的慢性疼痛；等等。神经刺痛一般表现为阵发痛（数秒到两分钟），此也可与颞下颌关节病引起慢性耳痛所区别。

（2）颞下颌关节功能障碍

当耳痛疑似由颞下颌关节病引起时，正畸医师或者是全科口腔医师应该对患者进行全面的检查，以区分颞下颌关节结构性病变与神经肌肉病变。

颞下颌关节的症状包括关节结构的退行性变（关节炎，骨折，先天性病变）或者是关节周围的物理刺激。病因常存在于多方面。尽管病变一般与压力应激、牙关紧闭、夜磨牙、咬合紊乱、正畸治疗甚至不正确姿势的肌肉位置有关，但是咬合与颞下颌关节之间并未证实有明确联系。

颞下颌关节病的症状包括弹响，"咔嗒声"，爆裂声，震颤，张口困难，以及咬物、咀嚼不适，关节内、耳朵、脸部、头部疼痛，张口受限，颊部、颞部区域压痛等。根据不同症状，患者可能先去寻求口腔科医师或者耳鼻喉科医师的帮助。医师应该先对这些患者进行关节触诊、口腔检查咬合功能检查、拍摄X线片等来确定患者是否为颞下颌关节疾病。

治疗手段随着颞下颌关节病的诊断而变化。如有较小的弹响声，应该去除咬合的影响；如有疼痛涉及，应对综合征本身入手。当颞下颌关节病确诊后，理想情况应在正畸治疗前尽快治疗恢复。

12.4.5 特异性条件

耳鼻喉医师可能经常会接到一些患者因为患有口腔科治疗后并发症。包括上颌第三磨牙较为"高位"，在拔除阻生第三磨牙时进入上颌窦等。针对此问题，可用不同手段来取出窦腔里的磨牙。除此之外，由于口腔科治疗手段，上颌窦也可能发生穿孔等并发症。

▶ 12.5 结论

与其他口腔专科医师或全科医师不同，正畸医师需要在日常的诊疗过程中和其他科医师交流。如正畸医师在处理需要正颌手术的患者时需要与外科或颅颌面外科医师沟通。研究和临床实践的进步表明，正畸医师在很多情况下，需要与耳鼻喉科医师合作。根据前述讨论，以下归纳了几种需要合作的情况：

- 由于对颌面部外形不可逆性的影响，长期口呼吸可能是最需要长期联合治疗的疾病。患有由于长期口呼吸逐渐影响患者的颅颌面部外形，患者必须接受耳鼻喉专科医师的检查，且越早越好。正畸医师和儿童耳鼻喉医师应该接受关于淋巴组织阻塞呼吸道和其治疗方法的循证医学继续教育。仅凭现有知识可能导致常规治疗的失误，需要两科医师的大量合作以避免错误治疗如不必要的腺体切除术。
- 通过对头颅定位X线片测量，可以有效且非创伤性的诊断扁桃腺肥大。正畸医师和耳鼻喉医师应该熟知腺体的影像学表现和其他结构(肥大的比较，舌体，鼻中隔偏曲)并诊断，尽管确诊有时必须通过其他测试手段(比如鼻甲肥大的内窥镜检查)。
- 上颌快速扩弓对改善传导性听力丧失的改善作用需要进一步的研究证明。
- 治疗唇腭裂和其他颅颌面畸形患者时，耳鼻喉医师和(或)正颌外科医师应该作为团队相互协作。
- 在怀疑TMD引起耳痛时，需要合作来明确病因。

参考文献

[1] Alsarraf R, Jung CJ, Perkins J, et al. Measuring the indirect and direct costs of acute otitis media[J]. Archives of Otolaryngology-Head and Neck Surgery, 1999, 125: 12-18.

[2] American Academy of Pediatrics and American Academy of Family Physicians, Clinical Practice Guideline. Diagnosis and management of acute otitis media[J]. Pediatrics, 2004, 113: 1451-1465.

[3] Angell EC. Treatment of irregularities of the permanent or adult teeth[J]. Dental Cosmos, 1860, 1: 540-544.

[4] Angle EH. Treatment of Malocclusion of the Teeth, 7th edn[J]. Philadelphia, PA: SS White, 1907, 52-54.

[5] Bahadir O, Caylan R, Bektas D, et al. Effects of adenoidectomy in children with symptoms of adenoidal hypertrophy [J]. European Archives of Oto-Rhino-Laryngology, 2006, 263: 156-159.

[6] Bailey BJ. Head and Neck Surgery-Otolaryngology, 2nd edn[M]. New York, NY: Lippincott Williams & Wilkins/

Raven, 1998.
[7] Behlfelt K, Linder-Aronson S, McWilliam J, et al. Dentition in children with enlarged tonsils compared to control children[J]. European Journal of Orthodontics, 1989a, 11: 416-429.
[8] Behlfelt K, Linder-Aronson S, Neander P. Posture of the head, the hyoid bone, and the tongue in children with and without enlarged tonsils[J]. European Journal of Orthodontics, 1989b, 12: 458-467.
[9] Behlfelt K, Linder-Aronson S, McWilliam J, et al. Craniofacial morphology in children with and without enlarged tonsils[J]. European Journal of Orthodontics, 1990, 12: 233-243.
[10] Bitar MA, Macari AT, Ghafari JG. Correspondence between subjective and linear measurements of the palatal airway on lateral cephalometric radiographs[J]. Archives of Otolaryngology-Head and Neck Surgery, 2010, 136: 43-47.
[11] Bluestone CD. Pathogenesis of otitis media: role of Eustachian tube[J]. Pediatric Infectious Disease Journal, 1996, 15: 281-291.
[12] Bondy J, Berman S, Glazner J, et al. Direct expenditures related to otitis media diagnosis: extrapolations from a pediatric Medicaid cohort[J]. Pediatrics, 2000, 105: e72.
[13] Bylander A. Function and dysfunction of the Eustachian tube in children[J]. Acta Oto-Rhino-Laryngologica Belgica, 1984, 38: 238-245.
[14] Bylander A, Tjernstrom O. Changes in Eustachian tube function with age in children with normal ears: A longitudinal study[J]. Acta Oto-Laryngologica, 1983, 96: 467-477.
[15] Ceylan I, Oktay H, Demicri M. The effect of rapid maxillary expansion on conductive hearing loss[J]. Angle Orthodontist, 1996, 66: 301-308.
[16] Cozza P, Di Girolamo S, Ballanti F, et al. Orthodontist-otorhinolaryngologist: an interdisciplinary approach to solve otitis media[J]. European Journal of Paediatric Dentistry, 2007, 8: 83-88.
[17] Cummings BJ, Fredrickson JM, Harker LA, et al. Anatomy and Physiology of the Eustachian Tube, 3rd edn[J]. St. Louis, MO: Mosby-Year Book, Inc, 1998.
[18] Dewey C, Midgeley E, Maw R. The relationship between otitis media with effusion and contact with other children in a British cohort studied from 8 months to 3 1/2 years: Avon longitudinal study of pregnancy and childhood[J]. International Journal of Pediatric Otorhinolaryngology, 2000, 55: 33-45.
[19] Diamond O. Tonsils and adenoids: Why the dilemma? [J]American Journal of Orthodontics, 1980, 78: 495-503.
[20] Emslie RD, Massler M, Zwemer JD. Mouth breathing: Etiology and effects[J]. Journal of the American Dental Association, 1952, 44: 506-521.
[21] Fields HW, Warren DW, Black K, et al. Relationship between vertical dentofacial morphology and respiration in adolescents[J]. American Journal of Orthodontics and Dentofacial Orthopedics, 1991, 99: 147-154.
[22] Fingeroth AI. Orthodontic-orthopedics as related to respiration and conductive hearing loss[J]. Journal of Clinical Pediatric Dentistry, 1991, 15: 83-89.
[23] Freid VM, Mukuc DM, Rooks RN. Ambulatory health care visits by children: principal diagnosis and place of visit [J]. Vital and Health Statistics, 1998, 13: 1-23.
[24] Fujimoto S, Yamaguchi K, Gunjigake K. Clinical estimation of mouth breathing[J]. American Journal of Orthodontics and Dentofacial Orthopedics, 2009, 136: 630. e1-7; discussion 630-631.
[25] Ghadiali SN, Banks J, Swarts JD. Finite element analysis of active Eustachian tube function[J]. Journal of Applied Physiology, 2004, 97: 648-654.
[26] Ghafari J. Therapeutic and developmental maxillary orthopedics: Evaluation of effects and limitations[J]. In: Z Davidovitch, J Mah (eds) Biological Mechanisms of Tooth Movement and Craniofacial Adaptation. Boston, MA: Harvard Society for the Advancement of Orthodontics, 2004, 167-181.

[27] Grauer D, Cevidanes LS, Styner MA, et al. Pharyngeal airway volume and shape from cone-beam computed tomography: relationship to facial morphology[J]. American Journal of Orthodontics and Dentofacial Orthopedics, 2009, 136: 805-814.

[28] Gray LP. Results of 310 cases of rapid maxillary expansion[J]. Journal of Laryngology and Otology, 1975, 89: 601-614.

[29] Güray E, Karaman AI. Effects of adenoidectomy on dentofacial structures: A 6-year longitudinal study[J]. World Journal of Orthodontics, 2002, 3: 73-81.

[30] Haas AJ. Rapid expansion of the maxillary dental arch and nasal cavity by opening the midpalatal suture[J]. Angle Orthodontist, 1961, 31: 73-90.

[31] Haddad RV, Abou Chebel N, Ghafari JG. Sequencing cleft lip and palate treatment[J]. Journal of the Lebanese Dental Association, 2006, 43: 9-20.

[32] Harvold EP, Chierici G, Vargervik K. Experiments on the development of dental malocclusions[J]. American Journal of Orthodontics, 1972, 61: 38-44.

[33] Harvold EP, Vargervik K, Chierici G. Primate experiments on oral sensation and dental malocclusions[J]. American Journal of Orthodontics, 1973, 63: 494-508.

[34] Harvold EP, Tomer BS, Vargervik K, et al. Primate experiments on oral respiration[J]. American Journal of Orthodontics, 1981, 79: 359-372.

[35] Hasbini AS, Hadi U, Ghafari J. Endoscopic removal of an ectopic third molar obstructing the osteomeatal complex [J]. Ear, Nose and Throat Journal, 2001, 80: 667-670.

[36] Hata M, Asakura K, Saito H, et al. Profile of immunoglobulin production in adenoids and tonsil lymphocytes[J]. Acta Oto-Laryngologica,1996, 523: 84-86.

[37] Hepper PG, Shahidullah S, White R. Origins of fetal handedness. [J] Nature, 1990, 347: 431.

[38] Hershey HG, Stewart BL, Warren DW. Changes in nasal airway resistance associated with rapid maxillary expansion[J]. American Journal of Orthodontics,1976, 69: 274-284.

[39] Huertas D, Ghafari J. New posteroanterior cephalometric norms: a comparison with craniofacial measures of children treated with palatal expansion[J]. Angle Orthodontist, 2001, 71: 285-292.

[40] Isaacson RJ, Murphy TD. Some effects of rapid maxillary-Expansion in cleft lip and palate patients[J]. Angle Orthodontist, 1964, 34: 143-154.

[41] Kahle W. Nervous System and Sensory Organs [M]. 3rd ed., Vol. 3. New York: Thieme Medical Publishers, 1993.

[42] Kaygusuz I, Alpay HC, Godekmerdan A, et al. Evaluation of longterm impacts of tonsillectomy on immune functions of children: A follow-up study[J]. International Journal of Pediatric Otorhinolaryngology, 2009, 73: 445-449.

[43] Kelly KM. Recurrent otitis media: genetic immunoglobulin markers in children and their parents[J]. International Journal of Pediatric Otorhinolaryngology, 1993, 25: 279-280.

[44] Kerr WJ, McWilliam JS, Linder-Aronson S. Mandibular form and position related to changed mode of breathing-a 5-year longitudinal study[J]. Angle Orthodontist, 1989, 59: 91-96.

[45] Kilic N, Husamettin O, Selimoglu E, et al. Effects of semirapid maxillary expansion on conductive hearing loss[J]. American Journal of Orthodontics and Dentofacial Orthopedics, 2008a, 133: 846-851.

[46] Kilic N, Kiki A, Husamettin O, et al. Effects of rapid maxillary expansion on conductive hearing loss[J]. Angle Orthodontist, 2008b, 78: 409-414.

[47] King L, Harris EF, Tolley EA. Heritability of cephalometric and occlusal variables as assessed from siblings with overt malocclusions[J]. American Journal of Orthodontics and Dentofacial Orthopedics, 1993, 104: 121-131.

[48] Kurol J, Modin H, Bjerkhoel A. Orthodontic maxillary expansion and its effect on nocturnal enuresis[J]. Angle Orthodontist, 1998, 68: 225-232.

[49] Kurono Y, Shimamura K, Shigemi H, et al. Inhibition of bacterial adherence by nasopharyngeal secretions[J]. Annals of Otology, Rhinology and Laryngology, 1991, 100: 455-458.

[50] Kutz JW Jr, Mullin G, Campbell K. Audiology, pure-tone testing[J]. Available at: http://emedicine.medscape.com/article/1822962-media(accessed 24 June 2011), 2010.

[51] Laptook T. Conductive hearing loss and rapid maxillary expansion[J]. American Journal of Orthodontics, 1981, 80: 325.

[52] Leiter JC, Baker GL. Partitioning of ventilation between nose and mouth: the role of nasal resistance[J]. American Journal of Orthodontics and Dentofacial Orthopedics, 1989, 95: 432-438.

[53] Lim DJ, Mogi G. Mucosal immunology of the middle ear and Eustachian tube[J]. In: PL Ogra, J Mestechy, ME Lamen, et al. (eds) Handbook of Mucosal Immunology. San Diego: Academic Press, 1994, 599-606.

[54] Lim DJ, Chun YM, Lee HY, et al. Cell biology of tubotympanum in relation to pathogenesis of otitis media: a review[J]. Vaccine, 2000, 19(Suppl 1): S17-25.

[55] Linder-Aronson S. Adenoids: their effect on mode of breathing and nasal airflow and their relationship to characteristics of the facial skeleton and the dentition[J]. A biometric, rhino-manometric and cephalometro-radiographic study on children with and without adenoids. Acta oto-laryngologica Supplement Stockholm, 1970, 265: 1-132.

[56] Linder-Aronson S, Leighton BC. A longitudinal study of the development of the posterior nasopharyngeal wall between 3 and 16 years of age[J]. European Journal of Orthodontics, 1983, 5: 47-58.

[57] Linder-Aronson S, Woodside DG, Lundström A. Mandibular growth direction following adenoidectomy[J]. American Journal of Orthodontics, 1986, 89: 273-284.

[58] Linder-Aronson S, Woodside DG, Hellsing E, et al. Normalization of incisor position after adenoidectomy[J]. American Journal of Orthodontics and Dentofacial Orthopedics, 1993, 103: 412-427.

[59] Liu Y, Zeng X, Fu M, et al. Effects of a mandibular repositioner on obstructive sleep apnea[J]. American Journal of Orthodontics and Dentofacial Orthopedics, 2000, 118: 248-256.

[60] Major MP, Flores-Mir C, Major PW. Assessment of lateral cephalometric diagnosis of adenoid hypertrophy and posterior upper airway obstruction: A systematic review[J]. American Journal of Orthodontics and Dentofacial Orthopedics, 2006, 130: 700-708.

[61] Mattar SE, Anselmo-Lima WT, Valera FC, et al. Skeletal and occlusal characteristics in mouth-breathing pre-school children[J]. Journal of Clinical Pediatric Dentistry, 2004, 28: 315-318.

[62] Mattila PS. Adenoidectomy and tympanostomy tubes in the management of otitis media[J]. Current Allergy and Asthma Reports, 2006, 6: 321-326.

[63] Mesnard L. immediate separation of the maxillae as a treatment for nasal impermeability[J]. Dental Records, 1929, 49: 371-372.

[64] Moss ML. The primary role of functional matrices in facial growth[J]. American Journal of Orthodontics, 1969, 55: 566-577.

[65] Moss ML. The functional matrix hypothesis revisited. 3[J]. The genomic thesis. American Journal of Orthodontics and Dentofacial Orthopedics, 1997a, 112: 338-342.

[66] Moss ML. The functional matrix hypothesis revisited. 4[J]. The epigenetic antithesis and the resolving synthesis. American Journal of Orthodontics and Dentofacial Orthopedics, 1997b, 112: 410-417.

[67] Oulis CJ, Vadiakas GP, Ekonomides J, et al. The effect of hypertrophic adenoids and tonsils on the development of posterior crossbite and oral habits[J]. Journal of Clinical Pediatric Dentistry, 1994, 18: 197-201.

[68] Ovsenik M. Incorrect orofacial functions until 5 years of age and their association with posterior crossbite[J]. American Journal of Orthodontics and Dentofacial Orthopedics, 2009, 136: 375-381.

[69] Proffit WR. The etiology of orthodontic problems-Respiratory pattern[J]. In: WR Proffit, HW Fields Jr, DM Sarver (eds)Contemporary Orthodontics, 4th edn. St Louis, MO: Mosby, 2007, 154-158.

[70] Pruzansky S. Roentgencephalometric studies of tonsils and adenoids in normal and pathological states[J]. Annals of Otology, Rhinology and Laryngology, 1975, 84(Suppl 19): 55-62.

[71] Ricketts RM. Perspectives in the clinical application of cephalometrics: the first 50 years[J]. Angle Orthodontist, 1981, 51: 115-150.

[72] Rovers MM, Schilder AG, Zielhuis GA, et al. Otitis media[J]. Lancet, 2004, 363: 465-473.

[73] Rudolph AM. Pediatrics, 16th edn[M]. New York, NY: Appleton-Century-Crofts, 1977, 954-968.

[74] Sanders EA, Tenbergen-Meekes AM, Voorhorst-Ogink MM, et al. Immunoglobulin isotype-specific antibody responses to pneumococcal polysaccharide vaccine in patients with recurrent respiratory tract infections[J]. Pediatric Research, 1995, 37: 812-819.

[75] Scammon RE, Harris JA, Jackson CM, et al. The Measurement of Man[M]. Minneapolis, MN: University of Minnesota Press, 1930.

[76] Schendel SA, Eisenfeld J, Bell WH, et al. The long face syndrome: vertical maxillary excess[J]. American Journal of Orthodontics, 1976, 70: 398-408.

[77] Schütz-Fransson U, Kurol J. Rapid maxillary expansion effects on nocturnal enuresis in children: a follow-up study [J]. Angle Orthodontist, 2008, 78: 201-208.

[78] Seibert JW, Danner CJ. Eustachian tube function and the middle ear[J]. Otolaryngologic clinics of North America, 2006, 39: 1221-1235.

[79] Stenfors LE, Raisanen S. Secretory IgA -, IgG-and C3b-coated bacteria in the nasopharynx of otitis-prone and non-otitis-prone children[J]. Acta Oto-Laryngologica, 1993, 113: 191-195.

[80] Subtelny JD. Effect of diseases of tonsils and adenoids on dentofacial morphology[J]. Annals of Otology, Rhinology and Laryngology, 1975, 84: 50-54.

[81] Taspinar F, Ucuncu H, Bishara SE. Rapid maxillary expansion and conductive hearing loss [J]. Angle Orthodontist, 2003, 73: 669-673.

[82] Timms DJ. Rapid Maxillary Expansion[M]. Chicago, IL: Quintessence Publishing Co. Inc. , 1981, 15-121.

[83] Timms DJ. Rapid maxillary expansion in the treatment of noctural enuresis[J]. Angle Orthodontist, 1990, 60: 229-233.

[84] Tomes CS. On the developmental origins of the v-shaped contracted maxilla. Monthly Review of Dental Surgery 1: 2. Cited in: Rubin RM (1979) The orthodontist's responsibility in preventing facial deformity[J]. In: JA McNamara Jr (ed.)Naso-Respiratory Function and Craniofacial Growth. Monograph 9, Craniofacial Growth Series. Ann Arbor, MI: Center for Human Growth and Development, University of Michigan, 1872, 323-332.

[85] Tourné LPM. Growth of the pharynx and its physiologic implications[J]. American Journal of Orthodontics and Dentofacial Orthopedics, 1991, 99: 129-139.

[86] Uhari M, Mäntysaari K, Niemelä M. A meta-analytic review of the risk factors for acute otitis media[J]. Clinical Infectious Diseases, 1996, 22: 1079-1083.

[87] Usumez S, Iş eri H, Orhan M, et al. Effect of rapid maxillary expansion on nocturnal enuresis [J]. Angle Orthodontist, 2003, 73: 532-538.

[88] Valera FC, Travitzki LV, Mattar SE, et al. Muscular, functional and orthodontic changes in pre school children with enlarged adenoids and tonsils[J]. International Journal of Pediatric Otorhinolaryngology, 2003, 67: 761-770.

[89] Valtonen HJ, Blomgren KE, Qvarnberg YH. Consequences of adenoidectomy in conjunction with tonsillectomy in

children[J]. International Journal of Pediatric Otorhinolaryngology, 2000, 30: 105-109.

[90] Van Kempen MJ, Rijkers GT, Van Cauwenberge PB. The immune response in adenoids and tonsils [J]. International Archives of Allergy and Immunology, 2000, 122: 8-19.

[91] Villano A, Grampi B, Fiorentini R, et al. Correlations between rapid maxillary expansion (RME) and the auditory apparatus[J]. Angle Orthodontist, 2006, 76: 752-758.

[92] Warren DW. Effect of airway obstruction upon facial growth[J]. Otolaryngologic Clinics of North America, 1990, 23: 699-712.

[93] Warren DW, Hershey HG, Turvey TA, et al. The nasal airway following maxillary expansion[J]. American Journal of Orthodontics, 1987, 91: 111-116.

[94] Wertz RA. Changes in nasal airflow incident to rapid maxillary expansion[J]. Angle Orthodontist, 1968, 38: 1-11.

[95] Woodside DG, Linder-Aronson S, Lundström A, et al. Mandibular and maxillary growth after changed mode of breathing[J]. American Journal of Orthodontics and Dentofacial Orthopedics, 1991a, 100: 1-18.

[96] Woodside DG, Linder-Aronson S, Stubbs DO. Relationship between mandibular incisor crowding and nasal mucosal swelling[J]. Proceedings of the Finnish Dental Society, 1991b, 87: 127-138.

第 13 章

阻塞性睡眠呼吸暂停:从正畸的角度来看待气道通畅的建立及维持

▶ 13.1 概述

阻塞性睡眠呼吸暂停(obstructive sleep apnea, OSA)是一种严重的慢性疾病,可发生于青年和老年人。其病因复杂,涉及众多因素。口腔科、内外科医师等多学科医师在 OSA 的诊断、治疗设计中均起到重要的作用。正畸医师的职责在于及时筛选出有潜在高危风险的 OSA 人群或者对已经罹患 OSA 患者进行早期诊断与早期干预。与内外科医师协作会诊后,制定合适的诊疗计划。目前,OSA 的治疗金标准是持续性气道内正压通气治疗(continaous positive airway pressure, CPAP),其适用面广,可用于各种类型睡眠呼吸紊乱疾病,但患者的长期依从性仍是有待解决的一个问题。除外 CPAP, OSA 有其他的一些治疗手段。在生长期的儿童中,通过上颌骨扩弓及下颌骨生长引导以及切除增生肥大的扁桃腺及腺样体组织,可缓解急性呼吸堵塞症状。在成年人正颌正畸治疗前,正畸医师应对已存在的上气道狭窄予以重视,避免治疗后造成上气道进一步塌陷。下颌前移矫治器可有效地缓解轻度及中度 OSA。长期的随访观察,包括对 OSA 并发症以及肥胖的及时干预是十分必要的。

▶ 13.2 引言

呼吸暂停(Apnea)源于希腊文字,a 代表没有,pnoia 代表气流(Lechner, 1990)。睡眠呼吸暂停主要包括以下三类:中枢性、阻塞性和混合性。三者之间的比例分别约为 0.4%, 84%和 15%。混合性呼吸暂停被认为是一种介于中枢性及阻塞性之间的过度模式。

阻塞性睡眠呼吸暂停(OSA)定义为在持续性的呼吸循环中上气道气流的中断。在睡眠周期的每小时内可发生数次。此时,上气道气流减少或中断,但呼吸运动仍旧持续。其主要的原因在于睡眠时上气道的部分或完全塌陷造成气流的改变。伴随通气量的减少,体内的气体交换功能受损。为适应这种情况,睡眠中枢反射性地产生微觉醒,导致片段性的睡眠,以恢复通气功能。

OSA 是一种常见的睡眠呼吸紊乱疾病。在美国中年人群中的患病率约为 2%~4%。男性的发病风险是女性的 2 倍。在 30~60 岁习惯性打鼾的人群中,约 25%的男性及 10%的女性诊断为阻塞性睡眠呼吸暂停。男性及女性之间发病风险的差异随着年龄的增加而减小,在 50 岁以上的人群中,二者之间的发病情况类似。

体重指数(BMI)是与 OSA 严重程度相关的独立的危险因素。在严重肥胖症的患者中,OSA 的发病风险将增加 12~30 倍。在中年患者中,体重增加以及肥胖与 OSA 的发生发展以及病情的转归有密切的联系。世界卫生组织(WHO)将肥胖的标准定义为高加索人 BMI 指数≥30 kg/m^2,亚洲人种 BMI 指数≥28 kg/m^2;两者标准不同是因为亚洲人种 BMI 较低时即伴有相对较高的脂肪比例。除外年龄、性别、肥胖等以上的危险因素,OSA 患者往往伴有较低的腰臀比以及较高的外周血清胆固醇含量。

儿童 OSA 的患病率约为 1%～3%。多数儿童起病于 2～6 岁，男女性别无明显差异。在 6～19 岁严重肥胖的儿童中，OSA 的发生率可增加至 55%。无论在单纯鼾症儿童亦或 OSA 儿童中，心血管及内分泌疾病的发生均显著上升。在亚洲及高加索儿童中，单纯鼾症的发生率为 6%～11%。一组 3～6 岁高加索夜间打鼾的儿童中显示 13%患者罹患 OSA。而在另外一组 7 岁亚洲鼾症儿童，经过 3 年的随访观察，9%患儿发展为 OSA。在多数儿童中，习惯性鼾症或者单纯鼾症不会发展为 OSA，但也不会自发缓解。

对于任何类型的睡眠呼吸暂停，多数患者自己通常不会引起足够的重视。一般情况下，OSA 症状从发病伊始持续数年而得不到发现，而且患者往往会适应于夜间睡眠节律紊乱而造成的白日嗜睡等种种表现。相比之下，在更多的情况下，患者的睡眠呼吸暂停是由同伴或家人发现的，或者在常规的体检中为内科医师知晓。

随着影像学技术发展，数十年来相关的技术手段及众多研究揭示了清醒及睡眠状态下上气道结构变化，阐述了气道结构与 OSA 的关联性，但对于 OSA 的病因学，病理生理及病情进展的探索，我们仍有很长的路要走。当前，临床医师仍面对众多的问题有待解决：

儿童 OSA 和成人 OSA 有何关联？儿童期 OSA 会发展为成人 OSA 么？

儿童 OSA 的危险因素有哪些？儿童 OSA 发展为成人 OSA 的时间为多久？

小下颌或者狭小的咽部气道将造成 OSA？

为什么年龄相关的上气道解剖结构的变化或者肌肉生理功能的改变与一部分 OSA 患者有关但不是所有人？

对于 OSA 且伴有明显错𬌗畸形的患者最佳的正颌-正畸治疗的策略是什么？

13.3　阻塞性睡眠呼吸紊乱疾病

远在 17 世纪的 Williams Shakespeare 和 19 世纪的 Charles Dickens 的文学作品中，人们已经观察并认识到现今我们所熟知的阻塞性睡眠呼吸紊乱疾病的一些症状及体征。在莎士比亚最后的作品里也提到睡眠存在着周期性。而在狄更斯最初的小说中，他描述了一个有趣的胖男孩——Joe，他站着的时候，闭着眼睛，就像睡着了一般。肥胖低通气综合征或 Pickwickian 综合征这一名词就出处于此。这一疾病在 20 世纪 50 年代才在医学界得到重视，其主要的特征在于 OSA 引起低通气伴重度肥胖，因通气不足而导致呼吸频率加快，且伴有白日嗜睡、疲倦及心力衰竭等表现。

OSA 是睡眠呼吸紊乱疾病一个主要的类型，可伴有一系列的临床表现。OSA 有多种分度。其中，最轻度类型是单纯鼾症，患者往往没有明显的微觉醒及白天的各种症状。其次是上气道阻力综合征，此种类型较前者严重，与多种呼吸努力相关的微觉醒有关。睡眠低通气综合征以睡眠打鼾及白天多种症状为特征，但缺乏睡眠时的呼吸暂停。而轻、中、重度 OSA 因其睡眠时有呼吸暂停而更为严重。而最为严重的一种情况为肥胖低通气综合征或 Pickwickian 综合征。Pickwickian 综合征伴有严重的并发症及较高的致死率。

13.4　解析阻塞性睡眠呼吸暂停

为明确 OSA 患者的身体状态，进行一次彻底的体检是非常必要的。如若患者伴随一些其他的疾病如肥胖、高血压、心力衰竭、慢性阻塞性肺病、限制性肺部疾病、代谢性疾病、肌营养不良、脊柱后侧凸、甲状腺功能减退及垂体瘤，对于这些 OSA 患者的治疗模式应当进行综合考虑。

OSA 诊断的金标准为整晚的多导睡眠监测。这一诊断是基于颅内的，监测患者睡眠状态下多种生理参数的变化，用以诊断 OSA 及其他类型睡眠紊乱疾病。睡眠暂停低通气指数（apnea-hypopnea index，AHI）代表了夜间每小时睡眠事件的发生次数。AHI 是每小时睡眠呼吸暂停和低通气次数之和。

成人呼吸暂停事件定义为气流完全中断 10 s 以上，伴有持续性的呼吸努力。低通气是指上气道部分阻塞后气流量减少 30％以上。在以下的情况下每一个睡眠事件产生的影响将是显著的：气流减少持续 10 s 以上伴有动脉氧饱和度下降超过 4％以上，或者气流减少持续 10 s 以上伴有因低氧而引起的微觉醒。呼吸暂停和低通气持续 10 s 的标准为在成年人两个正常的呼吸节律中，有 10 s 气流流量的改变。睡眠呼吸低通气指数 5～15 次/小时为轻度 OSA，15～30 次/小时为中度 OSA，而 30 次/小时以上为重度 OSA。

儿童 OSA 的评价标准有别于成人 OSA（表 13.1）。在儿童患者中，OSA 由较短的睡眠呼吸暂停和低通气组成。呼吸暂停事件往往在两个正常的呼吸节律中发生，持续约 6 s。在儿童患者中，低通气是指气流减少超过 50％伴有微觉醒或微觉醒的同时伴有 3％动脉氧饱和度的下降。AHI 指数1～5次/小时为极轻度 OSA；5～10 次/小时为轻度 OSA；10～20 次/小时为中度 OSA；＞20 次/小时为重度 OSA。

表 13.1　儿童及成年人阻塞性睡眠呼吸暂停的比较

参数	儿童	成人
发病高峰	2～6 岁	30～60 岁
性别比（女：男）	1：1	1：2
呼吸暂停低通气指数	≥1	≥5
估计患病率		
总体人群	1％～3％	2％～4％
习惯打鼾者	9％	10％～40％
极度肥胖者	37％～55％	＞28％
BMI	≥98％	≥28（亚洲）；≥30（欧美）
常见病因	腺样体肥大	肥胖

多导睡眠报道中 AHI 指数以及 AI 代表着 OSA 的分级。在儿童患者中，如果有明确的临床症状，即使 AHI 指数很低，如 AHI 指数为 1，对于儿童 OSA 的确诊仍具有重要意义。在儿童睡眠呼吸紊乱疾病诊疗中，临床相关信息的采集与 AHI 及 AI 指数一样重要。OSA 患儿往往表现伴有行为异常及认知方面的问题，多动症、注意力不集中、有攻击性、认知障碍影响学习及记忆、执行功能障碍。既往的研究表明 OSA 导致的神经认知障碍可部分缓解，但往往有残留，成为“学习的负担”。AHI 指数≥5 次/小时的儿童患者常伴有血清 C-反应蛋白（CRP）的增加，而后者是心血管疾病的危险因素。OSA 患儿往往还伴有植物神经功能紊乱，表现为交感神经敏感性增加。此外，还有证据表明 OSA 患者可出现全身系统的慢性炎症反应。研究发现，在 OSA 患儿的呼气冷凝物中发现炎症因子半胱氨酰白三烯（cys-LT），且与患儿 SDB 的严重程度相关。

儿童 OSA 比较复杂，仅仅通过病史以及体格检查难以排除。基于病史以及体格检查对于儿童 OSA 的诊断敏感性为 63％，特异性为 60％。既往所有相关的研究均考虑到了病史的预测值及临床表现，认为除了夜间多导睡眠监测之外，对于 OSA 的诊断缺乏其他有效的方法。

如果患儿通过临床症状高度怀疑 OSA，他应该到专业的睡眠实验室进行相关病因分析以及明确诊断。整夜的多导睡眠监测（Ⅰ型）是诊断儿童及成人 OSA 的金标准。

13.5　呼吸:解剖因素的影响及睡眠

13.5.1　解剖因素对于呼吸的影响

上气道由3个部分组成:鼻腔、咽部和喉部。鼻腔是上气道的门户,由鼻中隔分成两半。当一侧鼻孔阻塞时,另一侧可以自由通气。鼻呼吸是较佳的静息呼吸方式,婴儿即采用这种呼吸方式。众多解剖结构维持着前鼻孔的容积,包括鼻翼、降眉间肌、压肌、鼻孔开大肌等。在鼻孔形态正常的患者中,前鼻孔的容积与鼻阻力有很大的关联性。在清醒状态下,鼻腔阻力约占总上气道阻力的一半。鼻腔的侧翼包括几个突起的鼻甲,其作用在于:使气流通过时形成湍流,以减慢气流速度,增加鼻腔黏膜与气流的接触面积,从而起到增温、增湿的作用。鼻甲可分泌抗菌成分,从而对吸入的空气进行过滤消毒。为增加通气动力以满足生理需求,鼻孔将扩大,鼻黏膜收缩,以减少气流阻力。此外,为达到通气需要的生理阈值,作为一条旁路途径,口呼吸可增加每次呼吸的通气量。从鼻腔吸入的气体经过鼻后孔到达咽腔。咽部从上至下分为三个部分:鼻咽,从鼻后孔延伸至硬腭;口咽,是由腭后区和舌后区组成。前者由硬腭后缘至软腭游离缘及腭垂,后者从软腭游离缘至会厌;喉咽,从舌基底部至喉部。颅颌面结构异常的患者可伴有鼻后孔的狭窄。咽部气道狭窄往往发生于鼻咽部和口咽部,多数OSA患者存在多个位点的阻塞。

既往的鼻内窥镜研究揭示了咽气道狭窄的机制:包括侧咽壁括约肌的相向运动及前咽壁的后移。后咽壁在上气道狭窄中的作用不明显。

喉部是连接咽部及气管的一个组成部分。其作用在于负责发音及保护气管。喉的上界为会厌,下界为声带,两侧为杓状会厌襞。这些结构的协同运动可将空气引入前下方的气管,也可将食物和水运入后下方的食管。会厌作为一个阀门可在呼吸和进食时起到调节作用。后方的环杓展肌在吸气和呼气时调节声门。舌体和位于舌背后1/3的舌扁桃腺肥大将会导致上气道的狭窄且会影响会厌的功能。

勺状软骨及会厌部增生的黏膜组织也与OSA相关。而声带异常与有症状的OSA无明显关联。但过去的报道认为双侧声带瘫痪与打鼾有关。会厌囊肿是一种罕见的疾病,多发生于舌基底部及会厌。当囊肿位于这些区域或者在喉部时,有时会引起上气道阻塞、产生哮鸣音、局部脓肿或声带瘫痪。

众多的头影测量研究已经证实颅颌面异常与OSA的相关性。这些软硬组织的异常包括下颌骨体长度的减少、上颌骨后缩、低位舌骨。其他的颅颌面结构异常包括前颅底短、上、下颌骨后缩、前面高增加、较长的软腭、舌体肥大以及缩窄的气道。

在OSA患者中口咽气道通常是变窄的。上气道容积的变窄以及舌骨距下颌骨体距离增加也与OSA有关。有两项头影测量指标可作为OSA的诊断标准:上气道宽度小于11 mm,舌骨距下颌骨体距离大于15.4 mm。严重的睡眠呼吸紊乱的患者其舌后区气道宽度小于5 mm,舌骨距下颌骨体下缘的距离大于24 mm。若上气道横截面积大于110 mm^2,则发生OSA的可能性较小,反之,若上气道横截面积小于52 mm^2,则发生OSA的可能性较大。上气道狭窄主要发生于口咽部。

与正常对照组相比,OSA患者软腭形态也有所区别。除了舌体肥大,OSA患者软腭较厚较长,侧咽壁的咽旁脂肪垫较厚(Schwab et al, 2003)。

13.5.2　睡眠对于呼吸的影响

膈肌是睡眠时通气功能的主要驱动力。在清醒状态下,咽腔容积由于中枢反射而保持通畅,但在睡眠时,咽部肌群及颏舌肌活动下降,从而导致睡眠相关的咽腔气道阻塞。睡眠对颌骨肌群的功能起到负调作用。现有的证据表明,在OSA患者中,上气道肌肉功能及中枢神经系统对上气道周围肌群及颏舌肌的调控作用受损。睡眠时反复的呼吸暂停导致间歇性低氧及通气不足,减少肌肉的耐力和减少咽肌电反应的生理变化。

睡眠抑制肌肉的收缩，从而产生负压，使舌体后坠。上气道对于维持气道容积及保持组织张力的属性与其生理功能直接相关。在OSA患者中，上气道括约肌的功能下降，颏舌肌的反射也抑制。颏舌肌对于负压的感受能力下降与年龄有关，这也就解释了OSA是一种增龄性的疾病。现有的证据表明，OSA患者存在着解剖学以及体位相关的易感因素。

13.5.3 呼吸的影响因素及潜在机制

许多机械因素影响着上气道的开放、关闭及缩窄。这些因素可以是静态的，也可以是动态的。静态的因素包括粘附力、颈部及下颌骨的位置、气管管腔、重力、睡眠姿势。动态的因素包括：鼻腔和咽腔流体力学Bernoulli效应以及上气道顺应性。众多的研究已证实OSA患者与正常对照组相比，上气道宽度较窄。其原因在于：上气道周围软组织量的增加：侧咽壁，咽旁脂肪垫，舌体和软腭。上气道管腔的狭窄对于气道阻力的影响最大，这一点遵循Poiseuille's法则：R=8nl/pr4；阻力(R)和管腔的长度(l)与其半径(r)和压强(p)呈反比。当管腔容积缩窄一半时，阻力将为原来的16倍。

鼻腔阻塞也是OSA的病因之一。因为鼻腔阻力增加以及其引发的口呼吸将促进上气道的塌陷。鼻阻力是用鼻声反射仪进行测量。在OSA人群中，鼻阻力将大于正常对照组。鼻阻力增加了吸气时上气道的压强，使得咽壁更容易塌陷。当婴儿睡眠状态下将口呼吸改为鼻呼吸时，颏舌肌的电信号会增强。既往的证据表明，颏舌肌的肌电信号与上气道阻力及二氧化碳含量有关。

口呼吸在咽腔塌陷及上气道的动态变化中也起到重要作用。口呼吸使气道容积的平衡打破。当舌体位于低位时，舌体距软腭较远。当软腭与舌体不接触时，软腭即可以自由运动，当软腭后退时，便可阻塞上气道。上气道黏膜的表面张力亦对上气道容积的维持起到重要作用。

▶ 13.6 儿童阻塞性睡眠呼吸暂停

首例上气道阻塞相关的疾病刊登于一个世纪之前的医学杂志。在1889年，Ambroise Guye描述到"表现于鼻部功能紊乱的脑功能损伤"。腺样体肥大造成的上气道阻塞被认为与"注意力无法集中"有关。当手术切除肥大的腺样体之后，头痛及学习困难即可解除。

这一观点后来被William Hill(1889)证实，他认为对于儿童腺样体、扁桃腺肥大以及鼻息肉进行手术，可以改善患儿的心理以及轻度改善听觉功能。他建议那些上课时看上去比较呆板、经常有头痛不适、口呼吸、夜间打鼾、晨起口干的儿童应当引起医师的重视。

除外Hill和Guye近乎一致的观点，现有的循证医学就儿童鼻阻塞、腺样体肥大和OSA关联性的意见与之前有较大分歧。虽然儿童OSA很大一部分归因于腺样体肥大，但肿大的扁桃腺或腺样体与儿童睡眠呼吸紊乱(疾病)之间的因果关系并无定论。然而，一项磁共振研究表明上气道阻塞最严重的部位位于腺样体和扁桃腺重叠的部位。

13.6.1 诊断

准确的诊断是合理治疗的基石。对于打鼾的筛选应当纳入儿童日常健康维护体系。如果儿童存在习惯性打鼾的情况，那么应该及时地判断其有无其他的症状：异常的睡眠姿势，睡眠不安，睡眠呼吸异常，睡眠呼吸暂停，多动症，注意力下降或者其他的行为异常。在儿童OSA人群中，多动症比白日嗜睡，精神不佳更常见。白天的症状往往更多见于成年人。儿童颅颌面异常与OSA有明确的相关性。肥胖唐氏综合征患儿很容易罹患OSA(大约59%～79%)。唇腭裂患儿和OSA患者有相似的颅颌面，颅颈部以及咽腔形态的异常，包括口咽部气道的狭窄以及舌骨至下颌体下缘的距离增大。

儿童 OSA 与肥胖有明显的相关性，即使患儿腺样体正常。在腺样体肥大的儿童中，上气道最狭窄处位于腭后区（软腭、腺样体、扁桃腺重叠的部位）。有统计学意义的鼻咽腔测量数据如下：

在 6 岁儿童中，腺样体占据气道容积比例约为 51%。

6 岁儿童后鼻棘（PNS）到腺样体最近的距离（平行于 PNS-basion 平面）约为 15～21 mm。

6 岁儿童后鼻棘（PNS）到腺样体切线的距离（过 PNS 点，垂直于 sella-basion 面）约为 15～16 mm。

腺样体到翼点的距离应为在 PNS 之上 5 mm；正常值为 7 mm 左右。

我们建议对腺样体肥大的儿童应用相关量表对 OSA 进行筛选，但这一方法的准确性及诊断价值尚不明确。腺样体肥大在儿童中是一种常见的现象。Scammon 生长曲线证实了自出身起淋巴系统快速增长，在 11～13 岁达到高峰。13 岁儿童淋巴组织的量约为成人的 200%。淋巴组织的生长在 14 岁以后逐渐下降，在 20 岁左右终止。颅颌面骨骼生长的时间及生长轨迹与之不同。颅底及面上部的增长遵循中性的生长轨迹，在 8～12 岁达到生长的高峰，而在 12～16 岁逐渐停止生长。而面下部和下颌骨的生长在青春期开始迸发，在 14～18 岁达到高峰，而在 20 岁左右逐渐减缓并停止。

应选择性地对一些特殊的儿童群体进行筛选，包括颅面综合征患者以及颅骨融合异常的患者。在一项研究中，采用以下的问题对有潜在 OSA 的儿童进行筛选："该儿童有没有夜间睡眠时呼吸困难?"阴性结果被视为没有 OSA。该诊断学研究的敏感度为 64%，阴性预测值较高为 91%。在这些患儿中，打鼾是一个常见的现象，但并不可靠。77%伴有颅面综合征的患儿由于鼻腔狭窄以及面中份发育不全而打鼾。另一项研究表明，颅面综合征患儿或者伴有复杂颅骨融合障碍的患儿将有 40%的概率罹患 OSA。

一些研究反对采用既往史对儿童单纯鼾症和 OSA 进行鉴别。应用既往史，睡眠相关问卷量表及临床评估三者相组合仍然有 1/5 的漏诊率。异常的睡眠姿势，坐姿睡眠时鉴别儿童 OSA 的有效标准。然而，整夜多导睡眠监测仍然是确诊儿童 OSA 的金标准。

部分有潜在 OSA 风险的儿童应进行相应的筛查。对有颌骨畸形、唐氏综合征、唇腭裂、严重肥胖、遗传性过敏症儿童应尤为注意。当儿童生长缓慢，伴有肥胖症或者心血管疾病时，罹患 OSA 的风险将更大。儿童肥胖定义为 BMI 指数超过同龄同性别群体的 95%可信区间上限。在儿童中，肥胖作为一个独立的危险因素与呼吸紊乱指数（RDI）相关。BMI 超过 180%标准体重的儿童视为严重肥胖，这些患者有 37%～55%的概率罹患 OSA。

作为一项完善的儿童健康项目，所有的儿童均应进行睡眠呼吸疾患筛选。有发病风险的儿童必须进行彻底的检查，同时应当至专业的儿科睡眠师处进行多导睡眠监测以明确诊断。

13.6.2　正畸治疗

1902 年，Pirre Robin 医师制作了一种"单颌板矫治器"，首次用以解决上气道问题。他用这种矫治器治疗了一个 20 月龄下颌后缩的婴儿。治疗的目标在于重建上下颌骨正常的位置关系。Robin 医师同时又观察到大多数下颌后缩的儿童使用口呼吸这种方式。他们中的大多数在 6～7 岁时发现腺样体肥大，通过一次或数次手术去除肥大的腺样体后，他们依然会保持这种口呼吸的方式，同时，腺样体面容也不会自行改善。

Robin 医师解释了为什么这些儿童在腺样体手术后仍然无法采用鼻呼吸而是用口呼吸。他认为这些孩子罹患舌下垂、腺样体肥大导致的一系列症状及体征需要医师进行综合考虑，此外，在腺样体手术后，还需应用口腔矫治器进行治疗。即使在那个时代，人们认为对于睡眠呼吸紊乱疾病进行多学科联合治疗是必要的。通过口腔矫治器前导下颌，可恢复正常的肌群功能，达到"颞下颌关节-颌骨-牙"的平衡，这样有腺样体问题的儿童才能通过鼻腔进行呼吸，这种单颌板矫治器之后被 activator 取代，用以治疗安氏Ⅱ类Ⅰ分类错𬌗。而其改良款滞后被用以治疗 OSA。

13.6.2.1 上颌骨的治疗

上颌骨快速扩弓或者慢速扩弓增加上颌骨宽度，增加腭部宽度，打开腭后区气道。扩弓使牙弓宽度增加，横向及前后向增加口腔容积，破除狭窄的上、下颌骨的限制，以容纳舌体及舌下区组织。上颌骨快速扩大或上颌骨慢速扩大同时扩大鼻腔的容积，减少鼻腔阻力，促进鼻呼吸。Villa 等(2007)报道了大多数儿童(78.5%)经上颌骨快速扩大治疗后显著改善了 AHI 指数，85.7%儿童从口呼吸改为鼻呼吸。

基于上颌骨扩弓能降低鼻阻力，使口呼吸变为鼻呼吸的这一发现意义重大。但鼻底面积的增加在短期内能明显改善鼻阻力，但长期随访结果却不同。鼻阻力的增加不应成为上颌骨扩弓的首要的适应证。早期研究认为鼻声反射结果不支持上颌骨快速扩大与鼻阻力的下降及鼻呼吸的改善有相关性(Hartgerink et al, 1987)。年龄和性别可能是影响鼻阻力以及鼻呼吸的混杂因素。今后关于正常及异常的鼻呼吸、鼻功能的研究有待于进一步落实。

13.6.2.2 通过刺激上下颌骨的生长改善 OSA

矫治儿童上、下颌骨矢状向不调有利于改善 OSA。在 Villa 的研究中，功能性矫治器前导下颌在 6 个月随访观察期内有利于改善呼吸功能，在 60%的患者中 AHI 指数得以改善。然而，实施前牵引对安氏Ⅲ类错殆儿童气道管腔的改变仍有争议。在一项研究中，上下颌骨的显著生长在短期或者长期内并未使鼻咽或者口咽部气道前后径扩大。另一项研究表明，前牵引有利于鼻咽部上气道前后径管腔的扩大。增加的上气道容积在 4 年后维持稳定。但口咽部气道在积极治疗结束后并未发现有明显改变，但在 4 年后的随访时，口咽部气道明显增加。积极治疗对于口咽部气道的增加有促进作用。

一项对 4～10 岁非肥胖 OSA 儿童(AHI≥1)的随机对照研究表明，经过个体化口腔矫治器治疗 6 个月后，50%的患者 AHI 指数有明显的变化。治疗组中 67%的患儿扁桃腺肥大消失，而这一比例在病例组中仅 14%。74%患儿对口腔矫治器耐受。

对于 OSA 患儿牙颌面畸形的矫形治疗的长期稳定性有待于进一步研究。一项关于口腔和功能性牙颌面矫治器的综述认为这些治疗在短期内是有效的，可作为儿童 OSA 的非手术治疗方法。然而，目前关于正畸及牙颌面矫形治疗对于儿童 OSA 疗效的长期稳定性尚不明了。

伴有腺样体肥大的 OSA 儿童，在进行腺样体手术后，症状无明显改善，则可能伴有其他潜在解剖结构的问题：腭后区气道窄和上、下颌骨发育不足等。此外，OSA 患者往往存在肥胖、神经肌肉功能失调、牙颌面畸形等疾患。

▶ 13.7 成人阻塞性睡眠呼吸暂停

由于睡眠评估并没有纳入常规的病史采集中，许多 OSA 患者没有得到及时的诊断。与患者主管医师交流，并进行系统地采集病史，有助于更好地了解患者的全身情况。OSA 不仅仅局限于阻塞性睡眠呼吸紊乱，它还伴随众多的并发症：包括高血压、心力衰竭、早搏、心肌病、肺动脉高压以及代谢综合征等。

13.7.1 诊断

彻底的病史采集和检查有助于筛选出需要进一步医学评估的患者。询问患者的同伴其是否有打鼾时呼吸暂停对于诊断存在一定的价值。成人 OSA 另一个表现为疲倦和白日嗜睡(EDS)。通过短短 8 项的 Epworth 嗜睡量表(ESS)很容易对这部分患者进行评估。ESS 量表是基于患者自行完成的，其模拟了一些乏味单调的场合或驾驶车辆时患者嗜睡发生的频率。ESS≥9 被认为是有嗜睡病(图 13.1)。

除外白日嗜睡，患者应当评估有无高血压。肥胖，尤其是颈部脂肪堆积，也是 OSA 的一个可靠的指征。常规的检查还包括测量颈围。如果男性颈围≥43 cm，女性颈围≥37 cm，那么他们需要进一步检查

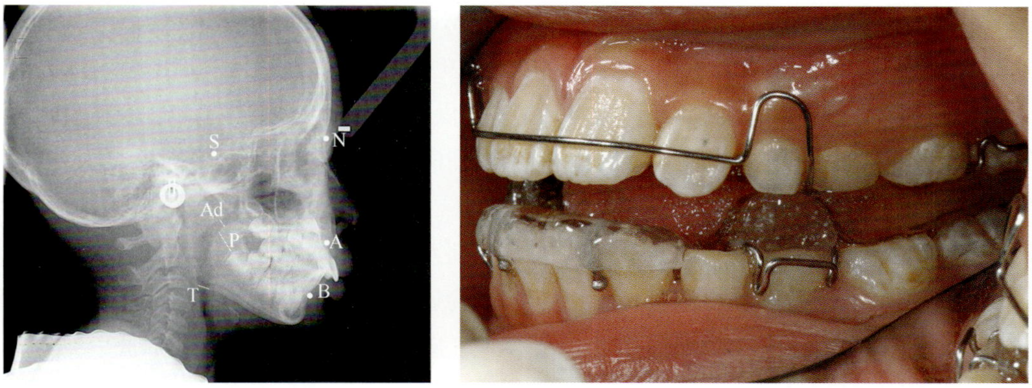

图 13.1　(a)一名轻度 OSA 患者的头影测量指标。(b)Twin-block 矫治器上颌扩弓，治疗下颌发育不足

是否罹患 OSA。

响亮的鼾声，呼吸暂停，EDS 都是 OSA 特征性的临床表现。响亮的间断性的鼾声预测睡眠呼吸紊乱疾病的敏感性为 71%，而响亮的鼾声加上同伴发现的呼吸暂停可使诊断的敏感性增加至 94%。家庭成员对患者进行睡眠习惯的观察也是非常重要的，因为多数患者没有意识到自己在打鼾。其他相关的症状包括晨起口干、直立性头痛、嗜睡、夜尿等。

体格检查以及牙颌面解剖结构、上气道的评估是 OSA 患者检查的核心内容。肥胖是促进 OSA 的一项重要的因素(肥胖标准：高加索人 BMI≥30 kg/m^2，亚洲成年人 BMI≥28 kg/m^2)。

13.7.1.1　X 线头影测量及影像学技术

X 线头影测量是错𬌗畸形患者实施正畸治疗、制定完善的正畸诊疗方案的常规步骤。直立位以及平躺位的侧位片显示伴有呼吸暂停和不伴呼吸暂停的患者其颅颌面及上气道结构存在一定的差异。X 线头影测量是一项二维的影像学技术，主要用以评估颅颌面结构。与 OSA 相关的颅颌面特征包括：短面畸形，前颅底过短，鼻根-蝶鞍-颅底角过小，舌骨位置较低，上颌骨后缩，下颌骨后缩及矢状向发育不足，SNA、SNB 过小，下颌平面角陡(垂直生长型)，前下面高过长。

OSA 相关的软组织异常包括：腭后及舌后气道缩窄，软腭肥厚，腭垂至后鼻棘角变小，舌体肥大(图 13.2)。

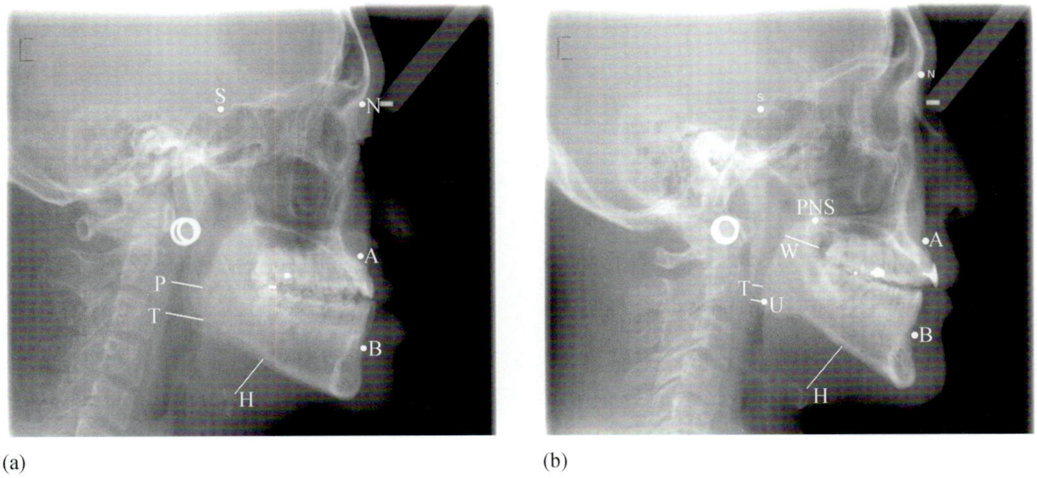

图 13.2　(a)一名正常无阻塞性睡眠呼吸暂停的成年人，侧位片显示正常口咽部气道及软腭。(b)一名重度阻塞性睡眠呼吸暂停的成年人，侧位片显示狭窄的口咽部及长且肥厚的软腭：S，蝶鞍点；N，鼻根点；A，上牙槽座点；B，下牙槽座点；PNS，后鼻棘点；H，舌骨点(舌骨的最前上点；图中直线代表 H 点至下颌平面的距离)；P，软腭点(软腭轮廓的最后点；直线代表其与咽壁距离)；T，舌基底部气道宽度(舌基底部气道最狭窄处；直线代表其与咽壁距离)；u，腭垂(软腭轮廓的最下点；直线代表其与咽壁距离)；w，软腭的宽度(软腭最宽的部分)

上气道的三维影像学技术包括锥体束 CT(CBCT),MRI 等均可精确地对上气道进行容积测量。平均上气道总容量(前鼻底-会厌平面)在下颌后缩的患者中明显变小,且与一些矢状向及垂直向头影测量指标呈明显的相关性(ANB 值,前面高)。锥体束 CT 提供了精确地三维向的信息,通过这一影像学技术可明确颅颌面解剖结构异常在 OSA 发生发展中所起到的作用。

13.7.1.2 舌体、软腭及扁桃腺的检查

对于 OSA 患者进行口腔检查主要的焦点应在口咽部及舌体位置。由于软腭及腭扁桃腺位于上气道的前界,因此软腭的长度及腭扁桃腺的体积对于气道的影响很大。扁桃腺肿大可在局部气道形成阻塞,而较长的软腭在睡眠时由于重力的作用使得腭后区气道狭窄。在这些组织所形成的黏膜皱褶中,气流通过时产生湍流,而引起鼾声。口腔及舌体大小也需要进行评估。口腔的大小可通过测量腭穹窿的宽度、牙弓以及下颌体的长度来实施。

如果口腔容积较小,难以容纳舌体,将导致舌位于后退位,其结果是舌后区气道变窄,此外,当舌体推软腭向后上时,可引起腭后区气道狭窄。Friedman 分度表可用以表明口咽部结构之间的关系,如扁桃腺大小及舌体位置(图 13.3,图 13.4)。这些分度能有效地预测 OSA 的存在。

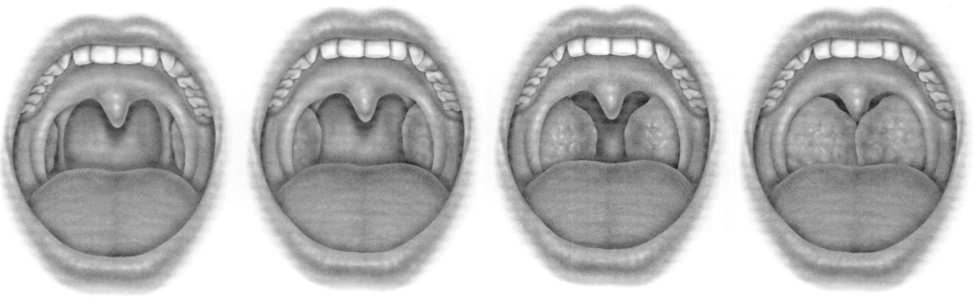

图 13.3 扁桃腺大小分级。(引用自耳鼻喉科学与头颈外科学,127(1):13-21,美国耳鼻喉科学与头颈外科学协会,经 Elsevier 许可转载。)
扁桃腺体积分度(From Otolaryngology-Head and Neck Surgery 127(1):13-21. Reproduced with permission from Elsevier. Copyright by the American Academy of Otolaryngology-Head and Neck Surgery Foundation, Inc. Reproduced with permission from Elsevier)

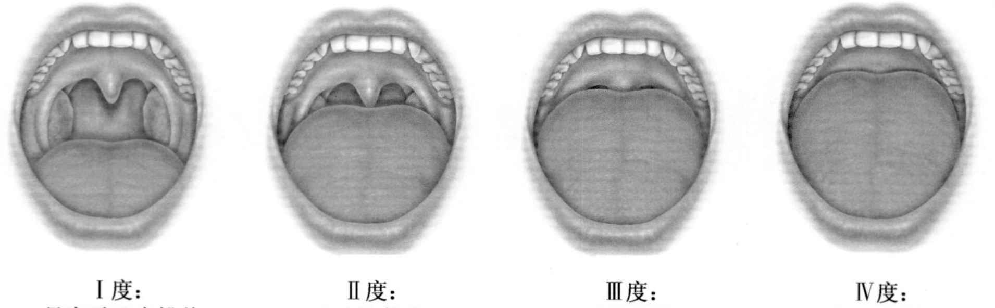

图 13.4 舌体在自然头位时的 Friedman 软腭位置分度(引用自耳鼻喉科学与头颈外科学,127(1):13-21,美国耳鼻喉科学与头颈外科学协会,经 Elsevier 许可转载)
舌在正常和位置时 Friedman 软腭位置分度(From Otolaryngology-Head and Neck Surgery 127(1):13-21. Reproduced with permission from Elsevier. Copyright by the American Academy of Otolaryngology-Head and Neck Surgery Foundation, Inc. Reproduced with permission from Elsevier)

13.7.1.3　鼻咽纤维镜检查上气道

鼻腔、鼻咽、口咽、喉咽可通过鼻咽纤维镜在直视下进行检查（图 13.5～图 13.17）。检查开始于鼻孔。鼻中隔偏曲、鼻甲肥大、鼻息肉、慢性上颌窦炎导致的黏膜肥厚、肿瘤都会使鼻腔管径变窄。以上的因素进一步会造成吸气时负压增大，从而导致上气道塌陷。

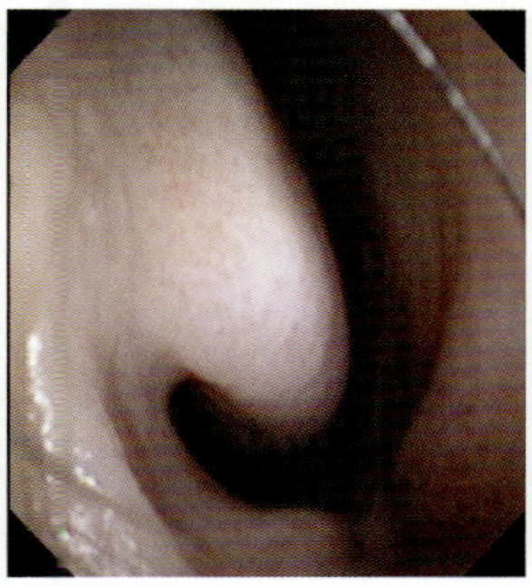

图 13.5　鼻咽纤维镜显示右侧鼻腔：鼻中隔无偏曲、正常的下鼻甲及正常的鼻黏膜

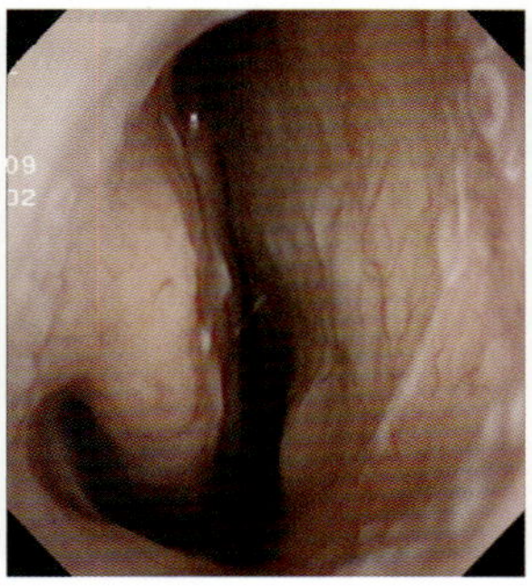

图 13.6　鼻咽纤维镜显示右侧鼻腔：鼻中隔无偏曲、正常的下鼻甲及肥厚的鼻黏膜

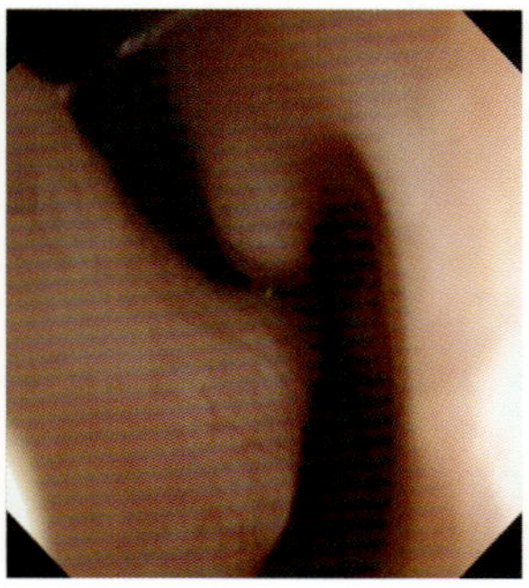

图 13.7　鼻咽纤维镜显示左侧鼻腔，在底部和中部有严重鼻中隔偏曲

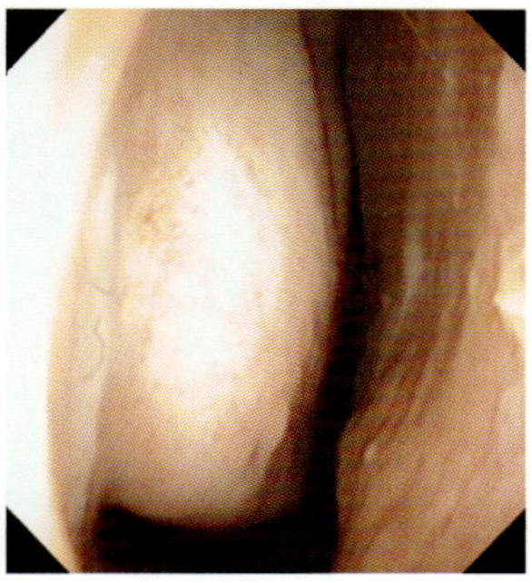

图 13.8　鼻咽纤维镜显示右侧鼻腔，下鼻甲肥大

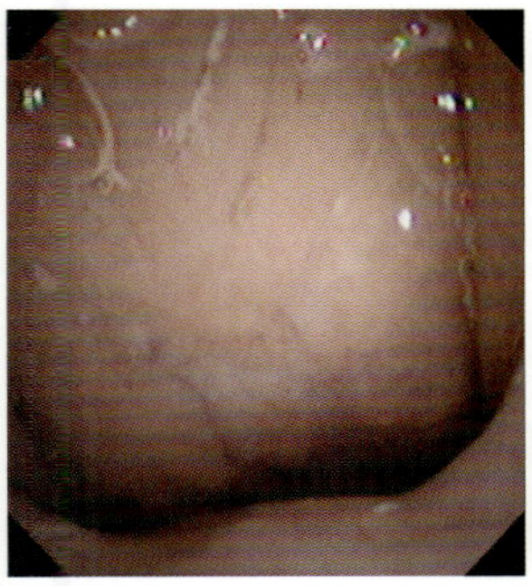

图 13.9　鼻咽纤维镜从上方显示正常的鼻咽

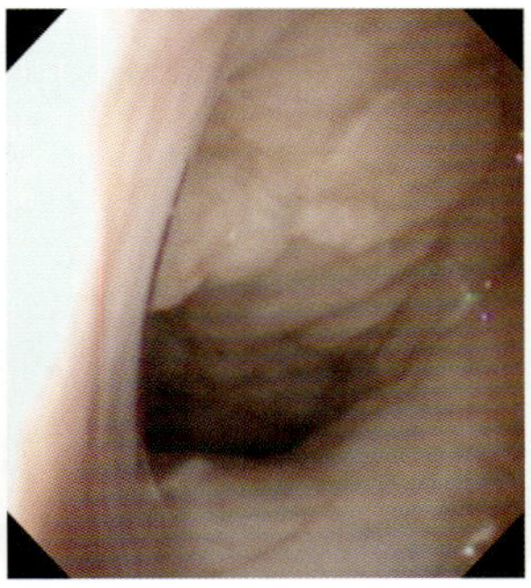

图 13.10　鼻咽纤维镜显示鼻咽部及肥大的腺样体

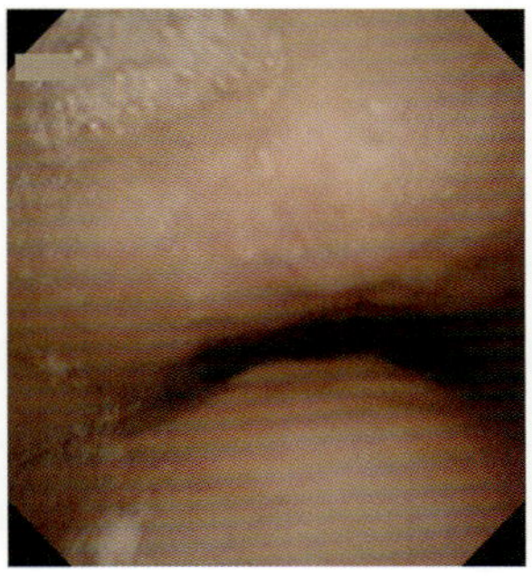

图 13.11　鼻咽纤维镜显示口咽部及腭后区，上气道矢状径狭窄

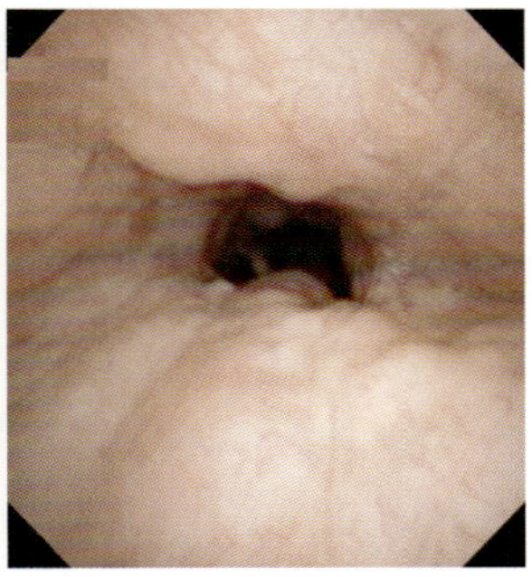

图 13.12　鼻咽纤维镜显示口咽、腭后区：前后径及左右径窄，轻度腺样体肥大

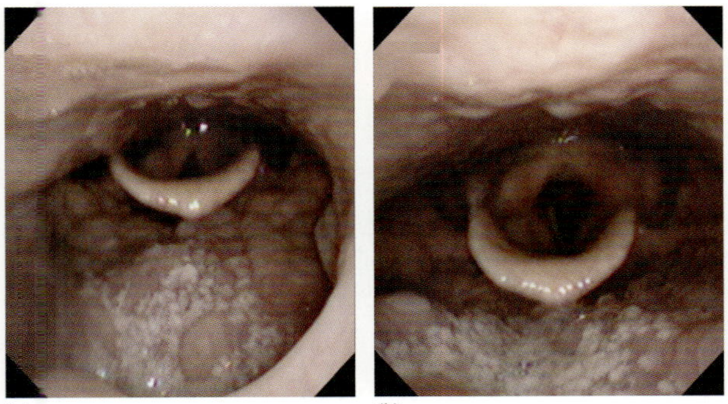

(a) (b)

图 13.13　(a)鼻咽纤维镜显示下颌前移矫治器作用于狭窄的下咽部且伴有明显的舌扁桃腺肥大，矫治器放置前的图片 (b)鼻咽纤维镜显示下颌前移矫治器作用于狭窄的下咽部且伴有明显的舌扁桃腺肥大，矫治器放置后的图片

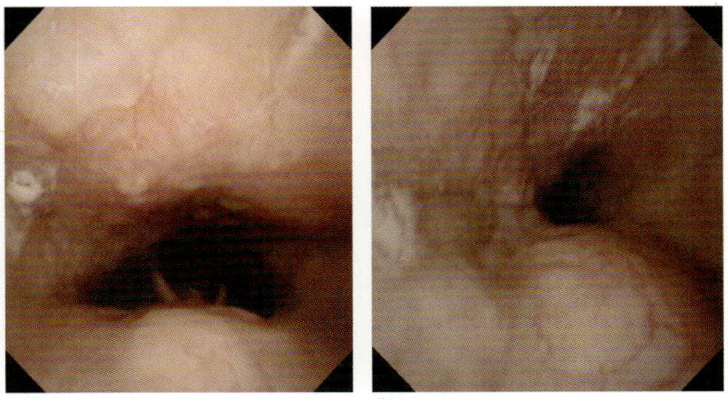

(a) (b)

图 13.14　鼻咽纤维镜显示口咽部、腭后区 (a)会厌区上气道管腔正常 (b)Muller 试验时咽腔重度塌陷

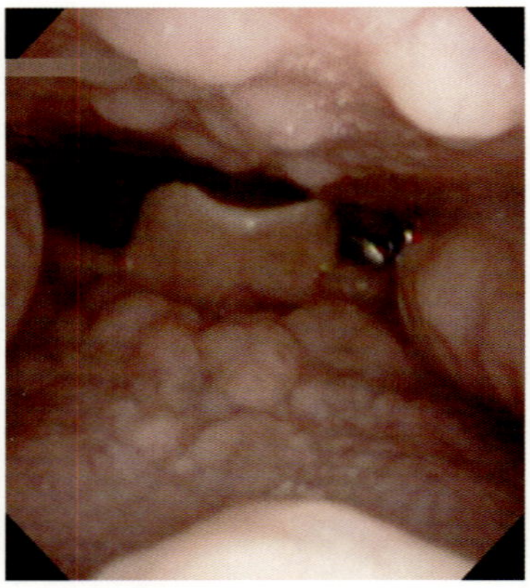

图 13.15 鼻咽纤维镜显示口咽及舌后区，舌后区气道因双侧腭扁桃腺及舌扁桃腺肥大而产生前后向及侧向狭窄

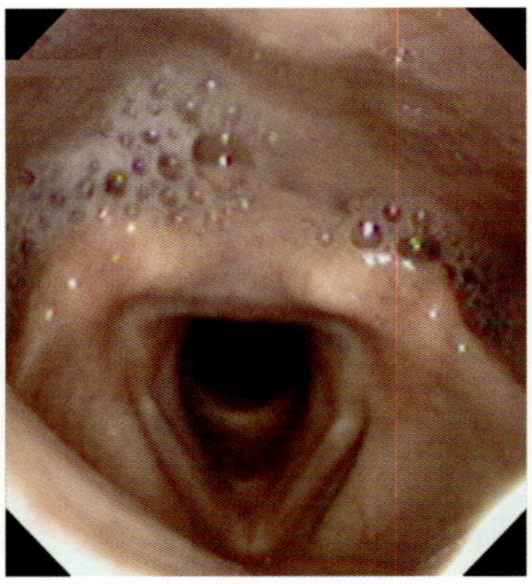

图 13.16 鼻咽纤维镜显示正常下咽部

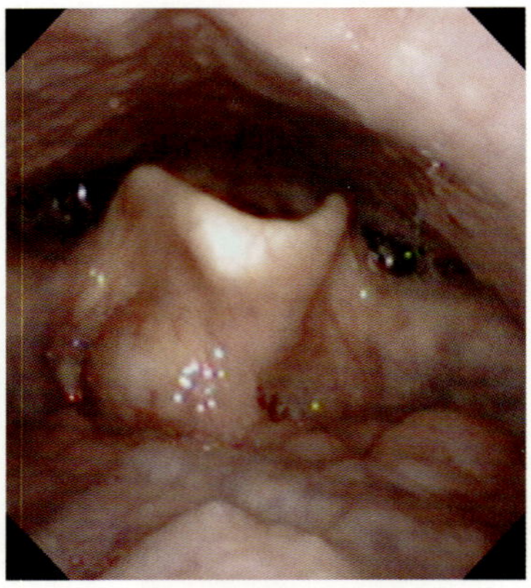

图 13.17 鼻咽纤维镜显示异常下咽部：增大的黏膜压迫会厌右前部

腺样体肥大是另一个值得注意的问题。在检查腭后区和舌后区时可以发现。腭后区气道是由软腭、侧咽壁以及后咽壁包绕而成，在正常呼吸时进行检查。任何前后向或侧向的管径狭窄需要引起重视。Muller 试验的实施可明确上气道周围软组织的可塌陷性。舌后区气道是位于舌后区舌基底部水平。舌背后部舌扁桃腺肥大也是 OSA 的一个诱发因素。舌体增生可将会厌推向后方，甚至与咽后壁相接触。喉咽部的检查是为了确定有无异常的增生物以及喉部和声带异常。

13.7.2 正畸治疗

由于 OSA 的复杂性及病因的多样性，多学科联合治疗，多名不同专业的专家协同合作，是十分必要的。根据患者病情的需要，睡眠团队应包括部分或者所有以下的参与人员：内分泌医师，牙科医师，神经内科医师，营养科医师，口腔颌面外科医师，正畸医师，五官科医师，口腔修复科医师，精神病医师和呼吸内科医师。

为了制定完善的治疗计划，患者需要进行常规及特殊的检查，以明确多方面的病因。以下全身因素应当考虑：体重，心血管系统，呼吸及代谢功能。特殊检查应着眼于明确上气道的阻塞部位，以选择合适的治疗策略。

在实施正畸治疗前必须考虑舌体大小，咽部阻塞部位，上气道间隙。在条件允许下，应当尽可能采取扩弓的方法同时解除牙列拥挤以及上、下颌牙弓狭窄，而不是单纯通过减数治疗排齐。对于安氏Ⅱ类Ⅰ分类的代偿治疗应注意防止上切牙过度舌倾，从而使下颌后缩，舌体位于后置位，引发口咽部气道狭窄，增加 OSA 的风险。

临床检查、颅颌面结构分析以及多导睡眠监测的联合应用有利于设计个体化口腔矫治器治疗方案。对于轻、中度 OSA 患者而言，符合以下几点更有利于获得一个良好的治疗效果：AHI（5～30）次/小时，姿势或体位相关的 OSA，下颌后缩，舌后区的单点阻塞，口咽部前后向阻塞而非侧向阻塞。口腔矫治器非适应证为：严重 OSA（AHI＞30 次/小时），上气道多平面阻塞，非体位相关 OSA，下颌前伸幅度有限（小于 5 mm），安氏Ⅲ类错𬌗伴下颌骨矢状向发育过度。

轻中度成人 OSA 患者（AHI 5～30 次/小时）应用口腔矫治器治疗 OSA，可以达到一个良好的治疗效果。其原理类似于生长发育期骨性Ⅱ类功能性矫治器治疗，目的是为了让下颌前伸。然而，口腔矫治器并不是一线的临床治疗方法，其疗效不如持续性正压通气治疗（CPAP）。CPAP 是治疗 OSA 的金标准。

口腔矫治器治疗成人 OSA 的原理是通过打开腭后气道，刺激咽肌及舌肌的功能。三维影像及鼻咽纤维镜研究表明，口腔矫治器有利于增加咽部多个平面的横截面积。下颌前伸使得下颌骨附丽的肌肉远离舌后气道，其中颏舌肌尤为明显。而腭舌弓及腭咽弓的牵拉可增加上气道肌群对神经反射的敏感性。

对于口腔矫治器治疗 OSA 成功率评价标准在既往的文献中并不统一：部分研究认为 AHI 指数下降 50%，即为治疗有效。而另一部分研究则认为治疗后 AHI≤5 次/小时是成功的标准。虽然 CT 研究已表明口腔矫治器有利于扩大上气道，但治疗后随访阶段进行 PSG 复查对于明确口腔矫治器疗效仍是非常必要的。

OSA 矫治器种类繁多，设计亦不尽相同，主要包括下颌前伸矫治器以及舌矫治器两种类型。下颌前移矫治器是治疗 OSA 的最常用类型，而既往文献对于舌矫治器的疗效评估仅见于零星的报道。对于下颌前移矫治器而言，下颌前伸的量是 AHI 下降的重要因素。如果患者下颌前伸能够超过 5 mm，那么矫治器便可达到良好的疗效。为了舒适及可操作性，初始下颌前伸的量一般控制在患者最大前伸距离的 75%。目前主流的口腔矫治器应是分体式，分别覆盖于上、下牙列，两侧使用连接杆进行固定，此种设计类似于 Herbst 或 Twin-Block 矫治器。连接杆上附有微螺钮可对下颌前伸距离进行调节。口腔矫治器的非适应证包括先天多颗牙缺失，上、下颌少于 10 颗牙。值得注意的是，研究报道无牙颌的患者，如果牙槽嵴较丰满，也可取得良好的治疗效果。

舌固定矫治器是整体制作的，按照设计不同可分为附带下颌前伸和无下颌前伸功能。该矫治器在上下牙列的颌垫之前附带有凸起的泡状物以容纳舌体。凸出部分是由聚乙烯树脂制作，当患者打鼾时，产生的负压可使舌体吸入泡状物中。舌固定矫治器最适用于那些上气道单点阻塞的以及与体位相关的 OSA。研究表明，舌固定矫治器与下颌前移矫治器相比，对 AHI 的改善无明显优势。在一项随机对照研究中，90%的患者均希望使用不含凸出物的下颌前移矫治器。此外，即使在某些情况下，口腔矫治器的治疗疗效要逊色于 CPAP，患者还是更倾向于使用下颌前移矫治器。主要的原因在于下颌前移矫治器能有效治疗轻度至中度 OSA，鲜有不良反应，并且佩带舒适。口腔矫治器体积小，便于携带，给那些经常出差的患者带来了便利。并且与 CPAP 不同，口腔矫治器不需要额外的电能供应。此外，口腔矫治器使用时更隐蔽，不存在美观的问题，不产生任何噪音，这些都是优于 CPAP 的地方。

当然，口腔矫治器也存在一些缺点。患者在起床数小时内，往往会感觉牙齿疼痛，咬合关系改变，面部肌肉及颞下颌关节区不适。长期戴用口腔矫治器，尤其是 2 年以上，会带来牙列及颌骨的改变，表现为：前牙覆殆覆盖减小，下前牙唇向倾斜，上前牙舌向倾斜，26%的患者咬合关系发生不可逆性改变。在进行口腔矫治器治疗时，下颌前移幅度越大，那么对颌骨产生潜在的影响也更大。下颌骨的改变主要是向前下方移位，前下面高增加。一项关于鼾症及 OSA 治疗策略的报告中，美国睡眠医师协会推荐口腔矫治器的佩戴及随访应当由睡眠室的专业口腔医师实施。同时还需要定期随访，随访的项目包括 PSG 复查，OSA 症状及体征的改善，咬合关系的改变，牙列及牙周组织的健康。

13.7.3　正颌手术治疗策略

当 OSA 非手术治疗疗效不佳时，我们可选择手术进行治疗。手术治疗的目标为改善总体睡眠结构，减少上气道塌陷量，减轻上气道阻塞程度，缓解夜间睡眠氧饱和度。手术治愈一般定义为术后 AHI<20 次/小时，同时与术前相比 AHI 指数下降超过 50%，血氧饱和度>90%以及主观症状的改善。

手术治疗主要分为软组织和硬组织手术。既往有众多的软组织手术可适用于治疗 OSA，从鼻孔至喉部均可实施手术。口腔颌面部手术包括颏前徙术以及双颌前徙术(MMA)。后者是采用常规的正颌手术方法将上、下颌骨前移。首例OSA正颌手术报道见于1979年。下颌后退可使气道管腔变窄，而双颌前徙术可显著增加上气道容积。上气道管腔狭窄30%～40%归因于颌骨后缩。因此，在常规的正颌手术治疗前对上气道进行评估是很有必要的。应避免大幅度的颌骨后退，必要时采取双颌手术以获得一个折衷的结果。

MMA能获得良好的治疗效果是由于上、下颌骨前移的同时可牵拉附丽在颌骨上的肌肉以及软腭、舌体、咽部，从而扩大气道，防止咽部组织松弛。总体而言，双颌前徙术可获得较高的成功率，短期内为97%及100%，长期的随访(4年)有效率为90%。

OSA治疗有两个基本原则。首先，在中重度患者中，整个上气道往往存在着狭窄；其次，OSA越严重，手术应当更彻底，以获得较高的缓解率。基于以上的观点，双颌前徙术的适应证为：

(1) AHI或RDI大于15次/小时，同时伴有最低氧饱和度小于90%及EDS。

(2) 保守治疗及CPAP治疗疗效不佳或患者抗拒。

(3) 上气道广泛阻塞。

此外，如果患者同时伴有牙颌面畸形，双颌前徙术应当是治疗的首选，因为此法将带来众多的好处。OSA正颌手术的禁忌证包括不符合适应证、患者身体条件不允许或者患者不愿意实施创伤性手术治疗。

双颌前徙术实施前往往需要进行术前正畸，但其治疗目标又不同于常规的牙颌面畸形的病例。术前正畸的目标在于使上下颌骨能够最大幅度前移，并能获得术后良好的上下牙列尖窝锁结关系。在前牙前突的病例中，我们往往选择使上前牙尽可能内收的方案，以便于今后上颌骨前移后对患者的美观影响最小。

双颌前徙术包括上颌骨LefortⅠ截骨和下颌骨矢状劈开术(BSSRO)。一般认为可接受的最大前移量为10 mm，但这一点并无研究证实。事实上，手术对骨块移动的量应当按照上气道管腔大小以及OSA严重程度进行个性化评估，但目前这方面的证据尚不足。骨块大幅度移动同时也意味着明显的复发，因此骨块的稳定是非常重要的。研究表明，通过坚强内固定术以及植骨术双颌前徙术复发率可减小到10%，同样，OSA的治疗疗效也得到了保障。关于双颌前徙术手术具体的细节可参照已发表的一些文献。

其他一些辅助措施也可以改善气道通气功能。例如，在进行LefortⅠ截骨术的同时，可同期行鼻中隔矫治术以及对肥大的下鼻甲进行修整。另一项措施是颏前徙术，该法可使颏结节及附丽的肌纤维同时前移。此外，在正颌手术同期，我们还可以进行腭咽软组织的手术，这一手术涉及软腭、扁桃腺及舌体。但应当注意，术后的组织水肿及出血会加重气道阻塞。

双颌前徙术的并发症包括：永久性下唇及颏部麻木、咬合紊乱(如果术前正畸未予以实施)、暂时性腭咽闭合不全、轻度语音障碍、影响面部美观、颞下颌关节紊乱病、下颌动度减少、轻度鼻窦功能异常以及咀嚼功能减弱。许多并发症发生于大幅度移动颌骨的情况下，高龄患者，伴有较多系统性疾患或者辅助手术的实施。然而，大多数并发症是易于处理的，很少会导致严重的、永久性的问题。

对于希望通过正颌正畸治疗改变面部外形的患者，如果这些患者业已存在OSA的症状，那么在设计治疗方案时应尤以注意上气道的问题。在下颌后退的手术中，下颌后退的量以及下颌向后下旋转的量均会造成上气道的狭窄。舌骨位置的下降以及舌体及软腭位置的后退将导致上气道前后径及左右径的减小，而且这一作用将维持终身。因此，所有患者在实施正颌手术前均应筛选并评估OSA症状。如果患者存在OSA，那么在制定正颌手术计划时，应将上气道这一因素考虑在内(图13.18)。

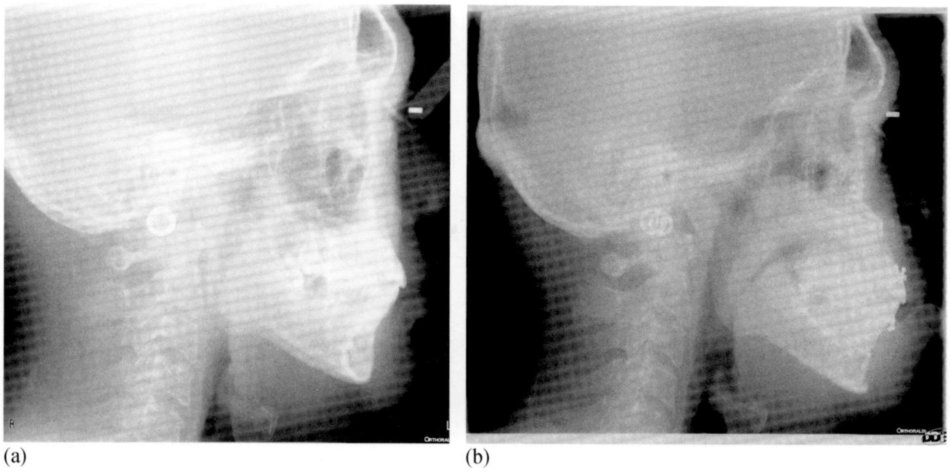

图 13.18　一名严重 OSA 伴多平面上气道堵塞的患者，双颌前徙术前(a)和术后(b)侧位片的改变(b)术后显示口咽及下咽部前后径及左、右径窄

13.8　结论

阻塞性睡眠呼吸紊乱是多因素疾病，其病因学及病理生理机制至今尚不明确。虽然研究表明在鼻部及咽部等多个部位的阻塞与该病有一定的相关性，但这些解剖因素的异常在 OSA 发病中所起的作用并不是直接的。

在儿童患者中，OSA 治疗通常涉及鼻部及咽部的手术，解除潜在的上气道阻塞。虽然扁桃腺摘除术和腺样体消融术是治疗儿童 OSA 的主流方法，但对于生长发育期的儿童，采用正畸功能性矫治器亦可达到扩大上气道容积的作用。总之，儿童 OSA 治疗的准则在于扩大硬组织的容量以容纳增生的软组织；或者通过软组织减容，来增加上气道的空间。对于那些神经肌肉功能不调的患者而言，OSA 的治疗可能是终身的综合性治疗，解除所有结构性或非结构性的问题。

目前，对于无鼻阻塞的 OSA 患者，无论是成年人还是儿童，CPAP 始终是一线的治疗手段。此外，在阻塞部位插入鼻咽通气管或者气管切开术也适用于急救治疗。正畸医师在 OSA 治疗中的作用正日益显现。正畸治疗包括上颌骨扩弓及上、下颌骨的牵引等可在短期内解除 OSA，但目前长期的随访观察的证据仍不足。

在进行口腔及咽部手术时，应尽量避免医源性的 OSA。如唇腭裂患者的腭咽成形术，为了达到面部美观而实施大幅度下颌骨后退。现有的证据表明，这些手术操作均可使上气道容积永久性减小。因此，对于那些有潜在影响上气道容积的口腔及咽部手术，在实施前，应对患者 OSA 进行筛查。

OSA 有众多的并发症，包括心血管、脑血管系统、内分泌系统以及神经认知功能。对于那些伴有 OSA，且需进行正颌正畸联合治疗的患者，在治疗前应在专业的睡眠实验室经过多学科的专家会诊。及时识别有潜在 OSA 风险的患者可避免上气道的进一步狭窄或塌陷，与其他众多学科的专家交流可以使正畸或正颌计划更完善。治疗的目标不仅在于建立良好的咬合关系及协调的面型，还在包括上气道的通畅。OSA 患者的治疗可能需要众多学科专家的参与：包括心血管、内分泌、神经科、正畸、口腔颌面外科、耳鼻咽喉科、儿科(针对儿童)、老年医学和呼吸内科医师。作为睡眠团队的一部分，有睡眠呼吸紊乱专业背景的能更好地对那些牙颌面畸形的 OSA 患者进行诊治。牙科、正畸科及口腔颌面外科医师，多学科的有通力合作对于 OSA 治疗计划的完善是非常有必要的。OSA 患者早期评估及早期干预对正畸及牙科医师来说是一次挑战。正畸患者可以简单地通过睡眠病史临床及头影测量来进行评估。对于儿童 OSA 患者的治疗模式包括内外科治疗和正畸治疗(表 13.2，表 13.3，图 13.19)，在儿童中增生的淋巴组织是上气道堵塞的结构上的问题，增大的腺样体和扁桃腺需要进行皮质醇激素吸入治疗，如果这些组织需要切除的话要遵循儿童五官科医师的意见，其他的儿童 OSA 的治疗模式包括减肥以及使用 CPAP 仪器。此外正畸治疗在以下上下颌骨发育不足的情况下可以实施：上颌骨和（或）下颌骨发育不足。在成人 OSA 治疗模式的选择中 CPAP 是治疗的金标准，在夜间戴用口腔矫治器作为推荐的治疗方法可用于轻度及中度的 OSA 的患者、无法使用 CPAP 治疗的患者、重度 OSA 无法耐受 CPAP 治疗的患者、有较大手术风险的患者。OSA 下颌前移矫治器类似于治疗儿童牙颌面畸形的功能性矫治器（图 13.20）。对于那些使用下颌前移矫治器的患者定期的多导睡眠监测随访是必需的，患者必须在一个固定的周期进行随访（6 个月），其目的在于评价矫治器的戴用情况与它的不良反应，此外还需评价整体的口腔情况：咬合关系、牙齿、牙周以及颞下颌关节健康，当临床检查或者患者自述疾病情况变差或复发时，必须复查多导睡眠监测。在对 OSA 患者进行正畸或者正颌治疗前，正畸医师应该将上气道狭窄这一因素考虑在内。在对这些患者进行正畸治疗时应尽可能将上、下颌骨前移以获得上气道的扩展，而不是仅仅考虑牙颌道外型协调的美观。当下颌骨后退会造成上气道狭窄时我们将推荐双颌前徙这一模式。然而并不是所有的患者希望进行手术治疗，部分患者亦不是手术治疗适应证，在这种情况下 CPAP 或者是下颌前移矫治器将是必要的治疗手段。不当的治疗往往来源于诊断不完善或者是诊断错误，这些将造成较为严重的后果。在 OSA 多学科的治疗模式中，肥胖治疗以及各种相关并发症的处理，长期的随访是必要的。睡眠医学团队中的口腔医师要与时俱进，不断地进行实践以及继续教育才能在 OSA 的诊断与治疗设计保持领先的临床水平。

表 13.2 伴有错殆畸形的 OSA 患儿治疗要点

对于患儿父母或者家属的提问：
孩子熟睡的时候是否有呼吸困难？
孩子睡着时是否睡姿异常或者有坐立式睡眠？
孩子是否有多动症或者在学校里有其他的问题？
对非解剖因素的筛选
肥胖 BMI≥同龄同性别人群的 95%可信区间的上限
过敏及鼻阻塞
对解剖异常的筛选
复杂的综合征，颅颌面畸形，舌体肥大
小下颌畸形，或上、下颌骨后缩
Hypotonia 肌萎缩或神经功能异常
口咽部阻塞：垂体、扁桃腺、腺样体肥大
侧位片：腺样体肥大、鼻咽、口咽部、上气道狭窄
鼻咽纤维镜检查：鼻部异常、上气道堵塞定位
腺样体肥大、Muller 试验时上气道顺应性增加
下颌前伸时上气道管腔的变化
OSAHS 的确诊其他病因及并发症
与儿童呼吸科、五官科、内分泌科、和/或儿童医师协商诊疗方案
正畸治疗选择
完善正畸诊断
牙颌面畸形分类
必要时，行上颌骨扩弓
上颌骨前牵引以改善上颌后缩
矫治器治疗下颌后缩，从而达到功能与美观的统一
推荐的结合治疗
与儿童五官科、呼吸内科、内分泌科、和/或儿科医师会诊. 治疗腺样体肥大、肥胖、以及其他 OSA 相关的疾病

表 13.3 成年 OSA 伴错殆畸形的治疗要点

对患者家属的提问

他经常打鼾吗

他睡眠时有呼吸中断吗

临床表现的筛选

Epworth 瞌睡量表(ESS)≥9

血压>120/80 mmHg

非解剖结构病因的筛选

颈围≥37cm(女)≥43cm(男)

肥胖:BMI≥28(亚洲)≥30(欧美)

过敏及鼻堵塞

OSA 患者解剖结构评估

颅颌面畸形先天性综合征或巨舌症

小下颌或双颌后缩

Hypotonia 肌萎缩或神经功能紊乱

口咽部堵塞—舌体肥大、舌扁桃腺及软腭肥厚

侧位片

检测上气道狭窄、舌骨与下颌平面的距离

鼻咽纤维镜

鼻中隔及鼻甲异常

上气道阻塞定位

Muller 状态下上气道塌陷程度

下颌前伸时上气道形态的改变

OSA 的确诊、其他病因及并发症

咨询呼吸内科、五官科、内分泌科和/或睡眠医师

正畸治疗选择:

建立完善问题清单

确定牙颌面畸形类型

横向及矢状向扩展牙弓;治疗目标应达到功能与美观的统一

实施正颌手术(双颌前徙术)以改善下颌后缩状态

在制定正颌手术计划时,尽可能避免上、下颌骨后缩

对需要行下颌后退术的患者治疗前应评估是否有 OSA

推荐的综合治疗模式:

咨询患者的五官科、呼吸内科、内分泌科、
心血管科和/或睡眠医师 OSA 相关的
医学或手术可能产生的并发症

来源:新加坡国立齿科中心

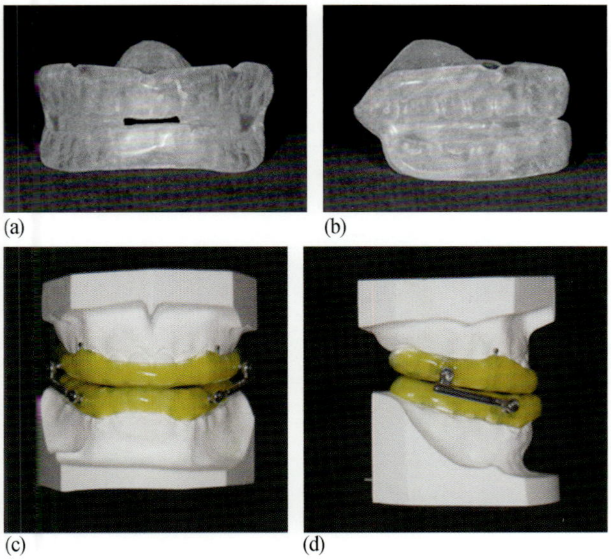

图 13.19 儿童 OSA 的治疗模式。(a)~(b)为矫治器。(a)为正面观。(b)为侧面观。(c)~(d)为戴上矫治器的模型。(c)为正面观。(d)为侧面观。

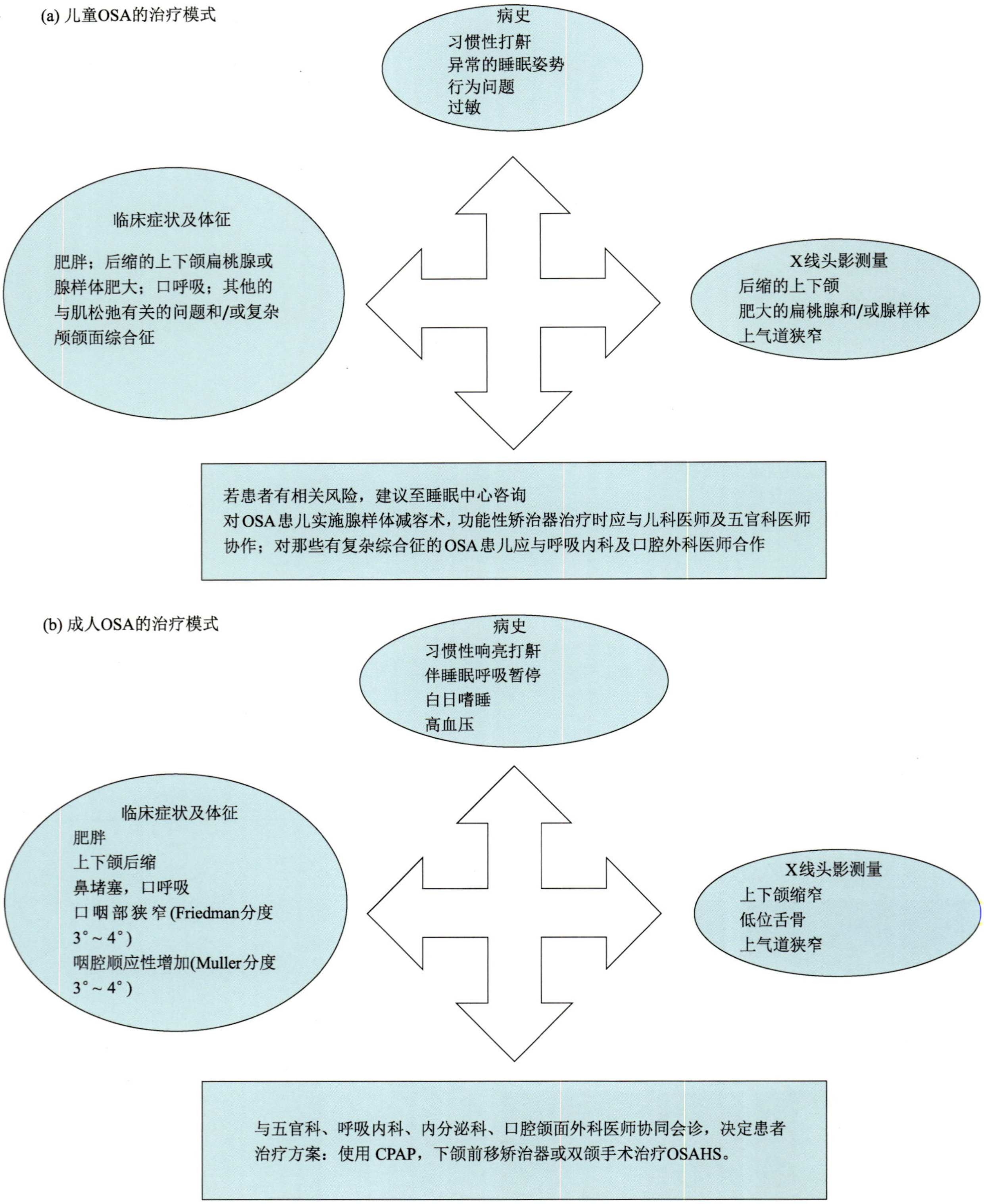

图 13.20 成人 OSA 的治疗模式

参考文献

[1] Ali NJ, Pitson DJ, Stradling JR. Snoring, sleep disturbance and behaviour in 4－5 years-olds[J]. Archives of Disease in Childhood, 1993, 68: 360-366.

[2] American Academy of Pediatrics, Section on Pediatric Pulmonology, Subcommittee on Obstructive Sleep Apnea Syndrome. Clinical practice guideline: diagnosis and management of childhood obstructive sleep apnea syndrome[J]. Pediatrics, 2002, 109: 704-712.

[3] American Academy of Sleep Medicine. The International Classification of Sleep Disorders, 2nd edn[J]. Diagnostic and Coding Manual. Westchester, IL: American Academy of Sleep Medicine, 2005.

[4] American Academy of Sleep Medicine Task Force. Sleep-related breathing disorders in adults: recommendations for syndrome definition and measurement techniques in clinical research[J]. A report by the American Academy of Sleep Medicine Task Force. Sleep, 1999, 22: 667-689.

[5] American Thoracic Society. Cardiorespiratory sleep studies in children[J]. Establishment of normative data and polysomnographic predictors of morbidity. American Journal of Respiratory and Critical Care Medicine, 1999, 160: 1381-1387.

[6] Anuntaseree W, Kuasirikul S, Suntornlohanakul S. Natural history of snoring and obstructive sleep apnea in Thai school-age children[J]. Pediatric Pulmonology, 2005, 39 (5): 415-420.

[7] Arens R, McDonough JM, Corbin AM, et al. Upper airway size analysis by magnetic resonance imaging of children with obstructive sleep apnea syndrome[J]. American Journal of Respiratory and Critical Care Medicine, 2003, 167: 65-70.

[8] Avrahami E, Englender M. Relation between CT axial crosssectional area of the oropharynx and obstructive sleep apnea syndrome in adults[J]. American Journal of Neuroradiology, 1995, 16 (1): 135-140.

[9] Baccetti T, Franchi L, Mucedero M, et al. Treatment and post-treatment effects of facemask therapy on the sagittal pharyngeal dimensions in Class III subjects[J]. European Journal of Orthodontics, 2010, 32: 346-350.

[10] Bacon WH, Turlot JC, Kriegor J, et al. Cephalometric evaluation of pharyngeal obstructive factors in patients with sleep apnea syndrome[J]. Angle Orthodontist, 1990, 60: 115-122.

[11] Barkdull GC, Kohl CA, Patel M, et al. Computed tomography imaging of patients with obstructive sleep apnea[J]. Laryngoscope, 2008, 118 (8): 1486-1492.

[12] Barnes M, McEvoy RD, Banks S, et al. Efficacy of positive airway pressure and oral appliance in mild to moderate obstructive sleep apnea[J]. American Journal of Respiratory and Critical Care Medicine, 2004, 170 (6): 656-664.

[13] Bannink N, Mathijssen IMJ, Joosten KFM. Can parents predict obstructive sleep apnea in children with syndromic or complex craniosynostosis? [J] International Journal of Oral and Maxillofacial Surgery, 2010, 39: 421-423.

[14] Berretin-Felix G, Yamashita R, Filho HN, et al. Short and long-term effect of surgically-assisted maxillary expansion on nasal airway size[J]. Journal of Craniofacial Surgery, 2006, 17 (6): 1045-1049.

[15] Bixler EO, Vgontzas AN, Lin HM, et al. Sleep-disordered breathing in children in a general population sample: prevalence and risk factors[J]. Sleep, 2009, 32: 731-736.

[16] Bradford A, McGuire M, O' Halloran KD. Does episodic hypoxia affect upper airway dilator muscle function? [J] Implications for the pathophysiology of obstructive sleep apnoea. Respiratory Physiology and Neurobiology, 2005, 147 (2-3): 223-234.

[17] Brooks LJ, Stephens MB, Bacevice AM. Adenoid size is related to severity but not the number of episodes of obstructive sleep apnea in children[J]. J ournal of Pediatrics, 1998, 132: 682-686.

[18] Brouillette RC, Fernbach SK, Hunt CE. Obstructive sleep apnea in infants and children[J]. Journal of Pediatrics, 1982, 100: 31-40.

[19] Brunetti L, Rana S, Lospalluti ML, et al. Prevalence of obstructive sleep apnea syndrome in a cohort of 1,207

children of southern Italy[J]. Chest, 2001, 120: 1930-1935.

[20] Burwell CS, Robin ED, Whaley RD, et al. Extreme obesity associated with alveolar hypoventilation-a Pickwickian syndrome[J]. 1956. Obesity Research, 1994, 2 (4): 390-397.

[21] Carroll JL. Sleep-related upper airway obstruction in children and adolescents[J]. Child and Adolescent Psychiatric Clinics of North America, 1996, 5: 617-647.

[22] Carroll JL, McColley SA, Marcus CL, et al. Inability of clinical history to distinguish primary snoring from obstructive sleep apnea syndrome in children[J]. Chest, 1995, 108: 610-618.

[23] Cartwright RD. Predicting response to the tongue retaining device for sleep apnea syndrome[J]. Archives of Otolaryngology, 1985, 111 (6): 385-388.

[24] Carvalho FR, Lentini-Oliveira D, Machado MA, et al. Oral appliances and functional orthopaedic appliances for obstructive sleep apnoea in children[J]. Cochrane Database System Review, 2007, 18 (2): CD005520.

[25] Castronovo V, Zucconi M, Nosetti L, et al. Prevalence of habitual snoring and sleep-disordered breathing in pre-school-aged children in an Italian community[J]. Journal of Pediatrics, 2003, 142 (4): 377-382.

[26] Ceroni CG, Tasca I, Alessandri-Bonetti G, et al. Acoustic rhinometric measurements in children undergoing rapid maxillary expansion[J]. International Journal of Pediatric Otorhinolaryngology, 2006, 70 (1): 27-34.

[27] Chan J, Edman JC, Koltai PJ. Obstructive sleep apnea in children[J]. American Family Physician, 2004, 69: 1147-1154.

[28] Chay OM, Goh A, Abisheganaden J, et al. obstructive sleep apnea syndrome in obese Singapore children[J]. Pediatric Pulmonology, 2000, 29: 284-290.

[29] Chervin RD, Archbold KH, Dillon JE, et al. Inattention, hyperactivity and symptoms of sleep-disordered breathing [J]. Pediatrics, 2002, 109: 449-456.

[30] Chervin RD, Ruzicka DL, Giordani BJ, et al. Sleep-disordered breathing, behaviour and cognition in children before and after adenotonsillectomy[J]. Pediatrics, 2006, 117: e769-778.

[31] Chng SY, Goh DY, Wang XS, et al. Snoring and atopic disease: a strong association[J]. Pediatric Pulmonology, 2004, 38: 210-216.

[32] Ciscar MA, Jaun G, Martinez V, et al. Magnetic resonance imaging of the pharynx in OSA patients and healthy subjects[J]. European Respiratory Journal, 2001, 17: 79-86.

[33] Clark GT, Sohn JW, Hong CN. Treating obstructive sleep apnea and snoring: assessment of an anterior mandibular positioning device[J]. Journal of the American Dental Association, 2000, 131: 765-771.

[34] Constantin E, Tewfik TL, Brouilette RT. Can the OSA-18 Quality -of-Life Questionnaire detect obstructive sleep apnea in children? [J] Pediatrics, 2010, 125: e162-168.

[35] Cozza P, Ballanti F, Prete L. A modified monobloc for treatment of young children with obstructive sleep apnea[J]. Journal of Clinical Orthodontics, 2004, 38: 241-247.

[36] Davila DG. Medical considerations in surgery for sleep apnea[J]. In: PD Waite (ed.) Oral and maxillofacial treatment of obstructive sleep apnea. Oral Maxillofacial Surgery Clinics of North America, 1995, 7: 205-219.

[37] Deane SA, Cistulli PA, Ng AT. Comparison of mandibular advancement splint and tongue stabilizing device in obstructive sleep apnea: a randomized controlled trial[J]. Sleep, 2009, 32 (5): 648-653.

[38] deBerry-Borowiecki B, Kukwa A, Blanks RH. Cephalometric analysis for diagnosis and treatment of obstructive sleep apnea[J]. Laryngoscope, 1988, 98: 226-234.

[39] Defabjanis P. Impact of nasal airway obstruction on dentofacial development and sleep disturbances in children: preliminary notes[J]. Journal of Clinical Pediatric Dentistry, 2003, 27 (2): 95-100.

[40] Dempsey JA, Veasey SC, Morgan BJ, et al. Pathophysiology of sleep[J]. Physiological Reviews, 2010, 90: 47-112.

[41] Dickens C. The Posthumous Papers of the Pickwick Club, 1st edn[M]. London: Chapman and Hall, 1837.

[42] Dyken ME, Lin-Dyken DC, Poulton S, et al. Prospective polysomnographic analysis of obstructive sleep apnea in Down syndrome[J]. Archives of Pediatric and Adolescent Medicine, 2003, 157 (7): 655-660.

[43] Enoki C, Valera FC, Lessa FC, et al. Effect of rapid maxillary expansion on the dimension of the nasal cavity and on nasal air resistance[J]. International Journal of Pediatric Otorhinolaryngology, 2006, 70 (7): 1225-1230.

[44] Ferguson KA, Ono T, Lowe AA, et al. A randomized crossover study of an oral appliance vs nasal-continuous positive airway pressure in the treatment of mild-moderate obstructive sleep apnea[J]. Chest, 1996, 109 (5): 1269-1275.

[45] Ferreira AM, Clemente V, Gozal D, et al. Snoring in Portuguese primary school children[J]. Pediatrics, 2000, 106 (5): e64.

[46] Ferris B, Mead J, Opie L. Partitioning of respiratory flow resistance in man[J]. Journal of Applied Physiology, 1964, 19: 653-658.

[47] Fregosi RF, Quan SF, Kaemingk KL, et al. Sleep disordered breathing, pharyngeal size and soft tissue anatomy in children[J]. Journal of Applied Physiology, 2003, 95: 2030-2038.

[48] Friedman M, Tanyeri H, La Rosa M, et al. Clinical predictors of obstructive sleep apnea[J]. Laryngoscope, 1999, 109 (12): 1901-1907.

[49] Gale DJ, Sawyer RH, Woodcock A, et al. Do oral appliances enlarge the airway in patients with obstructive sleep apnoea? [J] A prospective computerized tomographic study. European Journal of Orthodontics, 2000, 22: 159-168.

[50] Goh YH, Lim KA. Modified maxillomandibular advancement for the treatment of obstructive sleep apnea: a preliminary report[J]. Laryngoscope, 2003, 113 (9): 1577-1582.

[51] Goldhart AD, Krishna J, Li RC, et al. Inflammatory mediators in exhaled breath condensate of children with obstructive sleep apnea syndrome[J]. Chest, 2006, 130 (1): 143-148.

[52] Gottlieb DJ, Young TB. Natural history of sleep-disordered breathing: shedding light on the early years[J]. Sleep, 2009, 32 (6): 715-716.

[53] Gottlieb DJ, Chase C, Vezina RM, et al. Sleep disordered breathing symptoms are associated with poorer cognitive function in 5 year old children[J]. Journal of Pediatrics, 2004, 145: 458-464.

[54] Gozal D, O' Brien LM. Snoring and obstructive sleep apnoea in children: why should we treat? [J]Paediatric Respiratory Review, 2004, 5(Suppl A): S371-376.

[55] Gozal D, Pope DW. Snoring during early childhood and academic performance at ages thirteen to fourteen[J]. Pediatrics, 2001, 107: 1394-1399.

[56] Griffith JL, Ramadan HH, Wetmore SJ. Laryngocele: a cause of stridor and airway obstruction[J]. Otolaryngology Head and Neck Surgery, 1993, 108: 760-762.

[57] Guilleminault C, van den Hoed J, Mitler M. Clinical overview of the sleep apnea syndrome. In: C Guilleminault, WC Dement (eds)Sleep Apnea Syndromes[M]. New York, NY: Alan R Liss, 1978, 1-12.

[58] Guilleminault C, Korobkin R, Winkle R. A review of 50 children with obstructive sleep apnea syndrome[J]. Lung, 1981, 159: 275-287.

[59] Guye AA. On aprosexia, being the inability to fix attention and other allied troubles in the cerebral functions caused by nasal disorders[J]. British Medical Journal, 1889, 28: 2 (1500): 709-711.

[60] Hall GL, Hantos Z, Petak F, et al. Airway and respiratory tissue mechanics in normal infants[J]. American Journal of Respiratory and Critical Care Medicine, 2000, 162: 1397-1402.

[61] Handelman CS, Osborne G. Growth of the nasopharynx and adenoid development from one to eighteen years[J]. Angle Orthodontist, 1976, 46 (3): 243-259.

[62] Hartgerink DV, Vig PS, Abbott DW. The effect of rapid maxillary expansion on nasal airway resistance[J]. American Journal of Orthodontics and Dentofacial Orthopedics, 1987, 92: 381-389.

[63] Hill W. On some causes of backwardness and stupidity in children: and the relief of these symptoms in some instances by naso-pharyngeal scarifications[J]. British Medical Journal, 1889, 2 (1500): 711-712.

[64] Hochban W, Conradt R, Brandenburg U, et al. Surgical maxillofacial treatment of obstructive sleep apnea[J]. Plastic and Reconstructive Surgery, 1997, 99: 619-626.

[65] Hoekema A, Stegenga B, de Bont LG. Efficacy and co-morbidity of oral appliances in the treatment of obstructive sleep apnoea-hypopnoea: a systematic review[J]. Critical Reviews of Oral Biology Medicine, 2004, 15 (3): 137-155.

[66] Hoffstein V, Szalai JP. Predictive value of clinical features in diagnosing obstructive sleep apnea[J]. Sleep, 1993, 16 (2): 118-122.

[67] Horner RL, Shea SA, McIvor J, et al. Pharyngeal size and shape during wakefulness and sleep in patients with obstructive sleep apnoea[J]. Quarterly Journal of Medicine, 1989, 72: 719-735.

[68] Hsu PP, Tan AK, Chan YH, et al. Clinical predictors in obstructive sleep apnoea patients with calibrated cephalometric analysis-a new approach[J]. Clinical Otolaryngology, 2005, 30: 234-241.

[69] Hudgel DW. Palate and hypopharyx-sites of inspiratory narrowing of the upper airway during sleep[J]. American Review of Repiratory Diseases, 1988, 138: 1542-1547.

[70] Hui DS, Ko FW, Chu AS, et al. Cephalometric assessment of craniofacial morphology in Chinese patients with obstructive sleep apnoea[J]. Respiratory Medicine, 2003, 97: 640-646.

[71] Ingman T, Nieminen T, Hurmerinta K. Cephalometric comparison of pharyngeal changes in subjects with upper airway resistance syndrome or obstructive sleep apnoea in upright and supine positions[J]. European Journal of Orthodontics, 2004, 26: 321-326.

[72] Isono S, Shimada A, Utsugi M, et al. Comparison of static mechanical properties of the passive pharynx between normal children and children with sleep-disordered breathing[J]. American Journal of Respiratory and Critical Care Medicine, 1998, 157 (4): 1204-1212.

[73] Isono S, Tanaka A, Tagaito Y, et al. Influences of head positions and bite opening on collapsibility of the passive pharynx[J]. Journal of Applied Physiology, 2004, 97: 339-346.

[74] Issa FG, Sullivan CE. Upper airway closing pressures in snorers[J]. Journal of Applied Physiology, 1984, 57: 528-535.

[75] Johns MW. A new method for measuring daytime sleepiness: the Epworth Sleepiness Scale[J]. Sleep, 1991, 14 (6): 540-545.

[76] Johns MW. Reliability and factor analysis of the Epworth Sleepiness Scale[J]. Sleep, 1992, 15 (4): 376-381.

[77] Johnston CD, Gleadhill IC, Cinnamond MJ, et al. Mandibular advancement appliances and obstructive sleep apnea: a randomized clinical trial[J]. European Journal of Orthodontics, 2002, 24 (3): 251-262.

[78] Jordan AS, White DP. Pharyngeal motor control and the pathogenesis of obstructive sleep apnea[J]. Respiratory Physiology and Neurobiology, 2008, 160 (1): 1-7.

[79] Katz I, Stradling J, Slutsky AS, et al. Do patients with obstructive sleep apnea have thick necks? [J]American Review of Respiratory Disease, 1990, 141 (5 Pt 1): 1228-1231.

[80] Kaygisiz E, Tuncer BB, Yüksel S, et al. Effects of maxillary protraction and fixed appliance therapy on the pharyngeal airway[J]. Angle Orthodontist, 2009, 79 (4): 660-667.

[81] Kennedy JD, Blunden S, Hirte C, et al. Reduced neurocognition in children who snore[J]. Pediatric Pulmonology, 2004, 37 (4): 330-337.

[82] Kim YJ, Hong JS, Hwang YI, et al. Three-dimensional analysis of pharyngeal airway in preadolescent children with

different anteroposterior skeletal patterns[J]. American Journal of Orthodontics and Dentofacial Orthopedics, 2010, 137 (3): 306, e1-11.

[83] Kushida CA, Efron B, Guilleminault C. A predictive morphometric model for the obstructive sleep apnea syndrome [J]. Annals of Internal Medicine, 1997, 127 (8 Pt 1): 581-587.

[84] Kushida CA, Littner MR, Morgenthaler T, et al. Practice parameters for the indications for polysomnography and related procedures: an update for 2005[J]. Sleep, 2005, 28 (4): 499-521.

[85] Kushida CA, Morgenthaler TI, Littner M, et al. Practice parameters for the treatment of snoring and obstructive sleep apnea with oral appliances: an update for 2005[J]. Sleep, 2006, 29 (2): 240-243.

[86] Kyzer S, Charuzi I. Obstructive sleep apnea in the obese[J]. World Journal of Surgery, 1998, 22 (9): 998-1001.

[87] Lamm C, Mandeli J, Kattan M. Evaluation of home audiotapes as an abbreviated test for obstructive sleep apnea syndrome in children[J]. Pediatric Pulmonology, 1999, 27: 267-272.

[88] Larkin EK, Rosen CL, Kirchner HL et al. Variation of C-reactive protein levels in adolescents: association with sleep-disordered breathing and sleep duration[J]. Circulation, 2005, 111: 1978-1984.

[89] Launois SH, Feroah TR, Campbell WN, et al. Site of pharyngeal narrowing predicts outcome of surgery for obstructive sleep apnea[J]. American Review of Respiratory Diseases, 1993, 147: 182-189.

[90] Lavie P, Fischel N, Zomer J, et al. The effects of partial and complete mechanical occlusion of the nasal passages on sleep structure and breathing in sleep[J]. Acta Otolaryngology, 1983, 95: 161-166.

[91] Leach J, Olson J, Hermann J, et al. Polysomnographic and clinical findings in children with obstructive sleep apnea [J]. Archives of Otolaryngology Head and Neck Surgery, 1992, 118: 741-744.

[92] Lechner DE. The New Lexicon Webster's Dictionary of the English Language, Encyclopedic Edition[M]. New York, NY: Lexicon Publications, Inc, 1990.

[93] Li AM, Chan MH, Yin J, et al. C-reactive protein in children with obstructive sleep apnea and the effects of treatment[J]. Pediatric Pulmonology, 2008, 43 (1): 34-40.

[94] Li KK, Powell NB, Riley RW, et al. Long-term results of maxillomandibular advancement surgery[J]. Sleep and Breathing, 2000, 4(3): 137-140.

[95] Lim J, Lasserson T, Fleetham J, et al. Oral appliances for obstructive sleep apnoea[J]. Cochrane Database Systematic Review, 2006, 1: CD004435.

[96] Linder-Aronson S. Adenoids: their effect on mode of breathing and nasal airflow and their relationship to characteristics of the facial skeleton and the dentition. A biometric, rhinomanometric and cephalometro-radiographic study on children with and without adenoids[J]. Acta Otolaryngology Supplement, 1970, 265: 1-132.

[97] Linder-Aronson S, Leighton BC. A longitudinal study of the development of the posterior nasopharyngeal wall between 3 and 16 years of age[J]. European Journal of Orthodontics, 1983, 5 (1): 47-58.

[98] Liu Y, Zeng X, Fu M, et al. Effects of a mandibular repositioner on obstructive sleep apnea[J]. American Journal of Orthodontics and Dentofacial Orthopedics, 2000, 118(3): 248-256.

[99] Liukkonen M, Vähätalo K, Peltomäki T, et al. Effect of mandibular setback surgery on the posterior airway size [J]. International Journal of Adult Orthodontics and Orthognathic Surgery, 2002, 17: 41-46.

[100] Lowe AA, Gionhaku N, Takeuchi K, et al. Three-dimensional CT reconstructions of tongue and airway in adult subjects with obstructive sleep apnea[J]. American Journal of Orthodontics and Dentofacial Orthopedics, 1986, 90 (5): 364-374.

[101] Lowe AA, Fleetham JA, Ryan F, et al. Effects of a mandibular repositioning appliance used in the treatment of obstructive sleep apnea on tongue muscle activity[J]. Progress in Clinical and Biology Research, 1990, 345: 395-405.

[102] Lowe AA, Fleetham JA, Adachi S, et al. Cephalometric and computed tomographic predictors of obstructive sleep

apnea severity[J]. American Journal of Orthodontics and Dentofacial Orthopedics，1995，107：589-595.

[103] Lye KW. Effect of orthognathic surgery on the posterior airway space (PAS) [J]. Annals of the Academy of Medicine Singapore，2008，37 (8)：677-682.

[104] Lye KW，Deatherage JR. Surgical Maxillomandibular Advancement Technique[J]. Seminars in Orthodontics，2009，15 (2)：99-104.

[105] Malhotra A，Trinder J，Fogel R，et al. Postural effects on pharyngeal protective reflex mechanisms[J]. Sleep，2004，27 (6)：1105-1112.

[106] Mallory GB，Fiser DH，Jackson R. Sleep associated breathing disorders in morbidly obese children and adolescents [J]. Journal of Pediatrics，1989，115：892-897.

[107] Marcus CL，Keens TG，Baustista DB，et al. Obstructive sleep apnea in children with Down syndrome[J]. Pediatrics，1991，88：132-139.

[108] Marcus CL，Omlin KJ，Basinski DJ，et al. Normal polysomnographic values for children and adolescents[J]. American Review of Respiratory Diseases，1992，146：1235-1239.

[109] Marklund M，Persson M，Franklin KA. Treatment success with mandibular advancement device is related to supine-dependent sleep apnea[J]. Chest，1998，114 (6)：1630-1635.

[110] Mathur R，Douglas NJ. Family studies in patients with the sleep apnea-hypopnea syndrome[J]. Annals of Internal Medicine，1995，122 (3)：174-178.

[111] McNicholas WT. Impact of sleep on respiratory muscle function[J]. Monaldi Archives for Chest Disease，2002，57 (5-6)：277-280.

[112] Mei Z，Grummer-Strawn LM，Pietrobelli A，et al. Validity of body mass index compared with other body-composition screening indexes for the assessment of body fatness in children and adolescents[J]. American Journal of Clinical Nutrition，2002，75：978-985.

[113] Miles PG，Vig PS，Weyant RJ，et al. Craniofacial structure and obstructive sleep apnea syndrome-a qualitative analysis and meta-analysis of the literature[J]. American Journal of Orthodontics and Dentofacial Orthopedics，1996，109：163-172.

[114] Montgomery-Downs HE，Gozal D. Snores associated sleep fragmentation in infancy：mental development effects and contribution of secondhand cigarette smoke exposure[J]. Pediatrics，2006，117：496-502.

[115] Moore K. Site-specific versus diffuse treatment/presenting severity of obstructive sleep apnea[J]. Sleep and Breathing，2000，4 (4)：145-146.

[116] Morgenthaler TI，Kagramanov V，Hanak V，et al. Complex sleep apnea syndrome：is it a unique clinical syndrome? [J]Sleep，2006，29 (9)：1203-1209.

[117] Morrison DL，Launois SH，Isono S，et al. Pharyngeal narrowing and closing pressures in patients with obstructive sleep apnea[J]. American Review of Respiratory Diseases，1993，148：606-611.

[118] Nagler RM，Laufer D. Genioglossal advancement - a simple surgical procedure for sleep apnea[J]. European Surgical Research，2002，34：373-377.

[119] Neeley WW，Edgin WA，Gonzales DA. A review of the effects of expansion of the nasal base on nasal airflow and resistance[J]. Journal of Oral and Maxillofacial Surgery，2007，65 (6)：1174-1179.

[120] Ng DK，Hui HN，Chan CH，et al. Obstructive sleep apnea in children with Down syndrome[J]. Singapore Medical Journal，2006，47 (9)：774-779.

[121] Ogawa T，Enciso R，Shintaku WH，et al. Evaluation of cross-section airway configuration of obstructive sleep apnea[J]. Oral Surgery，Oral Medicine，Oral Pathology，Oral Radiology and Endodontics，2007，103 (1)：102-108.

[122] Oktay H，Ulukaya E. Maxillary protraction appliance effect on the size of the upper airway passage[J]. Angle

Orthodontist, 2008, 78 (2): 209-214.

[123] Oosterkamp BC, Remmelink HJ, Pruim GJ, et al. Craniofacial, craniocervical, and pharyngeal morphology in bilateral cleft lip and palate and obstructive sleep apnea patients[J]. Cleft Palate Craniofacial Journal, 2007, 44 (1): 1-7.

[124] Partinen M, Guilleminault C, Quera-Salva MA, et al. Obstructive sleep apnea and cephalometric roentgenograms [J]. The role of anatomic upper airway abnormalities in the definition of abnormal breathing during sleep. Chest, 1988, 93: 1199-1205.

[125] Pracharktam N, Hans MG, Strohl KP, et al. Upright and supine cephalometric evaluation of obstructive sleep apnea syndrome and snoring subjects[J]. Angle Orthodontist, 1994, 64: 63-73.

[126] Prinsell JR. Maxillomandibular advancement surgery in a sitespecific treatment approach for obstructive sleep apnea in 50 consecutive patients[J]. Chest, 1999, 116: 1519-1529.

[127] Remmers JE, DeGrott WT, Sauerland EK, et al. Pathogenesis of upper airway occlusion during sleep[J]. Journal of Applied Physiology, 1978, 44 (6): 931-938.

[128] Resta O, Foschino-Barbaro MP, Legari G, et al. Sleep-related breathing disorders, loud snoring and excessive daytime sleepiness in obese subjects[J]. International Journal of Obesity and Related Metabolic Disorders, 2001, 25 (5): 669-675.

[129] Ricketts RM. The cranial base and soft structures in cleft palate speech and breathing [J]. Plastic and Reconstructive Surgery, 1954, 14: 47-61.

[130] Riley R, Guilleminault C, Herran J, et al. Cephalometric analyses and flow-volume loops in obstructive sleep apnea patients[J]. Sleep, 1983, 6: 303-311.

[131] Riley R, Guilleminault C, Powell NB, et al. Palatopharyngoplasty failure, cephalometric roentgenograms, and obstructive sleep apnea[J]. Otolaryngology-Head and Neck Surgery, 1985, 93: 240-244.

[132] Rivlin J, Hoffstein V, Kalbfleisch J, et al. Upper airway morphology in patients with idiopathic obstructive sleep apnea[J]. American Review of Respiratory Disease, 1984, 129: 355-360.

[133] Roberts JL, Reed WR, Mathew OP, et al. Assessment of pharyngeal airway stability in normal and micrognathic infants[J]. Journal of Applied Physiology, 1985, 58: 290-299.

[134] Roberts JL, Reed WR, Mathew OP, et al. Control of respiratory activity of the genioglossus muscle in micrognathic infants[J]. Journal of Applied Physiology, 1986, 61 (4): 1523-1533.

[135] Robin P. Glossoptosis due to atresia and hypotrophy of the mandible[J]. American Journal of Diseases of Children, 1934, 48: 541-547.

[136] Rosen CL, Storfer-Isser A, Taylor HG, et al. Increased behavioural morbidity in school-aged children with sleep-disordered breathing[J]. Pediatrics, 2004, 114 (6): 1640-1648.

[137] Scammon R. The measurement of the body in childhood[J]. In: JA Harris, CM Jackson, DG Paterson, et al. (eds)The Measurement of Man. Minneapolis, MN: University of Minnesota Press, 1930.

[138] Schmidt-Nowara W, Lowe AA, Wiegand L, et al. Oral appliances for the treatment of snoring and obstructive sleep apnea: a review[J]. Sleep, 1995, 18 (6): 501-510.

[139] Schulof RJ. Consideration of airway in orthodontics[J]. Journal of Clinical Orthodontics, 1978, 12: 440-444.

[140] Schwab RJ. Pro: Sleep apnea is an anatomic disorder[J]. American Journal of Respiratory and Critical Care Medicine, 2003, 168 (3): 270-271.

[141] Schwab RJ, Gefter WB, Hoffman EA, et al. Dynamic upper airway imaging during awake respiration in normal subjects and patients with sleep disordered breathing[J]. American Review of Respiratory Disease, 1993, 148: 1385-1400.

[142] Schwab RJ, Pasirstein M, Pierson R, et al. Identification of upper airway anatomic risk factors for obstructive

sleep apnea with volumetric magnetic resonance imaging[J]. American Journal of Respiratory and Critical Care Medicine, 2003, 168: 522-530.

[143] Schwab RJ, Kuna ST, Remmers JE. Anatomy and physiology of upper airway obstruction[M]. In: MH Kryger, T Roth, WC Dement (eds) Principles and Practice of Sleep Medicine, 4th edn. Philadelphia, PA: Elsevier/WB Saunders, 2005, 983-1000.

[144] Séri ès F. Upper airway muscles awake and asleep[J]. Sleep Medicine Reviews, 2002, 6 (3): 229-242.

[145] Shakespeare W (circa 1611). Act II Scene 1[M]. In: S Orgel (ed.) The Tempest. Oxford: Oxford University Press, 1987.

[146] Shepard JW Jr, Thawley SE. Evaluation of the upper airway by computerized tomography in patients undergoing uvulopalatopharyngoplasty for obstructive sleep apnea[J]. American Review of Respiratory Diseases, 1989, 140: 711-716.

[147] Shepard JW Jr, Gefter W, Guilleminault C, et al. Evaluation of the upper airway in patients with obstructive sleep apnea[J]. Sleep, 1991, 14: 361-371.

[148] Shintani T, Asakura K, Kataura A. The effect of adenotonsillectomy in children with OSA[J]. International Journal of Pediatric Otorhinolarygology, 1998, 44 (1): 51-58.

[149] Silvestri JM, Weese-Mayer DE, Bass MT, et al. Polysomnography in obese children with a history of sleep-associated breathing disorders[J]. Pediatric Pulmonology, 1993, 16: 124-129.

[150] Strauss RA, Burgoyne CC. Diagnostic imaging and sleep medicine[J]. Dental Clinics of North America, 2008, 52 (4): 891-915, viii.

[151] Suen JS, Arnold JE, Brooks LJ. Adenotonsillectomy for treatment of obstructive sleep apnea in children[J]. Archives of Otolaryngology-Head and Neck Surgery, 1995, 121: 525-530.

[152] Suto Y, Matsuo T, Kato T, et al. Evaluation of the pharyngeal airway in patients with sleep apnea: Value of ultrafast MR imaging[J]. American Journal of Roentgenology, 1993, 160: 311-314.

[153] Suzuki M, Kirchner JA. The posterior cricoarytenoid as an inspiratory muscle[J]. Annals of Otology, Rhinology and Laryngology, 1969, 78: 849-864.

[154] Terris DJ, Hanasono MM, Liu YC. Reliability of the Müller maneuver and its association with sleep-disordered breathing[J]. Laryngoscope, 2000, 110 (11): 1819-1823.

[155] Tishler PV, Larkin EK, Schluchter MD, et al. Incidence of sleepdisordered breathing in an urban adult population: the relative importance of risk factors in the development of sleep-disordered breathing[J]. Journal of the American Medical Academy, 2003, 289 (17): 2230-2237.

[156] Trudo FJ, Gefter WB, Welch KC, et al. State-related changes in upper airway caliber and surrounding soft tissue structures in normal subjects[J]. American Journal of Respiratory and Critical Care Medicine, 1998, 158: 1259-1270.

[157] Verhulst SL, van Gaal L, de Backer W, et al. The prevalence, anatomical correlates and treatment of sleep-disordered breathing in obese children and adolescents[J]. Sleep Medicine Reviews, 2008, 12: 339-346.

[158] Vig KW. Nasal obstruction and facial growth: the strength of evidence for clinical assumptions[J]. American Journal of Orthodontics and Dentofacial Orthopedics, 1998, 113 (6), 603-611.

[159] Villa MP, Bernkopf E, Pagani J, et al. Randomized controlled study of an oral jaw-positioning appliance for the treatment of obstructive sleep apnea in children with malocclusion[J]. American Journal of Respiratory and Critical Care Medicine, 2002, 165 (1): 123-127.

[160] Villa MP, Malagola C, Pagani J, et al. Rapid maxillary expansion in children with obstructive sleep apnea syndrome: 12-month follow-up[J]. Sleep Medicine, 2007, 8: 128-134.

[161] Viva E, Stefini S, Annibale G, et al. Aspects of prevention of obstructive sleep apnea syndrome in developing

children[J]. Advances in Otorhinolaryngology, 1992, 47: 284-289.

[162] Waite PD, Tejera TJ, Anucul B. The stability of maxillary advancement using Le Fort I osteotomy with and without genial bone grafting[J]. International Journal of Oral and Maxillofacial Surgery, 1996, 25 (4): 264-267.

[163] Weitzman ED, Pollak CP, Borowiecki B, et al. The hypersomnia-sleep apnea syndrome: Site and mechanism of upper airway obstruction[J]. In: C Guilleminault, WD Dement (eds) Sleep Apnea Syndromes. New York, NY: Alan R Liss, 1978, 235-248.

[164] White DP, Lombard RM, Cadieux RJ, et al. Pharyngeal resistance in normal humans: influence of gender, age, and obesity[J]. Journal of Applied Physiology, 1985, 58: 365-371.

[165] White SC, Pharoah MJ. The evolution and application of dental maxillofacial imaging modalities[J]. Dental Clinics of North America, 2008, 52 (4): 689-705, v.

[166] WHO Expert Consultation. Appropriate body-mass index for Asian populations and its implications for policy and intervention strategies[J]. Lancet, 2004, 363 (9403): 157-163.

[167] Wyke B. Respiratory activity of intrinsic laryngeal muscles. An experimental study[J]. In: BD Wyke (ed.) Ventilatory and Phonatory Control Systems. London: Oxford University Press, 1974, 408-421.

[168] Young T, Plata M, Dempsey J, et al. The occurrence of sleep-disordered breathing among middle-aged adults[J]. New England Journal of Medicine, 1993, 328: 1230-1235.

[169] Yow M. An overview of oral appliances and management of the airway in obstructive sleep apnea[J]. Seminars in Orthodontics, 2009, 15 (2): 88-93.

第14章

影响口腔的急慢性传染病:正畸相关

14.1 概述

传染病在全球范围发生,对世界各地的正畸医师构成多层次的挑战。每一名新患者在正畸治疗前需接受彻底的检查以发现可能存在的传染病,防止其对他人构成潜在的危险。治疗前或治疗过程中需要精确的诊断技术以明确患者口腔及颌面部的病理状态,以消除所有可能影响正畸诊室的工作人员及其余患者健康的风险。发现传染病后,最好与相关的专科医师联系,以明确疾病的诊断,疾病的治疗,疾病及其用药是否影响正畸治疗计划的制定及治疗目标的实现。传染病及治疗用药可能影响机体在正畸力作用下的组织改建。本章讨论了急性及慢性传染病的特征,它将深深地影响正畸的诊断,治疗过程及治疗结果。这些传染病可以由细菌、病毒、真菌和寄生虫等引起,有些可能具有潜在的致死性。本章的目的在于强调正畸治疗的诊断阶段明确这些疾病的诊断及征求专科医师的建议以防止疾病传播,实现最佳的正畸治疗结果的重要性。

14.2 引言

口腔正畸学是一门建立在坚实科学基础上的学科,因其与口颌面美学标准密切相关而被视为一门力学的艺术。

正畸医师热衷于纠正牙颌面畸形,却往往忽视患者的全身健康状况,好像牙颌面区域是从身体的其余部分分离一样。这种作法可称之为“局部诊断”,它忽视了一系列证明口颌面疾病与身体其余部分之间的病理生理发展密切相关的压倒性证据,而将重点放在了口颌面部。这种正畸的诊断及治疗设计方式是狭隘的,它忽略了基本的生物学原理,不仅影响治疗效果,而且将危害患者的利益。因此,对正畸患者的评估需包括医疗及牙科在内的各方面因素,并考虑所有与健康有关的问题。正畸牙移动是牙冠受到机械力作用后,所有牙及牙周组织改建活动的结果。这些改建活动由各种细胞,包括神经、免疫、内分泌、骨骼系统来源的细胞介导,使牙移动具有与全身系统相关的性质。因此,应当视正畸学为医学的一个组成部分,旨在纠正错殆畸形的同时,权衡每名患者的全身状况可能对他的正畸诊断及治疗设计的影响。这个定义将生物学因素引入正畸实践中,提高了最终获得满意及稳定疗效的可能性。

正畸医师常常遇到患有急慢性传染病或是对机械力有不良反应的患者。对于这些患者,向有经验的内科医师征求建议有利于正畸医师扩大诊断范围,并制作详细的个体化治疗计划。创造这样一座联系正畸学与医学间的桥梁,对所有的正畸患者都是有利的。

正畸医师的知识结构决定了他/她需要与专科医师保持密切的联系,这包括了是否具备诊断疾病的能力或是将患者转诊至合适的专科医师处。正畸医师可能会遇到有口腔临床表现的各类疾病患者,认识到这些症状和体征,提示医师需要进行特定的实验室检测,以便对疾病做出正确的诊断,明确疾病的进展过程以及评估疾病对治疗计划及治疗过程的影响。这样的程序包括区分传染性与非传染性疾病，帮助医师决定是否需要即刻开展正畸治疗，或是否有必要在制定全面综合的诊断前转诊至专科医师处。缺乏足够的传染病相关知识可能会对治疗造成不必要的延误，同时会妨害及时采取适当的安全措施以防止疾病传播至正畸诊室的人员。本章将集中于非牙源性感染可能对正畸造成的影响(牙源性感染将在本书的后续章中讨论)。针对具有口腔表现和高度微生物特性的系统性传染性疾病进行讨论，为明确区别细菌、病毒、真菌及寄生虫感染提供指导。

在许多系统性传染性疾病中，已明确的致病微生物包括细菌、病毒、真菌或寄生虫。因这些疾病具有传染性，需要执行严格的卫生程序及消毒，以避免任何可能造成污染及疾病在正畸诊室中的传播。为了实现这一目标，患者初诊时，在进行任何临床治疗前，就需要假定其患有传染病。然而，除了努力消除疾病传播至正畸诊室人员的风险外，正畸医师应意识到，传染病同样将影响每名感染者的免疫系统。这些改变将对牙周细胞及组织对正畸力的反应造成深远的影响。炎症是其中最重要的反应，它与促进牙移动的每一步组织反应密切相关。炎性细胞迁徙至受到机械应力刺激的牙周膜，它所产生的信号分子能够促进或抑制牙移动的速率，这取决于相关特定分子的特质。此外，患有急性或慢性传染病的患者往往接受过药物治疗，通过影响患者的免疫系统和牙周炎症反应过程，可能显著改变正畸治疗的过程和结果。对传染病患者开展任何正畸治疗前，必须与治疗这些疾病的专科医师进行会诊。这种正畸医师与专科医师之间的沟通必须贯穿于整个治疗过程中以防止受感染患者的健康状况在此期间发生任何变化。

14.3 细菌感染

口腔中的菌群包括 700 种以上的菌种或发育型，提供了一个针对致病菌定植的有效防御机制。口腔常驻菌群可分为固有菌丛以及增补菌丛，固有菌丛几乎在所有人中均能发现并不受环境因素的影响(例如，链球菌、放线菌、流感嗜血杆菌、奈瑟菌、梭杆菌、普氏菌等)，它们对黏附、营养、氧化还原电位和 pH 值有特定的要求。过路菌群并不是永久地定居在口腔中，它们毒性低，可以与宿主和谐共存。这可能包括一些机会致病菌，例如金黄色葡萄球菌、肺炎链球菌、肠球菌、肠杆菌和酵母菌。当宿主免疫力减弱时，这些细菌可能会引发感染。此外，宿主免疫应答受到损害将破坏微生物的动态平衡，这将引起一些病原体的增殖，并引起以病原体数目增加及炎症反应为特征的感染。

14.3.1 不确定微生物学基础的黏膜病变

14.3.1.1 黏膜病

黏膜病是一种黏膜屏障的损伤，临床上可表现为口腔红斑、溃疡和疼痛(图 14.1)。这是化疗、放疗、放化疗治疗及骨髓移植患者治疗过程中常见的并发症，主要造成上皮细胞损伤。微生物在黏膜病中扮演的角色，是否是直接导致损害的发生或是继发性地影响损害区域或引起溃疡，尚无定论。一般情况下，肿瘤治疗过程中出现的口腔病变可表现为广泛性的口腔炎，它与潜在原发感染的联系非常明显。继发性细菌感染可能出现在咬伤的创口，病毒性口腔炎及阿弗他溃疡中，它将导致口腔任何部位，例如舌、颊黏膜、口底、腭部、

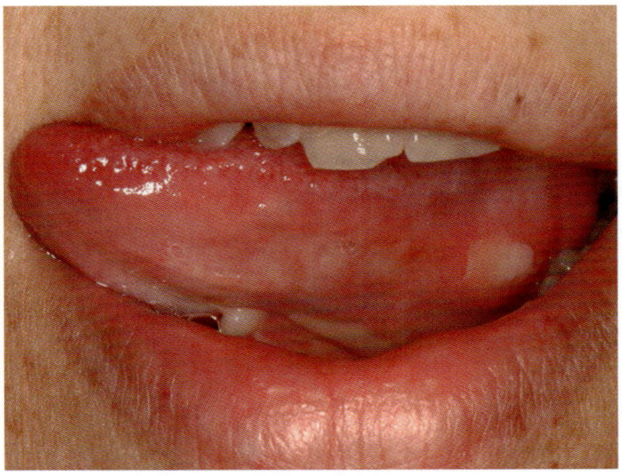

图 14.1 口腔黏膜病

牙龈等部位的链球菌菌血症。

此外，在黏膜损伤中，机会致病菌的检出率增加，如包括肠溶性菌（大肠埃希菌，肠杆菌）及假单孢菌的需氧革兰阴性杆菌（AGNB）以及酵母菌（念珠菌）。口干症将严重影响口腔健康。口干症可以导致口腔微生物清除率降低及 pH 值降低，导致乳酸杆菌、白色念珠菌和其他机会性微生物的定植，包括金黄色葡萄球菌、肠球菌和肠杆菌。

14.3.2 复发性阿弗他溃疡

非创伤性溃疡是最常见的口腔溃疡（图 14.2）。它常常与病毒感染（单纯疱疹病毒）相混淆，仅仅发生于非角化黏膜，例如唇黏膜、颊黏膜、舌腹和口腔前庭。在临床外观上，阿弗他溃疡可分为轻型（直径<1 cm）、重型（直径>1 cm）和疱疹样溃疡，其中多个小溃疡可融合成片。大部分溃疡为轻型，10 天内能自愈。诱发这种情况的因素包括压力、营养不良、荷尔蒙波动和创伤。这种疾病通常具有自限性，补充营养，减轻压力，温生理盐水冲洗将有助于疾病的自愈。正畸托槽被认为是导致它发生的主要原因之一。如果在托槽粘结后出现溃疡，刺激性的正畸附件上可覆盖黏膜保护蜡或拆除正畸托槽以防止刺激加剧。

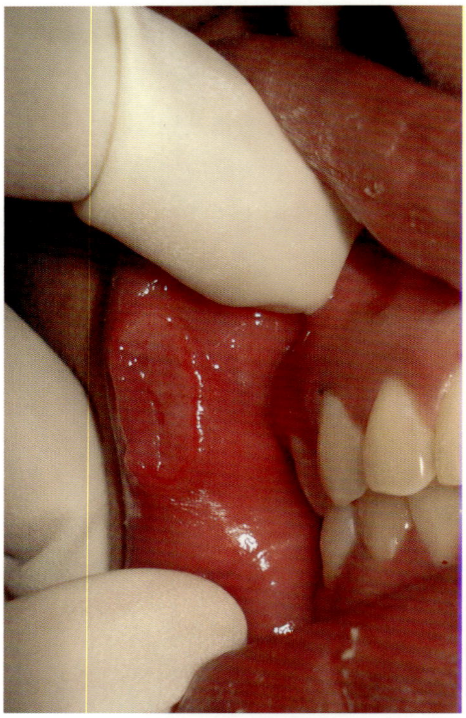
图 14.2 重型阿弗他溃疡

14.3.3 灼口综合征

Scala 等将其定义为主要造成激素分泌失调及心理障碍的中老年妇女的一种慢性疼痛综合征。这种疾病降低了生活质量，尤其严重影响患者心理。虽然它的病因尚未明确，有唾液腺功能障碍或全身性疾病如糖尿病的患者，更容易患这类综合征。此外，慢性肺疾病、哮喘、风湿性关节炎的患者也可以发展为粘膜上皮萎缩、舌炎、口干及灼口综合征。所有这些症状是在免疫抑制药物使用及唾液流量低的不良反应基础上，发生的真菌与细菌感染。化疗药物也有可能诱导口腔上皮变化，从而进一步加重感染。

14.3.4 口腔黏膜细菌感染

急性的口腔黏膜感染可表现为局部或广泛的口腔炎，可无症状或伴有轻微不适或剧烈疼痛。患者往往忽视了这些情况，直到产生了明显的不适。最常见的症状有灼烧感，伴随黏膜发红，上皮萎缩或脱屑等临床表现。Helovuo 等观察到，大肠埃希菌与金黄色葡萄球菌的发病率在青霉素与红霉素治疗后增加。免疫能力低下的患者，例如，白血病及其他恶性肿瘤患者，由于药物使用及粒细胞增加，口腔黏膜溃疡发病的风险增加。类似的情况在器官移植患者及风湿性关节炎患者中也已发现。由于全身健康情况下降及用药增加的原因，老年人更容易发生口腔黏膜病变。Dahlen 等近年来证明口腔黏膜细菌感染较真菌感染更为常见。他们还观察到正常黏膜菌群水平明显下降，例如链球菌（A 型链球菌）、奈瑟菌、嗜血杆菌等。

正畸医师往往忽视了这类感染和（或）对它们诊断不全面。与口腔感染有关的是一个特定的微生物群，通常是混合的而难以识别出特定某一类的微生物。最好的诊断方法是治疗前全面了解病史及彻底的体格检查。伴有口腔病变的正畸患者需要定期接受微生物实验室检测及药敏实验，这样才能够有效地应对这些问题。需要对正畸患者强调口腔卫生的重要性，以延缓或减少口腔黏膜溃疡的发生。有必要对于任何可能具有传染性的口腔微生物感染患者，安排专科医师会诊。表 14.1 列出了口腔中可能出现的感染。

表 14.1 口腔的细菌感染

感染的种类	主要致病菌	疾病的患病率[a]	口腔常驻菌群中的检出率[b]	治疗
口腔黏膜感染（包括细菌相关的损害）	金黄色葡萄球菌	++	+	氯唑西林，克林霉素，万古霉素
	化脓性链球菌	+	（+）	青霉素 V
	粪肠球菌	++	+	阿莫西林/氨苄青霉素
	需氧革兰阴性杆菌	+++	+	多抗药物（环丙沙星）
	酵母菌	+++	++	黏液他汀，两性霉素，唑类
急性坏死性溃疡性龈炎	梅毒螺旋杆菌属	+++	+	青霉素 V
	厌氧菌（梭杆菌属，普雷沃菌属）	++	+++	
扁桃腺周围脓肿	化脓性链球菌	+++	（+）	青霉素 V
勒米埃病	厌氧菌（梭杆菌属，普雷沃菌属）	+	+++	甲硝唑
	坏死梭杆菌	+++	（+）	甲硝唑，手术
化脓性腮腺炎	金黄色葡萄球菌	+	+	邻氯青霉素，克林霉素
	厌氧菌	+	+++	青霉素 V
非感染性鼻炎	过敏	+++	—	—
鼻炎和鼻窦炎	原发感染-病毒	++	+	青霉素 V，阿莫西林
	继发性感染-兼性菌（肺炎链球菌，流感嗜血杆菌）和罕见兼性菌（金黄色葡萄球菌，化脓性链球菌）	+	+++	青霉素 V，大环内酯类
	第三阶段感染-厌氧菌	+++	+++（鼻孔）	邻氯青霉素，克林霉素
慢性鼻炎	金黄色葡萄球菌			
会厌炎	流感嗜血杆菌	+++	+	阿莫西林，头孢曲松，青霉素 V，氨苄青霉素，氯霉素
伴口腔病变的慢性感染				
放线菌病	衣氏放线菌	+++	+	青霉素 V（长期，大剂量）
淋病	淋病奈瑟菌	+++	—	青霉素 V
分枝杆菌感染	结核分枝杆菌	+++	—	利福平
	麻风分枝杆菌	+	—	
梅毒	梅毒螺旋体	+	—	青霉素 V

[a]患病率：+ <10%，++ <30%，+++ >30%；

[b]无法分离，（+）零星出现，数量低，+ 检出率 <10% 数量低，++ 检出率 <30%数量中度增长，+++检出率高并且是优势菌群

14.3.5 口腔的需氧菌感染

造成口腔黏膜感染的微生物主要是需氧菌，主要包括葡萄球菌、肠球菌、需氧革兰阴性杆菌和酵母菌。它们都被归类于常见机会致病菌，通常与免疫力低下有关，尽管它们也被发现存在于健康个体中。这些需氧菌感染难以治愈的原因在于这些微生物在感染发生时对常用抗生素的低应答及抗药性。感染涉及的微生物不同，治疗策略也不同，因此，疾病的诊断是非常重要的。当感染由两种或多种微生物引起时，治疗有时也是很困难的。

14.3.5.1 金黄色葡萄球菌

金黄色葡萄球菌被认为是口腔黏膜病变的相关致病菌。之前，它被认为是属于过路菌群的一种，并随着年龄的增长而增加。这种细菌经常在面部皮肤及嘴唇感染中分离获得（Faergemann and Dahlen，2009）。

口角炎通常是由金黄色葡萄球菌继发感染的(图 14.3),好发于青年人及皮肤干燥的个体。如果一个健康个体的唾液中长期含有大量的金黄色葡萄球菌(>100 000 菌落形成单位/毫升),他们将被认为是金黄色葡萄球菌的携带者。受感染的医疗和牙科医师存在将疾病传播给患者的风险。严重的感染是由耐甲氧西林金黄色葡萄球菌引起的。

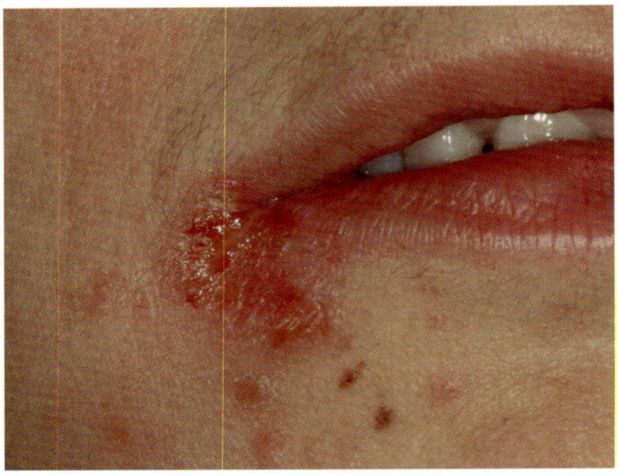

图 14.3 金黄色葡萄球菌引起的口角炎(Maria Westin 医师提供)

金黄色葡萄球菌感染的治疗手段通常包括耐青霉素酶青霉素,例如邻氯青霉素和双氯青霉素或氟氯西林,以避免产生耐药性。

14.3.5.2 肠球菌

肠球菌特别是粪肠球菌,在口腔黏膜感染中最常见。这些感染零星地发生在健康人群牙齿周围的口腔黏膜中,然而肠球菌是个典型的机会致病菌,常常与其他的机会致病菌例如肠溶菌和酵母菌联合感染。牙科医师对肠球菌尤其关注,因其耐药性,即使在经过口内治疗的牙齿中仍存在。肠球菌很长时间内被称为链球菌,并被列为兰氏血清学分类 D 群。然而,由于它们能够在恶劣的环境下生存(温度、干燥、盐、染料、防腐剂和抗生素),它们被归类为一个新属,通常大部分驻留在肠上部并且对胆盐耐受。它可以通过呕吐及粪便污染传播至口腔。肠球菌常用于食物加工,比如奶酪,因此不能排除它通过食物传播的可能。它对青霉素 V 和克林霉素耐受,广谱青霉素类如氨苄青霉素与阿莫西林仍是治疗首选的药物。

需氧革兰阴性杆菌,包括大肠埃希菌、肠杆菌属、克雷伯菌属、变形杆菌属等。通常与人体的机会性感染有关,包括口腔黏膜感染。需氧革兰阴性杆菌是正常的肠道常驻菌之一,常参与院内感染,并导致口腔的常见机会性感染。这些细菌能通过卫生差的个体,或通过食物和饮用水传播至口腔。它们经常与牙周炎和种植体周围炎有关。它们很快具有耐药性,因此选择药物前需要进行药物敏感性试验,选择过程或许有些困难。喹诺酮类(环丙沙星,诺氟沙星)是治疗需氧革兰阴性杆菌感染的首选药物,需要遵循医嘱使用。根据经验,它很难破坏细菌并且只要患者处于细菌侵入的状态,感染便很难痊愈。

14.3.6 急性坏死性溃疡性龈炎

急性坏死性溃疡性龈炎是一种牙龈的传染性疾病(图 14.4),是由梭杆菌、螺旋体、中间普氏菌、韦荣球菌和链球菌等组成的混合菌群感染。这种疾病通常会导致牙龈出血、溃疡及剧烈的疼痛。诱发因素包括压力、吸烟、营养不良及口腔卫生差。在人类免疫缺陷病毒(HIV)感染的患者中,急性坏死性溃疡性龈炎很常见。如同时伴有快速的牙槽骨吸收,将被归类为坏死性溃疡性牙周炎,它的一个典型特征是严重的深部疼痛。这种情况的治疗需要去除受影响的软组织和牙齿并结合抗生素治疗。如果正畸医师遇到这种情况后,将其先转诊给

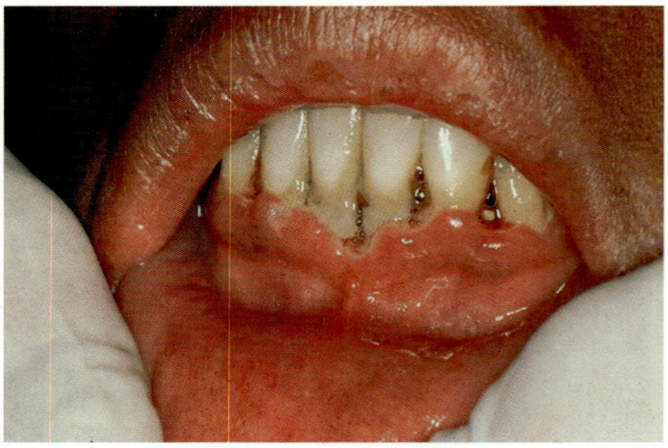

图 14.4 急性坏死性溃疡性龈炎(ANUG).(Martin S Spiller 医师提供)

牙周专科医师，将对疾病的治疗有重大的意义。

14.3.7　急性咽炎

急性咽炎，或者说是咽喉炎症，病因可以是病毒性或细菌性的。最常见的细菌是化脓性链球菌［β-溶血性链球菌或 A 组链球菌(GAS)］。在疾病的急性期，可以在唾液中检测到这些微生物。它是最常见的 20 个疾病之一，没有年龄、性别或种族偏好。β-溶血性链球菌在感染中产生的外毒素，作为超抗原，上调 T 淋巴细胞数目，促进促炎细胞毒素的释放，并且与细胞外基质的脂多糖具有协同效应。这种超抗原逃避咽部的免疫反应，导致化脓性链球菌的扩散。急性咽炎最常见的症状是喉痛、吞咽痛、头痛、恶心、呕吐、腹痛。患者临床症状有发热，咽扁桃腺红斑，有分泌物，悬雍垂红肿，颈前淋巴肿大，软腭部瘀斑和猩红热样皮疹。急性咽炎的诊断金标准是咽拭子培养，然而这个测试需要 24～48 h 才能完成。使用商品化的快速抗原检测试验(RADTs)也可以进行诊断，但比较昂贵。咽拭子培养或快速抗原检测试验的样本从咽后壁或扁桃腺中获得，影像学检查对这类疾病的诊断没有作用。

口服青霉素 V 是治疗的首选药物，阿莫西林是一个很好的选择，由于易发生耐药，四环素类抗生素或磺胺甲基异恶唑不应被使用。在青霉素过敏的情况下，含有 β-内酰胺环的头孢菌素类药物，可谨慎使用。在极少数情况下，咽炎蔓延到邻近区域，形成脓肿，需要手术引流。手术是一种选择，尤其是有扁桃腺炎反复发作的病史。允许患者正常饮食，饮用温暖的液体，使症状缓解。应当咨询耳鼻喉科医师是否有局部的化脓性并发症，如扁桃腺周围脓肿及乳突炎。当患者处于免疫抑制状态或被怀疑感染艾滋病时，应当寻求传染病专科医师会诊。

勒米埃综合征是由坏死细梭杆菌引起的一种罕见的，易漏诊的口咽感染，是一种发生在青少年和年轻成人的扁桃腺炎(喉咙痛)的并发症，尤其是在反复发作的病例。如果忽视它将可能威胁生命，应当用抗生素(甲硝唑)和(或)手术积极治疗。

14.3.8　扁桃腺周围脓肿

扁桃腺周围脓肿(PTA)是扁桃腺周围组织的局部脓液积聚，它的形成是化脓性扁桃腺周围炎的结果(图 14.5)。扁桃体周围间隙由扁桃腺支柱构成前后界，梨状窝构成下界，硬腭构成上界。该区域可以被需氧菌(化脓性链球菌)及厌氧菌(普氏菌和链球菌属)感染。感染由表面开始，进而影响深部组织，没有年龄，性别或种族的偏好。这些症状包括喉咙痛、吞咽困难、声音变化、头痛、全身不适、发热、颈部疼痛、耳痛和吞咽疼痛。体检中发现轻至中度不适、发热、心动过速、流涎、牙关紧闭、颈部淋巴结炎、扁桃腺肥大不对称、扁桃腺向下向内侧位移，悬雍垂对侧位移，扁桃腺红斑和渗出液。检查可以做针吸后的液体培养。患者通常在门诊治疗，除非他们出现了气道阻塞、败血症、中毒或其他并发症等。为了彻底治愈扁桃腺周围脓肿，除了手术切开引流之外，止痛药、喉咙清洗剂和抗生素通常也会使用。青霉素和甲硝唑联合治疗往往是首选。对于青霉素过敏的患者，克林霉素是个不错的选择。为了更好地治疗这些患者，无论扁桃腺周围脓肿发生在正畸治疗开始前或治疗中，都应寻求耳鼻喉科医师会诊。如果患者出现了呼吸困难，需向麻醉医师寻求帮助。

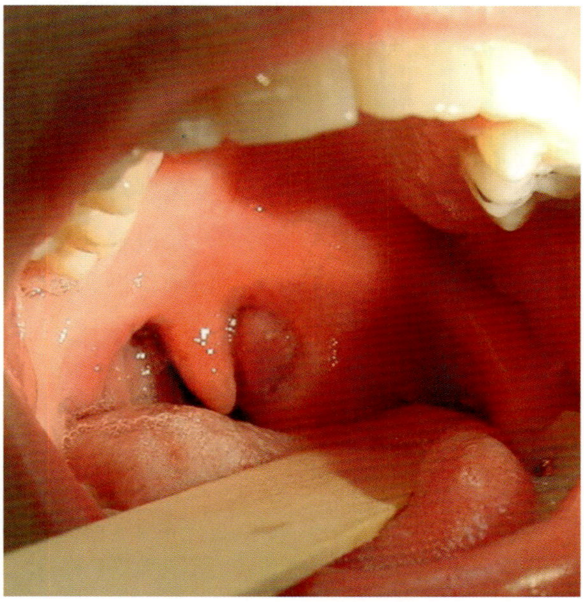

图 14.5　扁桃腺周围脓肿

14.3.9 化脓性腮腺炎

急性化脓性腮腺炎(acute suppurative parotitis, ASP)是腮腺的感染,常见于脱水、营养不良或从手术中恢复的老年人。通常感染局限于腮腺鞘内,有时可传播至颈筋膜水平。免疫抑制状态如糖尿病,酗酒,艾滋病病毒感染,自身免疫性疾病(如干燥综合征),口腔卫生差,唾液流量减少,术后脱水,涎石病,导管内肿瘤或异物,均会增加患化脓性腮腺炎的风险。化脓性腮腺炎最常见的临床表现是颊部硬结、红斑及发热肿胀。患者也会有轻微的发热伴随疼痛。口内检查,腮腺导管口是红色的,触诊时可挤压出脓液。在极少数情况下,可导致面神经功能障碍。

疾病的诊断需要通过全面的临床检查,包括全血细胞计数和化学分析、细菌培养以及灵敏度检查。影像学检查应包括CT扫描、增强CT、超声扫描及涎腺造影检测脓肿。

传统的观点,急性化脓性腮腺炎的主要致病因菌是金黄色葡萄球菌。然而,Brook等已经从化脓性腮腺炎病变中分离出了严格厌氧菌如消化链球菌属及革兰阴性厌氧杆菌。治疗化脓性腮腺炎的关键是补液支持治疗,其中应包括静脉输液、营养支持、热敷、催涎剂、良好口腔卫生及抗生素治疗。首选药物是青霉素,第一代头孢菌素或克林霉素,然而,更重要的是选择与病原体相关的药物。导管内注射抗生素通常会使症状得以改善。如果使用抗生素3～5天后状况没有改善,面神经受累或累及相邻重要的结构,则需要选择进行手术;通常标准腮腺切口切开引流是首选的治疗方法。需要进行合理的随访、反复的临床检查、细针活检及影像学检查以确保腺体内没有发生肿瘤性改变。

14.3.10 鼻炎

鼻炎意味着一组异质性的鼻部疾病,其特征包括打喷嚏、鼻痒、流鼻涕、鼻充血,鼻炎可以是过敏性、非过敏性、感染性、职业性或激素性质。近年来约44%～87%患者患有过敏性或是非过敏性鼻炎。引起鼻炎的常见过敏原包括空气尘埃中的蛋白质和糖蛋白、尘螨粪便颗粒、蟑螂的残留物、动物皮屑、霉菌和花粉。吸入后的几分钟内,这些过敏原将被肥大细胞和嗜碱性粒细胞结合的IgE抗体识别,引起脱颗粒,释放预制介质,如组胺、类胰蛋白酶和炎性介质如白三烯和前列腺素D2。这些介质导致血管中血浆外渗,造成水肿、海绵窦血肿、鼻腔闭塞。这些变化都伴随着黏液细胞和杯状细胞的主动分泌,并释放组胺,表现为痒、流鼻涕、打喷嚏。在后期,这些早期阶段的反应持续大约4～8小时后,发生明显的鼻塞。鼻炎往往伴随着非鼻部的症状如过敏性结膜炎,它往往在病理生理学和流行病学中与过敏性哮喘相关。

疾病的诊断需要评估所有具体的症状及症状发生的形式(罕见/间歇性的,季节性的和常年性的)以及诱发因素,之前用药的反应和合并症。手持式耳镜或头灯与鼻窥镜能够观察到鼻气道前三分之一,包括下鼻甲的前尖。可以通过皮试进行特异性抗体测定,它具有较高的灵敏度,同时操作简单,方便,并且可以迅速进行。鼻炎的治疗主要是针对过敏原和刺激原。多种药物可以用于本病的治疗,包括抗组胺药物、皮质激素、口服和鼻饲的减充血剂、白三烯受体拮抗剂等。对于正畸医师而言,转诊至耳鼻喉科医师是治疗中重要的一步。专科医师将根据他们对药物的反应,偏好和治疗方案的成本效益,为每名患者制定个体化的治疗方法。

14.3.11 鼻窦炎

鼻窦炎定义为鼻和鼻旁窦的炎症反应,其通常具有传染性。典型的鼻窦炎,从微生物学的角度看,其特征在于病毒感染1～2天后,发生兼性菌的二重感染,1周后,厌氧菌成了其中主要的微生物。当有脓性的鼻腔引流达4周并伴有鼻塞、面部疼痛、压力、肿胀或二者兼而有之时将被诊断为急性鼻窦炎。这种疼痛通常被描述为钝痛或感到脸颊,两眼之间或额头的压力。急性鼻窦炎中分离出来最常见的细菌包括流感嗜血杆菌,链霉菌,肺炎链球菌,卡他莫拉菌,偶尔可检出金黄色葡萄球菌。鼻窦炎引起的嗅觉障碍,可以是部分的嗅觉减退或完全的嗅觉缺失,通常与前筛窦的黏膜增厚或浑浊有关,可以在曲面断层片和计算机断层扫描图像(CT)中看到一个高密度的区域(图 14.6)。早期密切观察而非使用抗生素是治疗急性鼻窦炎最好的方法。

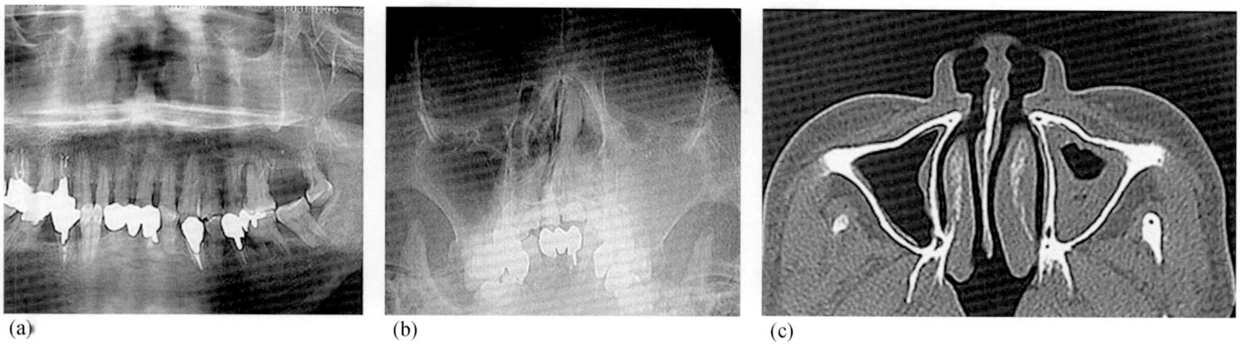

图 14.6　(a～c)鼻窦炎的各种影像学表现(Akitoshi Kawamata 提供,朝日大学牙科学院,歧阜,日本)

鼻窦炎诊断的一个重要方面是区分病因是细菌性还是病毒性,只有细菌性的感染需要抗生素治疗。提示细菌感染的临床特征包括临床症状持续 7 天以上。严重的患者可以使用抗生素治疗,阿莫西林是首选的药物。如果患者对青霉素过敏,可以考虑联合使用甲氧苄啶和磺胺甲噁唑或大环内酯类抗生素。可以使用鼻腔减充血剂,使用不能超过3 天,以避免减充血的反弹。与急性鼻窦炎相反,慢性鼻窦炎(CRS)为鼻旁窦和鼻腔通道至少持续 8～12 周的炎症,不管是否进行过药物治疗。多种细菌的重复感染使这个过程进一步复杂化。慢性鼻窦炎四大主要症状包括:前、后壁的黏液脓性引流,鼻塞,面部疼痛、压力或肿胀,以及嗅觉下降。细菌可以在窦上皮形成生物膜。细菌在生物膜内可以抵抗抗生素,并在鼻窦黏膜内进行持续的低度感染。外用皮质类固醇鼻喷剂是治疗各种形式慢性鼻窦炎的首选,抗组胺药物可以治疗潜在过敏原因引起的慢性鼻窦炎,有鼻脓时,可以使用抗生素(青霉素 V,阿莫西林,氯唑西林)。功能性内窥镜鼻窦手术(FESS)是治疗慢性难治性鼻窦炎的首选。

14.3.12　会厌炎

会厌炎,被认为是医疗急症,因为它可以导致气道阻塞而死亡。它可以在流感嗜血杆菌感染后出现。这种微生物在口腔黏膜表面和牙菌斑中大量存在。然而,某些有荚膜的菌株有相当高的毒性,被认为是在呼吸道中,引起中耳炎、鼻窦炎、咽炎的主要病原体。主要症状为发热、吞咽困难、流口水、声音嘶哑和喘鸣。诊断往往通过喉镜检查确认,可发现樱桃红的软组织和肿胀的会厌软骨和杓状软骨。这种情况需要立即就医,紧急气管插管以保护呼吸道。这个过程需要由麻醉医师在呼吸治疗师和耳鼻喉科医师的帮助下进行。此外,患者应给予抗生素如头孢三嗪或氯霉素,当存在链球菌感染时,也可单独或联合使用青霉素或氨苄青霉素。

14.4　有口腔表现的慢性感染

14.4.1　放线菌病

放线菌病是一种慢性疾病,特点是化脓性病灶,反应性纤维化及瘘管形成(图 14.7)。病原体是无芽孢厌氧或微需氧的放线菌属(最常见的是衣氏放线菌),正常情况下定居在颈面部、胸部和腹部的区域。类似的感染、诺卡氏菌病与兼诺卡氏菌属相关。颈面部的放线菌病最常见。放线菌通过拔牙,口内感染及治疗后中断的黏膜进入到宿主组织中。侵袭黏膜表面后,感染扩散进入组织深部,形成一个硬的、生长缓慢的肿块,可液化变得相对柔软并伴随着多个窦道形成。这些窦道的排出物中通常包含可见

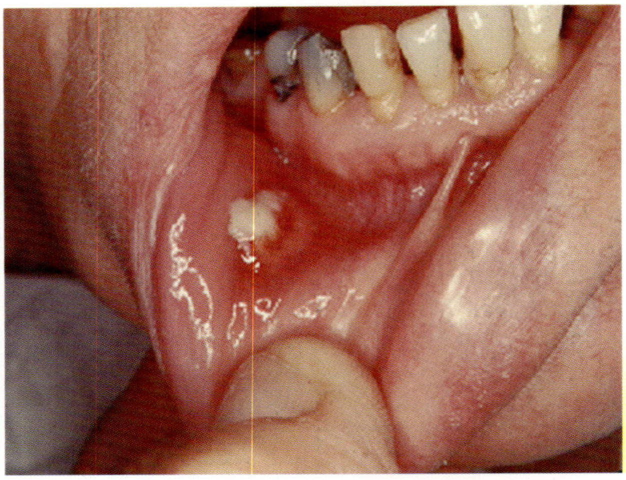

图 14.7　口腔放线菌病(经 Medscape.com 许可后转载,2011)

的黄色的微生物菌落,被称为"硫磺颗粒"。如果不及时治疗将导致伴有广泛骨质破坏的骨髓炎。从临床标本中分离出放线菌可以明确诊断。间接免疫荧光法也可以用于此目的。在排出物或组织切片中发现有交织菌丝的放线菌颗粒,可以明确诊断。

放线菌对几种抗生素敏感,如青霉素、四环素、红霉素、克林霉素、环丙沙星。为了彻底治愈,抗生素需要长时间(2～6 周)大剂量使用。有时候需要外科手术吸取或者排脓。寻求口腔内科医师及耳鼻喉科医师的会诊将对这些患者的治疗有很大的帮助。

14.4.2　淋病

淋病是最常见的性传播疾病,由淋病奈瑟菌引起,一种非能动的球菌。淋病奈瑟菌需氧,革兰染色阴性,不能穿透完整的复层鳞状上皮,例如皮肤和口腔黏膜。然而,它可以直接侵入尿道,子宫颈,咽和结膜,因为这些部位有柱状移行上皮的存在。从这些部位,感染可沿着黏膜表面蔓延,或是全身播散。人类是唯一已知的淋病宿主,微生物已经在感染患者的唾液中培养出来。20％的淋病患者有口腔、咽、扁桃腺病变。扁桃腺可红肿伴有灰色渗出物。口腔黏膜病可充血、红肿、偶尔会伴有疼痛的溃疡。诊断需要淋球菌的培养和鉴定。糖发酵试验有助于菌群分离,荧光抗体技术已被用于快速鉴定淋球菌。青霉素是治疗这类感染的首选药物,对于耐药的患者,头孢曲松和环丙沙星可以成功地治疗感染。

14.4.3　分枝杆菌感染

分枝杆菌最常见的感染是由结核分枝杆菌引起的结核病及麻风分枝杆菌引起的麻风。也有许多非结核分枝杆菌,如堪萨斯分枝杆菌,龟分枝杆菌和鸟-胞内分枝杆菌可引起大部分的医疗感染。这些感染在人与人之间是不能传播的,结核病患者并不需要长期全身用药。

14.4.3.1　结核病

结核病是一种结核分枝杆菌空气传播引起的慢性传染病,几乎都是由活动期患者的飞沫传播。结核病仍然是人类中最威胁生命的感染性疾病之一,三分之一的世界人口会在生命中的某些阶段与结核病接触。它通常影响肺部,但也可以发生在身体的其他部位,其特征在于细胞介导的反应引起的干酪性坏死性肉芽肿。原发性结核病在以前没有接触过疾病的患者中发生,初期临床症状不明显。继发性结核病主要见于之前致敏的患者。口腔损害是少见的(0.1％～5％),如果发生,会出现慢性的、无痛的、不规则的溃疡,形成植物样的表面并由灰色或黄色的分泌物覆盖。舌背表面是结核继发感染的常见部位,其次为腭、牙龈、颊黏膜和嘴唇。疾病的诊断需要基于病史,临床标本中抗酸染色识别分枝杆菌,针对纯化的蛋白质衍生物的迟发型超敏反应皮肤试验阳性,X 线胸片检查发现上肺部的病灶浸润或合并空腔,伴有或不伴有纵隔或肺门淋巴结肿大。快速检测和鉴定结核病细菌手段的最新发展,减少了疾病诊断过程中的实验室检测时间。结核病患者,应当在严格的医疗或胸科医师的监督下进行所有的正畸治疗过程,以防止疾病的传播及加重。

14.4.3.2　麻风病

麻风病是由麻风分枝杆菌引起的慢性疾病,其特征在于神经和皮肤的损害,导致畸形和残疾。麻风

分枝菌是一种革兰阳性的、抗酸的、无芽孢的、非能动的多形性杆菌，这决定麻风病的四种类型：未定型麻风、结核样型麻风、界限类麻风、瘤型麻风。结核样型、界限类及瘤型麻风中已发现有口腔病变。病变表现为结节/麻风瘤，可发展为坏死和溃疡。溃疡可愈合形成瘢痕或产生进一步的组织破坏。麻风瘤中充满麻风分枝杆菌，可能会发生在腭、舌腹、悬雍垂及嘴唇。如果不及时治疗，这些病变可引起口腔组织的广泛破坏。疾病的诊断基于临床体征，例如，皮损麻木、神经末梢扩大以及皮损涂片证实抗酸性杆菌的存在。

14.4.3.3　梅毒

梅毒是梅毒螺旋体引起的性病，其患病率正在降低。

梅毒可以是先天性的（胎儿在子宫内被感染）或后天的（性接触传播，直接接种或新鲜人体血液输血）。早期的先天梅毒表现为皮肤和口腔黏膜的丘疹鳞屑性病变。病变发生于口角、鼻角和眼部，愈合呈放射状瘢痕，称为“皲裂”。晚期先天梅毒的口腔表现，包括哈钦森三联征，表现为耳聋、间质性角膜炎、门牙畸形或伴随其他的牙齿畸形如磨牙牙尖发育不全，成为桑葚牙。

后天性梅毒有 3 个经典阶段。一期梅毒的特征是硬下疳，中央肉芽肿性溃疡病损，边界隆起，硬化；病损无痛，在 2～8 周内可自愈。

二期梅毒是全身或播散期，可能发生在接触后的 2～12 周。体征和症状包括发烧、头痛、不适、对称的皮疹及口腔黏膜的斑块。口腔的病损显示为灰色的，有光泽的斑块，发生于软腭、舌及颊黏膜，但很少发生在牙龈。经历过这个阶段后，患者进入潜伏期，30%～40%未经治疗的梅毒患者可发展为三期梅毒，其中包括多个器官受累。这个阶段的特征性病变是硬腭的树胶肿。这个阶段是非传染性的。临床检查和血清学试验可以帮助梅毒的诊断。如果血清学试验结果为阴性而患者可能患梅毒时，可用暗视野显微镜检查。青霉素是治疗这种疾病的首选药物。

三种分枝杆菌的感染导致的结核病、麻风病和梅毒具有高度的传染性，对正畸诊室的所有人员，对正畸医师，患者及工作人员构成了严重危险。因此，对于这些疾病的疑似携带者，需要及时向内科医师转诊以明确诊断。如果没能认识到疾病或将疾病的疑似携带者转诊，而仅仅着手解决错𬌗畸形，可能危及到正畸诊室的所有工作人员和患者。

14.5　病毒感染

病毒引起的口腔疾病和感染也在正畸治疗中常见，认识到这些可以有效地防止其扩散。病毒仅含有一种类型的核酸：DNA 或是 RNA。它们的通常需要一个宿主，提供给它们增殖所需的核糖体，并引发疾病。几乎所有的病毒是 20 面体，具备蛋白外壳或核衣壳，由病毒核衣壳表面发出纤突蛋白。这些蛋白质通常是糖蛋白，参与病毒的附着和感染宿主。病毒的感染有两个阶段，附着和渗透。病毒以细胞受体的方式附着于宿主细胞，包裹后与宿主细胞膜融合。受体介导的内吞作用是通过包裹和暴露病毒，使之进入宿主细胞的过程。病毒感染的结果取决于病毒的状态。如果病毒处于溶解期，将破坏宿主细胞。溶源现象中，病毒进入宿主细胞并与宿主细胞整合，稍后被重新激活而具备裂解细胞的特性。在潜伏阶段，有一种溶源现象的形式，其病毒的基因组保持在宿主细胞中，但不与宿主细胞整合。一旦病毒基因释放，早期的基因转录开始，它的产物是一种蛋白质，可以进一步调节基因转录和病毒 DNA 的复制。病毒性疾病是病毒破坏细胞的直接结果，或是宿主对病毒蛋白免疫应答的结果。病毒可能编码同源的宿主细胞因子及能够黏结和中和宿主产生的细胞因子受体。关键病毒基因的迅速突变可以帮助病毒适应宿主的防御系统。表 14.2 列出了最常见的与牙科有关的病毒感染。

表 14.2　与牙科相关的病毒感染

病毒家族	病毒名称	病毒性疾病	全身临床表现或口腔表现	治疗
疱疹病毒				
a 组	单纯疱疹病毒（Ⅰ型和Ⅱ型）	原发感染性龈口炎	牙龈红肿，有时出现溃疡，牙龈黏膜多个水疱	阿昔洛韦
	水痘带状疱疹病毒（VZ 或疱疹病毒Ⅲ型）	复发性感染：口唇疱疹	唇病损（通常是单侧），口周皮肤，口内黏膜溃疡，三叉神经痛	阿昔洛韦
		带状疱疹	“玫瑰带”，皮疹和神经痛，主要涉及单侧三叉神经（15%），有时是双侧	保守治疗
b 组	巨细胞病毒（CMV 或疱疹病毒Ⅴ型）	巨细胞病毒感染	怀孕期可能会感染胎儿	更昔洛韦
r 组	EB 病毒（EBV 或疱疹病毒Ⅳ型）	感染性单核细胞增多症	扁桃腺炎	保守治疗
麻疹病毒	麻疹病毒	麻疹	咳嗽，结膜炎，发热，畏光，鼻炎，柯氏斑，皮疹	疫苗
副黏液病毒	腮腺炎病毒	腮腺炎	腺病毒感染，尤其是单侧或双侧的唾液腺肿胀和疼痛	疫苗
乳多泡病毒	人类乳头状瘤病毒（HPV）	乳头状瘤	鳞状细胞乳头状瘤-菜花状病变，基底狭窄，粉红色，外向性生长 寻常疣-宽广、疣状基底	手术
逆转录病毒	HIV-1. HIV-2	获得性免疫缺陷综合征（AIDS） 急性和慢性（年）	毛状白斑 念珠菌及其他真菌感染 侵袭性牙周炎 卡波西肉瘤 常见黏膜感染	延缓药物高活性抗逆转录病毒疗法（HAART）
微小 RNA 病毒	柯萨奇病毒	疱疹性咽峡炎	软腭集群瘀斑，几天内演变为溃疡	保守治疗
微小 RNA 病毒	肠病毒	手足口病	颊黏膜和软腭的溃疡，常伴有手和足部的溃疡	良性，7～10 天痊愈 阿昔洛韦
肝炎病毒	乙型肝炎病毒（HBV） 丙型肝炎病毒（HCV）	肝感染	黄疸（黄色的皮肤和黏膜）、HBV-急性感染，5%患者可发展为慢性的，良性的携带者 HCV-60%发展为慢性肝脏疾病，其中 80%发展为肝硬化	HBV 疫苗 HBC-无疫苗 阿昔洛韦

改编自 Sallberg（2009）及 Slots（2009）

14.5.1　疱疹病毒

这种病毒属于疱疹病毒科，包括由二十面体衣壳包围的双链 DNA 分子，蛋白质被膜，和嵌入病毒糖蛋白的含脂包膜。大约有 300 种不同类型已明确的疱疹病毒类型，其中 8 种具有特定生物学和临床意义的人类疱疹病毒已被归类为三组：

- Alpha 组：包括单纯疱疹病毒Ⅰ型（HSV-1）、单纯疱疹病毒Ⅱ型（HSV-2）和水痘带状疱疹病毒（VZ）；
- Beta 组：人类巨细胞病毒，人类疱疹病毒 6 型，人类疱疹病毒 7 型；
- Gamma 组：EB 病毒（EBV）和人类疱疹病毒 8 型。

14.5.2　原发性疱疹性龈口炎

原发性的单纯疱疹病毒感染通常发生在婴儿和儿童，常因临床症状不显著而被忽视。可能会有发热、全身乏力、恶心等前驱症状。感染可能会出现口腔和咽部黏膜的水疱。水疱破溃后可形成成簇的小，圆形或不规则的表浅溃疡，基底微黄，边界红。可有特征性的牙龈广泛炎症，表现为牙龈充血肿胀。

(图 14.8)。患者会出现进食和吞咽困难，这种疾病具有自限性，约 10 天可以无瘢痕愈合。病变常伴随着颈部淋巴结肿大，若发生在成人，可能会更严重。

在原发感染后，病毒潜伏在三叉神经节或骶神经节，当宿主免疫损害后，可重新激活。20%～40%的个体在初次感染后出现反复感染。再次出现的感染中，1 型病毒(主要从三叉神经激活)引起口腔感染，2 型(主要从骶神经节激活)引起生殖器病变。典型的口腔内病灶是附着龈成群的小溃疡，初期离散分布伴有疼痛，稍后的阶段聚集形成较大的病灶，在 10～12 天后愈合。

唇疱疹/感冒疮(图 14.9)是一种常见的复发性疱疹感染。水疱形成前会有刺痛感，这些水疱扩大，合并，破裂，并且在愈合前 7～10 天内结痂。病变通常会出现在嘴唇和口周皮肤，往往由紫外线辐射引起。在某些情况下，三叉神经痛与唇疱疹发作一起出现，提示感觉神经异常。疱疹性瘭疽(图 14.10)，手指的疱疹感染，是牙科医师的职业危险，包括严重的局部疼痛，手术干预后可传播。

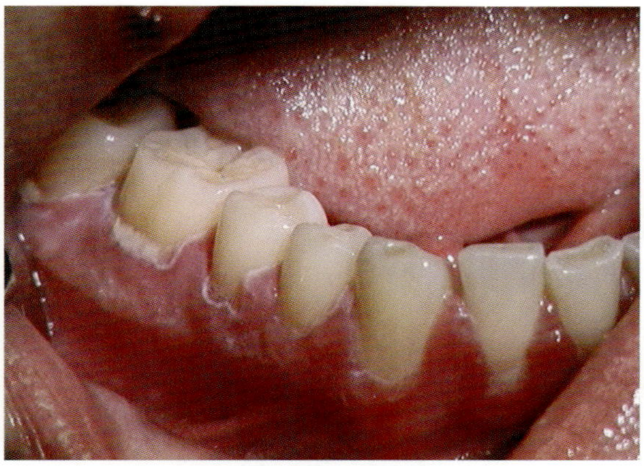

图 14.8 急性疱疹性龈口炎(Mats Jontell 教授提供)

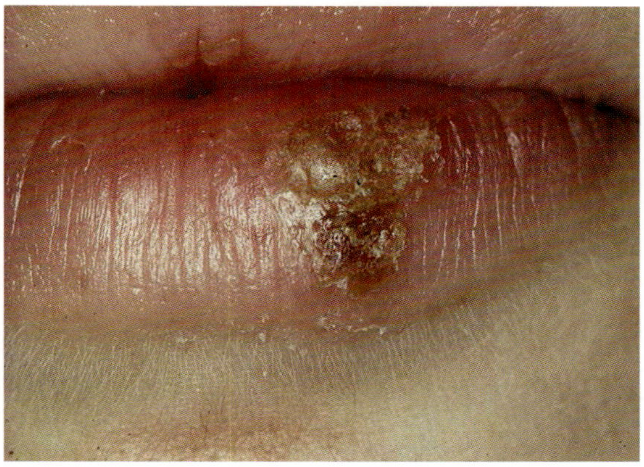

图 14.9 唇疱疹

临床特征对于疱疹病毒感染的诊断已经足够，主要需与复发性阿弗他溃疡进行鉴别诊断，病毒培养，酶联免疫吸附试验(ELISA)，聚合酶链反应(PCR)，或直接免疫荧光法可以帮助明确诊断。阿昔洛韦推荐为治疗这种疾病的药物，但是需要严格的医疗指导。同时需要卧床休息，补液和软质饮食，以及使用退烧药以减少发热。患者应避免接触病灶，以减少感染传播的风险。

14.5.3 水痘带状疱疹病毒感染

水痘病毒感染的主要症状是水痘，主要发生在儿童。该病毒潜伏在背根神经节，当宿主免疫力受到损害时，该病毒被激活，引起带状疱疹。

水痘是一种传染性很强的疾病，通过吸入传染性飞沫和直接接触病灶传播。

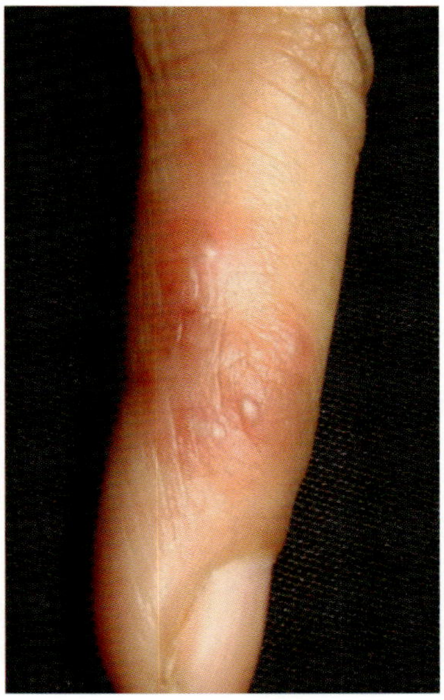

图 14.10 影响手指的疱疹性瘭疽

斑疹、丘疹、水疱、水疱干燥结痂后形成瘙痒皮疹，2～3 周以上时间愈合。口内的水疱常见于舌，颊黏膜，腭部(图 14.11)，和口咽部，一般无痛。一些诱发因素可能导致感觉神经支配组织的感染复发，例如细胞毒性药物的免疫抑制、辐射、内部的恶性肿瘤、营养不良、年老、酒精和药物滥用。免疫力低下的患者，艾滋病患者，疱疹病毒感染的复发率增加。有时，牙科操作也可能导致感染复发。第一个症状是在感觉神经节对应的皮区疼痛和触痛，随后沿着单侧面部或三叉神经一个分支分布的区域产生水疱。单侧成群的水疱周围有红斑，至中线处结束。病变愈合后常留瘢痕，可以看到色素减退/色素沉着区。当面神经和听觉神经受到影响时，有面瘫，外耳水疱，耳鸣，耳聋，眩晕，这就是 Ramsay-Hunt 综合征。带状病毒感染后可遗留并发症，10%的患者会发生带状疱疹后神经痛，表现为患侧持续性疼痛。这种感染的治疗是支持和对症治疗，外用或全身使用不含阿司匹林的止痒止痛药。推荐使用高剂量的阿昔洛韦（800 mg，每日 5 次，使用 7 天）。

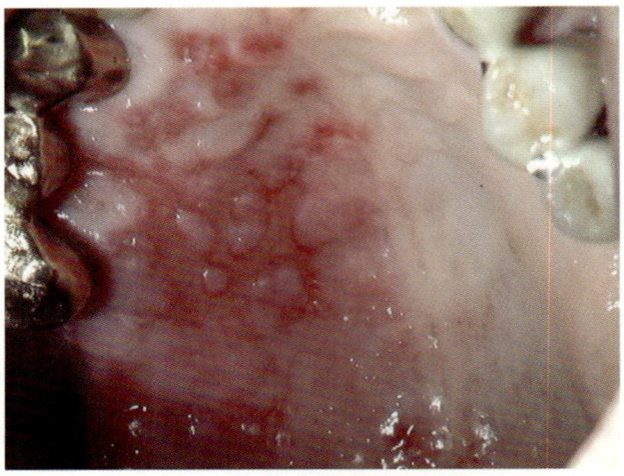

图 14.11 带状疱疹

14.5.4 EB 病毒

EB 病毒是传染性单核细胞增多症或"接吻病"的病原体，好发于年轻的成人和儿童，主要通过血液和唾液传播。这种疾病的口腔表现症状包括发热、淋巴结肿大、全身乏力、咽痛、口腔溃疡、腭部多发的瘀斑、牙龈溃疡、扁桃腺肿大（图 14.12），这种病毒在口腔毛状白斑中也存在，在艾滋病感染患者及恶性肿瘤（鼻咽癌，Burkitt 淋巴瘤，口腔鳞状细胞癌）和牙周病患者中可见。EB 病毒和巨细胞病毒与多种自身免疫性疾病有关，如系统性红斑狼疮、类风湿关节炎、多发性硬化症、寻常型天疱疮、干燥综合征、韦格纳肉芽肿、结节性多动脉炎。对其的诊断需要单点测试。通过卧床休息和使用止痛药，疾病通常具有自限性。阿昔洛韦对疾病的治疗没有作用。

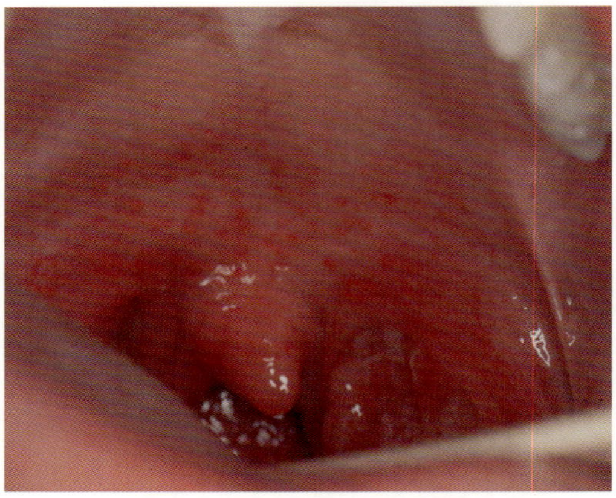

图 14.12 传染性单核细胞增多症

14.5.5 巨细胞病毒感染

这是最不常见的疱疹病毒感染，由疱疹病毒 6、病毒 7、病毒 8 型引起。人类巨细胞病毒感染表现为 3 个主要的综合征：围产期和人类巨细胞包涵体病，急性获得性人类巨细胞病毒感染，发生于免疫力低下宿主的人类巨细胞病毒感染。口腔表现可以出现在后 2 个综合征中，它们一起被称为嗜异凝集细胞阴性单核细胞增多综合征。感染通常发生在输血或性接触后。Sahin 近年来将慢性牙周病患者的唾液认为是人类巨细胞病毒和 EB 病毒的来源，反应过程也是从这里开始。这些病毒在免疫力低下的患者中变得非常活跃，往往与口腔鳞状细胞癌和子宫颈癌等恶性肿瘤有关。对于这些疾病可进行姑息治疗。

14.5.6 麻疹

一种属于麻疹病毒科的有包膜病毒引起麻疹。这是一种高度传染性的疾病，通过吸入传染性飞沫传播，潜伏期为 10～14 天。它是一种急性系统性疾病，前驱症状包括咳嗽、结膜炎、发热、全身乏力、畏光、鼻炎、柯氏斑（即出现在磨牙旁黏膜的有红色基底的蓝灰色斑点）。斑点出现 48 小时后，发展为麻疹特征性的不规则砖红色的斑丘疹，并可能会持续 4 天。麻疹病毒在前驱期开始排毒，并在急性期继续。麻疹仍然是发展中国家儿童死亡的一个重要原因。疫苗接种可以预防它的发生。

14.5.7 腮腺炎

腮腺炎，或者流行性腮腺炎由属于副黏液病毒属的腮腺炎病毒引起。腮腺感染可能发生在单侧或双侧，病毒血症可导致男性睾丸炎、女性卵巢炎、胰腺炎、耳聋、无菌性脑膜炎和脑炎等并发症。受影响的唾液腺会出现肿胀，伴随腮腺导管红斑，疼痛与肿胀。这是一种高度传染性的疾病，由吸入传染性飞沫传播，潜伏期为 14～21 天。临床诊断基于经典的腮腺肿大，实验室诊断需基于分离出病毒，病毒核酸检测，或是血清确腮腺炎抗体 IgM 的存在。

正畸治疗不应在这些疾病的感染阶段进行，因为人与人间可以迅速传递。如果正畸医师没有意识到疾病的进程，临床症状和体征，尤其是最初的口腔表现，他可能接触到感染并成为一个携带者。因此，出于伦理道德的原因，正畸医师，作为卫生服务体系的一部分，应知道所有这些疾病的症状和体征，诊断的方法以及治疗及转诊的策略，这不仅仅可以保护自己，同时也可以防止工作人员与患者接触病原体。

14.5.8　人类乳头状瘤病毒感染

人类乳头状瘤病毒是由超过 60 个血清型组成的并且会引起身体多个部位损害，如气管、食道、生殖器、鼻腔、喉、口。经典的与乳头状瘤病毒感染相关的口腔病变，包括鳞状细胞乳头状瘤、尖锐湿疣、寻常疣、局灶性上皮增生。鳞状细胞乳头状瘤是在狭窄的基底上的一种生长缓慢的、孤立的、无痛的、外生的、菜花状、小的粉红色黏膜病变。它可以发生于任何年龄，但 30～50 岁之间最常见，好发于舌、唇和软腭。寻常疣是一种在宽大基底上生长的无蒂，坚硬的外生性生长物。口腔病损通过自体接种传播，唇黏膜、舌、牙龈为好发部位。最常见的部位是颊黏膜，感染与口腔习惯密切相关，如嚼槟榔和吸烟。尖锐湿疣通常发生于生殖器，偶尔发生在口腔内。口腔感染主要是通过口腔与生殖器性接触传播，包括多个菜花状病变，唇黏膜、舌系带和软腭是最好发的部位。Kui 发现尖锐湿疣的发生由人类乳头瘤病毒造成，并认为性虐待是最常见的传播途径。局灶性上皮增生，或称赫克病，表现为多个斑块样病变，通常与黏膜颜色相同并有一个光滑的表面(0.3～1 cm)，斑块凝集成群，使黏膜呈现鹅卵石表面或出现裂隙。病变只发生在口腔黏膜，常为无症状性丘疹。其他病损例如念珠菌性白斑、增殖性疣状白斑、红斑、鳞状细胞癌、扁平苔藓与乳头状瘤状病毒有关。大多数情况下，如果它影响美观或长期感染，治疗方法是手术切除病灶。

14.5.9　逆转录病毒感染

逆转录病毒，几乎存在于所有脊椎动物，有 7 个确定的属。HIV 病毒和 T-淋巴细胞病毒被认为是其中的人类病原体。逆转录病毒的名字来源于其独特的复制模式。进入到细胞后，病毒 RNA 被病毒的逆转录酶转录为 DNA 分子，然后整合到宿主的染色体 DNA 成为前病毒。前病毒 DNA 可以作为病毒 RNA 形成的模板，这些蛋白可以用来招募新的病毒颗粒。前病毒的能力是可以保持无转录活性可以使逆转录病毒保持持续的感染性不受宿主免疫系统的影响。艾滋病毒属于慢性病毒，它有 HIV-1 和 HIV-2 两个亚种。HIV-1 型毒力最强，并导致全球大部分的艾滋病毒感染。最常见的传播方式是性传播途径，其次是血液或血液制品输液，以及在子宫内由母亲传染给孩子。艾滋病毒通过 CD4 受体和趋化因子受体(CCR5)进入易感细胞，选择性地使 CD4 阳性的 T 淋巴细胞凋亡或坏死。这个过程将导致细胞介导的免疫逐渐丧失。感染的过程可以为原发性的或急性的或慢性的，最终形成获得性免疫缺陷综合征(AIDS)。早期阶段，可以发展为口腔和阴道念珠菌病、肺炎球菌感染、单纯疱疹和水痘感染、肺结核。后期阶段涉及包括念珠菌、肺囊虫、组织胞浆菌、弓形虫和隐球菌种的感染。艾滋病患者中的恶性肿瘤通常是与病毒相关的，主要是 EB 病毒淋巴瘤、人类疱疹、卡波西肉瘤和乳头状肉瘤。

口腔毛状白斑表现为白色的、垂直皱褶的、舌腹舌缘的不可去除的病变。病损由 EB 病毒引起并且不会发展成癌前病变。卡波西肉瘤的特点是红色或紫红色斑块样变，随着时间的推移，可以发展为肿瘤。大的病损可能会溃烂，出现疼痛并影响功能。毛状白斑主要见于上腭或附着龈。其他与艾滋病毒相关的口腔病变包括假膜性念珠菌病、非霍奇金淋巴瘤、线形牙龈红斑、坏死性溃疡性牙周炎、坏死性溃疡性龈炎。目前治疗艾滋病毒感染的方法被称为鸡尾酒疗法或高活性抗逆转录病毒疗法，它包括至少两类抗逆转录病毒药物。这些可能是两种核苷类似物逆转录酶抑制剂，与蛋白酶抑制剂或一个非核苷逆转录酶抑制剂的组合。如果免疫系统无法恢复，症状将会反弹，例如口腔念珠菌病和腮腺肿大。如果患者对抗逆转录病毒药物有抗药性，可以使用新的药物如 CCR5 拮抗剂。

如果一个正畸医师无法识别这种具有高度传染性，全球流行的病毒感染，对此没有有效的处理方法，这是极大的疏忽和危险的。受感染的患者会要求矫正他们的错𬌗畸形，但如果对他们不采取适当的预防措施，可能会导致感染的传播。因此，必须获取患者详细的病史，并进行彻底的口颌面部检查，无论是对于准备正畸治疗的青年人或成人，应检测与这类病毒感染相关的症状。对于这些病毒性疾病的患者提供正畸治疗，需要与专科医师保持密切和持续的联系。

14.5.10 疱疹性咽峡炎

疱疹性咽峡炎是一种忽然发病的急性发热性疾病，特点是溃疡、水疱、软腭、咽喉和扁桃腺区域弥散性的红斑(图 14.13)。它通常发生于儿童，主要发生在夏天，伴随忽然发生全身乏力，发烧和喉咙痛。口腔病变不发生在硬腭，发病急，发病期短，有利于将疱疹性咽峡炎与其他感染性疾病区分。常由柯萨奇 A 组血清型引起，较少由 B 组血清型、埃可病毒和肠道病毒引起(图 14.14)。这类疾病通常具有自限性。

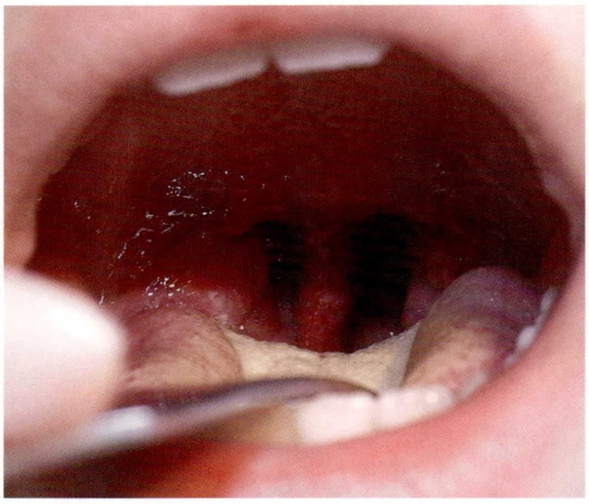

图 14.13 疱疹性咽峡炎(Peter Johansson 医师提供)

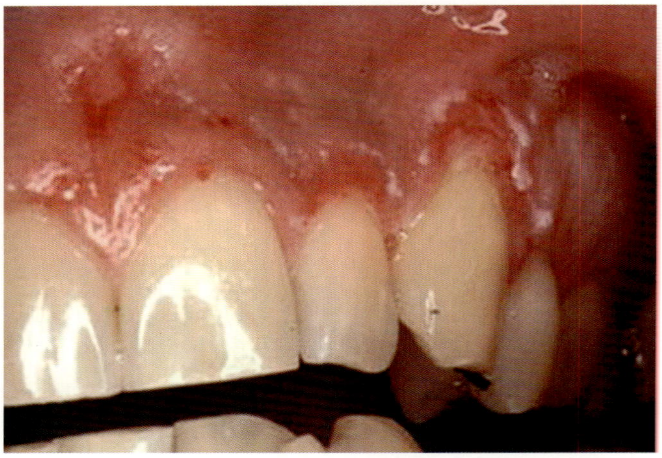

图 14.14 牙龈的柯萨奇病毒感染(Mats Jontell 教授提供)

14.5.11 手足口病

手足口病是一种较轻的发疹性病变，最常见于 1～5 岁儿童，年龄较大的儿童和年轻人也可患病。一些肠道病毒被认为是致病菌，最主要的是人类肠道病毒 71 和柯萨奇病毒血清型。最典型的特征是手、足、口出现水疱的发疹性疾病，直径 2～10 mm。皮肤水疱可以像水痘一样。口腔病变表现为颊黏膜(方形水疱)和软腭的溃疡。阿昔洛韦已被发现可治疗手足口病。有时本病具有自限性，仅需对症治疗，以减轻疼痛及相关的发热。非甾体类退烧药和局部麻醉对这些患者有很大的帮助。

14.5.12 病毒性肝炎

病毒性肝炎不会有任何口腔表现，但是很重要的一点是它可以通过口腔途径传播。治疗这类疾病患者的牙医和正畸医师应了解其症状和体征，以防止感染传播至医师本人及他们的患者及临床工作人员。

乙肝病毒感染有 3 个不同的阶段：第一阶段是急性的，临床症状可以不明显或表现为肝脏疾病的典型症状。这一阶段多见于成人。儿童会显示其他两个阶段：慢性感染，病毒复制速度快；之后进入潜伏期，病毒复制率保持在一个较低的水平。在感染阶段，儿童具有高度的传染性，患严重肝脏疾病的风险增加。本疾病可以很容易地通过偶然的针扎伤，或咬伤传播，通常只需要 1 mL 包含 10^5～10^7 个病毒基因组的血液。牙科工作人员应当进行乙肝疫苗接种，因为一旦感染就可以成为终身携带者。乙肝病毒感染的治疗需要联合疗法，如同艾滋病感染的患者，需要药物攻击病毒复制的不同阶段。

丙型肝炎在儿童相当罕见，但是可以通过垂直传播（母婴）或通过院内途径传播。这种病毒也可以导致严重的肝脏疾病，儿童通常接受干扰素 r 和核黄素联合治疗。目前没有疫苗可用于丙型肝炎的预防。

14.6　真菌感染

最常见的影响口腔及与牙科医师特别是正畸医师相关的真菌感染列于表 14.3 中。念珠菌病是最常见的口腔真菌感染，白色念珠菌是最常见的致病菌。其他与口腔真菌感染相关的还有光滑念珠菌、热带念珠菌、克柔念珠菌、都柏林念珠菌。临床上，念珠菌可以引起口腔不适或疼痛，味觉障碍以及厌食。口腔念珠菌病可分为原发性和继发性；原发性口腔念珠菌病局限于口腔及口周组织。如果口腔念珠菌病是全身性疾病的一种表现，则归类于继发性念珠菌病。原发性口腔念珠菌病可以进一步分为假膜型，红斑型和增生型。假膜型念珠菌病（图 14.15），也称为鹅口疮，特点是唇、颊黏膜、舌、软腭上的白色斑块。病变往往类似于凝乳状，可以通过压舌板很容易的擦掉，留下红斑及糜烂的基底。白色的物质包括缠绕的真菌菌丝、细菌、炎症细胞、血纤维蛋白和脱屑上皮细胞。红斑型念珠菌病（图 14.16）是持续性急性假膜性念珠菌病发生的结果，这是艾滋病患者感染最常见的形式。它是常发生在舌背中部、腭部和颊黏膜的红色斑块。腭部红斑型病变，或称为"接吻"病变，是一种常见的艾滋病感染。Motta-Silva 最近得出结论，口腔红斑型念珠菌病在 2 型糖尿病患者中较为多见。增生性念珠菌病，或念珠菌性白斑（图 14.17，图 14.18）是最为少见的、表现为慢性的、离散的、微微凸起的病损，病损从很难察觉的、半透明的、发白的斑块到大的、致密的、不透明的、触诊硬和粗糙的斑块，15%的念珠菌性白斑有恶变的倾向。

表 14.3　与牙科医师及正畸医师相关的真菌感染

真菌种类	真菌感染的种类	主要的菌种	临床表现	治疗
口腔酵母感染	念珠菌病	白色念珠菌 光滑念珠菌	急性假膜	制霉菌素 两性霉素 唑类
	念珠菌相关的病损	热带念珠菌 克柔念珠菌 都柏林念珠菌	慢性增生性红斑（萎缩） 过角化（白色）或萎缩（红色）黏膜病损，可分离出念珠菌	
霉菌引起的系统性霉菌病	曲霉菌病	烟曲霉菌	肺病	两性霉素 B 唑类
	隐球菌病	新型隐球菌	肺病	两性霉素 B 氟胞嘧啶
	芽生菌病	皮炎芽生菌	肺病，皮肤病	两性霉素 B 唑类
	毛霉菌病	毛霉菌属	肺病	两性霉素 手术
	组织胞浆菌病	荚膜组织胞浆菌	肺病 皮肤病	两性霉素 B 唑类
	副球孢子菌病	巴西副球孢子菌	肺病	两性霉素 B 唑类
	孢子丝菌病	申克氏孢子丝菌	皮肤病	两性霉素 B

改编自 Samaranayake 等，2009.

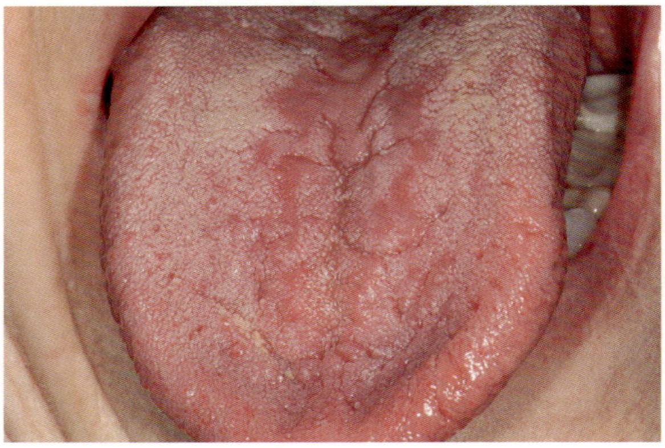

图 14.15 急性假膜性念珠菌病(Mats Jontell 教授提供)

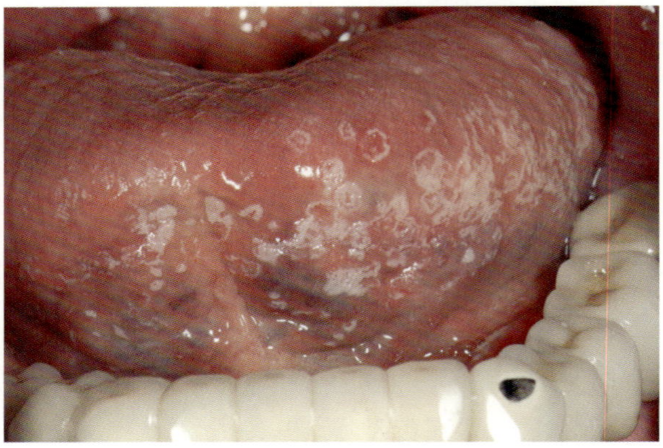

图 14.16 急性红斑性念珠菌病(Bengt Hasseus 提供)

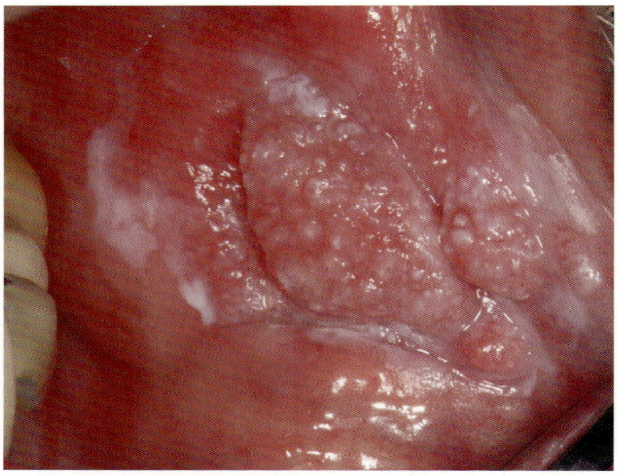

图 14.17 颊黏膜慢性结节性念珠菌病(Mats Jontell 教授提供)

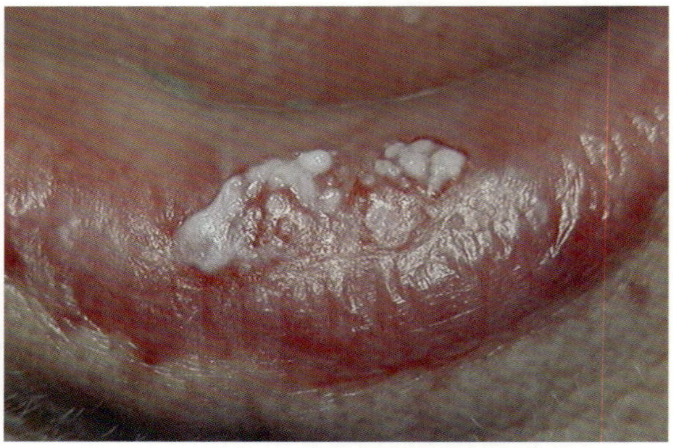

图 14.18 唇部慢性结节性念珠菌病(Per-Olov Rodstrom 医师提供)

其他由念珠菌引起的感染包括慢性萎缩性念珠菌炎或义齿性口腔疼痛、线形牙龈红斑、继发性口腔念珠菌病、慢性皮肤黏膜念珠菌病综合征。义齿性口腔疼痛(图 14.19),可以发生于带有可摘矫治器的患者中,在假牙或可摘活动矫治器的嵌合面上可发现白色念珠菌增殖。患者可能主诉有口角炎[图 14.20(a),(b)],或偶尔的塑料基板下方黏膜烧灼感或刺痛感。通过教育患者口腔卫生措施的重要性,清洁和合理地戴用义齿和活动性矫治器可以对其进行预防。

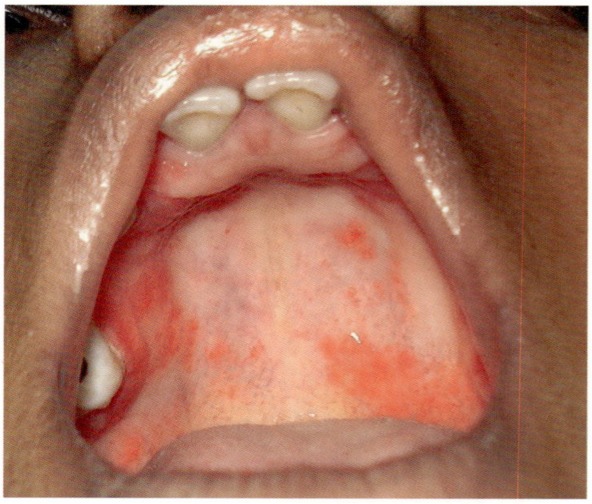

图 14.19 念珠菌继发感染的义齿性口腔疼痛(Ranimol Streekumar 提供)

线形红斑定义为非菌斑诱导的牙龈炎,表现为龈缘至少 2 mm 长的特征性红斑带,伴有附着龈弥散性或点状红斑。病损可以局限一颗或两颗牙齿,也可以发生在多颗牙齿,伴有或不伴有偶然的出血和不适。都柏林念珠菌与牙龈线形红斑有关,是艾滋病毒感染的一个常见的口腔表现。这种疾病并不需要抗真菌药物治疗,而是需要专业的牙周洁治和清创,及有效的菌斑控制,并使用 0.12%的葡萄糖氯己定漱口水 2 周,每天 2 次。

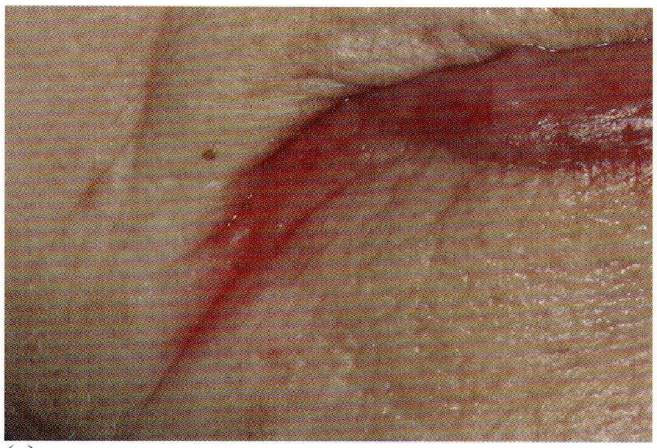
(a)

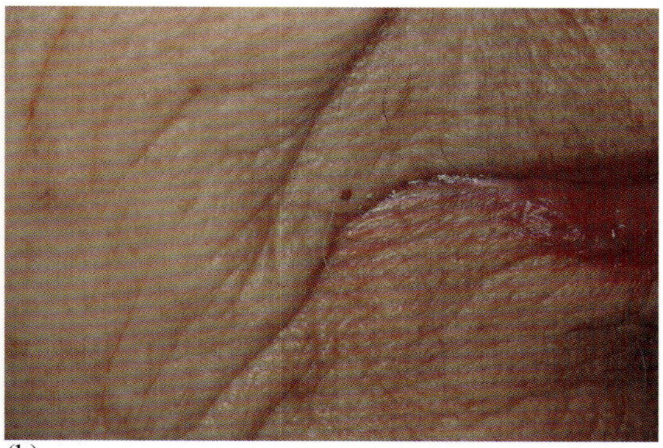
(b)

图 14.20　口角炎患者局部图。(a)白色念珠菌引起的口角炎。(b) 图 14.20(a)中患者的病变愈合

继发性念珠菌病可以是艾滋病毒感染、血液系统恶性肿瘤及细胞毒性药物治疗的结果。慢性皮肤黏膜念珠病综合征是一种持久性的念珠菌感染，对于外用抗真菌药物的反应不佳。念珠菌病感染的治疗可以通过每天 4 次局部使用共轭多烯药物，或是全身性用唑剂，从每周单剂量，到持续 1 周每天单剂量。常用于抗真菌治疗的两种共轭多烯药物包括制霉菌素和两性霉素 B。制霉菌素是比较常见的，它具有抗真菌和稳定的作用，可作为霜剂、片剂、悬浮液、凝胶口服、漂洗剂和软锭剂。当口服给药时，制霉菌素不被吸收，肠道外使用毒性太大，在这种情况下，两性霉素 B 是首选，但它有一个严重的系统性不良反应，也就是肾毒性。低钾血症和贫血也很普遍，可伴随过敏性休克、发热、头痛、呕吐和厌食。两性霉素 B 可作为锭剂、软膏、悬浮液和乳膏剂。唑类抗真菌药包括咪唑类(克霉唑、益康唑、异唑、咪康唑)和三唑类(氟康唑和伊曲康唑)。克霉唑具有广谱活性，主要抑制真菌。它可作为 1%乳膏剂，锭剂、阴道霜和片剂。咪康唑，也具有广谱活性，对一些革兰阳性菌，如金黄色葡萄球菌有效。氟康唑具有高的全身吸收率，是治疗口咽念珠菌感染的艾滋病患者的首选药物。可以制成胶囊和静脉注射剂，剂量为每日 100 mg，使用 7～14 天。

可摘的、固定的或功能性正畸矫治器，因其影响口腔清洁，可促进念珠菌增生。正畸医师需要在识别这些疾病后对其进行治疗以及鉴别潜在的严重病变。他们需要了解可用的抗真菌制剂及其用量，这样可以在正畸诊室解决一些小的问题。最重要的是对疾病的识别，其次是转诊至口腔内科医师或内科医师，从而使患者的健康和生活质量不受损害。

14.6.1　一些不常见的有口腔病变的系统性真菌病

免疫功能低下的患者越来越多地出现在牙科及正畸诊室，因此，一些罕见的真菌性病变最先由牙科医师和正畸医师发现。曲霉菌病是第二常见的真菌机会感染，可以影响鼻窦、鼻腔、口腔黏膜以及面部皮肤。它由一些曲霉菌种引起，其中最常见的是烟曲霉。它主要通过吸入孢子，导致上、下呼吸道感染及支气管肺曲霉病。口腔曲霉病的病变为黄色或黑色，伴有坏死性溃疡基底，通常出现在腭后部或舌后部。菌丝穿透小到中型动静脉壁，引起心肌梗死、血栓，导致全身扩散。全身两性霉素 B 是治疗的首选，外加克霉唑或酮康唑局用。

隐球菌病是一种慢性的真菌病，影响肺、中枢神经系统，偶尔也会影响皮肤和嘴。病原体是新型隐球菌。诱发疾病通常是肺部感染，可以因疾病播散而发生口腔病变，口腔病变可以是紫色肉芽结节组织、肿胀、溃疡，通常出现在牙龈、软硬腭、咽部、口腔黏膜以及拔牙后的牙槽窝。显微技术可以明确诊断，全身用两性霉素 B，辅以氟胞嘧啶是治疗的首选。

芽生菌病，由皮炎芽生菌引起的一种比较罕见的以男性为主的疾病，表现为肺部病变、播散或局部的皮肤损害。这种疾病由吸入孢子引起，临床及组织病理学的研究结果与鳞状细胞癌相似。口腔芽生菌病是罕见的，但一旦发生，可以表现为单个或多个溃疡、无蒂的突起及肉芽肿或疣状病变。疾病可通过切片、涂片培养进行诊断。两性霉素、酮康唑、咪康唑、伊曲康唑都对治疗这种疾病有效。毛霉菌病，由腐生真菌毛霉菌引起，常存在于健康个体的鼻腔。感染通过吸入孢子沉积在肺泡，可传播至不同部位，如鼻窦、鼻眶、脑、肺部和胃肠。真菌侵蚀动脉，从而导致血栓形成和随后的周边组织坏死。Auluck(2007)描述了毛霉菌病侵犯一位未控制糖尿病患者的，上颌(因为血管位置高，很少见)病情严重。有文献已经描述了6例毛霉菌病影响牙周膜的患者。毛霉菌病常见症状口腔溃疡、鼻窦炎、面部蜂窝组织炎，伴随血鼻涕以及单侧面部疼痛或麻木。

诊断需要涂片和组织学检查确认菌丝入侵组织。治疗包括纠正酸中毒、两性霉素B抗真菌治疗及清创手术。

组织胞浆菌病是由荚膜组织胞浆菌引起的局限性或全身性真菌感染。当小分子孢子或菌丝吸入肺部时发生。这种感染的临床表现包括急性或慢性的皮肤组织胞浆菌病，伴有或不伴有播散性的疾病。口腔病变多呈慢性结节、硬结或颗粒状的物质，影响口腔黏膜、舌、腭、牙龈和牙齿根尖区域。需要镜检，培养和血清学检查明确诊断。两性霉素B是首选药物，氟康唑和伊曲康唑可作为替代药物。

副球孢子菌病由巴西副球孢子菌引起，主要影响肺部，然后传播至鼻腔黏膜和其他器官系统。疾病仅限于中南美州，尤其是巴西，故名南美芽生菌病。病原体来源于土壤，通过吸入或直接接触发生感染。疾病常见口腔表现，病变通常出现小丘疹和水疱，然后形成边缘卷曲以及布满小出血点的白色渗出基底的浅溃疡，若感染严重，可能穿透硬腭深达骨。病损可以发生在口腔的任何部位，包括软硬腭、舌、牙龈和扁桃腺。可能因牙周感染而引起牙齿松动，脸部容易变得肿胀。通常由组织学检查和培养明确诊断。单独或联合使用磺胺类或两性霉素B，是治疗的首选，也可以使用酮康唑。

孢子菌病是一种慢性结节性真菌病，它的病原体是申克氏孢子丝菌，一种在土壤和腐烂的木头中发现的真菌。真菌通过创伤性溃疡感染，通常会影响皮肤。病原体增殖形成结节或小溃疡。结节在皮肤上变成"肿块"，几个星期后初始病损愈合形成瘢痕，并在其他部位形成新的结节和肿块。口腔病变最初是红斑、溃疡以及病变化脓，最终形成肉芽肿、增殖及乳头状瘤。病损疼痛，伴有局部淋巴结的肿大和变硬，可以类似于阿弗他溃疡、扁平苔藓或皮肤利什曼病。疾病通过组织学检查和培养明确诊断。口服碘化钾是治疗的首选，其次是两性霉素B、伊曲康唑和特比萘芬。

14.7 寄生虫感染

表14.4列出了常见的与牙科有关的寄生虫感染。

表14.4 与牙科相关的寄生虫感染

感染种类	相关微生物	临床表现	治疗	注解
口腔寄生虫局部感染	牙龈阿米巴原虫	与发生在免疫力低下患者的侵袭性牙周炎病变相关	甲硝唑	
	毛滴虫	与发生在免疫力低下患者的侵袭性牙周炎病变相关	甲硝唑	
全身性寄生虫感染(利什曼病)	巴西利什曼原虫， 墨西哥利什曼原虫(黏膜皮肤的病变中)	皮肤，黏膜和内脏的病变 皮肤黏膜病变，可能会有口腔临床表现	没有有效药物 两性霉素B与锑剂有一定效果	通过土蝇传染

局部的原虫感染，由口腔毛滴虫和齿龈阿米巴引起，它们可以在口腔内无害的共生，主要发生于口

腔卫生不良和生活水平低的人。这些微生物引起口腔感染的病因目前还不清楚，但它们已经在免疫功能低下的牙周组织坏死性牙龈炎患者中分离出来。这个发现提出了一个假设，即寄生虫感染在健康人中少见，在免疫力低下的个体常常可以发生。诊断基于刮削组织的姬姆萨染色镜检，或者在特定的介质中的预培养，例如肉滴虫汤。此外，聚合酶链反应（PCR）扩增技术也可以采用。甲硝唑是治疗毛滴虫和阿米巴感染的首选药物，剂量为每次 400 mg，每日 3 次，使用 1 周。

利什曼病是全身性的寄生虫感染，由利什曼原虫引起，一种全球发现的原生动物寄生虫。疾病依赖于沙蝇传播，它可作为寄生虫的载体并形成利什曼原虫生命周期的一部分。利什曼病的临床症状，从表浅的自愈性的皮肤斑块，到全身性的类似麻风病病损。临床表现还包括皮肤、皮肤黏膜和内脏的利什曼病。皮肤利什曼病，通常被称为"东方疮"，是一个局限性的皮肤病变，不在接种区域以外的部位传播。这是最不严重的疾病形式。当微生物侵入黏膜组织后，它被称为皮肤黏膜利什曼病，好发于耳鼻咽区域。由于浸润的寄生虫进入鼻中隔和下鼻甲，最常见的症状是鼻部刺激或僵硬。这种病变长期可导致口腔、喉和咽部的肉芽肿，随着疾病的发展，可导致严重的面部畸形，有时候会引起鼻和上唇的缺失。影响腭、舌、咽、喉，可导致吞咽困难或发声困难。这些部位的细菌继发感染将进一步使问题复杂化。内脏利什曼病也称为黑热病，利什曼病经血行传播，然后感染肝、脾、骨髓和淋巴结的巨噬细胞。这种情况通常是逐渐发展的，患者逐渐变得虚弱，伴有腹胀、恶心、呕吐，接着是淋巴结肿大、瘀点、瘀斑、水肿。皮肤变得干燥、鳞屑、呈浅灰色，尤其是在手和脸部。

皮损边缘标本的抽吸和活检可以用来进行直接的诊断。姬姆萨染色能发现无鞭毛体，往往在感染的宿主细胞外周发现。抽吸物可以在专门的介质中培养，如诺维麦克尼尔尼科尔介质。由几个快速和可靠的测试可用，如黑山皮肤试验、免疫试验和用 PCR 技术的分子诊断测试。五价锑剂，如葡萄糖酸锑钠和甲基锑，是治疗各类利什曼病使用的药物。推荐剂量为 20 mg/(kg·d)，在医疗监督下使用。二线药物，如两性霉素 B、喷他脒和大环内酯多烯也可以使用，其中两性霉素 B 的治愈率最高。目前尚无疫苗可以预防这种疾病，防护是唯一的选择。使用杀虫剂处理过的蚊帐是一个很好的预防措施。

14.8　口腔来源的病灶性感染

口腔病灶性感染可以定义为正常定居在口腔微生物或它们的产物引起的人体不同部位感染。牙科操作，例如，拔牙、根管治疗、牙周手术、正畸隔离装置放置，包扎及去粘结等，均可以引起口腔微生物进入血液和淋巴系统。菌数约 1～10/mL 可以在血流中引起短暂的菌血症，通常≤15～30 min。细菌的传播主要是 3 条途径：转移性感染——由细菌易位引起；转移性损伤——由微生物毒素引起；转移性炎症——由免疫损伤引起。

最近的研究已经证实口腔微生物引起的病灶性感染，可导致冠状动脉心脏病、早产的低体重婴儿、吸入性肺炎。某些人群，如年老患者和免疫力功能低下（HIV 感染，器官移植）患者，已确认对这类疾病具有易感性。

14.8.1　感染性心内膜炎

感染性心内膜炎是最常见的口腔细菌转移性感染引起的心脏疾病。先天性心脏病、瓣膜缺陷以及有既往史的充血性心脏病患者，接受牙科手术治疗时，易患感染性心内膜炎。由于瓣膜故障，充血性心脏衰竭或肾并发症的原因，这些疾病可以导致器官衰竭甚至死亡。约 50%的情况下是由草绿色链球菌（α-链球菌），更具体地说，由产多糖的血链球菌、变异链球菌、口腔链球菌、缓症链球菌、唾液链球菌引起。这些细菌产生的胞外多糖葡聚糖有利于它们在心脏表面或纤维蛋白血小板凝集。

Fiehn 报道称，口腔内的细菌可能通过血流引起感染性的心内膜炎。据报道，牙周炎患者的心血管并发症更频繁，研究证明了牙周病与心肌梗死、动脉粥样硬化或脑卒中以及致命的冠状动脉疾病之间的关系密切。

14.8.2 脑脓肿

脑脓肿是脑实质的局灶性化脓性病变，可以由口腔感染或牙科治疗引起的短暂性菌血症导致。在大多数情况下，口腔感染引起的脑脓肿，病灶位于额叶或颞叶，感染通过直接扩散或海绵窦血栓经由血液或解剖路径到达大脑。Syrjanen 发现缺血性脑梗死患者牙周炎、根尖周脓肿、口腔卫生不佳、龋损的发生率增加。已从脑脓肿病变中分离出的微生物类型，包括革兰氏阳性球菌、革兰阴性球菌、革兰阴性杆菌和厌氧菌。

14.8.3 慢性脑膜炎

各种口腔感染，如牙源性脓肿和龋齿，与慢性脑膜炎有关。这些位置的细菌能够感染脑脊液，达到中枢神经系统。

此外，感染传播到口腔周围组织可能会引起慢性上颌窦炎和面部间隙感染。最严重的并发症是路德维希咽峡炎，这涉及危及生命的口底后部肿胀，因为它可以导致气道阻塞。口腔感染也可以与如葡萄膜炎、眼内炎、慢性结膜炎等眼部感染有关。

14.8.4 肺炎

肺炎是厌氧菌引起的肺实质感染，牙菌斑是感染来源，与牙周病有关。肺脓肿由中间链球菌，放线菌种和直肠弯曲菌引起，来源于口腔感染源和牙科治疗引起的菌血症。含铜绿假单胞菌的牙菌斑，被证明与囊性纤维化患者的呼吸道慢性感染有关。这些细菌引起呼吸道感染的机制，已经被 Scannapieco 证明唾液中的宿主源性酶暴露了黏膜表面允许呼吸道病原体定植的受体。在这个位置，牙周病原菌例如牙龈卟啉单胞菌和伴放线放线杆菌，通过呼吸进入肺部引发感染。同时，来源于牙周组织的细胞因子，可能会改变呼吸道的上皮细胞，协助呼吸道病原体引起的感染。

14.8.5 幽门螺杆菌感染

幽门螺杆菌，可以存在于牙菌斑中，即使是在通过三联药物疗法消灭后，在某些情况下仍旧可以重新激活，再次引起感染。Zaric 报道，77.3%的患者通过牙周治疗及抗生素，抗菌剂和质子泵三联疗法治疗后，清除了幽门螺杆菌，如使用三联疗法治疗，仅 47.6%的患者清除幽门螺杆菌。口腔微生物例如伴放线杆菌，具核酸杆菌，中间普氏菌和微小消化链球菌（微小微单胞菌）可以在直接接种后引起皮肤感染。同样的，慢性荨麻疹可以由致病性口腔微生物引起，因其可促进肥大细胞释放组胺，或者形成循环免疫复合物。

14.8.6 骨髓炎

据报道，骨髓炎与伴放线杆菌、微小微单胞菌、侵蚀艾肯菌有关。此外，梭杆菌和白色念珠菌在某些情况下与牙科治疗引起的骨髓炎有关。

14.8.7 早产

约 7%的婴儿出生体重<2.5 kg，这些婴儿占新生儿死亡的 2/3。许多危险因素与早产有关，如母亲吸烟、酗酒、用药和感染。有人提出牙周病提供了慢性系统性来源的脂多糖，刺激产生白细胞介素-1 和前列腺素 E_2，与早产密切相关。Katz 从产早儿妇女的胎盘组织中分离出牙龈卟啉单胞菌菌落。Han 提出具核梭杆菌也是早产的致病菌，尚需要进一步的证据来证明这种微生物的确切作用。

14.9 结论

正畸护理需要针对每一个人,不论其年龄、性别和地域。大部分正畸患者是健康的,或者正畸机械力可以治疗的轻度健康问题。然而,有些个体可能患有会危及他们的健康,甚至是生命的疾病。这些疾病中部分可以感染他人,有患病风险的个体包括了正畸医师、正畸诊室的工作人员以及所有其他正在接受治疗的患者。

因此,对正畸医师而言,最重要的是能够在初诊阶段识别这部分患者。

正畸医师最重要的职责之一是保护自己、助手和所有患者以免被在同一诊室接受正畸治疗的感染性疾病患者所传染。

正畸医师可能是第一个在患者接受正畸治疗时被患者传染的人。除了需要寻找特定病理状态的临床证据、实验室检查确认或修正初步诊断,正畸医师应针对疾病开具处方,更多的是向内科医师或传染病的专科医师寻求意见。

除了与传染病相关的外在危险,这些病理状态及治疗它们的相关药物,可能产生对正畸力反应的不利影响。牙移动是在神经、免疫和内分泌系统的控制下通过组织成骨与破骨的改建实现的。任何这些系统的变化,无论是由疾病或是药物引起的,均可能影响这些过程,例如,炎症反应,它是细胞和组织对正畸机械力反应的核心。我们对全身系统的联系以及它们对正畸治疗的过程和结果的影响所知甚少,然而随着对这些疾病的本质及治疗手段的知识逐渐增长,使正畸医师能够提供更好的治疗以及防御不良疾病。

参 考 文 献

[1] Aarestrup FM, Guerra RO, Vieira BJ, et al. Oral manifestation of sporotrichosis in AIDS patients[J]. Oral Diseases, 2001, 7: 134-136.

[2] Aas JA, Paster BJ, Strokes LN, et al. Defining the normal bacterial flora of the oral cavity[J]. Journal of Clinical Microbiology, 2005, 43: 5721-5732.

[3] Arduino PG, Porter SR. Herpes simplex virus type 1 infection: overview of relevant clinic-pathologic features[J]. Journal of Oral Pathology and Medicine, 2008, 37: 107-121.

[4] Auluck A. Maxillary necrosis by mucormycosis: a case report and literature review[J]. Medicina Oral Pathologia Oral y Cirugia Bucal, 2007, 12: E360-364.

[5] Axell T, Samaranayake LP, Reichart PA, et al. A proposal for reclassifi cation of oral candidosis[J]. Oral Surgery Oral Medicine Oral Pathology Oral Radiology andEndodontics, 1997, 84: 111-112.

[6] Barzilai O, Sherer Y, Ram M, et al. Epstein-Barr virus and cytomegalovirus in autoimmune diseases: are they truly notorious? [J] A preliminary report. Annals of the New York Academy of Sciences, 2007, 1108: 567-577.

[7] Bascones-Martinez A, Munoz-Corcuera M, Meurman JH. Odontogenic infections in the etiology of infective endocarditis[J]. Cardiovascular and Hematologic Disorders Drug Targets, 2009, 9: 231-235.

[8] BennettLK, Hinshaw M. Heck's disease: diagnosis and susceptibility[J]. Pediatric Dermatology, 2009, 26: 87-89.

[9] Bergquist R. Parasitic infections affecting the oral cavity[J]. Periodontology, 2009, 2000 49: 96-105.

[10] Birek C. Herpes virus induced diseases: oral manifestations and current treatment options[J]. Journal of California Dental Association, 2000, 28: 911-921.

[11] Broderick AL, Jonas MM. Hepatitis B in children[J]. Seminars in Liver Diseases, 2003, 23: 59-68.

[12] Brook I. Actinomycosis: diagnosis and management[J]. Southern Medical Journal, 2008, 101: 1019-1023.

[13] Brook I. Current management of upper respiratory tract and head and neck infections[J]. European Archives of

Otorhinolaryngology, 2009, 266: 315-323.

[14] Brook I. Treatment modalities for bacterial rhinosinusitis[J]. Expert Opinion on Pharmacotherapy, 2010, 5: 755-769.

[15] Brook I, Frazier EH, Thompson DH. Aerobic and anaerobic microbiology of acute suppurative parotitis[J]. Laryngoscope, 1991, 101: 170-172.

[16] Bruce AJ, Rogers RS 3rd. Oral manifestations of sexually transmitted diseases[J]. Clinics in Dermatology, 2004, 22: 520-527.

[17] Carneiro TE, Marinho SA, Verli FD, et al. Oral squamous papilloma: clinical, histologic and immunohistochemical analysis[J]. Journal of Oral Science, 2009, 51: 367-372.

[18] Chaudhary AK, Singh M, Sundaram S, et al. Role of human papilloma virus and its detection in potentially malignant and malignant head and neck lesions: an updated review[J]. Head and Neck Oncology, 2009, 1: 22.

[19] Childs WB. The value of orthodontia as a health service[J]. International Journal of Orthodontia and Dentistry for Children, 1933, 19: 184-190.

[20] Chue PW. Gonorrhea-its natural history, oral manifestations, diagnosis, treatment and prevention[J]. Journal of American Dental Association, 1975, 90: 1297-1301.

[21] Civen R, Chaves SS, Jumaan A, et al. The incidence and clinical characteristics of herpes zoster among children and adolescents after implementation of varicella vaccination[J]. Pediatric Infectious Disease Journal, 2009, 28: 954-959.

[22] Coelho CM, Sousa YT, Dare AM. Denture-related oral mucosal lesions in a Brazilian school of dentistry[J]. Journal of Oral Rehabilitation, 2004, 31: 135-139.

[23] D' Agostino J. Pediatric airway nightmares[J]. Emergency Medicine Clinics of North America, 2010, 28: 119-126.

[24] Dahl é n G. Bacterial infections of the oral mucosa[J]. Periodontology, 2009, 200049: 13-38.

[25] Dahl é n G, Blomquist S, Carlen A. A retrospective study on the microbiology in patients with oral complaints and oral mucosal lesions[J]. Oral Diseases, 2009, 15: 265-272.

[26] Destefano F, Anda RF, Kahn S, et al. Dental disease and risk of coronary heart disease and mortality[J]. British Medical Journal, 1993, 306: 688-691.

[27] Dhariwal SK, Cubie HA, Southam JC. Detection of human papilloma virus in oral lesions using commercially developed typing kits[J]. Oral Microbiology and Immunology, 1995, 10: 60-63.

[28] DiLella F, Vincenti V, Zennaro D, et al. Mucocutaneous leishmaniasis: report of a case with massive involvement of nasal, pharyngeal and laryngeal mucosa[J]. International Journal of Oral and Maxillofacial Surgery, 2006, 35: 870-872.

[29] Douglas CWI, Hearth J, Hampton KK, et al. Identity of viridians streptococci isolated from cases of infective endocarditis[J]. Journal of Medical Microbiology, 1993, 39: 179-182.

[30] Dunning SH. Medico-dental cooperation in the field of oral and physical diagnosis[J]. American Journal of Orthodontics and Oral Surgery, 1941, 27: A347-349.

[31] Dykewicz MS, Hamilos DL. Rhinitis and sinusitis[J]. Journal of Allergy and Clinical Immunology, 2010, 125: S103-115.

[32] Ellner PD, Kiehn TE, Cammarata R, et al. Rapid detection and identification of pathogenic mycobacteria by combining radiometric and nucleic acid probe methods[J]. Journal of Clinical Microbiology,1988, 26: 1349-1352.

[33] Epifanio RN, Brannon RB, Muzyka BC. Disseminated histoplasmosis with oral manifestation[J]. Special Care in Dentistry, 2007, 27: 236-239.

[34] Faergemann I, Dahlèn G. Facial skin infections[J]. Periodontology, 2009, 2000 49: 194-209.

[35] Feder HM. Actinomycosis manifesting as an acute painless lump of the jaw[J]. Paediatrics, 1990, 85: 858-863.

[36] Fiehn NE, Gutschik E, Larsen T, et al. identity of streptococcal blood isolates and oral isolates from tow patients with infective endocarditis[J]. Journal of Clinical Microbiology, 1995, 33: 1399-1401.

[37] Fischler B. Hepatitis C virus infection[J]. Seminars in Fetal Neonatology and Medicine, 2007, 12: 168-173.

[38] Gendron R, Grenier D, Maheu-Robert LF. The oral cavity as a reservoir of bacterial pathogens for focal infections [J]. Microbes and Infection, 2000, 2: 897-906.

[39] Ghosh S, Gadda RB, Vengal M, et al. Orofacial aspects of leprosy: report of two cases with literature review[J]. Medicina Oral Patologia Oral YCirugia Bucal, 2009, 15: e459-462.

[40] Gilden D, Cohrs RJ, Mahalingam R, et al. Neurological disease produced by varicella zoster virus reactivation without rash[J]. Current Topics in Microbiology and Immunology, 2010, 342: 243-253.

[41] Gilon Y, Brandt L, Lahaye T, et al. Systemic infections of dental origin[J]. Reveue de Stomatologie et de Chirurgie Maxilla-Faciale, 2002, 103: 26-29.

[42] Godoy H, Reichart PA. Oral manifestations of paracoccidiodomycosis: report of 21 cases from argentina[J]. Mycoses, 2003, 46: 412-417.

[43] Gohean RJ, Pantera EA, Schuster SG. Indirect immunofluorescence microscopy for the identification of Actinomyces sp. in endodontic disease[J]. Journal of Endodontics, 1990, 16: 318-322.

[44] Gonzalez X, Correnti M, Rivera H, et al. Epstein Barr virus detection and latent membrane protein 1 in oral hairy leukoplakia in HIV + Venezuelanpatients[J]. Medicina Oral Pathologia Oral Ycirugia Bucal, 2010, 15: e297-e302.

[45] Greenberg MS. Herpesvirus infections[J]. Dental Clinics of North America, 1996, 40: 359-368.

[46] Greenspan D. Treatment of oropharyngeal candidiasis in HIV positive patients[J]. Journal of American Academy of Dermatology, 1994, 31: S51-55.

[47] Guinta JL, Fiumara NJ. Facts about gonorrhoea and dentistry[J]. Oral Surgery Oral Medicine Oral Pathology Oral Radiology andEndodontics, 1986, 62: 529-531.

[48] Gupta S, Pal A, Vyas SP. Drug delivery strategies for therapy of visceral leishmaniasis[J]. Expert Opinion on Drug Delivery, 2010, 7: 371-402.

[49] Hale RG, Tucker DI. Head and neck manifestations of tuberculosis[J]. Oral and Maxillofacial Surgery Clinics of North America, 2008, 20: 635-642.

[50] Halsey ES. Pahryngitis, Bacterial[J]. Available at: http:/emedicine. medscape. com/article/225243-overview (accessed 10 June 2010), 2009.

[51] Han YW, Redline RW, Li M, et al. Fusobacterium nucleatum induces premature and term stillbirths in pregnant mice: implication of oral bacteria in preterm birth[J]. Infection and Immunity, 2004, 72: 2272-2279.

[52] Heimonen A, Janket SJ, Kaaja R, et al. Oral inflammatory burden and preterm birth [J]. Journal of Periodontology, 2009, 80: 884-891.

[53] Helovuo H, Hakkarainen K, Paunio K. Changes in the prevalence of subgingival enteric rods, staphylococci and yeasts after treatment with penicillin and erythromycin[J]. Oral Microbiology and Immunology, 1993, 8: 75-79.

[54] Hoelzer D. Update on Burkitt lymphoma and leukemia[J]. Clinical Advances in Hematology and Neurology, 2009, 7: 728-729.

[55] Horning GM, Cohen ME. Necrotizing ulcerative gingivitis, periodontitis and stomatitis: clinical staging and predisposing factors[J]. Journal of Periodontology, 1995, 66: 990-998.

[56] Hudson JW. Osteomyelitis of jaws: a 50 year perspective[J]. Journal of Oral and Maxillofacial Surgery, 1993, 51: 1294-1301.

[57] Hviid A, Rubin S, Muhlemann K. Mumps[J]. Lancet, 2008, 371: 932-944.

[58] Iatta R, Napoli C, Borghi E, et al. Rare mycoses of the oral cavity: a literature epidemiologic review[J]. Oral Surgery Oral Medicine Oral Pathology Oral Radiology andEndodontics, 2009, 108: 647-655.

[59] Isham N, Ghannoum MA. Antifungal activity of miconazole against recent candida strains[J]. Mycoses, 2010, 53: 434-437.

[60] JenkinsI A, Saunders M. Infections of the airway[J]. Paediatric Anesthesia, 2009, 19: 118-130.

[61] Jham BC, Fernandes AM, Duraes GV, et al. The importance of intraoral examination in the differential diagnosis of paracoccidioidomycosis[J]. Brazilian Journal ofOtorhinolaryngology, 2008, 74: 946.

[62] Jimenez Y, Bagan JV, Murillo J, et al. Odontogenic infections, complications, systemic manifestations[J]. Medicina Oral Patologia Oral Ycirugia Bucal, 2004, 9: 139-147.

[63] Kakisi OK, Kechagia AS, Kakisis IK, et al. Tuberculosis of the oral cavity: a systematic review[J]. European Journal of Oral Sciences, 2010, 118: 103-109.

[64] Karkos PD, Asrani S, Karkos CD, et al. Lemierre's syndrome[J]. A systematic review. Laryngoscope, 2009, 119: 1552-1559.

[65] Katz J, Chengini N, Shiverick KT, et al. Localization of P. gingivalis in preterm delivery placenta[J]. Journal of Dental Research, 2009, 88: 575-578.

[66] Klug TE, Rusan M, Fuursted K, et al. Fusobacterium necrophorum: most prevalent pathogen in peritonsillar abscess in Denmark[J]. Clinical Infectious Diseases, 2009, 49: 1467-1472.

[67] Kononen E. Development of oral bacterial flora in young children[J]. Annals of Medicine, 2000, 32: 107-112.

[68] Kruse AL, Zwahlen RA, Bredell MG, et al. Primary blastomycosis of oral cavity[J]. Journal of Craniofacial Surgery, 2010, 21: 121-123.

[69] Kui LL, Xiu HZ, Ning LY. Condyloma acuminatum and human papilloma virus infection in the oral mucosa of children[J]. Pediatric Dentistry, 2003, 25: 149-153.

[70] Kumar J, Samelson R. Oral health care during pregnancy-recommendations for oral health professionals[J]. The New York State Dental Journal, 2009, 75: 29-33.

[71] Kushner D, Caldwell BD. Hand-foot and mouth disease[J]. Journal of American Pediatric Medical Association, 1996, 86: 257-259.

[72] Kusuhara M. Sporotrichosis and dematiaceous fungal skin infections[J]. Japanese Journal of Medical Mycology, 2009, 50: 213-217.

[73] Laskaris G. Oral manifestations of infectious diseases[J]. Dental Clinics of North America, 1996, 40: 395-423.

[74] Laudenbach JM, Epstein JB. Treatment strategies for oropharyngeal candidiasis[J]. Expert Opinion on Pharmacotherapy, 2009, 10: 1413-1421.

[75] Leao JC, Ribeiro CM, Carvalho AA, et al. Oral complications of HIVdisease[J]. Clinics (Sao Paulo), 2009, 64: 459-470.

[76] Limoncu ME, Ozbilgin A, Balcioglu IC, et al. Evaluation of three new culture media for cultivation and isolation of Leishmania parasites[J]. Journal of Basic Microbiology, 2004, 44: 197-202.

[77] Little JW. Syphilis: an update[J]. Oral Surgery Oral Medicine Oral Pathology Oral Radiology andEndodontics, 2005, 100: 3-9.

[78] Lopez-Jornet P, Camacho-Alonso F, Andujar-Mateos P, et al. Burning mouth syndrome: Anupdate[J]. Medicina Oral Patologia Oral Ycirugia Bucal, 2010, 15: e562-568.

[79] Mahlberg MJ, Patel R, Rosenman K, et al. Fixed cutaneous sporotrichosis[J]. Dermatology Online Journal, 2009, 15: 8.

[80] Martinez -Beneyto Y, Lopez-Jornet P, Velandrino-Nicolas A, et al. Use of antifungal agents for oral candidiasis: results of a national survey[J]. International Journal of Dental Hygiene, 2010, 8: 47-52.

[81] McCullough MJ, Savage NW. Oral candidosis and therapeutic use of antifungal agents in dentistry[J]. Australian Dental Journal, 2005a, 50: S36-39.

[82] McCullough MJ, Savage NW. Oral viral infections and the therapeutic use of antiviral agents in dentistry[J]. Australian Dental Journal, 2005b, 50: s31-35.

[83] McCullough MJ, Abdel-Hafeth S, Scully C. Recurrent aphthous stomatitis revisited: clinical features, associations and new association with infant feeding practices? [J] Journal of Oral Pathology and Medicine, 2007, 36: 615-620.

[84] McDermott NE, Barrett J, Hipp J, et al. Successful treatment of periodontal mucormycosis: report of a case and literature review[J]. Oral Surgery Oral Medicine Oral Pathology Oral Radiology andEndodontics, 2010, 109: e64-69.

[85] Mehta N, Silverberg MA, Kazzi AA, et al. Peritonsillar Abscess[J]. Available at: http:/emedicine. medscape. com/article/764188-overview (accessed 10 June 2010), 2009.

[86] Meltzer EO, Hamilos DL, Hadley JA, et al. Rhinosinusitis: establishing definitions for clinical research and patient care[J]. Journal of Allergy and Clinical Immunology, 2004, 114: 155-212.

[87] Mendoza N, Diamantis M, Arora A, et al. Mucocutaneous manifestations of Epstein-barr virus infection[J]. American Journal of Clinical Dermatology, 2008, 9: 295-305.

[88] Miller CS. Viral infections in the immunocompromised patient[J]. Dermatologic Clinics, 1996, 14: 225-241.

[89] Moore HN. Changing concepts in diagnosis[J]. American Journal of Orthodontics and Oral Surgery, 1939, 25: 875-882.

[90] Motta ACF, Lopes MA, Ito FA, et al. Oral leishmaniasis: a clinicopathological study of 11 diseases[J]. Oral Diseases, 2007, 13: 335-340.

[91] Motta-Silva AC, Aleva NA, Chavasco JK, et al. Erythematous oral candidiasis in patients with controlled type II diabetes mellitus and complete dentures[J]. Mycopathologia, 2010, 169: 215-223.

[92] Murayama Y, Kurihara H, Nagai A, et al. Acute necrotizing ulcerative gingivitis: risk factors involving host defence mechanisms[J]. Periodontology 2000, 1994, 6: 116-124.

[93] Narayana N, Gifford R, Giannini P, et al. Oral histoplasmosis: an unusual presentation[J]. Head and Neck, 2009, 31: 274-277.

[94] Navazesh M, Mulligan R. Systemic dissemination as a result of oral infection in individuals 50 years of age and older [J]. Special Care Dentist, 1995, 15: 11-19.

[95] Noorizan Y, Chew YK, Khir A, et al. parotid abscess: an unusual case of facial nerve palsy[J]. Medical Journal of Malaysia, 2009, 64: 172-173.

[96] Offenbacher S, Katz V, Fertik G, et al. Periodontal disease as a possible risk factor for preterm low birth weight [J]. Journal of Periodontology, 1996, 67: 1103-1113.

[97] Ortega KL, Ceballos-Salobrena A, Gaitan-Cepeda LA, et al. Oral manifestations after immune reconstitution in HIV patients on HAART[J]. International Journal of STD and AIDS, 2008, 19: 305-308.

[98] Pajukoski M, Meurman JH, Halonen P, et al. Prevalence of subjective dry mouth and burning mouth in hospitalized elderly patients and outpatients in relation to saliva, medication and systemic diseases[J]. Oral Surgery Oral Medicine Oral Pathology Oral Radiology andEndodontics, 2001, 92: 641-649.

[99] Persson A, Bergstrom T, Lindh M, et al. Varicella Zoster virus CNS disease-viral load, clinical manifestations and sequels[J]. Journal of Clinical Virology, 2009, 46: 249-253.

[100] Peterson LR, Thomson RB. Use of clinical microbiology laboratory for the diagnosis of infectious diseases related to the oral cavity[J]. Infectious Disease Clinics of North America, 1999, 13: 775-795.

[101] Phalen JA, Jimenez V, Tompkins DC. Tuberculosis[J]. Dental Clinics of North America, 1996, 40: 327-341.

[102] Raad IL, Sabbagh MF, Caranasos GJ. Acute bacterial sialadenitis: A study of 29 cases and review[J]. Reviews of Infectious Diseases, 1990, 12: 591-602.

[103] Ramos-E-Silva M, Saraiva Ldo E. Paracoccidioidomycosis[J]. Dermatologic Clinics, 2008, 26: 257-269.

[104] Reichart PA. Oral manifestation in HIV infection: fungal and bacterial infections, Kaposi's sarcoma[J]. Medical Microbiology and Immunology, 2003, 192: 165-169.

[105] Reithinger R, Dujardin JC, Louzir H, et al. Cutaneous leishmaniasis[J]. Lancet Infectious Diseases, 2007, 7: 581-596.

[106] Ridgeway JM, Parikh DA, Wright R et al. Lemierre syndrome: a pediatric case series and review of literature[J]. American Journal of Otolaryngology, 2010, 31: 38-45.

[107] Rivera-Hidalgo F, Stanford TW. Oral mucosal lesions caused by infective microorganisms I[J]. Viruses and bacteria. Periodontology 2000, 1999, 21: 106-124.

[108] Rosenwasser L. New insights into the pathophysiology of allergic rhinitis[J]. Allergy and Asthma Proceedings, 2007, 28: 10-15.

[109] Sahin S, Saygun I, Kubar A, et al. Periodontitis lesions are the main source of salivary cytomegalovirus[J]. Oral Microbiology and Immunology, 2009, 24: 340-342.

[110] Sales Mda P. Chapter 5-Aspergillosis: from diagnosis to treatment[J]. JournalBrasiliero De Pnemologia, 2009, 35: 1238-1244.

[111] Sällberg M. Oral viral infections of children[J]. Periodontology 2000, 2009, 49: 87-95.

[112] Samaranayake LP, Keung Leung W, Jin L, Oral mucosal fungal infections[J]. Periodontology 2000, 2009, 49: 39-49.

[113] Scala A, Checchi L, Montevecchi M, et al. Update on burning mouth syndrome: overview and patient management [J]. Critical Reviews in Oral Biology and Medicine, 2003, 14: 275-291.

[114] Scannapieco FA. Role of oral bacteria in respiratory infection[J]. Journal of Periodontology, 1999, 70: 793-802.

[115] Scannapieco FA, Mylotte JM. Relationships between periodontal disease and bacterial pneumonia[J]. Journal of Periodontology, 1996, 67: 1114-1122.

[116] Scannapieco FA, Papandonatos GD, Dunford RG. Associations between oral conditions and respiratory disease in a national sample survey population[J]. Annals of Periodontology, 1998, 3: 251-256.

[117] Scannapieco FA, Dasanayake AP, Chhun N. Does periodontal therapy reduce the risk of systemic diseases? [J] Dental Clinics of North America, 2010, 54: 163-181.

[118] Schuman NJ, Turner JE. Brain abscess and dentistry: a review of literature[J]. Quintessence International, 1994, 25: 411-413.

[119] Scott DA, Coulter WA, Biagioni PA, et al. Detection of herpes simplex virus type I shedding in the oral cavity by polymerase chain reaction and enzyme linked immunosorbant assay at the prodromal stage of recrudescent herpes labialis[J]. Journal of Oral Pathology and Medicine, 1997, 26: 305-309.

[120] Scully C, Epstein J, Sonis S. Oral mucositis: A challenging complication of radiotherapy, chemotherapy and radiochemotherapy: Part I pathogenesis and prophylaxis of mucositis[J]. Head and Neck, 2003, 25: 1057-1070.

[121] Seigel MA. Syphilis and gonorrhoea[J]. Dental Clinics of North America, 1996, 40: 369-383.

[122] Sharma N, Shamsuddin H. Association between respiratory disease in hospitalized patients and periodontal disease: A cross-sectional study[J]. Journal ofPeriodontology 10 January [Epub ahead of print], 2011.

[123] Shelley WB, Hashim M, Shelley ED. Acyclovir in the treatment of hand-foot and mouth disease[J]. Cutis, 1996, 57: 232-234.

[124] ShipJ A, Chavez EM, Doerr PA, et al. Recurrent aphthous stomatitis[J]. Quintessence International, 2000, 31: 95-112.

[125] Silva CO, Almeida AS, Pereira AA, et al. Gingival involvement in oral paracoccidiodomycosis[J]. Journal of Periodontology, 2007, 78: 1229-1234.

[126] Sitheeque MA, Samaranayake LP. Chronic hyperplastic candidosis/candidiasis (candidal leukoplakia)[J]. Critical Reviews in Oral Biology and Medicine, 2003, 14: 253-267.

[127] Slots J. Oral viral infections of adults[J]. Periodontology 2000, 2009, 49: 60-86.
[128] Sonis ST. Pathobiology of oral mucositis: Novel insights and opportunities[J]. Journal of Supportive Oncology, 2007, 5: 3-11.
[129] Steichen O, Dautheville S. Koplik spots in early measles[J]. Canadian Medical Association Journal, 2009, 180: 583.
[130] Swe Han KS, Bekker A, Greeff S, et al. Cryptococcus meningitis and skin lesions in an HIV negative child[J]. Journal of Clinical Pathology, 2009, 61: 1138-1139.
[131] Sweeney MP, Bagg J, Fell GS, et al. The relationship between micronutrient depletion and oral health in geriatrics [J]. Journal of Oral Pathology and Medicine, 1994, 23: 168-171.
[132] Syrjanen J, Peltola J, Vatonen V, et al. Dental infections in association with cerebral infection in young and middle aged men[J]. Journal of Internal Medicine, 1989, 225: 179-184.
[133] Tabachnick TT, Levine B. Mucormycosis of the craniofacial structures[J]. Journal of Oral Surgery, 1975, 33: 464-469.
[134] Templer SP. Rohner P, Baumgartner A. Relation of Enterococcus faecalis and Enterococcus faecium isolates from foods and clinical specimens[J]. Journal of Food Protection, 2008, 71: 2100-2104.
[135] Thyagarajan K, Kamalam A. Chronic urticaria due to abscessed teeth roots[J]. International Journal of Dermatology, 1982, 21: 606.
[136] Tovaru S, Parlatescu I, Tovaru M, et al. Primary herpetic gingivostomatitis in children and adults[J]. Quintessence International, 2009, 40: 119-124.
[137] Treister NS, Woo SB. Topical n-docosanol for management of recurrent herpes labialis[J]. Expert Opinion on Pharmacotherapy, 2010, 11: 853-860.
[138] van Griensven J, Balasegaram M, Meheus F, et al. Combination therapy for visceral leishmaniasis[J]. Lancet Infectious Diseases, 2010, 10: 184-194.
[139] Van Heerden WFP. Oral manifestations of viral infections[J]. SA Family Practice, 2006, 48: 20-24.
[140] Wallace DV, Dykewicz MS, Bernstein DI, et al. Joint task force on practice: American academy of allergy, asthma and immunology[J]. The diagnosis and management of rhinitis: an updated practice parameter. Journal of Allergy and Clinical Immunology, 2008, 122: S1-84.
[141] Wang YP, Chen HM, Kuo RC, et al. Oral verrucous hyperplasia: histologic classification, prognosis and clinical implications[J]. Journal of Oral Pathology and Medicine, 2009, 38: 651-656.
[142] Weg JG. Diagnostic standards of tuberculosis-revised[J]. Journal of the American Medical Association, 1976, 235: 1329-1330.
[143] Weinberger BW. Medical problems relating to orthodontia[J]. American Journal of Orthodontics and Oral Surgery, 1938, 24: 213-234.
[144] Wilson SS, Fakioglu E, Herold BC. Novel approaches in fighting herpes simplex virus infections[J]. Expert Review of Anti-Infective Therapy, 2009, 7: 559-568.
[145] Woo SB, Sonis ST. Recurrent aphthous ulcers; a review of diagnosis and treatment[J]. Journal of American Dental Association, 1996, 127: 1202-1213.
[146] WuI B, Schwartz RA. Herpetic whitlow[J]. Cutis, 2007, 79: 193-196.
[147] Zaric S, Bojic B, Jankovic LJ, et al. Periodontal therapy improves gastric helicobacter pylori eradication[J]. Journal of Dental Research, 2009, 88: 946-950.
[148] Zhang X, Reichart PA, Song Y. Oral manifestations of HIV/AIDS in china: a review[J]. Oral and Maxillofacial Surgery, 2009, 13: 63-68.

第15章

口腔正畸学和儿童口腔医学：两个专业，共同的目标

15.1 概述

儿童牙科医师(儿牙医师)和正畸医师会有很多共同的专业兴趣，因为他们往往需要对同一个患者进行规律而持久的治疗。并且这些治疗会对这些儿童成年之后的功能和美观产生深远的影响。因此，每位临床医师都有机会去辅助他人的治疗。但是，儿牙医师和正畸医师的治疗重点似乎并不相关，二者之间的交流和互动也不多。人们还未充分认识到每一名患者需要儿牙医师和正畸医师的共同协作。持续分享最新信息对于儿童牙科医师和正畸医师的协同治疗十分重要。本章主要的研究目的是揭示某些现存的交流和合作中出现的问题。一些经常遇到的临床病例会列举来说明这些问题，并对两个学科的教育、临床实践和治疗方针提出一些改进的建议。

15.2 引言

儿牙医师，作为口腔保健的最初提供者和专科医师，其对婴儿、儿童和青少年牙科疾病的治疗、分类和协同治疗负有十分重大的责任。与其他牙科医师相比，儿牙医师是最可能与正畸医师相互合作共同进行治疗的。因为大多数儿牙医师的患者会同时在两个科室就诊，并且这种就诊是长期的。事实上，儿牙医师和正畸医师往往需要对同一个患者进行治疗，在大部分情况下，上述治疗会对患者美观和牙齿功能产生即刻与长远的影响。儿童牙医与正畸医师需要建立更加紧密的交流合作，这会有利于患者和整个社会从现代正畸学和儿童口腔医学的治疗中获益。此外，为了使两个学科之间的交流合作变得更加高效，需要重新审视正畸学科和儿童牙病学科的研究教育以及两科专家制定的治疗方针是否合理。

两科医师都需要时刻牢记各自在学术和临床上的传统领域及两科之间的交叉领域。这些交叉领域包括：龋齿治疗，釉质的脱矿，氟的应用，异位和阻生齿，正畸治疗的时间，正畸治疗中拔牙的益处，第三磨牙的处理，牙外伤，患者处理，牙根的再吸收以及恒牙缺失的治疗选择。此外，儿牙医师需要了解许多重要的信息，包括早期正畸治疗方案和正畸治疗中方案更改的原因，否则会可能会导致患者糟糕的牙颌面生长和发育。同样，在正畸治疗过程中，医师应认识到定期的儿童牙科常规检查会为患者带来巨大价值。两科临床医师都需要一个将临床经验、病患个体与父母的特点综合化的新思考。最后，正畸医师与儿牙医师需要建立一种彼此协商和有实用价值的交流合作方案，以确保在各自的这些临床技能最终可以为患者带来始终如一的高水平治疗结果。很难在一个章节中将正畸医师和儿牙医师在对替牙期患儿进行诊治时所会遇到的情况都进行详细的描述，因此，只能通过经常遇到的临床病例来强调这两个学科在临床实践中彼此交流合作的重要性。

15.3 如何协调正畸科和儿童牙科的就诊时间

为了正畸医师和儿牙医师的联合治疗能够为彼此带来最大帮助,需要满足一些条件。需要强调的是,两科医师必须能够了解如何为患儿带来全方位的治疗,最重要的是发展并建立一个长期的交流平台。所以,每个临床医师应最大程度地了解患者,并制定治疗方案。形成口腔正畸学和儿童口腔医学之间专业合作以及包括儿童口腔医师和正畸医师参与的合作团队在全球已经成了一个不断增长的趋势。这种合作或联合可以促进正畸学和儿童口腔医院机构间的交流。然而,除非这种团体合作的渠道得到新的前所未有的发展,如同在其他传统治疗中所观察到的一样,正畸科和儿童牙科医师会各自进行治疗而完全不了解对方的治疗计划和进展,从而不会带来好的结果。

在这点上,有一个出色而十分基础的例子,就是为在正畸治疗中为患者制定儿童牙科的复诊计划。儿牙医师经常抱怨他们的一些患者在正畸治疗过程中没有按时复诊。发生这些的原因是患者的父母往往会把每月的正畸复诊与半年或 1 年 1 次的儿牙复诊混为一谈,认为不需要再进行儿童牙科的复诊。这种情况下,在患者正畸治疗的过程中,儿牙医师会失去重要的机会去观察患者牙齿的发展变化。正畸医师应该有责任帮助儿牙医师以确保所有的正畸治疗患者都接受了正规的儿牙复诊。

图 15.1 展示了一个正畸和儿牙科联合治疗的典型正畸复诊时间表。在该页的底部标注了患者去儿童牙科复诊的时间表。第一列是已经在儿牙复诊过并将接受正畸复诊的患者。这一部分信息对于近期的联合治疗十分有用。可以及时在下一次儿牙复诊前开好处方(拔出乳牙或恒牙、口腔卫生宣教和保健等)。第二列是当天要去儿牙复诊的患者。这个信息提示儿牙医师可以考虑去除正畸后牙带环来检查是否有龋齿,并且当天带环可以重粘。除此之外还提示,口腔卫生的保健问题以及治疗中其他的发现都可以与儿童牙科医师和口腔卫生保健医师直接沟通。第三列是来正畸科复诊却没去儿童牙科及时复诊的患者。也许这一列患者才是最值得关注的,因为他们是正畸治疗过程中没有被儿童牙科医师接触到的患者。发现这类"高危患者"给了正畸医师一个机会去告知患者及其家长定期去儿童牙科接受治疗的重要性,并鼓励他们当天去和儿童牙科医师预约复诊。由于这个方法能够让正畸医师、儿童牙科医师、患者及其家长最大程度地了解正畸治疗中出现的口腔问题,并定期得到全面的处理,这能极大地促进患者保持口腔卫生、减少牙釉质脱矿的发生以及其他正畸治疗过程中可能发生的问题。

对于独自开业的正畸医师而言,可能会对患者在正畸治疗中坚持到儿童牙科的定期复诊更加感兴趣。图 15.2 是一个由正畸医师交给儿牙医师的表格,上面记录了正在进行正畸治疗的患者,图 15.3 则是返回的表格,上面记录了没有按时去儿童口腔科复诊的患者。于是,正畸医师就可以在这些患者下次复诊的时候告诉患者及其父母在正畸治疗过程中要想获得好的效果的前提是要满足儿童牙科对口腔卫生的要求。这个简单的措施会受到儿牙医师的欢迎,并且这也代表了这名正畸医师参与联合治疗的合作态度。

15.4 发现正畸牙科和儿童牙科问题宜早不宜迟

儿牙医师往往是第一个在替牙期患者口内发现有错聆畸形的临床医师。图 15.4 是一个能够帮助儿牙医师和牙科保健医师快速评价患者是否偏离了正常咬合的问题清单,这有助于儿牙医师与正畸医师的沟通。同样,正畸医师也可以利用这张评估表,进一步增强其传统正畸的诊断记录。全景 X 线片作为任何正畸初检都会做的检查,儿牙医师也需要它。这项检查有助于发现缺失牙、多生牙和异位牙,

APPOINTMENT BOOK VIEW (6/10/2010)

东区正畸组

日期: 6/10/2010				页码 1
	2010年6月10日，周三			
	OP 1	OP 2	OP 3	OP 4
9:00 am				
:15				
:30				
:45				
10:00 am	Clinton, Chelsea	Fields, Mrs.	Shepard, Sam	不预约患者
:15	Marley, Bob	Fields, Sarah	Jones, Allan	不预约患者
:30	Thomas, Dylan	VanGogh, Vincent	Marley, Marie	不预约患者
:45	Tutu, Desmond	Monet, Claude	Lady Gaga	Whelan, Jenny
11:00 am	Jones, Sarah	Dylan, Robert	Ferguson, Sarah	Smith, Jada P.
:15	Bennett, Anthony	Tutu, Desmond	Griffin, Merv	Smith, Johnny
:30	Whelan, Cathy	Jones, Sarah	Povich, Maurie	Presley, Elvis
:45	Jones, Spike	Bennett, Anthony	Cooper, Peter	Jackson, Michael
12:00 pm	Smith, Johnny	Kahn, Genghis	Bernhardt, Sarah	Cardinale, Claudia
:15	Sing, Li	Jones, Catherine Z.	Lama, Dahli	King, Peggy
:30	Cary, Harry	Zimmerman, Bob	Buffett, Warren	Welsch, Racquel
:45	Leno, J.	Pearl, Minnie	Trump, Don	Smith, Adam
1:00 pm				
:15				
:30				
:45				
2:00 pm	Noth, Christopher	Woods, Tiger	Jennings, Whelan	不预约患者
:15	Parker, S. J.	Smits, Jimmy	Orbach, Jerry	不预约患者
:30	Monk, Thelonius	Smith, Johnny	Winfrey, Oprah	Martin, Dean
:45	Mariner, Silas	Foster, P.	McGhee, Bobby	Lewis, Jerry
3:00 pm	Paige, Pattie	Simmons, Jean	Jones, Tom	Crosby, Bing
:15	Rose, S.	Garbo, Greta	Jones, Star	Sirrus, Miley
:30	Combs, Sean	May, Pearlie	Latifah, Queen	Lauren, Sophia
:45	Thomas, Danny	Kadiddlehoffer, C.	Kimmel, James	Lauder, Estee
4:00 pm	Heinz, B.	Bond, James	Cooper James F.	Ono, Yoko
:15	Wall, Jon	Veneer, Fred	Zuckerberg, Mark	Yip, John
:30	Black, Jack	Diver, Pearl	Gates, Bill	Donovan, James
:45	Hanks, Thomas	Upton, Sinclair	Gates, Melinda	Crow, Russ
5:00 pm	Stein, Sally	Bundy, George	Bloomberg, Mike	Armstrong, Louis
:15	Shaw, Dinah	Whitiger, Forrest	Sandler, Adam	Phelps, Mike
:30	Streisand, B.	Harden, Marcia G.	Turner, Ted	Letterman, Dave
:45	Brecht, Berthold	Lewis, Sinclair	Seinfeld, Jerry	Christopherson, C.
6:00 pm				
:15				
:30				
:45				

已完成儿童牙科就诊患者

Chris Noth 6/9
J. Leno 5/5
Tom Dylan 5/28
Minnie Pearl 6/8
Bob Marley 6/10

今日就诊患者

George Bundy 6/9
Spike Jones @ 11:45 am
Sarah Jones @ 11 am

未按时预约就诊患者

Sammy Kahn 4/18
John Leeds 3/9
Ilya Kazan 5/1
Jason Bateman 4/30
Sidney Ceasar 3/30
Chris Lee 5/9

图 15.1 口腔正畸/口腔儿童科预约安排浏览图(在患者正畸治疗期间严格按照患者与口腔儿童科预约时间表进行)

以及一些会导致生长畸形和病理改变的问题。儿牙医师和正畸医师应该共享 X 线片，以最大程度地了解每个患者的情况。正畸医师每年例行的全景片检查结果也应该让儿牙医师看到。现在电子数据的传输设备让两科医师可以也应当做到紧密的日常交流。

Dr. John Doe – 口腔儿童科医生	
Mary Smith	- 2009.08
Jim Cohen	- 2009.06
William Burk	- 2008.09
Andrea Wilks	- 2008.02
Simon Grove	2009.05

图 15.2　同时接受 Dr. John Doe 口腔儿童科治疗的正畸患者（以及患者正式开始正畸治疗的时间）

Dr. John Doe – 口腔儿童科医生	
Mary Smith	- 2009.08
Jim Cohen	- 2009.06 推迟4个月
William Burk	- 2008.09
Andrea Wilks	- 2008.08 推迟8个月
Simon Grove	2009.05

图 15.3　推迟口腔儿童科预约的患者

口外评价

正面观：(　　)长面型　(　　)中面型　(　　)短面型
(　　)对称　(　　)不对称：　(　　)骨性
(　　)功能性

侧面观：(　　)凸面型：　(　　)上颌前突　(　　)下颌后缩　(　　)上颌前突及下颌后缩
(　　)直面型
(　　)凹面型：　(　　)上颌后缩　(　　)下颌前突　(　　)上颌后缩及下颌前突

前牙区：露齿：(　　)静息时过度　(　　)正常　(　　)静息时过少
露龈：(　　)静息时过度　(　　)正常　(　　)静息时过少

口内评价

牙列发育：(　　)超前　(　　)正常　(　　)滞后
(　　)牙列缺损　(　　)异位牙　(　　)多生牙

咬　合：左侧磨牙：(　　)Ⅱ类　(　　)尖对尖　(　　)Ⅰ类　(　　)Ⅲ类
右侧磨牙：(　　)Ⅱ类　(　　)尖对尖　(　　)Ⅰ类　(　　)Ⅲ类
左侧尖牙：(　　)Ⅱ类　(　　)尖对尖　(　　)Ⅰ类　(　　)Ⅲ类
右侧尖牙：(　　)Ⅱ类　(　　)尖对尖　(　　)Ⅰ类　(　　)Ⅲ类

覆(𬌗)：(　　)深覆(𬌗)　(　　)正常　(　　)开(𬌗)

覆　盖：(　　)深覆盖　(　　)正常　(　　)反覆盖

横断面：(　　)前牙反(𬌗)　(　　)后牙反(𬌗)
(　　)伴偏斜　(　　)伴偏斜
(　　)不伴偏斜　(　　)不伴偏斜
(　　)单侧
(　　)双侧

中　线：(　　)上下牙与面中线齐
(　　)上牙中线偏斜
(　　) 下牙中线偏斜

若有中线偏斜：(　　)骨性　(　　)功能性　(　　)牙性

牙列拥挤：上颌：(　　)无　(　　)轻度　(　　)中度　(　　)重度
下颌：(　　)无　(　　)轻度　(　　)中度　(　　)重度

间　隙：上颌：(　　)无　(　　)轻度　(　　)中度　(　　)重度
下颌：(　　)无　(　　)轻度　(　　)中度　(　　)重度

系带问题：(　　)无　(　　)有
(　　)上颌　(　　)下颌　(　　)舌

功能性评价

颞下颌关节/肌筋膜疼痛—功能紊乱综合征：(　　)有　(　　)无

不良习惯：(　　)有　(　　)无

图 15.4　用于儿童口腔医师检查的口腔正畸评价表

图 15.5 是一个处在替牙期患者的全景片。尽管这张全景片的拍摄质量很差，儿牙医师通过这张片子发现下颌第二磨牙可能有进展性的龋病。尽早告知了患者父母这一发现，进一步拍摄了根尖片对龋齿的发展进行了重新评估和处理，最后这颗龋齿得到及时修复(图 15.6)。图 15.7 所示是替牙期患者 HW 的口内相，看起来这个患者似乎并不需要在早期进行正畸治疗，但是全景片(图 15.8)显示这个患者的尖牙和一些其他牙齿的萌出通道有问题。临床观察及临床研究发现早期适当的正畸治疗可以解决由位置不正导致的牙齿阻生。对 HW 的治疗包括上颌扩弓、拔除上颌乳尖牙和方丝弓固定矫治。图 15.9 是治疗中的全景片图像。图 15.10 所示是正畸治疗中的口内相，可以看到尖牙已经被较好地纳入牙弓。这张患者在儿牙就诊中拍摄的全景片，对于正畸医师和儿牙医师全面有效地处理问题有极大的帮助。

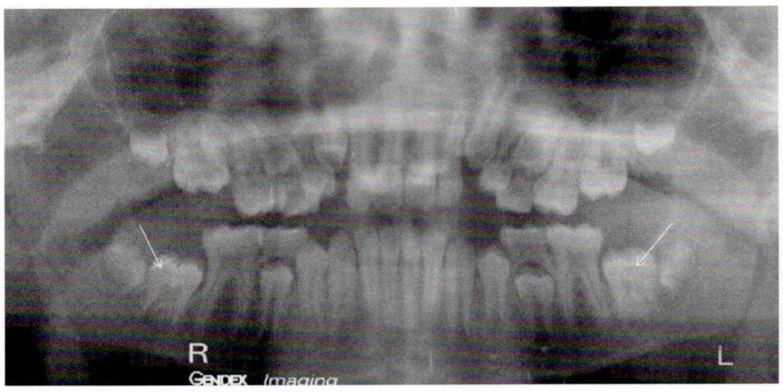

图 15.5 正畸治疗前拍摄的全景片提示未萌的双侧下颌第二磨牙进行性龋

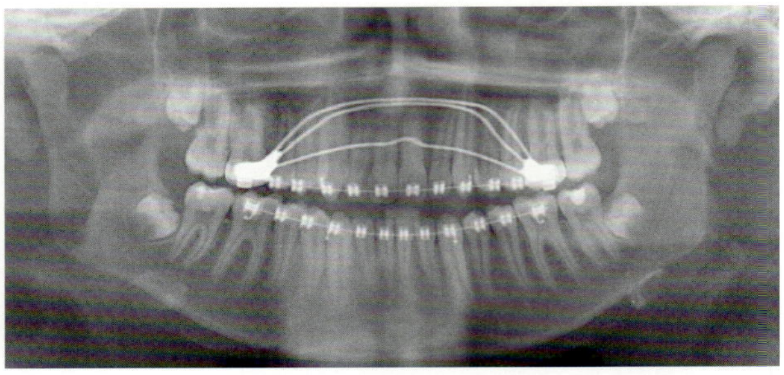

图 15.6 双侧下颌第二磨牙去龋充填

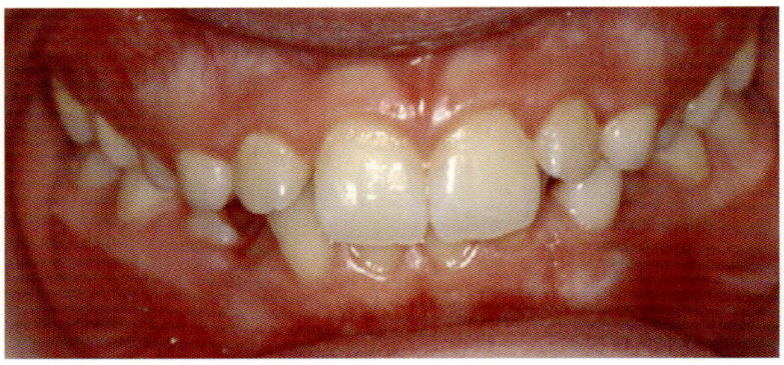

图 15.7 年轻患者的口内照，显示与“正常𬌗”仅有很小的偏差

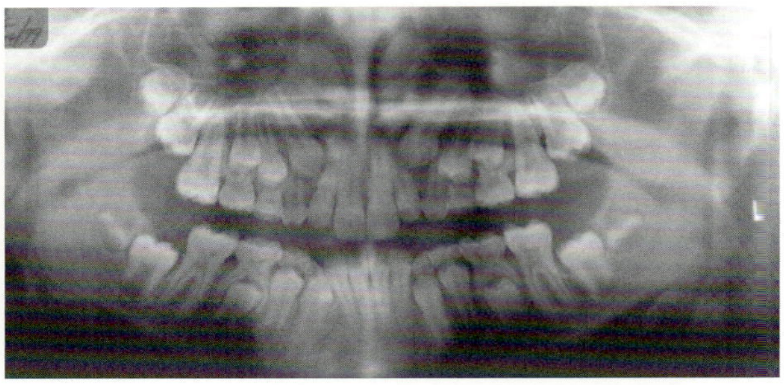

图 15.8 年轻患者的全景片提示尖牙及其他牙位的萌出方向发生了改变

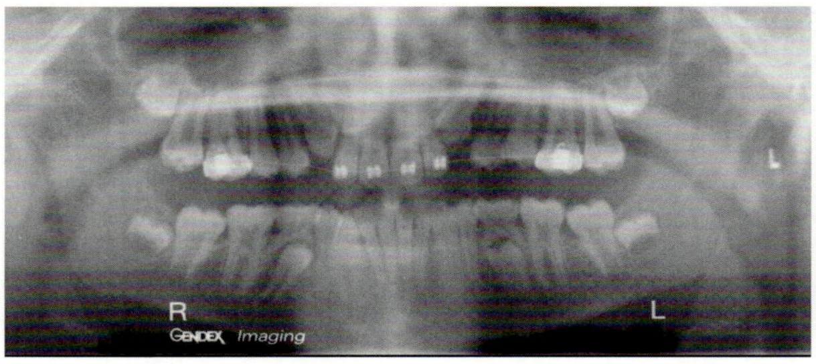

图 15.9 年轻患者治疗中的全景片提示最初的正畸目的是改善上颌尖牙的萌出方向

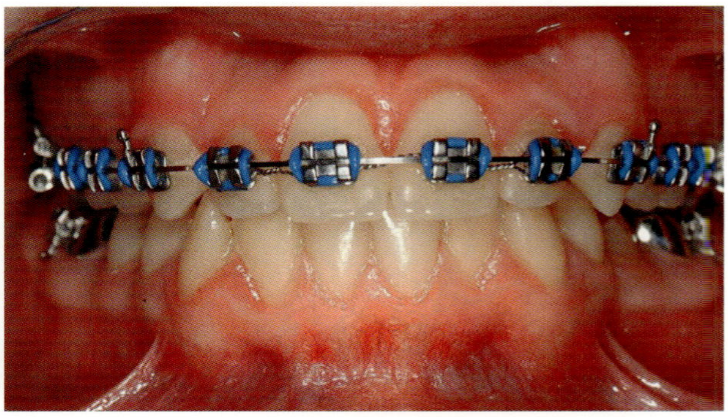

图 15.10 治疗中的口内照显示上颌尖牙已经成功地进入牙弓的合适位置

儿牙医师是发现儿童正畸问题最重要的临床医师。定期的儿童牙科复诊应该包括临床检查(利用上面提到的正畸问题清单)和全景片测量，以发现早期发展的正畸问题。全景 X 线片投影测量检查应该与其他临床检查单独区分开，在 7～8 岁的时候拍摄。应该在疾病变得严重且不可逆之前提示患者进

行治疗并将其转诊给正畸医师，尽早进行正畸干预。普遍认为早期的正畸治疗对于解决错𬌗有利，但个别医师认为这并不能改变患者的整体状况。尽管在治疗时间和具体的治疗方法上存在一些争议，对正畸问题的早期发现应当作为儿牙医师和正畸医师重要对话的开端。

15.5　重建形态与功能——回顾单侧后牙反𬌗与功能性下颌骨偏斜

单侧后牙区反𬌗是替牙期的常见病。替牙列和恒牙列的后牙反𬌗表明其在颊舌向的咬合关系上出现了问题。后牙反𬌗的病因包括个别或一组后牙的位置不正（牙性反𬌗），后牙位置不正伴下颌骨功能性偏斜（功能性反𬌗），或上颌骨与下颌骨的横向位置不调（骨性反𬌗）。后牙反颌常见的是腭侧反𬌗（图 15.11），但是也有颊侧反𬌗的情况发生。研究报道中，恒牙期和替牙期后牙反𬌗的发生率从 7%～23%不等。有报道研究了从 19 个月—5 岁的反𬌗患者，发现有大约 80%的患者伴发下颌骨的功能性偏斜。

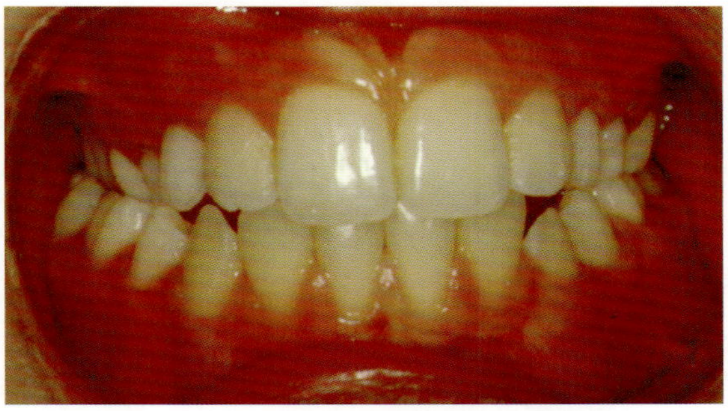

图 15.11　患者混合牙列期个别牙的舌侧反𬌗

单侧后牙反𬌗伴下颌骨功能性偏斜需要与不伴下颌骨功能性偏斜的患者区分开。图 15.12 所示是 1 例由左侧上颌磨牙的个别牙位置不正引起的后牙反𬌗。值得注意的是，该患者的上、下牙列中线是对齐的。这类反𬌗可以通过将反𬌗区的牙齿移动到正常位置来解决。但是，图 15.13 所示的情况不同。这例在最大牙尖交错位上观察到的反𬌗看起来和牙性反𬌗一样。但是，当进一步检查，会发现上、下牙列的中线明显不一致。下颌骨因为闭口时会遇到早接触而发现偏斜（向观察到的那一侧）。如果我们将下颌骨置于其在横向的正常位置（将上下颌骨的牙中线对齐），我们将观察到上、下颌后牙的真实横向关系（图 15.14）。很显然，上颌骨左、右两侧的后牙段都舌向错位了。所以，这个功能性的反𬌗（虽然包括最大牙尖交错位上的牙性后牙反𬌗）是由上颌双侧牙弓的缩窄导致的，我们需要进行双侧的扩弓。

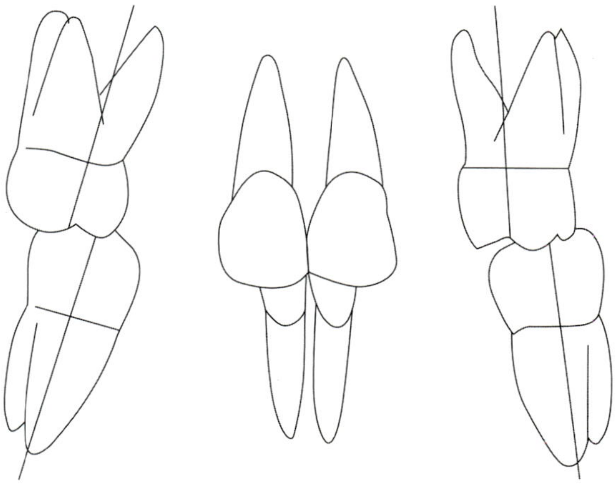

图 15.12　舌侧反𬌗是由个别牙的错位造成的，上、下颌前牙的中线齐

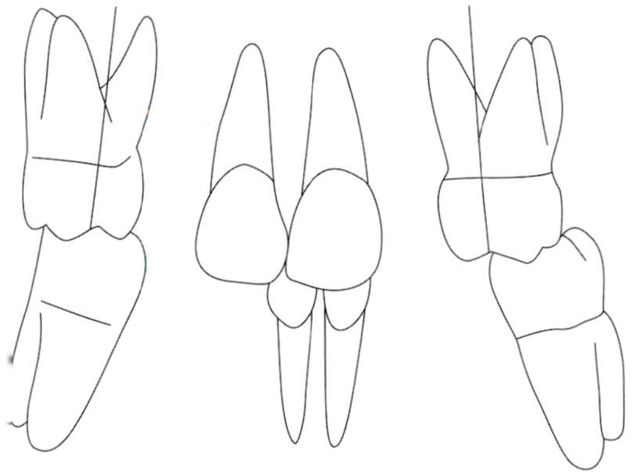

图 15.13　功能性反𬌗类似于舌侧反𬌗，但上、下颌前牙的中线不齐。做闭颌运动时，下颌骨向左侧功能性滑动

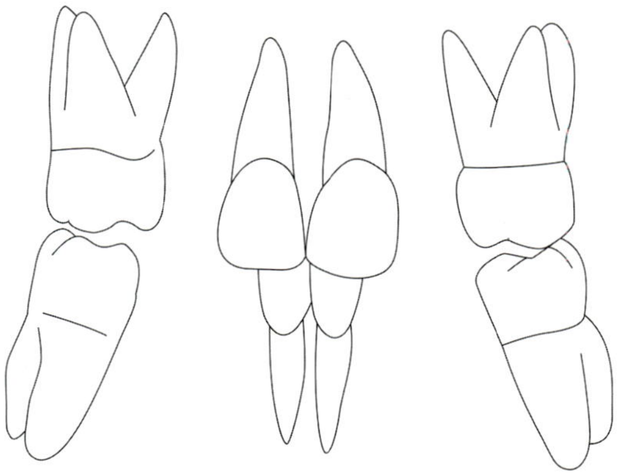

图 15.14　作为辅助诊断方法，将上、下颌中线摆在一致的位置上提示上颌牙弓缩窄，则需要双侧上颌牙列扩弓

患者 EH 是一个单侧后牙区反殆的替牙期年轻女性(图 15.15)。注意其上、下牙中线不齐,反应下颌骨在闭口时会向右偏斜并导致面部不对称(图 15.16)。上颌扩弓(腭部螺旋扩弓器)作为Ⅰ期治疗的一部分用于完成上颌后牙扩弓的治疗目标(图 15.17)。Ⅰ期治疗使上、下颌的横向关系恢复正常,并且改善了面部不对称的问题,治疗历时 12 个月(图 15.18)。

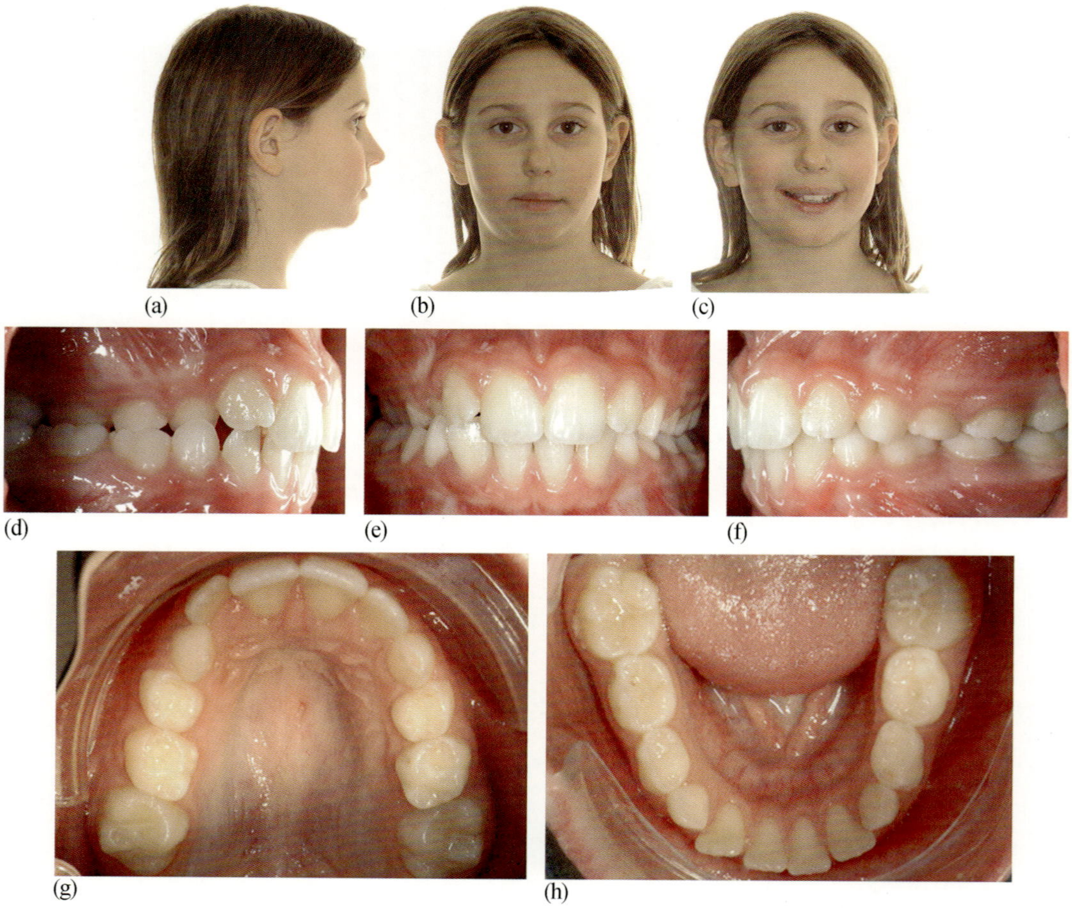

(a) (b) (c) (d) (e) (f) (g) (h)

图 15.15 (a~h)患者有单侧后牙反殆伴有闭殆运动时下颌向右侧功能性滑动,并且上、下牙中线不齐

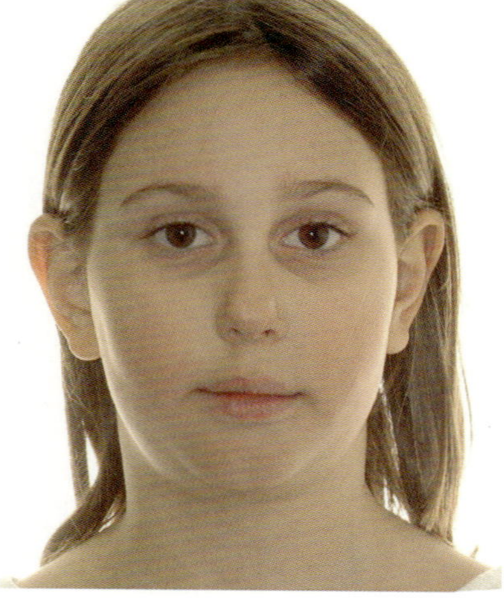

图 15.16 患者正面观表现出面部不对称是下颌正中咬合时处于不当位置造成的

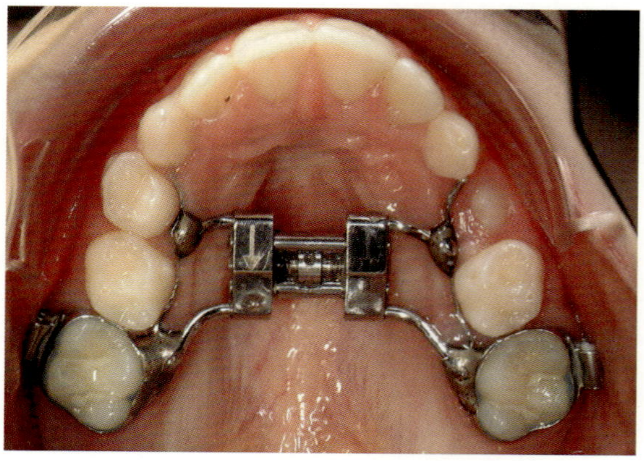

图 15.17 固定式腭部扩张装置实现双侧上颌后牙扩弓

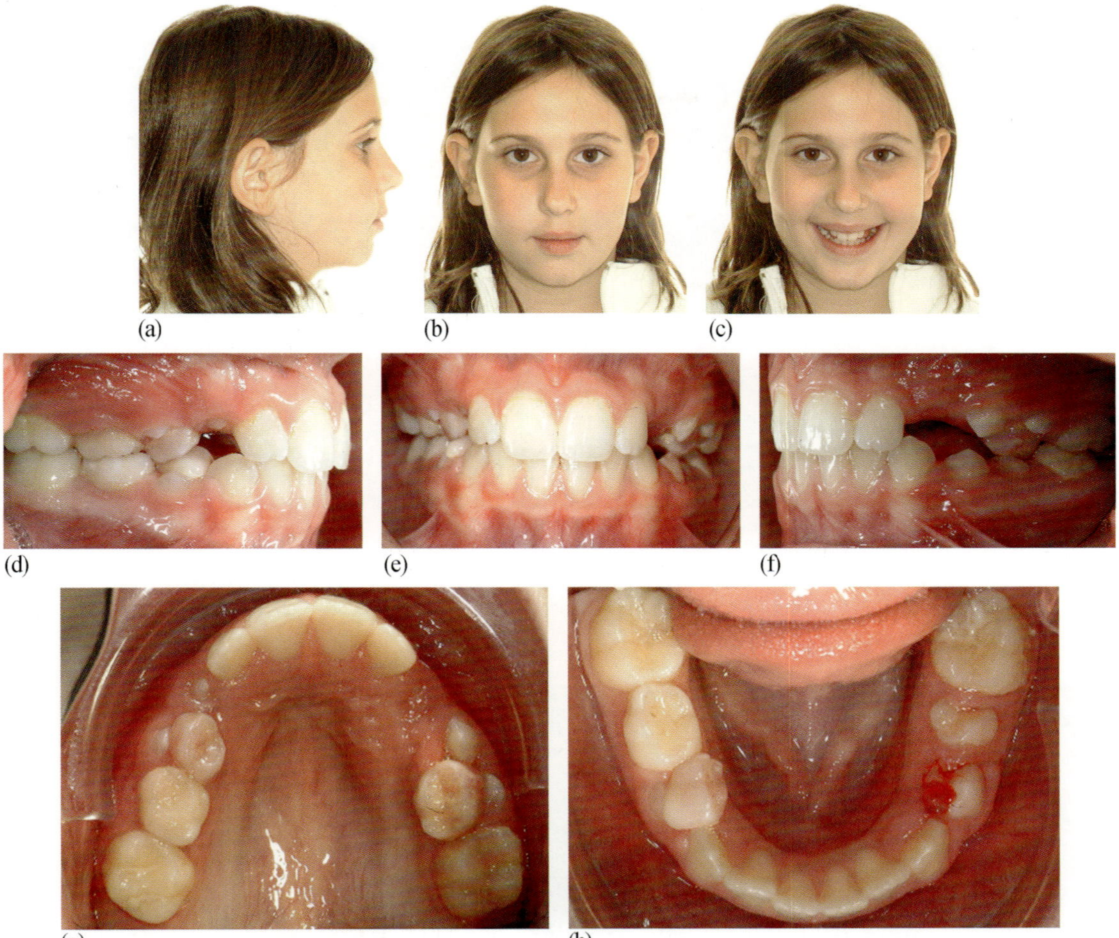

(a) (b) (c) (d) (e) (f) (g) (h)

图 15.18 (a～h) 正畸治疗的第一阶段解除功能性反𬌗，重建下颌位置

正畸治疗通常能明显改善牙齿和面部的美观。但是评价正畸治疗带来的功能改进一直是正畸学特定类型问题的难点。双侧后牙反𬌗伴功能性偏斜的治疗，为正畸科医师和儿童牙科医师提供了一次重建牙颌面系统功能和平衡的机会。单侧后牙反𬌗伴功能性偏斜在生长发育期未得到治疗的患者会导致形态学上的不对称和横向失调。这种横向的平移和形态学上的改变会更进一步导致明显的面部不对称以及颞下颌关节疾病的易发性。图 15.19 展示了一名成年患者 GL，该患者因为长期未治疗单侧反𬌗发展为明显的面部不对称。图 15.20 显示，患者有左侧的反𬌗，并且下颌骨在闭口位往左侧偏斜。其上下颌的牙中线不对称。正面的照片和 X 线投影测量正位片证实这种长期的不良的牙齿咬合状况导致了左、右两侧颌骨形态学上的差异(图 15.21)。两侧髁突到下颌角的距离(下颌升支长度)产生了明显的差异。虽然正畸治疗能够改善一部分由不良咬合导致的下颌偏斜，但是要想使两侧下颌支长度恢复一致，让下颌骨完全对称，只能通过正颌正畸联合治疗来解决。

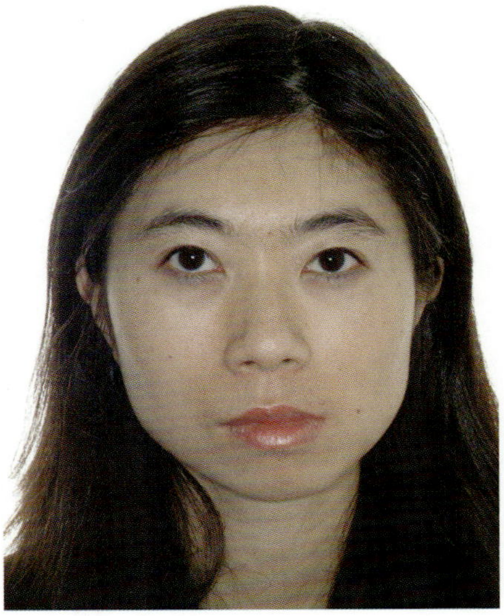

图 15.19 患者长期未治疗的单侧反𬌗伴有功能性滑动造成明显的面部不对称

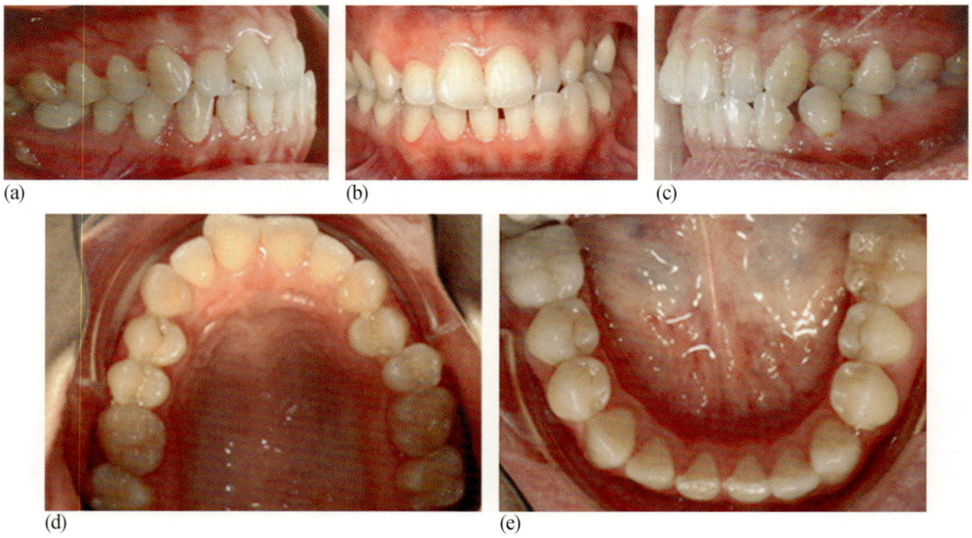

图 15.20 (a～e)错𬌗患者的口内照。(注意上颌左侧尖牙、第一前磨牙及牙中线之间的不调)

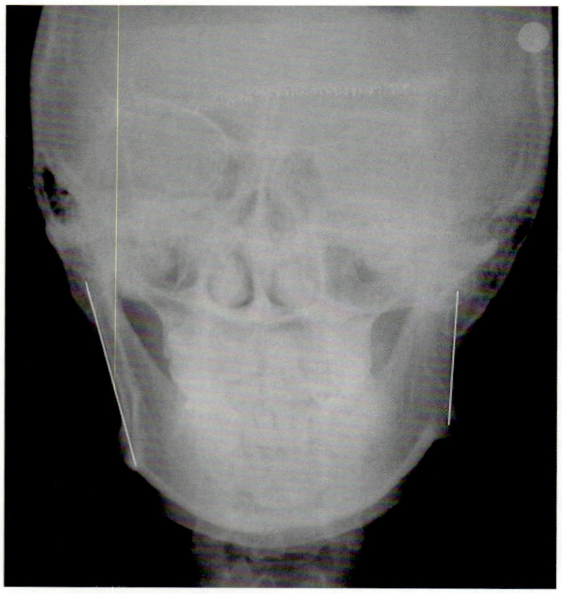

图 15.21 患者下颌支长度的不一致(是由在多个生长周期中下颌骨长期处于不当位置造成的)

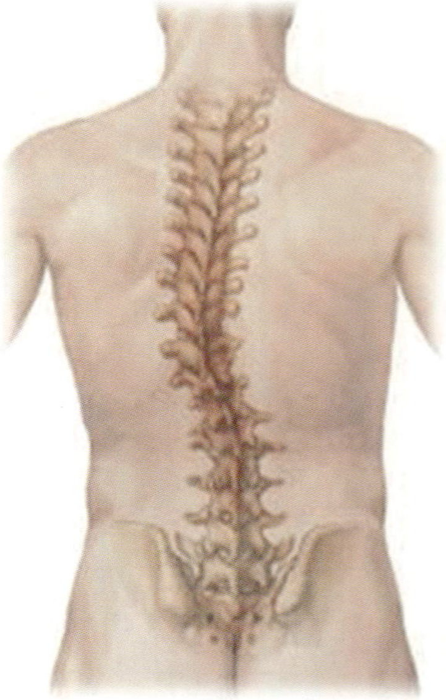

图 15.22 脊柱侧弯提示骨骼发育异常

与骨科医师治疗脊柱侧弯一样(图 15.22),对于还处在生长发育的期的儿童和已经完成生长发育的患者,前者可以采用脊柱矫形治疗,而对于后者,往往需要手术治疗。同样采用早期牙颌面整形术治疗有单侧后牙反𬌗伴功能性偏斜患者的可能性完全不同。Pinto 证明,对于处于快速生长发育期的正畸患者,其继发于单侧后牙反𬌗伴功能问题的下颌偏斜,在治疗后显示了很强的恢复正常的能力。因此研究确定一个明确的时间点,超过这个时间点,患者就无法通过传统的正畸或牙颌面治疗有效恢复髁突和下颌支长度的对称性,是十分有趣和有意义的。

15.6　先天性缺失上颌侧切牙——治疗方案，治疗时间和治疗手段

无论是单侧还是双侧的上颌侧切牙缺失，对于正畸科医师的治疗都是一项特殊的挑战。首先需要确定，上颌恒尖牙是否将作为缺失侧切牙的替代牙，或者需要制定治疗计划之后种植体支持的修复体创造足够的空间。为缺失上颌侧切牙的患者制定适当的治疗方案将对年轻患者成年后牙列的美观和功能产生深远的影响。第二，种植需要包括儿童牙科医师在内的各科医师的合作。

图 15.23 展示了一名被儿童牙科医师或全科牙医推荐给正畸科医师的典型的年轻患者。这位患者由于左侧上颌侧切牙的先天性缺失和右侧上颌侧切牙过小导致上颌中切牙移位而发生了错殆。对于这类经常会遇到的患者，在正畸的治疗前、治疗中和治疗后都需要制定合适的治疗计划，以在细节上全面做到现代医学治疗所要求的美观、功能和稳定性的统一。

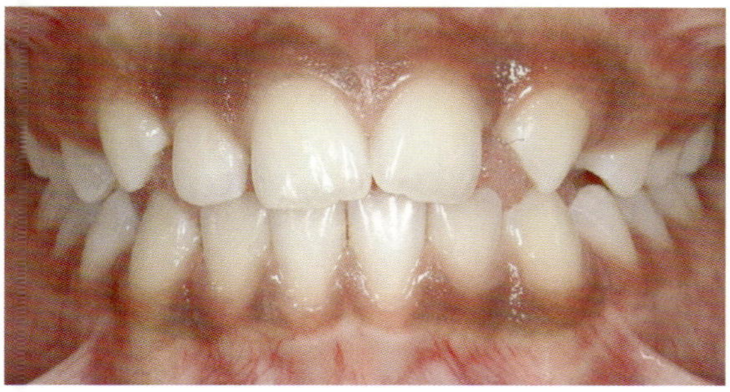

图 15.23　儿童口腔患者即将接受正畸治疗，伴有先天上颌左侧侧切牙缺失以及偏小的上颌右侧侧切牙

图 15.24 描述了一名先天性缺失上颌侧切牙的年轻患者可能的就诊流程，以及在正畸治疗中可能会咨询到的医师。图 15.25 展示了之前提到的患者摘除固定矫治器之后的口内相。图 15.26 和图 15.27 展示了没有进行上述学科交流而产生的后果。这个患者的正畸治疗方案很少或者根本没有考虑到要在缺牙区以及缺失牙周围的牙根间创造足够的空间以容纳修复体。最后用悬臂桥修复缺失牙成了长期解决这个医疗窘境的唯一办法。还有一个选择是在之后重新制定正畸治疗方案来创造出符合现在种植学要求的适当间隙(图 15.28)。这个正畸治疗目标包括分开上颌右侧中切牙和左侧尖牙的牙根以容纳种植体和种植体支持的修复体。最终的修复(图 15.29)需要正畸和修复治疗彼此协调，以确保能满足最后种植和修复的要求。这种牙科学和正畸学科交叉的治疗，再一次强调需要在早期儿童生长发育期进行，以避免患者成年后的再次治疗时难度加大。

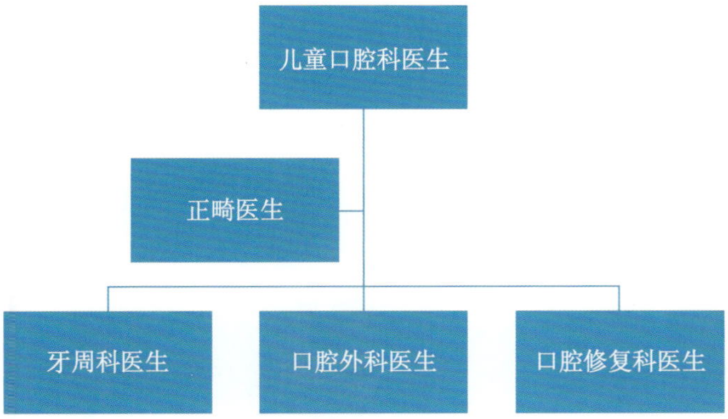

图 15.24　为儿童口腔患者制定的长期治疗计划需要多个专科医师的参与

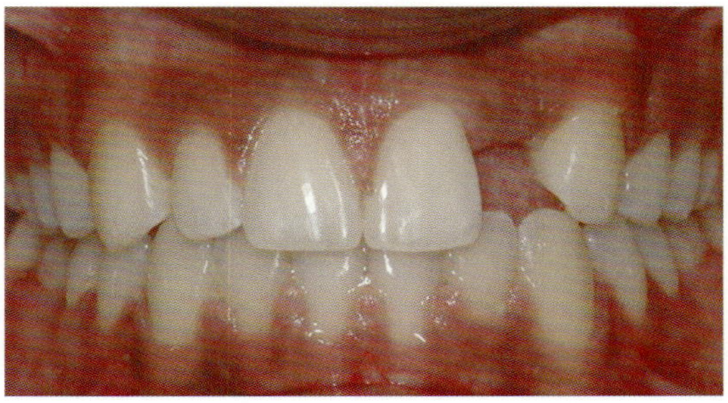

图 15.25　正畸治疗创造合适的间隙为将来种植修复提供条件

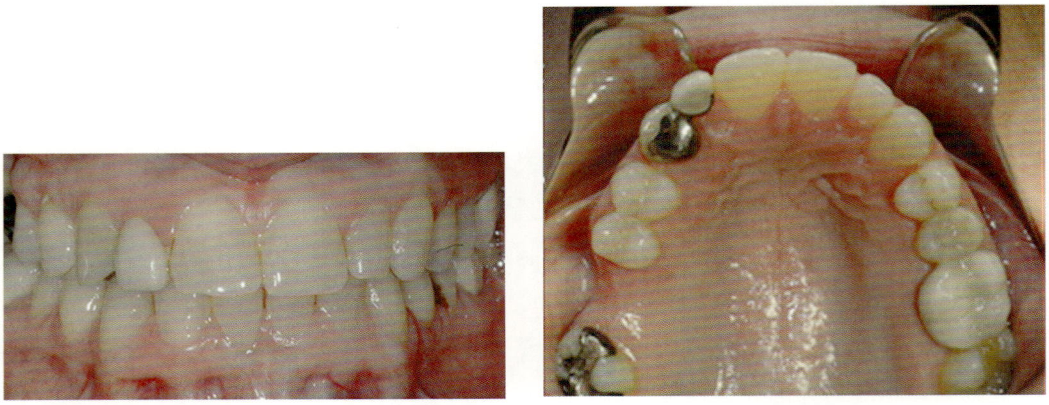

(a) 正面观　　(b) 仰面观

图 15.26　由于缺少种植修复所需间隙，缺失的上颌右侧侧切牙通过单端桥修复

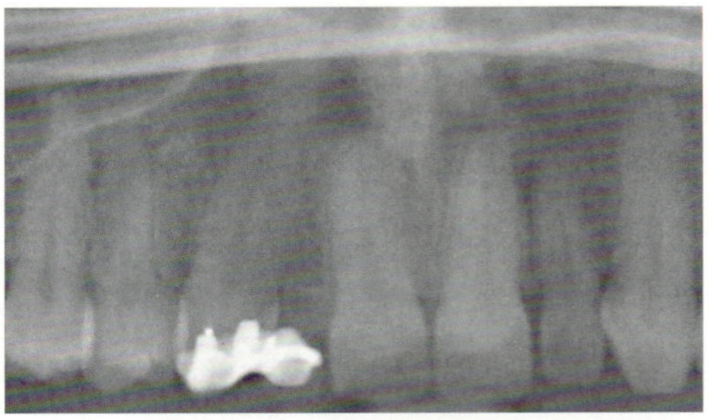

图 15.27　X 线片显示由于邻牙牙根近中倾斜造成种植体间隙不足

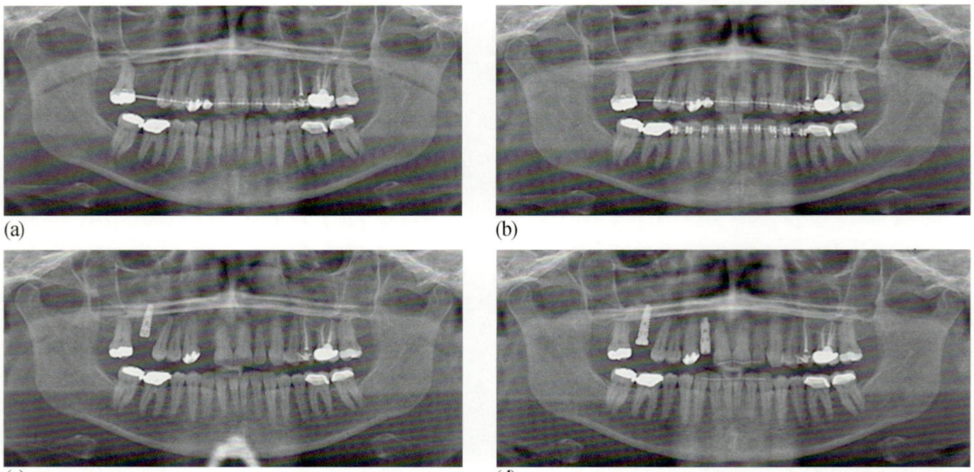

(a)　(b)　(c)　(d)

图 15.28　(a)～(d)患者连续的全景片，通过正畸治疗获得种植间隙

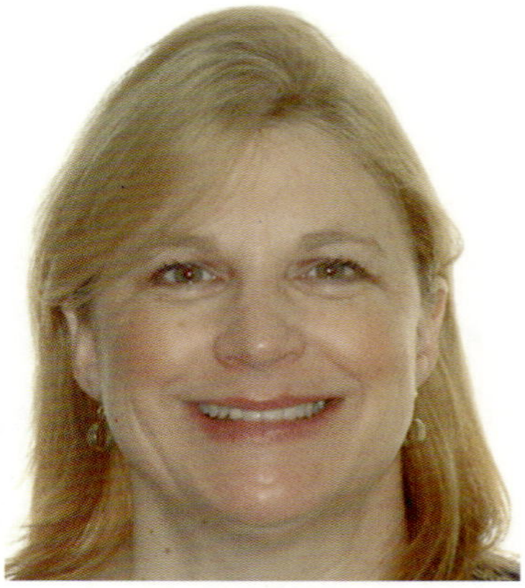

图 15.29　正畸结束后种植及贴面修复

15.7　间隙保持的思考与展望

对于已经纠正了错殆即将接受种植修复的侧切牙缺失患者，其间隙保持的治疗方案也需要多学科之间的彼此协作。对于图 15.30 提到的患者，用 Hawley 保持器或者一种经典的翼状可摘保持器来为正畸治疗后的牙齿提供保持，义齿修复以及恢复一些功能可能会产生良好的结果。但是，带有传统唇弓的可摘装置会影响美观（图 15.31），并带来一些长期问题，诸如，咬合干扰和组织刺激（图 15.32）、卫生问题，以及如果使用简单的翼状保持器不能阻止相邻牙的牙根向种植区聚拢。短期美观的间隙保持器选择用热塑性塑料制作的、缺牙区带有义齿的装置（图 15.33）。对于正畸治疗后需要长期保留间隙，直到医师确认其颌面部不会再发生明显变化的患者，需要医师制定合适的间隙保持装置。

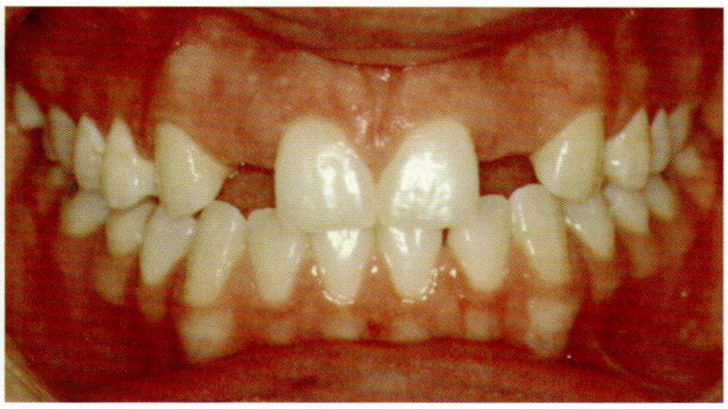

图 15.30　正畸结束后患者要求种植修复先天缺失的上颌双侧侧切牙

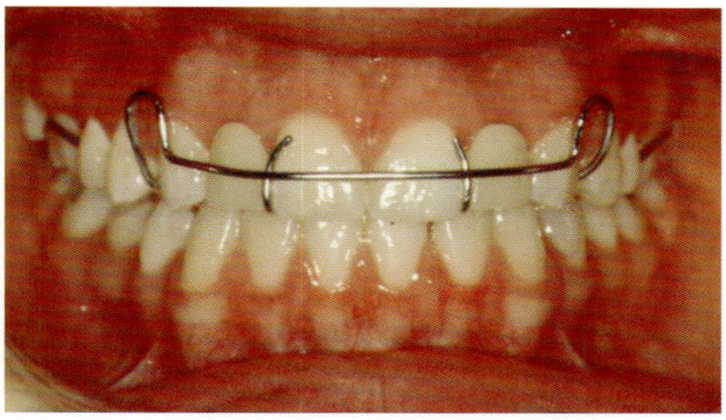

图 15.31　带有唇弓的上颌可摘式保持器以维持侧切牙种植修复所需间隙

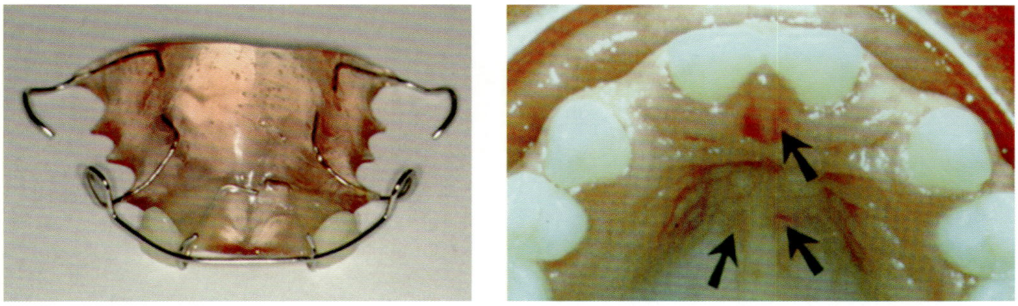

图 15.32　正畸后（种植前）患者长期佩戴可摘式保持器会造成口腔卫生问题以及腭部黏膜激惹

患者 ID（图 15.34）为伴有右上侧切牙缺失和左上锥形侧切牙的错殆进行了正畸治疗。图 15.35 展示了完成治疗后的情况，该患者的治疗为其上颌右侧种植体修复以及左侧锥形侧切牙的修复留出了适当的间隙。然而，这个患者在未来的 2～3 年内不会接受种植治疗。所以，正畸科医师与儿童牙科医师需要再一次合作为这个患者设计一个最合适的保持器。上述合作需要患者寻求一个全科医师或者修复科医师的帮助来制作一个可粘结的树脂桥。这个可粘结的树脂桥将被用来替代缺失的右上侧切牙并为左上锥形侧切牙做美学修复（图 15.36）。患者

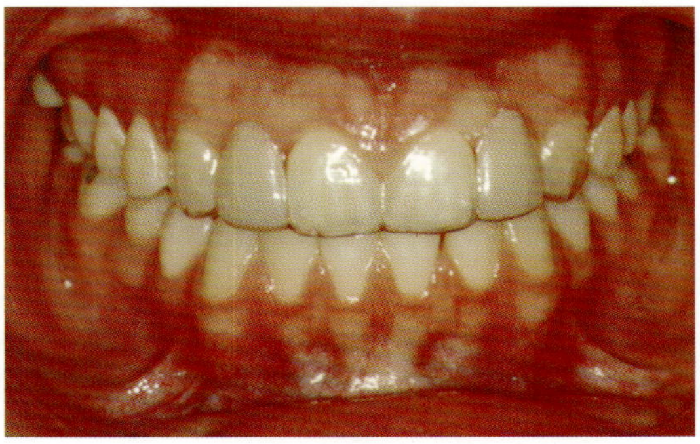

图 15.33　真空热塑成形保持器是侧切牙缺失患者短期维持装置的最佳选择

将一直佩戴这种复杂的修复体或保持器直到其右侧缺牙区接受种植体修复及左侧异形牙接受瓷贴面修复。不难理解，这种看似常规的病例其实需要正畸医师、儿童牙科医师以及其他科室专家共同全面的交流合作。

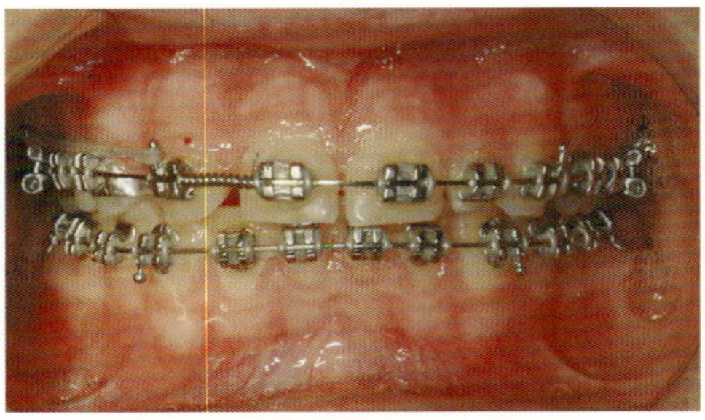

图 15.34 正畸为上颌右侧缺失侧切牙的种植修复以及上颌左侧锥形侧切牙的贴面修复创造出合适的间隙

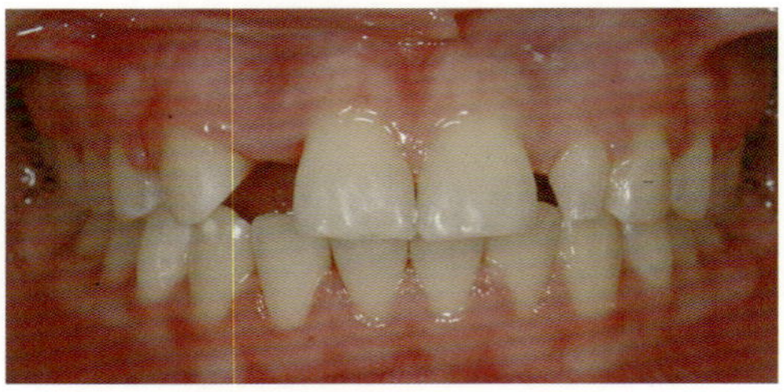

图 15.35 正畸治疗后需要合适的保持器以维持种植间隙

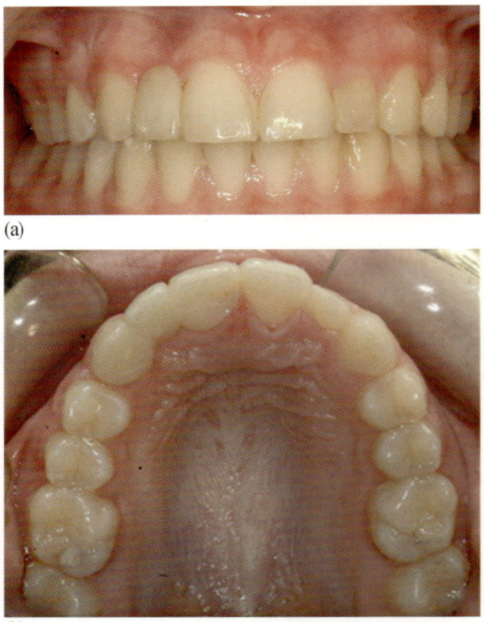

(a)

(b)

图 15.36 (a,b)粘结树脂桥修复上颌右侧缺失侧切牙，复合树脂修复上颌左侧锥形侧切牙。直到患者接受种植与贴面修复，这种方式可以作为长期(2～3 年)理想的过渡期维持装置

15.8 预防正畸治疗中的釉质脱矿

固定矫治器的正畸治疗对于患者和正畸医师来说有很多优点，包括正畸治疗过程中处理牙弓内及上、下牙弓间牙齿移动的强大能力。固定矫治器也有缺点，给正畸患者进行口腔卫生时带来不便。正畸托槽周围牙菌斑的残留会导致牙釉质的脱矿，后果是丑陋的白色病变斑点伴或不伴龋洞。图 15.37 展示了 1 例口腔卫生状况非常差的青少年正畸患者，其牙釉质发生了脱矿，产生伴或不伴龋洞的白色斑点状病变。这个患者 6 个月没有进行正畸科的复诊，并且也没有在儿童牙科医师那做定期口腔检查。这种状况严重影响了正畸治疗。虽然医师开的含氟的漱口水和明胶对于口腔卫生状况良好的正畸患者有十分有效的作用，但是对于口腔卫生及医从性差的患者来说，效果十分局限。

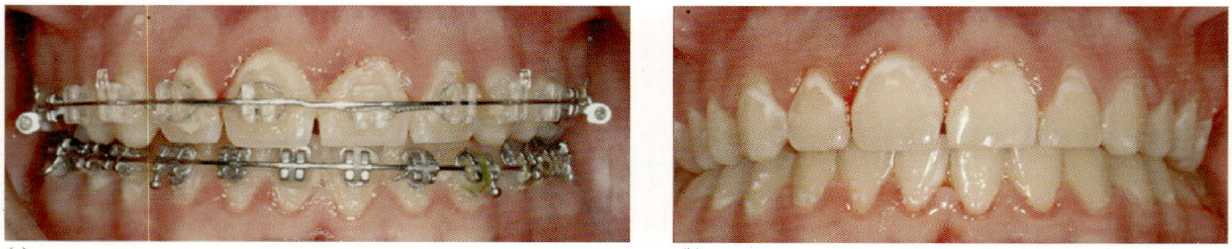

(a) (b)

图 15.37 (a,b)在正畸治疗中口腔卫生不良的青少年患者会导致釉质脱矿形成非缺损性和缺损性白斑病变

Geiger 发现患者在预防性使用含氟漱口水方面的医从性只有 50%。所以，对接受正畸治疗的患者使用氟保护漆来防止或者最大限度地减少正畸过程中牙釉质脱矿的发生。

Duraflor(制药公司，蒙特利尔，加拿大)是一种氟保护漆，其成分为含 5%氟化钠的天然树脂。Todd 等人(1999)的体外实验研究以及 Farhadian(2008)的人体实验发现使用氟保护漆能够有效减少固定矫治器正畸治疗中牙齿的白色脱矿病变。对于儿童牙科医师和正畸医师而言，共同使用这种新型氟保护漆的挑战在于如何最大化地提高疗效的同时，防止氟化物的过度使用。正畸团队会每 3 个月对患者使用 1 次氟保护漆，这需要告知儿童牙科医师，以避免氟保护漆的重复使用。

在能缓释氟的树脂粘结剂的基础上，正畸医师可以在治疗时定期使用氟保护漆。无论怎样，正畸医师和儿童牙科医师都有责任彼此合作发现患者牙釉质脱矿的风险，采取有效的方法，来最大限度地减少其发生。

15.9　结论

通过回顾最开始的目的来开始这篇文章的总结，那就是让患者得到最佳的治疗，正畸医师与儿牙医师间的交流与合作具有非凡的意义。每一名专科医师都必须重视彼此的治疗计划和目标，在必要的时候，要学习其他临床和口腔医学专业知识。建议重新评估两个学科各自的研究课程，重新审查各自临床上的专长，多开办学术论坛，以鼓励不间断的跨学科的相互交流，这样，正畸医师和儿牙医师将在一起成长的道路上不断走下去，为患者提供符合生理特征的治疗过程。

参考文献

[1] Baccetti T, Mucedero M, Leonardi M, et al. Interceptive treatment of palatal impaction of maxillary canines with rapid palatal expansion: a randomized clinical trial[J]. American Journal of Orthodontics and Dentofacial Orthopedics, 2009, 136: 657-661.

[2] Day AJ, Foster TD. An investigation into the prevalence of molar crossbite and some associated etiological conditions[J]. Dental Practice, 1971, 21: 402-410.

[3] De VisH, de Boever JA, van Cauwenberge P. Epidemiologic survey of functional conditions of the masticatory system in Belgium children aged 3-6 years[J]. Community Dentistry Oral Epidemiology, 1984, 12: 203-207.

[4] Farhadian N, Miresmaeili A, Eslami B, et al. Effect of fluoride varnish on enamel demineralization around brackets: An in-vivo study[J]. American Journal of Orthodontics and Dentofacial Orthopedics, 2008, 133: S95-98.

[5] Geiger AM, Gorelick L, Gwinnett AJ, et al. The effect of a fluoride program on white spot formation during orthodontic treatment[J]. American Journal of Orthodontics and Dentofacial Orthopedics, 1988, 93: 929-938.

[6] Geiger AM, Gorelick L, Gwinnett AJ, et al. Reducing white spot lesions in orthodontic populations with fluoride rinsing[J]. American Journal of Orthodontics and Dentofacial Orthopedics, 1992, 101: 403-407.

[7] Gottlieb E, Cozzani M, de Harfin JF, et al. JCO roundtable, stability of orthodontic treatment, Part 2[J]. Journal of Clinical Orthodontics, 2006, 40 (2) : 83-94.

[8] Hannuksela A, Laurin A, Lehmus V, et al. Treatment of crossbite in early mixed dentition[J]. Proceedings of Finnish Dental Society, 1988, 84: 175-182.

[9] Heikinheimo K, Salmi K. Need for orthodontic intervention in five-year-old Finnish children[J]. Proceedings of Finnish Dental Society, 1987, 83: 165-169.

[10] Infante PF. An epidemiologic study of finger habits in preschool children as related to malocclusion, socioeconomic status, race, sex, and size of community[J]. Journal of Dentistry for Children, 1976, 1: 33-38.

[11] Kurol J, Bergland L. Longitudinal study and cost-benefit analysis of the effect of early treatment of posterior

crossbites in the primary dentition[J]. European Journal of Orthodontics, 1982, 14: 173-179.

[12] Kutin G, Hawes RR. Posterior crossbites in the deciduous and mixed dentition[J]. American Journal of Orthodontics, 1969, 56: 491-504.

[13] Leonardi M, Armi P, Franchi L, et al. Two interceptive approaches to palatally displaced canine: a prospective longitudinal study[J]. Angle Orthodontist, 2004, 74: 581-586.

[14] Moskowitz E. Orthodontics in the progressive dental practice[J]. In: REdwab (ed.) Essential Dental Handbook. Tulsa, OK: PennWell Corp, 2003, 387-430.

[15] Moskowitz E. The unilateral posterior functional crossbite, an opportunity to restore form and function[J]. New York State Dental Journal, 2005, Aug/Sept: 36-39.

[16] Pinto AS, Buschang PH, Throckmorton GS, et al. Morphological and positional asymmetries of young children with functional unilateral posterior crossbite[J]. American Journal of Orthodontics and Dentofacial Orthopedics, 2001, 20: 513-520.

[17] Sonnesen L, Bakke M, Solow B. Bite force in preorthodontic children and unilateral crossbite[J]. European Journal of Orthodontics, 2001, 23: 741-749.

[18] Thilander B, Wahlund S, Lennartsson B. The effect of early interceptive treatment in children with posterior posterior crossbite[J]. European Journal of Orthodontics, 1984, 6: 25-34.

[19] Todd M, Staley R, Kanellis M, et al. Effect of a fluoride varnish on demineralization adjacent to orthodontic brackets[J]. American Journal of Orthodontics and Dentofacial Orthopedics, 1999, 116: 159-167.

第16章

龋齿、牙折与髓腔暴露：正畸治疗计划制定与实施过程中牙体牙髓治疗的重要性

16.1 概述

过去的15～20年间，社会学家和当代生活观察者们对现代生活作出评论认为，不论是在公共领域还是私人领域，事物运行的方式都发生了巨大的改变。其中最引人注目的一点就是团队合作的重要性。所谓团队合作是指不同观点和看法的人聚集到一起，放下一己之见，开诚布公地讨论，以期更好地解决问题或实现目标。团队中的成员因不同的原因聚集在一起，而他们的目标是一致的，即优化行动，获得成功。作为口腔科医师，希望患者满意在达到正常颌面部美学效果的同时，也能保持稳定的咬合关系。在当今美丽至上的社会环境中，灿烂的微笑也成为一种有力的工具。因此，人们对于正畸治疗的需求越来越大。与此同时，更具挑战性的是，口腔其他学科辅助制定详细治疗计划的重要性日渐明显。

这一章对于正畸医师、牙体牙髓医师及修复医师的合作互动进行了综合性讨论。具体讨论的内容包括正畸附件周围脱矿、牙髓反应、牙根吸收、正畸治疗引起的侵袭性牙槽骨吸收、牙体创伤等。

16.2 引言

在不同的社会环境中，对于面部及牙列美学的共同追求极大地促进了正畸治疗的发展。这些关注美学的患者及其家属通常都需要一个综合性的正畸治疗方案。为获得良好的疗效和提高患者的满意度，治疗方案的制定需要综合考虑正畸、牙体牙髓、修复以及患者的期望值。在此过程中，正畸医师作为治疗计划制定的核心，须与各学科密切合作，以期最终获得健康的颌面部形态，并将不良后果和风险控制在最小范围内。

最优疗效的获得需要各学科紧密合作，共同评估、诊断并制定治疗计划。在治疗的以下几个阶段，这种合作尤为重要：

(1) 治疗前的评估和正畸治疗的早期阶段。

(2) 正畸治疗。

(3) 创伤患者的紧急正畸治疗。

(4) 正畸结束早期及保持期。

16.3 治疗前评估与正畸治疗的早期阶段

治疗前对牙齿和牙龈健康状况的精确评估是正畸治疗成功的基础。这一评估主要包括全身及(或)局部因素的定量、口腔组织创伤史等。X线片评估前，应先进行临床检查。有效的检查有助于临床医师

预见各种正畸过程中可能出现的问题。切记每个患者都是独特的，需要个性化制定治疗方案。

16.3.1 经过口腔内科治疗的牙齿

制定具体正畸方案过程中，拔牙方案的确定非常重要。如果正畸医师判定需要拔牙，则下一步就是确定需要拔哪颗牙。在该过程中，正畸医师可能有多种选择，此时，应综合考虑其他科医师的建议。例如，有根管治疗的病史，或有根尖周损伤、修复体和龋齿，这些情况都会使拔牙方案复杂化。在这样的病例中，拔牙方案应该既能优化正畸方案，又能最小化其他口内治疗。

成功的根管治疗有以下几个关键步骤须注意：清除微生物，根管充填以预防微生物克隆再形成和再感染的发生，修复牙体形态。根管治疗的好处包括：保持牙弓完整性，利于修复体保护余留牙体组织，保护牙槽骨及龈乳头，保持牙周机械受体的张力敏感性。然而，经过根管治疗的牙齿在经历过正畸治疗后，仍可能发生根折、龋损或牙周疾病。流行病学调查通过X线片显示，高质量的根管充填治疗并发症的发病率相对较低，发病率在14%～65%之间。

根管治疗的效果难以预测，很多因素都会影响预后，比如进一步修复体的质量、剩余牙体组织的结构等。在为患者确定正畸方案时，有关拔牙和口内治疗的相关事宜，正畸医师应当与牙体牙髓医师共同商议，综合考量治疗前、中、后的各项因素，诸如患者的年龄、社会阶层、牙髓存活与坏死情况、根尖周感染情况等。正畸医师应该意识到，根尖周损伤的存在、患者年龄的增大、根管形态的变异都会影响牙体牙髓治疗的效果。根管治疗器械使用、冲洗液体、用药及充填过程中的程序性错误都会对预后产生影响。正畸医师应在良好的临床判断和牙体牙髓医师的共同努力基础上评估这些因素，以便做出对患者最优的治疗方案。

经过根管治疗的牙齿在正畸牙移动过程中与健康的牙齿没有区别。如果在正畸治疗过程中，有牙齿需要进行牙体牙髓治疗，则该牙齿最好进行根管清洁、塑形，并在暂封氢氧化钙。根管充应在正畸结束后完成。如果正畸治疗需要时间过长，则在使用牙胶尖充填，因为氢氧化钙充填可能会使牙齿容易发生折裂。

16.3.2 潜在龋坏因素及白斑病损

最终治疗方案确定后，临床医师应先采取措施避免龋坏，然后再粘结矫治器。相对于身体其他部位的感染性疾病来说，龋病是十分独特的。釉质既没有细胞也没有血管，因此釉质不能通过细胞自愈机制进行自我修复。在正畸患者身上，龋损开始于固定矫治器周围的脱矿。早期研究表明，龋病发生风险的提高伴随着牙菌斑体积的快速增长，后者意味着正畸矫治器周围的低pH值，高产酸菌（变形链球菌等）。这些产酸菌在可发酵碳水化合物环境中产生大量有机酸，进一步降低了菌斑的pH值。当pH值降低到脱矿的阈值以下时（pH＝4.5），会发生釉质脱矿（脱钙）。这种脱矿的最初临床表现为白斑损伤（white spot lesion，WSL）。白斑损伤一般被定义为龋损性脱矿引起的釉质表面下多孔化，由于釉质半透明度和光散射性改变，表现为牛奶样不透明白色。

临床上，WSL通常在4周内发生，发生率从4.9%～84%不等。超过50%的调查对象在粘结固定矫治器后WSL数量增多。Boersma调查发现97%的患者平均30%的颊面出现感染。而且，平均40%的男性和22%的女性出现WSL。总而言之，口内任何牙齿都有可能被感染，包括上颌侧切牙、上颌尖牙、下颌前磨牙在内。WSL的诊断、预防、治疗不仅能预防龋病，而且可减少牙齿着色，最大程度上保护微笑的美观。

完整牙釉质表面的获得性生物膜与口腔内液体一起参与了生物化学动态平衡。当口腔内液体pH值降低到阈值以下时，则釉质羟基磷灰石的钙和磷酸盐离子溶解进入生物膜进而到达口腔（脱矿）。当口腔内液体pH值恢复到正常值时，唾液中的钙和磷酸盐离子会经过生物膜再次沉积于釉质上（再矿化）。在这个循环过程中，损伤性的脱矿和修复性的再矿化可同时发生，也可单独发生。如果这个循环没有被阻止，而脱矿占主导地位时，WSL 就会产生，一旦产生，就很难进行再矿化。

预防 WSL 的重要措施包括良好的饮食习惯、良好的口腔卫生习惯。唾液和菌斑中的低氟会极大促进再矿化过程。Lima 认为，通过含氟牙膏控制牙菌斑累积过程中，损伤不仅会被抑制，而且可能得到修复。牙膏中通常含有氟化钠、单氟磷酸盐、氟化锡、氟化胺或是这些物质的混合，欧盟的含氟最高标准是 0.15%。Ogaard 研究认为，含氟牙膏存在剂量依赖效应，正畸患者应使用 0.1%的含氟牙膏，因为他们患 WSL 的风险更高。

氟化锡可以阻断釉质表面的菌斑吸收，不仅能够防止龋病，而且可以预防正畸治疗引起的菌斑性牙龈疾病。释放的锡原子可阻断蔗糖进入细菌，从而抑制产酸。Ogaard 发表的前瞻性随机临床研究认为，联合使用含氟化锡（氟化胺）的牙膏和漱口水可抑制脱矿和牙龈出血。牙面涂布四氟化钛可形成一层长久的富含钛的釉质样表层，从而抑制固定矫治器周围脱矿。在低 pH 水平，钛结合一个氧原子形成 Ti-O-Ti-O 链，这种共价化合物通过形成复合物保护牙面。这种表面涂布剂甚至能够在强酸环境中保护牙齿。

当 pH 水平降低到氟磷灰石的溶解度（pH＝4.5）以下时，使用氟化物其效果有限。当 pH 值超过临界点时，菌斑的液相部分羟基磷灰石和氟磷灰石无法达到饱和，不能再矿化（Larsen，1990）。这一时期的剂量依赖效应不明显。如果患者无法配合维护口腔卫生，遵守饮食规则，则单纯含氟牙膏的使用是没有效果的。其他的辅助手段如保护漆、漱口水、啫喱等也推荐使用。每日使用 0.05%的含氟漱口水可显著降低带环下损伤的发生。这些漱口水可以与抗微生物用品配合使用，氯己定（CHX）、奥替尼啶盐酸盐、苄达明、三氯生、锌等辅助都可。CHX 涂漆长期被应用（Ogaard et al，2001），但是由于其特殊的金属味和变色效应，现已不再推荐使用。

对依从性较差的患者，使用高浓度的氟保护漆对其有益。由于该浓度的氟会引起暂时的牙体牙龈组织着色、患者费用的增加。局部涂氟化钙，可以在菌斑、釉质表面或是已形成的龋洞中形成保护，在 pH 值降低时释放氟离子。Vivaldi-Rodrigues 调查发现正畸患者涂布氟保护漆后釉质脱矿率下降了 44.3%。Cochrane 系统评价认为，局部涂氟不能有效的阻止脱矿。事实上，Benson 和他的同事发现，30 年前 Zachrisson 建议的每日含氟漱口液（0.05%NaF）漱口是有效的。

有建议认为玻璃离子水门汀（glass ionomer cements，GICs）和树脂型玻璃离子（resin-modified glass ionomer，RMGI）水门汀可被用于粘结矫治器，因为它们可缓释氟离子。但后来的研究者认为这两种材料虽然能够释放氟离子，但是其粘结强度有待提高。现在，有生物活性的粘结剂系统可以抗菌，也可以促进再矿化，这些特点是很有益的。MDPB（12-mechacryloyloxydodecyl-pyridinium biomide）可以与多种修复材料共用，可与抗菌复合体形成聚合物，组织修复树脂机械性能的下降，同时抑制其表面细菌的生长。氩气激光凝固粘结剂的应用可以节约时间，并改变釉质结构，使釉质不易脱矿。激光放射和氟化治疗可协同抑制酸产生，从而抑制 WSL 的产生。

16.4　正畸治疗中的合作

能够最大限度降低正畸不良反应，体现正畸效果的治疗就是成功的治疗。为了达到这一目标，正畸医师必须严格检查软硬组织的情况。

16.4.1　龋病产生

WSL 的产生是一个快速的过程，在正畸矫治器粘结后 4 周就会出现。矫治器周围多余的粘结剂会为产酸菌提供附着，引起脱矿。带有曲、辅弓、推簧以及某些Ⅱ类矫正装置的正畸矫治器难以清洁。在多数病例里，病损出现在托槽周围、托槽之间或是龈缘。脱矿釉质疏松多孔，且易因饮食造成色素沉积，会给感染牙齿造成唇面的美学障碍。对一些口腔维护差的患者，病损可能广泛存在，甚至最终需提前拆除托槽来治疗。

护齿省时型粘结方法正在取代传统的粘结技术和程序。然而，矫治器周围患龋风险始终是正畸医师关心的问题。微渗漏是一种十分重要的修复并发症，其表现为牙体-修复体之间液体和细菌的渗入。然而正畸医师常常低估微渗漏的危险。粘结剂-釉质接触面 WSL 的形成常是微渗漏造成的。进食冷热食物时造成的温度变化引起牙齿的膨胀收缩。釉质、陶瓷或金属托槽以及粘结剂的温度线性膨胀系数并不完全匹配。金属托槽膨胀收缩度比陶瓷托槽、釉质和粘结系统都大，会在托槽和粘结系统间产生微裂痕，导致托槽下方口腔内液体和细菌的渗入。然而虽然微渗漏不可避免，但抑制细菌的活化是阻止 WSL 的直接方法。抗微生物粘结系统的应用是十分有益的，尤其是对于治疗的重点区托槽下釉质有明显的保护作用。

16.4.2 牙髓对正畸力的反应

牙髓是一种特殊的疏松结缔组织，富含牙本质细胞、成纤维细胞、免疫细胞、神经及血管等组织。牙髓行使的功能包括为牙髓活力提供神经和血液，传递感觉信号，成成修复性牙本质等，牙髓也对牙周压力做出回应，例如对正畸力的反应。在正畸力的作用下，牙髓会发生形态学和结构的变化。尽管这方面改变的研究报道差异很大，但是大多数认为发生的改变为退行性变，对牙髓活力是不利的。

正畸治疗加力后可观察到循环受阻，血管升压以及修复性牙本质形成。放射性呼吸测量技术可被用于测量组织呼吸率，反映正畸力施加后牙髓细胞氧利用的下降。正畸加力后可以观察到，牙髓细胞呼吸率下降了 27%，长期来讲，可能会引起牙齿活力问题。缺血造成的牙髓低氧状态会对线粒体功能及细胞增殖造成负面影响。天冬氨酸转移酶(aspartate aminotransferase，AST)在细胞死亡后释放到细胞外基质中。正畸压入力加力后一周，即可观察到 AST 的急剧升高。Perinetti 也观察到，正畸治疗牙中 AST 活性升高，且与可复性牙髓炎相关。有假说认为，循环障碍、血氧水平下降、牙髓组织凋亡导致了 AST 水平升高。此外，牙髓电活力测试反应性增高，与牙髓重量、根表面积等解剖特征呈正相关。

很多研究者观察到正畸治疗中牙髓腔内钙沉积的形成。然而，Stenvik 和 Mjor 认为这些变化与未经治疗的牙齿没有差别。也有报道认为正畸治疗有牙齿活力的丧失，特别是之前受过创伤的牙齿。组织学上来讲，细胞死亡包括细胞坏死和(或)凋亡。尽管之前的研究将正畸治疗过程中牙髓死亡归类为坏死，但对于无创伤的牙齿，凋亡应该是更准确的表述。Rana 深入研究了正畸加力后的凋亡变化，发现加力 3 d 后凋亡达到最大值。

其他因素也会影响牙髓对正畸力的反应，最重要的因素是牙齿的移动方式。压入对牙根尖的压力最大，会阻碍牙髓的血供。此外，Kvinnsland 和 Nixion 报道了伸长力后继发的血供增加和毛细血管增多。Mostafa 观察到经受伸长力后，7 d 后牙髓腔内会发生严重的成牙本质细胞退行性变。McDonald 和 Pitt Ford 应用激光多普勒流式测量(laser Doppler flowmetry)发现持续的轻转矩力会降低血液供应。因为正畸治疗包括复杂的三维牙移动，因此相对不利的移动是不可避免的。

因为正畸力学最重要的原则是避免无控制和摇摆的力(Krishnan 和 Davidovitch，2009)，力的大小是另外一个重要因素。精细控制下的口内正畸轻力即可达到牙移动的目的。然而重达 500 g 的矫形力却有可能对牙髓不利。Kucukkeles 和 Okar 在一次回顾性研究中报道了快速扩弓(Rapid palatal expansion，RPE)治疗中牙髓血管壁的退行性变。然而，Kayhan 进行的组织形态学评估却发现进行 RPE 治疗的牙与对照组牙髓情况无明显差异。

年龄、根尖孔大小等个人因素也会影响牙髓反应。Hamersky 研究认为年龄与组织呼吸降低率呈正比。因此，正畸过程中牙齿的成熟程度也是保存牙髓活力的重要因素，正畸医师在移动根尖闭锁的牙齿时应格外小心。

由于牙髓组织对温度敏感，因此，正畸过程中产热的过程都应注意采取保护措施。手机产生的热可能导致牙髓的不可逆损伤。这些仪器有很多改良版本，例如，手持式片切器、利用钻石圆头锉的空气驱动片切、旋转片等。其中手持式片切器不需要手机，是目前能找到的最安全的方法。Ma 研究认为温度拆除托槽是最安全的拆除方法。使用高速手持设备清除残余树脂可能会引起血管损伤和牙髓坏死。Zach 和 Cohen 研究认为温度升高 5.5℃会引起牙髓炎，而 11℃即可引起牙髓坏死。Uysal 报道在清除残余树脂粘结剂过程中，使用足量的冷却水才能保证温度变化不会超过这一严格的标准。Eminkahyagil 总结到低速使用钨碳圆头锉是去除粘结剂的最佳选择。

不断进步的激光牙科可能是未来避免严重牙髓反应最有效手段。最近一项大鼠的研究表明，牙移动过程中的低剂量激光治疗(Low level laser therapy，LLLT)可以促进血管生成及牙髓修复。LLLT 的疗效包括缓解疼痛、加速组织自愈、提高血管生成速率、促进成纤维细胞和胶原纤维的增殖，降低免疫反应。因此，这项技术可能是正畸治疗优化的前景所在。

尽管正畸医师使用各种方法将牙髓反应最小化，但是在正畸牙移动早期，充血和可复性牙髓炎都是不可避免的。就像 Popp 报道的，72 h 后缺血的迹象消失，血供恢复正常。粘结后 2 h 即可检测到这些轻微的牙髓炎反应。牙髓充血带来的中等程度的疼痛可持续 7 d 以上。每次复诊调整弓丝后，都会有轻微的疼痛，但是大部分病例中，牙髓活力并未受到影响。

正畸牙移动的表现与感染的症状间的鉴别诊断是很困难的，特别是当有创伤史存在时。当患者的牙齿有严重的疼痛或是疼痛超过 10 d 或是冠变色时，应该请修复专家会诊。X 线片的根尖投射影发生变化时，需请牙体牙髓医师会诊，正畸治疗可在牙体牙髓治疗完成后继续进行。

16.4.3　正畸牙根吸收

牙根吸收是临床医师面对的一大难题，其确切机制不明，且治疗十分困难。牙根吸收有很多诱发因素，而错误的生物力学应用被认为是造成医源性牙根吸收的最重要因素。本部分对两种根外吸收提供了综述：根外根尖吸收和侵袭性锥形牙根吸收。

牙槽骨吸收式正畸牙移动的基础。通常骨吸收发生在健康的牙周环境中，高度矿化的牙骨质由于其特殊的血管结构和含氟量，对吸收抵抗力更强。而且，牙骨质表面的前牙骨质层也会抵抗吸收。这个炎症过程是牙移动的基础，同时也是正畸性牙根吸收的原因。正畸引起的牙根吸收(Orthodontically induced inflammatory root resorption，OIRR)常是正畸治疗成功与否的决定性因素。如果正畸疗程加长，或是正畸力增加，则根吸收的风险增大，导致牙骨质表层吸收，牙本质暴露，破骨细胞附着增加，最终导致进行性根吸收，直至正畸力停止。当力被解除后，修复开始于成纤维细胞和成牙骨质样细胞合成胶原纤维，形成新的牙周韧带。多数吸收小孔会被修复性牙骨质填补。根据 Owman-Moll 和 Kurol 的研究，施力结束后 6～7 周，修复率可达到 82%。

正畸引起的牙根吸收主要发生在两个区域：表面吸收或是根尖 1/3 吸收(图 16.1，图 16.2)。根据 Huang 于 2005 年的研究，吸收发生率的不断提高有两以下种解释：

第一，相对根尖 1/3，牙齿的支点更靠近冠方，而由于牙周膜纤维方向的不同，正畸力对牙齿根尖区的创伤更大。

第二，牙根的冠 2/3 覆盖的是无细胞牙骨质，而根尖 1/3 则是含细胞牙骨质，其中包含的细胞和血管在重力下会发生损伤。

牙根吸收的诱发因素可被分为生理因素和正畸力相关因素。在生物因素中，生理年龄、牙龄、性别、根型、牙根吸收史、创伤和牙体牙髓治疗史、自体牙移植、牙槽骨密度、咬合类型、牙周病、咬合力、咀嚼习

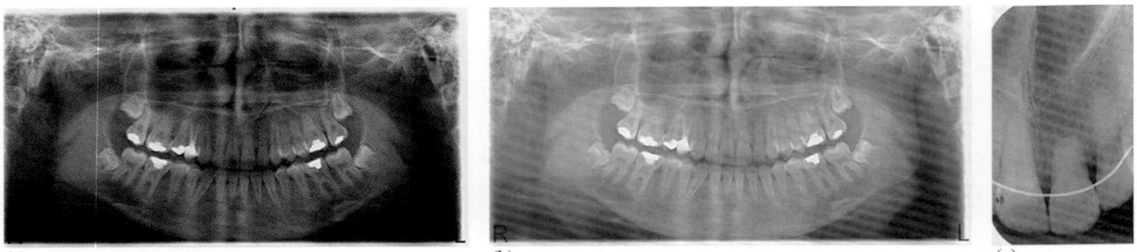

(a) (b) (c)

图 16.1　正畸引起的根吸收发生在根尖 1/3 处。(a)固定矫治结束。(b)1 年后随访。(c)14 个月随访根尖片。根吸收未进展:但由于牙齿轻度松动,因此用弹性丝结扎固定

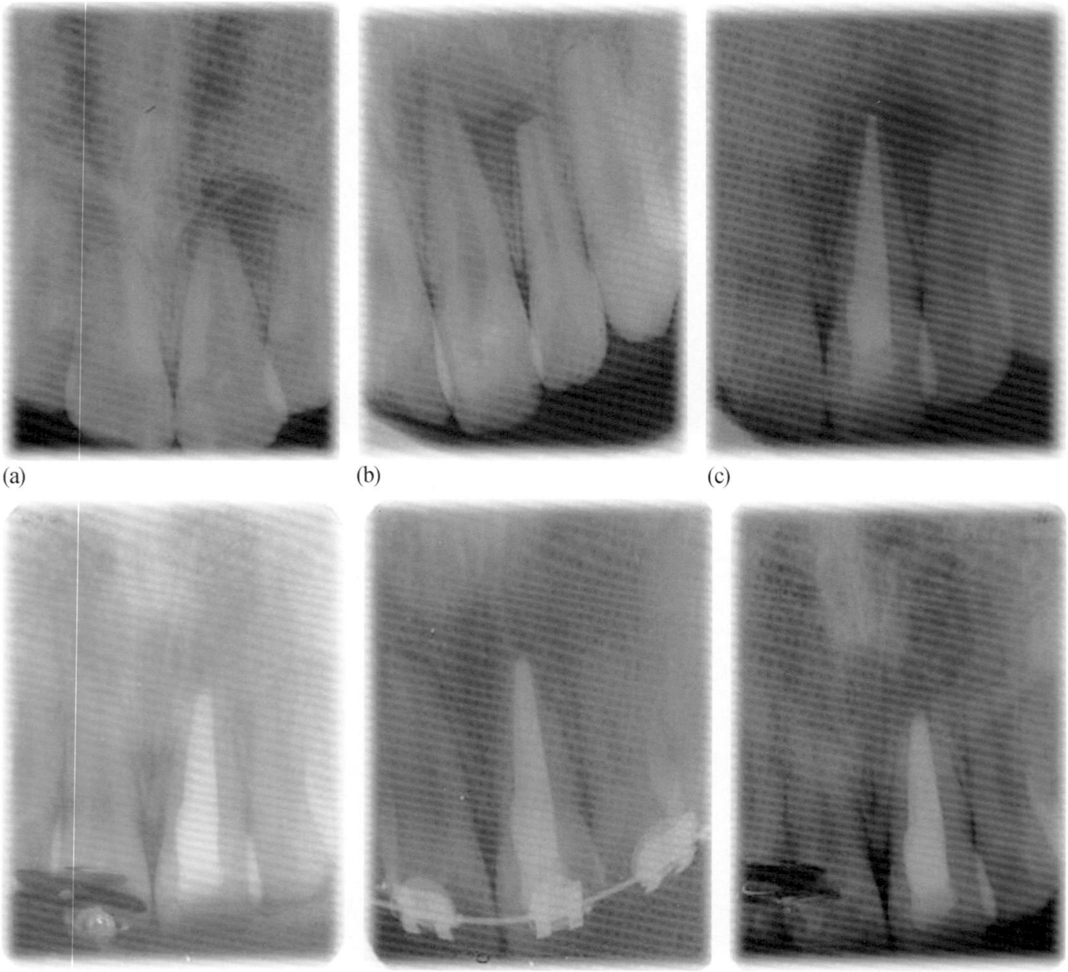

(a) (b) (c) (d) (e) (f)

图 16.2　正畸治疗导致的牙根吸收。(a,b)在正畸过程中左侧中切牙畸形舌侧尖已被调磨掉。注意:只有这颗牙没有显示根尖吸收,这是由于牙髓/牙本质的暴露导致它失活。但在调磨过程中未诊断出来。(c,d)根管治疗以及根尖切除以治疗慢性根尖周炎。(e)患者再次进行正畸治疗。(f)第二次正畸治疗结束,左侧中切牙未显示牙根吸收,并且无症状无松动

惯、牙缺失情况、阻生尖牙、系统性疾病等都是影响因子。而医源性因素则包括了治疗和矫治器类型、错位牙数目、牙移动类型、疗程、正畸力的大小、颌间牵引的使用和矫形力的应用。然而,牙根吸收的最主要原因是患者的易感性。不同患者之间,同一患者不同时期的牙根吸收易感性都是有差异的。激素、体质和代谢率都是成破骨活性波动的激发因素。在某些特定的系统性疾病,如过敏和哮喘,牙根吸收的易

感性都会增高。上、下颌切牙、上颌第一磨牙，上颌第一、第二前磨牙以及上颌尖牙是牙根吸收的高发牙位。切牙牙根吸收的高发率可能与其较薄的根尖形态有关，更有可能的是，正畸过程中过度的牙移动即往复运动，与牙槽骨骨皮质的接触，特别是产生重力的槽内转矩力共同引起了牙根吸收。

通过传统的放射线片就可以对牙根吸收进行诊断，根尖片、全景片、侧位片都是可以的。然而，这些常规方法无法监测到早期或是侧方的吸收，因为放射线片上的表现需要吸收达到一定量才能表现出来。医学 CT 或是锥束 CT(CBCT)在吸收的早期诊断方面有明显优势。比较而言，CBCT 的辐射剂量更小，伪影更少，成像更快。

牙根吸收常发生在治疗早期，尤其是正畸力使用不当时。检验学的方法也可用于早期诊断，龈沟液中的牙本质基质蛋白 I 和牙本质磷蛋白均可作为检测指标。治疗前即有牙根吸收的牙齿发生 OIRR 的概率更高。创伤牙的情况也是如此。而 Malmgren 认为处于正常 PDL 环境中的创伤牙其牙根吸收率不会有明显上升。尽管 Wickwire 等发现 53 颗在进行正畸治疗的牙齿牙根吸收率高于正常(1974)，但是 Spurrier 和 Remington 却发现由于正畸力造成了牙本质硬度和密度提高，吸收率反而有下降。

在为有诱因患者制定治疗计划时，需避免牙齿不必要的移动，同时避免牙根与骨皮质的接触，从而降低牙根吸收的可能性。治疗开始后 6 个月应对吸收情况进行评估。如果 X 线片上出现了牙根吸收的迹象，则应中止正畸 2～4 个月，待其修复。更重要的是调整正畸力至适宜。遵循生物力学准则，监控患者的解剖学特征可避免严重的牙根吸收。通常停止治疗后，医源性牙根吸收也会终止。

吸收严重的牙齿可以与邻牙结扎固定。应告知患者该情况，并嘱其小心使用该牙。在严重的情况下，牙齿需进行根管治疗。某些特殊病例中，终止正畸治疗也无法停止牙根吸收，只有结扎和根管治疗对其有效。对活跃的病损牙需使用氢氧化钙糊剂，而对以停止吸收的牙，使用牙胶尖充填即可。在静止期，正畸医师应通过调整保持器避免咬合创伤。可保留的牙齿其冠根比至少应达到 1∶1，若小于此数值，则无法施加正畸力，而且在这种情况下，虽然牙活力尚可，但应进行根管治疗。一项关于牙根吸收修复药物的调研表明，双磷酸盐、锯鳞蝰素、低剂量皮质激素(1 mg/kg)，都是有效的，需注意，高剂量皮质激素(15 mg/kg)可能会发生相反的作用。

侵蚀性环形牙根吸收会造成牙体结构严重受损。多发生在单颗牙，罕见发生于多颗牙。环形分布是其主要特征，由于釉质和牙本质的吸收，血管组织颜色透出，呈现粉红色(图 16.3)。该病损的病理特征是毛细血管丰富的纤维组织伴大量破骨细胞。由于病损区微生物罕见，因此，微生物因素是否在其中起作用有待研究。一项包括 222 名患者的研究表明，侵袭性环形牙根吸收的诱因主要包括正畸治疗、创伤、冠内漂白、涉及釉牙本质界的手术等。在该研究中，21.2%的患者有正畸历史。这再次证明，不适当的正畸力是导致牙根吸收原因之一。

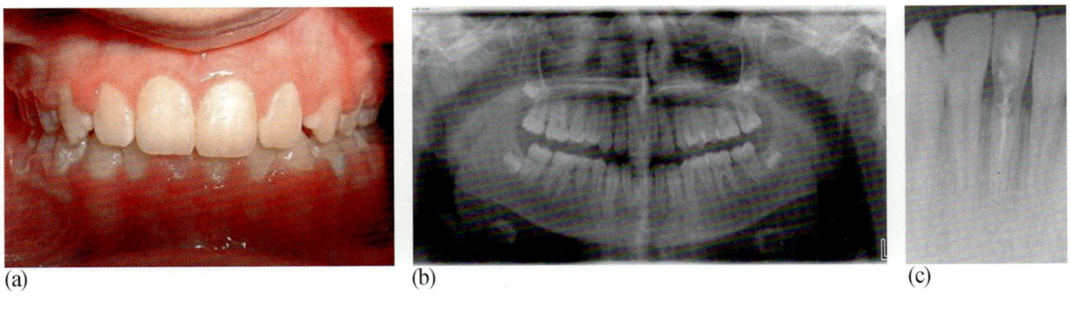

图 16.3　(a,b)正畸后侵袭性牙颈部吸收，显现出粉红颜色。(c)患者被委托到经验丰富的牙体牙髓专科医师手中通过去除活跃的吸收组织、充填缺损(矿物三氧化物凝聚体 MTA)来治疗侵袭性牙颈部吸收。由全科医师实施的传统根管治疗预后不佳

侵袭性环形牙根吸收是无痛的，开始于牙龈下方，沿根牙本质向根方和冠方延伸。该病损通过前牙本质与牙髓相间隔，该层最后被吸收。临床表现为近牙龈区的粉红色改变。这种改变可能在几个月甚至几年内不会被注意到，只有放射线片才能发现。传统放射线片可用于确诊，CT 扫描则可三维成像，确定位置和形状。侵袭性环形吸收区别于根内吸收的两大特征是牙髓症状阴性和髓腔体积的放射线表现。侵袭性环形吸收的髓腔体积无改变，投射区沿在牙本质内沿冠根方向分布。

侵袭性环形吸收病程进展快，正畸医师在确诊后应尽快告知患者。治疗应由有经验的医师控制。治疗原则是去除活跃的吸收组织，用合适的材料充填(图 16.4)。手术和非手术方法都可使用。非手术治疗主要是在根尖区应用 90%的三氯乙酸水溶液，诱导病损区域坏死后行刮除术，并在牙髓出现问题是行根管治疗，最后使用玻璃离子水门汀修复。氢氧化钙可补偿缺损，同时可清除微生物，灭活有毒产物。如病损边界在龈缘下方，可采用正畸牵引术。正畸牵引持续时间一般为 4～6 周，期间通过调磨𬌗面去除干扰。为保持牙齿牵引出的位置，可采用牙周纤维切断术。同时，正畸医师需注意，虽然不多见，但牙齿有粘连无法移动的可能(图 16.5)。

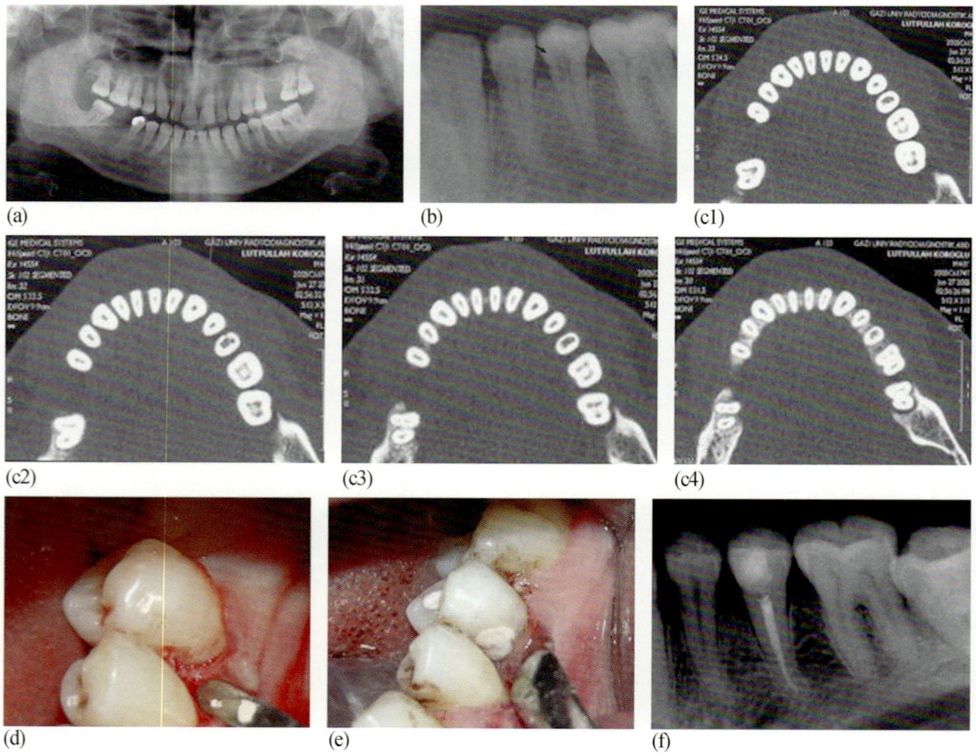

图 16.4 诊断和治疗侵袭性牙颈部吸收。(a)注意全景片中下颌左侧第二前磨牙扩展的异常射线透射影。(b)下颌左侧第二前磨牙根尖片显示牙冠异常透射区(箭头所示)。(c)螺旋 CT 由冠到根拍摄下颌左侧第二前磨牙，获取骨窗位显示近中牙颈部的扩展性吸收(d)吸收区的口内表现。(e)根管治疗及吸收区修复治疗后的口内照。(f)6 个月随访根尖片

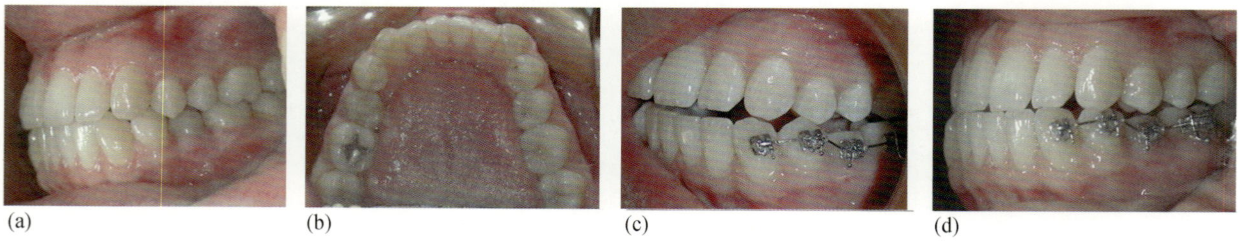

图 16.5 牙根固连可以发生在侵袭性牙颈部吸收。(a,b)患者牙周刮治术后来到口腔正畸科寻求颈部吸收患牙的正畸牵引治疗。(c)调𬌗后施加正畸力。(d)由于牙根固连，正畸力施加 3 个月后未显示任何牙移动，最后该牙被拔除

手术治疗包括牙周翻瓣术、刮治术及缺损修复。目前应用过的修复材料主要包括银汞合金、复合树脂、玻璃离子水门汀。现在，无机三氧化物聚合体(mineral trioxide aggregate，MTA)被推荐用于环形缺损的修复。Baek 研究认为 MTA 的修复效果超越了其他材料。White 和 Bryant 2002 年的报道中认为引导组织再生中使用 MTA 材料在填补牙骨质缺损的同时，对邻近骨缺损的骨密度提升也是有益的，这一点在 X 线片中得到了体现富。长期以来，血小板源性生长因子纤维封闭剂被应用于上颌窦底提升、种植体周围炎、牙周骨缺损及牙槽骨再建。2000 年，Ren 报道了 Tissel 促进狗口内暴露的牙髓组织愈合。尽管封闭剂不能辅助形成牙本质桥，但是该材料仍是一种非常有前途的生物活性盖髓剂。

16.5　创伤患者的紧急正畸处理

特殊情况下的患者也需要正畸辅助治疗，例如，急诊室的创伤患者。口颌面部的创伤发生率很高，可占需治疗创伤的 5%。牙创伤是最常见的颌面部创伤，超过 20%的儿童都发生过这类创伤，常见的年龄分布为 8～12 岁。男孩的发病率约是女孩的两倍。多数牙创伤患者为安氏Ⅱ型Ⅰ分类，深覆盖，不能自然闭唇。通常，创伤牙的紧急处理时由儿牙医师、牙体牙髓医师或是修复医师完成，但是正畸医师的参与也是必需的。在为有过创伤的患者制定正畸治疗计划时，必须考虑创伤牙的长期活力以及创伤对牙-牙槽复合体的影响。

简单的冠折可用酸蚀复合树脂修复或是直接将断端黏结回原位处理(图 16.6)。这两种方法的预后都是很好的，不考虑牙根的发育情况，几乎全部牙齿的牙髓都可保存活力。测定牙齿活力的合适时机大约是创伤发生后 8 周。

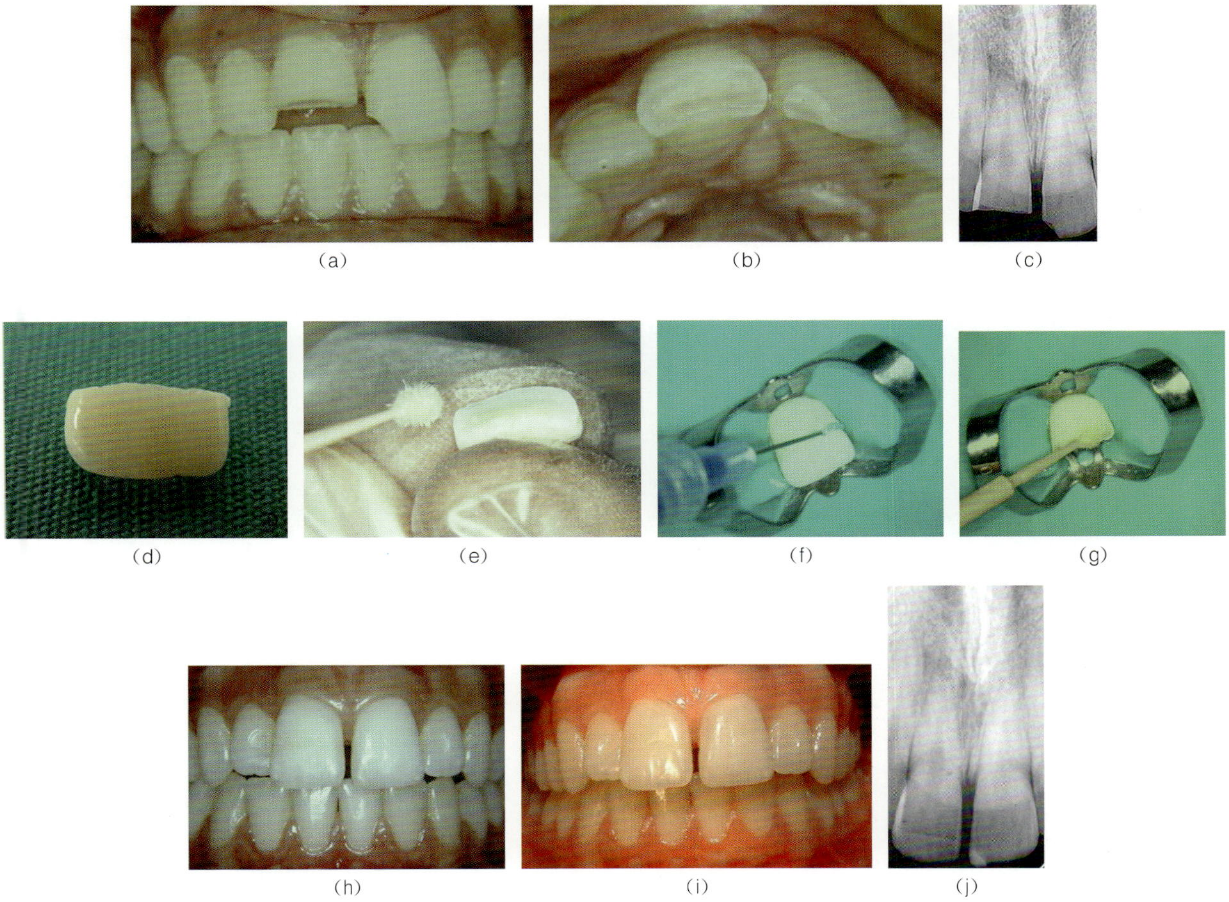

(a)　(b)　(c)　(d)　(e)　(f)　(g)　(h)　(i)　(j)

图 16.6　上颌中切牙利用粘结系统实现断端再粘操作步骤。(a～c)治疗前口内及 X 线检查。(d)牙齿断片。(e～g)再粘步骤。(h)再粘后与抛光。(i，j)一年后随访，牙髓有活力

伤及牙本质的牙外伤使牙本质小管直接暴露于牙髓。因此，及时保护牙本质，避免牙髓与感染相关的坏死组织接触是很有必要的。乳牙外伤的情况需根据乳牙的寿命和牙髓活力进行判定。如果牙折发生在成人牙根已经完全形成的牙齿，则应该先进行根管治疗，然后行美学修复或正畸治疗。另一方面，对于青少年患者正在发育中的恒牙，则须尽可能地保留牙髓活力，辅助其牙根发育。暴露的牙髓会生成肉芽组织，细菌会逐步入侵牙髓组织。然而，细菌的侵入是十分缓慢的，因此，即使暴露 24～48 h，牙髓组织也是有可能被保留下来。因此，在年轻病例中，复杂牙折不能被看做是不保存牙髓活力的适应证。Miomir Cvek 发明了一个程序称作 Cvek 牙髓切断术，这种切断术使用氢氧化钙盖髓。该术式应在创伤后尽快应用。只要牙髓有活力，且受到保护，那么牙根的发育会继续进行。

如果牙折伴随牙髓坏死，总的治疗原则是先进行根管治疗，然后行保护性修复。喇叭口状的或是分叉的根尖形态以及薄弱的根牙本质对牙体牙髓治疗及修复治疗都是问题。更长久的治疗选择，例如种植牙或粘结修复体应到颅颌面停止发育后在进行。

根尖诱导形成术是在无牙髓且根尖未形成的牙齿诱导钙化的根尖屏障形成的一种方法。该方法将氢氧化钙填充到清洁的、生物学受力合适的、不成熟的根管中，随着时间延长，氢氧化钙会从根管中滤出，每 3～6 个月需重新填充。形成术需 6～24 个月的时间形成根尖硬组织屏障。近期研究建议使用 MTA 作根尖栓，可有效缩短氢氧化钙的诱导时间，进而缩短整个疗程(图 16.7)。

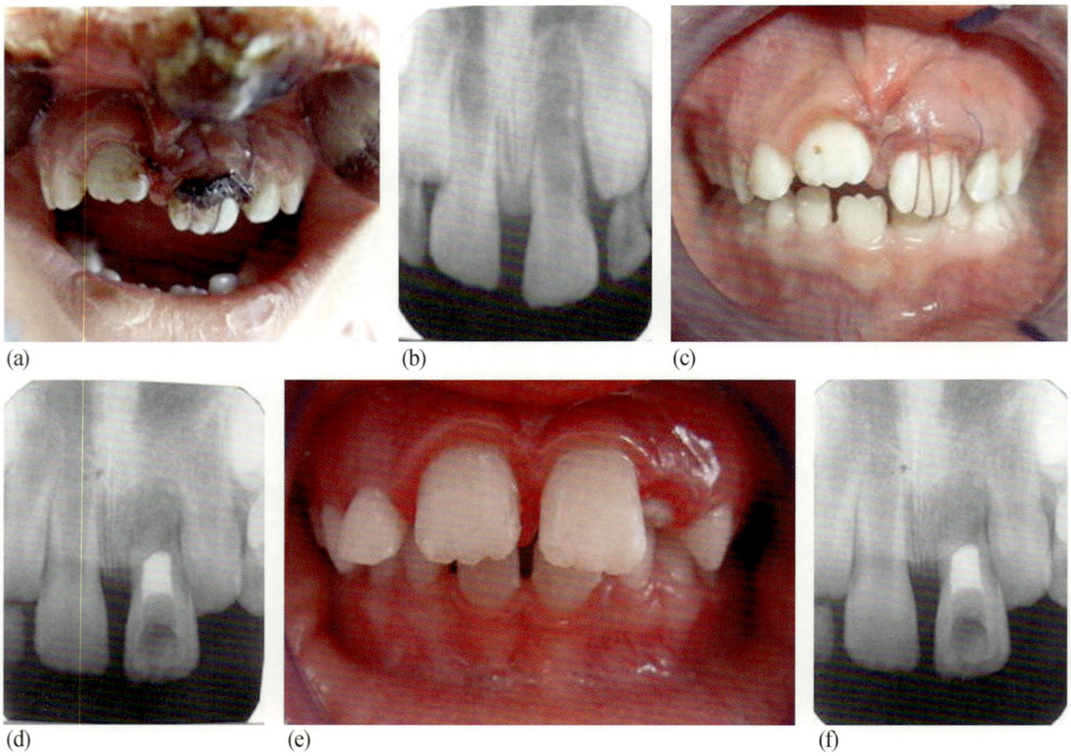

图 16.7　MTA 作为根尖塞治剂用于根尖诱导成形术。(a)创伤 1 h 后左侧脱位中切牙再植。(b,c)再植后 3 d。(d)MTA 作为根尖塞治剂用于根尖诱导成形术。(e,f)3 个月后随访结果

有些需要根尖诱导的患者正处于正畸治疗中，或需要进行正畸治疗。正畸治疗的延迟可能不利于患者的最终疗效，对于发育期的患者更是如此。1997 年，Steiner 和 West 展示了一个病例，该患儿 11 岁，中切牙在进行根尖诱导的同时进行正畸治疗，效果很好(图 16.8)。经过近两年的诱导，根尖屏障完全形成，正畸治疗在治疗后的 6 个月完成。1986 年，Anthony 也报道了同样的病例。这些病例说明正畸治疗中，牙齿发生进行性吸收和附着生长的同时，根尖仍可形成钙化屏障。

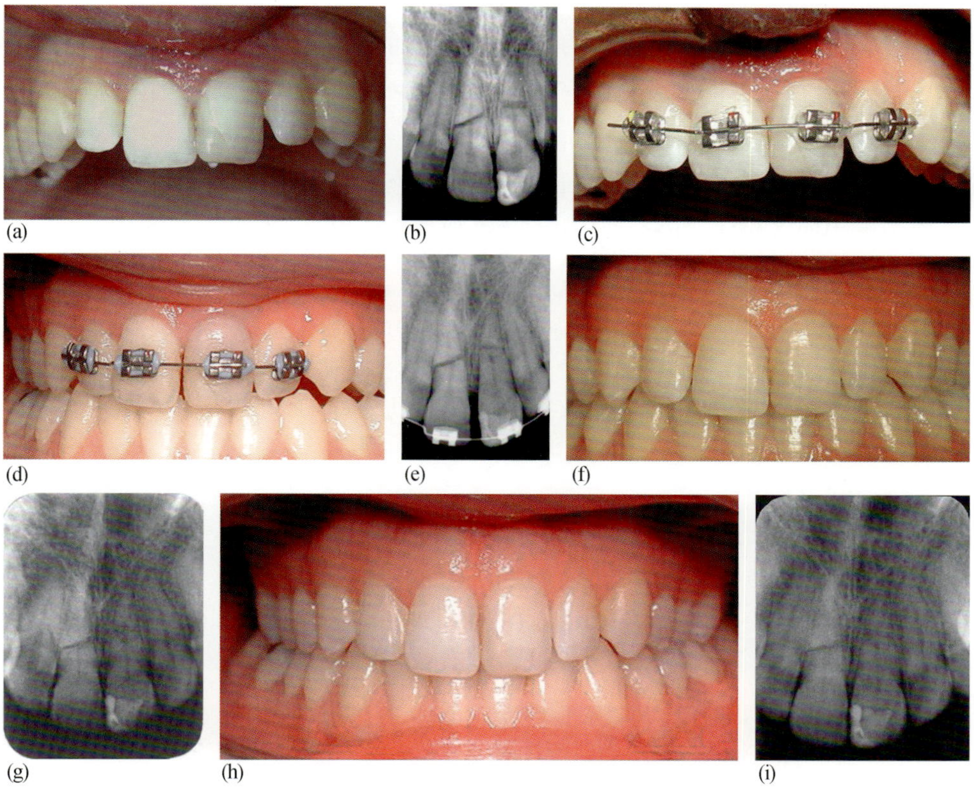

图 16.8　上颌中切牙水平型根折治疗。(a)原始口内及 X 线检查。(b)正畸托槽及不锈钢丝结扎。(c)在弓丝上制作第一、第二序列弯曲以维持结扎过程中切牙位置，防止上、下前牙接触引起中切牙创伤。(d,e)第 20 天：注意牙齿颜色改变(f,g)14 周后移除正畸托槽，口内照及根尖片。(h,i)9 个月后随访临床与影像学表现

喇叭口状或是分叉的根尖可能导致牙齿在根管治疗中更易发生环形折裂。多数发生在长期氢氧化钙治疗开始的 3 年内。发生率在 77%(牙根未形成的牙齿)到 28%(牙根完全形成的牙齿)之间。有研究者研究了长期使用氢氧化钙对根牙本质物理特性的影响。Andreasen 建议氢氧化钙的使用时间最长为 4 周，之后更换为 MTA。近期研究表明，将复合树脂深填入冠方的根管有助于预防牙折。因此，减少冠方根管的充填，代替以复合树脂可减少冠渗漏，有助于牙体牙髓治疗的成功。

虽然有折裂的风险，但这些牙齿也不能随意拔出，因为他们的存在有助于牙槽嵴的发育，保留间隙，维持该区域的正常形态。如果牙颌面生长完全结束后，牙齿最终折裂了，那么最好使用永久修复体。创伤病例中，大约 0.5%～7%的患者都有根折的症状，多发生在 11～20 岁年龄组的上前牙区。放射线片可以显示牙体组织的折裂线，不同角度的拍摄可进一步确定这些折裂的位置。

影响牙根愈合的主要因素包括牙冠部分的体积、牙根发育的时期以及创伤的严重性。理想情况下，牙根以硬组织愈合，但是有时不能避免有结缔组织或肉芽组织的存在。在恒牙列，创伤牙折线的位置不会对牙髓的存活产生影响。因此，牙折发生在冠 1/3 和根 1/3 的牙齿都可通过异位片段的固定治愈。

根据国际口腔创伤协会指南，发生牙折后，冠部分应尽快复位，并用夹板固定 4 周。避免咬合接触是最重要的。针对牙折有多种夹板，之中包括通过正畸托槽来固位发挥夹板作用。在多牙齿发生牙折的情况下，正畸托槽夹板是优先使用的，通过正畸托槽，可控制目标牙齿移动至理想位置。

很多研究者都报道过发生冠根折或根折的牙齿不经牙体牙髓治疗也可发生良好的愈合。骨折线延伸到口腔环境时，细菌容易污染髓腔，这一点严重影响了预后。如果牙根片段足以支持冠修复，备选的方案是去掉牙冠部分，行牙体牙髓治疗，然后进行龈下修复，必要时，通过牙龈切除、骨切开、外科或正畸

牵引等辅助修复。

牙折预后的牙齿是可以进行正畸治疗的，即使创伤后的牙折分布广泛，有显著片段异位也是可以的。有些病例中，牙折片段未离断即发生愈合，则在正畸治疗中及治疗后，牙根也不会与牙冠之间发生折断。另一方面，正畸牙移动可能会促进牙折片段的分离。通常建议这类牙折需观察至少两年后再进行正畸治疗。Hovland 曾经报道过 1 例随访 8 年的成功病例，该病例的上中切牙牙根横折，根 1/3 向腭方移动并在正畸治疗中向下压入。Erdemir 也有过类似的病例报道(图 16.9)。

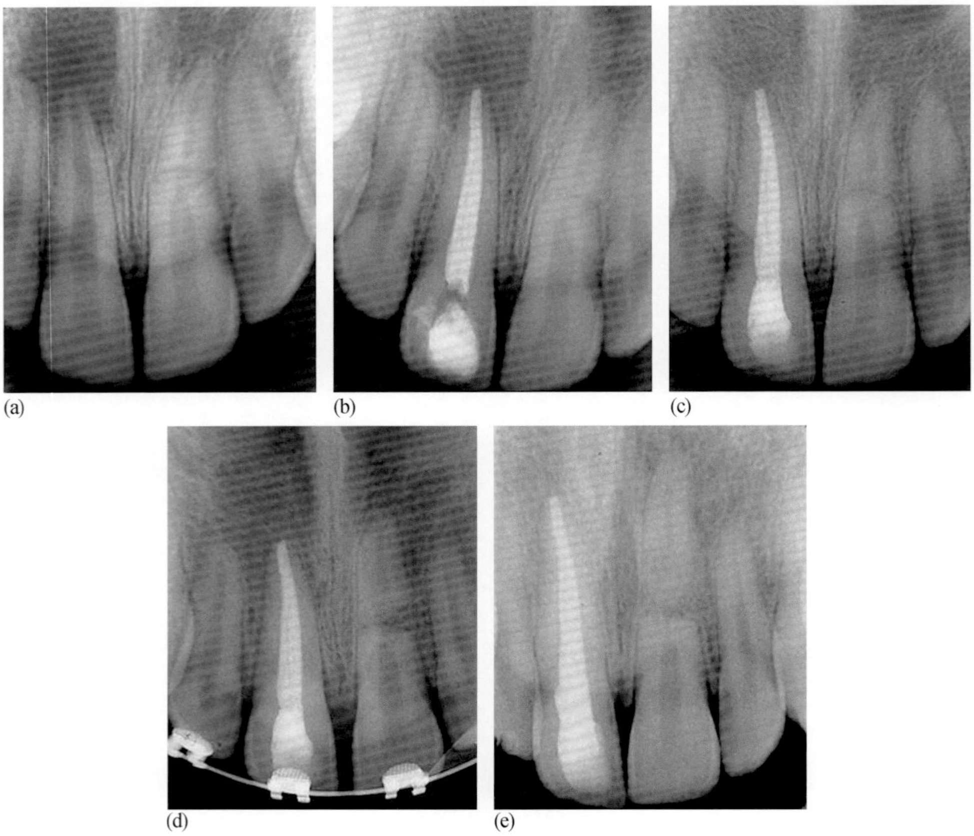

图 16.9 正畸移动水平型根折牙 (a)根尖片显示上颌右侧中切牙透射影，上颌左侧中切牙水平型根折。(b)术后 X 线。由于没有任何病理表现且牙髓活力测试阳性，因此上颌右侧中切牙未予治疗。(c)牙体牙髓治疗后 6 个月随访。未治疗的上颌右侧中切牙已愈合。(d)牙体牙髓科治疗后一年。注意牙上的正畸托槽，3 个月前开始正畸治疗。右侧中切牙牙冠相对于牙根在移动。在正畸问题基本解决时停止正畸治疗。牙髓活力测试依旧阳性，但松动度在缓慢增加。(e)创伤后 12 年，正畸后 6 年。牙齿无症状，临床及影像学表现良好

Ingber 首次提出正畸辅助牙根萌出，又称为牙根牵引，主要用于只有单侧或双侧骨壁，用传统方法无法修复的牙折。决定牙齿应被拔除还是可进行助萌的指标包括：根长、根型、牙折水平、牙齿的重要性、牙齿美学及牙体/牙周预后。多种固定或是活动矫治器都可用于牙根牵引。有些情况下，由于可用牙体组织不足或是龈沟液和血液干扰，牙根片段上无法黏结附件。这种情况下，牙体内金属桩可被用于牵引(图 16.10)。更美观的修复方法是利用符合树脂核配合玻璃纤维桩(图16.11)。使用 T 形曲、推簧或是美学附件可对牙根施加垂直向牵引力。为了更好地控制牙根在垂直和近远中向的移动，可在主弓丝上弯制第一、第二序列弯曲。牵引力大小约为 20～30 g 即可，但有些医师喜欢使用更重一点的 50～60 g的力实现创伤牙的快速移动。牵引量达到足够值后，需对受牵张的牙周纤维进行切断，以防复发。

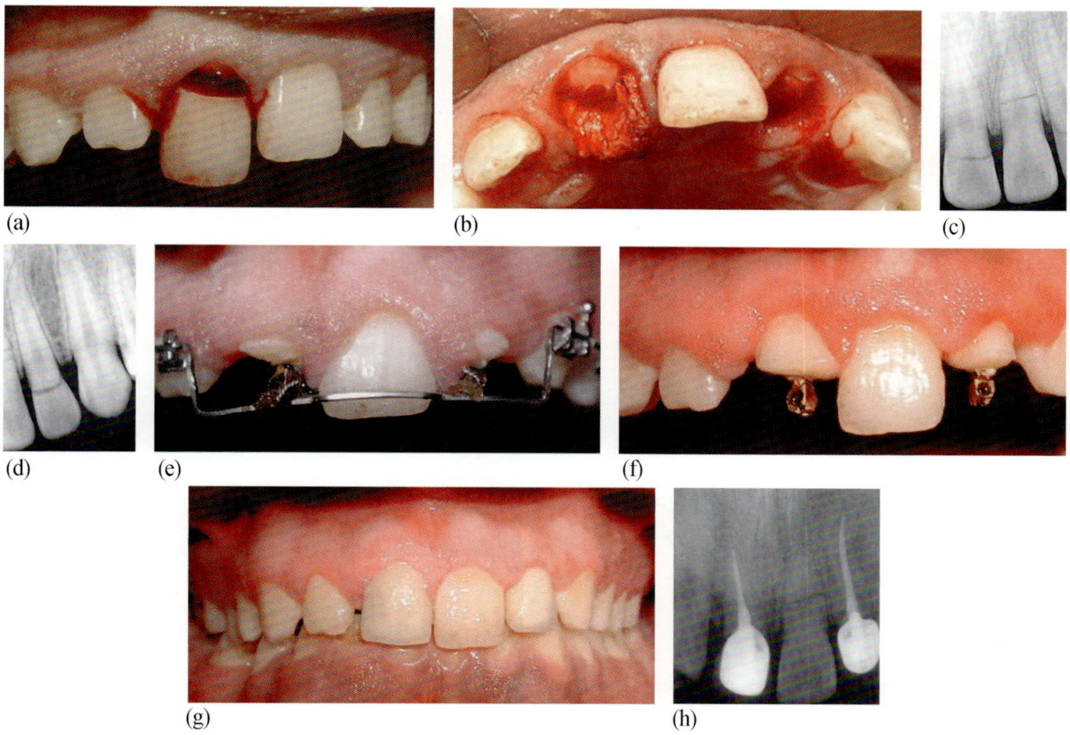

图 16.10　正畸牵引或通过金属桩强制牙根萌出。(a～d)19 岁男性患者交通事故后前牙牙折，右侧中切牙、侧切牙进行牙体牙髓治疗，左侧中切牙给予观察。(e)金属桩上钻孔方便施加正畸力。(f)利用桩进行正畸牵引。牙根萌出。(g)牙龈成形术和纤维切断术后最终修复。(h)19 个月后随访

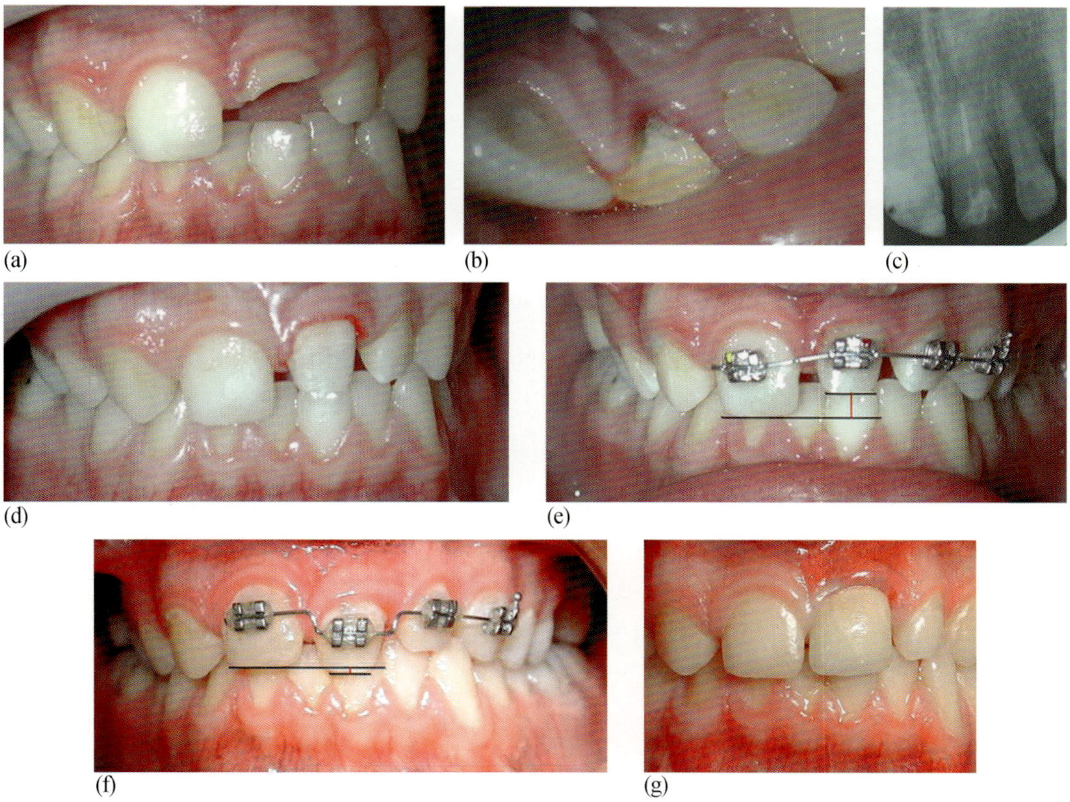

图 16.11　通过玻璃-纤维桩、树脂核进行正畸牵引。(a,b)治疗前。(c)纤维桩放置后。(d)复合树脂冠方便托槽粘接。(e)正畸牵引前，水平线显示最初切缘位置。(f)正畸治疗结束。(g)瓷熔附金属冠最终修复

嵌入型牙脱位在乳牙列常见，这种情况下，应使用综合策略。这种情况可能会引起预期外的严重并发症，例如，牙髓坏死、炎症性牙根吸收、牙根骨粘连、替代性骨吸收以及边缘骨丢失。治疗方法有多种，例如，观察即刻再萌出、手术暴露牙冠、正畸牵引（伴随或不伴随嵌入牙的松动）、手术重定位。创伤后即刻正畸可辅助牵引萌出，使得牙体牙髓治疗可早期进行。尽管正畸治疗可以防止粘连，但可能会增加根外吸收和边缘骨丢失的风险。创伤后正畸开始的时机依然有争议。通常，应在牙齿症状消失后再行正畸治疗。然而，虽然牙根吸收的风险降低了，但是可能发生骨粘连，且牙体牙髓治疗的时期推后了。正畸牙牵引成功率很高（图16.12，图 16.13）。避免使用邻牙作为支抗，因为他们也有可能在创伤中收到影响，会发生不必要的扭转和压入。为了避免不良反应，邻牙应进行结扎，或使用腭弓固定，同时可使用自支持式唇弓（self-supporting labial archer）。最后使用固定保持器进行维持。

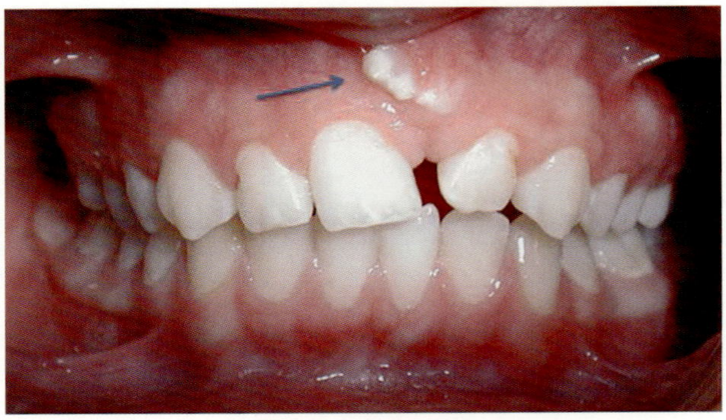

图 16.12 左侧中切牙嵌入型外伤（箭头所示）

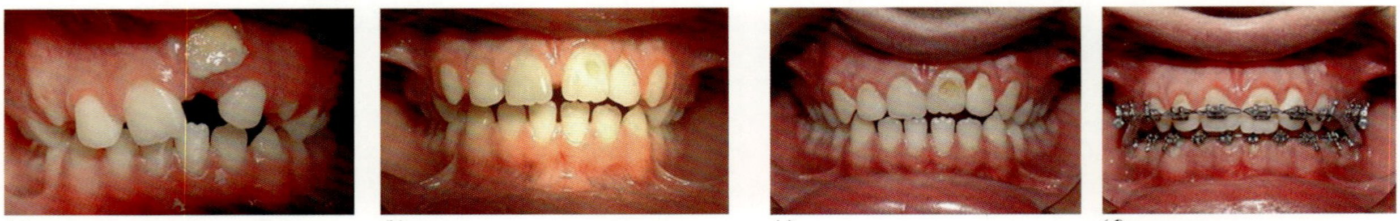

(a) (b) (c) (d)

图 16.13 (a)嵌入型外伤患者，正畸治疗前为Ⅱ类Ⅰ分类。(b)先利用 2×4 技术拉平上前牙后应用 activator 治疗。(c)功能性矫治后，注意外伤牙垂直位置的复发。(d)第二阶段正畸治疗的口内照

牙撕裂伤被定义为牙齿从牙槽窝中完全脱位，牙髓血供终断，牙周膜细胞暴露于外部环境中。恒牙列发生创伤的患者中牙撕裂伤的发生率为 1%～16%，主要发生在 8～12 岁年龄组。在这个年龄段，牙齿正在萌出，围绕其周围的牙周韧带较松弛，为牙齿提供的支持力较弱。牙撕裂伤的主要并发症为附着损伤及牙髓感染，因此其治疗也主要是避免或最小化两个并发症。虽然无法恢复最初的血供，但是在特定的环境下，再植的牙齿可以发生再血管化。如果受伤牙的根管未闭合，则须采取措施促进其血管再生。若再生失败，则应采取措施避免根管区细菌感染。一直以来，牙齿再植被认为是一种临时措施，因为许多再植牙最终都会发生牙根吸收。然而，也有很多病例再植牙在保留正常牙周膜的同时，成功存活了 20～40 年。再植牙的成功率在 4%～50%内大范围波动。

再植成功取决于很多因素，例如，牙齿离体的时间，结扎方式和结扎时长。推荐使用胶粘剂粘结复合树脂夹板如丝复合夹板和钛创伤夹板，因为半坚固或是弹性结扎是牙齿能进行生理运动，这样的功能刺激能促进愈合。再植非成熟切牙发生再血管化的成功率有报道分别为 18%（Kling et al，1986）和 34%。氢氧化钙应达到 6～12 个月，或直到 X 线片上牙槽骨硬板密度高于牙胶尖密度方能使用。系统性抗生素治疗（强力霉素或青霉素 V）可用于预防细菌感染。

约 7%～8%的离体牙无法进行再植，或是再植牙发生进行性根吸收，或是发生冠根折或根折，这些情况下，都会导致牙缺失。在这种情况下，可供选择的治疗策略包括随诊、正畸关闭间隙、传统修复桥体、黏结桥体、可摘修复义齿、种植牙或是自体牙移植（图 16.14）。除了正畸关闭治疗外，自体牙移植是最符合生理过程的方法，因为自体牙有诱导骨再生的作用，同时也允许正畸治疗早期进行（10～12 岁）。自体牙移植可引起的问题包括进行性牙根吸收、牙髓坏死、骨粘连、低位阻生等。成功的自体牙移植取

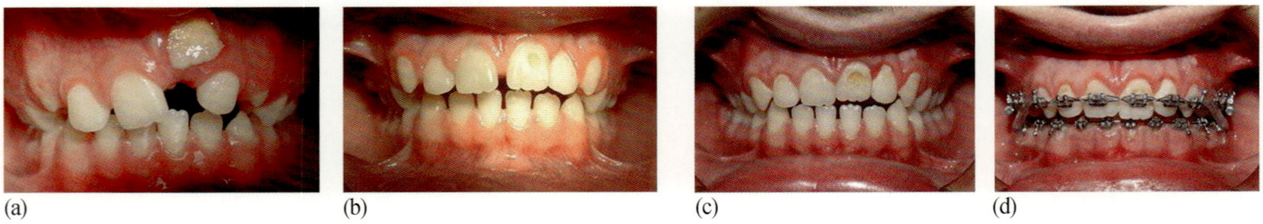

决于几个因素：行牙移植术的年龄，牙齿的发育阶段，供体牙的类型，术中供体牙口腔外的暴露时间，牙骨质及牙周韧带的损伤以及口腔外科医师的经验。Zachrisson 等人认为前磨牙牙根发育至三分之二或四分之二时移植至上颌前牙区预后最佳。

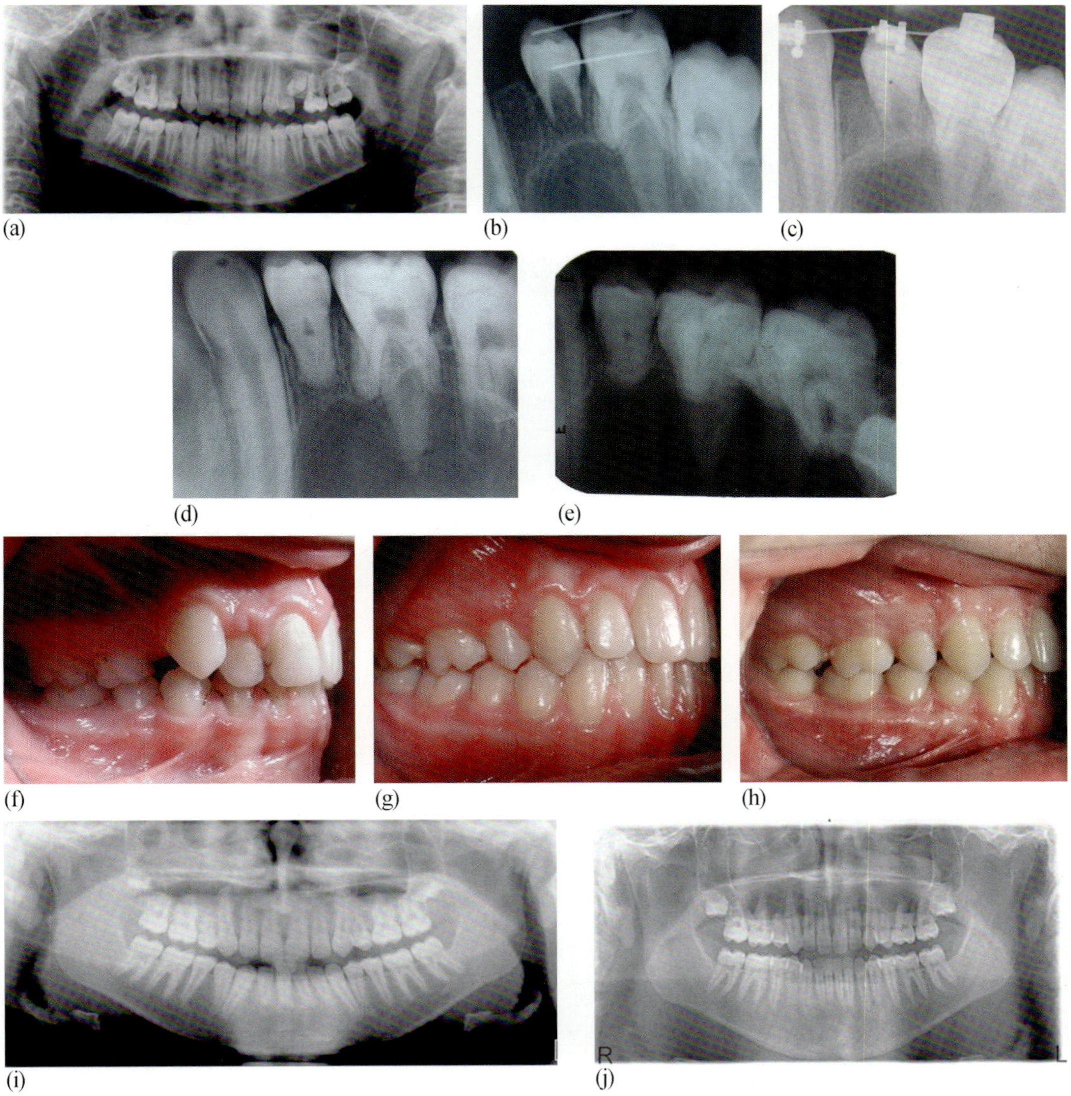

图 16.14　自体移植。11 岁 3 个月大男孩先天性上颌右侧第二前磨牙缺失，为纠正颊侧位的右侧尖牙，右侧第一前磨牙也被拔除，治疗计划是将左侧第二前磨牙牙胚移植到右侧前磨牙缺牙处。(a)术前全景片。(b)移植牙结扎。(c)托槽安装后。(d)正畸治疗后。(e)七年后随访。(f～h)正畸开始、结束、七年后随访的右侧口内照。(i)固定矫治后的全景片。(j)正畸治疗结束后 7 年的全景片

许多技术都可被用于稳固，如正畸托槽结扎、结扎丝结扎、缝合线结扎及复合树脂结扎。长期成功率在 74%～100%之间。最近，报道的 215 颗移植至前牙区的前磨牙中，移植成功率为 81%，最终成活率为 100%。低温保存的离体牙也有自体移植的成功报道。这项技术需要特殊的仪器和专业知识避免损伤牙周膜纤维和牙髓。移植牙最大的优势在于可进行正畸牙移动。

正畸过程中，自体移植牙的牙髓反应应密切关注，因为牙齿的移植会引起血供和神经供应的中断。多数移植牙都会发生牙髓坏死。修复过程包括再血管化，但牙髓管腔闭锁几乎是无法避免的。尽管第 1 个月末就可以观察到再血管化，但是即使在 3 个月后都很难观察到再神经化。由于牙髓感觉神经通过释放血管活性神经肽调节血流，因此，牙髓神经功能的退化会抑制血管舒张，抑制毛细血管形成，结果

导致牙髓活力下降。Paulsen 报道了 1 例前磨牙正畸去扭转后 5 年发生牙髓坏死。Bauss 评估了去扭转和牵引对自体移植第三磨牙牙髓活力的影响，认为这些移动对单根第三磨牙的长期活力没有影响，但是对于多根磨牙，还应给予特别关注。

当供体牙缺乏或是完全没有牙周膜韧带时，移植牙易发生牙根吸收。牙根吸收被分为替代性吸收、炎症性吸收、表面吸收（图 16.15）。坏死牙髓腔内的细菌产物引起牙周炎，进而造成再植牙的炎症性吸收。因此，对于根尖完全形成的再植牙，应进行完善的根管治疗。与替代性吸收不同，炎症性吸收可通过根管治疗终止。Andreasen 和 Hjorting-Hansen 认为当牙齿开始出现症状或骨损伤开始进展时，才应进行根管治疗。炎症性吸收常在再植后 3～4 周发生，然而替代性吸收（骨粘连）需要 3～4 个月甚至 1 年才能变得明显。大部分人推荐在再植后 7～14 d 进行牙体牙髓治疗，因为这一时期正好是牙髓坏色和炎症性吸收开始的时间。

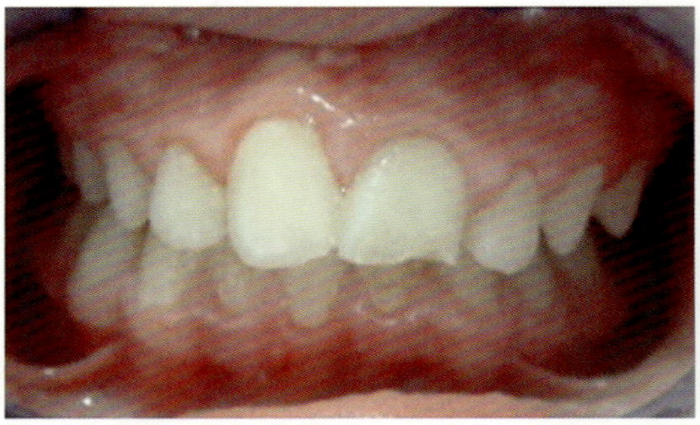

(a)

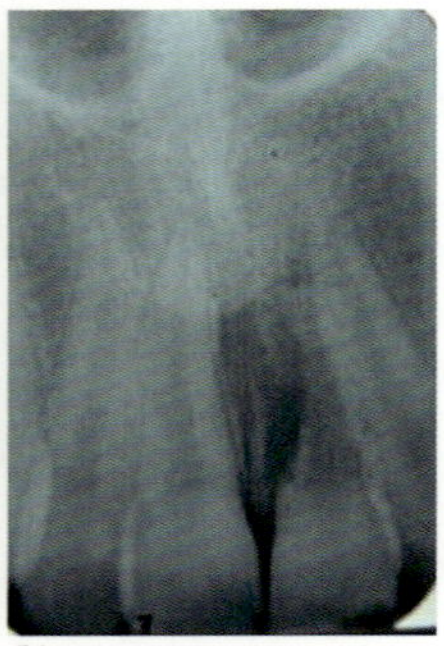

(b)

图 16.15 (a,b)两年前上颌左侧中切牙再植，但没有实施牙体牙髓治疗，炎症及再植导致的吸收在 X 线片上很明显

自体牙再植是一种非常有效的治疗方式，尤其是在合适的正畸治疗配合下。牙再植后最早 3 个月后，最好 6 个月后再进行正畸治疗是比较适时的。另一方面，Fujita 认为结扎后短期内（4 周）就应使用持续正畸轻力（超弹镍钛丝），避免骨粘连和炎症性骨吸收。Berglund 报道移植前对供体牙进行正畸力的施加可以降低对牙周纤维韧带的损伤。Nishimura 等追踪的 10 年病例证实了这一论点。同时，Fukui 建议正畸前后都应对移植牙进行监控，因为，其患炎症性根吸收的风险较大。

缺乏机械性压入导致的初萌异常（PFE）是恒牙萌出时的一种无指征失败。近期的许多研究表明，这种牙齿的表型可遗传，而且在多个具有该表型的家系中可见甲状旁腺激素受体 1 基因的变异。在这些家系中，后牙存在开䝼，垂直面高正常，位于咬合面以下的牙齿无法通过正畸力移动（图 16.16）。

牙齿的骨粘连会引起很多严重的临床问题，例如，邻牙的倾斜和移动，对䝼牙的伸长，继承恒牙的萌出障碍，中线偏斜，牙槽骨缺失，或是相应区域牙槽骨发育不足。骨粘连的早期诊断基于相应牙齿的叩诊时典型的金属音，较正常牙明显较短的萌出，牙齿动度降低。在 X 线像片上，骨粘连表现为小区域内牙周膜韧带区的中断。然而，通过 X 线片早期诊断骨粘连是很困难的，因为病变区域很小，而且常发生在根的颊舌侧，在二维 X 线片上不可见。骨粘连更可靠的指征是牙齿低于咬合平面，而叩诊金属音和 X 线片的牙周膜区变窄只在约 1/3 的病例中出现。正畸过程中牙齿不能移动可作为辅助诊断指标。

骨粘连在乳牙的发生率约为恒牙的 10 倍，下颌发生率为上颌的两倍，而且磨牙区发生率更高。如果恒牙缺失，则牙齿不会发生自发脱落。但是，牙根会继续吸收，而由于骨粘连，牙齿的垂直距离会一直保持不足状态。如果是轻中度高度不足，那么是可接受的。但如果高度严重不足，则应尽早拔出粘连牙齿，辅助恒牙萌出。

儿童的骨粘连恒牙滞留情况更为复杂，其中牵扯到牙槽骨嵴发育的限制以及儿童不断生长的颅颌面部。这是应尽快拔出此牙。骨粘连牙齿是很好的正畸支抗牙，之前也有矫形和正畸治疗利用过这类支抗。

拔牙不是唯一的选择，若高度不足仅欠缺 5 mm，可通过修复治疗来恢复高度。如果骨粘连牙齿被

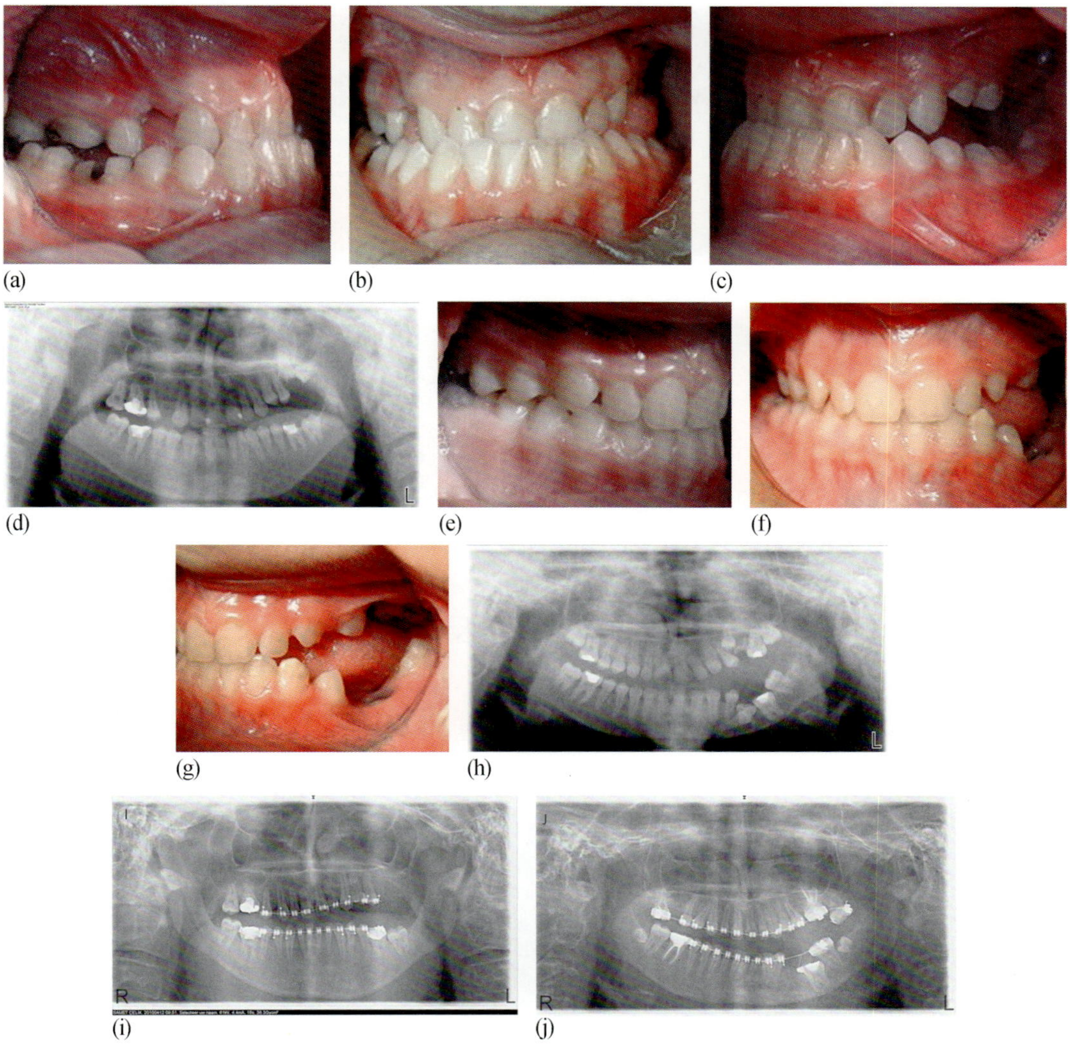

图 16.16　先天性牙齿萌出异常及左侧后牙区牙根固连的两兄妹。正畸治疗前的口内照及全景片　(a～d)是哥哥。(e～h)是妹妹。(i,j)在先天性牙齿萌出异常中，受累的牙无法通过传统的正畸技术发生移动

直接拔出并进行修复治疗，由于牙槽骨嵴高度的问题可能美学效果不佳。因此，需要外科手术辅助，如牙槽嵴增宽术、骨移植增高术。Malmgren 曾经报道过一种方法，将骨粘连牙齿的牙冠移除后，粘连的牙根仍保留在骨内。由于牙根最终被吸收，所占空间被骨占据，所以牙槽骨嵴的高度和宽度得到了很好的保护，有利于获得美观的修复效果。Lee 建议使用为微种植体和悬臂弹簧将邻牙移动至粘连牙的拔牙创位置。

手术辅助的方法可能会导致骨折、骨粘连的再次发生、邻牙压入，可能需要牙体牙髓治疗的辅助。骨粘连牙齿可在拔出后植入重新创造的牙槽窝中，但是这种做法可能有根外吸收的可能。另外一种治疗方法是通过牙间骨切开，将牙齿和骨整块移动到合适的位置，然后使用弓丝结扎。手术移位是最优的治疗方法，但是由于骨块的移动和腭黏膜的剥离，血供可能出现问题，同时，黏膜可能不随牙骨块的移动而移动，最终导致牙龈退缩，边缘不齐。牵张成骨用于移动骨粘连牙齿是一种很有前景的方法。通过这种方法，可以使软组织随骨的伸长和再生延展。其最大的优势在于可使粘连牙的临床冠、切缘、牙龈边缘与邻牙匹配。正畸牙-骨牵张器或是内置骨支持式螺旋牵张器都可以用于牵张。后期通过正畸排齐整平(图 16.17)。由于牵张器体积较大，价格较高，因此，Dolanmaz 提出使用传统正畸治疗替代额外装置的做法。

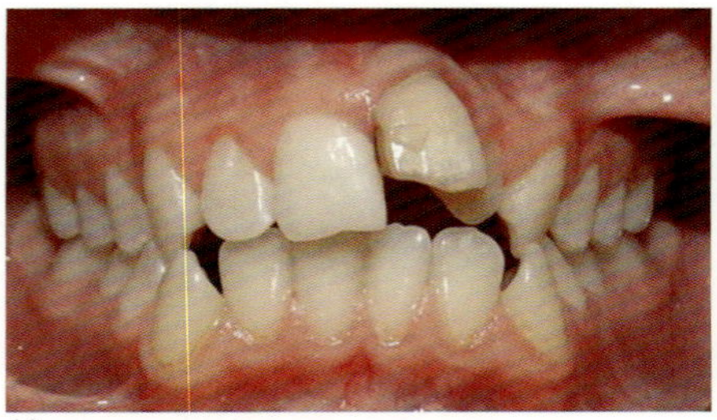
(a)

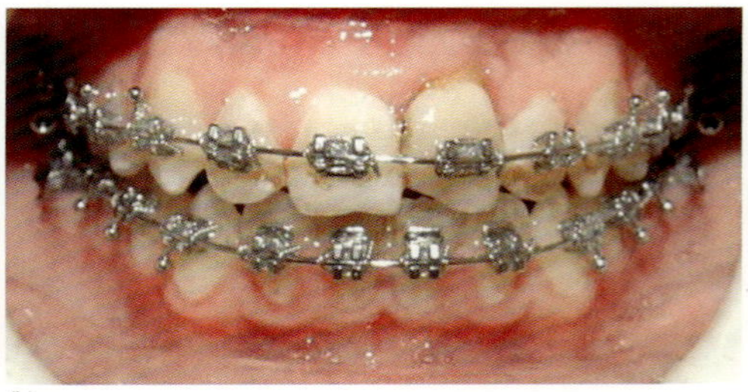
(b)

图 16.17 通过截骨术及正畸技术治疗牙根固连。(a)治疗前(再植 4 年后上颌中切牙牙根固连)。(b)截骨术及正畸术后排齐超过 4 周

恒牙创伤在 14 岁以下年龄组发病率超过 20%，许多创伤恒切牙是正畸治疗的目标。Bauss 认为发生过创伤，有严重牙周伤害的上颌恒切牙在正畸压入过程中，发生牙髓坏死的概率更高。这种现象发生的原因被认为是对于有创伤史的牙齿，由于正畸过程中牙髓血运受损，根尖周血管运输能力下降。

▶ 16.6 正畸结束早期注意事项及长期保持对避免复发的必要性

正畸治疗结束后，正畸医师应详细评估口腔软硬组织的情况。若有需要，应请内科医师或口腔其他科专家给出专业意见。

矫治器的拆除降低或消除了患龋的潜在风险，提高了机械清洁的效率。然而，后牙和下颌牙托槽由于黏结位置较靠近龈缘，易残留树脂黏结剂，从而升高了菌斑积累的可能。所有的白斑病损都有可能减轻，这种减轻主要是靠刷牙的机械磨耗，而不是拆除后的再矿化。Willmot 认为白斑病损在矫治器拆除的前 12 周体积明显减小，26 周后，变化不大。再矿化治疗应遵循以下两条原则：

(1) 刷牙时应完全清除牙体生物膜。

(2) 应使用氟化剂抑制已存在的病损，同时抑制新病损的产生。

天然的再矿化更能抵抗溶解，因为替代的矿物质溶解度更低，透明度更高。在白斑病损区涂布高浓度氟化剂可能是促进再矿化最好的方法，但有可能造成表面的再矿化良好，而深层釉质晶体未能成功再矿化。为了避免这种情况出现，现在推荐使用低浓度氟化剂进行表面再矿化。浓度为 50 ppm 的氟涂料是最有效的。这些局限性病损可能会保持终身，并在进食过程中吸收色素，形成黄色到棕褐色的斑块。氟化剂治疗病损的酸蚀处理可形成多孔结构，有利于口腔液体环境中的再矿化。

酪蛋白磷胜肽-钙磷盐类(casein phosphopeptide or amorphous calcium phosphate, CPP-ACP)源于牛奶酪蛋白，可以被牙釉质吸收。CPP-ACP 是一种传递系统，它使得钙磷离子结合至釉质，重新形成钙磷晶体。很多种介质被用于传递 CPP-ACP，比如水基摩丝、局部用霜、口香糖、口腔涂漆以及无糖嚼片等。研究表明，CPP-ACP 的修复作用呈现剂量依赖性。拆除矫治器后，食用无糖口香糖可刺激唾液产生，这种效应对口腔是有益的，然而目前没有具体数据可支持这种说法。

龋洞浸润是另外一种有效防止釉质龋进一步发展的方法。使用低粘度光固化复合树脂，使其进入多孔的釉质，形成保护。与窝沟封闭在釉质上方形成保护不同，龋洞浸润是在病损与树脂之间形成交联，代替缺失的矿物质。进行表面处理后，使用盐酸凝胶处理，在病损表面涂布树脂浸润剂。在虹吸力作用下，浸润剂进入病损体部，多余的浸润剂应在光固化前被刮除。树脂浸润积极的一面在于白斑病损区的多孔结构被填充后，呈现出于周围釉质一致的透明色。因此，该方法有提高美学效果的作用。对于有白斑病损的正畸患者，使用该方法的最佳时机是在矫治器拆除的时候。此外，使用盐酸凝胶不会对牙

龈造成严重伤害，然而过长时间(>30s)可能会引起口腔溃疡。有争议认为在封闭的同时，细菌被限制在损伤的内部，会引发进一步的龋病进展。然而，现在有很好的证据证明，如果封闭是完好的，那么被封闭的细菌不会造成伤害。

微打磨是使用盐酸和浮石磨除牙齿表面的非龋坏性釉质病损，是去除正畸后非矿化白斑病损的推荐方法。研究表明，使用成品为打磨复合体 1 min，在初次使用时，可打磨掉 12 μm 厚度，再次使用可打磨掉 26 μm 厚度，最终形成高度抛光的釉质表面。这种初次打磨厚度较低的现象是由氟富含的釉质表面造成的。进行微打磨后，应进行 4 min，2%的氟化钠处理。只有少量研究对微打磨技术促进正畸后未矿化釉质损伤的美学效果进行了定量评估。如果效果仍不满意，可采用牙齿漂白。

最后一步，患者和医师可采用树脂修复或贴面进行美学修复。后一种方法需要磨除表面坚固的釉质，而且费用也较高。应告知患者及其家属治疗的利弊、费用、疗程，同时强调牙齿表面受到的损伤。然而对严重受损的牙齿，这种方法能取得最好的美学效果。

拆除后患龋的风险并没有消失。应告知患者继续注意饮食和口腔卫生，口内的粘结性固位器可能会引起龋病。拆除后，应对牙齿活力进行检测。少数研究对正畸治疗后的牙齿活力进行了长期跟踪研究。Popp 研究发现，尽管在某些患者可见牙根管腔闭合及牙髓活力消失，但是总体而言，保持结束 5 年的患者与未经治疗的患者其牙髓改变差异无统计学意义。

16.7　结论

现代社会是一个审美社会，令人愉悦的微笑也是强大的武器，因此，人们对于正畸治疗的需求不断增高。为简单的无龋齿成人治疗是每个医师的梦想，但是由于现实原因，我们不可能总是接诊这样的患者。修复治疗的需要、还未进行正畸治疗便发生的创伤、机械治疗中或治疗后的并发症等都是造成病例复杂的因素。在这样的病例中，正畸医师、牙体牙髓医师、修复医师需共同合作完成治疗。此时，正畸医师需协调复杂的治疗程序、优化疗效、规避风险。通过在不同学科间建立密切联系，患者可以获得健康、美观、功能良好的效果。生命生理科学的发展是每个学科进步的基础。因此，对于正畸医师来说，全面了解当代修复与牙体牙髓的治疗方法是必需的。通过了解这些发展，与其他学科医师互动，正畸医师才能提高正畸治疗质量。

参 考 文 献

[1] Abi-Ramia LBP, Stuani AS, Stuani AS, et al. Effects of low-level laser therapy and orthodontic tooth movement on dental pulps in rats[J]. Angle Orthodontist, 2010, 80: 116-122.

[2] Ahlberg K, Bystedt H, Eliasson S, et al. Long-term evaluation of autotransplanted maxillary canines with completed root formation[J]. Acta Odontologica Scandinavia, 1983, 41: 23-31.

[3] Alcan T. A miniature tooth-borne distractor for the alignment of ankylosed teeth[J]. Angle Orthodontist, 2006, 76: 77-83.

[4] Amemiya K, Kaneko Y, Muramatsu T, et al. Pulp cell responses during hypoxia and reoxygeneration in vitro[J]. European Journal of Oral Sciences, 2003, 111: 332-338.

[5] American Academy of Pediatric Dentistry. Clinical guideline on management of acute dental trauma[J]. Pediatric Dentistry, 2004, 26: 120-127.

[6] Andersson L. Tooth avulsion and replantation[J]. Dental Traumatology, 2007, 23: 129.

[7] Andreasen FM, Andreasen JO, Tsukiboshi M. Examination and diagnosis of dental injuries[J]. In: JO Andreasen, FM Andreasen, L Andersson (eds) Textbook and Color Atlas of Traumatic Injuries to the Teeth. Oxford:

Blackwell/Munksgaard, pp. 255-274.
[8] Andreasen JO. Atlas of Replantation and Transplantation of Teeth[J]. Philadelphia,PA: WB Saunders, 1992.
[9] Andreasen JO, Andreasen FM. E ssentials of Traumatic Injuries to the Teeth, 2nd edn[M]. Copenhagen: Munksgaard/Mosby, 2000, 9-154.
[10] Andreasen JO, Andreasen FM. Avulsions[M]. In: JO Andreasen, FM Andreasen, L Andersson (eds) Textbook and Color Atlas of Traumatic Injuries to theTeeth. Oxford: Blackwell/Munksgaard, 2007, 444-480.
[11] Andreasen JO, Hjorting-Hansen E. Replantation of teeth. I. Radiographic and clinical study of 110 human teeth replanted after accidental loss[J]. Acta Odontologica Scandinavia, 1966, 24: 263-286.
[12] Andreasen JO, Borum MK, Jacobsen HL, et al. Replantation of 400 avulsed permanent incisors. 2. Factors related topulpal healing[J]. Endodontics and Dental Traumatology,1995a, 11: 59-68.
[13] Andreasen JO, Borum MK, Jacobsen HL, et al. Replantation of 400 avulsed permanent incisors. 1. Diagnosis of healingcomplications[J]. Endodontics and Dental Traumatology, 1995b, 11: 51-58.
[14] Andreasen JO, Farik B, Munksgaard EC. Long-term calcium hydroxide as a root canal dressing may increase risk of root fracture[J]. DentalTraumatology, 2002, 18: 134-137.
[15] Andreasen JO, Munksgaard EC, Bakland LK. Comparison of fracture resistance in root canals of immature sheep teeth after filling with calcium hydroxide or MTA[J]. Dental Traumatology, 2006, 22: 154-156.
[16] Andreasen JO, Schwartz O, Kofoed T, et al. Transplantation of premolars as an approach for replacing avulsed teeth[J]. Pediatric Dentistry, 2009, 31: 129-132.
[17] Anstendig H, Kronman J. A histologic study of pulpal reaction to orthodontic tooth movement in dogs[J]. Angle Orthodontist, 1972, 42: 50-55.
[18] Anthony DR. Apexification during active orthodontic movement[J]. Journal ofEndodontics, 1986, 12: 419-421.
[19] Arhun N, Arman A, Ungor M, et al. A conservative multidisciplinary approach for improved aesthetic results with traumatised anterior teeth[J]. British Dental Journal, 2006a, 201: 509-512.
[20] Arhun N, Arman N, Ç ehreli SB, et al. Microleakage beneath metal and ceramic brackets bonded with a conventional and an antibacterial adhesive system[J]. Angle Orthodontist, 2006b, 76: 1028-1034.
[21] Arıkan S, Arhun N, Arman A, et al. Microleakage beneath ceramic and metal brackets photopolymerized with LED or conventional light curing units[J]. Angle Orthodontist, 2006, 76: 1035-1040.
[22] Artun J, Brobakken BO. Prevalence of carious white spots after orthodontic treatment with multibonded appliances [J]. European Journal of Orthodontics, 1986, 8: 229-234.
[23] Artun J, Thylstrup A. Clinical and scanning electron microscopic study of surface changes of incipient caries lesions after debonding[J]. Scandinavian Journal of Dental Research, 1986, 94: 193-201.
[24] Ashcraft MB, Southard KA, Tolley EA. The effect of corticosteroidinduced osteoporosis on orthodontic tooth movement[J]. American Journal of Orthodontics and Dentofacial Orthopedics, 1992, 102: 310-319.
[25] Baek SH, Plenk H Jr, Kim S. Periapical tissue responses and cementum regeneration with amalgam, super EBA and MTA as root-end filling materials[J]. Journal of Endodontics, 2005, 31: 444-449.
[26] Bauss O, Schwestka-Polly R, Kiliaridis S. Influence of orthodontic derotation and extrusion on pulpal and periodontal condition of autotransplanted immature third molars [J]. American Journal of Orthodontics andDentofacial Orthopedics, 2004, 125: 488-496.
[27] Bauss O, R ö hling J, Sadat-Khonsari R, et al. Influence of orthodontic intrusion on pulpal vitality of previously traumatized maxillary permanent incisors[J]. American Journal of Orthodontics and Dentofacial Orthopedics, 2008, 134: 12-17.
[28] Baysal A, Uysal T, Usumez S. Temperature rise in the pulp chamber during different stripping procedures[J]. Angle Orthodontist, 2007, 3: 478-482.

[29] Becker A, Karnei-R' em RM. The effects of infraocclusion: Part 2. The type of movement of the adjacent teeth and their vertical development [J]. American Journal of Orthodontics and Dentofacial Orthopedics, 1992a, 102: 302-309.

[30] Becker A, Karnei-R' em RM. The effects of infraocclusion: Part 1. Tilting of the adjacent teeth and local spaceloss [J]. American Journal of Orthodontics Dentofacial Orthopedics, 1992b, 102: 256-264.

[31] Becker A, Karnei-R' em RM, Steigman S. The effects of infraocclusion: Part 3. Dental arch length and the midline [J]. American Journal of Orthodontics and Dentofacial Orthopedics, 1992, 102: 427-433.

[32] Benson PE, Parkin N, Millett DT, et al. Fluorides for the prevention of white spots on teeth during fixed brace treatment[J]. Cochrane Database Systematic Reviews, 2004, 3: CD003809.

[33] Berggreen E, Heyeraas KJ. The role of sensory neuropeptides and nitric oxide on pulpal blood flow and tissue pressure in the ferret[J]. Journal of Dental Research, 1999, 78: 1535-1543.

[34] Berglund L, Kurol J, Kvint S. Orthodontic pre-treatment prior to autotransplantation of palatally impacted maxillary canines: case reports on a new approach[J]. European Journal of Orthodontics, 1996, 18: 449-456.

[35] Bishara SE, Ostby AW. White spot lesions: formation, prevention and treatment[J]. Seminars in Orthodontics, 2008, 14: 174-182.

[36] Bishara SE, Ostby AW, Laffoon J, et al. Shear bond strength comparison of two adhesive systems following thermocycling: a new self-etch primer and resin modified glass ionomer [J]. Angle Orthodontist, 2007, 77: 337-341.

[37] Boersma JG, van der Veen MH, Lagerweij MD, et al. Caries prevalence measured with QLF after treatment with fixed orthodontic appliances: influencing factors[J]. Caries Research, 2005, 39: 41-47.

[38] Borum MK, Andreasen JO. Therapeutic and economic implications of traumatic dental injuries in Denmark: an estimate based on 7549 patients treated at a major trauma centre[J]. International Journal of Pediatric Dentistry, 2001, 11: 249-258.

[39] Boyd RL, Chun YS. Eighteen month evaluation of the effects of a 0.4% stannous fluoride gel on gingivitis in orthodontic patients[J]. American Journal of Orthodontics and Dentofacial Orthopedics, 1994, 105: 35-341.

[40] Brezniak N, Wasserstein A. Orthodontically induced inflammatory root resorption[J]. Part II: The clinical aspects. Angle Orthodontist, 2002, 72: 180-184.

[41] Briggs PF, Scott BJ. Evidence based dentistry: endodontic failure - now should it be managed? [J] British Dental Journal, 1997, 183: 159-164.

[42] Burden DJ. An investigation of the association between overjet size, lip coverage, and traumatic injury to maxillary incisors[J]. European Journal of Orthodontics, 1995, 17: 513-517.

[43] Butcher EO, Taylor AC. The effects of denervation and ischemia upon the teeth of the monkey[J]. Journal of Dental Research, 1951, 30: 265-275.

[44] Büyükyılmaz T, Tangugsorn V, Ogaard B, et al. The effect of titatium tetrafluoride (TiF_4) application around orthodontic brackets[J]. American Journal of orthodontics and Dentofacial Orthopedics, 1994, 105: 293-296.

[45] Cengiz SB, Kocadereli I, Gungor HC, et al. Adhesive fragment reattachment after orthodontic extrusion: a case report[J]. Dental Traumatology, 2005, 21: 60-64.

[46] Cengiz SB, Stephan Atac A, Cehreli ZC. Biomechanical effects of splint types on traumatized tooth: a photoelastic stress analysis[J]. Dental Traumatology, 2006, 22: 133-138.

[47] Chadwick BL, Roy J, Knox J, et al. The effect of topical fluorides on decalcification in patients with fixed orthodontic appliances: a systematic review[J]. American Journal of Orthodontics and Dentofacial Orthopedics, 2005, 128: 601-606.

[48] Chatterjee R, Kleinberg I. Effect of orthodontic band placement on the chemical composition of human incisor plaque

[J]. Archives of Oral Biology, 1979, 24: 97-100.

[49] Chaushu S, Shapira J, Heling I, et al. Emergency orthodontic treatment after the traumatic intrusive luxation of maxillary incisors[J]. American Journal of Orthodontics and Dentofacial Orthopedics, 2004a, 126: 162-172.

[50] Chaushu S, Becker A, Chaushu G. Orthosurgical treatment with lingual orthodontics of an infraoccluded maxillary first molar in an adult[J]. American Journal of Orthodontics and Dentofacial Orthopedics, 2004b, 125: 379-387.

[51] Coyle M, Toner M, Barry H. Multiple teeth showing invasive cervical resorption-an entitiy with little known histologic features[J]. Journal of Oral Pathology and Medicine, 2006, 35: 55-57.

[52] Croll TP, Bullock GA. Enamel microabrasion for removal of smooth surface decalcification lesions[J]. Journal of Clinical Orthodontics, 1994, 28: 365-370.

[53] Croll TP, Helpin ML. Enamel microabrasion: a new approach[J]. Journal of Esthetic Dentistry, 2000, 12: 64-71.

[54] Croll TP, Killian CM, Miller AS. Effect of enamel microabrasion compound on human gingiva: report of a case[J]. Quintessence International, 1990, 21: 959-963.

[55] Cvek M. A clinical report on partial pulpotomy and capping with calcium hydroxide in permanent incisors with complicated crown fracture[J]. Journal of Endodontics, 1978, 4: 232-237.

[56] Cvek M. Prognosis of luxated non-vital maxillary incisors treated with calcium hydroxide and filled with gutta-percha [J]. A retrospective clinical study. Endodontics and Dental Traumatology, 1992, 8: 45-55.

[57] Davidovitch Z. Etiologic factors in force-induced root resorption[J]. In: ZDavidovitch, LA Norton (eds) Biological Mechanisms of Tooth Movement and CraniofacialAdaptation. Boston, MA: Harvard Society for the Advancement of Orthodontics, 1996, 349-355.

[58] Davidovitch Z, Lee YJ, Counts AL, et al. The immune system possibly modulates orthodontic root resorption[J]. In: Z Davidovitch, J Mah (eds) Biological Mechanisms of Tooth Movement and Craniofacial Adaptation. Boston, MA: Harvard Society for the Advancement of Orthodontics, 2000, 207-217.

[59] de Alencar AH, Lustosa-Pereira A, de Sousa HA, et al. Intrusive luxation: a case report [J]. Dental Traumatology, 2007, 23: 307-312.

[60] De AngelisV, Davidovitch Z. Biologically and clinically, what are optimal orthodontic forces and how are they applied in selective common malocclusions? [J] In: V Krishnan, Z Davidovitch (eds) Biological Mechanisms of ToothMovement. Oxford: Wiley-Blackwell, 2009, 180-200.

[61] Delivanis HP, Gauer GJ. Incidence of canal calcification in the orthodontic patient[J]. American Journal of Orthodontics, 1980, 82: 58-61.

[62] Derks A, Katsaros C, Frencken JE, et al. Caries inhibiting effect of fluoride measures during orthodontic treatment with fixed appliances: a systematic review[J]. Caries Research, 2004, 38: 413-420.

[63] Desai S, Chandler N. The restoration of permanent immature anterior teeth, root filled using MTA: a review[J]. Journal of Dentistry, 2009, 37: 652-657.

[64] Dolanmaz D, Karaman AI, Pampu AA, et al. Orthodontic treatment of an ankylosed maxillary central incisor through osteogenic distraction[J]. Angle Orthodontist, 2010, 80: 391-395.

[65] Donly KJ, Sasa IS. Potential remineralization of postorthodontic demineralized enamel and the use of enamel microabrasion and bleaching for esthetics[J]. Seminars in Orthodontics, 2008, 14: 220-225.

[66] Dougherty HL. The effect of mechanical forces upon the mandibular buccal segments during orthodontic treatment [J]. Part II. American Journal of Orthodontics, 1968, 54: 83-103.

[67] Dudic A, Giannopoulou C, Leuzinger M, et al. Detection of apical root resorption after orthodontic treatment by using panoramic radiography and cone-beam computed tomography of super-high resolution[J]. American Journal of Orthodontics and Dentofacial Orthopedics, 2009, 135: 434-437.

[68] Eliasson S, Laftman AC, Strindberg L. Autotransplanted teeth with early-stage endodontic treatment: a

radiographic evaluation[J]. Oral Surgery Oral Medicine Oral Pathology, 1988, 65: 598-603.

[69] Eminkahyagil N, Arman A, Ç etin ş ahin A, et al. Effect of resin-removal methods on enamel and shear bond strength of rebonded brackets[J]. Angle Orthodontist, 2006, 76: 314-321.

[70] Erdemir A, Ungor M, Erdemir EO. Orthodontic movement of a horizontally fractured tooth: a case report[J]. Dental Traumatology, 2005, 21: 160-164.

[71] Ericson S, Kurol J. Resorption of incisors after ectopic eruption of maxillary canines[J]. A CT study. Angle Orthodontist, 2000, 70: 415-423.

[72] Eriksen HM, Kirkevang LL, Petersson K. Endodontic epidemiology and treatment outcome: general considerations [J]. Endodontic Topics, 2002, 2: 1-9.

[73] Felippe WT, Felippe MC, Rocha MJ. The effect of mineral trioxide aggregate on the apexification and periapical healing of teeth with incomplete root formation[J]. International Endodontic Journal, 2006, 39: 2-9.

[74] Fjeld M, Ogaard B. Scanning electron microscopic evaluation of enamel surfaces exposed to 3 orthodontic bonding systems[J]. American Journal of Orthodontics and Dentofacial Orthopedics, 2006, 130: 575-581.

[75] Flores MT. Traumatic injuries in the primary dentition[J]. Dental Traumatology, 2002, 18: 287-298.

[76] Flores MT, Andersson L, Andreasen JO, et al. Guidelines for the management of traumatic dental injuries. I. Fractures and luxations of permanent teeth[J]. Dental Traumatology, 2007, 23: 66-71.

[77] Forsberg CM, Tedestam G. Etiological and predisposing factors related to traumatic injuries to permanent teeth[J]. Swedish Dental Journal, 1993, 17: 183-190.

[78] Frank AL. External-internal progressive resorption and its nonsurgical correction[J]. Journal of Endodontics, 1981, 7: 473-476.

[79] Frank AL, Blakland LK. Nonendodontic therapy for supra osseous extra-canal invasive resorption[J]. Journal of Endodontics, 1987, 13: 348-387.

[80] Frank AL, Torabinejad M. Diagnosis and treatment of extracanal invasive resorption[J]. Journal of Endodontics, 1998, 24: 500-504.

[81] Frazier-Bowers SA, Simmons D, Wright JT, et al. Primary failure of eruption and PTH1R: the importance of a genetic diagnosis for orthodontic treatment planning [J]. American Journal of Orthodontics and Dentofacial Orthopedics, 2010, 137: 160, e1-7.

[82] Fujita K, Kanno Z, Otsubo K, et al. Autotransplantation combined with orthodontic treatment in adult patients[J]. Orthodontic Waves, 2008, 67: 128-134.

[83] Fuks AB, Cosack A, Klein H, et al. Partial pulpotomy as a treatment alternative for exposed pulps in crown-fractured permanent incisors[J]. Endodontics and Dental Traumatology, 1987, 3: 100-102.

[84] Fukui T, Choi YB, Yamaguchi H, et al. Treatment of a horizontal open bite with an invisible multiloop appliance in a girl with tooth trauma[J]. American Journal of Orthodontics and Dentofacial Orthopedics, 2009, 136: 596-606.

[85] Gault PC, Warocquier-Clerout R. Tooth auto-transplantation with double periodontal ligament stimulation to replace periodontally compromised teeth[J]. Journal of Periodontology, 2002, 73: 575-583.

[86] Gholston L, Mattison G. An endodontic-orthodontic technique for esthetic stabilization of externally resorbed teeth [J]. American Journal of Orthodontics, 1983, 83: 435-440.

[87] Gladwin M, Bagby M. Clinical Aspects of Dental Materials Theory, Practice and Cases[J]. Baltimore, MD: Lippincott Williams & Wilkins, 2004.

[88] Glendor U, Marcenes W, Andreasen JO. Classification, Epidemiology and Etiology[J]. In: JO Andreasen, FM Andreasen (eds) Textbook and Color Atlas of Traumatic Injuries to theteeth. Oxford: Blackwell/Munksgaard, 2007, 217-244.

[89] Goldson L, Henrikson CO. Root resorption during Begg treatment[J]. A longitudinalroentgenologic study.

American Journal of Orthodontics，1975，68：55-66.

[90] Gorelick L，Geiger AM，Gwinnett AJ. Incidence of white spot formation after bonding and banding[J]. American Journal of Orthodontics，1982，81：93-98.

[91] Gregg TA，Boyd DH. Treatment of avulsed permanent teeth in children[J]. UK National Guidelines in Paediatric Dentistry. Royal College of Surgeons，Faculty of Dental Surgery. International Journal of Pediatric Dentistry，1998，8：75-81.

[92] Gulabivala K，Searson LJ. Clinical diagnosis of internal resorption：an exception to the rule[J]. International Endodontic Journal，1995，28：255-260.

[93] Gulsahi A，Gulsahi K，Ungor M. Invasive cervical resorption：clinical and radiological diagnosis and treatment of 3 cases[J]. Oral Surgery Oral Medicine Oral Pathology Oral Radiology and Endodontics，2007，103：e65-72.

[94] Gwinnett AJ，Ceen F. Plaque distribution on bonded brackets：a scanning microscope study[J]. American Journal of Orthodontics，1979，75：667-677.

[95] Hamersky P，Weimar AD，Taintor J. The effect of orthodontic force application on the pulpal tissue respiration rate in the human premolar[J]. American Journal of Orthodontics，1980，77：368-378.

[96] Hamilton RS，Gutmann JL. Endodontic-orthodontic relationships：a review of integrated treatment planning challenges[J]. International Endodontic Journal，1999，32：343-360.

[97] Heide S. The effect of pulp capping and pulpotomy on hard tissue bridges of contaminated pulps[J]. International Endodontic Journal，1991，24：126-134.

[98] Heithersay GS. Clinical，radiologic，and histopathologic features of invasive cervical resorption[J]. Quintessence International，1999，30：27-37.

[99] Heithersay GS. Invasive cervical resorption[J]. Endodontic Topics，2004，7：73-92.

[100] Heithersay GS，Moule AJ. Anterior subgingival fractures：a review of treatment alternatives[J]. Australian Dental Journal，1982，27：368-376.

[101] Hicks MJ，Silverstone LM，Flaitz CM. A scanning electron microscopic and polarized light study of acid etching of caries like lesions in human enamel treated with sodium fluoride in vitro[J]. Archives of Oral Biology，1984，29：765-772.

[102] Hicks MJ，Flaitz CM，Westerman GH，et al. Enamel caries initiation and progression following low fluence (energy) argon laser and fluoride treatment[J]. Journal of Clinical Pediatric Dentistry，1995，20：9-13.

[103] Hinckfuss SE，Messer LB. An evidence-based assessment of the clinical guidelines for replanted avulsed teeth[J]. Part I：Timing of pulp extirpation. Dental Traumatology，2009，25：32-42.

[104] Hovland EJ. Horizontal root fractures. Treatment and repair[J]. Dental Clinics of North America，1992，36：509-525.

[105] Hovland EJ，Dumsha TC，Gutmann JL. Orthodontic movement of a horizontal root fractured tooth[J]. British Journal of Orthodontics，1983，10：32-33.

[106] Huang JC，King G，Kapila S. Biologic mechanisms in orthodontic tooth movement[J]. In：R Nanda (ed.) Biomechanics and Esthetic Strategies in Clinical Orthodontics. Elsevier，St Louis，MO，2005，17-37.

[107] Imazato S. Bio-active restorative materials with antibacterial effects：new dimension of innovation in restorative dentistry[J]. Dental Materials Journal，2009，28：11-19.

[108] Ingber JS. Forced eruption. I. A method of treating isolated one and two wall infrabony osseous defects-rationale and case report[J]. Journal of Periodontology，1974，45：199-206.

[109] Isaacson RJ，Strauss RA，Bridges-Poquis A，Peluso AR，Lindauer SJ. Moving anankylosed central incisor using orthodontics，surgery and distraction osteogenesis[J]. Angle Orthodontist，2001，71：411-418.

[110] Kayhan F，K ü ç ü kkele ş N，Demirel D. A histologic and histomorphometric evaluation of pulpal reactions

following rapid palatal expansion[J]. American Journal of Orthodontics and Dentofacial Orthopedics, 2000, 117: 465-473.

[111] Kenny DJ, Barrett EJ. Recent developments in dental traumatology[J]. Pediatric Dentistry, 2001, 23: 464-468.

[112] Kerezoudis NP, Fried K, Olgart L. Haemodynamic and immu-nohistochemical studies of rat incisor pulp after denervation and subsequentre-innervation[J]. Archives of Oral Biology, 1995, 40: 815-823.

[113] Kidd EA. How " clean" must a cavity be before restoration? [J] Caries Research, 2004, 38: 305-313.

[114] Kim E, Kim KD, Roh BD, et al. Computed tomography as a diagnostic aid for extracanal invasive resorption[J]. Journal of Endodontics, 2003, 29: 463-465.

[115] Kinzinger GS, Jänicke S, Riediger D, et al. Orthodontic fine adjustment after vertical callus distraction of an ankylosed incisor using the floating bone concept [J]. American Journal of Orthodontics and Dentofacial Orthopedics, 2003, 124: 582-590.

[116] Kling M, Cvek M, Mejare I. Rate and predictability of pulp revascularization in therapeutically reimplanted permanent incisors[J]. Endodontics and Dental Traumatology, 1986, 2: 83-89.

[117] Kocak MM, Ozcan S, Kocak S, et al. Comparison of the efficacy of three different mouthrinse solutions in decreasing the level of S. mutans in saliva[J]. European Journal of Dentistry, 2009, 3: 57-61.

[118] Kofod T, Würtz V, Melsen B. Treatment of an ankylosed central incisor by single tooth dento-osseous osteotomy and a simple distraction device[J]. American Journal of Orthodontics and Dentofacial Orthopedics, 2005, 127: 72-80.

[119] Kokich VG. The role of orthodontics as an adjunct to periodontal therapy[J]. In: MG Newman, HH Takei, FA Carranza (eds) Carranza's ClinicalPeriodontology. Philadelphia, PA: WB Saunders, 2002, 704-718.

[120] Krishnan V, Davidovitch Z. B iologic Mechanisms of Tooth Movement, 1stedn [M]. London: Wiley-Blackwell, 2009.

[121] Kudiyirickal MG, Ivancakov á R. Early enamel lesion part II. Histomorphology and prevention[J]. Acta Medica, 2008, 51: 151-156.

[122] Küçükkeleş N, Okar I. RME sonucu kök yüzeyinde olu ş an rezorpsiyon alanlar ı n ı n SEM ve ı ş ık mikroskobu ile incelenmesi[J]. Journal of Marmara University, 1994, 2: 404-408.

[123] Kurol J. Early treatment of tooth-eruption disturbances[J]. American Journal of Orthodontics and Dentofacial Orthopedics, 2002, 121: 588-591.

[124] Kurol J. Impacted and ankylosed teeth: why, when, and how to intervene[J]. American Journal of Orthodontics and Dentofacial Orthopedics, 2006, 129: 86-90.

[125] Kurol J, Koch G. The effect of extraction of infraoccluded deciduous molars: A longitudinal study[J]. American Journal of Orthodontics, 1985, 87: 46-55.

[126] Kurol J, Thilander B. Infraocclusion of primary molars with aplasia of the permanent successor[J]. A longitudinal study. Angle Orthodontist, 1984, 54: 283-294.

[127] Kvinnsland S, Heyeraas K, Ofjord ES. Effect of experimental tooth movement on periodontal and pulpal blood flow[J]. European Journal of Orthodontics, 1989, 11: 200-205.

[128] Kvint S, Lindsten R, Magnusson A, et al. Autotransplantation of teeth in 215 patients[J]. Angle Orthodontist, 2010, 80: 446-451.

[129] Lagerström L, Kristerson L. Influence of orthodontic treatment on root development of autotransplanted premolars [J]. American Journal of Orthodontics, 1986, 89: 146-150.

[130] Larsen MJ. Chemical events during tooth dissolution[J]. Journal of Dental Research, 1990, 69 (Spec): 575-580.

[131] LeeJY, Vann WF Jr, Sigurdsson A. Management of avulsed permanent incisors: a decision analysis based on changing concepts[J]. Pediatric Dentistry, 2001, 23: 357-360.

[132] Lee KJ, Joo E, Yu HS, et al. Restoration of an alveolar bone defect caused by an ankylosed mandibular molar by root movement of the adjacent tooth with miniscrew implants[J]. American Journal of Orthodontics and Dentofacial Orthopedics, 2009, 136: 440-449.

[133] Leone A, Mauro A, Spatola GF, et al. MMP-2, MMP-9, and INOS expression in human dental pulp subjected to orthodontic traction[J]. Angle Orthodontist, 2009, 79: 1119-1125.

[134] Levander E, Malmgren O. Evaluation of the risk of root resorption during orthodontic treatment: a study of upper incisors[J]. European Journal of Orthodontics, 1988, 10: 30-38.

[135] Lim WH, Kim HJ, Chun YS. Treatment of ankylosed mandibular first permanent molar[J]. American Journal of Orthodontics and Dentofacial Orthopedics, 2008, 133: 95-101.

[136] LimaTJ, Ribeiro CCC, Tenuta LM, et al. Low fluoride dentifrice and caries lesions control in children with different caries experience: a randomized clinical trial[J]. Caries Research, 2008, 42: 46-50.

[137] Linge L, Linge BO. Patients characteristics and treatment variables associated with apical root resorption during orthodontic treatment[J]. American Journal of Orthodontics and Dentofacial Orthopedics, 1991, 99: 35-43.

[138] Linton LJ. Quantitative measurements of remineralization of incipient caries[J]. American Journal of Orthodontics and Dentofacial Orthopedics, 1996, 104: 590-597.

[139] Liu L, Igarashi K, Haruyama N, et al. Effects of local administration of clodronate on orthodontic tooth movement and root resorption in rats[J]. European Journal of Orthodontics, 2004, 26: 469-473.

[140] Lundberg T, Isaksson S. A clinical follow-up study of 278 autotransplanted teeth[J]. British Journal of Oral and Maxillofacial Surgery, 1996, 34: 181-185.

[141] Lustmann J, Ehrlich J. Deep external resorption: treatment by combined endodontic and surgical approach[J]. A report of 2 cases. Journal of Dentistry, 1974, 24: 203-206.

[142] Ma T, Marangoni RD, Flint W. In vitro comparison of debonding force and intrapulpal temperature changes during ceramic orthodontic bracet removal using a carbondioxide laser[J]. American Journal of Orthodontics and Dentofacial Orthopedics, 1997, 111: 203-210.

[143] Mackie IC, Warren VN. Dental trauma: 3 splinting, displacement injuries, and root fracture of immature permanent incisor teeth[J]. Dental Update, 1988, 15: 332-335.

[144] Mah J, Prasad N. Dentine phosphoproteins in gingival crevicular fluid during root resorption[J]. European Journal of Orthodontics, 2004, 26: 25-30.

[145] Malmgren B, Cvek M, Lundberg M, et al. Surgical treatment of ankylosed and infrapositioned reimplanted incisors in adolescents[J]. Scandinavian Journal of Dental Research, 1984, 92: 391-399.

[146] Malmgren O, Levander E. Minimizing orthodontically induced root resorption[J]. In: TM Graber, T Eliades, AE Athanasiou (eds) Risk Management in Orthodontics. Experts' guide to malpractice. Hanover Park, IL. Quintessence, 2004.

[147] Malmgren O, Goldson L, Hill C, et al. Root resorption after orthodontic treatment of traumatized teeth[J]. American Journal of Orthodontics, 1982, 82: 487-491.

[148] Malmgren O, Malmgren B, Goldson L. Orthodontic management of the traumatized dentition[J]. In: JO Andreasen, FM Andreasen (eds) Textbook and Color Atlas of Traumatic Injuries to theteeth. Copenhagen: Munksgaard, 1994, 587-633.

[149] McCourt JW, Cooley RL, Huddleston AM. Fluoride release from fluoride containing liners/bases[J]. Quintessence International, 1990, 21: 41-45.

[150] McDonald F, Pitt Ford TR. Blood flow changes in permanent maxillary canines during retraction[J]. European Journal of Orthodontics, 1994, 16: 1-9.

[151] McNab S, Battistutta D, Taverne A, et al. External apical root resorption of posterior teeth in asthmatics after

orthodontic treatment[J]. American Journal of Orthodontics and Dentofacial Orthopedics, 1999, 116: 545-551.

[152] Medeiros PJ, Bezerra AR. Treatment of an ankylosed central incisor by single tooth dento-osseous osteotomy[J]. American Journal of Orthodontics and Dentofacial Orthopedics, 1997, 112: 496-501.

[153] Medeiros RB, Mucha JN. Immediate vs late orthodontic extrusion of traumatically intruded teeth[J]. Dental Traumatology, 2009, 25: 380-385.

[154] Meyer -Lueckel H, Paris S. Improved resin infiltration of natural caries lesions[J]. Journal of Dental Research, 2008, 87: 1112-1116.

[155] Meyer -Lueckel H, Paris S, Kielbassa AM. Surface layer erosion of natural caries lesions with phosphoric and hydrochloric acid gels[J]. Caries Research, 2007, 41: 223-230.

[156] Miguel JA, Almeida MA, Chevitarese O. Clinical comparison between a glass ionomer cement and a composite for direct bonding of orthodontic brackets[J]. American Journal of Orthodontics and Dentofacial Orthopedics, 1995, 107: 484-487.

[157] Miller JR, Mancl L, Arbuckle G, et al. A three year clinical trial using a glass ionomer cement for the bonding of orthodontic brackets[J]. Angle Orthodontist, 1996, 66: 309-312.

[158] Mizrahi E. Enamel demineralization following orthodontic treatment[J]. American Journal of Orthodontics, 1982, 82: 62-67.

[159] Mohandesan H, Ravanmehr H, Valaei N. A radiographic analysis of external apical root resorption of maxillary incisors during active orthodontic treatment[J]. European Journal of Orthodontics, 2007, 29: 134-139.

[160] Mostafa YA, Iskander KG, El-Mangoury NH. Iatrogenic pulpal reactions to orthodontic extrusion[J]. American Journal of Orthodontics and Dentofacial Orthopedics, 1991, 99: 30-34.

[161] Moule AJ, Moule CA. Minor traumatic injuries to the permanent dentition[J]. Dental Clinics of North America, 2009, 53: 639-659.

[162] Mullally BH, Blakely D, Burden DJ. Ankylosis: an orthodontic problem with a restorative solution[J]. British Dental Journal, 1995, 179: 426-429.

[163] Nishimura K, Amano S, Nakao K, et al. Orthodontic treatment including autotransplantation of a mature tooth [J]. Angle Orthodontist, 2009, 79: 387-393.

[164] Nixon CE, Saviano JA, King GJ, et al. Histomorphometric study of dental pulp during orthodontic tooth movement[J]. Journal of Endodontics, 1993, 19: 13-16.

[165] O' Reilly MM, Featherstone JD. Demineralization and remineralization around orthodontic appliances: an in vivo study[J]. American Journal of Orthodontics and Dentofacial Orthopedics, 1987, 92: 33-40.

[166] Ogaard B. Prevelance of white spot lesions in 19-year-olds. A study on untreated and orthodontically treated persons 5 years after treatment[J]. American Journal of Orthodontics and Dentofacial Orthopedics, 1989, 96: 423-427.

[167] Ogaard B. Effects of fluoride on caries development and progression in vivo[J]. Journal of Dental Research, 1990, 69 (Spec): 813-819.

[168] Ogaard B. Oral microbiological changes, long term enamel alterations due to decalcification, and caries prophylactic aspects[J]. In: WA Brantley, T Eliades (eds) Orthodontic Materials. Scientific and Clinical Aspects. Stuttgart: Thieme, 2001, 123-142.

[169] Ogaard B. White spot lesions during orthodontic treatment: mechanisms and fluoride preventive aspects[J]. Seminars in Orthodontics, 2008, 14: 183-193.

[170] Ogaard B, Gjermo P, Rolla G. Plaque inhibiting effect in orthodontic patients of a dentifrice containing stannous fluoride[J]. American Journal of Orthodontics, 1980, 78: 266-272.

[171] Ogaard B, Rolla G, Arends J. Orthodontic appliances and enamel demineralization [J]. Part I. Lesion

development. American Journal of Orthodontics and Dentofacial Orthopedics, 1988, 94: 68-73.

[172] Ogaard B, Larsson E, Henriksson T, et al. Effects of combined application of antimicrobial and fluoride varnishes in orthodontic patients[J]. American Journal of orthodontics and Dentofacial Orthopedics, 2001, 120: 28-35.

[173] Ogaard B, Bishara SE, Duschner H. Enamel effects during bonding-debonding and treatment with fixed orthodontic appliances[J]. In: TM Graber, T Eliades, AE Athanasiou (eds) Risk Management in Orthodontics: Experts Guide to Malpractice. Hanover Park, IL: Quintessence Publishing, 2004, 30-32.

[174] Ogaard B, Alm AA, Larsson E, et al. A prospective randomized clinical study on the effects of an amine fluoride/stannous fluoride toothpaste/mouthrinse on plaque, gingivitis and initial caries lesion development in orthodontic patients[J]. European Journal of Orthodontics, 2006, 28: 8-12.

[175] OpHeij DG, Opdebeeck H, Steenberghe DV, et al. Facial development, continuous tooth eruption and mesial drift as compromising factors for implant placement[J]. International Journal of Maxillofacial Implantology, 2006, 21: 867-878.

[176] Oulis C, Vadiakas G, Siskos G. Management of intrusive luxation injuries[J]. E ndodontic and Dental Traumatology, 1996, 12: 113-119.

[177] Owman-Moll P, Kurol J. The early reparative process of orthodontically induced root resorption in adolescents-location and type of tissue[J]. European Journal of Orthodontics, 1998, 20: 727-732.

[178] Paris S, Meyer-Lueckel H. Masking of labial enamel white spot lesions by resin infiltration-a clinical report[J]. Quintessence International, 2009, 40: 713-718.

[179] Paris S, Meyer-Lueckel H, Kielbassa AM. Resin infiltration of natural caries lesions[J]. Journal of Dental Research, 2007, 86: 662-666.

[180] Paulsen HU, Andreasen JO, Schwartz O. Pulp and periodontal healing, root development and root resorption subsequent to transplantation and orthodontic rotation: A long-term study of autotransplanted premolars[J]. American Journal of Orthodontics and Dentofacial Orthopedics, 1995, 108: 630-640.

[181] Perinetti G, Varvara G, Festa F, et al. Aspartate aminotransferase activity in pulp of orthodontically treated teeth [J]. American Journal of Orthodontics and Dentofacial Orthopedics, 2004, 125: 88-92.

[182] Pohl Y, Filippi A, Kirschner H. Results after replantation of avulsed permanent teeth. I. Endodontic considerations[J]. Dental Traumatology, 2005, 21: 80-92.

[183] Poi WR, Manfrin TM, Holland R, et al. Repair characteristics of horizontal root fracture: a case report[J]. Dental Traumatology, 2002, 18: 98-102.

[184] Polat O, Karaman AI. Pain control during fixed orthodontic appliance therapy[J]. Angle Orthodontist, 2005, 75: 214-219.

[185] PoppTW, Artun J, Linge L. Pulpal response to orthodontic tooth movement in adolescents: a radiographic study [J]. American Journal of Orthodontics and Dentofacial Orthopedics, 1992, 101: 228-233.

[186] Proffit WR. Contemporary Orthodontics[J]. St Louis, MO: Mosby, 1986, 191-192, 408-411.

[187] Proffit WR. Contemporary Orthodontics[J]. St. Louis, MO: Mosby-Year Book Inc., 2000, 615-673.

[188] Rafter M. Apexification: a review[J]. Dental Traumatology, 2005, 21: 1-8.

[189] Raghoebar GM, Boering G, Jansen HW, et al. Secondary retention of permanent molars: a histologic study[J]. Journal of Oral Pathology and Medicine, 1989, 18: 427-431.

[190] Ram D, Cohenca N. Therapeutic protocols for avulsed permanent teeth: review and clinical update[J]. Pediatric Dentistry,2004, 26: 251-255.

[191] Rana MW, Pothisiri V, Killiany DM, et al. Detection of apoptosis during orthodontic tooth movement in rats[J]. American Journal of Orthodontics and Dentofacial Orthopedics, 2001, 119: 516-521.

[192] Razdolsky Y, El-Bialy TH, Dessner S, et al. Movement of ankylosed permanent teeth with a distraction device[J].

Journal of Clinical Orthodontics, 2004, 38: 612-620.

[193] Reitan K. Effects of force magnitude and direction of tooth movement on different alveolar bone types[J]. Angle Orthodontist, 1964, 34: 244-255.

[194] Reitan K. Initial tissue behavior during apical root resorption[J]. Angle Orthodontist, 1974, 44: 68-82.

[195] Reitan K. Biomechanical principles and reactions[J]. In: TM Graber, BF Swain (eds) Orthodontics: Current Principles and Techniques. St Louis, MO:Mosby, 1985, 101-192.

[196] Remington DN, Joondeph DR, Artun J, et al. Long-term evaluation of root resorption occuring during orthodontic treatment[J]. American Journal of Orthodontics and Dentofacial Orthopedics, 1989, 96: 43-46.

[197] Ren W, Yang L, Chen X, et al. The effect of fibrin sealant in dental pulp capping in experimental dogs[J]. West China Journal of Stomatology, 2000, 18: 380-382.

[198] Reynolds EC. The prevention of sub-surface demineralization of bovine enamel and change in plaque composition by casein in an intra-oral model[J]. Journal of Dental Research, 1987, 66: 1120-1127.

[199] Reynolds EC. Remineralization of enamel subsurface lesions by casein phosphopeptide-stabilized calcium phosphate solutions[J]. Journal of Dental Research, 1997, 76: 1587-1595.

[200] Reynolds EC, Cai F, Shen P, et al. Retention and remineralization of enamel lesions by various forms of calcium in a mouthrinse or sugarfree chewing gum[J]. Journal of Dental Research, 2003, 82: 206-211.

[201] Roberts WE. Bone physiology of tooth movement, ankylosis, and osseointegration[J]. Seminars in Orthodontics, 2000, 6: 173-182.

[202] Robertson A, Andreasen FM, Andreasen JO, et al. Long-term prognosis of crown-fractured permanent incisors [J]. The effect of stage of root development and associated luxation injury. International Journal of Paediatric Dentistry, 2000, 10: 191-199.

[203] Robinson PP. An electrophysiological study of the reinnervation of reimplanted and autotransplanted teeth in the cat[J]. Archives of Oral Biology, 1983, 28: 1139-1147.

[204] Rosenberg B, Murray PE, Namerow K. The effect of calcium hydroxide root filling on dentin fracture strength[J]. Dental Traumatology, 2007, 23: 26-29.

[205] Rygh P. Orthodontic root resorption studied by electron microscopy[J]. Angle Orthodontist, 1977, 44: 1-16.

[206] Sameshima GT, Asgarifar KO. Assessment of root resorption and root shape: periapical vs panoramic films[J]. Angle Orthodontist, 2001, 71: 185-189.

[207] Sano Y, Ikawa M, Sugawara J, et al. The effect of continuous intrusive force on human pulpal blood flow[J]. European Journal of Orthodontics, 2002, 24: 159-166.

[208] Schwartz O, Rank CP. Autotransplantation of cryopreserved tooth in connection with orthodontic treatment[J]. American Journal of Orthodontics and Dentofacial Orthopedics, 1986, 90: 67-72.

[209] Schwartz O, Bergmann P, Klausen B. Resorption of autotransplanted human teeth: a retrospective study of 291 transplantations over a period of 25 years[J]. International Endodontic Journal, 1985, 18: 119-131.

[210] Shaw WC, O' Brien KD, Richmond S, et al. Quality control in orthodontics: risk/benefit considerations[J]. British Dental Journal, 1991, 170: 33-37.

[211] Silverstone LM. Remineralization and enamel caries: significance of fluoride and effect on crystal diameters[J]. In: I Leach, WM Edgar (eds) Demineralization and Remineralization of the Teeth. Oxford: IRL Press, 1983, 185-205.

[212] Simon S, Rilliard F, Berdal A, et al. The use of mineral trioxide aggregate in one-visit apexification treatment: a prospective study[J]. International Endodontic Journal, 2007, 40: 186-197.

[213] Skaare AB, Jacobsen I. Dental injuries in Norwegians aged 7-18 years[J]. Dental Traumatology, 2003, 19: 67-71.

[214] Skoglund A, Tronstad L, Wallenius K. A microangiographic study of vascular changes in replanted and autotransplanted teeth of young dogs[J]. Oral Surgery Oral Medicine Oral Pathology, 1978, 45: 17-28.

[215] Skoglund A, Hasselgren G, Tronstad L. Oxidoreductase activity in the pulp of replanted and autotransplanted teeth in young dogs[J]. Oral Surgery Oral Medicine Oral Pathology, 1981, 52: 205-209.

[216] Smidt A, Nuni E, Keinan D. Invasive cervical resorption: treatment rationale with an interdisciplinary approach [J]. Journal of Endodontics, 2007, 33: 1383-1387.

[217] Spurrier SW, Hall SH, Joondeph DR, et al. A comparison of apical root resorption during orthodontic treatment in endodontically treated and vital teeth[J]. American Journal of Orthodontics and Dentofacial Orthopedics, 1990, 97: 130-134.

[218] Steiner DR, West JD. Orthodontic-endodontic treatment planning of traumatized teeth [J]. Seminars in Orthodontics, 1997, 3: 39-44.

[219] Stenvik A, Mjör A. Pulp and dentine reactions to experimental tooth intrusion[J]. A histological study of the initial changes. American Journal of Orthodontics, 1970, 57: 370-385.

[220] Sudjalim TR, Woods MG, Manton DJ. Prevention of white spot lesions in orthodontic practice: a contemporary review[J]. Australian Dental Journal, 2006, 51: 284-289.

[221] Susami T, Matsuzaki M, Ogihara Y, et al. Segmental alveolar distraction for the correction of unilateral open-bite caused by multiple ankylosed teeth: a case report[J]. Journal of Orthodontics, 2006, 33: 153-159.

[222] Swift EJ Jr. Effects of glass ionomers on recurrent caries[J]. Operative Dentistry, 1989, 14: 40-43.

[223] Talic NF, Evans C, Zaki AM. Inhibition of orthodontically induced root resorption with echistatin, an RGD containing peptide[J]. American Journal of Orthodontics and Dentofacial Orthopedics, 2006, 129: 252-260.

[224] Temmerman L, De Pauw GA, Beele H, et al. Tooth transplantation and cryopreservation: state of the art[J]. American Journal of Orthodontics and Dentofacial Orthopedics, 2006, 129: 691-695.

[225] Ten Cate JM, van Loveren C. Fluoride mechanisms[J]. Dental Clinics of North America, 1999, 43: 713-742.

[226] Thomas S, Turner SR, Sandy JR. Autotransplantation of teeth: is there a role? [J] British Journal of Orthodontics, 1998, 25: 275-282.

[227] Thong YL, Messer HH, Siar CH, et al. Periodontal response to two intracanal medicaments in replanted monkey incisors[J]. Dental Traumatology, 2001, 17: 254-259.

[228] Torabinejad M, Anderson P, Bader J, et al. Outcomes of root canal treatment and restoration, implant-supported single crowns, fixed partial dentures, and extraction without replacement: a systematic review[J]. Journal of Prosthetic Dentistry, 2007, 98: 285-311.

[229] Travassos RM, Caldas Ade F, de Albuquerque DS. Cohort study of endodontic therapy success[J]. Brazilian Dental Journal, 2003, 14: 109-113.

[230] Trope M. Root resorption due to dental trauma[J]. Endodontic Topics, 2002, 1: 79-100.

[231] Turley PK, Crawford LB, Carrington KW. Traumatically intruded teeth[J]. Angle Orthodontist, 1987, 57: 234-244.

[232] Unsterseher R, Nieberg L, Weimar A, et al. The response of human pulp tissue after orthodontic force application [J]. American Journal of Orthodontics and Dentofacial Orthopedics, 1987, 92: 220-224.

[233] Uysal T, Eldeniz AU, Usumez S, et al. Thermal changes in the pulp chamber during different adhesive clean-up procedures[J]. Angle Orthodontist, 2005, 75: 220-225.

[234] Vandevska-Radunovic V, Kristiansen AB, Heyeraas KJ, et al. Changes in blood circulation in teeth supporting tissues incident to experimental tooth movement[J]. European Journal of Orthodontics, 1994, 16: 361-369.

[235] Veberiene R, Smailiene D, Danielyte J, et al. Effects of intrusive force on selected determinants of pulp vitality[J]. Angle Orthodontist, 2009, 79: 1114-1118.

[236] Vitale MC, Caprioglio C, Martignone A, et al. Combined technique with polyethylene fibers and composite resins in restoration of traumatized anterior teeth[J]. Dental Traumatology, 2004, 20: 172-177.

[237] Vivaldi -Rodrigues G, Demito CF, Bowman SJ, et al. The effectiveness of a fluoride varnish in preventing the development of white spot lesions[J]. World Journal of Orthodontics, 2006, 7: 138-144.

[238] Waggoner WF, Johnston WM, Schumann S, et al. Microabrasion of human enamel in vitro using hydrochloric acid and pumice[J]. Pediatric Dentistry, 1989, 11: 319-323.

[239] White C Jr, Bryant N. Combined therapy of mineral trioxide aggregate and guided tissue regeneration in the treatment of external root resorption and an associated osseous defect[J]. Journal of Periodontology, 2002, 73: 1517-1521.

[240] Wickwire NA, McNeil MH, Norton LA, et al. The effects of tooth movement upon endodontically treated teeth [J]. Angle Orthodontist, 1974, 44: 235-242.

[241] Willmot DR. White lesions after orthodontic treatment: does low fluoride make a difference? [J] Journal of Orthodontics, 2004, 31: 235-242.

[242] Willmot DR. White spot lesions after orthodontic treatment[J]. Seminars in Orthodontics, 2008, 14: 209-219.

[243] Yagi M, Ohno H, Takada K. Computational formulation of orthodontic tooth extraction decisions[J]. Part II: Which tooth should be extracted? Angle Orthodontist, 2009, 79: 892-898.

[244] Yates JA. Root fractures in permanent teeth: a clinical review[J]. International Endodontic Journal, 1992, 25: 150-157.

[245] Yilmaz HG, Kalender A, Cengiz E. Use of mineral trioxide aggregade in the treatment of invasive cervical resorption[J]. Journal of Endodontics, 2010, 36: 160-163.

[246] Yüzügüllü B, Polat O, Ungör M. Multidisciplinary approach to traumatized teeth: a case report[J]. Dental Traumatology, 2008, 24: e27-30.

[247] ZachL, Cohen C. Pulp response to externally applied heat[J]. Oral Surgery Oral Medicine Oral Pathology, 1965, 19: 515-530.

[248] Zachrisson BU, Stenvik A, Haanaes HR. Management of missing maxillary anterior teeth with emphasis on autotransplantation[J]. American Journal of Orthodontics and Dentofacial Orthopedics, 2004, 126: 284-288.

[249] Zero DT. Dental caries process[J]. Dental Clinics of North America, 1999, 43: 635-664.

第 17 章

口腔修复的正畸牙移动：旨在提高口腔修复效果的多学科联合模式

17.1 概述

本章介绍了口腔修复治疗前正畸治疗有利于提高成人患者修复和假体修复效果，还阐述了上颌骨获得性缺损患者中正畸生物力学概念的应用。3 例固定义齿修复和 2 例颅颌面假体修复体现正畸治疗纳入治疗计划的好处。着重强调合理的计划和合作在确定合适的牙位置和提高假体价值中的重要性。最后，涉及应用正畸的原则来保存口腔结构大面积丢失患者的残留牙。

17.2 引言

正畸专业正经历着快速和巨大的成长阶段，其应用已深入各学科的交叉领域。在正畸专业中，革新的专家们都承认这样一个事实，如果要提供最佳的长期治疗效果，我们应该毫不犹豫地与其他牙科专家扩大合作。除了要拔牙的情况，我们专业的主要目的是恢复和维护正常的咬合，即一块颌骨上的所有牙齿与对颌颌骨上所有牙齿的咬合关系，以提供最大的功能、咀嚼面积。在许多领域口腔正畸医师正与口腔修复专家密切合作，如缺失前牙的替换、关闭(合并)间隙时的美学和牙周改善、压入或伸长指定牙齿、矫正牙齿的轴倾角、间隙保持以及阻生牙的处理。口腔修复正畸治疗的基本原理和程序是本章的中心主题。

口腔修复医师偶尔会面临指定如下的复杂治疗计划(Miller, 1995)：

① 牙列拥挤或牙齿散在间隙造成的前牙不美观；

② 错𬌗原因造成的后牙邻接点差；

③ 异位萌出和𬌗平面不协调；

④ 缺牙区附近牙齿近中漂移至缺牙区；

⑤ 后牙缺失导致𬌗平面垂直向不足。

口腔正畸医师和口腔修复医师之间的合作交流有利于这些问题的有效解决。虽然这不是我们意图定义和描述的整个口腔修复正畸治疗的适应证范围，但以上 5 个问题代表这一跨学科合作领域的典型病例。

牙科专家应始终慎重考虑牙齿在修复治疗后的位置，以决定正畸治疗是否可以提高修复治疗的效果。理想的牙齿位置可以改善牙周健康，减少病理性咬合以及保存牙齿结构；并且也能使牙医修复后的牙弓达到稳定、功能和美观的要求。牙齿的压入、伸长，倾斜牙齿的矫正，牙齿过度拥挤和散在间隙的解除，这些都是口腔正畸医师能提供的治疗。植入物也可用于正畸治疗来改善治疗效果。本章将介绍一些患者的治疗，这些病例中正畸医师和修复医师的合作改善了治疗效果。最后，通过一个因癌症导致的颌面部结构缺损患者的治疗，来强调正畸治疗原则的重要性。

17.3 正畸压入

17.3.1 病因与诊断

46 岁白人男子，主诉是前牙修复。该患者关心牙齿的形状、颜色和破旧切缘，为此他要求自主选择假牙长度和颜色。患者有正常的医疗和牙科病史和除了前牙磨损外的非缴费型医疗/牙科病史。口外检查颌面部无面部不对称，唇静止状态正常。口内检查见两个全覆盖临时冠、多个汞合金和复合材料修复体。前牙中度磨耗、代偿性萌出，后牙未见磨耗。牙周检查未发现明显牙周袋、探诊未出血、口腔卫生良好。该患者选择正畸治疗压低前牙，接着上、下前牙区修复治疗。患者转诊至口腔正畸医师，诊断为安氏Ⅱ类 2 分类错殆、覆盖 2mm、90％覆殆、下牙中线右偏 1 mm、牙龈退缩、釉牙骨质界暴露。X 线头影测量分析显示患者矢状向和垂直向骨骼关系正常，全景片未见异常。两个可行的治疗方案分别是前牙烤瓷牙或者正畸压入获得间隙来植牙。此外，压入不仅减少深覆殆而且能修整高度不齐的釉牙骨质界和牙龈缘。

17.3.2 口腔正畸治疗

在上颌牙齿粘结固定矫治器（直丝弓矫治器），以釉牙骨质界水平为参考来排齐整平牙列。上颌切牙压入，牙弓按照正常正畸程序排齐。目标达到后，拆除固定矫治器并与口腔修复医师协商下一步治疗计划。过度萌出的上下颌牙齿以及牙龈缘在治疗后都已整平。在正畸治疗结束后开始佩戴上、下颌保持器，并根据口腔修复的要求进行调改。保持器在口腔修复治疗结束后永久使用。

17.3.3 口腔修复治疗

诊断蜡设计正畸治疗（图 17.1）后的修复体的轮廓，在牙体预备后用来制造牙临时冠。全瓷冠制造后通过树脂黏结剂粘结。

简要地说，患者通过正畸-修复联合治疗修复上颌前牙列。尽管存在其他治疗方案，如修复上颌牙列、根管治疗前牙后冠修复，但相应的治疗费用增加和美学的折扣被认为是主要缺点。因此，正畸治疗计划是最好的选择，其能提供一个最佳的结果。学科联合治疗是最合乎逻辑的一个既保存牙齿咬合又恢复前牙功能和美观的模式。

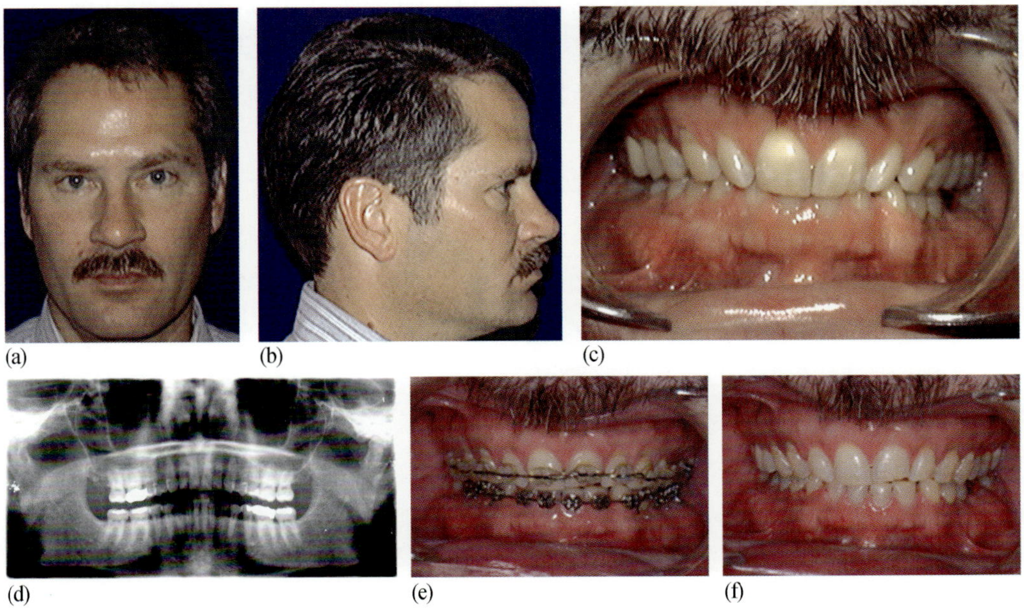

(a)　(b)　(c)　(d)　(e)　(f)

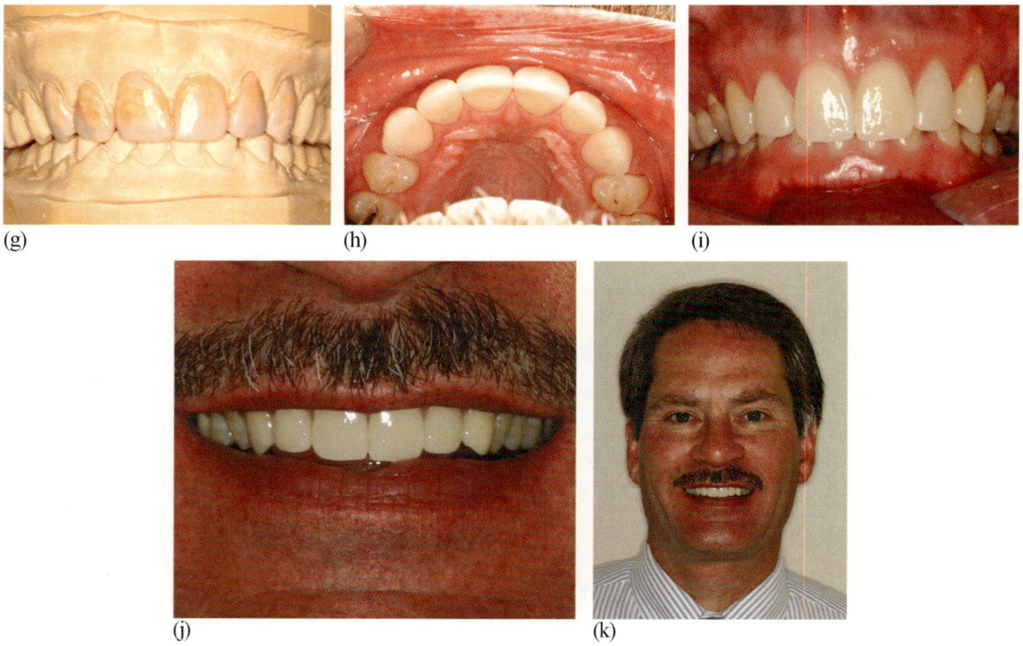

图 17.1 (a,b)治疗前口外照片。(c,d)治疗前口内照片和全景片。(e)患者在正畸中。(f)正畸结束。(g)前牙制作全瓷冠的诊断性蜡型。(h,i)最终修复状态。(h)前殆相。(i)正面观。(j,k)正面照片展示治疗结果

17.4 种植体支抗和种植前正畸牙齿压入

17.4.1 诊断和病因

58 岁白人男子因假牙修复于俄亥俄州立大学研究生修复诊所就诊(图 17.2)。患者既往史表明其青霉素过敏,无全身性疾病和吸烟史,无需牙科预防药物。他被美国麻醉医师诊断为正常,健康无全身性疾病。口内检查见数个龋齿左侧切牙修复,广泛磨耗,颌间距离过大,牙齿错位,以及上中切牙和上左侧切牙处断裂松动的左侧切牙修复固定局部义齿(图 17.2)。患者 30 岁打篮球时因外伤失去左中切牙。患者多个后牙龋坏拔除,并提供零星的牙科就诊病史。患者前牙切对切咬合,过度有害的咬合力造成前牙固定局部义齿基牙断裂。此外,左下颌第三磨牙严重倾斜,无其他下颌磨牙。这种情况下,患者主要用前牙行使咀嚼功能。牙周检查发现广泛性、血小板引起的轻度牙龈炎伴牙周袋。口腔卫生控制后牙周探诊无出血。

电子缩放分析仪进行咬合辅助检查,确定咬合铰链轴线的位置,为制定治疗计划提供临床信息。制作诊断模型并用面弓记录咬合关系和正中关系位。模型和患者资料分析显示,尽管剩余牙列可以使用,但需要进行外科、牙周、正畸、牙体牙髓和修复的联合治疗。因此,治疗方案包括以下内容:

① 下颌第三磨牙拔除;

② 左下颌第二前磨牙根管治疗并制作临时冠;

③ 下颌双侧第二磨牙植入种植钉用于正畸支抗;

④ 正畸治疗,上、下颌牙列重新定位;

⑤ 上颌右中切牙和左侧切牙拔除;

⑥ 下颌双侧第二前磨牙牙周软组织移植手术;

⑦ 右上颌第一前磨牙、右上颌中切牙、左上颌侧切牙、左上颌第一磨牙、下颌双侧第一磨牙种植钉

植入(Zimmer 锥形螺钉孔，各种长度)；

⑧ 上颌双侧第一磨牙、上颌双侧第一前磨牙、右上颌第二前磨牙、右上颌侧切牙、下颌双侧第二前磨牙制作单冠；

⑨ 固定局部义齿修复上颌中切牙、左上颌侧切牙、下颌双侧第一、第二磨牙。

然后患者于牙周和口腔正畸门诊会诊确定上述治疗是否可行。

17.4.2　正畸咨询

患者首次于美国俄亥俄州立大学正畸门诊就诊。正畸住院医师决定下颌前牙舌倾获得前牙修复所需的水平和垂直向的覆盖。患者左上颌侧切牙处骨组织不能支持植入治疗，该牙需先接受正畸压入治疗。

X 线头影测量分析显示骨性Ⅰ类错𬌗畸形，面部发育正常。下切牙前倾，并距离 A-Po 线8.4 mm。全景片显示存在银汞充填，致密性骨炎，下颌隆突。根尖片检查显示右上颌中切牙与左下颌第二前磨牙牙髓病理表现。

模型分析显示不对称咬合，右侧轻度安氏Ⅲ类尖牙关系，左侧Ⅱ类尖牙关系，上、下𬌗中线偏差 3 mm。覆𬌗 2 mm 和覆盖 2 mm，𬌗面有广泛的磨损。

17.4.3　正畸治疗

正畸治疗的主要目的是提供足够的覆盖使上颌种植体适当倾斜，可以与天然下颌前牙咬合。因此，需要进行下颌牙列远中移动。下颌牙列整体移动需要坚定、稳固的正畸支抗。患者多个后牙缺失，进一步设计后牙整体移动。骨内植入物植入为正畸牙齿移动提供支抗，这些植入物之后用于缺失牙齿的修复，所以，植入物的植入是一个关键步骤。正畸诊断蜡被用来模拟牙移动(例如下颌前磨牙远中移动以及下颌前牙的内收)，设计种植需要的间隙、种植体植入的位置。同时，也设计正畸治疗结束时上颌牙齿的位置。正畸治疗不解决下颌牙弓的倾斜。

下颌双侧第二磨牙的种植体用作下颌牙齿移动的支抗。制作个性化的修复牙冠，在每个修复牙冠上焊上正畸托槽。正是由于这些正畸附件，正畸生物力学机制才能发挥作用。右上中切牙和左上侧切牙制作新临时修复体，左上中切牙制作正畸附件[图 17.2(k)-(o)]。

粘结固定矫治器，开始排齐整平牙列。首先，下颌前磨牙段远中移动，然后前磨牙与下颌种植钉连扎。这一步后前磨牙可以作为支抗来整体内收下颌前牙。在上颌牙弓，种植体植入牙弓，并且伸长右上中切牙和左上侧切牙。在排齐整平牙列、间隙重新分配、下颌弓列远中移动，并且伸长上颌切牙后，拆除固定矫治器[图 17.2(p)-(v)]。上颌和下颌佩戴 Essix 保持器，并且立即开始修复治疗。治疗前后的头影测量叠加结果表明下颌牙列整体远中移动 2.5 mm。

17.4.4　牙周治疗和初步修复治疗

患者在牙周临床研究治疗中心接受治疗，并且在整个手术和正畸治疗阶段得到牙周维护。患者接受拔牙和种植、银汞合金充填修复和复合树脂充填修复，重建口腔健康和创造口腔牙冠修复的条件。最后，种植体植入右上中切牙，左上侧切牙和第一磨牙，下颌左、右第一磨牙的位置，为单冠和固定义齿修复做准备。

联合治疗的病例并不是以一个线性的方式进展。在治疗中会有一些治疗计划的修正。对于有多种治疗方案可供选择的患者，治疗方案的更改经常发生。最初，治疗方案设计为保留右上颌中切牙。然而，在治疗中发现保留这颗牙齿并不能带来益处，于是治疗方案改为拔除这颗牙齿[图 17.2(k)-(o)]。并且，在发现正畸治疗后有额外间隙产生后，植入几颗种植钉被添加到治疗方案中[图 17.2(p)-(v)]。

在完成手术、牙周治疗、正畸治疗和修复治疗后，一个明确的修复治疗得以制定。应该指出的是，正畸治疗提供了额外的保守治疗的可能，允许医师保留一些患者的牙齿。

当上述治疗完成后，患者牙列由常规修复体和种植体支持的金属陶瓷修复体重建完成[图17.2(w)-(z)]。种植钉固定单冠种植体修复上颌右侧第一前磨牙和左侧第一磨牙。传统的单冠修复右上颌第一磨牙、第二前磨牙和侧切牙，左上颌第一前磨牙和下颌双侧第二前磨牙。螺丝固定，种植体支持的固定局部义齿在上颌中切牙、左侧切牙和下颌双侧第一和第二磨牙区以种植体为基牙进行修复。修复治疗后制作一个𬌗垫，嘱患者夜间使用。并交代𬌗垫维修保养注意事项。患者同时在牙周临床研究诊治中心进行牙周的长期维护。

在这个病例中，实现了患者的全口修复重建。种植体植入作为正畸牙移动的支抗，后来被用于后牙修复的基牙。联合治疗特别适应于固定局部义齿修复前的间隙分配，特别是上颌前牙区，以及美学区骨形态重建的治疗。

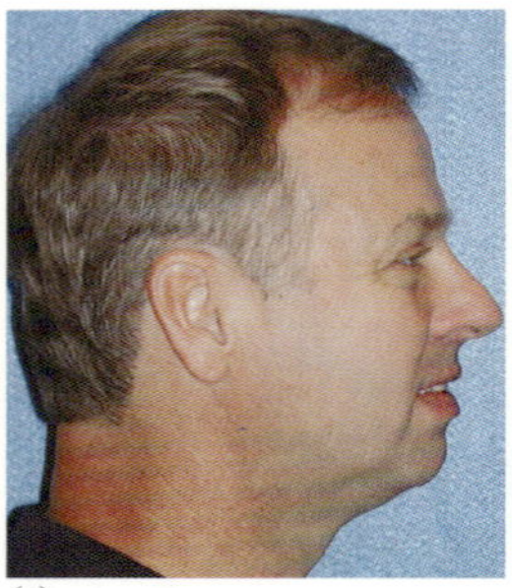
(a)
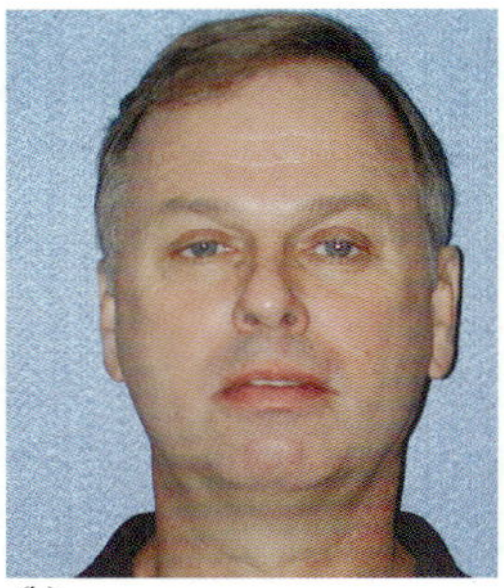
(b)
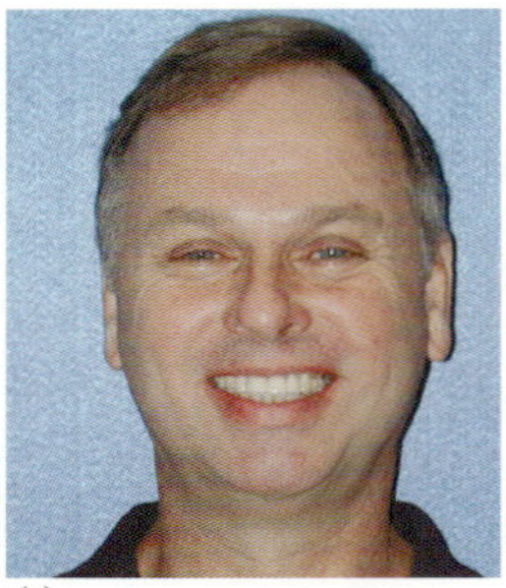
(c)
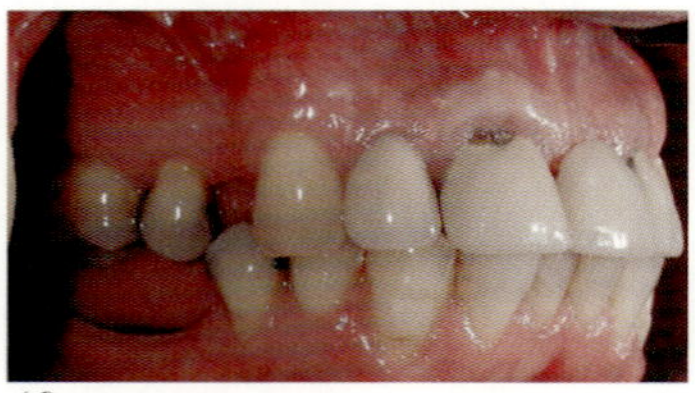
(d)
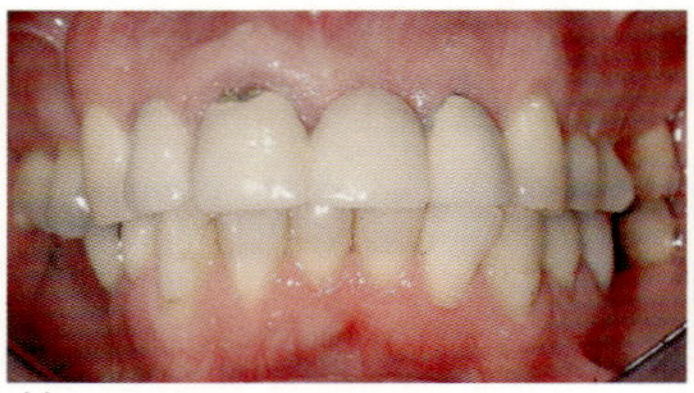
(e)
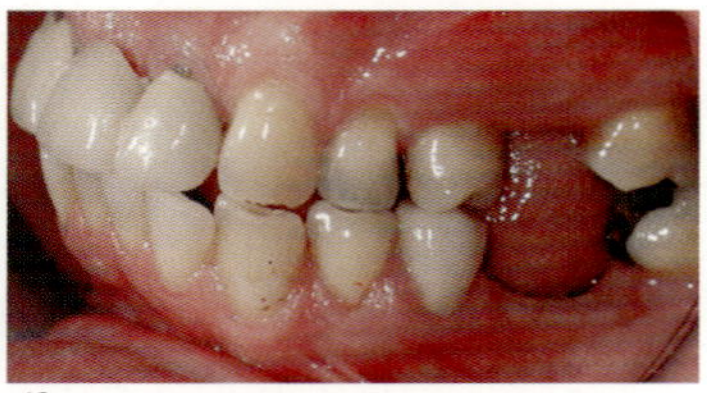
(f)
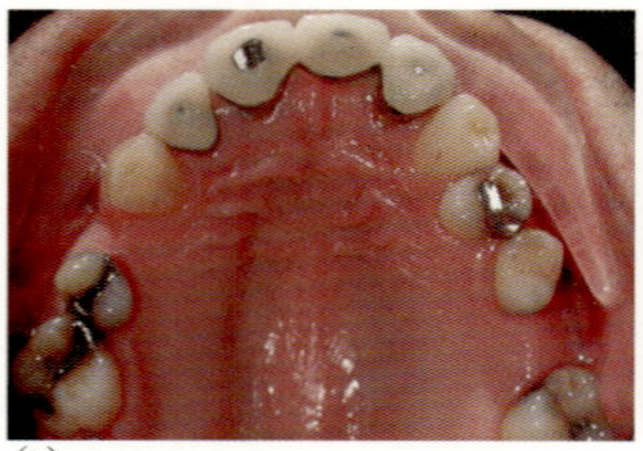
(g)
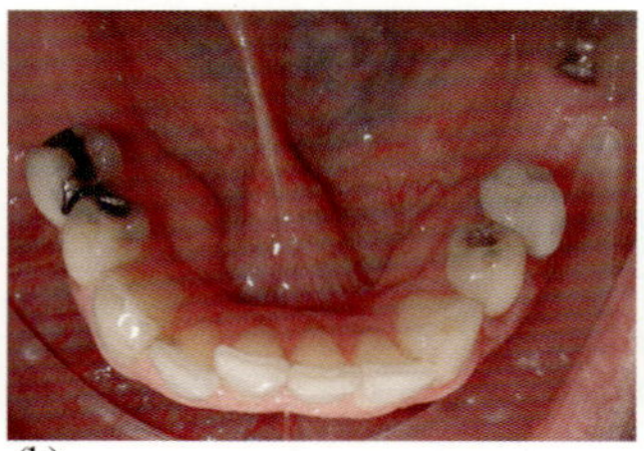
(h)
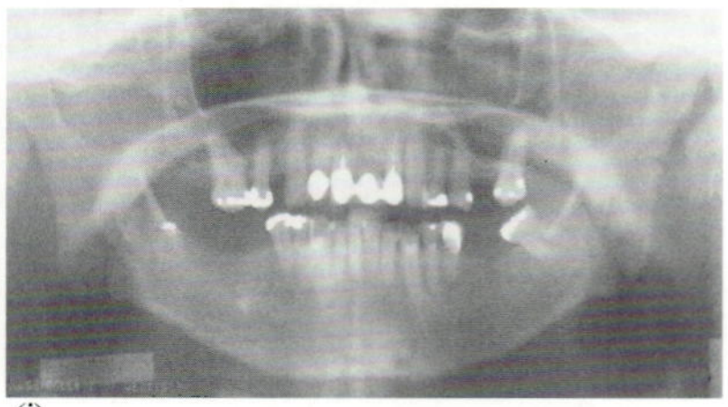
(i)
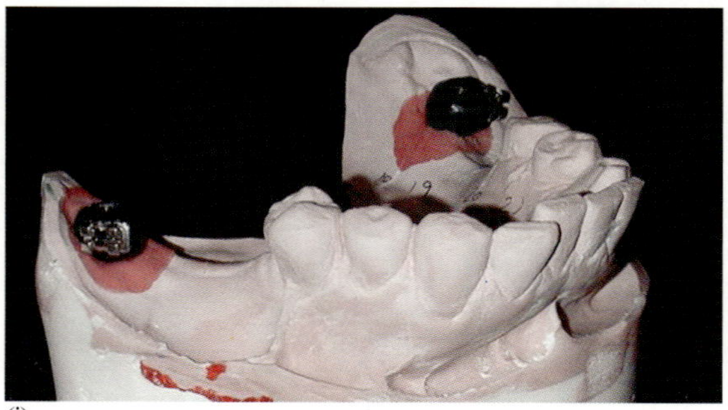
(j)

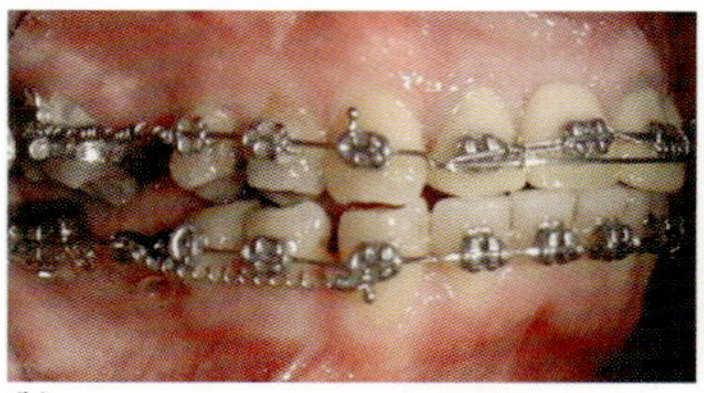
(k)

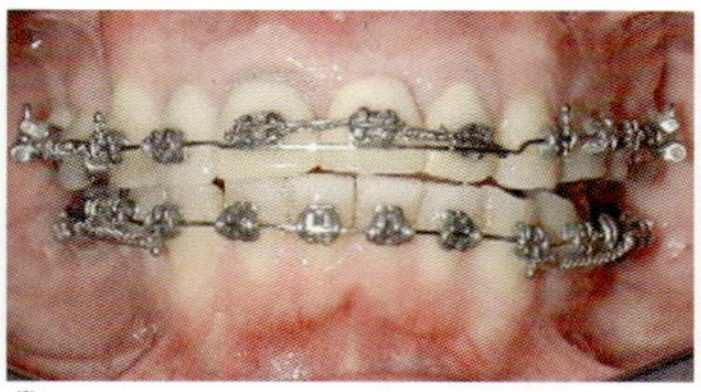
(l)

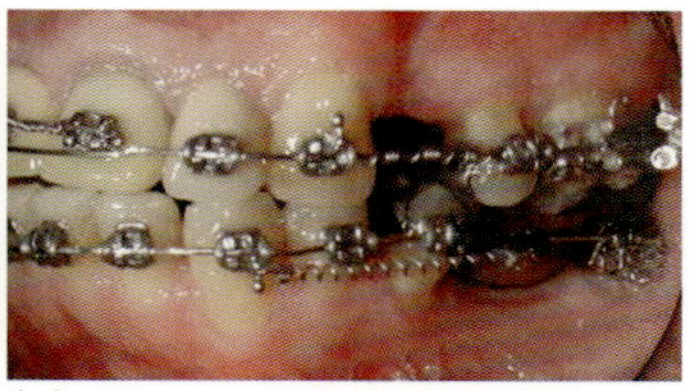
(m)

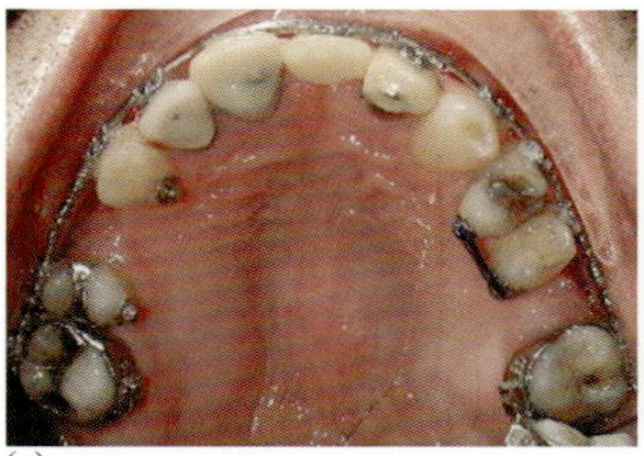
(n)

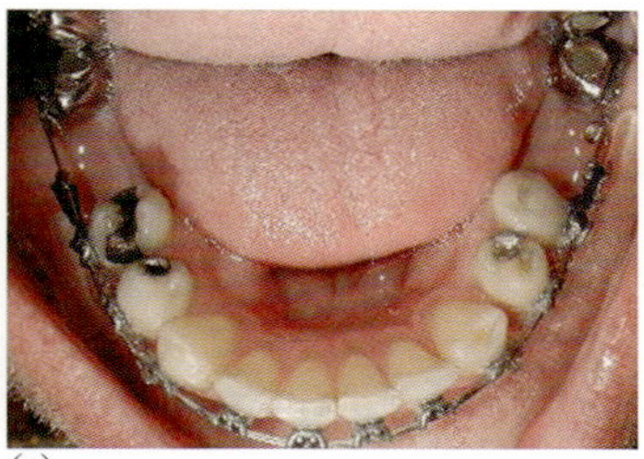
(o)

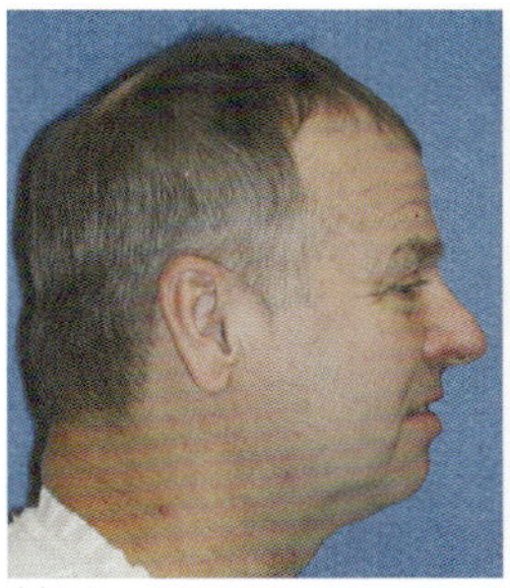
(p)

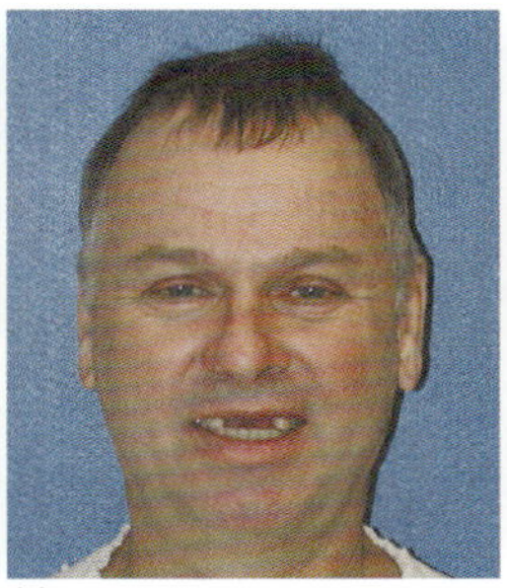
(q)

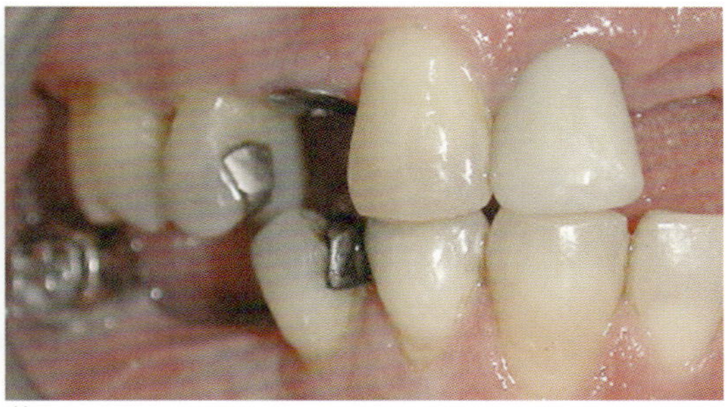
(r)

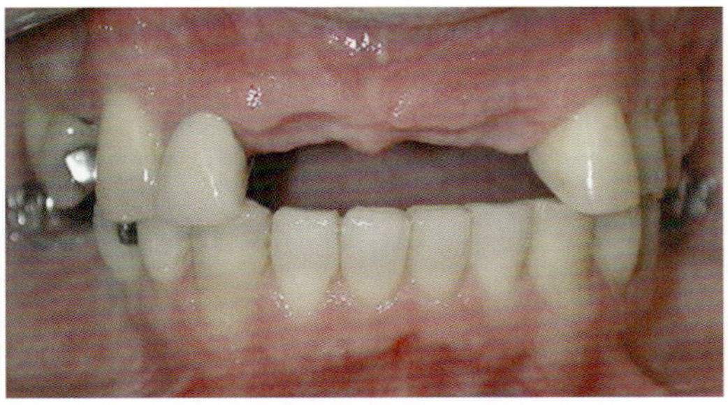
(s)

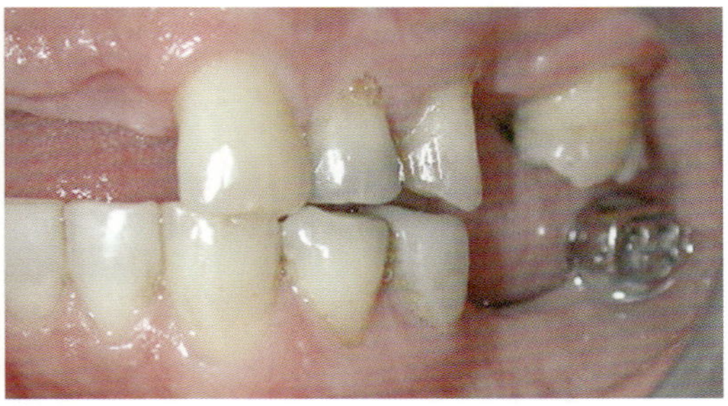
(t)

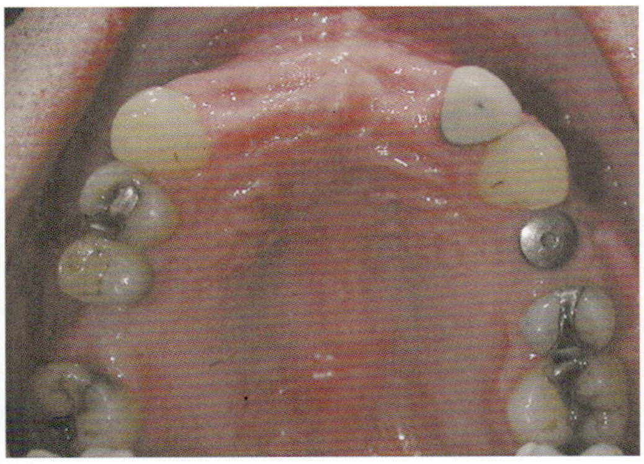
(u)

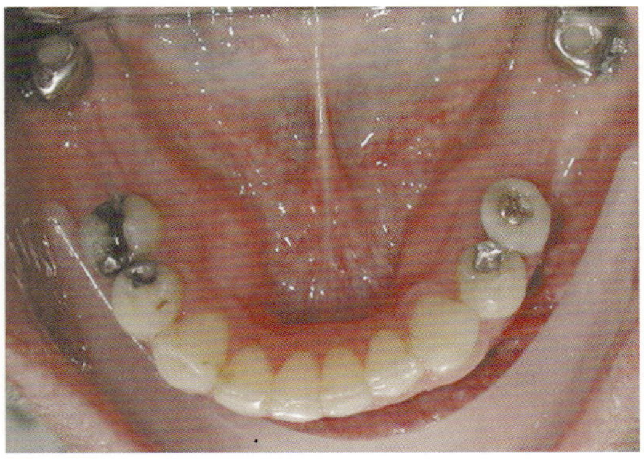
(v)

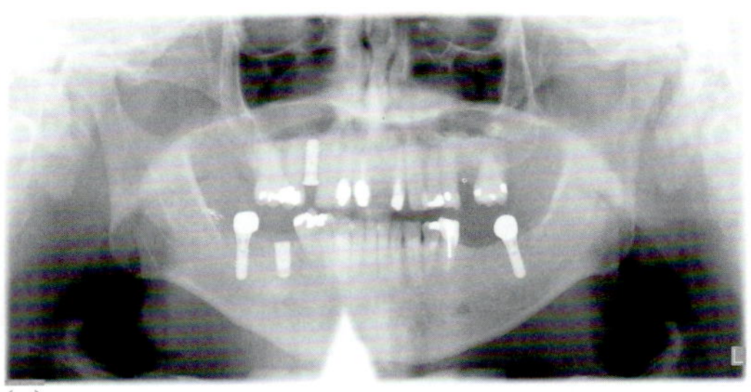
(w)

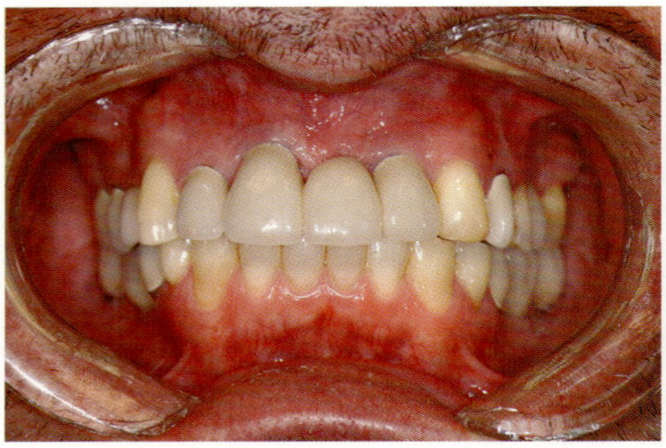
(x)

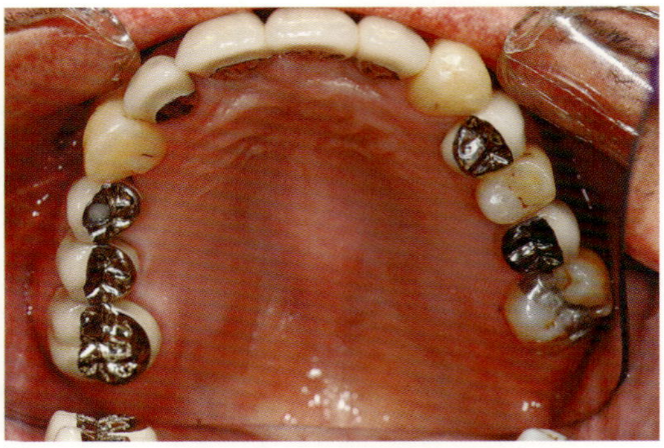
(y)

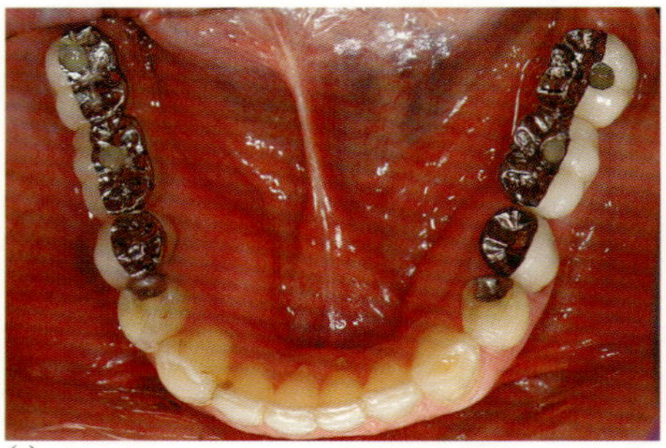
(z)

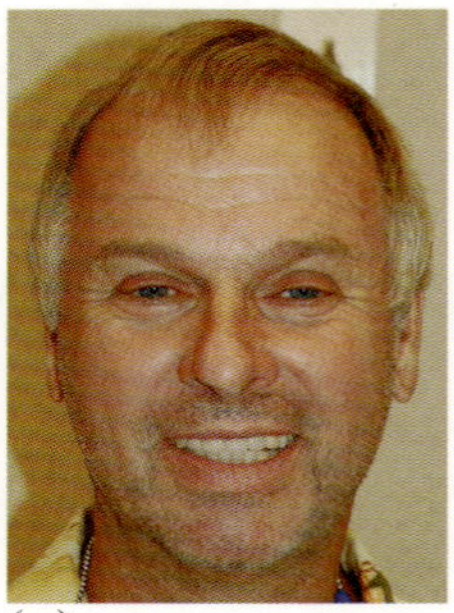
(za)

图 17.2 （a～c）治疗前口外照片。（d～h）资料前口内照片。（i）治疗前全景片。（j）正畸治疗前种植体植入（由 Brock Satoris 医师提供）。种植体植入下颌双侧第二磨牙作为正畸治疗的支抗。正畸托槽焊接到基牙。精准的种植体植入位置由诊断设计获得。（k—o）正畸治疗。上颌后牙间隙扩开。下颌使用弹簧整体内收下颌前牙。（p，q）正畸治疗后口外照片。（r～v）正畸治疗后口内照片。上颌前牙固定局部义齿拆除。间隙分布给上下牙列双侧前后牙。（w）正畸治疗后全景片。最终口内治疗照片（由 Valerie Cooper 医师提供）。（x）理想软组织轮廓在上颌前牙固定局部义齿难以获得。考虑到治疗前患者条件，最终治疗结果美观尚可接受。（y，z）烤瓷熔附金属牙冠𬌗面观。正畸治疗使修复的牙齿具有良好的轮廓。（za）治疗结束口外照片显示微笑弧线和美观的前牙

17.5 牙齿微量移动获得全口重建的尖牙引导

63 岁白人男性，主诉要求修复，接受口腔修复前检查。患者有牙齿中度磨耗以及骨折导致的牙缺失。患者口腔就诊史显示在过去的十多年中由于外伤，上颌双侧第一前磨牙以及下颌右侧第二磨牙缺失。这些区域存在种植体，但没有进行修复。

口外检查发现患者有轻微的面部不对称畸形。口内检查发现牙齿中度磨耗，牙周检查无明显牙周袋，无探诊出血，口腔卫生良好。

17.5.1 正畸咨询

模型分析提示安氏Ⅰ类错𬌗，覆盖 1 mm，下牙中线向左偏离面中线 2.5 mm。全景片无异常。正畸方案决定微量移动牙齿关闭右侧尖牙和侧切牙间的间隙，理由为：获得尖牙倾斜度；减少最终修复时牙齿形态大小的差异。

17.5.2 正畸治疗

上颌左右第一前磨牙无牙𬌗区近远中间隙大小存在差异。上颌右侧尖牙近中移动可以为种植牙烤瓷冠修复提供间隙。并且，上颌右侧尖牙位置的改变有助于获得更好的冠倾斜度。上颌右侧尖牙和侧切牙牙冠颊侧粘结正畸矫正器。一段关闭簧用来向近中倾斜/旋转尖牙，约 1 mm。排齐尖牙后拆除固

定矫治器，在正式修复前用临时修复体保持 6 个星期。

17.5.3　口腔修复科治疗

正畸治疗完成后，患者牙列由常规修复体和种植体支持的金属陶瓷修复体修复。此病例实现了全口牙列重建。种植体用作上颌第一前磨牙和左下颌第二磨牙修复基台。学科联合治疗恢复上颌前牙足够的间距是修复前必要的步骤。正畸治疗在一个功能与美学完美结合的治疗结果中具有有限但必不可少的作用(图 17.3)。

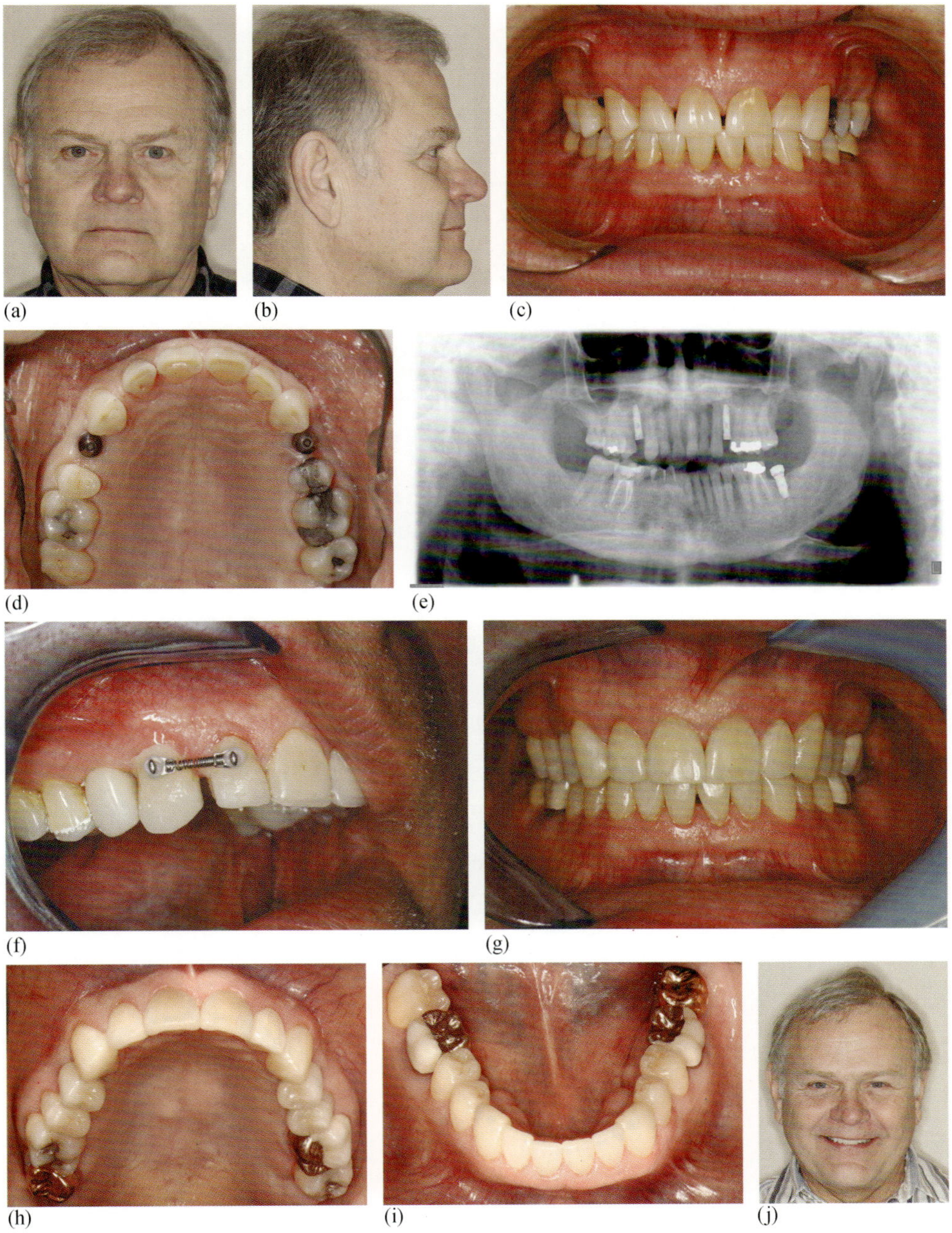

图 17.3　(a,b)治疗前口外照片。(c,d)治疗前口内照片。患者全口牙存，口腔卫生好。左侧尖牙远中 1.5 mm 间隙，种植体近中间隙不够。(e)正畸治疗前全景片。(f)正畸治疗结束。(g～i)正畸治疗后口内照片。(j)正畸治疗后口外照片

17.5.4　颅颌面修复重建中的正畸技术

可摘矫治器作为固定矫治器治疗后的保持器，广泛应用于口腔正畸治疗。可摘矫治器还可用于微

量牙移动、殆垫以及前、后牙(反殆)矫治器。可摘矫治器设计的差别取决于治疗目标,正畸保持器的基本设计原则非常适合治疗头颈部肿瘤患者。这些矫治器可以用来提高接受上颌骨切除术患者术后上颌骨的保留量、上颌骨的支持和力在上颌剩余牙列的分布。可摘矫治器尤其适用于需要长期保存牙列的年轻肿瘤患者。

17.5.4.1 可摘矫治器

Hawley 保持器是口腔正畸中最常见的可摘矫治器。一个典型的 Hawley 矫治器包括丙烯酸树脂基托、双侧后牙固位卡环、前牙唇弓。固位卡环是由各种不同规格的圆丝弯制而成,常用的有 Adams 卡环、球型卡环和箭头卡环。

17.5.4.2 唇弓

唇弓,Hawley 保持器的标准组件,沿着前牙唇面保持前牙位置。唇弓也可用作颌面部赝复体的保持组件。使用唇弓的原因是其能减少假体对前牙的力量和重量分布,以及简化矫治器放置和调整程序(图 17.4)。假体对基牙的力量取决于它的重量和咬合负荷。假体重量差异很大,取决于它的大小和制备材料。外科手术和临时密闭装置在休息位置时通常重约25 g。一个特定假体的重量更多取决其金属基座。

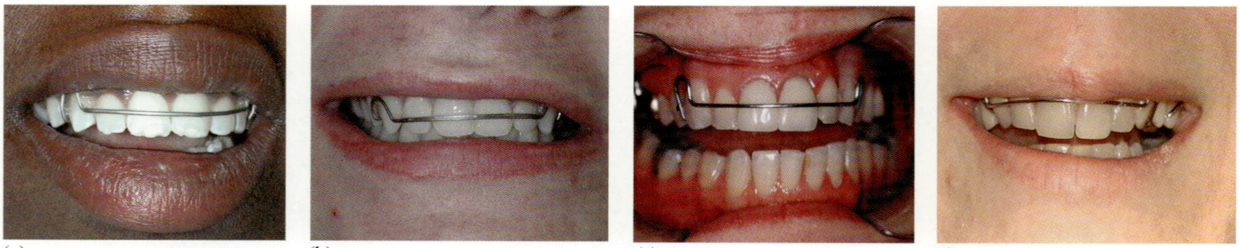

(a) (b) (c) (d)

图 17.4 假体修复病例中唇弓具有很大优点。唇弓可以用于过渡和最终假体上。(a,b)年轻患者唇弓用于过渡假体,发挥固位作用。(c,d)最终假体中唇弓对前牙提供分散力量的作用

上颌骨切除患者使用假体来维持基本的语音和吞咽功能。他们每天使用假体 8～10 h,因为取出后将失去语音和吞咽功能。当卡环放置在上颌中切牙或侧切牙时,由于长时间使用和本身重量,假体经常发挥正畸矫治器的作用。咬合负荷对假体的作用因人而异,取决于剩余天然牙在上颌骨和下颌骨的分布,患者的习惯以及矫治器的设计。设计围绕减少对上颌骨切除侧的咬合负荷,由于该侧缺乏支持。

唇弓允许口腔修复医师使用所有可用的前牙来保持,但不允许像传统铸造卡环一样进行调磨。优化力的分布是减少基台负荷的关键因素。假体的适宜静止重量可以随着时间的推移移动前牙。然而,放置在牙齿中部至龈 1/3 处的唇弓可以使假体静止状态下脱离牙齿。该脱离力十分重要,因为静止时重力是作用于前牙的主要力量。唇弓保持在牙齿中部至龈 1/3 允许其咬合时加载,发挥保持作用。因此将唇弓放置于牙齿龈 1/3 可提供足够的保持作用,并对前牙没有正畸力。因为唇弓在正畸保持器经常使用,其无卡环的烙印。

17.5.4.3 卡环

不锈钢卡环由于其容易放置到丙烯酸树脂基托中而且灵活,经常用于手术和过渡假体。

手术假体经常在上颌骨切除或手术后出院之前植入。若手术后植入,假体一般选在手术后 5～7 d,海绵(支持)已被拆除后植入。在伤口愈合过程中,调整假体以维持其口内充填。球形卡环十分有用和有效,经常运用在正畸保持器中。它们被放置后牙调改的邻间外展隙。球形卡环也可作为患者摘戴假体的一个扳机点。此功能对老年患者尤其是视力衰退、灵巧性较差、患有关节炎的患者十分重要。另外,末端的球形卡环可以防止在放置假体时划伤颊部黏膜。

此外，垂直曲是手术和临时假体常见的、有效的附件。垂直曲已被广泛用于固定矫正器。曲一般都是用来提高正畸弓丝的弹性，改善牙齿运动的控制，并简化调整程序。后部带垂直曲的球形卡环可减少放置问题。曲的宽度可由关闭或打开状态来调整，以替代卡环臂长度的调整。曲关闭收紧也往往使假体紧靠牙齿。调整也大大简化，因为只有曲的改变，而不是卡环臂（图 17.5）。

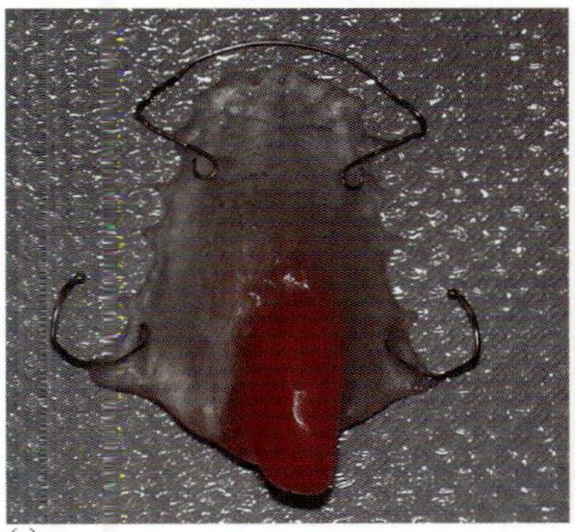
(a)

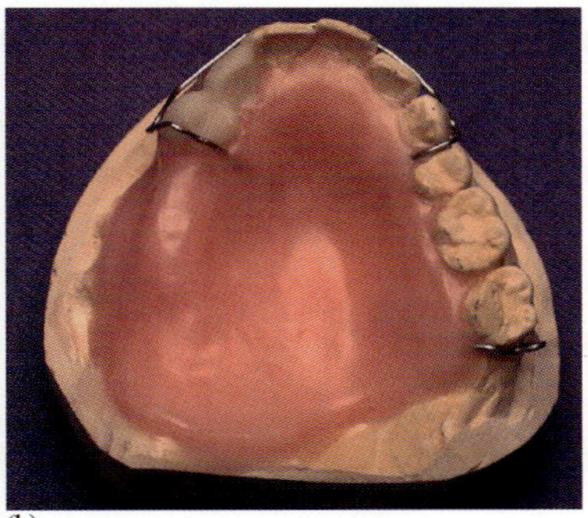
(b)

图 17.5　(a)过渡假体中设计唇弓和环形卡环。环形卡环利于患者脱位和就位。(b)过渡假体设计垂直曲在后牙卡环。该设计简化假体放置和调改

垂直曲在所有假体中使用。然而，它们在手术假体中最有用。肿瘤治疗的紧迫性通常不能提供口腔修复足够的设计时间。垂直曲的放置能简化调整，是外科医师使用假体的重要因素。

17.6　上颌骨骨髓炎，上颌骨切除后重建

杰姆斯癌症医院头颈肿瘤外科为一个 45 岁的白人女子进行术后评估和假体制作[图 17.6(a)]。该患者诊断为左上后牙区慢性骨髓炎。检查没有发现重大医疗问题或系统性疾病。转诊医师正对患者进行术后抗生素治疗。生命体征正常。患者没有烟草或酒精史。牙科病史显示每年两次牙科检查。患者下颌牙列修复良好。上颌后牙段除右侧第一前磨牙，其余牙齿都已拔除。左上尖牙拔除。右侧第一前磨牙于患者当地口腔医师根管治疗后，金属烤瓷冠修复。口内存在其他几颗修复体，患者牙周诊断为轻度牙龈炎，牙周组织萎缩。

患者左颊部有一个 1 cm 的椭圆形缺损，连通上颌窦。缺损创口清洁，良好愈合。患者由于尖锐的骨边缘造成左侧切牙远中区域缺损，因此接受手术修复此区域[图 17.6(b)]。无其他口腔感染。患者言语功能正常，但患者抱怨液体反流进入鼻窦和鼻，患者打算拔除右侧第一前磨牙作为预防措施，但是这个决定被医师劝阻。最后治疗方案决定使用过渡性假体，待创口愈合后制作特定的假体修复重建患者上颌骨。

17.6.1　医疗/牙科历史

患者有 11 年的上颌骨骨髓炎病史，始于左上颌第一磨牙根管治疗结束[图 17.6(c)]。治疗失败，牙齿最终被拔除。不过，拔牙部位不愈合并且患者在骨创口区域和附近有剧烈的疼痛感。抗生素治疗后，可摘局部义齿修复。修复后疼痛未消失，可摘局部义齿拆除。1 年后患者转诊至一名口腔外科医师，患者上颌骨 CT 扫描表明拔牙区域及附近区域感染。该诊断被该区域的骨组织活检证实。

多名医师（包括全科牙医、口腔外科医师、口腔内科牙医、保健医师、神经科医师、疼痛管理医师、内科医师和数名耳鼻喉科医师）在诊断后的 10 年内尝试各种治疗方式。患者接受数次抗生素治疗，包括至少 3 次住院静脉注射。残余后牙接受根管治疗，但疼痛并未消失。根尖切除术治疗也无效果。至少 3 次上颌后牙短开放式手术，刮除术取得效果微小。治疗失败，患者最终拔除所有剩余牙齿。患者自述该治疗缓解疼痛的时间很短。当疼痛及相关症状复发时，她的内科医师（传染病专家）将她转诊至耳鼻喉科，接受上颌骨切除术。部分上颌骨切除后疼痛及相关症状消失。

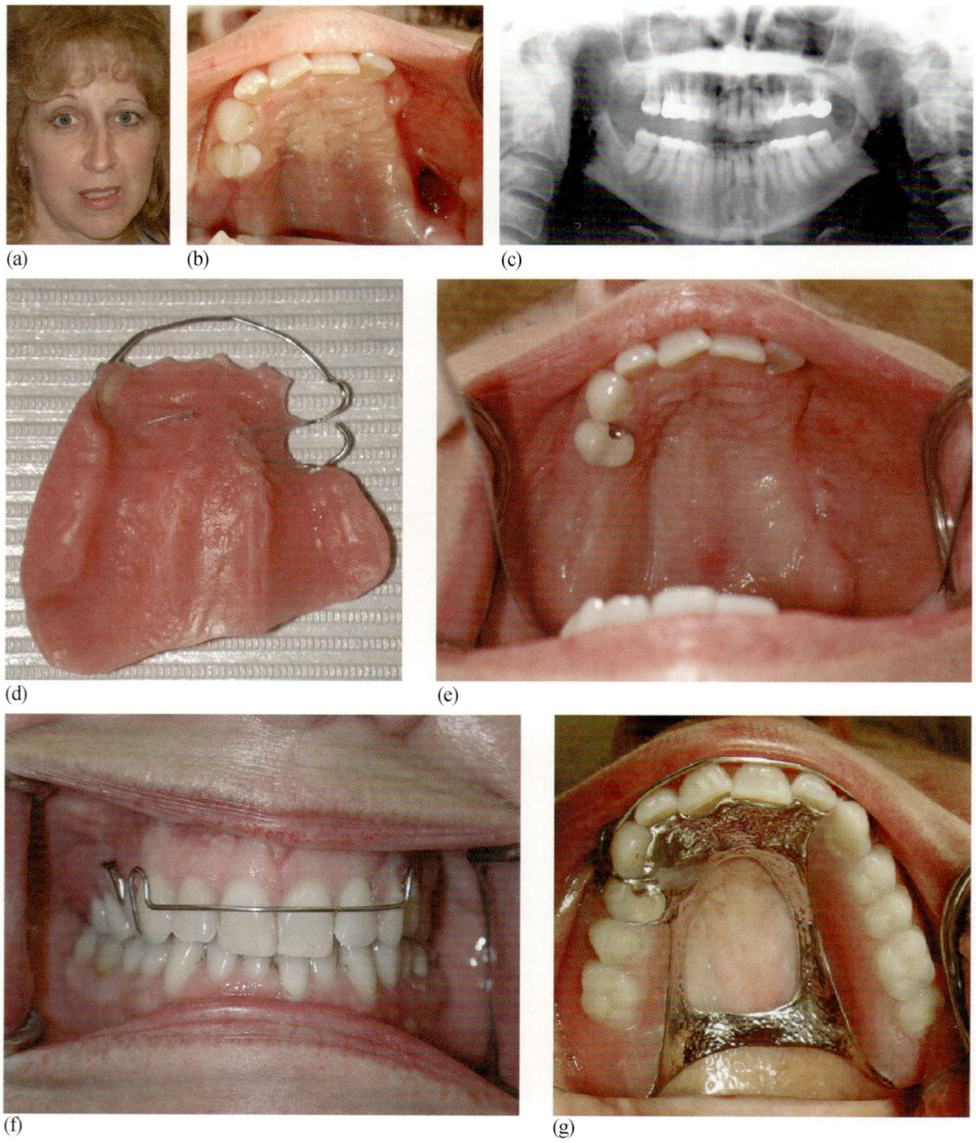

图 17.6 (a)骨髓炎上颌切除患者正面观。(b)上颌照片显示出右侧第一前磨牙外其余后牙均已拔除。缺损与上颌窦相通。(c)全景片显示拔牙和手术前患者口内状况。骨髓炎病史 10 余年,但在全景片上不可见。(d)过渡假体。由于患者缺损左侧尖牙,假体设计唇弓支持嘴唇。(e)右侧前磨牙全冠粘附。缺损愈合关闭,改善患者预后。(f,g)最终治疗结果,最终假体戴用。唇弓提供有效固位并且为患者带来美观效益

17.6.2 骨髓炎

颌骨骨髓炎在发达国家罕见,而且通常出现在颌骨牙源性感染或骨折后。慢性全身性疾病和血管性疾病如糖尿病,获得性免疫缺陷综合征,恶性营养不良会使人易患这种疾病。吸烟、酗酒、静脉药物以及放射治疗史人群患病率高。患者无年龄倾向,但男性好发。大多数病例涉及下颌骨。

慢性骨髓炎通常由急性发作没有解决迁移而来。其症状体征与常见的口腔感染类似,因此,难以诊断。其症状可能有肿胀、鼻窦疼痛、化脓、牙齿脱落、病理性骨折,和死骨形成。在长期病例中已有报道整个下颌骨缺失的情况。

即使在早期确诊,但由于其感染的顽固性,需要综合的治疗方式才能治愈。本例疾病开始于一个经常规牙科程序治疗后的牙齿感染。然而,后来众多牙科和医疗服务人员尝试的治疗方案均没有成功。

17.6.3 修复治疗

过渡修复体蜡型由粉红基托蜡,不锈钢正畸弓丝制作的唇弓组成。由于中切牙具有舌侧垂直向倾

斜角，唇弓放置在中切牙中部。右侧第一前磨牙上放置圈形卡环。蜡型完成按说明指示经全自动牙科底板树脂加工机包埋和处理[图 17.6(d)]。患者植入过渡假体，并预约 1 周后进行植入后随访评价。创口愈合，并且缺损被关闭。患者自述已预约牙医制作右下颌第一前磨牙牙冠。

组织已充分愈合后制作最终的修复体[图 17.6(e)]。右上颌第一前磨牙戴用临时冠。不可逆性胶体取最终模型并倒入石膏灌模。假体框架用钴铬合金制作。一个保持器用来保持左侧尖牙远中的间隙。

1 周后患者初戴假体，采集颌间记录和面弓转移，选择基牙。上颌和下颌模型转移到 Hanhu H_2 殆架，牙齿排列到一个标准的底板蜡上。牙齿在底版蜡上排列后，模型送往实验室制作唇弓。新制作的唇弓与临时的假体相似，放置在剩余前牙的中上三分之一。2 周后，对患者进行美观评估。对咬合、美观和唇弓位置进行了评价和调改。蜡型被送到实验室进行包埋。

假体按照标准假体植入协议进行戴用和调整。由临床医师和患者共同对假体的前牙美观进行了评估并达到二者满意[图 17.6(f)，图 17.6(g)]。告知患者戴用假体的注意事项，并预约 1 周后复诊，进行轻微的调整。

17.6.4　讨论

口腔骨髓炎诊断十分困难，但一旦确诊，其治疗包括去除感染的骨质。在本病例中，部分上颌骨切除术切除病变组织，患者所有症状消失。假体戴用使上颌窦及鼻腔的连通关闭。患者生活质量得到一定恢复，处于可接受状态，目前患者正在与耳鼻喉医师预约后续治疗。

17.7　腺样囊性癌 上颌骨切除 上颌骨假体重建

45 岁的白人女子从杰姆斯癌症医院口腔临床耳鼻喉肿瘤科转诊至颅颌面科，接受术前评估。该患者被诊断为腺样囊性癌，累及右上颌后牙区软组织并扩散到腭、上颌窦。患者已安排进行全上颌骨切除术和腭部切除术。术后进行放射治疗。

无重大医疗问题或药物过敏史。生命体征正常。患者无吸烟或酗酒史。牙科病史显示每年两次常规检查。患者有正畸治疗史，全牙列良好。无修复史及牙周病史。

采用不可逆印模材料对上、下牙弓取模(Jeltrate, Fast Set, Dentsly Caulk)，美国牙科协会(ADA)Ⅲ型牙石膏灌模(Microstone, Whip Mix Corp)。同时摄取口内和口外的照片。

第一次手术在 2001 年 9 月进行。术后 3 d 对该患者进行检查，以确定治疗范围，在模型上对比缺损区域。外科医师采用口外切口，Weber-Ferguson 术式去除右侧上颌骨，腭，和上颌窦的一部分。创口缺损扩展至翼上颌切迹远中，软腭保留。手术创口移植取自患者左大腿的全层皮肤。所有的后牙和尖牙被拔除。创口缺损处填塞手术海绵，并且于术后 7～10 d 去除。同时，手术假体放置(术后假体)。剩下的上颌骨被归类为 Aramany CL Ⅱ。

模型调改和手术假体蜡型用粉红基托蜡制作。考虑患者的年龄和美观因素，侧切牙和尖牙加入假体设计。不锈钢正畸弓丝制作唇弓。用临时树脂材料制作尖牙与侧切牙，用术前模型制作导板。唇弓放置于中切牙龈方 1/3 处，充分利用这个区域的切口形态。带有垂直曲的圈形卡环如图所示放置于第二磨牙。蜡型制作后，义齿树脂包埋加工，按照生产说明在 Palapress Vario 进行加工。

患者术后 8 d 到颌面修复科进行手术假体戴用。假体放置，调整，并用 COE 软弹性义齿衬垫重新衬里。唇弓被收紧，患者被告知安置和保养假体以及创口缺损的卫生注意事项。建议患者购买口腔冲洗器并在下次复诊时带好便条记录修改计划。1 周后复诊检查假体植入情况，发现创口愈合良好。假体调整变小，再次用 COE 软弹性义齿衬垫衬里，卡环调整。患者预约 3 周后复查。在这次复诊中，患者自述其眶区肿瘤阳性，需要接受第二次手术。患者在第二次手术后接受治疗肿瘤剂量大小的放射治疗。局部氟应用在自定义托盘。

第二次手术在2001年10月进行。术后3 d检查患者。手术切缘从右中切牙区域延伸到眶下缘。患者术后7 d于口腔颅颌面科就诊进行术后假体的调改和放置。增加右上中切牙，用COE软弹性义齿衬垫衬里。预约患者7 d后复诊。3周后，放射治疗开始前患者改戴用全丙烯酸制作的过渡假体。唇弓位于中切牙龈1/3，具有良好的保持作用。前部唇弓进行美观调整，其外观上与典型的正畸保持器无差异。唇弓放置于中切牙牙龈1/3，最大限度地保留了唇弓的保持作用，并在假体向后下移动时允许它旋转下降。过小的右上侧切牙与前牙段基牙分离，从而改善其长期预后。

术后3周，患者接受放射治疗，疗程6周，范围包括双侧肿瘤影响区域。在放射治疗第三周患者安排进行后续的放射治疗。当时，患者软腭有轻度黏膜炎，接受姑息冲洗治疗。患者接受另一次为期3周的治疗(从放射治疗第六周开始)。辐射区域愈合5个月。这一时期值得注意的是，患者出现中度张口困难，颌间距离为22～27 mm。嘱咐患者进行标准的下颌张闭口训练。

2002年10月制作最终的假体。最后的印模由不可逆的水胶体制取，用改良石膏灌注模型铬合金制作了假体框架。唇弓被纳入框架设计[图17.7(l)，图17.7(m)]。唇弓的两端增加曲并用丙烯酸树脂在尖牙远中连接。

对框架进行调改。使用克尔印模化合物(克尔，美国)和聚硫橡胶印模材料(COE Flex III型橡胶基地，美国)进行印模调改。使用盒装，印模用改良石膏灌注[图17.7(g)，图17.7(h)]。1周后，患者采集颌间信息与口外弓记录，并选择义齿种类。模型安装在Hanau H2 殆架。将牙齿排列在一个标准的底板蜡上[图17.7(i)]。试戴后，用热聚合丙烯酸类树脂(Dentsply Inc)制作假体，重新完成安装。2002年10月假体戴入。图17.7(n)，图17.7(o)显示最终治疗结果。假体易于就位并具有很好的固位。简易的设计和卡环减少了对口腔唯一残余的中切牙的负荷。患者被告知植入后的注意事项，并建议积极复诊检查。现患者仍定期复诊。

腺样囊性癌是一种恶性肿瘤，往往沿神经转移。它预后差，生存期为5年。患者自2002以来接受各种手术试图控制疾病。从口腔修复角度来看，术后常发生张口受限；然而，牙列仍保持良好的稳定性。假体经多次修改，以适应出现的问题并增强使用寿命。其中，唇弓仍然是假体发挥功能的重要部分。

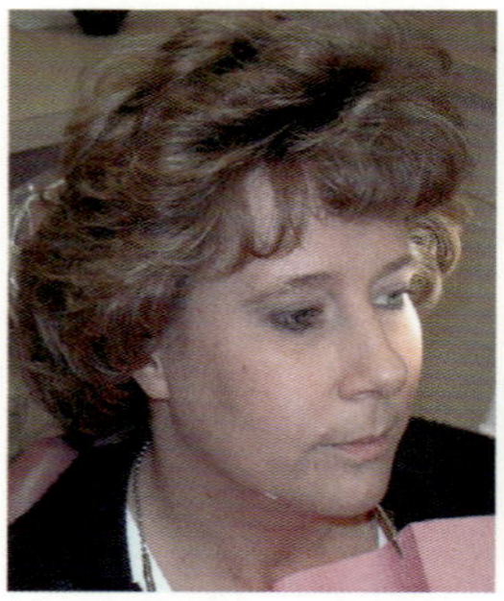
(a)
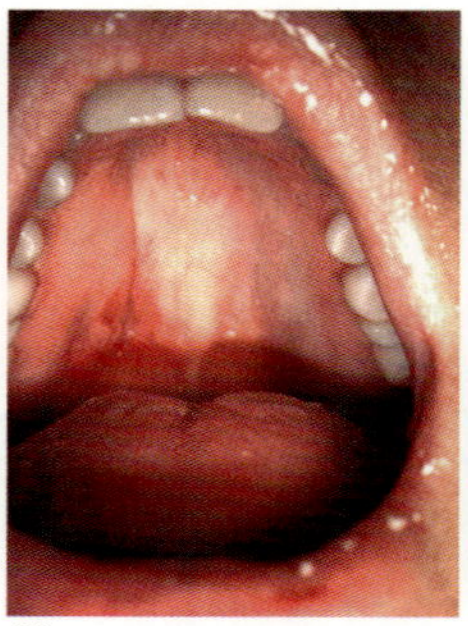
(b)
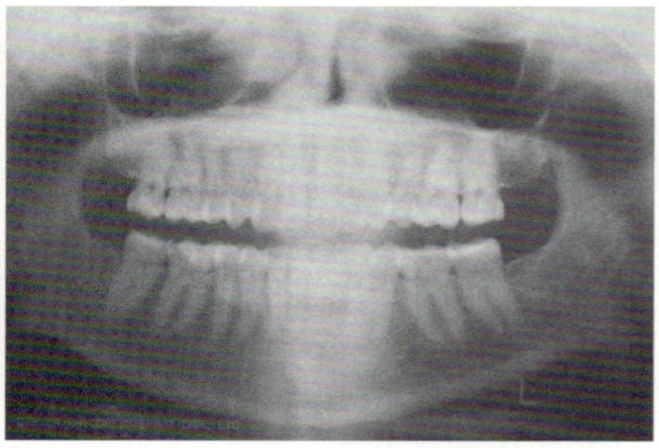
(c)
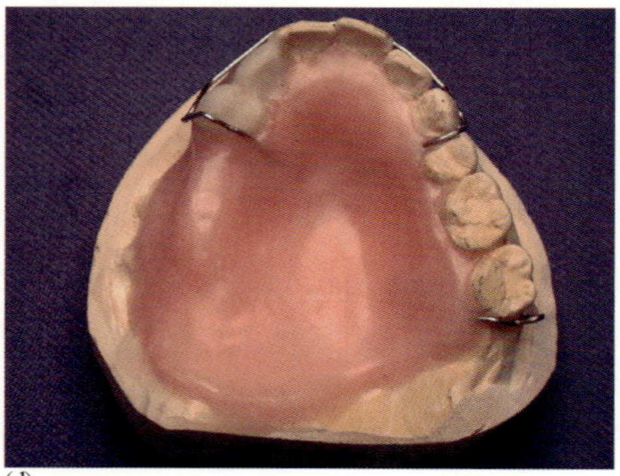
(d)
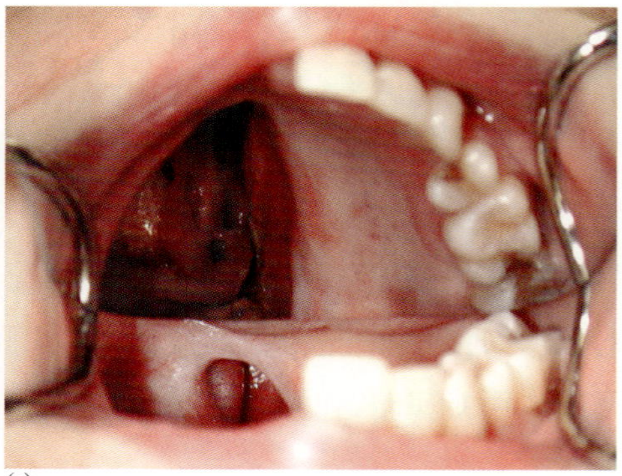
(e)

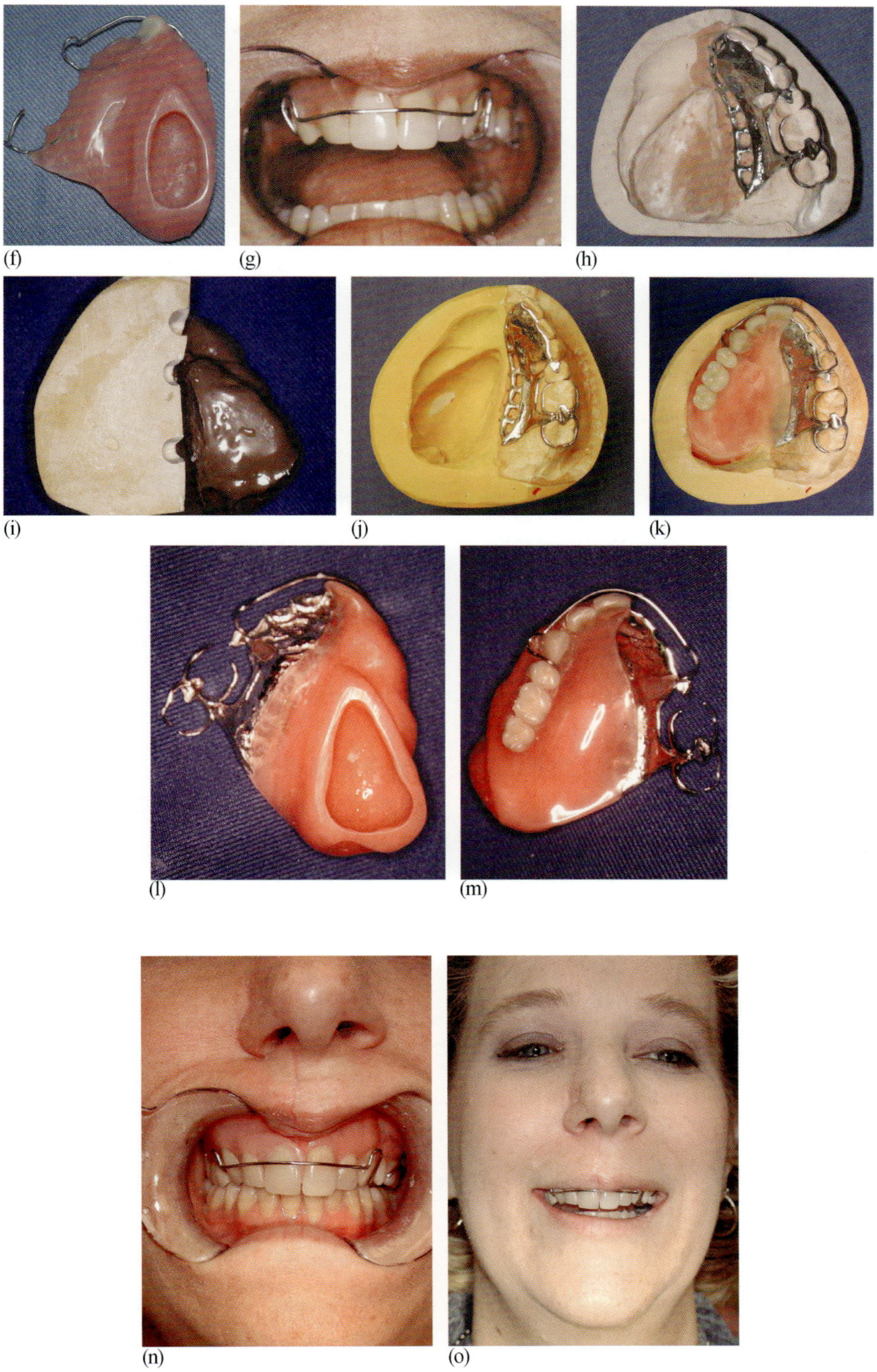

图 17.7　(a)右侧腺样囊性癌患者术前状态。(b)病损在软腭前，腭大孔处。(c)全景片显示患者全口牙存。(d)模型调整，蜡型制备。前牙固位设计唇弓。环形卡环和垂直曲设计以利于调整和修改。只需要两个固位附件。(e)缺损处。由于第二次手术将切口延展至左中切牙，假体需要调改。(f)过渡假体。(g)过渡假体放置口内。患者在放射治疗中使用此假体。(h)最终假体支架设计、灌注如图所示。(i)调改后印模用丙烯酸树脂印模并包埋灌注。(j)调改模型用改良石膏灌注。(k)最终设计和唇弓蜡型。(l)最终假体表面打磨。(m)𬌗面如图所示。注意唇弓在两端由丙烯酸树脂保护。(n)最终治疗美观效果。注意唇弓放置于上切牙龈 1/3 处。(o)微笑时可见，但患者愿意接受

17.8 结论

病例 4 和病例 5 显示了使用假体，设计唇弓的优势。在病例 4 中，唇弓在假体中发挥美观和功能作用，它提供了缺失尖牙的作用。在病例 5 中，当上颌前牙作为基牙时，唇弓可以作为一个固定附件。

正畸治疗生物力学概念在上述手术设计，中期和最终的假体中得到体现。最终的假体框架修改后保留唇弓。然而，整体设计与假体制作原则一致。在治疗颅颌面缺损病例，从广泛的软腭软组织缺损到上颌骨缺损，已成功实践正畸治疗生物力学概念超过 10 年，该概念已被证明是对颌面部治疗医疗设备的重要指导思想。

参考文献

[1] Aramany MA. Basic principles of obturator design for partially edentulous patients[J]. Part 1：classification. Journal of Prosthetic Dentistry，1978a，40：554-557.

[2] Aramany MA. Basic principles of obturator design for partially edentulous patients[J]. Part II：design principles. Journal of Prosthetic Dentistry，1978b，40：656-662.

[3] Begg PR. Differential force in orthodontic treatment[J]. American Journal of Orthodontics，1956，42：481-510.

[4] Berlocher WC，Mueller BH. Orthodontic procedures[J]. In：KD Rudd，RMMorrow，JE Rhodes（eds）Dental Laboratory Procedures：Removable Partial Dentures. St. Louis，MO：Mosby，1986，617-663.

[5] Bouquot JE，LaMarche MG. Ischemic osteonecrosis under fixed partial denture pontics：radiographic and microscopic features in 38 patients with chronic pain[J]. Journal of Prosthetic Dentistry，1999，81（2）：148-158.

[6] Boyd RL. Periodontal and restorative considerations with clear aligner treatment to establish a more favorable restorative environment[J]. Compendium of Continuing Education in Dentistry，2009，30（5）：280-282，284，286-288.

[7] Curtis TA，Beumer J. Restoration of acquired hard palate defects[J]. In：JBeumer，TA Curtis，MT Marunick（eds）Maxillofacial Rehabilitation：Prosthodontic and Surgical Considerations. St Louis，MO：Ishiyaku EuroAmerica，Inc.，1996，245-246.

[8] Evans CA，Nathanson D. Indications for orthodontic-prosthodontic collaboration in dental treatment[J]. Journal of the American Dental Association，1979，99（5）：825-830.

[9] Goodacre CJ，Brown DT，Roberts WE，et al. Prosthodontic considerations when using implants for orthodontic anchorage[J]. Journal of Prosthetic Dentistry，1997，77（2）：162-170.

[10] Hawley CA. A removable retainer[J]. International Journal of Orthodontics，Oral Surgery，1919，2：291-298.

[11] Koorbusch GF，Fotos P，Terhark K. Retrospective assessment of osteomyelitis：etiology，demographics，risk factors，and manage ment in 35 cases[J]. Oral Surgery Oral Medicine Oral Pathology，1992，74：149-154.

[12] Miller TE. Orthodontic and restorative procedures for retained deciduous teeth in the adult[J]. Journal of Prosthetic Dentistry，1995，73（6）：501-509.

[13] Neville BW，Damm DD，Allen CM，et al. Pulpal and periapical disease[J]. In：BW Neville，DD Damm，CM Allen，et al.（eds）Oral and MaxillofacialPathology，2nd edn. Philadelphia，PA：WB Saunders，2002，126-128，426-428.

[14] Prasad KC，Prasad SC，Mouli N，et al. Osteomyelitis in the head and neck[J]. Acta Otolaryngology，2007，127（2）：194-205.

[15] Sims MR. Loop systems-a contemporary reassessment[J]. American Journal of Orthodontics，1972，61：270-278.

[16] Spalding PM，Cohen BD. Orthodontic adjunctive treatment in fixed prosthodontics[J]. Dental Clinics of North America，1992，36（3）：607-629.

[17] Staley RN，Reske NT. Treatment of Class I nonextraction problems，principles of appliance construction，and retention appliances[J]. In：SE Bishara（ed.）Textbook of Orthodontics. Philadelphia，PA：WB Sanders，2001，290-323.

第 18 章

正颌手术患者的正畸治疗

▶ 18.1 概述

正畸医师和口腔颌面外科医师团队合作治疗严重骨性不调的病例已有数十年的时间。引用 Atul Gawande 的话来说，尽管在治疗中我们具有技术优势和专业知识，并且知道如何为我们的患者创造更好的医疗效果，失败的情况仍不可避免。因此，在对骨性不调患者垂直向、横向的管理中，列出一张治疗清单能使我们获益。当然，清单中罗列的不少治疗步骤已为许多医师熟知，希望本章中探讨的一些治疗步骤，能为正颌外科医师团队对于实现每一步的重要性起到一个提醒和鼓励的作用。

正颌团队使用下列清单，不仅可以帮助那些患有口颌系统复杂疾病的患者实现功能上的平衡这一最基本的治疗目标，同时还获得了美观上的改善。当治疗具有复杂的颌骨关系不调的患者时，正颌团队使用可靠的治疗手段努力实现功能性平衡的同时，也能获得现实的、美观的治疗效果以及经济上的可行性。此外，正畸医师、正颌外科医师团队合作，努力为患者提供一个稳定的、令人满意的协调关系以增进其口颌面健康。第二步中将提到的“FRESH”能为选择正畸正颌联合治疗的患者提供一个具有指导性的治疗目标。

至此，建立一个正颌团队、为每一位患者明确其个性化的治疗目标、着眼于本章中提到的治疗清单中的每一个步骤，将有助于在我们的日常工作中实现理想的正颌外科治疗效果。

站在 21 世纪初，我们的现状是：我们已经积累了大量的专业知识。我们将这些知识传递给这个社会中那些受过良好训练、技术娴熟的人们手中。他们运用这些知识取得了非凡的事就。尽管如此，那些专业知识经常难以操控。失败不可避免且反复发生，更不必说，这些失败令人感到受挫和泄气。从医学到经济，从商业到政府，每个领域都是如此。而造成这些失败的原因已日渐明确：我们所知事物的数量和复杂程度远超我们试图正确、安全、可靠地从中获益的个人能力。知识拯救我们的同时，也在阻碍我们。

这意味着，对于失败，我们需要找到一个不同的战略去克服它们：一个建立在经验和知识上并以某种方式弥补了一些必然不足的战略——尽管这对于我们花费数年努力发展起来的先进技术和技能而言，看上去天真可笑，甚至有些不可思议。

▶ 18.2 序列(清单)的重要性

大多数人认为，一次成功的正颌手术治疗开始于医师与具有骨性不调患者面对面的交谈及临床检查。事实上，治疗中最重要的一步早在正颌或正畸医师见到患者前就已经完成了。在表 18.1 中提到的反馈循环序列(清单)中明确了 18 个重要步骤，这些步骤能为患者和医师提供一种优越的方法，为那些牙颌面严重不调的患者实现理想的治疗效果。

表 18.1　推荐牙颌面畸形序列治疗方法

- 团队准备——第一、二步
  - 第一步:跨学科联合治疗的团队选择
    - 正畸医师
    - 牙周医师
    - 修复科医师
    - 口腔外科医师
    - 心理医师
    - 理疗师
  - 第二步:团队成员明确治疗目标
    - 理想的咬合
    - 可靠
    - 美观
    - 稳定
    - 健康
- 诊断和患者护理——第三—第十步
  - 第三步:正确认识牙颌面畸形
    - 患者自身,全科牙医,配偶或其他
  - 第四步:患者的整体评估
    - 是不是一个符合适应证的患者?
    - 牙周情况
    - 颞下颌关节情况
  - 第五步:牙医团队对初始记录进行评估
    - 为诊断为颞颌关节紊乱病的患者提供殆板治疗,如有必要的话
  - 第六步:完成诊断记录
    - 可能需要包括由临床心理师对患者生活方式进行评估
    - 可能要求更为细致的颞下颌关节研究
  - 第七步:基于患者资料对其牙颌面所存在的问题进行多学科回顾
  - 第八步:向患者解释各种可供选择的治疗方案
    - 理想的治疗方案
    - 其他可供选择的方案
    - 新的微创技术
  - 第九步:治疗团队成员与患者商讨并强调其他一些问题
    - 风险-收益比
    - 治疗费用与保险责任范围
    - 治疗时间
    - 其他关注点
  - 第十步:患者对治疗方案的接受程度
- 术前正畸——第十一、第十二步
  - 第十一步:综合性正畸治疗(手术前 8～18 个月)
    - 正畸移动去除牙代偿
    - 协调上、下牙弓为手术放置颌骨位置坐准备
    - 排齐牙列、去扭转
  - 第十二步:术前重新评估患者检查记录
    - 完整的检查记录(模型、全景片、头颅定位 X 线片、照片)
    - 预测头影测量(手术计划中颌骨移动的具体细节)
    - 模型外科(由正畸医师和正颌医师共同检查)
    - 决定是否需要特殊的固定
    - 患者(家长、配偶、其他重要人员)与正畸、正颌医师一起确定手术方式
- 术后正畸——第十三—第十六步
  - 第十三步:正颌手术
    - 手术风险最小化
    - 用最简单的步骤达到专业的目标
    - 用最简单的方法满足患者需求

（续表）

第十四步：术后正畸阶段
早期：固定 2～3 周
晚期：固定 3～8 周
手术再评估
检查疗效
评价患者是否需要理疗
第十五步：评估和维持术后稳定性
正畸结束，咬合调整，保持
随访，与患者家庭医师的长期沟通
第十六步：治疗后记录
治疗后一年随访
有患者和正畸医师共同评估整个治疗
反馈——第十七、第十八步
第十七步：外科医师和口腔全科医师的再评估
解决问题
对治疗目标的完成情况进行再评估
第十八步：总结治疗经验（用于今后病例的管理，以提高疗效）
重新评估治疗成功的标准
正强化

本章将着重突出治疗这一特殊患者群体时需要的每一个步骤。对牙颌面严重不调的患者的序列治疗中，第一、第二、第十七和第十八步经常没有得到足够重视。建议读者仔细阅读来完善正颌患者的管理，照顾到每一个制定好治疗计划的正颌患者。此外，要求确保对所有正颌患者做好第三—第十六步统一的告知程序；本章中，通过对成功病例的展示，每一步都将被详细阐述并反复强调。对于在下面将提到的每一步中的一些基本概念，正畸医师、全科牙医和外科医师有必要花时间对患者说明术前、术后需要注意的事项。使用这张清单将帮助正畸医师以会议报告的形式，向患者和全科牙医说明治疗步骤及顺序。正颌患者常常会出现持续加深的焦虑，并会就手术问一些额外的问题；这些问题需要被耐心解答，来帮助他们维持对手术的信心和对医师的信任。图 18.1 中所示患者的临床检查显示，这是一个具有复杂治疗要求的成人患者：

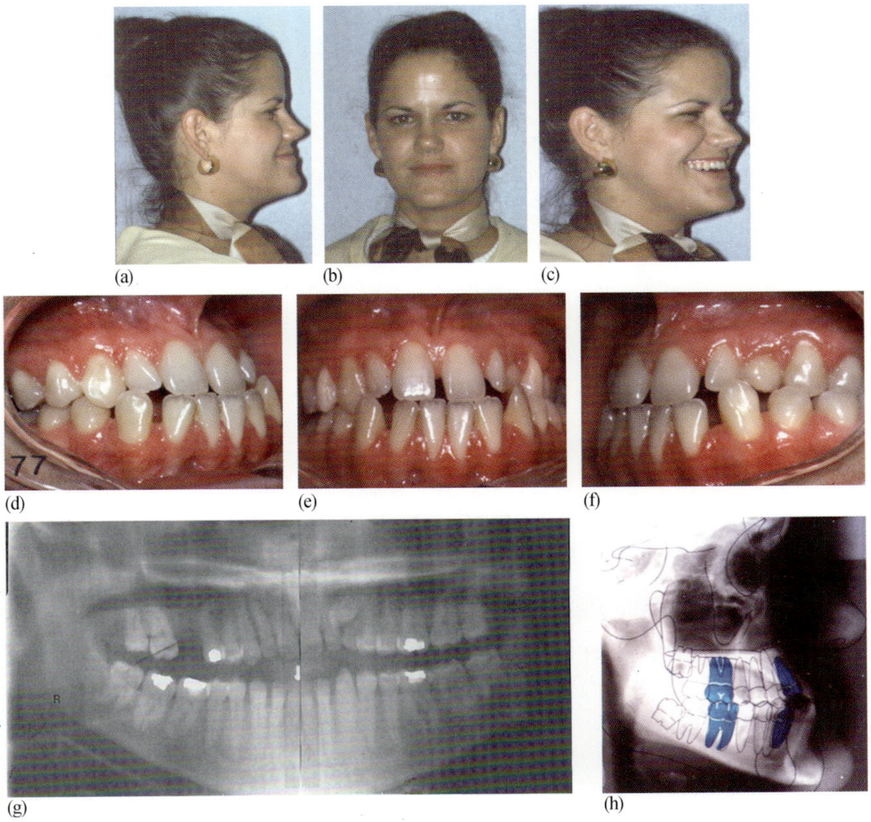

图 18.1 (a～c)患者治疗前面相照片。(d～f)治疗前口内相——注意下前牙区菲薄的牙龈组织，左上乳尖牙滞留，上下中线不齐。(g)治疗前全景片。(h)治疗前头颅定位侧位片 Bolton 测量（骨性 III 类错殆下颌重度前突）

骨性Ⅲ类错殆伴面部不对称，下颌左偏；

前牙反𬌗；

左上尖牙阻生伴乳尖牙滞留；

下切牙区牙龈不足；

右上颌第一磨牙缺失(最近拔除)；

患者对治疗的态度及其牙列的使用寿命(初诊时询问患者对其牙列情况的选择)。

图 18.1 中可以看到，鉴于该患者治疗计划制定的复杂程度不同于其他具有相似骨性不调的患者，有必要为该患者设计一个个体化的治疗计划。这将有助于细化序列治疗的步骤，使所有参与联合治疗的医师和改患者充分理解治疗流程、时间表以及特定的序列治疗步骤(图 18.2)。

Ⅰ. 错𬌗畸形的分类和诊断

骨性Ⅲ类𬌗颌(上颌轻度发育不足/下颌重度发育过度)/下前牙散隙/右上后牙缺隙

Ⅱ. 牙性问题列表：(轻/中/重度)

阻生/滞留
下前牙区牙龈退缩
第三磨牙阻生
缺失

Ⅲ. 现阶段推荐的治疗顺序	医师
1. 每 6 个月进行牙周洁治、龋病控制和预防护理	全科牙医
2. 咨询口腔颌面外科医师： 拔除第三磨牙 单颌或双颌手术 保险问题 阻生	口腔颌面外科医师
3. 术前正畸计划 全口固定矫治器 拔除，牵引将其纳入上颌牙弓(4～5 个月) 评估是否加入左下双尖牙以增加长期稳定性，为手术做准备 在 12～16 个月时再评估	Dr. Musich/Dr. Busch
下颌牙龈移植的评估	牙周医师
颌骨手术的双重咨询	Musich/Busch/口腔外科医师

Ⅳ. 问题的整体严重程度(分度 0～10，10 为最严重)

由复杂的“内部规范化治疗”决定

Ⅴ. 实现“教科书式理想”治疗结果的限制因素

1. 关闭间隙的稳定性需要加入左下前磨牙来加强
2. 需要通过手术来解决骨性Ⅲ类问题
3. 桥体或种植体修复右上后牙区的缺牙

Ⅵ. 患者关注点及目前需要做的

1. Pam 已了解上述治疗计划
2. Pam 会向口腔外科医师咨询相关问题
3. 问题将得到解决使 Pam 十分激动

疗程：20～26 个月　治疗开始日期：待决定
口腔颌面外科医师
牙周医师
患者病历记录

图 18.2　序列治疗步骤

18.3 团队准备

18.3.1 第一步:跨学科联合治疗的团队选择

跨学科团队合作的发展是经过深思熟虑的一步,要求和团队中的其他成员能有良好的互动交流(有时为“会诊”,包括:正畸医师,牙周医师,修复科医师,口腔外科医师,心理医师,理疗师)。互动交流可以放在继续教育专业研究会时或穿插在患者的治疗计划讨论表中。引用 Turpin(2010)的一段话:“通过与那些比较成功的研究会中成员的交谈,发现它们都有许多共通的特点。从历史上看,许多研究会成立之初都十分谦逊,但强有力的领导使它们发展成为为崇高目标而奋斗的大型团体。不论规模大小或所在地区,正畸研究会的秘诀是:种瓜得瓜,种豆得豆。”由正畸医师和外科医师共同组成的研究会能进行高效的互动交流,并能就如何护理那些骨性不调的患者的一些新兴、循证观点加快认识。

Roblee(1994)所著的《牙颌面跨学科联合治疗——综合方式获得理想的患者护理》一书中,提出了跨学科联合治疗的概念,并为复杂牙颌面畸形患者疗效的预测提供了策略:

牙颌面跨学科联合治疗概念的提出是希望通过协同牙科及其相关领域个学科的知识、技能、经验,达到治疗效果最大化,并通过团队合作的形式,使治疗中的挫折、问题和缺点最小化。

如果想要持续产出高质量的治疗效果,团队协作中有两个关键要素:确保每一步治疗在整个跨学科联合治疗中都严格按照理想的顺序进行;团队成员广泛交流以完善跨学科联合治疗的各个方面。

牙医会将有骨性错𬌗的患者转诊给正畸医师,但也只有当正畸医师对患者愿意接受相关治疗有信心时。接着,正畸医师会与一名经验丰富并接受过良好训练的正颌外科医师(并且牙周医师、心理医师、理疗师也可能成为团队的重要成员),来处理某些特定的正颌手术患者相关的情况。随着坚强固定的出现,患者似乎对术后心理干预的需求正在减少,出现手术后抑郁的情况越来越少。

然而,对于那些有强烈自尊感的患者,应就正畸/正颌治疗中的患者可能出现的改变做好术前咨询工作。这类咨询也有利于帮助患者对疗效作出合理的期待(图 18.3)。

18.3.2 第二步:团队成员明确治疗目标

治疗团队的每一个成员应有相似的治疗目标:

理想的功能;可靠/实在;美观/经济;稳定/满意;健康——口腔/心理。

实现功能性咬合、疗效稳定、牙性及面型美观对于不同专业的口腔医师有不同的意义。定期小组讨论分析个别病例能为团队成员提供一个交流各自治疗目标的机会,有助于建立治疗目标的一致性(图 18.4,图 18.5)。

有时,一些手术“临界”指征患者会被转诊到口腔颌面外科医师处以获得知情同意,帮助他们了解一种更好的治疗方式。“FRESH”的价值就在,将所有治疗目标看作一个整体。

跨学科咨询有助于增进医患间的对话,使双方明确优先次序。当一个或多个目标优先于其他目标时,需要仔细考虑哪些目标“被优先”而不破坏整体疗效。比如,当只优先考虑治疗的经济性而疗效的稳定性却没有纳入治疗计划时,口颌系统对平衡的要求会使错𬌗畸形复发,治疗就失败了。

跨学科咨询允许再次明确哪些不协调可以被成功治愈,哪些不行。

使用功能性矫治器可进行治疗性诊断(图 18.6)。

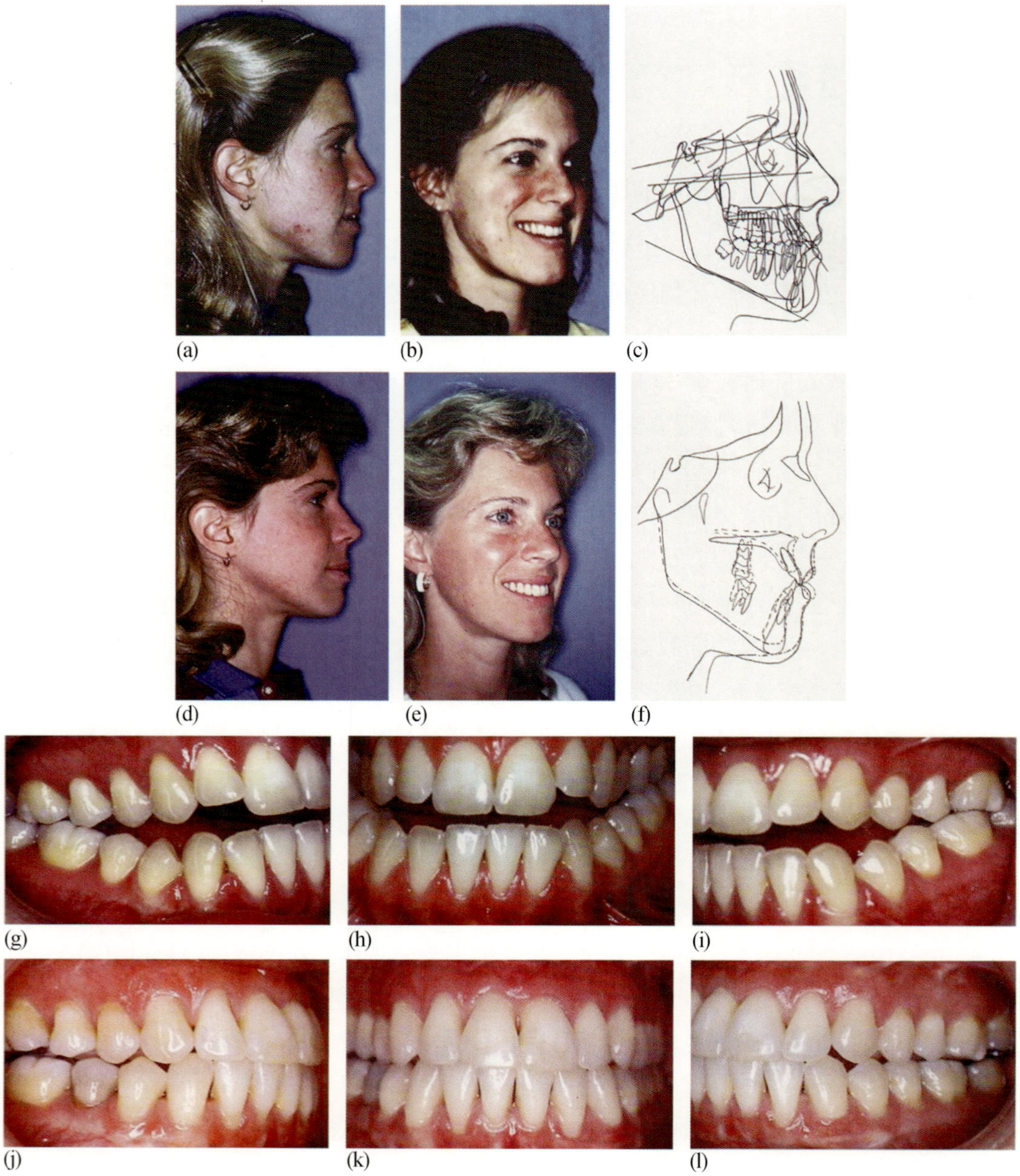

图 18.3 骨性 III 类错𬌗患者。(a)治疗前侧貌。(b)治疗前 45°角微笑相。(c)治疗前头影测量，重叠 Bolton 模板指导治疗方案。(d)治疗后侧貌。(e)正颌正畸联合治疗后 45 度角微笑相，同时下前牙区牙龈移植改善整个口腔环境的健康。(f)治疗前后头影测量重叠图。(g~i)治疗前口内相。(j~l)治疗后口内相

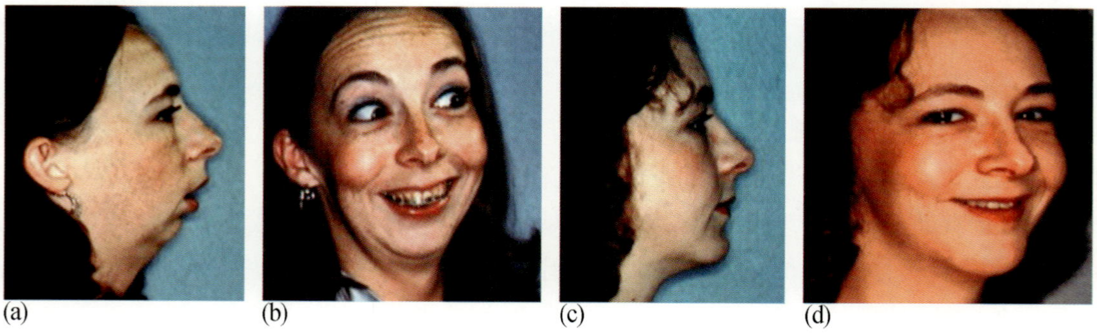

图 18.4 严重下颌发育不足和颏发育不足患者治疗前后。(a)手术前侧貌。(b)手术前 45°角微笑相。(c)正颌正畸联合治疗后的患者侧貌。(d)该患者手术后 45°角微笑相——患者行上颌上抬、下颌前移和颏成形手术

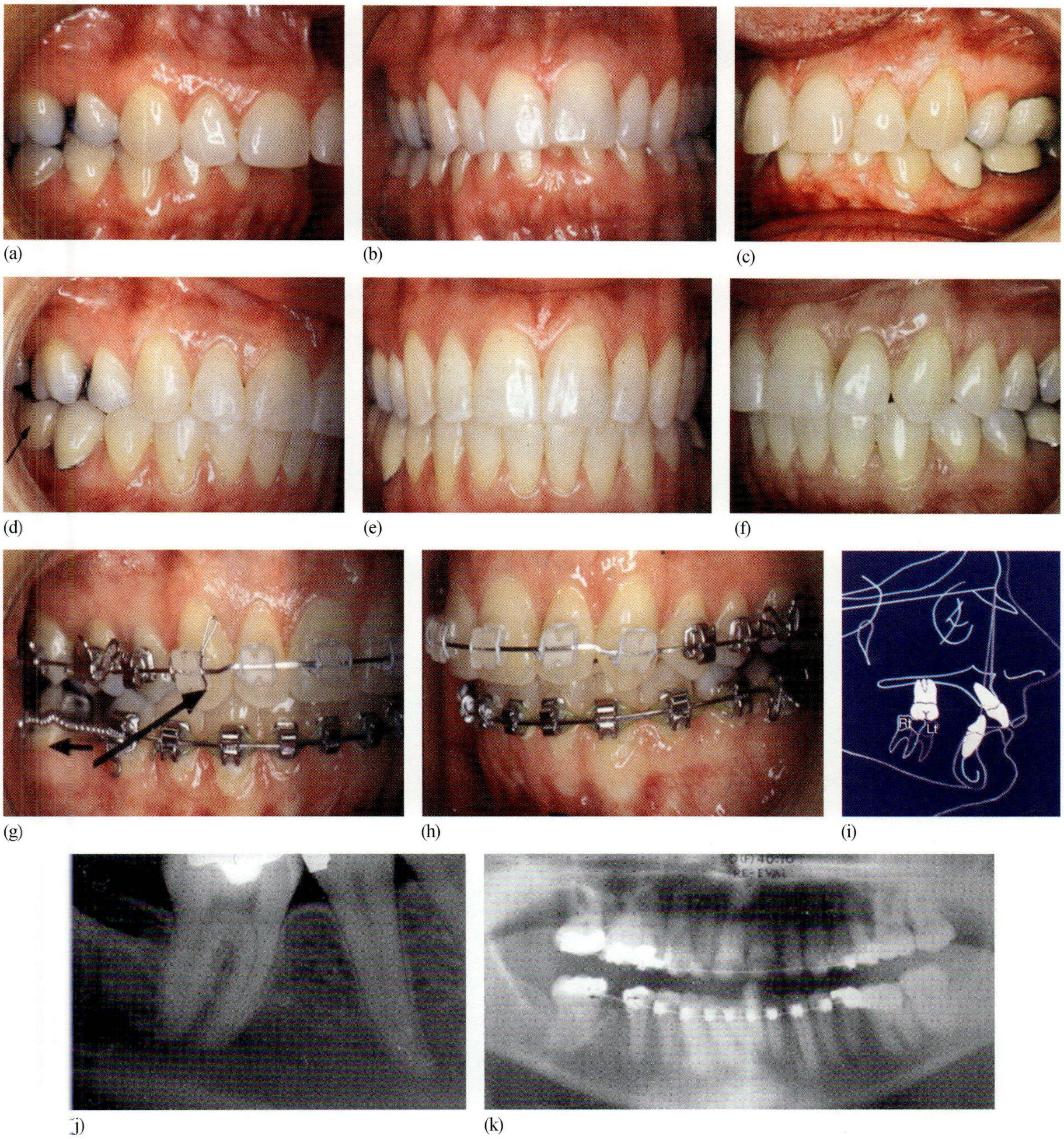

图 18.5　(a～c)治疗前口内相所示这是一个Ⅱ类错𬌗,上颌前突,上颌前磨牙缺失,下前牙拥挤,覆盖大。(d～f)治疗后口内相,尖牙Ⅰ类关系,覆盖、牙列拥挤均得到纠正。(g,h)治疗中口内相,由于早期拔除了右下第一磨牙,引起牙弓塌陷。牙弓塌陷造成骨性错𬌗、深覆盖、右侧颊部片段漂移,下切牙在唇肌力量下的舌倾。(i)治疗前头影测量;正畸医师最初计划通过手术解决深覆盖。(j)治疗前根尖片显示右下第一磨牙区骨质吸收。(k)治疗中全景片显示扩大右下第一磨牙区间隙的同时也使下前牙前移,不手术就达到减小覆盖的目的。而扩开的缺牙间隙须在治疗结束后行修复

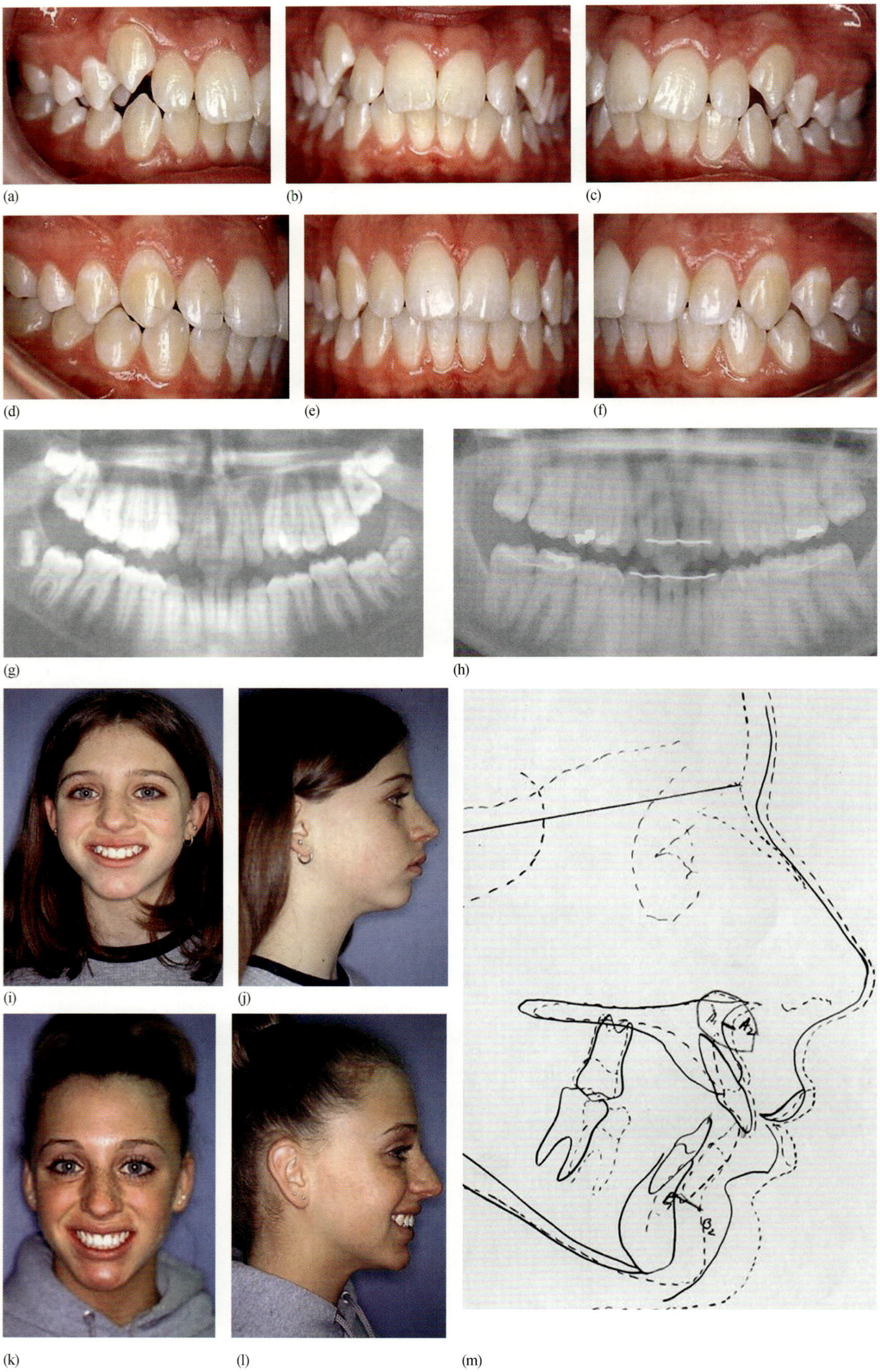

图 18.6 (a～c)治疗前口内相。(d～f)治疗后口内相。(g)治疗前全景片。(h)治疗后全景片。(i,j)治疗前面相。(k,l)治疗后面相。(m)治疗前后投影测量重叠图显示,通过使用下颌前牙再定位装置(MARA),下颌骨得到生长

除了以上几点外，治疗已向高效的新兴形式转变，如暂时性锚定装置（临时性微种植体）的应用、手术辅助正畸治疗（SFOT）以及牙周辅助加速正畸治疗（PAOP）。这使得那些处于手术临界指征的患者有了更多治疗方式的选择（图 18.7）。

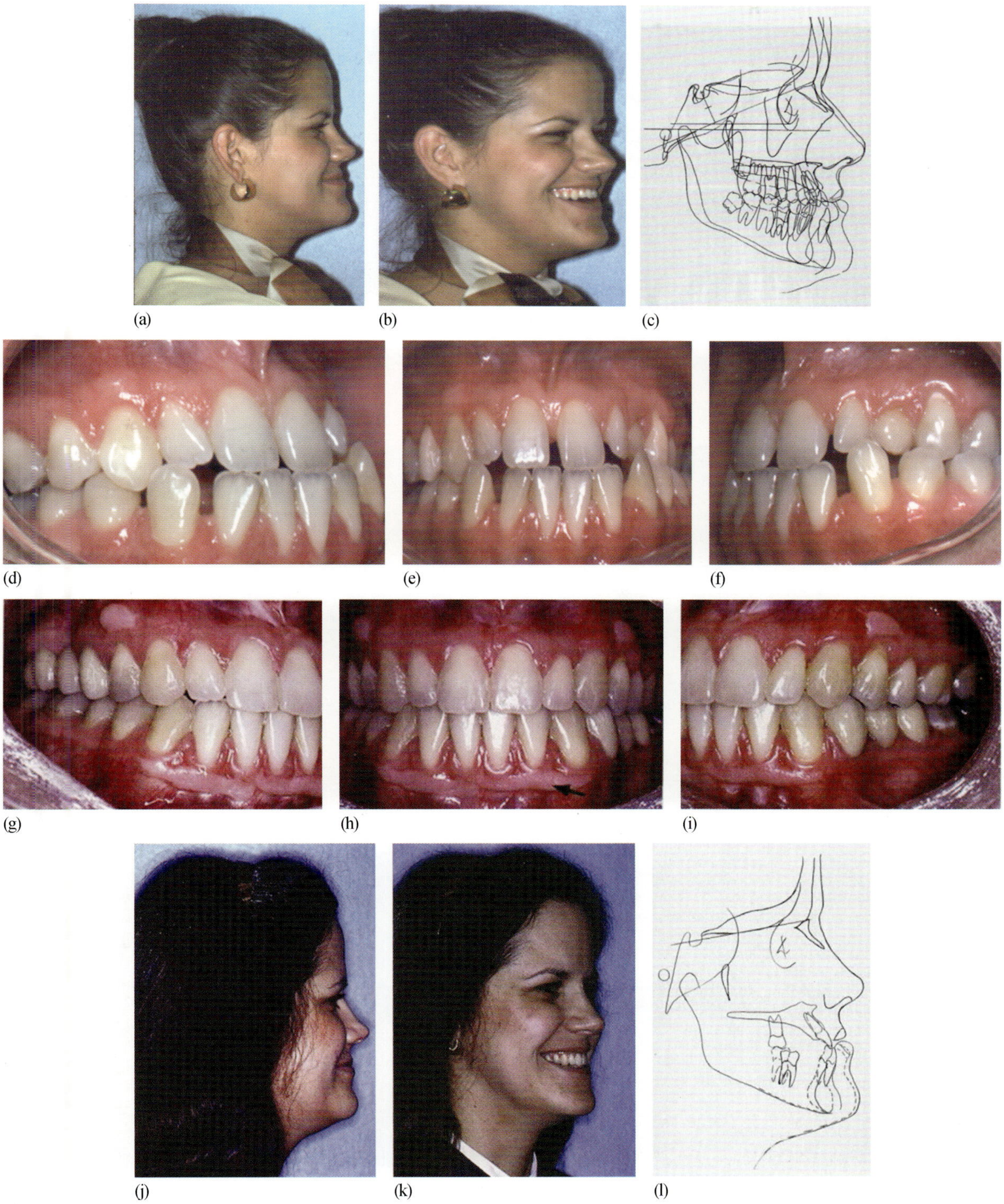

图 18.7　(a)治疗前面相。(b)治疗前斜 45°微笑相。(c)治疗前头影测量重叠 Bolton 模板指导诊断。(d～f)治疗前口内相。(g～i)治疗后口内相显示，通过牙颌面跨学科联合治疗得到良好疗效。(j)治疗后侧貌。(k)治疗后斜 45°微笑相。(l)治疗前后头影测量重叠图显示骨骼改变

18.4 诊断和患者护理

18.4.1 第三步：正确认识牙颌面畸形

患者现在能通过非常多的方式了解自身牙颌面不调的问题：

- 患者自身——通过认识牙颌面畸形的症状和美观上客观存在的问题；
- 全科牙医——通过诊断流程和主、客观症状；
- 配偶或其他——通过自己研究并给予支持；
- 朋友——如果有经历过正颌治疗的朋友应当给予患者鼓励。

通常，最早意识这些问题是基于家庭牙医的早期诊断。一些患者比例不调的生长型只有到接近成年后才会显现出来。如图 18.8 所示，该患者在青春迸发期后才意识到需要接受正颌手术治疗，而这时距离该患者完成正畸治疗已有两年时间。还有其他一些因素会使患者考虑正颌手术，如面部或颌骨外伤、颞下颌关节功能紊乱导致的疼痛、无法咀嚼消化食物、牙周的破坏以及上述所有情况的综合，这些问题会因患者对美观的关注而被放大。表 18.2～表 18.4 显示了颌骨骨性不调的发病率及需要手术治疗的比例。

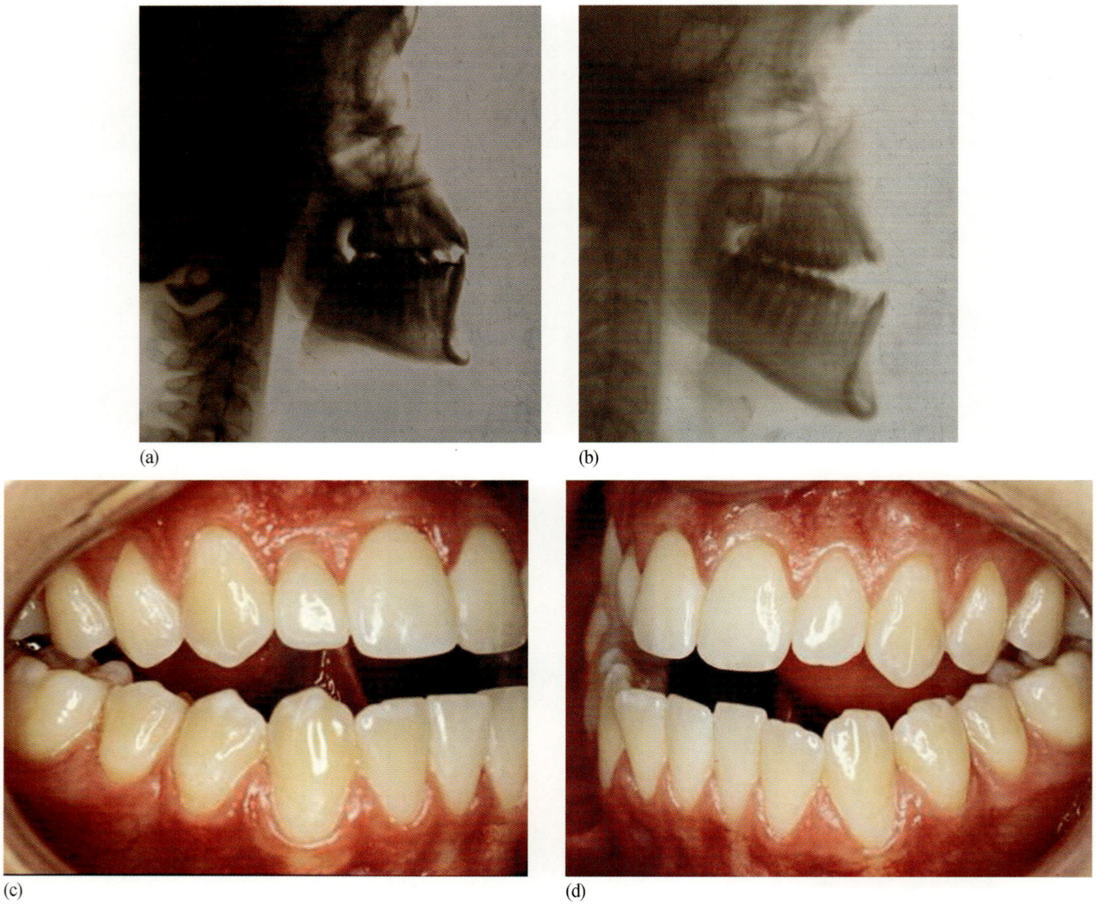

图 18.8 (a)正畸后转来的 14 岁半患者头颅定位侧位片。口内粘结舌弓。(b)一个处于青春发育高峰期的健康男孩随访时的头颅定位侧位片，显示上、下颌骨完全不同的生长型，最终需要通过再次正畸和双颌手术才能解决其骨性问题。(c,d)口内相显示骨性Ⅲ类错殆及前牙开殆的程度

表 18.2　下颌发育不足满足手术指征的患病率(估计)

	百分比	实际人数
骨性Ⅱ类错𬌗的患病率	10[a]	31 000 000
处于手术治疗合适年龄的患者	68	21 125 000
严重到必须手术的比例	5	1 056 250
下颌骨前移	70	739 375
上颌骨后退	10	105 625
双颌手术	20	211 250
每年新增患者比例[b]	0.5	21 250

[a]假定美国人口约 32 400 万;[b]假定每年有 425 万新生儿

表 18.3　骨性Ⅲ类错𬌗满足手术指征的患病率(估计)

	百分比	实际人数
骨性Ⅲ类错𬌗的患病率	0.6[a]	1 950 000
处于手术治疗合适年龄的患者	65	1 267 500
严重到必须手术的比例	33	418 275
下颌骨前移	45	188 224
上颌骨后退	35	146 296
双颌手术	20	83 665
每年新增患者比例[b]	0.2	8 500

[a]假定美国人口约 32 400 万;[b]假定每年有 425 万新生儿

表 18.4　长面且满足手术指征的患病率(估计)

	百分比	实际人数
严重前牙开𬌗的患病率	0.6[a]	1 950 000
处于手术治疗合适年龄的患者	65	1 267 500
严重到必须手术的比例(上颌向上重定位)	25	316 875
每年新增患者比例[b]	0.2	6 375

[a]假定美国人口约 32 400 万;[b]假定每年有 425 万新生儿

18.4.2　第四步:患者的整体评估

对于所有患者而言,正畸医师需要关注他们的牙周诊断。在对正颌正畸联合治疗患者的管理中,一个最容易被忽视的问题就是有抽烟习惯的患者对牙周疾病的易感性增加可能产生的不良影响。直到2003 年正畸医师在询问病史时才纳入对患者使用烟草的情况及频率的询问。在 1996 年,美国牙周医师学会出版的一篇题为《烟草的使用与牙周病患者》(Ryder, 1996)的文章中引用 97 篇已出版的文献,证实了如下内容:临床和流行病学研究证实,使用烟草已成为影响成人牙周疾病发病率和进程的重要因素,如成人牙周病、顽固性牙周病、急性坏死性龈口炎。一些研究发现,牙周疾病的严重程度与烟草的使用时间、吸烟状况及每日吸烟量相关。正畸医师和正颌医师应通过患者的健康史了解其烟草使用习惯,并在告知患者吸烟将加速骨质丢失并导致预后不佳等风险后,对其长期的健康状况进行跟踪随访。另外,如果患者在正颌术后恢复阶段吸烟,将影响正颌手术的效果。

综上所述,正畸医师对患者骨性问题的诊断起关键作用,还应关注患者是否需要手术,正畸牙移动是否会使其牙周状况恶化,以及伴有颞下颌关节紊乱病的患者需要更为专业的诊断和计划。全面的诊断能使正畸医师及治疗团队中其他医师制定出综合的治疗计划,从而最大可能使理想的治疗目标成为现实。图 18.9 显示,这是一位曾拔除四颗第一前磨牙矫正的成人患者,然而其上颌横向发育不足当时并未被诊断出。此外，该患者吸烟量很大，故导致牙龈炎症。吸烟习惯及上颌横向重度不调共同作用使她出现了牙龈退缩。通过合理的诊断、计划及劝导其戒烟，该患者对整体治疗反应良好。

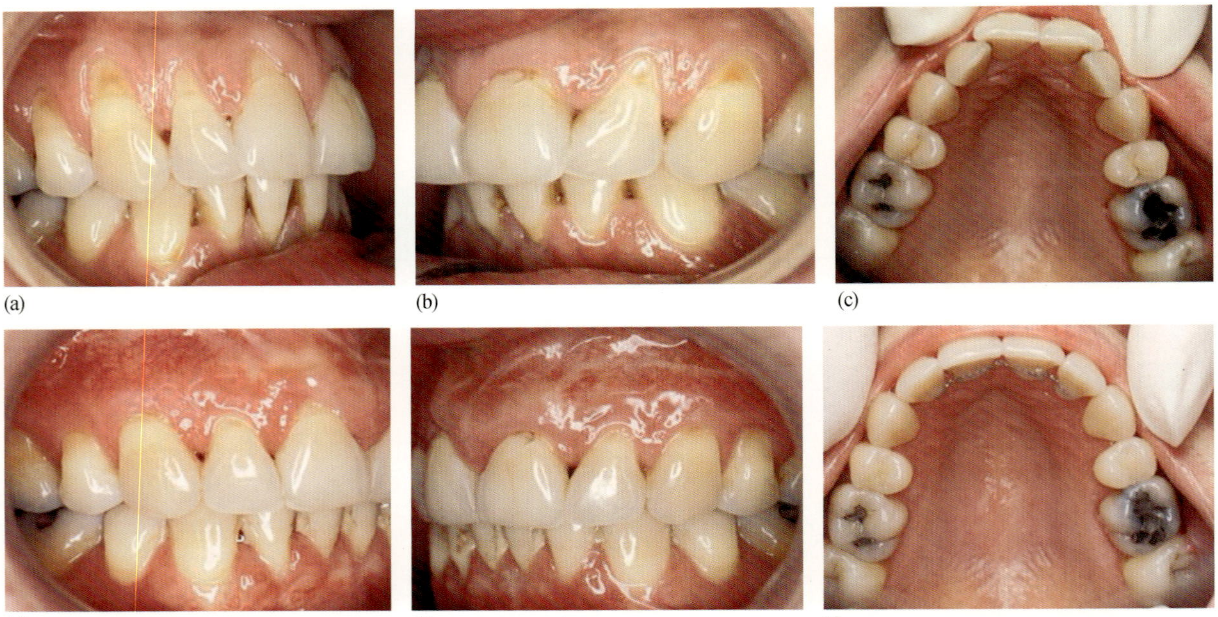

(a) (b) (c) (d) (e) (f)

图 18.9 （a～c）治疗前殆相，有明显的牙龈退缩。患者早前曾拔除 4 个前磨牙行正畸治疗，且是烟瘾很大。（d～f）治疗后殆相。由于该患者上颌骨横向严重发育不足，需要分步治疗：手术辅助上颌快速扩弓，戒烟，正畸治疗，牙龈移植

18.4.3 第五步：牙医团队对初始记录进行评估

“为诊断为颞颌关节紊乱病的患者提供殆板治疗，如有必要的话，对颞下颌关节进一步进行影像学检查（图 18.10，图 18.11），并请理疗师会诊。”

在评估这一阶段文字时需要解决的问题：

- 治疗计划中提到了哪些牙颌面问题？
- 颞下颌关节是否稳定、健康？
- 牙周是否稳定、健康？
- 对于已缺失或已坏的牙是否要求修复？
- 上、下颌骨在空间的 3 个平面上是否存在骨性不调？
- 患者是否认识到自己的问题所在及严重程度？
- 治疗计划分步走时，每一步之间是否需要隔一段时间，还是按顺序一步步直接进行下去？
- 是否需要其他参与治疗的医师解答额外的问题或诊断新的问题？

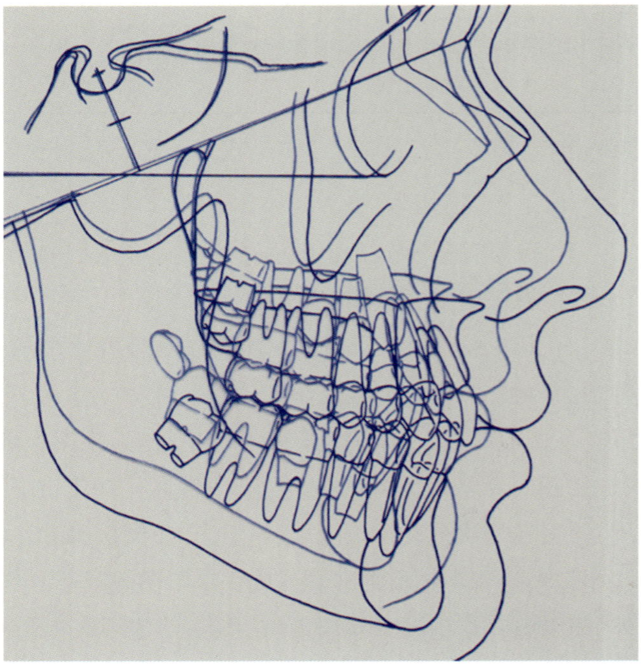

以 SN 平面

图 18.10 Broadbent Bolton 模板（成人与儿童头影测量重叠图，图解青春期中的正常生长量）这些模板可用来辅助诊断上、下颌骨性/牙性问题。此外，模板可指导诊断和治疗计划的制定，并帮助患者了解，骨性问题能够影响到咬合

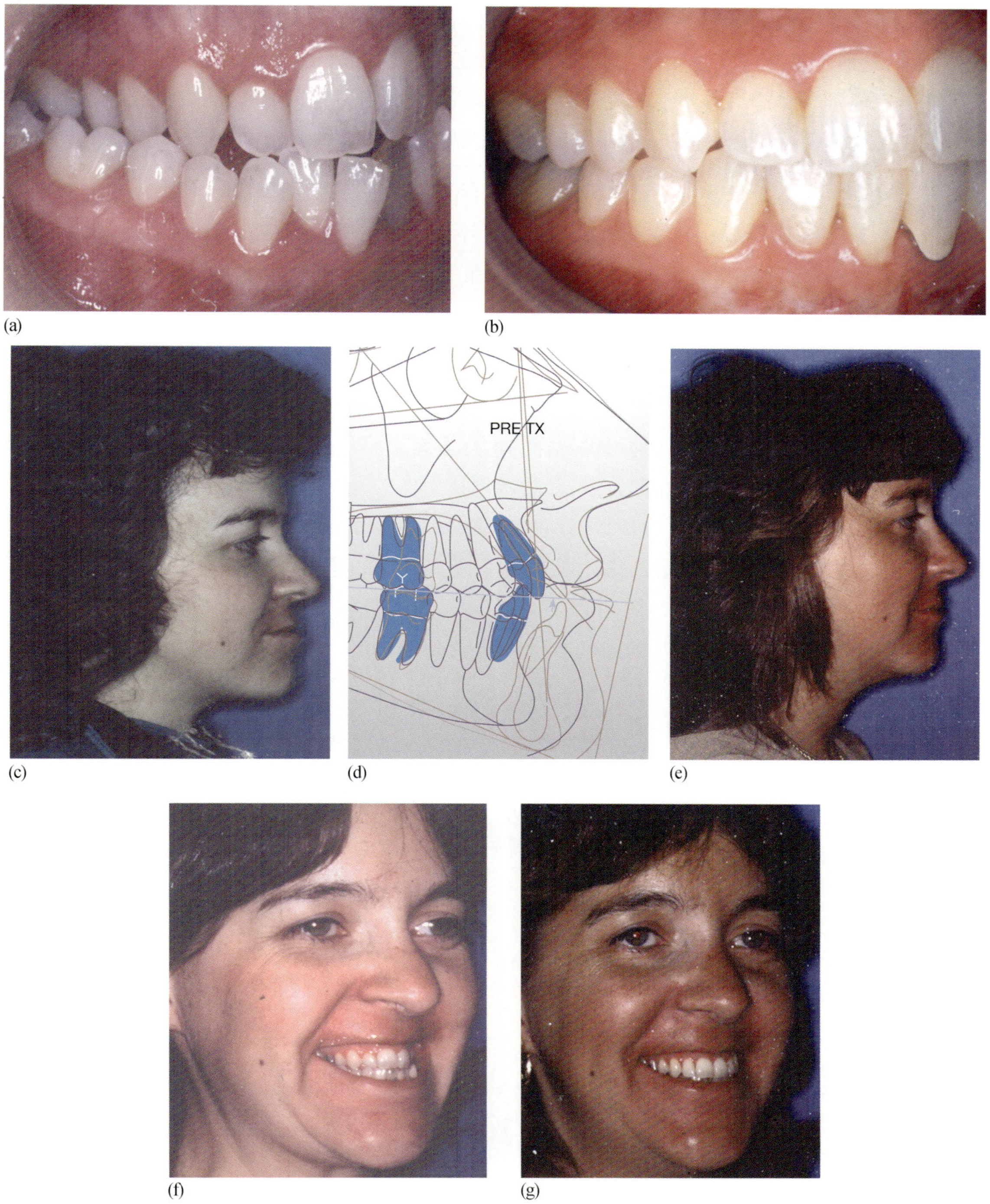

图 18.11 (a)治疗前右后牙区咬合相。(b)治疗后右后牙区咬合相(正颌正畸联合治疗后)。(c)治疗前侧貌。(d)治疗前头影测量重叠图(Bolton 模板),对诊断与计划的制定非常有用。(e)治疗后侧貌。(f)治疗前斜 45 度微笑相。(g)治疗后斜 45°微笑相显示,患者微笑时有一个良好的面部平衡

18.4.4 第六步:完成诊断记录

"可能需要包括由临床心理师对患者生活方式进行评估;可能要求更为细致的颞下颌关节研究。"许多因牙颌面不调寻求治疗的成人患者对获得理想疗效所需的治疗要求并不清楚。一些患者最早可能是从全科牙医那里了解到自己需要接受颌骨手术,另一些患者可能早前接受过正畸治疗,但单纯正畸并不能有效解决其存在的骨性问题。必须指出的是,同基于检查记录获得的诊断相比,许多患者的错殆畸形似乎更多是由骨性原因造成,使它们成为手术临界病例。手术临界病例通常可以通过制定明智的治疗

计划得到解决，成人骨性Ⅲ类患者可通过治疗性诊断的初期阶段决定功能性改变的程度，并通过策略性拔牙改变牙槽骨形态来掩饰性治疗骨性不调。但这种治疗方式并不总是能满足“FRESH”中提到的所有治疗目标，它通常是那些不希望手术或保险公司未批准手术的患者退而求其次的方案。在代偿治疗方案中，关键要明确哪些可以做出让步，哪些测量数据需要用来补偿骨性不调。

18.4.5 第七步：基于患者资料对其牙颌面所存在的问题进行多学科回顾

在评估时，事先如能对病例建立一个初步的相容性好的多学科团队，将有助加强治疗计划的统一性。团队成员间治疗理念的和谐统一，能使患者根据推荐的治疗方案自主做出选择。

对前后向和垂直向问题的诊断通常通过各种头影测量完成。较新的头影测量软件能对头颅定位X线片数字化并进行分析，可以提供大量描述患者颌骨关系的数据信息。对于同一个患者，头影测量软件也常常会给出一些令人费解的、矛盾的信息，需要鉴别诊断。

18.4.6 第八步：向患者解释各种可供选择的治疗方案

理想的治疗方案：其他可供选择的方案；新的微创技术。

制定步骤：精确收集数据资料；分析数据；建立问题列表；尝试着制定一个治疗计划；与相关人员充分沟通；（和治疗团队其他成员）讨论治疗计划和选择；明确治疗顺序；需要患者接受。

制定最终的治疗方案（图18.12，图18.13）。

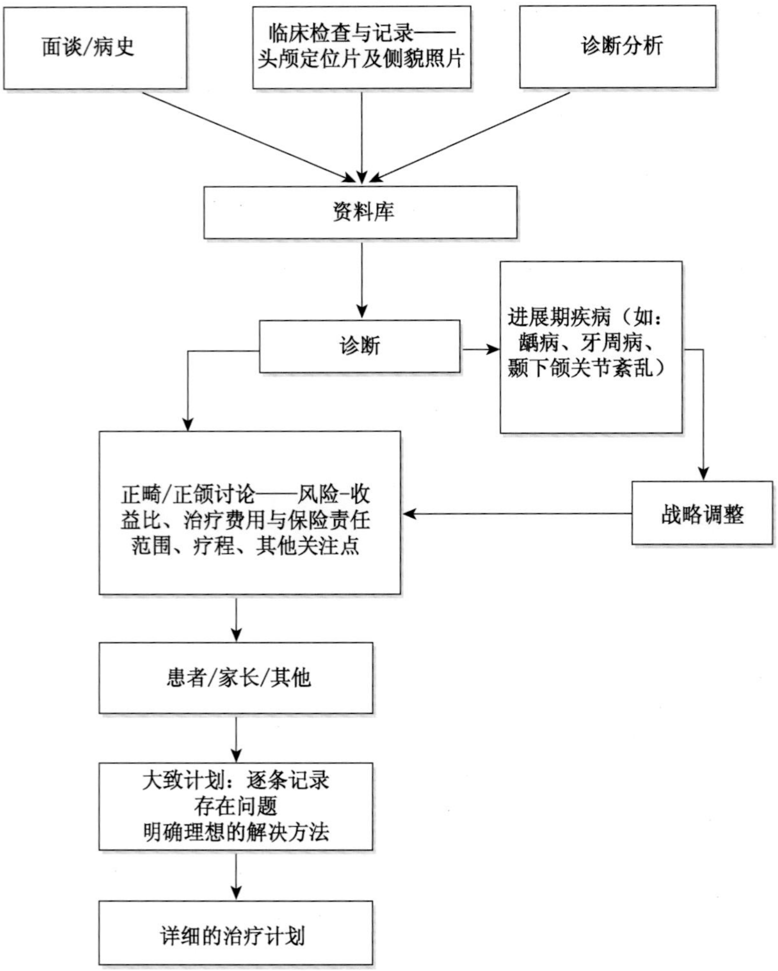

图18.12 严重骨性错𬌗者治疗计划的制定路线图，图示在完成理想的治疗计划过程中需要解决的问题

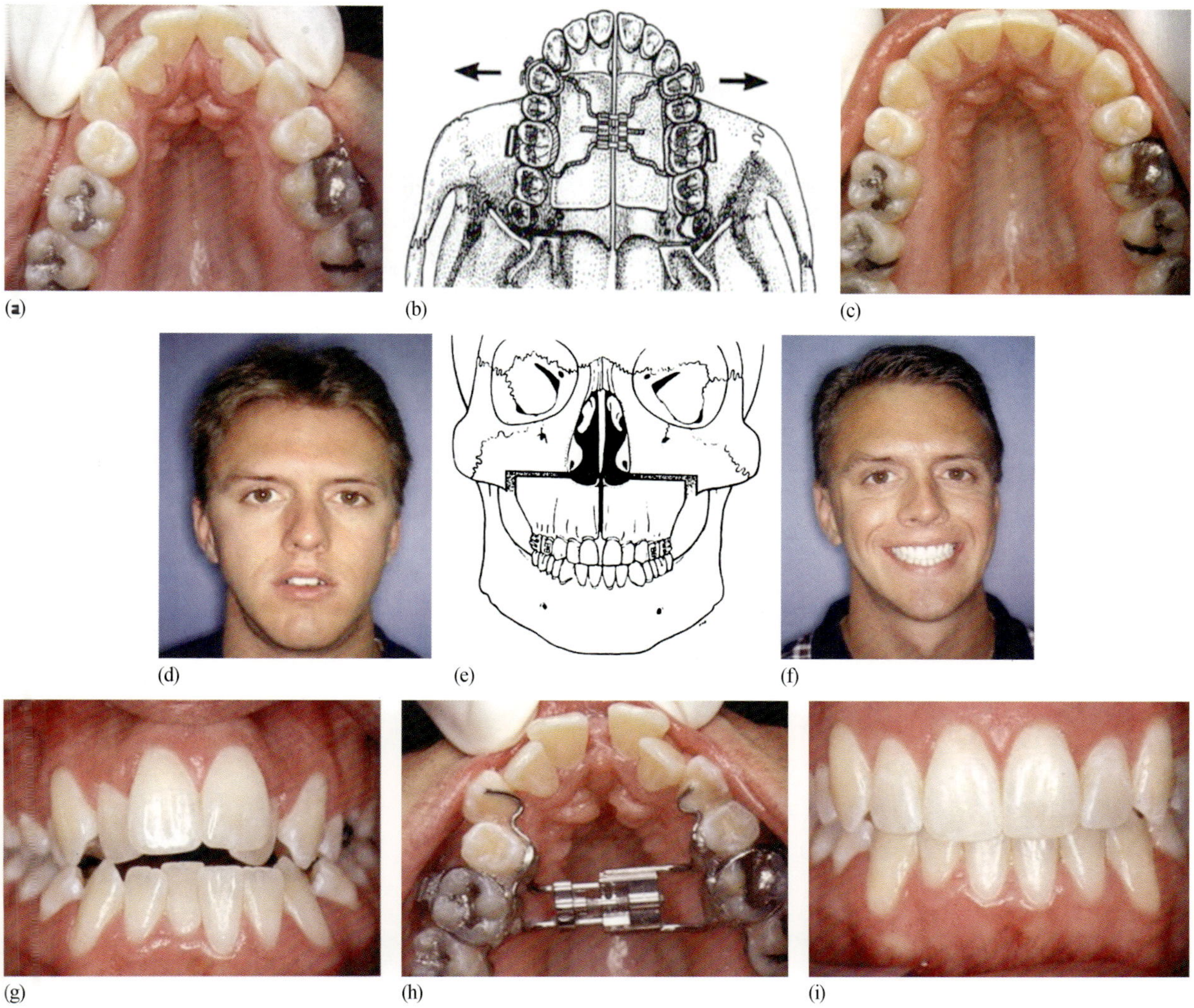

诊断	评估 （1~4个月）	治疗初期 （3个月）	正畸治疗 （18~38个月）	稳定期 （12~18个月）
正畸前研究模和X线片	由正畸/正颌医师共同参与 讨论治疗步骤 讨论风险/获益 评估保险情况 疗程 下牙列去代偿 全科牙医的防治工作	戴上扩弓器（手术前1周）——正畸医师 门诊手术——口腔外科医师 术后第5天开始扩弓——口腔外科医师 大约在术后14天带上颌固定矫治器（RPE保留4~8个月）——正畸医师	排齐、整平上、下牙弓纠正拥挤/散隙 如果有必要，行Ⅱ期手术纠正咬合关系完成正畸	正畸医师：粘接上、下颌保持器或可摘的上颌保持器与全科牙医共同评估是否行修复治疗

(j)

图 18.13　手术辅助上颌快速扩弓的治疗步骤　(a, g)治疗(二次治疗)前口内相。患者早先曾拔除 4 颗第一前磨牙行正畸治疗。(b, e, h)手术辅助上颌扩弓。(c, i)治疗后口内相。该患者接受了手术辅助上颌快速扩弓及全口固定矫治器正畸治疗以解决上颌骨严重横向发育不足。(d, f)治疗(二次治疗)前后正面相。(j)患者纠正上颌基骨横向发育不足的治疗步骤

对骨性问题做出正确的鉴别诊断是多学科治疗团队中正畸医师的关键职责。正畸医师依靠头颅定位侧位片对颌骨前后向及垂直向进行诊断，但头颅定位正位片并不是被正畸医师常规用于三维方向上的辅助诊断方法。在 1991 年《临床口腔正畸学杂志》对读者进行了一次调查，发现只有 8%的受访医师会让患者常规拍摄正位片；而分别有 95%和 90%的正畸医师要求拍摄全景片和侧位片（Gottlieb 等，1991）。在一项针对要求重新正畸治疗的成人患者的临床评估中，有 18%的患者上、下颌骨存在横向骨性不调，手术解决。手术辅助上颌快速扩弓用以获得理想的治疗效果。

如图 18.14 所示，该患者在青春期是曾接受正畸治疗，但没有遵照医嘱佩戴保持器，且其上颌骨横向发育不足当时并未得到治疗以扩宽基骨。结果是，患者成年后需要寻求手术辅助上颌扩弓骨生成技术来纠正其轻微的 III 类错䅶。

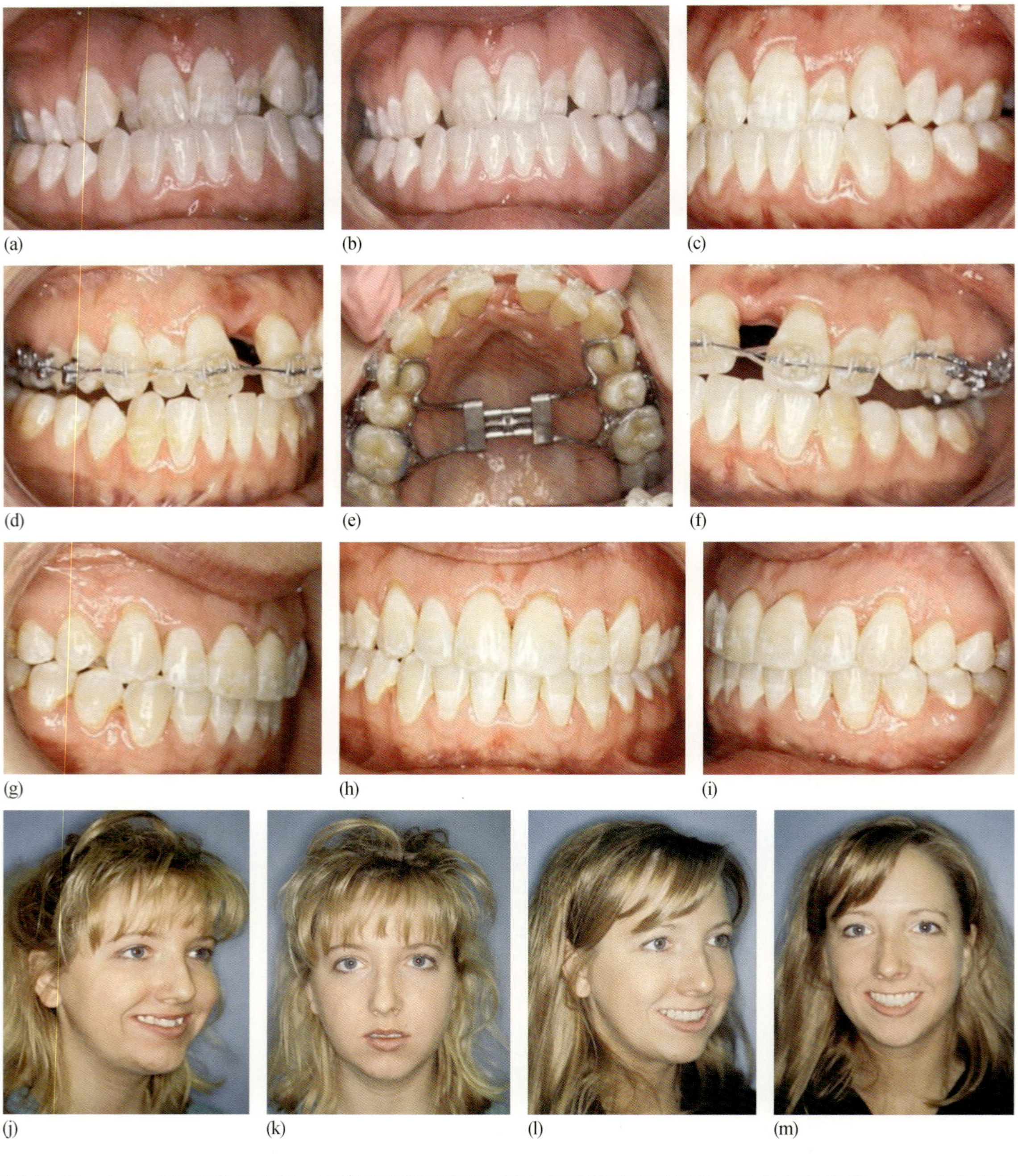

图 18.14 (a～c)治疗前口内相。患者正畸治疗复发，其上颌骨发育不足当时未作诊断和治疗。(d～f)治疗中口内相。上颌扩弓的前 3 周就有效创造了间隙。(g～i)上颌快速扩弓及固定矫治器治疗后随访时的口内相。上颌骨发育不足的纠正也使上前牙排齐后更稳定，骨性 III 类错䅶前后向关系有所改善。(j,k)治疗前面相。(l,m)治疗后面相。骨性和牙性问题得到纠正，使微笑时上唇更饱满

18.4.7　第九步：治疗团队成员与患者商讨并强调其他一些问题

通过美国的保险公司了解保险责任范围（风险-收益比；治疗费用与保险责任范围；治疗时间；其他关注点），以及保险对那些复杂的治疗如颌骨手术的赔付比例，已经成为那些颌骨骨性不调患者获得一个高质量且可靠疗效的一个阻碍。由于不在保险范围内，正畸医师与正颌医师必须试图在不改变基骨关系的条件下，对咬合做较大调整。一些这样的尝试已经失败，且得到的效果也不尽如人意（图 18.15）。

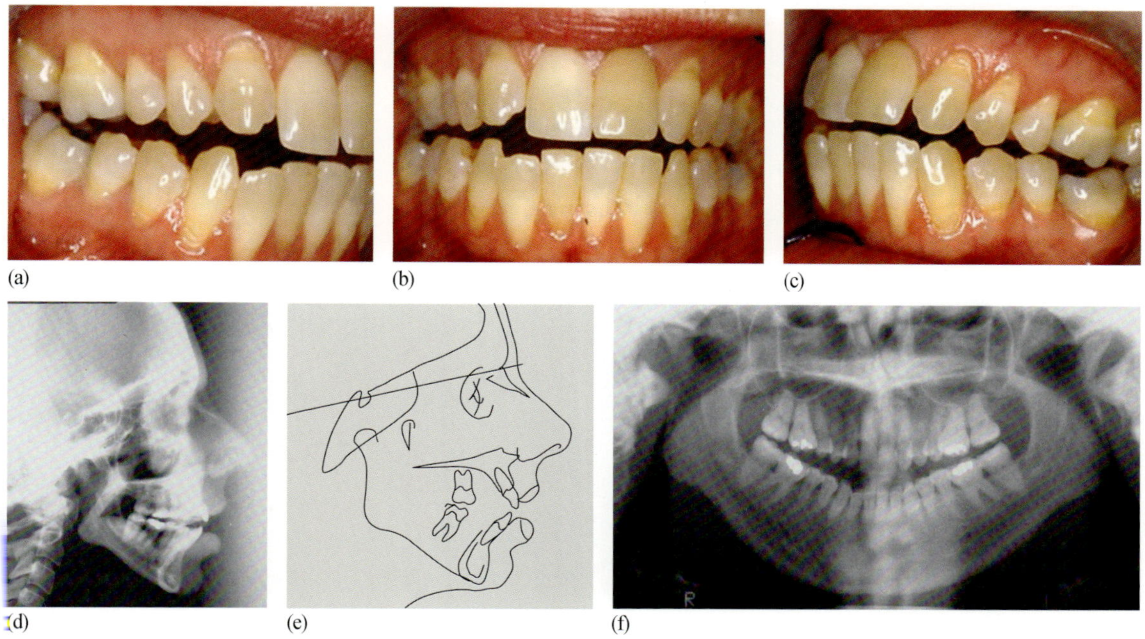

图 18.15　（a～c）治疗前口内相。患者早先曾接受正畸治疗，但后来遭受了面部外伤和颞下颌关节功能紊乱。（d，e）头颅定位侧位片及头影测量。（f）全景片显示双侧髁突吸收是引起该患者咬合改变和不稳定的因素

18.4.8　第十步：患者对治疗方案的接受程度

一个在空间三维方向上均存在骨性不调且在青春期接受过矫正并失败的患者（图 18.16），要说服他接受手术来解决错𬌗问题是一个不小的挑战。在预约会诊时，对患者资料的周密回顾能大致列出问题的主次先后。对于一些患者，如果想通过可靠的方法解决咬合问题，建议他们正畸匹配牙弓后行两阶段式手术治疗。

病例小结（图 18.16）

关注重点：颌骨前伸位锁结、糟糕的牙齿排列、频繁的肌肉疲劳、咀嚼困难、颌骨疼痛。

牙科治疗史：在青少年时期有数年的正畸治疗史、第二磨牙移位、曾使用活动矫治器纠正咬合、由全科牙医或正畸医师治疗。

向口腔外科医师转诊：寻求正畸/手术治疗。

病史：口呼吸、过敏引起的鼻腔通道受损

图 18.16 中，患者接受了一期手术辅助上腭快速扩弓及正畸排齐牙列、匹配牙弓后，行二期正颌手术治疗，包括上颌 Le Fort I 型截骨上抬上颌骨。对患者疗效的最终评估中，这位患者对自己的治疗做出如下评价：

再次重申从这次正畸治疗中裨益良多。其中，将它们主要归为物理、消化和卫生三方面。物理方面主要体现在颌骨行使开闭口功能上。在接受治疗前，每周我总有那么几天早上醒来后无法张口，而现在

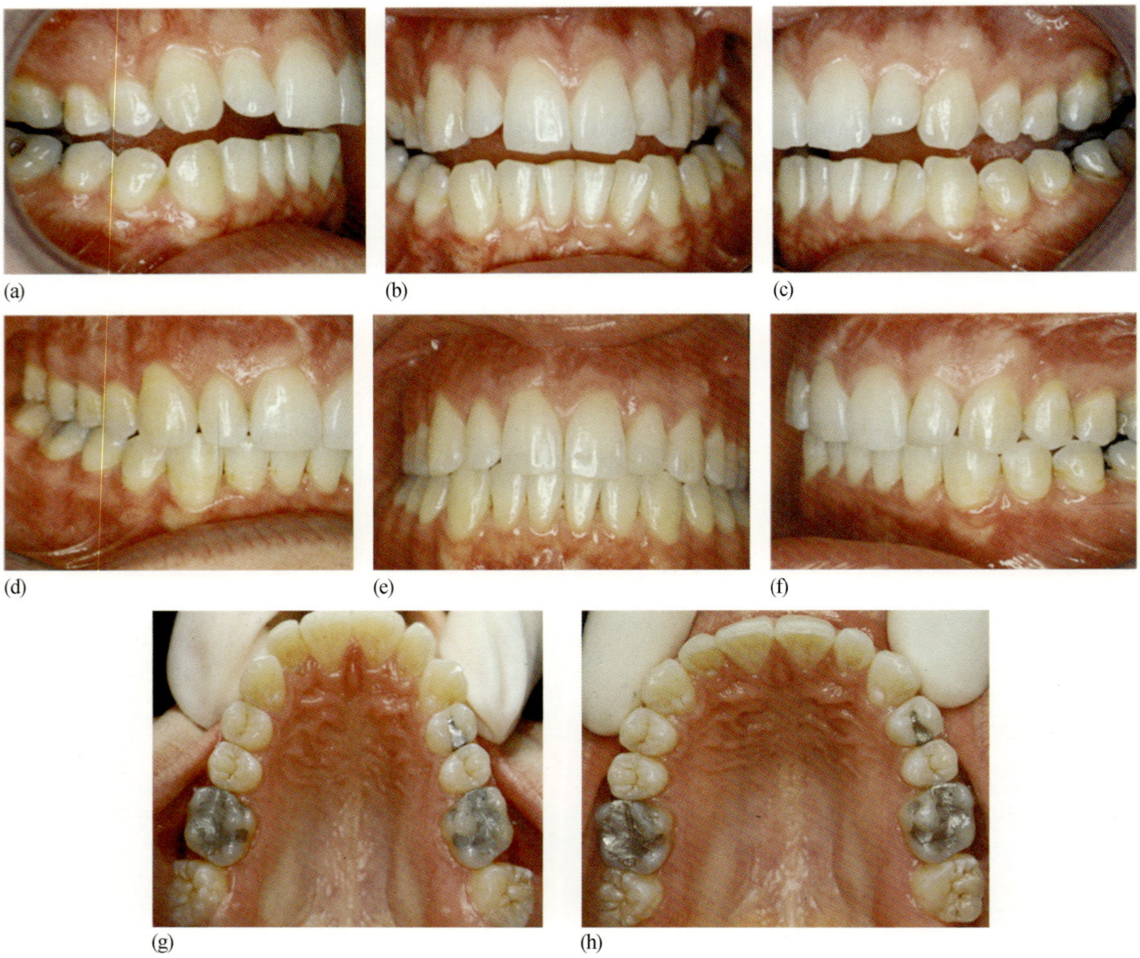

图 18.16 (a~c)患者治疗前口内相。该患者早先曾接受家庭牙医的正畸及生物调节器治疗，但其上颌骨横向发育不足的问题没有被诊断出来并治疗。(d~f)治疗后口内相照片。患者接受了手术辅助上颌扩弓及全口固定矫治器治疗，II 期行上颌 Le Fort 截骨上抬，使下颌自动旋转解决开𬌗。(g)治疗前𬌗相。(h)治疗后𬌗相(手术辅助上颌快速扩弓及全口固定矫治器正畸治疗)

张口困难的问题以及疼痛、不适、糟糕的睡眠等情况都已获得改善。

消化的问题有些复杂。治疗前咀嚼时十分容易觉得疲劳。为此患者吃东西总是吃得特别快，因为这对患者来说并不是一件很享受的事。由于牙齿间接触少、颌骨容易因咀嚼运动产生疲劳，患者很多时候都是囫囵吞枣，导致有许多因消化不良而引起小毛病。治疗后吃东西成了一件快乐的事，吃东西放慢速度。消化不良的问题已经很少发生比从前更健康。

18.5 术前正畸

18.5.1 第十一步：综合性正畸治疗(手术前 8~18 个月)

正畸移动去除牙代偿；协调上下牙弓为手术放置颌骨位置做准备；排齐牙列、去扭转。

一些患者还需要额外的一步诊断，称作“治疗性诊断”，这种诊断方式允许临床医师和患者根据治疗计划和疗效再做最终决定。如图 18.17 所示，患者并不急着开始牙齿矫正，因为告知患者需要通过手术才能解决他的骨性Ⅲ类错𬌗。一次短期的治疗性诊断提示，患者的骨性Ⅲ类问题被下颌骨功能性移动放大了。一旦这种移动被确诊，患者可以选择非手术的掩饰性治疗来建立一种平衡、健康的咬合关系。

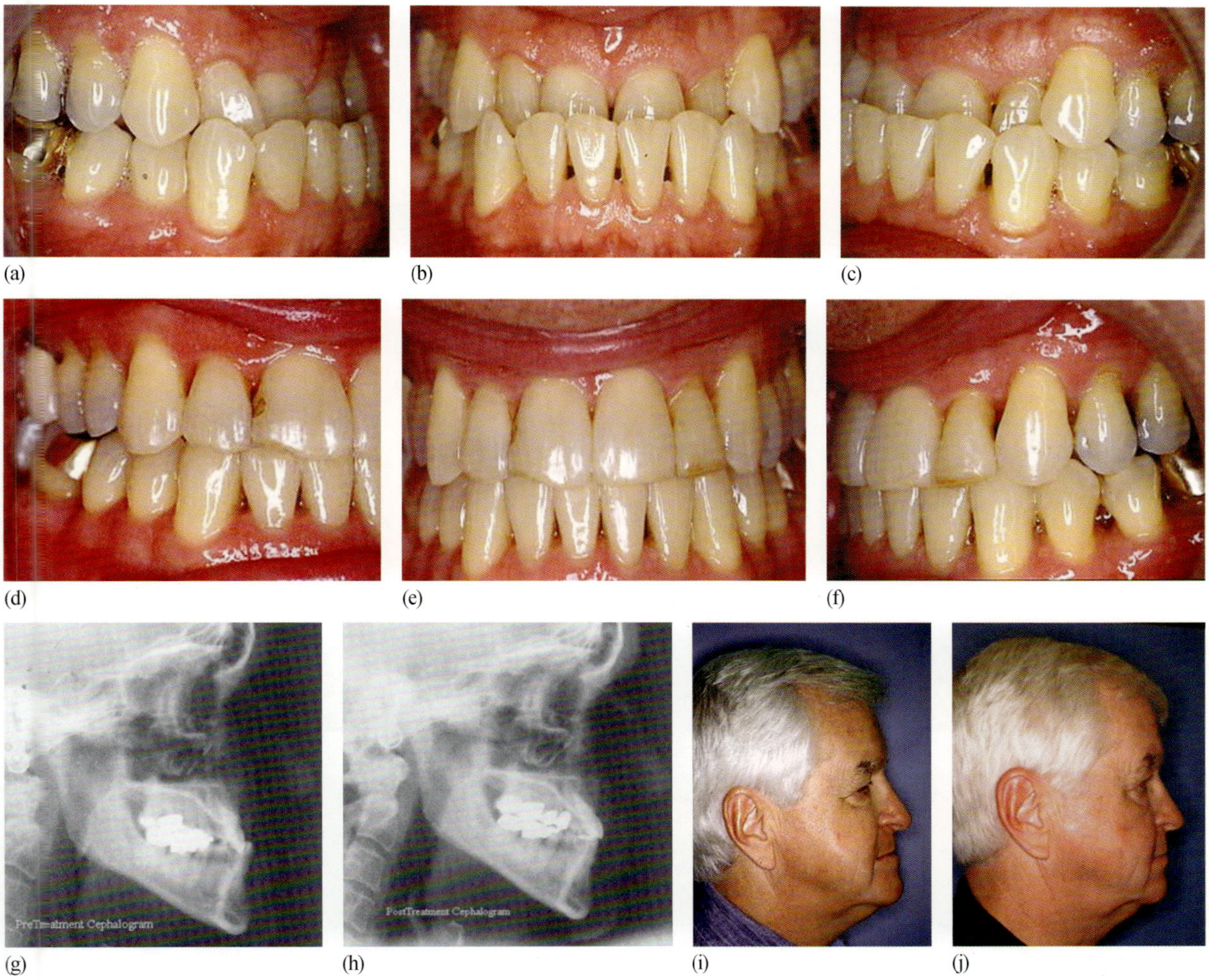

图 18.17　(a～c)骨性Ⅲ类患者治疗前口内相显示，根据其前牙反𬌗的程度，这是一个满足手术适应证的患者。(d～f)治疗后口内相；治疗包括Ⅰ期治疗性诊断。该患者存在下颌骨功能性前伸，这使其骨性Ⅲ类的程度看上去比实际要严重。(g，i)治疗前头颅，定位侧位片及患者侧貌。(h，j)治疗后头颅定位侧位片及患者侧貌

正颌患者之前讨论过的鉴别诊断——如果有必要可以做治疗性诊断；整合牙周治疗来维护健康的牙周应贯穿治疗始终；决定需要移动颌骨的患者正畸中是否拔牙；列出治疗步骤、大概的疗程以及治疗团队需要注意的地方。

排齐，整平，协调上、下牙弓，为患者提供一个平衡的术后咬合关系。术后使用𬌗板能创造垂直向上的改变，旋转下颌骨。因此，正畸医师应通过仔细地模拟手术检查牙弓匹配情况，尽量避免使用𬌗板。注意：如果上颌骨横向发育不全，需要上颌分块手术来扩宽上颌骨，一定要使用手术𬌗板。

18.5.2　第十二步：术前重新评估患者检查记录

完整的检查记录；预期的头影测量(手术计划中颌骨移动的具体细节)；模型外科(由正畸医师和正颌医师共同检查)；决定是否需要特殊的固定；患者(家长、配偶、其他重要人员)与正畸、正颌医师一起确定手术方式。

在术前咨询阶段(第十二步)，正畸医师和外科医师一定要仔细倾听患者，判断其生理上、牙列情况以及情绪意愿上是否能够手术，外科医师一定要向患者清楚地解释手术步骤及风险。外科医师和正畸医师要反复提醒正颌患者他们需要对正颌手术有一个清楚的了解，包括手术步骤和面临的风险。对正畸患者"一步式咨询"并不适用于正颌患者。必须尊重个体患者的学习曲线，为他们了解自己所要接受的治疗提供必要的信息和耐心。因此，对于正颌患者的咨询讨论往往需要多次。如图 18.18 中所展示

的，是一个处于生长发育中的骨性Ⅲ类患者长期治疗的过程。分析了该患者Ⅱ期的检查记录后，我们认为她的错殆畸形超出了正畸医师个人的能力范围。对于骨性Ⅲ类生长型的年轻患者，正畸医师不仅要根据面部发育来确定理想的手术时机，还要定期取研究模评估术前牙弓的匹配情况，这对手术时机的确定也十分重要。

Bellucci 和 Kapp-Simon（2007），Pavone 等（2005）以及 Kiyak 等（1981，1982a，b，1985）进行了多次研究，评估患者对当前正颌正畸联合治疗形式的反响。Bellucci 和 Kapp-Simon（2007）建议：

我们往往更多地聚焦在如何纠正患者外观上的缺陷，事实上患者的心理状况也应被纳入评估和计划中。对于一些青少年和年轻人，应从治疗开始到术后至少 1 年就给予精神上的支持。手术治疗成功与否，不仅要衡量患者咬合功能和外观上的改善，还应衡量患者的心理状况以及生活质量是否得到提高。

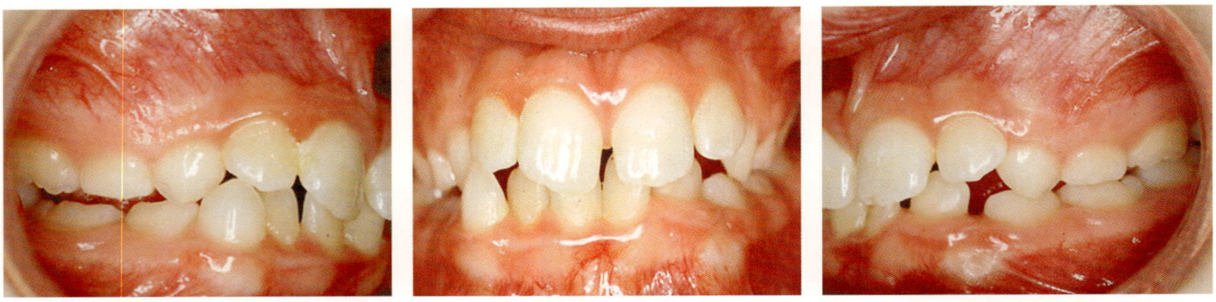

(a) (b) (c)

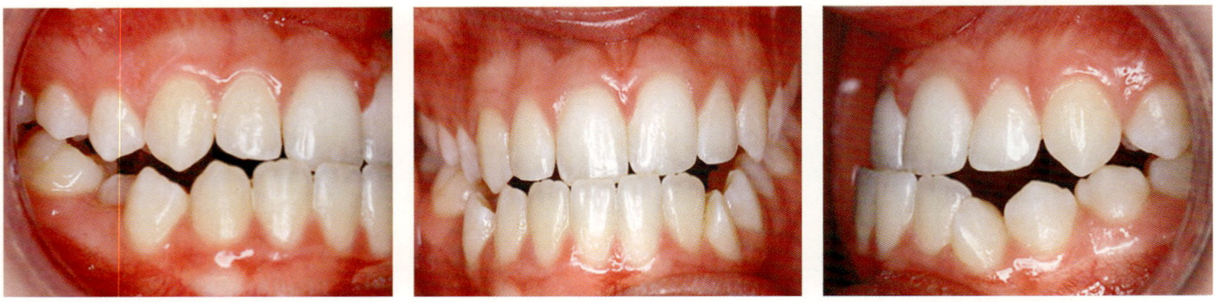

(d) (e) (f)

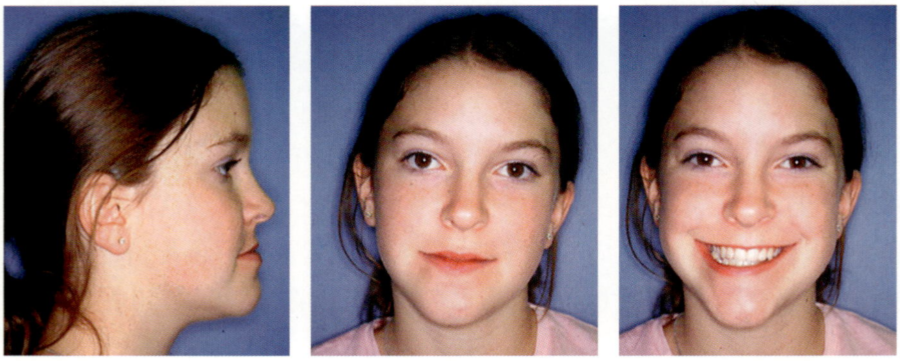

(g) (h) (i)

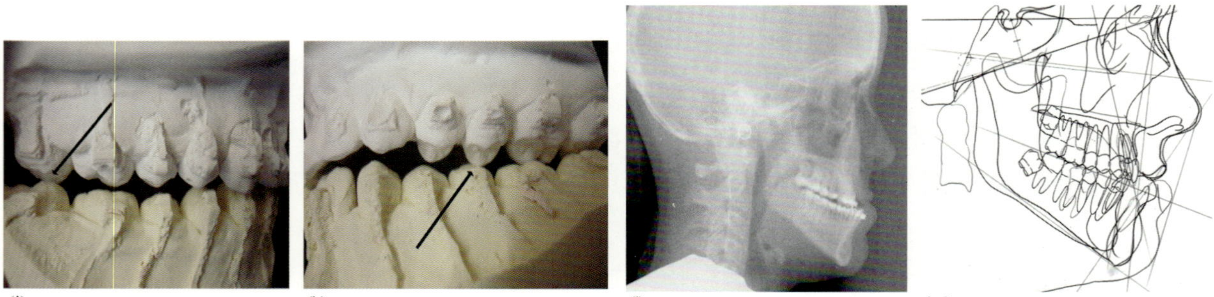

(j) (k) (l) (m)

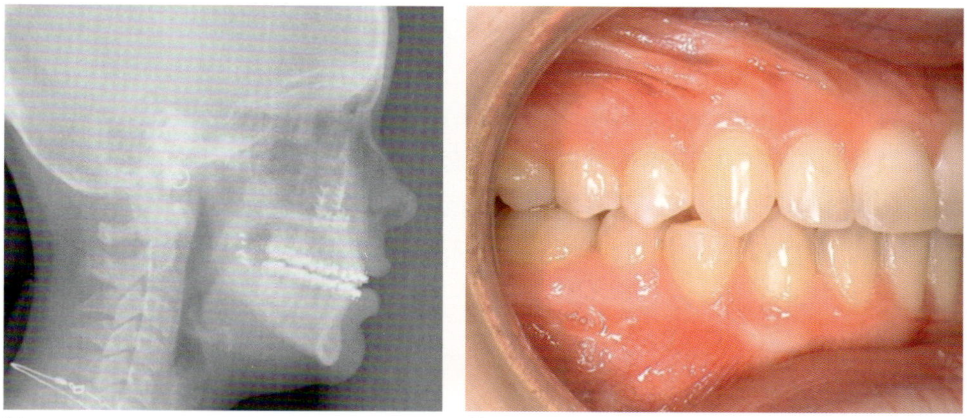

(n) (o)

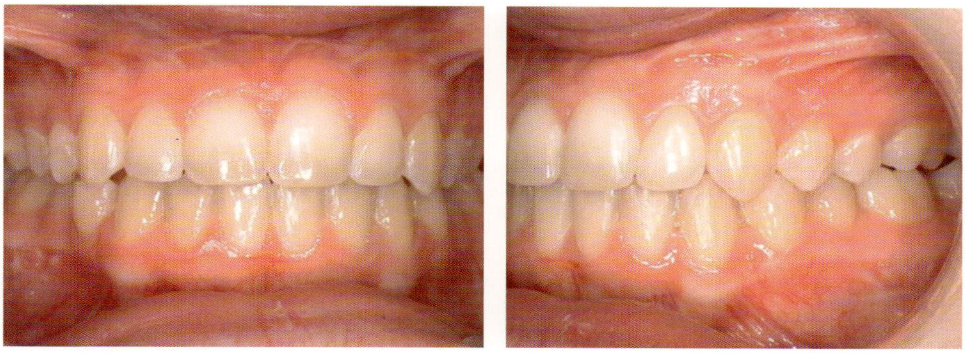

(p) (q)

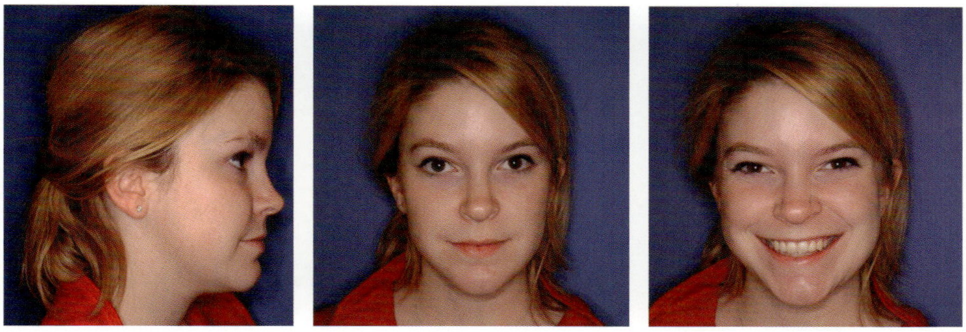

(r) (s) (t)

图 18.18 (a～c)患者 8 周岁，治疗前口内相显示其上颌缩窄，前牙区拥挤。(d～f)数年后 I 期治疗结束时的口内相。此时，患者 14 周岁半，下颌骨发育使前牙发生反𬌗，且咬合向右侧偏斜。(g～i)患者 14 周岁半时的侧貌、正面相及微笑相。患者仍处于生长发育中，微笑时下颌偏斜明显。(j，k)手术前数月取研究模评估牙弓匹配情况，并人工模拟手术移动。(l)治疗中头颅定位侧位片显示手术前下切牙去代偿的完成情况。手术前需要完成这些牙性的调整。(m)头影测量重叠 Bolton 模板，设计手术移动的方式以达到理想的面部和功能平衡。(n)术后头颅定位侧位片显示双颌手术结果。(o～q)术后口内相显示，患者原先的骨性 III 类错𬌗伴下颌偏斜、牙列拥挤的情况得到纠正。此时患者 18 周岁。(r～t)治疗后侧貌、正面相及微笑相。患者根据清单中的每一步接受了十分成功的正颌正畸联合治疗。

与 Belluci 和他同事的研究结果类似，Pavone 等(2005)在病例汇报中总结道：

正颌手术解决的不止是患者生理上的问题。医师也应关注患者精神上的需求，因此，医患沟通十分必要。对于一些患者，任何手术在他们身体上所作的改变都会使他们产生心理失调，认识到这一点十分重要。早期进行手术干预以及心理咨询从长远来看可减少这个问题的发生。

关于认识并重视正颌患者的心理状况，将其纳入患者管理评估可总结如下：

与患者面对面交谈并给出建议，解释清楚治疗步骤，并强调一些需要关注的地方，是值得推荐的一种心理干预。从长期来看，患者本人对治疗结果的满意度更能说明问题，而不是医师认为患者应该觉得如何。从临床测量的客观指标及患者的主观满意度来看，牙颌面畸形治疗的成功率很高。对患者进行适当的心理管理能使这两方面成功的概率最大化。

如图 18.19 所示，患者推迟治疗至成年后，由于咬合不平衡，继发的神经肌肉症状已经开始影响她的生活质量。根据计划列表中的步骤，为她制定了一套正颌正畸联合治疗的方案。方案的选择取决于如何通过术前正畸排齐整平牙列、匹配牙弓以及上颌截骨摆正𬌗平面使患者得益最多（实现所有治疗目标）。从治疗结束照片可以看到，在计划列表的引导下，正畸和正颌医师为患者获得了一个十分理想的咬合和美观上的改善。

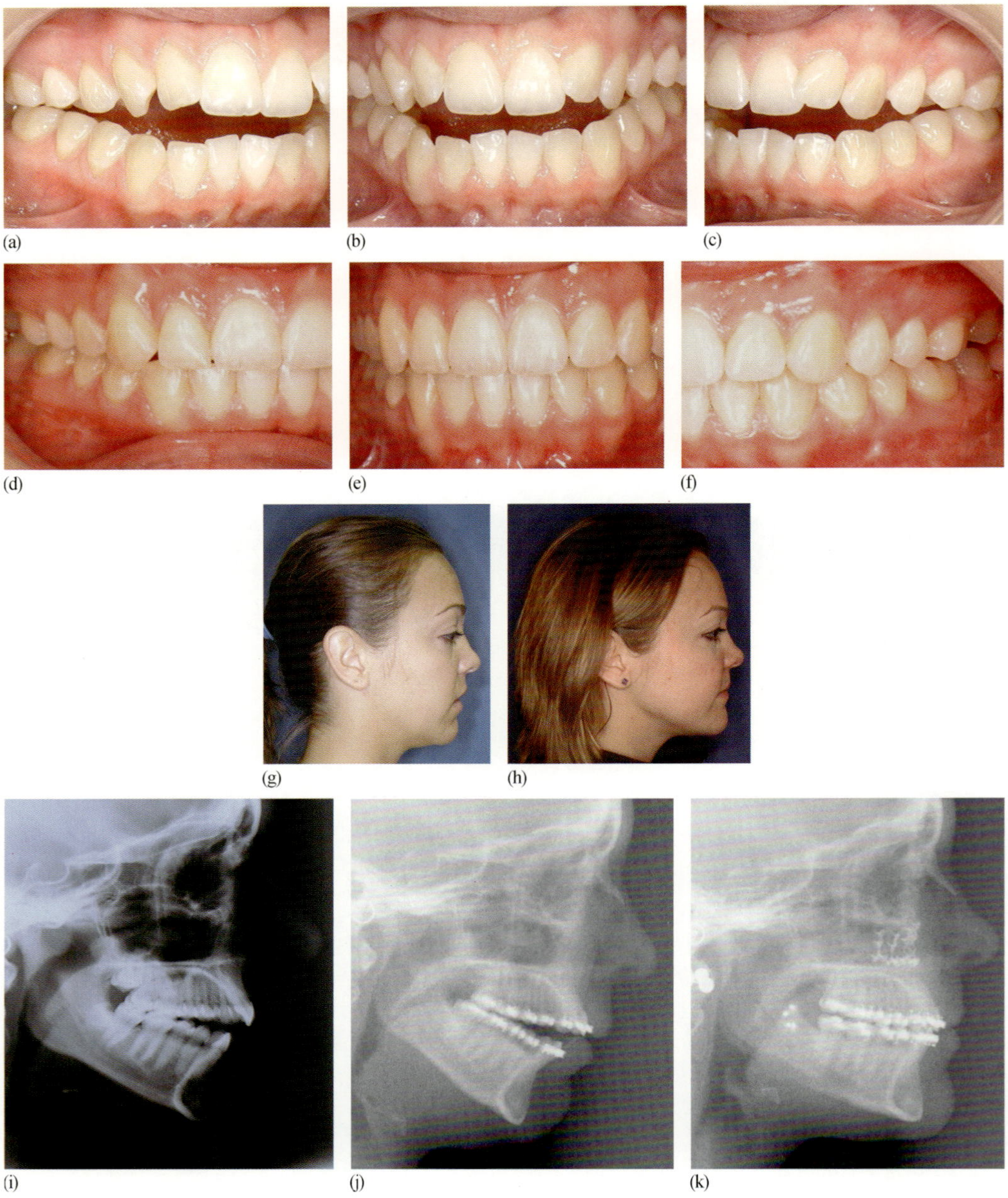

图 18.19 (a～c)治疗前口内相显示该患者从一侧磨牙至另一侧磨牙均开𬌗，上切牙轻度拥挤。(d～f)正颌正畸联合治疗后的口内相。(g)治疗前侧貌显示。(h)治疗后侧貌。(i～k)治疗前、再评估、治疗后头颅定位侧位片。(k)注意口内固定矫正装置用来稳定手术后的颌骨位置

正畸医师对于骨性Ⅱ类和骨性Ⅲ类需要手术治疗的患者应作以下几方面考虑：

应该在治疗之初就决定好术前正畸时是否需要通过拔除前磨牙去除牙代偿，而不是在此阶段考虑这个问题，除非出于对患者的特殊考虑，如牙髓疾病、牙周疾病恶化需要“策略性拔牙”时。

这是一个单颌手术的病例吗？应在最初制定治疗计划时就考虑好这个问题，不过也应在术前正畸排齐整平阶段根据当前的情况，再次评估手术方式。如果在考虑垂直向或颏部的位置时还有疑问，从保险管理考虑，最好设计一个上颌手术的方案以减少截骨的数量。

患者上、下切牙是否得到充分整平，直接影响到下颌骨前后向移动时，后牙会不会产生大的开殆、前牙殆创伤以及是否会使下面高增加影响面部美观？

旋转下颌骨时，有没有可能从中度不对称变成重度不对称？

是否存在下颌功能性移位？下颌骨是不是过早地被摆放到术后正常的咬合位置？（术前正畸排齐牙列时，没有考虑到将第二磨牙纳入矫治并整平上、下牙列的后牙区。当患者准备正颌手术时，如果第二磨牙（或萌出的已成为咬合系统的一部分的第三磨牙）还没有粘结矫治器，会带来非常不理想的效果。）

18.6 术后正畸

18.6.1 第十三步:正颌手术

手术风险最小化；用最简单的步骤达到专业的目标；用最简单的方法满足患者需求。

对上、下颌骨不调的患者制定治疗计划时，诊断十分关键。通常患者面部不协调有一个方面会表现得非常明显，但一些相对次要的问题同样需要关注。如，一个骨性Ⅲ类患者存在明显的下颌前突外，还会伴有轻度开殆、轻度面部不对称和上颌的殆平面倾斜。只有在评估了患者存在的所有骨性结构的不平衡后，才能采取合适的手术方式解决每一个问题。

对于每一种骨性不调，预测手术结果的方法都有很多。图 18.20 图解了最为常用的方法。根据我们的经验，向患者图解说明手术的步骤有助于他们直观地了解手术是如何移动骨骼和牙齿的。

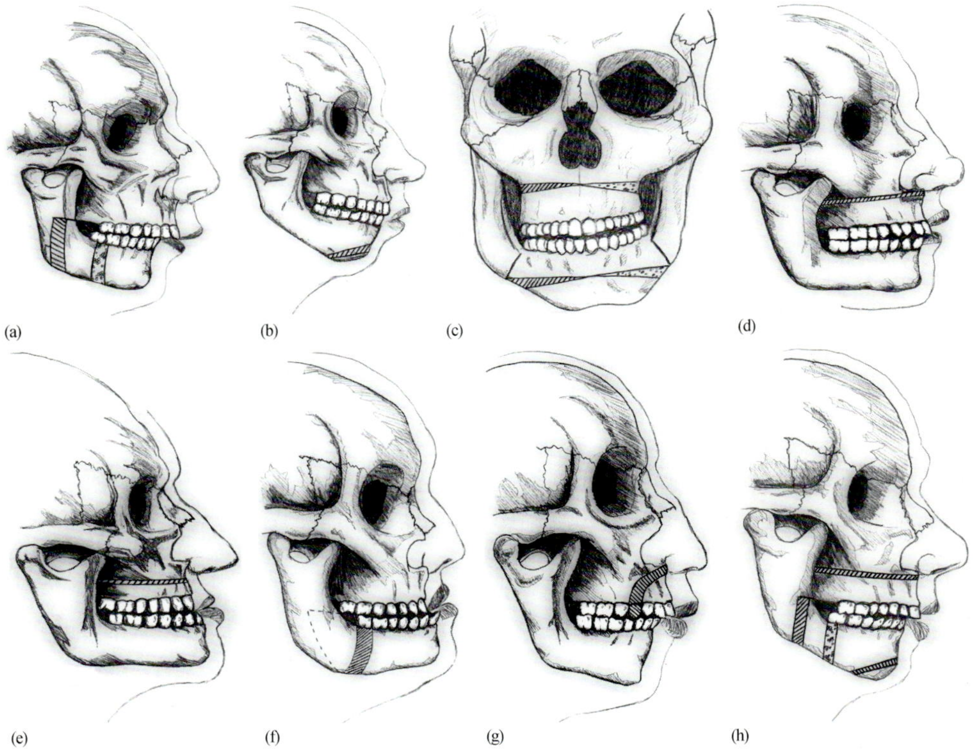

图 18.20 解剖素描图 (a)矢状劈开手术。(b)截骨缩减垂直向，颏成形前移。(c)截骨纠正上下颌骨不对称。(d)截骨纠正上颌垂直向发育过度——Le Fort Ⅰ型截骨。(e)Lefort Ⅰ型截骨前移上颌骨，纠正上颌发育不足。(f)下颌矢状劈开术纠正骨性Ⅲ类错殆(下颌发育过度)。(g)上颌部分截骨纠正上牙槽骨前突。(h)截骨术纠正上颌垂直向发育过度、下颌骨发育不足和颏发育不足

18.6.2 第十四步:术后正畸阶段

早期:固定 2～3 周;晚期:固定 3～8 周;手术再评估;评价患者是否需要理疗。

坚固内固定良好的可靠性降低了患者颌间固定后对心理支持的需要。在坚固内固定被广泛使用前,颌间固定的患者总会因为说话和进食困难而觉得自己似乎“残疾”了,并出现体重的明显下降。因此,正畸、正颌专业目前也采用了新的方法来帮助患者了解可能发生的面型改变,为术后恢复做准备。William 发现,我们还可以为正颌患者做得更多:“一项由 327 名患者(应答率为 53%)参与的调查中,大多数被调查者($n=249$, 76%)报道,术后即刻疼痛、肿胀或进食困难的症状比预想的严重,还有 1/3 的患者表示术后恢复的时间比预期的要长。英国西南部的正颌患者希望获得更多关于术后即刻以及出院后在家康复的信息。”

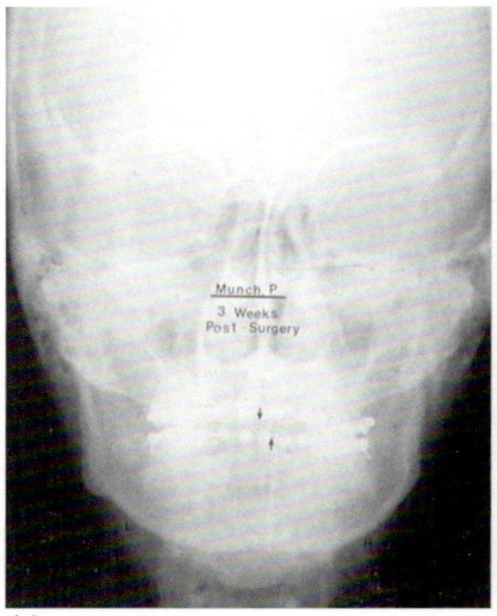

(a)

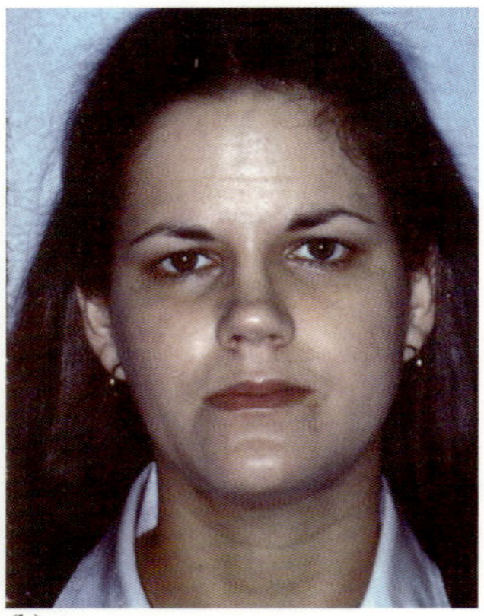

(b)

图 18.21 (a)术后头颅定位正位片。注意:该患者面部不对称的情况被错误地通过手术来解决。外科医师术中将患者原本较轻的面部不对称进行了过矫正,造成其下颌在术后明显偏向了右侧。(b)术后三个月正面相。手术失误使正畸医师需要通过缩短颌骨固定时间并使用弹性牵引来纠正术区的颌骨位置。由于使用线性固定,使这样的补救手段成为可能。如果使用的是坚固内固定,这类由手术失误造成的咬合及面相问题将无法解决。显然,避免手术失误非常重要

尽管目前正颌正畸联合治疗很少会引起并发症,但我们在治疗过程中并不能因此而大意,因为并发症确实会发生,并且往往会导致非常严重的后果。图 18.21 中,患者下颌骨后退时使原本轻度左偏的下颌出现了意外的矫枉过正,术后偏向了右侧。手术失误导致需要额外多花数月的时间,通过正畸方法使咬合向左边代偿来解决手术中的过矫正。

正颌手术相关的并发症可归为以下几类:身体健康者、口腔功能、情绪健康和口腔健康后遗症。

18.6.2.1 正颌手术身体健康者的并发症

失血过多;神经损伤(麻木,感觉异常);感觉迟钝;痛觉过敏;麻药、抗生素或抗炎症药物过敏;术后感染。

Hegtvedt(1990)讨论了目前用于预防感染的方法。正畸医师从以下几方面能降低潜在的医源性感染的发生率,包括使用焊接型或滑动式牵引钩、坚固的托槽和不锈钢结扎(不使用弹性结扎是因为它们力的释放快;且 X 线下不阻射,如果不注意落入术区,将无法定位并取出)。

(1) 骨折

文献报道了不良手术殆板的几种情况,包括殆板颊侧折断、下颌截骨同时拔除阻生的第三磨牙。当手术殆板无法很好地使用时,手术的稳定性就会受到影响,而出现神经损伤和面型缺陷的可能性增加。为了预防这些不利情况的出现,当要为下颌发育不足或下颌发育过度的患者使用殆板时,应在截骨术前 6～12 个月拔除第三磨牙。如果殆板不利于手术,正颌医师应决定是否还继续手术,或修复折断部分并延期手术。

(2) 延期愈合和不愈合

延期愈合和不愈合常常发生在术中或术后阶段出现意想不到的创伤时。术中并发症如手术殆板固位不稳或 Le Fort 截骨下降时控制不佳,可能会导致骨愈合不完全。

(3) 术后坚固内固定装置的取出

坚固内固定时使用的迷你金属板或螺丝钉的少数缺点之一是需要术后取出,因为它们有导致应力

保护介导的骨量丧失的潜在风险。另一个关注点在于金属锈蚀可能引起炎症反应。一些研究者正在对骨科常用的可吸收修复材料如聚乳酸、聚乙交酯、聚二烷等检测其强度是否能用作颌面手术中的固定装置。如果能在这些材料在吸收率和可靠性上做一些改进，也许能为手术固定提供一种可随时间降解的生物新材料。

（4）二次手术

一小部分正颌患者由于手术效果不佳必须重新回到手术室进行二次手术。一些患者是在第一次手术出院前进行二次手术修补，其余在数月或数年后再次进入手术室。进行二次手术最常见的原因：

早期复发（髁突牵张）；愈合后复发；不良的手术𬌗板。

患者对美观效果不满意（在 Le Fort 截骨术开展的早期，一些患者上颌骨上抬超过了美学笑线）。

上颌骨过度上抬可由以下几种原因造成：不合适的治疗计划；横向去除了过多的骨组织；上颌骨过脆，骨表面出现凹陷，无法正常负载；使用的颌间结扎钢丝过紧，易将上颌骨牵拉向上；过度咀嚼，影响颌骨间稳定性；缺少骨面接触。

尚未发现可重新定位上颌骨并使牙槽骨复至原位的外科手术方法，于是，无法对过度压入的上颌骨进行矫正。此时，须施行骨移植术以及坚强内固定术，同时可能需要下颌手术的辅助。

（5）与上颌窦相关的并发症

在对术后患者的随访中，有学者发现，Le Fort 术后的上颌窦并发症发生率高于预期；也有学者发现，术后的上颌窦并发症发病率并不比普通人群高。上颌窦功能在术后可能发生了变化，正常引流受到了影响，从而引发头痛。同时，上颌窦阻塞也会更为频繁地出现，影响鼻通气功能。尽管这看起来不太严重，可一旦慢性上颌窦疾病出现了急性发作，患者的生活质量还是受到了一定的影响。

18.6.2.2　对口颌系统的影响

（1）造成咀嚼效率下降、咀嚼不适的原因

——下颌手术时髁突过分移位引起的后牙区开𬌗；

——上颌后部垂直向标志点选取不当造成的上颌后部过分抬高。

（2）颞下颌关节紊乱、不适以及疼痛。

正颌手术有时能缓解 TMD 的症状。根据 Karabouta 和 Martis(1985)的报道，有 TMD 症状的患者从 40%降至 11%。然而，另有 4%之前无 TMD 症状的患者在术后出现了症状。在另一份研究报道中发现，有 66% TMD 患者的症状减轻了，他们同时发现有 11.5%术前无 TMD 症状的患者在术后出现了 TMD 症状。这些患者可能本来就有潜在的颞下颌关节问题，因术后关节的改变，相关问题得以显现。

（3）下颌运动受限

多数正颌患者在拆除固定装置后继续接受系列理疗。如果出现术后的下颌运动受限，多由囊内或囊外原因引起。囊内性疼痛的性质较为尖锐；囊外性疼痛则弥散而相对轻微，且与下颌运动没有明确关系，却会在咬合时减轻。Aragon 等人选取了 55 名正颌手术患者，开展了一项前瞻性临床实验并得出结论，大多数患者在术后的张口度有所下降，且其下降程度由手术方式决定（表 18.5）。

表 18.5　术式与术后张口程度关联

手术方式	张口度减小(百分比的平均数,%)
矢状劈开术(SSRO)	29
髁突下截骨术(VSO)	10
Le Fort I	2
Le Fort I 和 SSRO	28
Le Fort I 和 VSO	9

18.6.2.3 情感上的改变

正颌手术能极大程度地改善个体外貌，于是许多研究着重于患者术后的情感变化。根据我们的经验，单下颌的前移（后退）很少带来负面情绪，因为它主要改善患者的侧貌，而术前患者往往不太重视这点。但 Le Fort 手术或是 Le fort 加下颌前移（后退）手术能立即改善患者脸型的正面观，于是他们可能需要一段时间来适应自己的新形象。

(1) 容貌变化所引起的自尊改变

在 Javobson 的研究中（1984），大部分（80%）的患者称，正颌正畸联合治疗给他们的生活带来了正面影响，4%的患者则认为治疗对他们的社交生活产生了负面效应，剩下的 16%的患者持中立态度。在一份包含了 55 名患者的研究报道中，Kiyak et al（1982b）发现，与术后初期相比，术后 9 个月时患者的自尊大幅下降，此时的他们已适应了容貌的改变，却开始衡量为之付出的努力是否值得。对于这些患者，治疗团队应注意观察他们的术后情感变化，并与了解正颌术后患者心理的相关医师及时沟通，并请他们作出适当的心理干预。

(2) 缺乏对术后人际关系改变的准备

随着手术水平的不断提升，术后效果越来越好且趋于稳定，患者的外貌和自我评价都会发生改变。大多数的正颌患者是 20～40 岁间的女性，很多已结婚生子。她们做完 Le Fort 手术和颏成形术出院后，脸部不免肿胀、淤血，对于颌间固定的患者，说话和进食都有困难。如果家庭成员没有作好迎接这样她们的准备，难免引起家庭内部的矛盾和争执。Kiyak（1928）调查过的一名患者说："我不会将这类手术推荐给没有深思熟虑的人。"实际上，患者对如何更快的康复提出了许多好建议。一名患者说："在接受治疗之前，应该充分了解可能会遇到的问题，比如我就不知道会有渗血和耳部疼痛，于是在术后一天就离开了医院。康复期间，我瘦了很多，也觉得很痛苦，在颌间固定的时期甚至感到孤立无助。或许，病友们应该成立一个互助小组，交流心声，相互扶持。"

(3) 抑郁

在以往，学者们很少关注正颌术后出现的抑郁，直到最近（Stewart 和 Sexton），他们才将抑郁列入正颌手术并发症内。一般来说，即使抑郁只是术后短暂的表现，口腔科医师也缺少处理相关情况的经验和培训。然而，团队中的正畸医师有责任在发现这一情况后及时与患者和家属沟通，并在必要时向他们推荐心理医师以助康复。另外，正畸医师应当留心患者精神状态中的其他变化，以免在接下来 2～3 年的时间内出现焦虑等心理状态异常。在发现坚强内固定更有效之前，通过那些讨论术后抑郁的文献（Kiyak，1981，1982，1985；Jacobson，1984；Kersten，1989；Kiyak 和 Bell，1991）我们得出结论，与 6～10 周的颌间结扎固定相比，坚强内固定的患者在精神状态上恢复得更快，也更少出现抑郁。

18.6.2.4 出院后卫生不良并发症

(1) 骨量丧失。

(2) 牙周病的发生。

(3) 牙龈退缩　Doyle（1986）在随访了 50 名患者后得出结论，只有 4 名正颌患者需要术后的牙龈移植。另外，在 10 名患者身上出现了牙龈附着不全现象。然而，他不清楚是术前的牙周问题还是颏成形手术本身引起了这样的牙龈退缩。

(4) 牙髓变形坏死　截骨术的术区靠近根尖，特别是 Le Fort 手术和颌骨分块手术。有时，术区附近的牙会在术后变色、失活，这时，就需要进行牙髓治疗。

(5) 失牙　这一并发症很少出现，但值得讨论。当进行上颌骨分块手术以调整颌曲线或解除轻度的横向不调时，因空间有限更易引起失牙。术前，正畸医师可对牙根进行控制，使它离术区至少 3 mm 远，以避免失牙的发生。

18.6.3 第十五步：评估和维持术后稳定性

(1) 正畸结束，咬合调整，保持。

(2) 随访，与患者家庭医师的长期沟通。

手术医师和正畸医师都该在术后对患者进行评估。患者最好在术后 2 周时到正畸医师处复诊、评估：

(3) 通过临床检查和头影测量评估手术结果。

(4) 确保钛钉等没有引起软组织炎症。

(5) 确保没有过早出现的咬合问题引起颌位改变或是牙齿移动。

(6) 询问患者的感受，交代接下来的正畸步骤。

同时，正畸医师也应该与患者的口腔全科医师进行交流。对手术情况进行交代，确定患者可能需要的修复、牙周治疗时间，使结果更为稳定。

18.6.4 第十六步：术后记录

治疗后 1 年：由患者和正畸医师共同评估。

根据术后记录，治疗团队能够重新审视每一步的治疗方法，研究预期疗效是否达到。同时，应当听取患者对于此次跨学科治疗的意见。这一步骤有助于提高团队的协作能力和治疗水准。可认为是一种继续教育、共同学习的方式。实施这些步骤团队的业务水平将会不断提高，也能在今后走得更远。

18.7 反馈

18.7.1 第十七步：外科医师和口腔全科医师的再评估

(1) 解决问题。

(2) 来自患者和医师的全面评估。

在私人正畸医师和外科诊所里，往往不会实施第十七步。为了达到效率最大化，全体成员需要回顾术后记录，讨论治疗计划、治疗步骤中的优点和缺陷，以及各个学科间的相互影响。对于每一个完成治疗的患者，医师们都渴望从患者以及相互之间得到反馈。这其实是治疗中最为重要的一步。对于术后患者的问卷调查也是一种相当重要的获取信息方式。

18.7.2 第十八步：治疗经验（用于今后病例的管理，以提高疗效）

(1) 重新评估治疗成功的标准。

(2) 对患者进行正强化

图 18.22，图 18.23 中的患者都有上颌骨的缺陷，并通过双颌手术解决了颌骨间的不调。根据正颌正畸联合治疗的经验，医疗团队要求两名患者选出他们在治疗过程中最兴奋和最沮丧的时刻。使用这样的图表能够帮助医师更直观地收集关于患者自身感受的信息，同时，患者也能为治疗提出宝贵的意见。

当治疗完成而患者的主诉问题得到解除后，多学科治疗团队应再度聚首，回顾治疗的详细步骤。虽然这是一个耗时且较难实现的步骤，但效果却非常好，优点如下：

(1) 全科口腔医师对颌骨畸形能有更好的认识，有助于今后的诊断；

(2) 在对治疗过程有了全面了解之后，全科医师能够对之后就诊的颌骨畸形患者进行更详尽的解释说明；

(3) 有利于将来正畸医师和手术医师的治疗步骤规划；

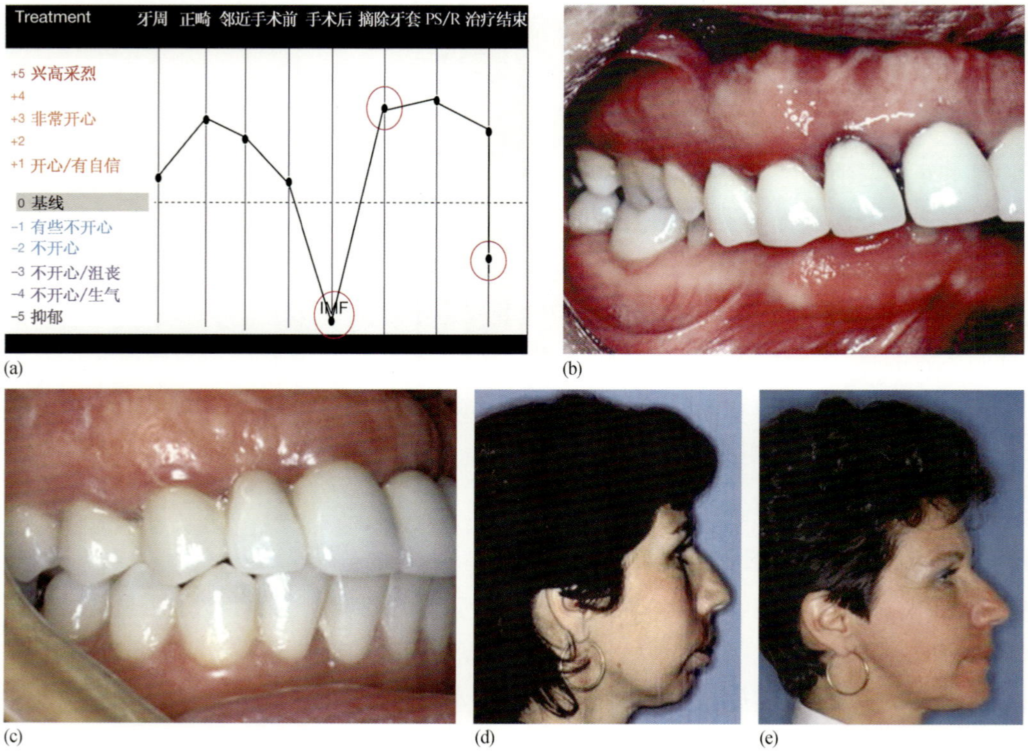

图 18.22 (a)图显示了患者在术前、术后及治疗完成后接受修复治疗时的心情变化。值得注意的是，在颌间固定时期及治疗结束时，患者几度感到非常不开心。之后我们了解到，术后患者的颞下颌关节出现了疼痛，经过殆板治疗和理疗，症状得以缓解。(b)图显示，治疗前，患者右侧为安氏 II 类畸形，伴深覆殆，后牙反殆，牙周情况欠佳。(c)图为在接受了牙周、正畸、正颌和修复治疗后的右侧殆相。深覆殆、深覆盖得以解除，牙周情况好转。(d)图为治疗后的侧面形。(e)图示治疗后各比例协调

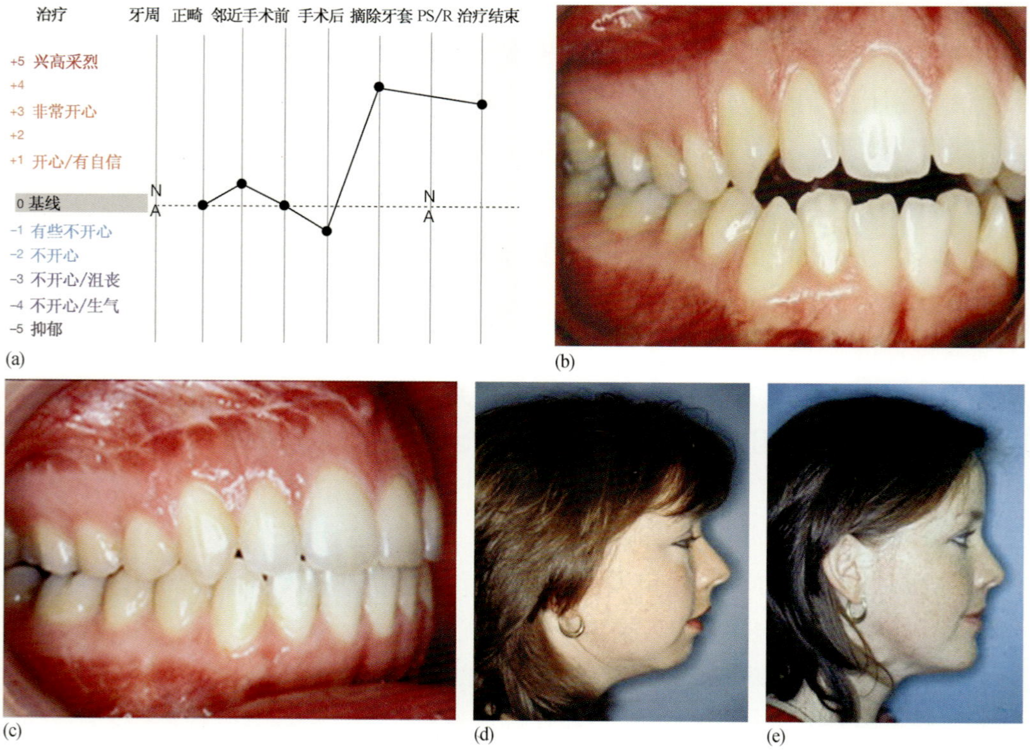

图 18.23 (a)图显示了患者在术前、术后及治疗完成后接受修复治疗时的心情变化。值得注意的是，术后患者的心情非常平静。(b) 治疗前，患者右侧为安氏 II 类畸形，伴开殆及前牙列段牙列拥挤。(c)图为在接受治疗后的右侧殆相。开殆得以解除，为防止下切牙复发，使用了固定舌弓保持。(d) 术后的侧面形。(e) 图示治疗后各比例协调，患者接受了双颌手术，改变了殆平面角度，在未接受颏成形术的情况下使颏部处于最佳位置，同时减小了过大的鼻唇角

（4）正畸医师和手术医师在以后能更好地解释医疗保险相关事宜、与有关部门沟通；

对于团队中的医师而言，每一位患者都是一次再学习的机会。多花一点时间在病例的回顾上总结，有助于团队在今后更好地进行跨学科合作。

18.8　结论

通常，有颌骨畸形的患者最初在正畸医师处就诊，得到初步诊断，判断患者的颌骨畸形程度、功能受影响范围以及今后生活中可能出现的健康问题。在 Bell（1985）对正畸技术评估的经典论著发表之前，正畸医师企图通过代偿性治疗来提高患者的口颌系统功能。通过四十多年在手术方法、审美观点、风险降低方式等方面的经验积累，本章为正颌正畸联合治疗团队提供了程序化的信息，以让更多的患者接受最好的治疗。

本章所强调的要点在以下过程中必不可少：建立正颌正畸联合治疗团队；明确诊断、与患者充分沟通、术前交流、准备；术后随访、关怀；术后评估、团队讨论。

通过对病例的讨论，证实了遵从程序化治疗的必要性，只有这样，团队中的医师才能最大化地发挥他们的作用，解决患者的主诉问题，在现有技术的辅助下达到良好的治疗效果，改善颌骨畸形患者的生活质量。随着经验的不断积累，以及生物领域研究的不断深入（如在颅颌面手术领域引入干细胞等组织工程技术），对颌骨畸形的治疗技术会有新的飞跃。

参考文献

[1] Aragon SB, Van Sickels JE, Dolwick MF, et al. The effects of orthognathic surgery on mandibular range of motion [J]. Journal of Oral and Maxillofacial Surgery, 1985, 43: 938-943.

[2] Arnett GW, Bergman R. Facial keys to orthodontic diagnosis and treatment planning[J]. Parts I and II. American Journal of Orthodontics and Dentofacial Orthopedics, 1993, 103: 299-312, 395-411.

[3] Bays RA, Bouloux GF. Complications of orthognathic surgery[J]. Oral and Maxillofacial Surgery Clinics of North America, 2003, 15 (2) : 229-242.

[4] Bell WH, Proffit WR, White RP. Surgical Correction of Dentofacial Deformities, vols I and II[M]. Philadelphia, PA: WB Saunders, 1985.

[5] Bellucci CC, Kapp-Simon KA. Psychological considerations in orthognathic surgery[J]. Clinics in Plastic Surgery, 2007, 34 (3) : e11-16.

[6] Bos RRM, Rozema FR, Boering G, et al. Bone plates and screws of bioabsorbable poly (L-lactide): and animal pilot study[J]. Journal of Oral and Maxillofacial Surgery, 1989, 27: 467.

[7] Bos RRM, Rozema FR, Boering G, et al. Bioresorbable osteosynthesis in maxillofacial surgery: present and future [J]. Oral and Maxillofacial Surgery Clinics of North America, 1990, 2 (4) : 745.

[8] French HG, Cook SD, Haddad RJ. Correlations of tissue reaction to corrosion in osteosynthetic devices[J]. Journal of Biomedical Material Research, 1984, 18: 817-828.

[9] Gawande A. Checklist Manifesto [M]. New York, NY: Metropolitan Books, Henry Holt and Company, LLC, 2010.

[10] Gottlieb EL, Nelson AH, Bogel DS. 1990 JCO study of orthodontic diagnosis and treatment procedures[J]. Journal of Clinical Orthodontics, 1991, 25(3) : 145.

[11] Hegtvedt AK. Intraoperative and postoperative patient care[J]. In: RA West (ed.)Oral and Maxillofacial Surgery Clinics of North America. Philadelphia,PA: WB Saunders, 1990.

[12] Jacobson A. The proportionate template as a diagnostic aid[J]. American Journal of Orthodontics, 1979, 75:

156-172.

[13] Jacobson A. Psychological aspects of dentofacial esthetics and orthognathic surgery[J]. Angle Orthodontist, 1984, 54: 18-35.

[14] Jacobson A. Radiographic Cephalometry: From Basics to Videoimaging[M]. Chicago, IL: Quintessence Publishing Co, Inc, 1995.

[15] Jerrold L. Informed consent and the fourth dimension[J]. American Journal of Orthodontics andDentofacial Orthopedics, 2000, 118 (4) : 476-477.

[16] Johnston L. Template Analysis[J]. Journal of Clinical Orthodontics, 1987, 87: 585-590.

[17] Karabouta I, Martis C. The TMJ dysfunction syndrome before and after sagittal split osteotomy of the ramus[J]. Journal of Maxillofacial Surgery, 1985, 13: 185-188.

[18] Kerstens HC, Tuinzing DB, VanderKwast WA. Temporomandibular joint symptoms in orthognathic surgery[J]. Journal of Oral Surgery, 1989, 17: 215-218.

[19] Kim MR, Graber TM, Viana MA. Orthodontics and temporomandibular disorder: a meta-analysis[J]. American Journal of Orthodontics and Dentofacial Orthopedics, 2002, 121: 438-446.

[20] Kiyak HA, Bell R. Psychological considerations in surgery and orthodontics[J]. In: WR Proffit, PR White (eds) Surgical Orthodontic Treatment. St. Louis, MO: Mosby, 1991.

[21] Kiyak HA, Hohl T, Sherrick P, et al. Sex differences in motives for outcomes of orthognathic surgery[J]. Journal of Oral Surgery, 1981, 39: 757-764.

[22] Kiyak HA, McNeill RW, West RA. Predicting psychological responses to orthognathic surgery[J]. Journal of Oral and Maxillofacial Surgery, 1982a, 48: 150-155.

[23] Kiyak HA, West RA, Hohl T, et al. The psychological impact of orthognathic surgery: a 9-month follow-up[J]. American Journal of Orthodontics, 1982b, 81: 404-412.

[24] Kiyak HA, McNeill RW, West RA. The emotional impact of orthognathic surgery and conventional orthodontics [J]. American Journal of Orthodontics, 1985, 88: 224-234.

[25] Lanigan DR. Hemorrhage associated with orthognathic surgery[J]. Oral and Maxillofacial Surgery Clinics of North America, 19902: 4.

[26] Motegi E, Hatch JP, Rugh JD, et al. Health-related quality of life, and psychosocial function 5 years after orthognathic surgery[J]. American Journal of Orthodontics and Dentofacial Orthopedics, 2003, 123: 138-143.

[27] Murphy KG, Wilcko MT, Wilcko WM, et al. Periodontal Accelerated Osteogenic Orthodontics: A description of the surgical technique[J]. Journal of Oral and Maxillofacial Surgery, 2009, 67 (10) : 2160-2166.

[28] Broadbent BHSr, Broadbent BH Jr, Golden WH. Bolton Standards of Dentofacial Developmental Growth[J]. St. Louis, MO: Mosby, 1975.

[29] Broder HL, Phillips C, Kaminetzky S. Issues in decision making: Should I haveorthognathic surgery? [J]. Seminars in Orthodontics: Psychological Issues Related to Orthodontic Treatment and Patient Compliance, 2000, 6 (4) : 249-258.

[30] DeSousa A. Psychological issues in oral and maxillofacial reconstructive surgery[J]. British Journal of Oral and Maxillofacial Surgery, 2008, 46 (8) : 661-664.

[31] Dolce C, Hatch JP, VanSickels JE, et al. Rigid versus wire fixation for mandibular advancement: skeletal and dental changes after 5 years[J]. American Journal of Orthodontics andDentofacial Orthopedics, 2002, 121 (6) : 610-619.

[32] Doyle MG. Stability and complications in 50 consecutively treated surgical-orthodontic patients: a retrospective longitudinal analysis from private practice[J]. International Journal of Adult Orthodontics and Orthognathic Surgery, 1986, 1: 23-36.

[33] Epker BN, LaBlanc JP. Orthognathic surgery: management of postoperative complications[J]. Oral and Maxillofacial Surgery Clinics of North America, 1990, 2: 109.

[34] Musich DR. Orthodontic aspects of orthognathic surgery[J]. In: TM Graber, RL Vanarsdall, KWL Vig (eds) Orthodontics: Current Principles and Practices. St. Louis, MO: Elsevier, 2005.

[35] Nustad RA, Fonseca RJ, Zeitler D. Evaluation of maxillary sinus disease in maxillary orthognathic patients[J]. International Journal of Adult Orthodontics and Orthognathic Surgery, 1986, 1: 195-202.

[36] Pavone I, Rispoli A, Acocella A, et al. Psychological impact of self-image dissatisfaction after orthognathic surgery: a case report[J]. World Journal of Orthodontics, 2005, 6 (2) : 141-148.

[37] Proffit WR, White R. Surgical-Orthodontic Treatment[J]. St. Louis, MO: Mosby, 1990.

[38] Proffit WR, White RW Jr, Sarver DM (eds). Contemporary Treatment of Dentofacial Deformit[J]. St. Louis, MO: Mosby, 2003.

[39] Reyneke JP, Tasakiris P, Becker P. Age as a factor in the complication rate after removal of unerupted/impacted third molars at the time of mandibular sagittal split osteotomy[J]. Journal of Oral and Maxillofacial Surgery, 2002, 60: 654-659.

[40] Roblee RD. Interdisciplinary Dentofacial Therapy: A Comprehensive Approach to Optimal PatientCare[M]. Chicago, IL: Quintessence Books, 1994.

[41] Roblee RD, Bolding SL, Landers JM. Surgically facilitated orthodontic therapy: a new tool for optimal interdisciplinary results[J]. Compendium of Continuing Education in Dentistry, 2009, 30 (5) : 264-275.

[42] Ryder MI. Tobacco use and the periodontal patient[J]. Journal of Periodontology, 1996, 67: 51-56.

[43] Stewart TD, Sexton J. Depression: a possible complication of orthognathic surgery[J]. Journal of Oral and Maxillofacial Surgery, 1986, 44: 94.

[44] Turpin DL. Study clubs share their secrets[J]. American Journal of Orthodontics and Dentofacial Orthopedics, 2010, 137 (5) : 573-574.

[45] Van Sickels JE, Tucker MR. Management of delayed union and nonunion of maxillary osteotomies[J]. Journal of Oral and Maxillofacial Surgery, 1990, 48: 1039-1044.

[46] Van Sickels JE, Hatch JP, Colce C, et al. Effects of age, amount of advancement, and genioplasty or neurosensory disturbance after a bilateral sagittal split osteotomy[J]. Journal of Oral and Maxillofacial Surgery, 2002, 60: 1012-1017.

[47] Walter WM, Gregg JM. Analysis of postsurgical neurologic alterations in the trigeminal nerve[J]. Journal of Oral Surgery, 1979, 37: 410-414.

[48] West RA. Vertical maxillary dysplasia: Diagnosis, treatment planning, and treatment response - a reappraisal[J]. Oral and Maxillofacial Surgery Clinics of North America, 1990, 2: 775.

[49] Wheeler PW. Risk preclusion[J]. American Journal of Orthodontics and Dentofacial Orthopedics, 1992, 101 (2) : 194-195.

[50] Williams RW, Travess HC, Williams AC. Patient's experiences after undergoing orthognathic surgery at NHS hospitals in the south west of England[J]. British Journal of Oral and Maxillofacial Surgery, 2004, 42 (5) : 419-435.

[51] Worms FW, Spiedel TM, Bevis RR. Posttreatment stability and esthetics of orthognathic surgery[J]. Angle Orthodontist, 1980, 50: 251-256.

[52] Xun C, Zeng X, Wang X. Microscrew anchorage in skeletal anterior open-bite treatment[J]. Angle Orthodontist, 2007, 77 (1) : 47-56.

第 19 章

生物医学工程在设计和制造正畸矫治器中的重要作用

19.1 概述

目前，生物医学工程与正畸学相结合的机会相对较多，用来制作个性化矫治器，如形状记忆聚合物弓丝、自凝材料、有力矩传感器智能托槽、仿生粘合剂和自洁材料，在本章的第二部分我们会讨论这些新的矫治器。本章第一部分总结了以往研究者在生物医学工程领域的一些工作，并综述了一些重要的补充出版物，从而更加深入地了解正畸矫治器，并开发新的矫治器。

19.2 引言

现代生物医学工程相关领域：

① 生物材料(硬组织、软组织、用于体内的种植体)；

② 生物力学(举例：种植体与组织力学，传感器使用，步态分析，外伤或中风患者分析)；

③ 传统生物医学器材(举例：心脏起搏器、血液透析导管)；

④ 新器材的微制造和纳米制造(举例：芯片的实验室研究)；

⑤ 生物医学影像(电子显微镜，原子力显微镜，磁共振和超声)；

⑥ 细胞组织工程(培养移植器官)。

现代生物医学工程(图 19.1)基于工程原理与生物科学的整合，用于开发设备、材料和程序，以促进人类的健康水平。要寻找过去生物医学工程师和正畸医师之间协作的例子，使用 PubMed (vvww.ncbi.nlm.nih.gov// pubmed)生物医学文献库并搜索关键词“正畸矫治器”和“生物医学工程“，可以发现该领域自 1971 年以来有 42 种出版物涉及相关内容：弓丝与托槽的摩擦力；弓丝；力的测量，包括降解力输送模块；正畸矫治器，包括利用有限元分析；以及其他相关内容，如变形链球菌和 PCR(聚合酶链反应)，过敏性反应的材料，牙周膜的机械反应。回顾这些出版物，我们发现，在 Pubmed 文章索引中的这些作者通常有生物医学工程和其他工程学背景，即使在文章中没有具体提到有关生物医学

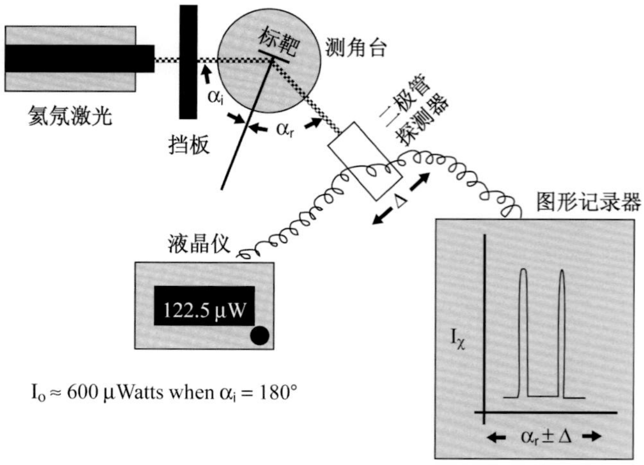

图 19.1 弓丝表面粗糙度测量使用激光反射光谱的示意图(Kusy 等人[2004]，从 Elsevier 许可后转载)

工程原理的应用。虽然这些文章只是上述领域众多刊物中的一小部分，但它们提供了很好的例子展示在过去如何将生物医学工程原理应用于正畸矫治器。本章将总结过去的重要研究成果，涉及生物医学工程师和正畸医师之间的合作及介绍目前的研究领域和未来潜在的矫治器类型，势必将有非常好的合作机会。

19.3　过去的研究成果

19.3.1　弓丝和托槽间的摩擦力

关于弓丝与托槽间摩擦力的科学原理及其在临床正畸治疗过程中的应用研究主要是由已故的 Robert Kusy 教授及其课题组完成的。Kusy 教授同时受聘于北卡罗莱纳大学教堂山分校医学院生物医学工程系和牙学院。

Kusy 教授(Kusy 等，1988)初步研究了表面粗糙度的影响，通过激光镜面反射研究用不锈钢弓丝以及多晶氧化铝表面来模拟托槽的正畸系统模型在干燥状态下的静态和动态摩擦系数。全不锈钢弓丝与托槽的接触面比不锈钢氧化铝组的摩擦系数低，且尽管镍钛弓丝表面最粗糙，但 β-钛弓丝与托槽之间的摩擦系数最高。使用扫描型电子显微镜(SEM)观测，使用能量色散型 X 线分析将 β-钛弓丝的吸附力与不锈钢表面相比较，β-钛弓丝的表面磨损与氧化铝相比较，发现在微观下粗糙度取决于微细粒材料的锋利面。

继这些模型体系的开创性研究之后，关于新型弓丝和托槽产品之间的一系列广泛研究相继开展。Kusy 和 Whitiey (1990b)测量了不锈钢弓丝和多晶氧化铝托槽之间的干燥态摩擦力。Thorstenson 和 Kusy (2001)研究了滑动自锁托槽和传统的不锈钢双翼托槽在干燥和潮湿(唾液)状态下二阶成角的阻力，随后又对不锈钢弓丝在被动滑动型自锁托槽中滑动阻力进行评价(Thorstenson 和 Kusy，2002a)。Thorstenson 和 Kusy (2002b)随后又测试了 4 个不同设计的自锁托槽与 4 个不同尺寸和镍钛相的镍钛弓丝(Brantley，2001)。在随后的研究中，Thorstenson 和 Kusy (2003a)第一次比较了不锈钢弓丝分别与多晶氧化铝托槽、聚碳酸酯托槽以及带或不带不锈钢附件的不锈钢托槽之间的滑动阻力，然后调查研究了不锈钢弓丝分别和传统的不锈钢托槽和新设计的托槽间的滑动阻力。图 19.2 和图 19.3 展示了其原理、装置示意图、摩擦测量的典型结果。该研究比较了在干燥和潮湿(唾液)的条件下，单股不锈钢、多股不锈钢和镍钛弓丝的滑动阻力。约束系数不受唾液影响，但与弓丝的刚度成正比，且不锈钢和镍钛弓丝的动态摩擦系数的差异在约束施加片刻后即忽略不计。

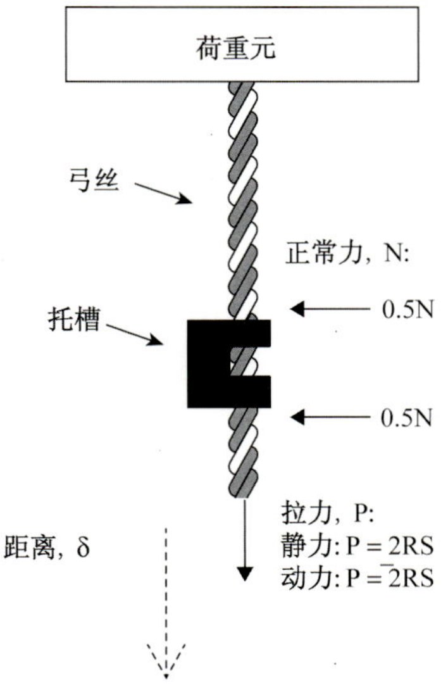

图 19.2　测量弓丝托槽摩擦力的方法，正常力(N)加载在多股弓丝上、拉力(P)距离(δ)以及抵抗滑动(RS)的静摩擦力和动摩擦力的关系(Rucker 和 Kusy[2002a]，从 Elsevier 许可后转载)

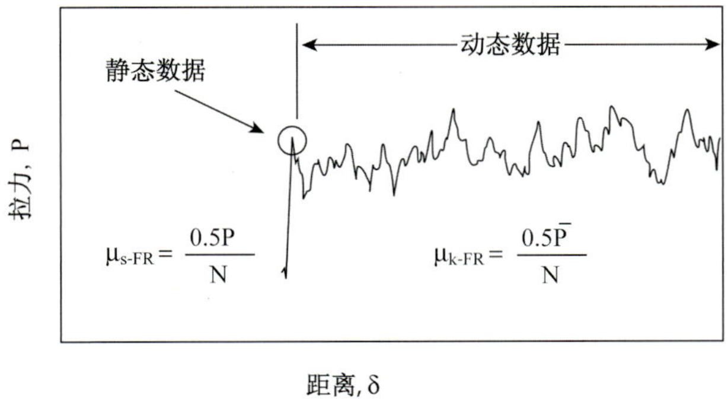

图 19.3　拉力的示意图——距离数据，显示静态和动态摩擦系数测定(μ_{s-FR} 和 μ_{k-FR} $jik.\ FR$ 的)

Kusy实验室的最近2个关于弓丝与托槽摩擦力的研究中，使用了一个更接近临床的方法来比较4个传统托槽和4个自锁托槽。在干燥和潮湿状态（唾液）下，采用标准化弓丝在正畸操作训练模型的4个象限中移动，并对拉力进行测量来评估摩擦力的大小。小尺寸弓丝模拟治疗初始阶段，同时两个较大尺寸的弓丝模拟治疗后期阶段；在正畸操作训练模型的四个象限也逐步加重错𬌗畸形的程度。在他们接下来的研究中，使用同样的方法，从四家厂商设计的弓丝和托槽中寻求最理想的弓丝托槽系统。

前述由Kusy研究小组提供了大量基本信息，便于理解弓丝与传统托槽和自锁托槽的滑动阻力，同时了解约束时临界角的作用、托槽辅弓管的意义、新型托槽的设计以及不同的弓丝材料和设计的应用。这些信息为正畸医师提供了选择科学的矫治方案的原则，利于医师在不同患者的治疗方案中选择最佳的弓丝和托槽。

自1969年Andreasen和他的同事开始，大量这方面的文章相继发表，Pubmed上可检索到超过300篇，然而却没有生物医学工程师的参与。Kusy课题组发表的文章阐述了过去生物医学工程师和正畸医师交叉合作共同研究了弓丝与托槽的摩擦力。

近期的一篇综述中，评论指出临床研究表明在整体牙移动时弓丝与托槽的滑动摩擦力的作用很小。指出截至目前为止临床研究并未表明患者的治疗时间会因为自锁托槽的低摩擦力而减少。这篇重要的文章激发了美国口腔正畸和颌面整形外科杂志的读者论坛的一些响应和回复。它还引用了一篇Tidy在1989年发表的关于在体外正畸固定矫治器上测量摩擦力的经典文章，以及后续Loftus等人(1999)发表的关于在体外牙槽骨模型上测量摩擦力的文章。Reznikov描述了一种新的系统用于调查研究在体外不锈钢弓丝和自锁托槽间的摩擦力。这些学者发现，在特定的临床情况下，固定的被动自锁托槽弹片反而会增加摩擦力。然而这四项研究内容都不涉及正畸医师与生物医学工程师之间的协作。需要进一步的新合作，进一步了解不同类型的弓丝与各种市售托槽间的滑动摩擦力以及临床治疗是如何在复杂的弓丝与托槽间的相互作用下完成的。

19.3.2 非金属弓丝的制备与特性

McKamey和Kusy(1999)发明了一种聚合物-聚合物复合材料的弓丝用来做结扎丝，包含超高分子量的聚乙烯纤维（甲基丙烯酸正丁酯）、苯偶姻乙醚。随后，Zufall和Kusy发明了聚[氯-对苯二亚甲基]涂层的玻璃纤维增强复合材料的弓丝，主要由S2玻璃和聚合物形成的双酚A二缩水甘油基甲基丙烯酸酯(Bis-GMA)和三乙二醇二甲基丙烯酸酯(TEGDMA)以及苯偶姻乙醚作为紫外光的光引发剂构成。与此同时，对聚合物-聚合物复合材料弓丝的强度和衰减力进行测定，并广泛研究了纤维增强聚合物弓丝的摩擦力和黏弹性行为。并且建立了数学模型用来描述聚合物弓丝的体外特性。尽管如此，虽然实验结果表明两种聚合物弓丝与均适合于临床矫治器，但这些弓丝不会被引入市场销售，大概是因为开发制造技术相关的成本问题。

除了上述由Kusy研究小组发表的文章涉及了生物医学工程师和正畸医师合作，其他类似的合作在非金属弓丝的研究中合作也有报道。基于日本北海道大学牙学院的正畸医师和千叶工程学院的生物医学工程师的合作，Imai等人(1998)报道了一个研究：含有$CaO—P_2O_5—SiO_2—Al_2O_3$玻璃纤维的增强型聚合物弓丝，用热拉伸法在纵向上能够得到聚甲基丙烯酸甲酯基体。这些弓丝的玻璃纤维用硅烷偶合剂进行了表面处理来提高与聚合物基体的粘结。Huang等人(2003)在一篇文章中提到中国的同济大学与新加坡国立大学的合作研究结果显示管收缩技术被用来制造在环氧树脂基体中纵向取得的玻璃纤维(E玻璃)。这种新颖的技术并不会引起纤维损伤的问题，或相关的需要通过拉挤成型（拉丝）技术来实现直圆筒几何形状的限制，该技术先前已经用于制造单向纤维定向的复合弓丝。他们的工作还获得了美国的临时专利(60/ 436, 466 ; Dec, 27,2002)：具有柔性纵向结构的纤维增强型复合物。

重要的是要特别感谢 Goldberg 和 Burstone 所做过的大量研究，这也代表了纤维复合材料快速发展并在牙科领域（包括正畸弓丝的广泛应用）中一名生物工程学家和一个矫正医师之间的密切合作。我们可以在 Pubmed 上检索到以往研究的相关文献，并且在当时，美国正畸和颌面整形外科杂志发表了 Burstone 等人关于聚苯聚合物弓丝的最新研究结果。

19.3.3 金属弓丝的基本研究

差示扫描量热法（DSC）（Lee 等，1988；Khier 等，1991）和动态力学分析（DMA）（Kusy 和 Wilson，1990；Kusy 和 Whitley，2007），这两个重要的实验室技术用于研究镍钛正畸弓丝的力学性能和结构特点，而这些结论有着巨大的临床意义。在图 19.4 和图 19.5 中提供了常规 DSC 和 DMA 的实验装置示意图，以及这两种技术的结论。

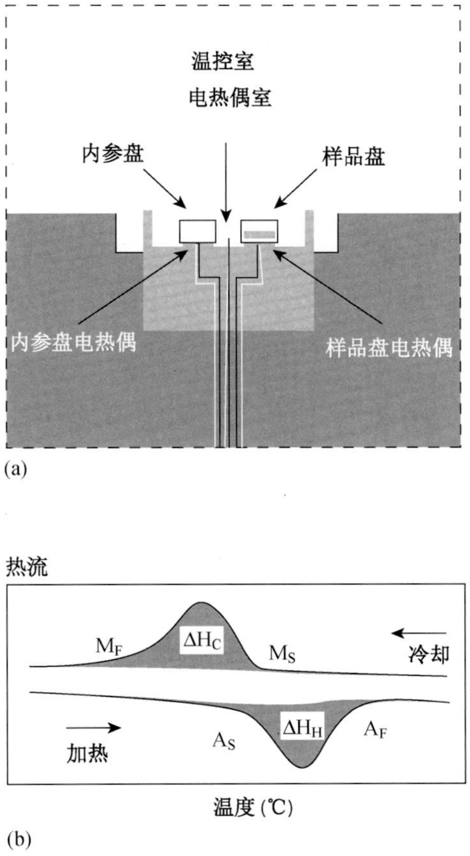

图 19.4 (a)常规 DSC 的实验装置示意图。(b)镍钛正畸弓丝的 DSC 示意图，显示了加热 H_H和冷却 H_c的热量变化，加热阶段从马氏体到奥氏体转变的开始（A_s）和结束（A_F）温度，冷却阶段从奥氏体到马氏体转变的开始（M_s）和结束（M_F）温度

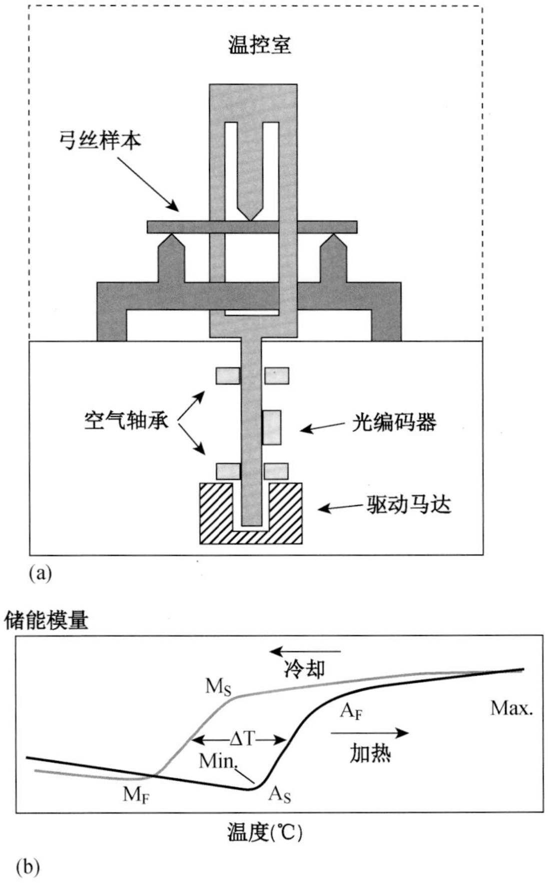

图 19.5 (a)DMA 的动态力学分析示意图。 (b)镍钛正畸弓丝储能模量变化的 DMA 示意图，显示了加热时从马氏体到奥氏体转变的以及冷却时从奥氏体到马氏体转变的影响因素，两个变化过程的开始和结束的温度，在转变温度范围内加热和冷却曲线之间的温度不同（磁滞）（Kusy 和 Whitley［2007］，从 Elsevier 许可后转载）

常规 DSC 提供了从温度较高的奥氏体到较低温度的马氏体相转换的温度信息，焓变（ΔH），明确区分了在体内有真正形状记忆的超弹性和非超弹性弓丝。温度调节 DSC 其中一个小的正弦热振荡是常规 DSC 叠加的线性加热/冷却峰值，提供了额外的对镍钛丝变化的观察（图 19.6），包括中间的 R 相和马氏体内的低温变化，通过透射电子显微镜发现这是同时发生的。

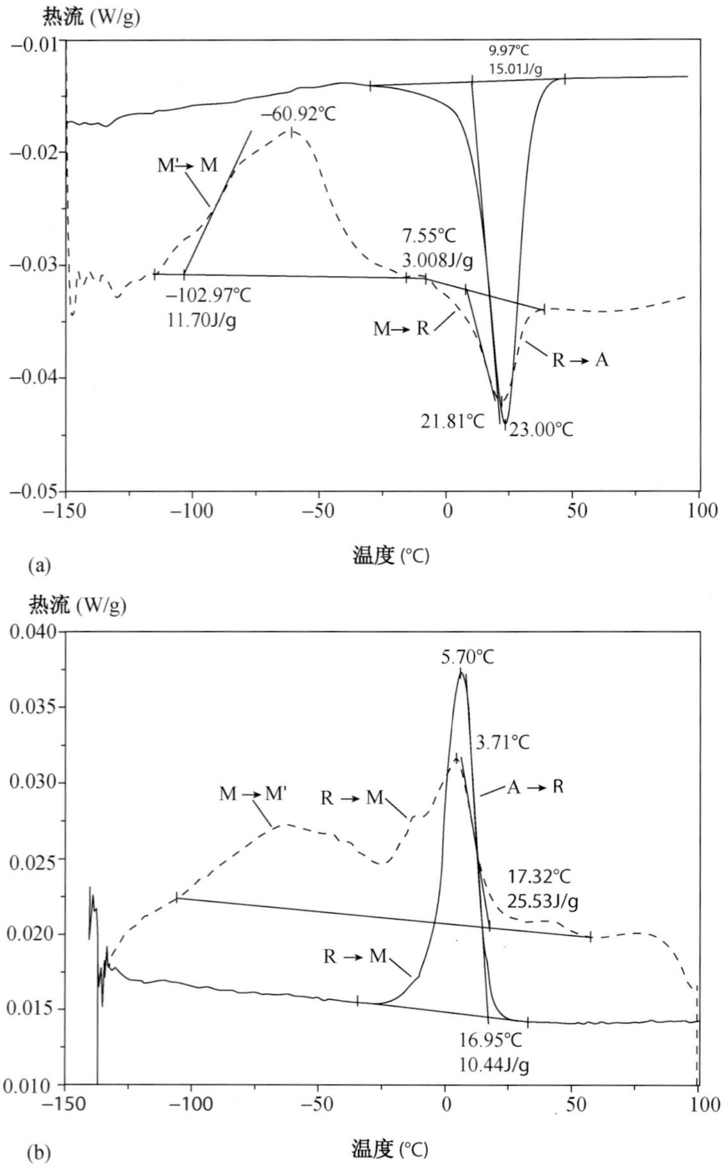

图 19.6 温度调节 DSC 图表。(a)加热和(b)冷却 35°C 的 cooper 镍钛弓丝。由箭头分别为奥氏体(A),马氏体(M)和 R 相(R)的转换。通过常规 DSC 分析在许多正畸钢丝中都没有检测到 R 相转变(Brantley 等[2003],从 Elsevier 许可后转载)

通过动态力学分析,试验样品经受一个振荡应力。所获得的数值如下:①储存弹性模量的应变分量中的压力相(类似于载荷状态下杨氏模量的张力或剪切模量);②应变元件为 90°外的对应相压力的损耗模量;③正切 δ(损耗模量比和储能模量),这表明黏弹性(非线性弹性)行为的水平。虽然不锈钢和 β-钛弓丝的动态力学性能不是随 DMA 温度范围从−30°C 到 80℃变化,但 Kusy 和 Whitley(2007)观察到非超弹性和超弹性弓丝具有显著的临床差异。由 DSC 和 DMA 决定的不同变换温度值,因为前一种技术的试验样品在分析过程中不受到应力,相反的,DMA 技术中受正弦应力。

力学性能的刚度(弹性模量),强度(弹性极限或弹性形变的最大时刻的力或应力)和范围(弹性形变的程度)是弓丝临床表现的基础。这些弹性性质和它们的测量(可以表现在张力、弯曲或扭转方面)之间的关系由 Brantley 等(2001)进行了讨论,而在更早之前,Kusy 课题组也发表过测量这些性能的研究。

研究中,Rucker 和 Kusy(2002b)比较了三股和六股不锈钢弓丝与单股不锈钢和镍钛弓丝之间的刚度、强度和形变范围并测量了片段弓丝的张力特性。他们的结论是,使用增强型抗拉屈服强度的合金制造多股不锈钢弓丝优于传统的镍钛弓丝。Rucker 和 Kusy(2002c)使用弯曲和拉伸试验来研究未涂覆单股不锈钢弓丝和超弹性镍钛弓丝、尼龙涂层的单股、多股不锈钢弓丝以及未涂覆的多股不锈钢弓丝和镍钛弓丝的属性。这项研究的一个重要结论是，在体内实验中很少有镍钛弓丝被充分激活表现出高弹性，即超弹性的卸载状态。

在另一个重要的研究中，Kusy 利用 SEM 的 X 射线能量色散分析，激光镜面反射率和摩擦力试验机来研究六钛弓丝的组成、形态、表面粗糙度和滑动力。五钛弓丝是一种 β-钛合金，与传统的 TMA（Ormco）产品有类似的组成，六钛弓丝是一种 α-β 合金，含有 6%的铝和 3%的 β-钛合金（质量比例），它们的临床意义在于由于含镍而具有很好的生物相容性（Brantley，2001）。通过对各种表面形态进行观察，并根据镜面反射率和光粗糙度测量将这些弓丝分为两组，对于被动滑动和主动滑动的成角值，摩擦系数的变化范围小，而且与表面粗糙度无关。因此，作者认为从临床的观点来看，六钛弓丝产品更胜一筹。

Walker 等（2007）最近的一项研究采用 32 号 ANSI / ADA 规格的三点弯曲试验方法，涉及正畸医师，牙科生物材料研究人员以及工程学研究人员之间的合作。对 3M Unitek 公司的 Beta Ⅲ钛丝和不锈钢弓丝分别在 37℃蒸馏水、中性氟化液、酸化磷酸盐氟化物溶液中的弹性性能进行比较。二氟溶液引起 β-钛和不锈钢弓丝的临床相关卸载力学性能以及腐蚀损坏引起的表面形貌变化的减少。这项研究的重要结果是，患者使用这些氟化物在一定程度上会导致正畸治疗时间的延长。

其他有生物医学工程师参与的金属弓丝研究重点报道了镍钛丝和使用类金刚石涂层弓丝的表面性状和电化学行为之间的关系。Clarke 等（2006）准备了一系列有多种不同表面性状的弓丝。实验组弓丝的厚氧化涂层中镍含量较高，同时未经处理的对照组弓丝含有更厚的氧化层，在长期和短期的实验中显示出较低的点蚀电位值和更大的镍释放量。在 0.9% NaCl 溶液中的长期浸泡试验显示对氧化层的击穿电位增加。结果表明，镍钛弓丝进行适当的表面处理是使其具备最佳生物医学性能的基础。Kobayashi 等（2007）用电弧放电离子电镀工艺在镍钛正畸弓丝上沉积金刚石涂层（DLC），并将这些弓丝浸泡在 37℃的生理盐水中 6 个月，从类金刚石涂层的弓丝中释放的镍离子浓度是非涂层弓丝的六分之一。类金刚石涂层的弓丝上鳞癌细胞的增长率明显高于未涂覆弓丝。Wang 和 Zheng（2008）比较了在人工唾液标本中，含 2.8%的钴和等原子镍钛合金的弓丝进行真空电弧熔炼、热轧、淬火和退火。电位和恒电位测试结果表明，两种合金的腐蚀性是类似的，并且随着电解液的 pH 值增加，二者的腐蚀性和击穿电位点蚀降低。X 射线光电子能谱（XPS）显示，钝化膜的最外层为镍钛钴合金主要包括 TiO_2，还有镍钛。电感耦合等离子/光学发射光谱仪（ICP/OES）显示，镍钛钴释放的镍离子与镍钛释放的非常接近，而且二者均未检测到钛离子或钴离子的释放。这项研究强调了腐蚀现象和临床使用镍钛正畸弓丝的 pH 基础值之间的重要体外关系。

19.3.4 力的测量

随着近年来技术的发展，正畸力的测量被越来越多人关注。Friedrich 等（1999）描述了使用特殊设计托槽的固定矫治器，在治疗过程中在体内进行三维的正畸力记录，测量由含有应变计元素的六轴力转矩传感器完成。Badawi 等人（2009）报道了在体外对矫治力系统进行三维测量和分析的方法。他们的正畸模拟器是一个含有 14 颗牙齿的单颌牙弓，已粘结了托槽并进行了弓丝的结扎。可以通过使用传感器测量正畸矫治器在所有牙齿上的作用力，并生成三维力学显示结果。该文引起了一些争议，有一些意见随后 2010 年 1 月和 4 月出现在美国口腔正畸和颌面整形外科杂志的读者论坛。显然，需要开展更进一步的研究来评估常规托槽和自锁托槽的生物力学和它们的临床疗效。

其他调查研究针对聚合物的力量产生模式的特点进行了实验。Stevenson 和 Kusy（1994）评估了预应力、环境的酸度、氧含量、温度对聚氨基甲酸酯链的影响。将标本进行 10～100 d 的培养，并使用应力松弛试验与未经处理的对照标本进行了机械性能的比较。由于预应力的影响最大，条件的处理影响了松弛后的剩余负载。温度上升显著地引起了机械性能的恶化，而环境的酸度和氧含量的改变并无明显影响。

在体外用 Maxwell-Weichert 模型描述力的衰减，假设有两种不同的机制，一种是快速初始阶段力损失，另一种是在较长的时间内缓慢的力损失。虽然这种模式在理想情况下允许正畸医师在治疗过程的初始阶段和任何随后的时间内预测这些聚氨基甲酸酯链所提供的力，然而在临床使用过程中该链暴露在体内环境中会引起复杂的降解过程(Eliades 等，2001a)。王等人对橡皮圈进行了力量衰减的评估，所有实验组样本在第一个小时内表现出力量的快速衰减，这在早前的研究中就已经提到过。在随后的 24 h 和 48 h 中，力在体内和人工唾液环境下有明显地减少，但在干燥的空间中没有显著差异。颌间牵引(佩戴橡皮圈的时间不同是很重要的)比颌内牵引力量衰减的更加明显，并在体内条件下相较干燥条件下衰减的更显著。

另一个更早的测力研究是由 Katona 和 Chen(1994)进行的，他们在当时为测量托槽与牙釉质的粘结强度，发明了一个测量拉伸黏结强度的工程分析方法。他们建议在托槽周围弯制较长的曲，细的结扎丝，曲的预应力，可能会降低错位托槽不可避免的载荷值。这些研究者随后又进行了许多其他的正畸力测量和生物力学的研究，涉及口腔正畸学、生物力学和工程学的交叉合作，可以在 Pubmed 上检索相应的文献。

19.3.5 正畸矫治器和有限元分析

正畸研究中已广泛采用有限元分析长达 30 年，在 Pubmed 上有超过 340 篇文章。这项技术已被 Katona，Chen 和他们的同事们广泛应用，它是一种常见的方法用来解决生物医学工程问题，特别是对于正畸生物力学方面。这个研究团队的文章阐述了其方法学和正畸中的应用。

有限元分析是一种计算过程，需要特殊的软件。最初，计算机将模型系统划分成网格。使用已知的弹性常数(杨氏模量和泊松比)，计算机加载模型时会导致网格的变形，交点(节点)位移，可以使用特殊的有限元分析软件纠正。非线性弹性性质也可以被纳入有限元分析。

在图 19.7 中所示的网格化模型是一个陶瓷托槽的例子。在更早的一个重要研究中，Ghosh 等(1995)对几种陶瓷托槽进行了有限元分析，观察产生的应力分布，并强调了这项技术对于托槽设计的价值。

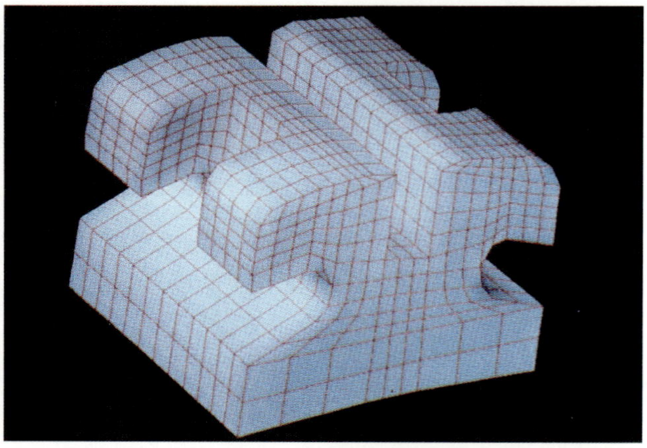

图 19.7　陶瓷托槽进行有限元分析，模型网格化(来自 Ghosh 等[1995]，从 Elsevier 许可后转载)

使用 PubMed 检索关于正畸矫治器的多篇文章都涉及有限元分析和其他复杂的生物医学工程师和正畸医师之间的合作方法。Lewis 等(1996)采用有限元分析以确定在粘结托槽的粘合剂层中应力的二维模型。PH Liu 等(2004)用应变张量分析颏兜对骨性Ⅲ类错殆患者的治疗效果。林等(2004)用有限元分析研究保持器的厚度对后牙树脂粘接修复体的影响。Pilliar 等(2006)开发的有限元模型，探讨动物实验中螺纹种植体正畸支抗的烧结多孔表面周围牙槽骨的吸收模式。Qi 等(2007)测量用来实现快速矫正骨性Ⅱ类错殆患者的 twin-block 功能矫治器的传输力量。这些文章说明了在这方面进行的研究范围十分广泛，并极大地促进了未来生物医学工程师与正畸医师之间的合作。

19.3.6 其他领域的研究

在三篇系列文章中的第一篇，J Liu(2004)研究了变形链球菌基因型的稳定性，分别在正畸治疗过程中的 4 个阶段从右上颌牙齿的龈上部分光滑表面刮取菌斑样本。从大量的变形链球菌菌株中，用聚合酶链反应(PCR)提取 DNA 进行鉴定。应用 PCR 指纹图谱来确定基因型。在粘结固定矫治器后变形链球菌的数量显着增加,正畸治疗中变形链球菌的克隆株是稳定的。

在第二篇文章中,Kusy(2004)提出了一个理论生物工程模型,该模型考虑了特定的过敏原浓度的影响,主要针对正畸患者在治疗中使用的镍和铬,且临床中大量的患者对这两种变应原有反应。模型的实际应用涉及一份问卷调查,对被报道过敏的患者,无论是否在治疗过程中使用过不含有这些元素的替代合金,均给予皮肤斑贴试验。

第三篇文章是由 Toms 等(2002)研究牙周韧带(PDL)的应力-应变行为,从年轻和年老的尸体获得标本组织。实验装置的原理如图 19.8 和图 19.9 所示,显示了有代表性的牙周韧带应力-应变曲线。应力-应变曲线无论是压入还是牵出,载荷的非线性行为均具有明显的低弹性模量的底端和高弹性模量的线性区域。牙周韧带中的载荷性质被认为与年龄、位置(颈缘,根尖区和根中区)和负载方向(压入或牵出)有关。这项研究中的一个重要结论是在使用计算机模拟正畸牙齿移动时,应考虑牙周韧带具有的非线性特质。

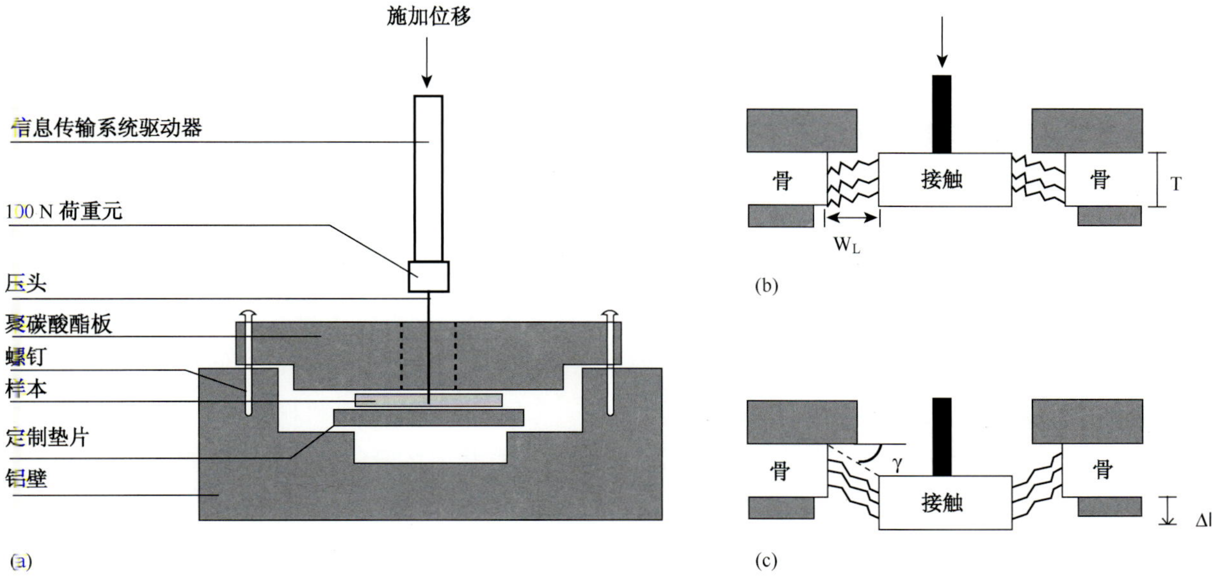

图 19.8　(a)实验原理装置,用于研究牙周膜韧带(PDL)的应力-应变行为。在牵出前(b)和牵出后(c)施加载荷的示意图(来自 Toms 等[2002],从 Elsevier 许可后转载)

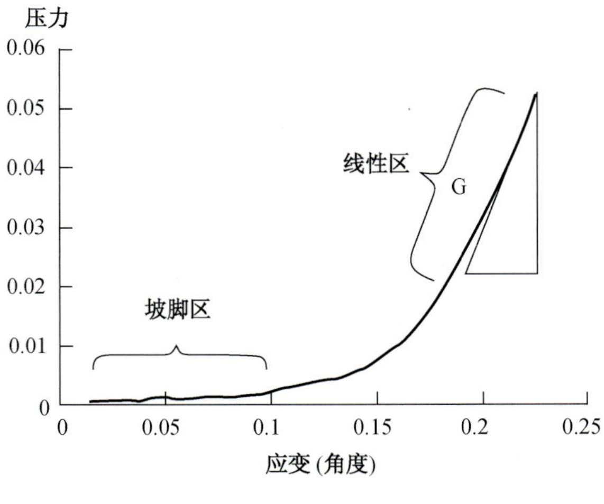

图 19.9　非线性应力-应变曲线,在低应力下的牙周膜韧带(PDL)。底端模量计算起始底端区域,线性模量计算线性区域。计算的是压入和牵出的模量值(来自 Toms 等[2002],从 Elsevier 许可后转载)

19.4 目前的研究和未来的潜在应用

材料学和工程领域在正畸学方向的最新进展和应用有：

(1) 形状记忆聚合物弓丝；

(2) 自修复材料；

(3) 力矩感应的智能托槽；

(4) 仿生粘结剂；

(5) 自清洁材料；

(6) 其他智能生物材料。

随着材料科学和相关领域的不断发展，应用广泛的生物医学创建具有独特性能的材料和工艺。这些先进的技术大多尚未被应用于正畸材料中，虽然尚未转化为商业应用，但在某些领域实验产品的初步数据已经公布。

19.4.1 形状记忆聚合物-聚合物弓丝

形状记忆聚合物是一种新兴的聚合物种类，已被应用到日常生活的各个领域。这些聚合物是属于"积极改变"的双形态聚合物，可从一个形状改变到另一个，第一个是一个通过机械变形得到的临时形状，第二个变形随后固定为永久的形状。

对于形状记忆聚合物，热、光、红外辐射、电场、磁场以及浸泡在水中都已被用来诱发此属性。形状记忆效果依赖于分子结构，并不需要特定的化学结构重复单元。在本质上，对这些材料应用外部刺激从而引入了一个偏离于接收形状的可逆新配置。变形和恢复这个周期可以被重复多次，在随后的周期中具有不同的临时形状。与金属形状记忆合金相比，这些聚合物的形状记忆循环的时间更短，并且形状之间的形变率更大。形状记忆聚合物的生物医学应用的一个例子是一个用来机械除去血液凝块的激光激活设备。该设备通过微创手术插入到血管中，激光激活后的形状记忆聚合物卷成永久的形状，从而能够机械去除血块。

在正畸中，这些材料的潜在应用包括制造最小刚度的高分子透明弓丝，随后可转化为光或热预激活的具有预设弹性模量的弓丝。因此，这些材料实现了在口内应用时适应美学的最适刚度。

19.4.2 自修复材料

在过去10年中，可以模仿生物系统的自我修复行为的智能合成系统的设计和制造就已经成为一个热门的研究领域。最近已制造出混合材料，其中贯穿于材料的微米级管道中含有粘结液体或溶解的粘结剂。当裂纹出现在网格附近时，流体可以流动到受损区域并填充裂痕。达到这种结果最简单的方式可能是在原始材料（物质、前体）中混合泡泡。这个储层暴露于空气中，发生聚合反应作为裂纹形成的结果然后再自发关闭这些裂缝，从而保持了材料结构的完整性。

这一概念在正畸的应用可能涉及聚合物托槽和弓丝。在这些材料中填充纳米级气泡与自凝单体的结合，可能会减少弓丝和托槽的断裂。托槽或弓丝的断裂会引起纳米级气泡的爆裂和单体暴露在空气中，从而导致聚合物填充因裂缝引起的间隙。

19.4.3 力矩感应的智能托槽

过去的20年中，估算正畸治疗标准的力和力矩已经在体外研究中受到了关注。正如Bourauel(1992)和Badawi(2009)等学者所描述，众多的设备和技术已经用于作用于牙齿的力的测量。然而，由于体外环境的限制，给临床相关的研究结果带来了相当大的约束。

最近的一项针对这个话题的研究视角，是基于在正畸材料和生物力学领域的长期探索，使得在体内实时监测条件下监控作用于牙齿的力值变化取得了突破性进展。这些来自德国弗莱堡大学正畸系和微系统工程系的研究人员制造出了这样一种正畸托槽，它配备多个压阻式压力传感器的集成微电子芯片能够用来定量测定在三维方向的力值(图 19.10)。一项评估该托槽集成传感器准确性的研究表明良好的测量和参考值之间的标准偏差，分别为力值 0.037 N 和力矩 0.985 N · mm。这种托槽将成为临床医师和研究人员主要应用的托槽种类之一，允许轻力托槽-弓丝组合，并提供对这个问题进行研究的方法。

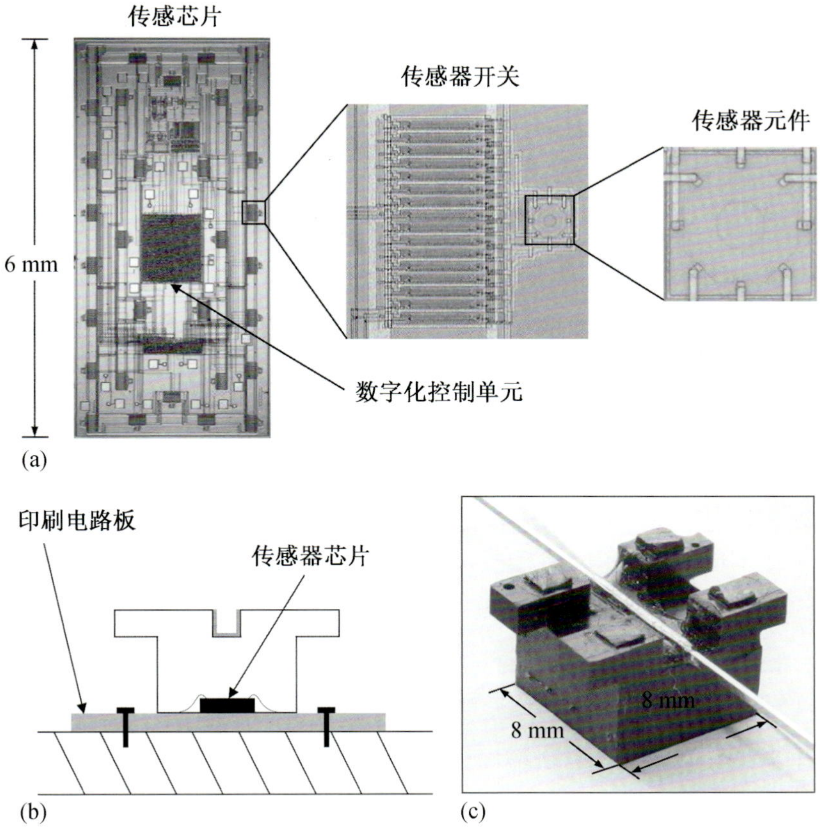

图 19.10　智能托槽。(a)传感器芯片的显微照片，显示出单独的传感器、开关和传感器元件。(b)智能托槽模型的横截面，与传感器芯片引线连接到印刷电路板上并封装在塑料托槽里。(c)制造智能托槽的底板为 8×8 mm^2(与正常托槽相比，近似 2.5∶1)(来自 Lapatki 等[2002]，从 Sage Publications 许可后转载)

19.4.4　仿生黏结剂

因为原来的酸蚀刻技术引进，矫治器与牙釉质的粘结机制这一问题一直受到广泛关注。这种强烈的关注度来自于酸蚀刻介导的粘结所引起的牙釉质颜色和结构的改变。虽然玻璃离子粘结剂提供了一个可选择性，但由于失败率较高，其应用范围仍然受限。

在过去 15 年出现的一类新材料，它采用大自然的模式，现已逐步建立仿生材料这一类别。这个词源于希腊文的“生物”(生活)和“模仿”(模仿或类似)，是指生物如何直接使用自然元素来解决环境中的问题。

例如，壁虎是属于壁虎科的蜥蜴物种，并具有了非凡的能力，通过倒挂以维持自己的体重。附着力强但却是暂时性的，被称为“接触分离”机械原理。壁虎的脚有一个被密集细毛覆盖的脂肪垫，这些细毛在脚的末端平均地分离开，这样比末端毛不分开具有更多的接触点数目。这导致毛发与接触表面的多点接触显著增加。研究人员发现，这种脚上的垫子的特殊性质使得壁虎通过局部区域的范德华力附着于物体表面。模仿这一机制，研究人员将高摩擦超细纤维或碳纳米管喷洒在物体表面。因为它们的每单位面积上的数量巨大，通过模仿壁虎的物理力，不使用化学物质也能够牢固地附着于物体表面。

这种模式下的粘结可以适用于干燥的环境下，但它无法在潮湿表面提供可靠的性能。这个问题启发了研究人员采用另一种天然的粘结例子——蚌类。结合壁虎和蚌类附着的重要元素，新的粘结材料被称为“粘性强”，其原理像一个便签，在空气和水中均具有强大而可逆的粘附力。蚌类模拟物的聚合物具有一种氨基酸叫 L-3，4-二羟基苯丙氨酸（DOPA），发现于蚌类的高浓度胶蛋白中（Hamming 等，2008）。类似于壁虎附着的方法，涂上蚌类模仿聚合物柱阵列（400～600 nm 的直径和长度）可以比无涂层的湿附着力提高 15 倍。这种新材料的首批应用之一涉及胎膜缺陷引起的严重羊水泄漏风险，可能导致早产或妊娠终止。密封剂的灵感来自蚌类，在潮湿条件下可以附着于物体表面，并有希望可以修复人类胎膜的缺陷。

这一创新在正畸方面有一个广阔范围的应用。托槽底板模仿壁虎脚，并覆盖了一层 DOPA，将提供与牙釉质足够的粘结强度，不用釉质前处理，使牙釉质色彩和结构的改变最小化。截至目前，这种类型的仿生粘合剂尚未被正畸托槽制造商所接受。

19.4.5 自清洁材料

从牙釉质预防角度来看，托槽上附着的菌斑和这些钙化生物膜上的微生物附着问题一直备受关注。在材料科学发展领域，一种材料不仅可以清理本身的无机物（为主），也可以清除有机沉淀物，这是一个诱人的发展前景，涉及到生物医学、工业和航空领域的重大发展。在这一领域的早期研究采取荷叶为研究对象，将其蜡质表面的细微凸起改造成一个极为拒水的超疏水材料范式。合成自洁材料已被开发出来，其中有些是基于这个“荷叶效应”的，而其他采用相反的“极亲水性”属性以及作为催化剂的化学反应。

使用钛氧化物纳米涂层可以增加飞机的安全性，主要用来防止冰和其他污染物的积累。此过程创建了自洁“超疏水性”表面，并涉及到氢氟酸涂层在钛合金基板上的应用。一种充分自洁的超疏水性表面被创建时，暴露在紫外线下引起钛氧化物层进行光催化反应从而氧化可能存在的任何有机污染物。由于超疏水表面抵抗水性污染物污染，它们很容易被清洁并且在微流体设备的顺流系统中非常有用。

多金属氧酸盐（POM）有着丰富的和富有潜力的光化学行为。在能够引起 O-M 电荷跃进（OMCT）（例如紫外线或者靠近可见光的区域）的光带照射下，POM 转变为强氧化剂从而可以氧化较大范围的有机复合体。在此过程中，POM 逐步降解，累积的电子通过热反应相继被传导至不同的氧化剂。众多的有机复合体可以在这个过程中被氧化和矿化为二氧化碳、水和无机阴离子。一些有机和非有机复合体可以在 POM 作为电子媒介下通过光催化作用被降解。因此，原则上，POM 可以作为水介质的光催化去污剂，同时去除有机污染物和金属离子。

氧化钛与紫外线光催化活性的反应，最近在正畸材料方面获得了广泛关注。特别是在诱导镍钛合金弓丝的光催化反应方面具有一定的科学价值。通过电解处理加厚氧化钛膜，然后进行热处理，镍钛表面氧化膜的无定形结构即转变为金红石型结晶（TiO_2）。

19.4.6 其他智能生物材料

其他“智能材料”在 Anderson 等（2004）的一篇文章中有所描述。例如，某些聚合物的仿生材料，利用纳米纤维来组成的肽，进而构成稳定的蛋白质三维结构。这样的材料可以控制细胞行为从一个单一的干细胞类型产生多个谱系。水凝胶中包含有基质金属蛋白酶（MMP）的可降解位点和生长因子，如骨形态发生蛋白（BMP）可能会应用于骨缺损愈合中。正在研发的植入性生物材料能在体内的靶向位点，通过使用光照、温度或 pH 值变化使其从液态转换到固态。正在研发的其他生物材料的“智能表面”能够可逆地切换亲水性和疏水性之间的电势，这样的涂层可以使设备产生数字化的表面响应。所有这些材料都可能在正畸中找到应用的价值，实验室不断的研究发现同时也向正畸医师和生物医学工程师交流着这些创新。这个令人激动的智能生物材料新领域在于细胞生物学、组织工程学、材料科学方面，这些是现代生物医学工程的主要领域。

19.5 结论

个性化定制的正畸材料和矫治器的发展已取得了非常令人激动的成绩，与生物医学工程专家的合作也将会加快其改进的步伐。智能生物相容性材料和托槽将在未来成为医疗设备的一部分。在生物医学工程的重要领域，特别是使用纳米技术来制造设备、不断发展的纳米仿生材料以及在软硬组织工程方面的应用，应该是未来研究的突出领域。

根据我们的经验，研究型大学的正畸院系教师多需要与生物医学工程或生物工程部门开展合作。虽然在过去很多大学都开展过这样的合作，但现在需要促进跨部门的联合以及更进一步的相互交流。将体外实验室研究和体内临床研究转化成富有成效的创新研究将需要研究人员与正畸医师和生物医学工程专家在其擅长领域之间进行大量的交流，这样才能制定出适当的研究方案。在美国，与生物仿生材料和智能材料应用有关的创新研究计划以及生物力学和正畸过程中生物变化的相互作用，都很可能得到美国国立卫生研究院的项目支持。

参考文献

[1] Anderson DG, Burdick JA, Langer R. Smart biomaterials[J]. Science, 2004, 305: 1923-1924.

[2] Badawi HM, Toogood RW, Carey JP, et al. Three-dimensional orthodontic force measurements[J]. American Journal of Orthodontics and Dentofacial Orthopedics, 2009, 136: 518-528.

[3] Balazs AC. Modeling self-healing materials[J]. Materials Today, 2007, 10: 18-23.

[4] Behl M, Lendlein A. Shape-memory polymers[J]. Materials Today, 2007, 4: 20-28.

[5] Bilic G, Brubaker C, Messersmith PB, et al. Injectable candidate sealants for fetal membrane repair: bonding and toxicity in vitro[J]. American Journal of Obstetrics and Gynecology, 2010, 202: 85. e1-9.

[6] Bourauel C, Drescher D, Thier M. An experimental apparatus for the simulation of three-dimensional movements in orthodontics[J]. Journal of Biomedical Engineering, 1992, 14: 371-378.

[7] Brantley WA. Orthodontic wires[J]. In: WA Brantley, T Eliades (eds) Orthodontic Materials: Scientific and Clinical Aspects. Stuttgart: Thieme, 2001, 79-97.

[8] Brantley WA, Eliades T, Litsky AS. Mechanics and mechanical testing of orthodontic materials[J]. In: WA Brantley, T Eliades (eds) Orthodontic Materials: Scientific and Clinical Aspects. Stuttgart: Thieme, 2001, 33-36.

[9] Brantley WA, Iijima M, Grentzer TH. Temperature-modulated DSC provides new insight about nickel-titanium wire transformations[J]. American Journal of Orthodontics and Dentofacial Orthopedics, 2003, 124: 387-394.

[10] Brantley WA, Guo W, Clark WAT, et al. Microstructural studies of 35℃ Copper Ni-Ti orthodontic wire and TEMconfirmation of low-temperature martensite transformation[J]. Dental Materials, 2008, 24: 204-210.

[11] Burrow SJ. Friction and resistance to sliding in orthodontics: a critical review[J]. American Journal of Orthodontics and Dentofacial Orthopedics, 2009, 135: 442-447.

[12] Burstone CJ, Liebler SAH, Goldberg AJ. Polyphenylene polymers as esthetic orthodontic archwires[J]. American Journal of Orthodontics and Dentofacial Orthopedics, 2011, 139: e391-398.

[13] Clarke B, Carroll W, Rochev Y, et al. Influence of Nitinol wire surface treatment on oxide thickness and composition and its subsequent effect on corrosion resistance and nickel ion release[J]. Journal of Biomedical

Materials Research, 2006, A79: 61-70.

[14] Eliades T, Eliades G, Watts DC, et al. Elastomeric ligatures and chains[J]. In: WA Brantley, T Eliades (eds) Orthodontic Materials: Scientific and Clinical Aspects. Stuttgart: Thieme, 2001a, 173-187.

[15] Eliades T, Kakaboura A, Eliades G, et al. Comparison of enamel color changes associated with orthodontic bonding using two different adhesives[J]. European Journal of Orthodontics, 2001b, 1: 85-90.

[16] Forbes P. Self-cleaning materials[J]. Scientific American, 2008, 299: 88-95.

[17] Friedrich D, Rosarius N, Rau G, et al. Measuring system for in vivo recording of force systems in orthodontic treatment-concept and analysis of accuracy[J]. Journal of Biomechanics, 1999, 32: 81-85.

[18] Ghosh J, Nanda RS, Duncanson MG Jr, et al. Ceramic bracket design: An analysis using the finite element method [J]. American Journal of Orthodontics and Dentofacial Orthopedics, 1995, 108: 575-582.

[19] Hamming LM, Fan XW, Messersmith PB, et al. Mimicking mussel adhesion to improve interfacial properties in composites[J]. Composite Scientific Technology, 2008, 68: 2042-2048.

[20] Henao SP, Kusy RP. Evaluation of the frictional resistance of conventional and self-ligating bracket designs using standardized archwires and dental typodonts[J]. Angle Orthodontist, 2004, 74: 202-211.

[21] Henao SP, Kusy RP. Frictional evaluations of dental typodont models using four self-ligating designs and a conventional design[J]. Angle Orthodontist, 2005, 75: 75-85.

[22] Horiuchi Y, Horiuchi M, Hawana T, et al. Effect of surface modification on the photocatalysis of Ti-Ni alloy in orthodontics[J]. Dental Materials Journal, 2007, 26: 924-929.

[23] Huang ZM, Gopal R, Fujihara K, et al. Fabrication of a new composite orthodontic archwire and validation by a bridging micromechanics model[J]. Biomaterials, 2003, 24: 2941-2953.

[24] Imai T, Watari F, Yamagata S, et al. Mechanical properties and aesthetics of FRP orthodontic wire fabricated by hot drawing[J]. Biomaterials, 1998, 19: 2195-2200.

[25] Katona TR, Chen J. Engineering and experimental analyses of the tensile loads applied during strength testing of direct bonded orthodontic brackets[J]. American Journal of Orthodontics and Dentofacial Orthopedics, 1994, 106: 167-174.

[26] Khier SE, Brantley WA, Fournelle RA. Bending properties of superelastic and nonsuperelastic nickel-titanium orthodontic wires[J]. American Journal of Orthodontics and Dentofacial Orthopedics, 1991, 99: 310-318.

[27] Kobayashi S, Ohgoe Y, Ozeki K, et al. Dissolution effect and cytotoxicity of diamond-like carbon coatings on orthodontic archwires[J]. Journal of Materials Science: Materials in Medicine, 2007, 18: 2263-2268.

[28] Kusy RP. Clinical response to allergies in patients[J]. American Journal of Orthodontics and Dentofacial Orthopedics, 2004, 125: 544-547.

[29] Kusy RP, Whitley JQ. Effects of surface roughness on the coefficients of friction in model orthodontic systems[J]. Journal of Biomechanics, 1990a, 23: 913-925.

[30] Kusy RP, Whitley JQ. Coefficients of friction for arch wires in stainless steel and polycrystalline alumina bracket slots. I. The dry state[J]. American Journal of Orthodontics andDentofacial Orthopedics, 1990b, 98: 300-312. Erratum. in American Journal of Orthodontics and Dentofacial Orthopedics, 1993, 104: 26.

[31] Kusy RP, Whitley JQ. Thermal and mechanical characteristics of stainless steel, titanium-molybdenum, and nickel-titanium archwires[J]. American Journal of Orthodontics andDentofacial Orthopedics, 2007, 131: 229-237.

[32] Kusy RP, Wilson TW. Dynamic mechanical properties of straight titanium alloy arch wires[J]. Dental Materials, 1990, 6: 228-236.

[33] Kusy RP, Whitley JQ, Mayhew MJ, et al. Surface roughness of orthodontic archwires via laser spectroscopy[J]. Angle Orthodontist, 1988, 58: 33-45.

[34] Kusy RP, Whitley JQ, de Araújo Gurgel J. Comparisons of surface roughnesses and sliding resistances of 6

titanium-based or TMA-type archwires[J]. American Journal of Orthodontics and Dentofacial Orthopedics, 2004, 126: 589-603.

[35] Lapatki BG, Bartholomeyczik J, Ruther P, et al. Smart bracket for multi-dimensional force and moment measurement[J]. Journal of Dental Research, 2007, 86: 73-78.

[36] Lee H, Lee BP, Messersmith PB. A reversible wet/dry adhesive inspired by mussels and geckos[J]. Nature, 2007, 448: 338-341.

[37] Lee JH, Park JB, Andreasen GF, et al. Thermomechanical study of Ni-Ti alloys[J]. Journal of Biomedical Materials Research, 1988, 22: 573-588.

[38] Lewis G, Manickam S, Wharton D. Effect of debonding forces on bonded orthodontic brackets: finite element study [J]. Biomedical Materials Engineering, 1996, 6: 113-121.

[39] Lin TS, Lin CL, Wang CH, et al. The effect of retainer thickness on posterior resin-banded prostheses: a finite element study[J]. Journal of Oral Rehabilitation, 2004, 31: 1123-1129.

[40] Liu J, Bian Z, Fan M, et al. Typing of mutans streptococci by arbitrarily primed PCR in patients undergoing orthodontic treatment[J]. Caries Research, 2004, 38: 523-529.

[41] Liu PH, Chang CH, Chang HP, et al. Treatment effects of chin cup appliance on mandible in Class III malocclusion: strain tensor analysis[J]. A pilotstudy. Quintessence International, 2004, 35: 621-629.

[42] Loftus BP, Årtun J, Nicholls JI, et al. Evaluation of friction during sliding tooth movement in various bracket-arch wire combinations[J]. American Journal of Orthodontics and Dentofacial Orthopedics, 1999, 116: 336-345.

[43] McKamey RP, Kusy RP. Stress-relaxing composite ligature wires: formulations and characteristics[J]. Angle Orthodontist, 1999, 69: 441-449.

[44] Meyer BN, Chen J, Katona TR. Does the center of resistance depend on the direction of tooth movement? [J]. American Journal of Orthodontics and Dentofacial Orthopedics, 2010, 137: 354-361.

[45] Papaconstantinou E, Hiskia A, Troupis A. Photocatalytic processes with tungsten oxygen anion clusters[J]. Frontiers in Bioscience, 2003, 8: s813-825.

[46] Pilliar RM, Sagals G, Meguid SA, et al. Threaded versus porous-surfaced implants as anchorage units for orthodontic treatment: three-dimensional finite element analysis of peri-implant bone tissue stresses [J]. International Journal of Oral and Maxillofacial Implants, 2006, 21: 879-889.

[47] Qi J, Tan ZR, He H, Pan D, Yeweng SJ. A preliminary report of a new design of cast metal fixed twin-block appliance[J]. Journal of Orthodontics, 2007, 34: 213-219.

[48] Reznikov N, Har-Zion G, Barkana I, et al. Measurement of friction forces between stainless steel wires and "reduced-friction" self-ligating brackets[J]. American Journal of Orthodontics and Dentofacial Orthopedics, 2010, 138: 330-338.

[49] Rucker BK, Kusy RP. Resistance to sliding of stainless steel multistranded archwires and comparison with single-stranded leveling wires[J]. American Journal of Orthodontics and Dentofacial Orthopedics, 2002a, 122: 73-83.

[50] Rucker BK, Kusy RP. Elastic flexural properties of multistranded stainless steel versus conventional nickel titanium archwires[J]. Angle Orthodontist, 2002b, 72: 302-309.

[51] Rucker BK, Kusy RP. Elastic properties of alternative versus singlestranded leveling archwires[J]. American Journal of Orthodontics and Dentofacial Orthopedics, 2002c, 122: 528-541.

[52] Stevenson JS, Kusy RP. Force application and decay characteristics of untreated and treated polyurethane elastomeric chains[J]. Angle Orthodontist, 1994, 64: 455-464; discussion: 465-467.

[53] Thorstenson GA, Kusy RP. Resistance to sliding of self-ligating brackets versus conventional stainless steel twin brackets with second-order angulation in the dry and wet (saliva) states[J]. American Journal of Orthodontics and Dentofacial Orthopedics, 2001, 120: 361-370.

[54] Thorstenson GA, Kusy RP. Comparison of resistance to sliding between different self-ligating brackets with second-order angulation in the dry and saliva states[J]. American Journal of Orthodontics and Dentofacial Orthopedics, 2002a, 121: 472-482.

[55] Thorstenson GA, Kusy RP. Effect of archwire size and material on the resistance to sliding of self-ligating brackets with second-order angulation in the dry state[J]. American Journal of Orthodontics and Dentofacial Orthopedics, 2002b, 122: 295-305.

[56] Thorstenson GA, Kusy R. Influence of stainless steel inserts on the resistance to sliding of esthetic brackets with second-order angulation in the dry and wet states[J]. Angle Orthodontist, 2003a, 73: 167-175.

[57] Thorstenson GA, Kusy RP. Effects of ligation type and method on the resistance to sliding of novel orthodontic brackets with second-order angulation in the dry and wet states[J]. Angle Orthodontist, 2003b, 73: 418-430.

[58] Thorstenson GA, Kusy RP. Resistance to sliding of orthodontic brackets with bumps in the slot floors and walls: effects of second-order angulation[J]. Dental Materials, 2004, 20: 881-892.

[59] Tidy DC. Frictional forces in fixed appliances[J]. American Journal of Orthodontics and Dentofacial Orthopedics, 1989, 96: 249-254.

[60] Toms SR, Lemons JE, Bartolucci AA, et al. Nonlinear stress-strain behavior of periodontal ligament under orthodontic loading[J]. American Journal of Orthodontics and Dentofacial Orthopedics, 2002, 122: 174-179.

[61] Viecilli RF, Katona TR, Chen J, et al. Three-dimensional mechanical environment of orthodontic tooth movement and root resorption[J]. American Journal of Orthodontics and Dentofacial Orthopedics, 2008, 133: 791. e11-26.

[62] Viecilli RF, Katona TR, Chen J, et al. Orthodontic mechanotransduction and the role of the P2X7 receptor[J]. American Journal of Orthodontics and Dentofacial Orthopedics, 2009, 135: 694. e1-16.

[63] Walker MP, Ries D, Kula K, et al. Mechanical properties and surface characterization of beta titanium and stainless steel orthodontic wire following topical fluoride treatment[J]. Angle Orthodontist, 2007, 77: 342-348

[64] Wang T, Zhou G, Tan X, Dong Y. Evaluation of force degradation characteristics of orthodontic latex elastics in vitro and in vivo[J]. The Angle Orthodontist, 2007, 77 (4) : 688-693.

[65] Wang QY, Zheng YF. The electrochemical behavior and surface analysis of Ti 50 Ni 47. 2 Co 2. 8 alloy for orthodontic use[J]. Dental Materials, 2008, 24: 1207-1211.

[66] Zufall SW, Kusy RP. Sliding mechanics of coated composite wires and the development of an engineering model for binding[J]. Angle Orthodontist, 2000a, 70: 34-47.

[67] Zufall SW, Kusy RP. Stress relaxation and recovery behaviour of composite orthodontic archwires in bending[J]. European Journal of Orthodontics, 2000b, 22: 1-12.

第 20 章

正畸治疗中的组织工程

20.1 概述

在以往的研究中发现，组织工程对正畸学的影响重大，但仍旧处于初级阶段。最新的研究中，生理牙与牙周组织再生是正畸学领域中生物再生的例子（图 20.1）。再生治疗已经被应用于临床，包括一些用于牙周组织再生的牙釉基质提取物和血小板源性生长因子。临床正畸学有着充足的组织工程的应用空间，比如部分牙移动、唇腭裂、颜面部畸形、颞下颌关节再生、先天性颅面畸形。多个牙再生，颅颌面组织的生物支架，生物活性因子，组织工程和干细胞给正畸治疗提供了前所未有的机遇和挑战。

20.2 引言

正颌正畸学是牙科学分支，主要关注牙颌面畸形的预防和诊治。正畸操作需要专业的技能来设计、应用及控制矫正装置，使牙、唇、颌骨处于合适的位置并达到面部的平衡。现代正畸学起源于 20 世纪早期，Edward Hartley Angle 开始尝试固定装置治疗，他用粘在牙齿上的金属丝和托槽，施加推力和拉力将不整齐的牙列排列美观。在 20 世纪，正颌正畸学见证了一些重大的创新，其中许多诊治金标准已建立。

组织工程定义为：综合运用工程学和生命科学的理论和方法，应用生物材料构建支架植入正常或病理动物体内来修复其结构和功能，以达到保存、维持和改善功能的目的。该定义由美国国家卫生研究院和美国国家科学基金会于 1988 年联合成文公布。组织工程学相对正畸学来说是一个十分新兴的学科。然而，在现代医学认为难以治愈的一些领域，如组织愈合和器官缺损，组织工程有着迅速的发展。

正畸学和组织工程在学术上是两个独立的学科，然而却有着许多相似理念的思路。正颌正畸与组织工程一起致力于改善组织功能。组织工程由 20 世纪 80 年代末 90 年代初诞生发展到今天，已经发生了天翻地覆的变化，而正颌正畸被认为是组织工程转化的关键因素。本章主要介绍正颌正畸和组织工程之间的相互联系，以及正颌正畸的临床机遇对组织工程的影响。

20.3 组织工程理论

组织工程在口腔颅颌面外科和牙科学中有着许多的机遇。考虑到高度的美观需求、足够的血供、复杂的环境、不同的组织适应性，上述的这些因素在口腔颅颌面组织的组织工程中都是有决定性的。许多组织工程方法被尝试着满足颅面组织重建的要求。同时重建组织结构与功能才能代表组织工程成功，这就需要拥有方案设计的知识。组织工程的基本概念是将细胞、支架及信号分子在体外培养后植入体内代替病变和缺损的组织(图 20.1)。

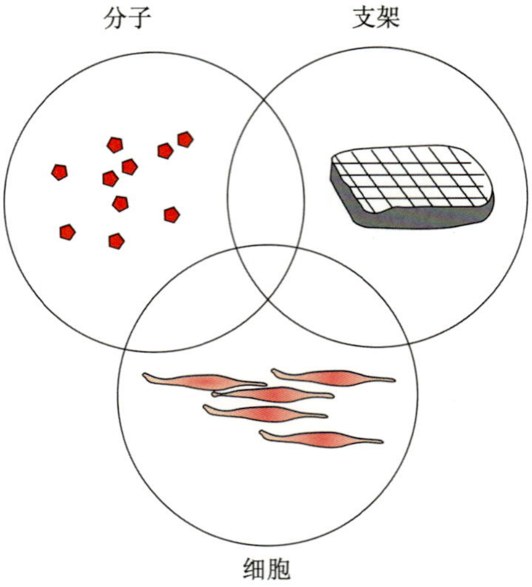

图 20.1 组织工程原理。关键的成分是细胞,信号分子,生物材料

20.3.1 干细胞基础

干细胞指的是在人出生以后,仍旧有着分化潜力的稀有细胞。一般情况下,干细胞在体内作为后备细胞处于静止期。在生理条件下,干细胞有一个自身周期性的更新过程,从而维持"干细胞池"中的干细胞数量。细胞自身更新是生物组织一个基本的生理性过程,不仅仅能代替那些凋亡或老化的细胞,同时能修复那些病理损伤的细胞。

干细胞属于非特异性细胞,有分化为一种或多种特异性细胞的潜力。举例子说,间充质干细胞能分化为成骨细胞、成纤维细胞、软骨细胞或心肌细胞等(图 20.2),从而进一步形成骨、软骨、骨髓基质、纤维结缔组织、骨骼肌、肌腱、韧带和脂肪等组织。当受伤或者生病时,成熟的干细胞被激活分化从而修复组织和器官的缺损。损伤的痊愈和组织再生代表了干细胞的介入治疗在所有器官和组织中发生,这维持了生理上的平衡。位于各组织中的间充质细胞是成熟间充质干细胞的来源。

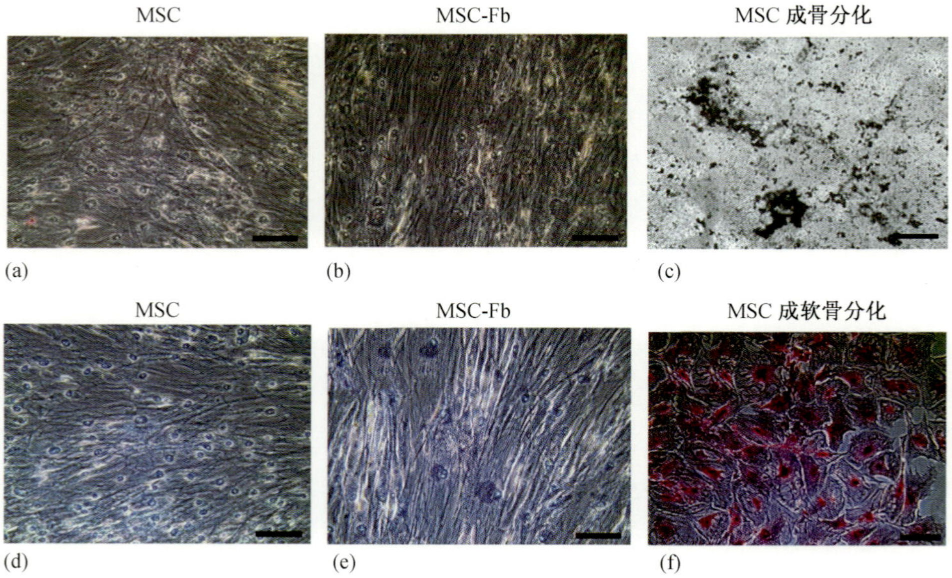

图 20.2 (a, b)间充质干细胞(MSC)。(c)间充质干细胞成骨诱导分化后已经转化为能够矿化的成骨细胞。(d～f)在结缔组织生长因子(CTGF)处理后,间充质干细胞番红 O 染色为阴性。与未接受 CTGF 处理的间充质干细胞一致。相反的,间充质干细胞成软骨骨诱导分化后已经转化为番红 O 染色阳性的软骨细胞。

骨髓有至少两种干细胞的来源:间充质干细胞和造血干细胞。1974 年,Friedenstein 和他的同事首次从骨髓中分离出间充质干细胞。附着于培养板而被分离的间充质干细胞是异质。间充质细胞中只有一小部分是干细胞。有实验探究了间充质干细胞在颅颌面组织再生方面的潜力,这些组织包括牙槽骨、牙周组织甚至非间充质来源的牙体组织。造血干细胞同样位于骨髓,间充质干细胞和成骨细胞就作为造血干细胞的基质。造血干细胞可补充所有类型的血细胞。在正畸牙移动和骨吸收过程中起作用的破骨细胞和骨吸收细胞都是由造血干细胞分化而来。

颅神经嵴细胞对颅颌面组织的生长是至关重要的。头的发育正是通过中胚层与颅神经嵴细胞之间的相互作用而形成。颅神经嵴是在胚胎期 20 d 左右由外胚层神经管发育而来。这些拥有自我更新和多向分化能力的颅神经嵴细胞移动到面部所在位置，为牙、骨和软骨形成创造了条件。神经嵴细胞如何分化为颅颌面组织的这一过程，目前仍不明确。颅神经嵴细胞移动至咽弓部位并扩散，使外胚层间充质增殖。增殖的外胚层间充质与周围结构相互作用发育形成了上文提及的各组织以及神经和神经节的神经胶质细胞。颅颌面骨的发育，是由成骨细胞作用产生的膜内骨化和骨基质沉积。牙齿形态发育是一个很复杂的过程，主要由口腔上皮和外胚层间充质间的相互作用而形成。与此相对的，机体其他部位的骨是由中胚层间充质细胞发育形成，其机制是通过骨两端的软骨板的软骨内骨化和骨基质沉积。

神经嵴细胞在牙囊帽状期分化成外胚层间充质祖细胞。牙囊包绕着牙乳头、成相器，并形成牙骨质、牙周韧带和牙槽骨。特别指出，Hertwig 根鞘上皮和牙囊的相互作用导致成牙骨质细胞、成骨细胞和成纤维细胞的不同分化。牙槽骨发育相关的重要调节基因包括 Runx2、Dlx5/6 和 Msx1。

当牙形态发育完成时，干细胞已经在一些牙和牙周组织中被确定，这些组织包括了乳牙和恒牙的牙髓、牙乳头、牙周韧带、牙囊和牙源性上皮干细胞。干细胞可存在于任何生物组织中，这就为干细胞在机体受到外伤或病理性损伤时进行组织修复，维持机体平衡创造了基本条件。

牙髓干细胞是研究的最深入的牙干细胞。当被移植入异体老鼠体内，牙髓干细胞可形成一个牙本质-牙髓复合体。当在体内输注，特别是修复肌肉缺损时，除了成骨细胞与成牙本质细胞外，牙髓干细胞簇还可分化为成肌细胞。乳牙牙髓干细胞的分化潜力是否大于恒牙牙髓干细胞尚不明确。乳牙牙髓干细胞表达出了一些多功能性的标记，如 Oct4、Nanog 和 SSEA3/4，同时还表达出一些神经元标记，这可能与其神经嵴来源有关。当被植入免疫功能低下的小鼠后，牙周韧带干细胞表达 STRO-1 和 CD146，可发育成类牙骨质和类牙周韧带组织。

20.3.2　生物材料

组织工程和组织重建过程中经常会需要使用生物材料，但也并非所有情况都使用。举例来说，为了修复心肌梗死，干细胞被注入输送到心肌损伤部位通常不需要生物材料做支架。相比之下，多数牙，口腔及颅颌面组织的重建就需要使用支架材料，这是因为要考虑功能、美观和三维结构的需求。各种各样的支架被发展起来，作为细胞外基质来支持细胞。至少，生物材料支架必须具有生物相容性、无毒性、能够促进组织再生的特性。生物可降解材料被频繁的使用，当组织开始新生时，这种材料可以受控制地发生降解。

生物材料可以是自身源性的，可以是合成的，也可以是二者混合的。天然高分子材料，如胶原质，优点在于生物相容性好；另一方面，合成高分子材料则在理化性能、机械性能、降解率、孔隙度及微结构方面控制的很精确。一些比较常见的合成生物材料包括有聚乳酸-羟基乙酸胶原共聚物、聚磷腈、聚氨基甲酸酯、聚己内酯、聚乙二醇(PEG)、聚(丙二酸)、淀粉基材料、海藻酸钠、丝状物、生物活性玻璃和玻璃陶瓷、磷酸钙陶瓷、磷酸钙和胶原蛋白共混物和合成聚合物/磷灰石复合材料。

聚 D,L-乳酸-乙醇酸(PLGA)是一种能够被制作成各种各样的结构，很好的模仿细胞外基质环境的合成材料(图 20.3)。作为组织工程的一部分，PLGA 已在人体生物医学应用中被广泛用作支架材料。人类间充质干细胞在 PLGA 纳米纤维培养时可增殖并保持成骨细胞和软骨细胞分化的特性。另外一种被广泛使用的纳米纤维是聚(ε-己内酯)(PCL)，它被用来使人类间充质干细胞分化为脂肪源性细胞、骨源细胞和软骨源细胞。

牙和牙周组织的组织工程常使用多种聚合物生物材料，包括胶原质、聚乙醇酸(PGA)、多肽、明胶-软骨素透明质酸三元共聚物、丝状物和聚己内酯(图 20.4)。

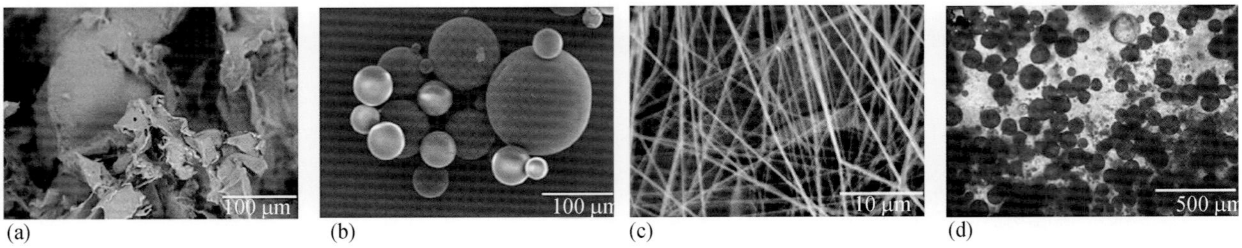

图 20.3 用于牙科、口腔、颅颌面组织工程的不同形状聚乳酸—羟基乙酸共聚物(PLGA)基质和支架(Moioli et al, 2007)。(a)利用盐析技术合成多孔 PLGA 海绵(b)包裹生长因子的 PLGA 微球表现出光滑的球形表面以及广泛的粒径。(c)通过静电纺丝合成的 PLGA 纳米纤维(d)PLGA 微球在壳聚糖基凝胶中用于缓释及细胞相互作用(a~c)扫描电镜(SEM)(d)相差图像(感谢 Elsevier)

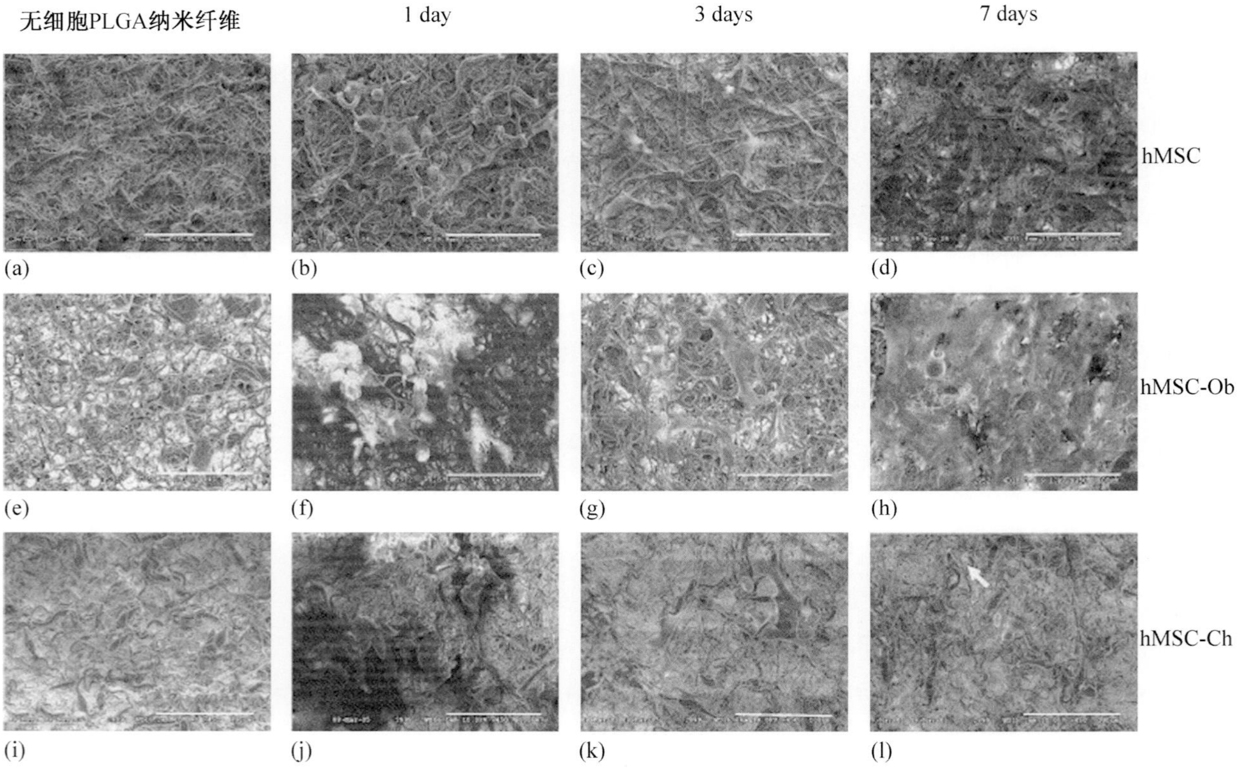

图 20.4 静电纺 PLGA 纳米纤维和接种人间充质干细胞(hMSCs),以及 hMSCs 衍生成骨细胞和 hMSCs 衍生软骨细胞(Xin et al,2007) (a,e,i)细胞接种前,三种随机选择的静电纺 PLGA 纳米纤维表现出相似的特征。hMSCs 接种(b~d),静电纺 PLGA 纳米纤维有多种细胞外基质随时间合成。hMSCs 接种 7 d 后,接种细胞已经黏附在纳米纤维表面,并且浸润到纳米纤维支架的空隙中。细胞接种后 1 d 与 3 d 的比较(分别是 b 和 c)。接种在静电纺 PLGA 纳米纤维上的 hMSCs 衍生成骨细胞在 1、3、7 d 也显示出细胞形态的不同(分别是 f,g 和 h)。相比较 1 d 和 3 d(分别是 f 和 g),细胞接种 7 d 后 hMSC－Ob 明显合成了大量细胞外基质。hMSCs 衍生成骨细胞明显黏附在纳米纤维基底上,hMSCs 衍生软骨细胞在接种至 PLGA 纳米纤维后表现出独有特征(j~l)。相比较于 hMSC－Ob,在 hMSC－Ch 接种 7 d 后,大多数 PLGA 纳米纤维依旧可见。大量 hMSC－Ch 细胞定位在陷窝样结构,箭头所示(l),(标尺:100nm)(Xin et al,2007)。(感谢 Elsevier)

20.3.3 信号分子

组织再生通常需要指导信号来发挥所需要的功能作用。信号分子控制着多个且复杂的细胞进程,包括细胞的迁移、增殖、分化以及基质的合成。在传递过程中,一个关键的问题在于信号分子的过早扩散,在注射入体内后信号分子还有可能产生变性,在目标位置将无法产生预期的效果。更加严重的是,传递过程中过早扩散的信号分子可能对其他组织和器官产生副作用。将信号分子封装在聚合物壳上,用控制释放的方法对延长其生物活性是有效的。当聚合物壳逐渐降解,被封装的信号就会逐渐释放。

20.4 组织工程对正畸的影响

口腔颅颌面缺损修复涉及多方面复杂的问题,为了要满足功能和美观方面的需求,这一类的修复工作往往有着很高的要求。现有的面部重建的方法有着一些固有的缺陷。例如,自体组织移植需要有供区;假体无法完全与宿主相容;同种异体移植和其他的一些皮瓣移植有可能导致免疫不相容和病原菌传播。医师和科学家希望用患者自身的细胞来修复面部缺损,通过这一方式可让现有方法中诸如需要供区、免疫排斥、传播病原菌或修复不理想等缺点的影响达到最小。现今许多研究已证实干细胞修复进行口腔颅颌面重建的原理。组织工程学利用生物材料、机械压力、生物活性因子和(或)组织再生的干细胞,由多学科构成(图 20.5)。

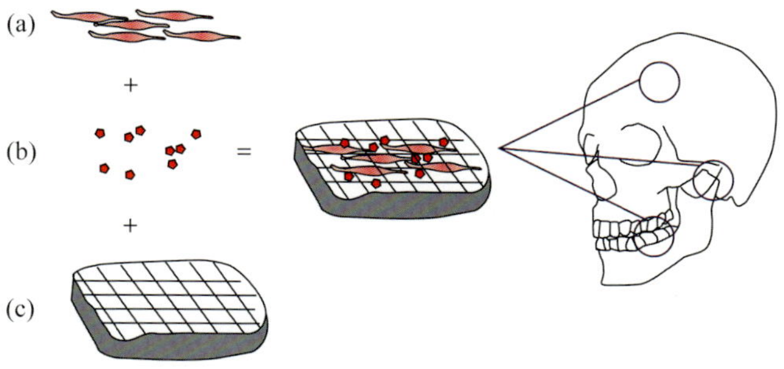

图 20.5　传统的组织工程应用。(a)生物活性分子。(b)以及相容性支架。(c)被混合在一起来改善颅颌面区域组织形成,包括牙、牙周组织、颞颌关节和颅骨

大规模关于颅面部或其他部位的组织工程学研究开始于 20 世纪 90 年代早期。迄今为止,随着一些先进的,看似无相关性的学科,如细胞分子生物学、高分子化学、分子基因学、材料学、机器人技术和机械工程学等被融入到组织工程学领域,组织工程学取得了长足的进步。

细胞移植是颜面部重建的主要方法。我们在猪和小鼠的牙胚中获取的一些不相关细胞在生物材料中可培养出牙本质和牙釉质。牙胚细胞和骨髓骨祖细胞在胶原质、PLGA、丝蛋白支架中培养可转变为类牙的组织、牙槽骨和牙周韧带。胚胎期口腔上皮细胞和成熟的间充质相互诱导,调节牙齿发育基因,植入成人肾囊或下颌骨内,获得牙齿结构。类似的,E14.5 小鼠雏形磨牙植入成年小鼠上颌骨内,能够制造出类牙齿样结构,并且周围有骨组织包绕(Modino and sharpe, 2005; Mantesso and Sharpe, 2009)。牙乳头根部的多功能细胞植入小猪前牙拔牙窝内,并加入磷酸三钙,能够制造出软组织和矿化组织,类似于牙周韧带。E14.5 口腔上皮细胞和牙间充质在胶原蛋白凝胶中进行体外培养后,植入 5 周龄小鼠上颌骨拔牙窝内(Nakao et al., 2007),随着牙萌出到建立咬合关系,牙齿形态会逐步改建。在此过程中,有一个必须要解决的问题是如何放大至人类牙齿的大小,对此,有一些研究已经开展起来。

由于在口腔颅颌面组织再生中所起的作用,细胞移植被认为是一个有效的、值得称赞的科学概念和方法。然而由于细胞移植的牙再生疗法在转化过程中有很多障碍。自体的胚胎期牙胚细胞不能被人应用,异种牙胚细胞(来自于非人类种群)可能导致免疫排异和牙齿形态异常,自体的出生后牙胚细胞(如第三磨牙)或自体牙髓干细胞是有限的。无论细胞来源是什么,就如同其他组织的基于细胞的疗法一样,为牙齿再生的细胞传递也会遇上转化方面的障碍。时至今日,商业化的高成本及政府部门批准的困难已经排除了关于牙齿再生的任何临床转化研究。

最近,一个带有牙周韧带且解剖形态都正常的再生牙在小鼠动物模型上被原位植入牙槽骨内。作为再生牙齿的初步尝试,首先,我们用之前报道过的方法,用生物材料制作了具有牙齿解剖形态和尺寸的支架。支架根据人类下颌第一磨牙的大小,使用 PCL 和羟基磷灰石(HA)制作,内部还含有微孔隙(图 20.6)。

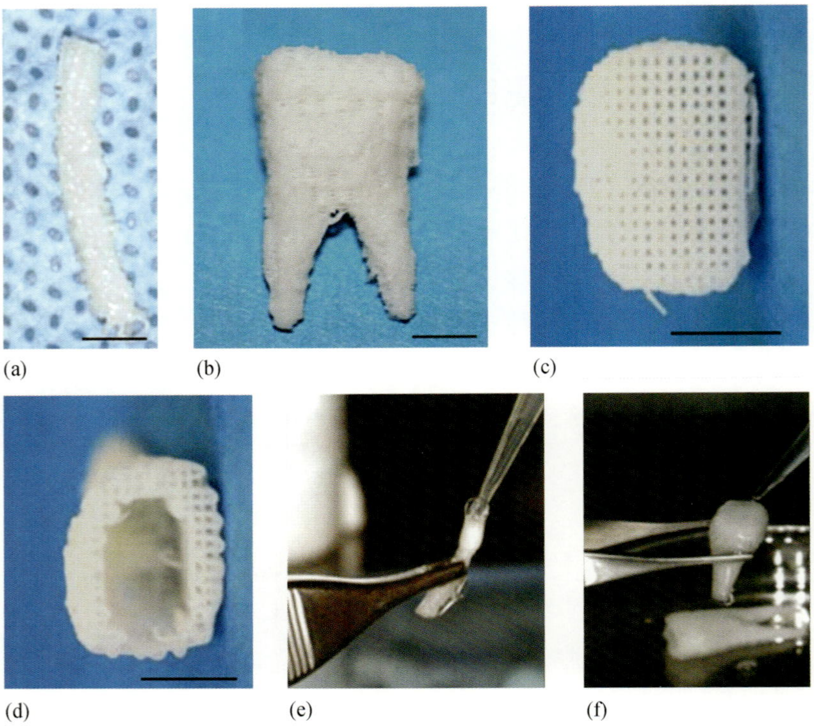

图 20.6　通过 3D 打印设计和制作人类和大鼠的牙齿的解剖形态支架。通过三维重建和生物打印聚－己内酯和羟基磷灰石混合物，制作出大鼠的下颌中切牙。(a)人类的下颌第一磨牙。(b)解剖形态，200　m 的微丝和内部相连的微通道(直径 200　m)为细胞归巢和成血管提供通道。(c，d)骨基质因子－1(100 ng/ml)和骨形成蛋白－7(100 ng/ml)溶解于 2 mg/ml 的中性 I 型胶原溶液中形成混合液，并且浸润到鼠切牙支架。(e)人磨牙支架。(f)的微通道内，随后凝胶化

2010 年，K Kim 等提出将 SDF1 和 BMP7 混合物注入支架微孔隙内。SDF1 可以与包括间充质干/母细胞在内的多种细胞系的 CXCR4 受体结合。BMP7 能有助于牙髓细胞、成纤维细胞、成骨细胞的矿化。通过这个方法，一只实验小鼠的下切牙被再生，同时带有牙周韧带和新形成的牙槽骨。一只实验小鼠的下颌中切牙被拔除，随后牙槽窝内植入具有下颌切牙形态大小的支架材料。在人类磨牙支架中，混合有 SDF1 和 BMP7 相较于不含生长因子，其支架微孔隙内能够传递更多的细胞，产生更丰富的血管，其差异十分明显($P<0.05$)。小鼠下颌骨切牙形状的支架整合了周围组织，能够很明显地表现出多种组织结构，包括了原位的牙槽骨、新生的牙槽骨和一些纤维组织，就如同正常情况下连接在一起的牙槽骨和牙周韧带那样。

K Kim 在 2010 年详细描述了上述发现，首次报道了体内利用细胞回巢的方法，而非细胞移植的方法来实现了解剖形态上类牙齿结构再生。长入支架微孔隙内的细胞并不能证实细胞归巢的效力，牙周韧带和新形成的牙槽骨的再生才能证明细胞归巢有效。观察到有牙周韧带和新形成的牙槽骨能够表明 SDF1 和(或)BMP7 有召集各种类细胞系细胞的能力。这里，SDF1 可能招募原位牙槽骨内的宿主间充质和内皮干(母)细胞，这些细胞募集到小鼠颌骨内植入的多孔牙齿支架里。背部皮下的结缔组织母细胞进入人类磨牙支架内。未发现牙釉质形成，这是由于成人组织内不存在成釉细胞，而一般来说，是成釉细胞形成了釉基质和釉母细胞。这也是未来研究中所要面临的挑战之一。BMP7 在成骨细胞分化中扮演了很重要的角色。这里，BMP7 可能是小鼠拔牙窝内新形成和矿化牙槽骨的原因，也是在背部植入人类牙齿支架异位矿化的原因(图 20.7)。细胞归巢这一方法在组织工程中被低估，对于细胞移植的牙齿再生，细胞归巢提供了另一种方法可供选择。细胞分离和体外细胞操作的疏忽，可能加速了监管、商业化和临床进程，基于细胞归巢的牙齿再生所需成本预计不会像细胞移植那样巨大。牙齿再生的关键

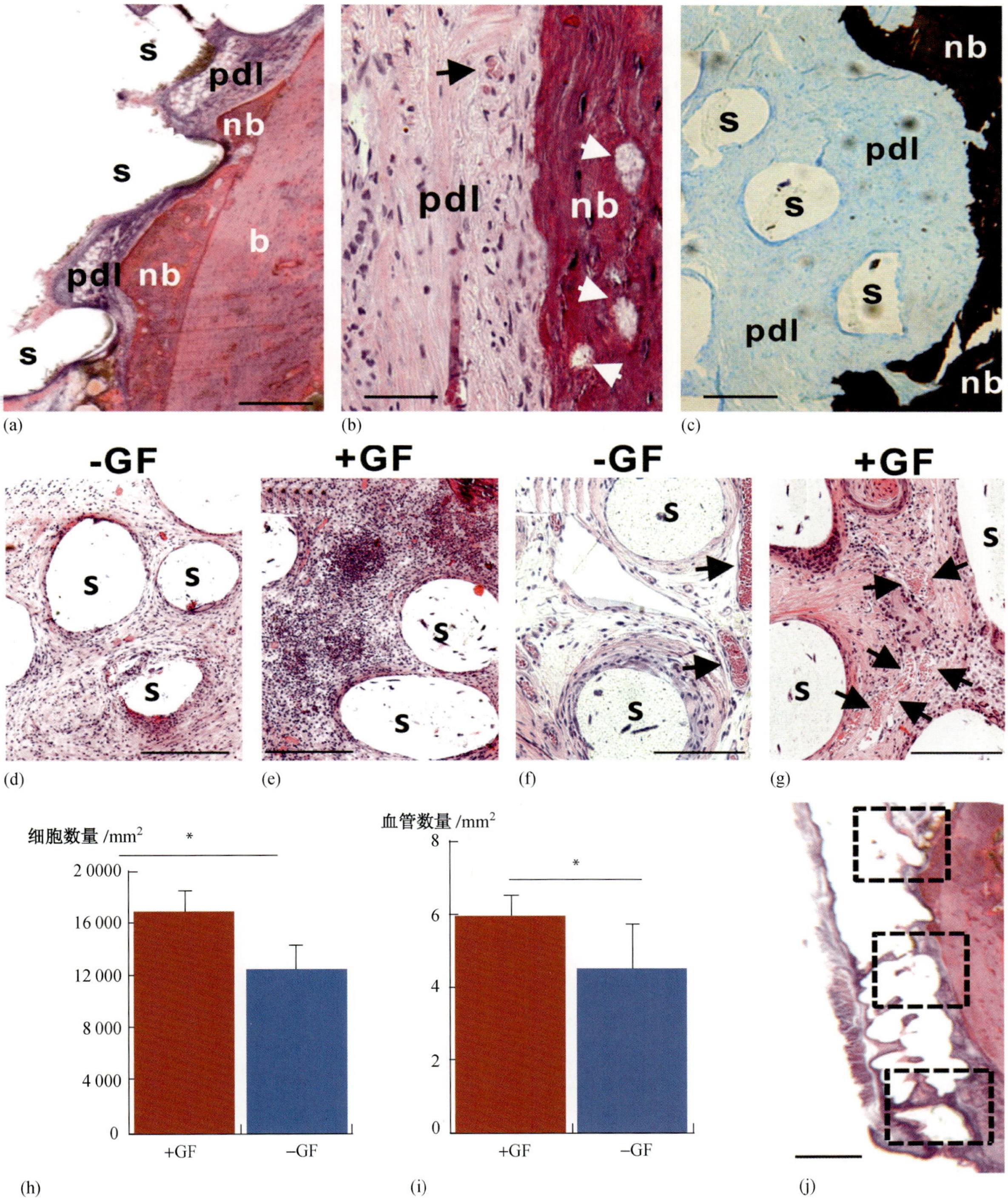

图 20.7　原位牙再生。(a)大鼠的下颌中切牙支架整合到周围组织中，显示组织长入支架微通道内和多种组织表型，包括天然牙槽骨新生骨(nb)以及类牙周膜(pdl)的纤维组织界面。新生骨(nb)长入支架微通道开口和交错的微丝(s)。(b)新生骨(nb)有类骨小梁结构(箭头)且内含骨细胞样细胞，紧密相邻的是包含成纤维样细胞和胶原盘的类牙周膜结构。(c)相比较邻近未矿化的类牙周膜(pdl)，新生骨(nb)矿化良好(von Kossa 染色)。(d)即使没有生长因子，细胞也可进入微通道，但在联合 SDF-1 和 BMP-7 释放区进入微通道的归巢细胞数量明显更增加(e)。(f)相比于没有生长因子条件下，联合 SDF-1 和 BMP-7 释放使入微通道的归巢细胞数量显著增加($p<0.01$; $n=11$)。即使没有生长因子，微通道内也可发生血管化(g)，但生长因子释放组血管生成更多。(h)相比于没有生长因子条件下联合 SDF-1 和 BMP-7 释防新生血管数量显著增加($p<0.01$; $n=11$)。(j)在大鼠下颌中切牙支架全长：牙槽嵴顶到根尖区，取三处不同部位进行募集细胞和血管的定量计算。S：支架 GF：生长因子。标尺：100 m(K Kim et al, 2010)

问题之一是设计一种经济实用的方法，不能成本太高，这样就能为那些负担不起昂贵治疗费用的患者来进行治疗；另外也可以为那些有种植牙禁忌证的患者进行治疗。基于细胞归巢的牙齿再生技术可能为临床转变思路提供了一个很实际可操作的方法。

科学家们正在研发以蛋白质为基础的疗法，目前已经能提供口腔颅颌面部多种组织的再生，其中包括牙植骨。釉基质衍生物(EMDs)是釉原蛋白、金属蛋白酶和丝氨酸蛋白酶的混合物。EMDs 已被证明能增进人类牙植骨缺损的愈合。针对釉基质蛋白在牙周组织再生中作用的临床实验，于 1997 年首次完成。随后的研究进一步证实了有基质蛋白在牙周组织再生中的临床疗效。釉基质蛋白主要应用于骨缺损的修复，通常与移植材料同时使用。血小板生长因子(PDGF)促进了牙周组织缺损中牙槽骨的修复，其作用类似于间充质细胞的趋化因子和促进增殖的作用。PDGF 作用于牙槽骨修复时，可以促进骨的生成和血管的生成。GEM2 是一种含有 PDGF-BB 的商业产品，可用于治疗牙槽骨骨内缺损和根分叉区缺损。

骨形态发生蛋白(BMPs)，特别是 BMP-2 和 BMP-7，可以诱导异位成骨。当成纤维细胞被转导释放大量 BMP-2 和 BMP-7 时，大块颅骨缺损的形成骨量显著增加，同时也促进牙骨质发育。有一种商业上可用的注入型骨移植，成分为含有 BMP-2 的明胶海绵，其可应用于胫骨骨折、脊柱融合、上颌窦提升术及拔牙后的牙槽嵴缺损。

基本的成纤维细胞生长因子(bFGF 或 FGF-2)可以促进骨、牙骨质和牙周韧带的形成。在狗牙齿的根分叉缺损区域局部应用含有 FGF-2 的凝胶可以诱导新骨和牙骨质形成的速度加快。同时多种支架已经被用来加强牙周组织再生，包括有封闭细胞膜、胶原复合膜、玻璃、磷酸三钙、PLGA、釉基质衍生物及这些支架材料的应用都取得了很好的效果(图 20.8)。

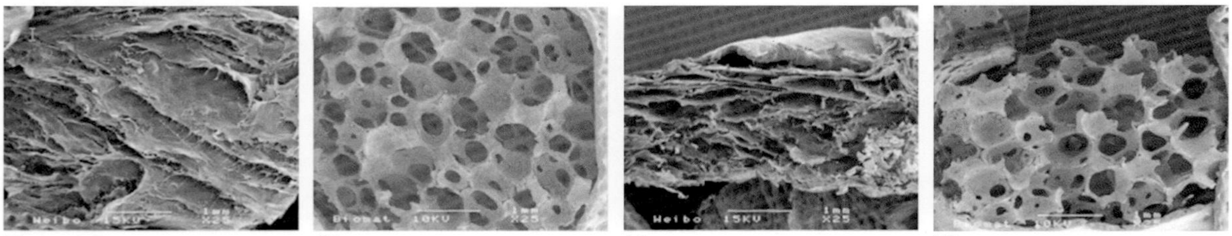

(a) (b) (c) (d)

图 20.8 不同支架扫描电镜(放大倍数 ×25)。(a)胶原支架表面结构。(b)胶原支架横截面。(c)HA/TCP 陶瓷表面结构。(d)HA/TCP 陶瓷横截面(Zhang et al, 2006)(感谢 Elsevier)

▶ 20.5 以正畸治疗与牙颌面矫形治疗为临床导向的组织工程

新生的牙周韧带会对正畸产生重大影响。但牙骨质、牙本质、牙髓、甚至于完整牙齿的再生实验正在研究中这些再生的牙齿结构或完整牙齿会对正畸造成什么样的影响？由于正畸治疗的疗程需花费 1.5～2.5 年时间，那么是否存在有能够在美观的位置进行牙再植，或者某一美观的位置实现整颗牙齿的再生？生物工程的牙骨质或牙本质是否能解决牙根吸收的问题？在最近的一些关于从储存或冷冻保存的被拔除牙齿中获取牙本质干细胞的研究中，做出拔牙或者不拔牙的决定也会受到影响。既然被拔除的牙齿可以作为干细胞的来源，患者是否会倾向于拔牙？生物工程的骨和软组织移植对唇腭裂、颅面或颞下颌关节畸形患者有什么影响，而这种影响显示出了建立与正畸有关的标准化外科手术方法的可能性。皮肤、软组织，如脂肪和肌肉纤维的相关组织工程正在研究中。

骨移植主要分为自体移植、同种异体移植、异种移植和异体移植。自体骨移植供体来自于自身，同种异体移植供体来自同一物种的另外一个个体，异种移植供体来自于另一个物种，而异体骨移植供体则是合成材料。骨传导移植表明其只有引导新骨形成的能力，与之相对，骨诱导移植则能够促进母细胞诱导分化成骨。有证据显示，牙齿会移向某些特定区域，这些区域的骨质往往含有 β-磷酸三钙、羟基磷灰石、骨移植材料、含有 BMP2 的 PLGA 明胶海绵和生物玻璃，从而骨量会有增加。同种异体移植与不同的材料结合，如生物玻璃或釉基质衍生物，能在牙齿移动入缺损牙槽骨区域前，增加局部的骨量。当然单独使用羟基磷灰石作为充填材料也是一个成功的方法。此外，有报道称，牙齿除了被移动到移植骨中外，还可以被移植到异质体与生物玻璃合成骨中。胶原牛骨矿物(Bio-Oss)已经被使用来增加牙周缺损区的骨量，以便实现后续正畸牙移动。屏障膜被用来阻断牙龈上皮长入牙周韧带。在牙周炎得到控制以后，釉牙骨质联合区域将使用一种人工合成聚合物膨胀聚四氟乙烯(e-PTFE)进行治疗，其品牌名称 Gore-Tex 更为出名，随后才进行正畸牙移动。有至少两例有关于使用人工合成异质体或羟基磷灰石辅助组织工程化骨移植修复牙槽突裂后进行正畸治疗获得成功的病例报道。综上所述，组织工程理论能够适用于颅颌面区域并使其恢复正常功能，并且其也能与正畸治疗相互配合，协同工作。

20.6　结论

正畸学和组织工程学，有着各自的定义，是两个独立的学科，又有着很多共同之处。组织工程代表着一个机遇，正畸学应该接纳、合作和独立化。正畸学所感兴趣的组织是由干细胞、支架所再生的生物活性组织。目前，一些生物活性线索已经被开发成产品，用于牙周再生。涉及骨、牙周韧带、牙骨质、软骨、软组织再生的新技术将在不久的将来不可避免地对正畸学造成影响。

参 考 文 献

[1] Abukawa H, Zhang W, Young CS, et al. Reconstructing mandibular defects using autologous tissue engineered tooth and bone constructs[J]. Journal of Oral and Maxillofacial Surgery, 2009, 67: 335-347.

[2] Agrawal CM, Ray RB. Biodegradable polymeric scaffolds for musculoskeletal tissue engineering[J]. Journal of Biomedical Materials Research, 2001, 55: 141-150.

[3] Alhadlaq A, Mao JJ. Tissue-engineered neogenesis of humanshaped mandibular condyle from rat mesenchymal stem cells[J]. Journal of Dental Research, 2003, 82: 951-956.

[4] Alhadlaq A, Mao JJ. Mesenchymal stem cells: isolation and therapeutics[J]. Stem Cells and Development, 2004, 13: 436-448.

[5] Alhadlaq A, Tang M, Mao JJ. Engineered adipose tissue from human mesenchymal stem cells maintains predefined shape and dimension: implications in soft tissue augmentation and reconstruction[J]. Tissue Engineering, 2005, 11: 556-566.

[6] Athanasiou KA, Niederauer GG, Agrawal CM. Sterilization, toxicity, biocompatibility and clinical applications of polylactic acid/polyglycolic acid copolymers[J]. Biomaterials, 1996, 17: 93-102.

[7] Belema-Bedada F, Uchida S, Martire A, et al. Efficient homing of multipotent adult mesenchymal stem cells depends on FROUNT -mediated clustering of CCR2[J]. Cell Stem Cell, 2008, 2: 566-575.

[8] Bessa PC, Casal M, Reis RL. Bone morphogenetic proteins in tissue engineering: the road from laboratory to clinic, part II (BMP delivery)[J]. Journal of Tissue Engineering and Regenerative Medicine, 2008, 2: 81-96.

[9] Bhattacherjee V, Mukhopadhyay P, Singh S, et al. Neural crest and mesoderm lineage-dependent gene expression in orofacial development[J]. Differentiation, 2007, 75: 463-477.

[10] Cardaropoli D, Re S, Manuzzi W, et al. Bio-Oss collagen and orthodontic movement for the treatment of infrabony defects in the esthetic zone[J]. International journal of periodontics and restorative dentistry, 2006, 26: 553-559.

[11] Chai Y, Jiang X, Ito Y et al. Fate of the mammalian cranial neural crest during tooth and mandibular morphogenesis [J]. Development, 2000, 127: 1671-1679.

[12] Crisan M, Chen CW, Corselli M, et al. Perivascular multipotent progenitor cells in human organs[J]. Annals of the New York Academy of Sciences, 2009, 1176: 118-123.

[13] Duailibi MT, Duailibi SE, Young CS, et al. Bioengineered teeth from cultured rat tooth bud cells[J]. Journal of Dental Research, 2004, 83: 523-528.

[14] Duailibi SE, Duailibi MT, Zhang W, et al. Bioengineered dental tissues grown in the rat jaw[J]. Journal of Dental Research, 2008, 87: 745-750.

[15] Egles C, Garlick JA, Shamis Y. Three-dimensional human tissue models of wounded skin[J]. Methods in Molecular Biology, 2010, 585: 345-359.

[16] Eichhorn W, Blessmann M, Pohlenz P, et al. Primary osteoplasty using calvarian bone in patients with cleft lip, alveolus and palate[J]. Journal of Cranio-Maxillofacial Surgery, 2009, 37: 429-433.

[17] Esposito M, Grusovin MG, Papanikolaou N, et al. Enamel matrix derivative (Emdogain(R)) for periodontal tissue regeneration in intrabony defects[J]. Cochrane Database of Systematic Reviews, 2009, 4: CD003875.

[18] Fleischmannova J, Matalova E, Sharpe PT, et al. Formation of the tooth-bone interface[J]. Journal of Dental Research, 2010, 89: 108-115.

[19] Friedenstein AJ, Deriglasova UF, Kulagina NN, et al. Precursors for fibroblasts in different populations of hematopoietic cells as detected by the in vitro colony assay method[J]. Experimental Hematology, 1974, 2: 83-92.

[20] Fu YC, Nie H, Ho M, et al. Optimized bone regeneration based on sustained release from three-dimensional fibrous PLGA/HAp composite scaffolds loaded with BMP-2[J]. Biotechnology and Bioengineering, 2008, 99: 996-1006.

[21] Graham A, Smith A. Patterning the pharyngeal arches[J]. Bioessays, 2001, 23: 54-61.

[22] Gronthos S, Mankani M, Brahim J, et al. Postnatal human dental pulp stem cells (DPSCs) in vitro and in vivo[J]. Proceedings of the National Academy of Sciences of the United States of America, 2000, 97: 13625-13630.

[23] Hollinger JO, Hart CE, Hirsch SN, et al. Recombinant human platelet-derived growth factor: biology and clinical applications[J]. Journal of Bone and Joint Surgery American, 2008, 90: 48-54.

[24] Honda MJ, Shinohara Y, Hata KI, et al. Subcultured odontogenic epithelial cells in combination with dental mesenchymal cells produce enamel-dentin-like complex structures[J]. Cell Transplantation, 2007, 16: 833-847.

[25] Huang GT, Gronthos S, Shi S. Mesenchymal stem cells derived from dental tissues vs. those from other sources: their biology and role in regenerative medicine[J]. Journal of Dental Research, 2009, 88: 792-806.

[26] Ikeda E, Morita R, Nakao K, et al. Fully functional bioengineered tooth replacement as an organ replacement therapy[J]. Proceedings of the National Academy of Sciences of the United States of America, 2009, 106: 13475-1380.

[27] Itoh F, Asao H, Sugamura K, et al. Promoting bone morphogenetic protein signaling through negative regulation of inhibitory Smads[J]. EMBO Journal, 2001, 20: 4132-4142.

[28] Jiang Y, Jahagirdar BN, Reinhardt RL, et al. Pluripotency of mesenchymal stem cells derived from adult marrow [J]. Nature, 2002, 418: 41-49.

[29] Kawaguchi H, Hirachi A, Hasegawa N, et al. Enhancement of periodontal tissue regeneration by transplantation of bone marrow mesenchymal stem cells[J]. Journal of Periodontology, 2004, 75: 1281-1287.

[30] Kerkis I, Kerkis A, Dozortsev D, et al. Isolation and characterization of a population of immature dental pulp stem cells expressing OCT-4 and other embryonic stem cell markers[J]. Cells Tissues Organs, 2006, 184: 105-116.

[31] Kim JY, Xin X, Moioli EK, et al. Regeneration of dental-pulp-like tissue by chemotaxis-induced cell homing[J]. Tissue Engineering Part A, 2010, 16: 3023-3031.

[32] Kim K, Lee CH, Kim BK, et al. Anatomically shaped tooth and periodontal regeneration by cell homing[J]. Journal of Dental Research, 2010, 89: 842-847.

[33] Kitaori T, Ito H, Schwarz EM, et al. Stromal cell-derived factor 1/CXCR4 signaling is critical for the recruitment

of mesenchymal stem cells to the fracture site during skeletal repair in a mouse model[J]. Arthritis and Rheumatism, 2009, 60: 813-823.

[34] Krebsbach PH, Gu K, Franceschi RT, et al. Gene therapy-directed osteogenesis: BMP-7-transduced human fibroblasts form bone in vivo[J]. Human Gene Therapy, 2000, 11: 1201-1210.

[35] Kuo TF, Huang AT, Chang HH, et al. Regeneration of dentin-pulp complex with cementum and periodontal ligament formation using dental bud cells in gelatin-chondroitin-hyaluronan tri-copolymer scaf fold in swine[J]. Journal of Biomedical Materials Research Part A, 2008, 86: 1062-1068.

[36] Kyba M. Genesis of hematopoietic stem cells in vitro and in vivo: new insights into developmental maturation[J]. International Journal of Hematology, 2005, 81: 275-280.

[37] Langer R, Vacanti JP. Tissue engineering. Science 260: 920-926. Le Douarin NM, Calloni GW, Dupin E (2008) The stem cells of the neural crest[J]. Cell Cycle, 1993, 7: 1013-1019.

[38] Lee CH, Marion NW, Hollister S, et al. Tissue formation and vascularization of anatomically shaped human tibial condyle in vivo[J]. Tissue Engineering Part A, 2009, 15: 3923-3930.

[39] Lee CH, Cook JL, Mendelson A, et al. Regeneration of the articular surface of the rabbit synovial joint by cell homing: a proof of concept study[J]. Lancet, 2010a, 376: 440-448.

[40] Lee CH, Shah B, Moioli K, et al. CTGF directs fibroblast differentiation from human mesenchymal stem/stromal cells and defines connective tissue healing in a rodent injury model[J]. Journal of Clinical Investigation, 2010b, 120: 3340-3349.

[41] Li WJ, Tuli R, Huang X, et al. Multilineage differentiation of human mesenchymal stem cells in a three-dimensional nanofibrous scaffold[J]. Biomaterials, 2005, 26: 5158-5166.

[42] Lyngstadaas SP, Wohlfahrt JC, Brookes SJ, et al. Enamel matrix proteins; old molecules for new applications[J]. Orthodontics and Craniofacial Research, 2009, 12: 243-253.

[43] Maeda S, Ono Y, Nakamura K, et al. Molar uprighting with extrusion for implant site bone regeneration and improvement of the periodontal environment[J]. International Journal of Periodontics and Restorative Dentistry, 2008, 28: 375-381.

[44] Mantesso A, Sharpe P. Dental stem cells for tooth regeneration and repair[J]. Expert Opinion on Biological Therapy, 2009, 9: 1143-1154.

[45] Mao JJ. Stem cells and the future of dental care[J]. New York State Dental Journal, 2008, 74: 20-24.

[46] Mao JJ. Stem cells and dentistry[J]. Journal of Dental Hygiene, 2009, 83: 173-174.

[47] Mao JJ, Giannobile WV, Helms JA, et al. Craniofacial tissue engineering by stem cells[J]. Journal of Dental Research, 2006, 85: 966-979.

[48] Mao JJ, Stosich MS, Moioli EK, et al. Facial reconstruction by biosurgery: cell transplantation versus cell homing [J]. Tissue Engineering Part B: Reviews, 2010, 16: 257-262.

[49] Maria OM, Khosravi R, Mezey E, et al. Cells from bone marrow that evolve into oral tissues and their clinical applications[J]. Oral Diseases, 2007, 13: 11-16.

[50] Marion NW, Mao JJ. Mesenchymal stem cells and tissue engineering[J]. Methods in Enzymology, 2006, 420: 339-361.

[51] Mezey E, Key S, Vogelsang G, et al. Transplanted bone marrow generates new neurons in human brains[J]. Proceedings of the National Academy of Sciences of the United States of America, 2003, 100: 1364-1369.

[52] Miura M, Gronthos S, Zhao M, et al. SHED: stem cells from human exfoliated deciduous teeth[J]. Proceedings of the National Academy of Sciences of the United States of America, 2003, 100: 5807-5812.

[53] Modino SA, Sharpe PT. Tissue engineering of teeth using adult stem cells[J]. Archives of Oral Biology, 2005, 50: 255-258.

[54] Moioli EK, Clark PA, Xin X, et al. Matrices and scaffolds for drug delivery in dental, oral and craniofacial tissue engineering[J]. Advanced Drug Delivery Reviews, 2007, 59: 308-324.

[55] Moioli EK, Clark PA, Sumner DR, et al. Autologous stem cell regeneration in craniosynostosis[J]. Bone, 2008, 42: 332-340.

[56] Murakami S, Takayama S, Kitamura M, et al. Recombinant human basic fibroblast growth factor (bFGF) stimulates periodontal regeneration in class II furcation defects created in beagle dogs[J]. Journal of Periodontal Research, 2003, 38: 97-103.

[57] Nakao K, Morita R, Saji Y, et al. The development of a bioengineered organ germ method[J]. Nature Methods, 2007, 4: 227-230.

[58] Nakahara T, Nakamura T, Kobayashi E, et al. Novel approach to regeneration of periodontal tissues based on in situ tissue engineering: effects of controlled release of basic fibroblast growth factor from a sandwich membrane[J]. Tissue Engineering, 2003, 9: 153-162.

[59] Nakashima M, Reddi AH. The application of bone morphogenetic proteins to dental tissue engineering[J]. Nature Biotechnology, 2003, 21: 1025-1032.

[60] National Institutes of Health. Stem Cell Basics[J]. Available at: http://stemcells. nih. gov/info/basics/basics4 (accessed 13 July 2011), 2009.

[61] Nerem RM. Cellular engineering[J]. Annals of Biomedical Engineering, 1991, 19: 529-545.

[62] Noden DM, Trainor PA. Relations and interactions between cranial mesoderm and neural crest populations[J]. Journal of Anatomy, 2005, 207: 575-601.

[63] Ohazama A, Modino SA, Miletich I, et al. Stem-cell-based tissue engineering of murine teeth[J]. Journal of Dental Research, 2004, 83: 518-522.

[64] Olsen BR, Reginato AM, Wang W. Bone development[J]. Annual Review of Cell and Developmental Biology, 2000, 16: 191-220.

[65] Palmer RM, Cortellini P. Periodontal tissue engineering and regeneration: Consensus Report of the Sixth European Workshop on Periodontology[J]. Journal of Clinical Periodontology, 2008, 35: 83-86.

[66] Pellegrini G, Seol YJ, Gruber R, et al. Pre-clinical models for oral and periodontal reconstructive therapies[J]. Journal of Dental Research, 2009, 88: 1065-1076.

[67] Rahaman MN, Mao JJ. Stem cell-based composite tissue constructs for regenerative medicine[J]. Biotechnology and Bioengineering, 2005, 91: 261-284.

[68] Reichert C, Deschner J, Kasaj A, et al. Guided tissue regeneration and orthodontics[J]. A review of the literature. Journal of Orofacial Orthopedics, 2009, 70: 6-19.

[69] Rutherford B. BMP-7 gene transfer to inflamed feret dental pulps[J]. European Journal of Oral Sciences, 2001, 109: 422-424.

[70] Saito M, Nishida E, Sasaki T, et al. The KK-Periome database for transcripts of periodontal ligament development [J]. Journal of Experimental Zoology Part B, Molecular and Developmental Evolution, 2009, 31: 495-502.

[71] Sato Y, Kikuchi M, Ohata N, et al. Enhanced cementum formation in experimentally induced cementum defects of the root surface with the application of recombinant basic fibroblast growth factor in collagen gel in vivo[J]. Journal of Clinical Periodontology, 2004, 75: 243-248.

[72] Scheller EL, Krebsbach PH, Kohn DH. Tissue engineering: state of the art in oral rehabilitation[J]. Journal of Oral Rehabilitation, 2009, 36: 368-389.

[73] Seo BM, Miura M, Gronthos S, et al. Investigation of multipotent postnatal stem cells from human periodontal ligament[J]. Lancet, 2004, 364: 149-155.

[74] Sharma B, Elisseeff JH. Engineering structurally organized cartilage and bone tissues[J]. Annals of Biomedical

Engineering, 2004, 32: 148-159.
[75] Shin JH, Kim KH, Kim SH, et al. Ex vivo bone morphogenetic protein-2 gene delivery using gingival fibroblasts promotes bone regeneration in rats[J]. Journal of Clinical Periodontology, 2010, 37: 305-311.
[76] Sonoyama W, Coppe C, Gronthos S, et al. Skeletal stem cells in regenerative medicine[J]. Current Topics in Developmental Biology, 2005, 67: 305-323.
[77] Sonoyama W, Liu Y, Fang D, et al. Mesenchymal stem cell-mediated functional tooth regeneration in swine[J]. PLoS One, 2006, 1: e79.
[78] Sonoyama W, Liu Y, Yamaza T, et al. Characterization of the apical papilla and its residing stem cells from human immature permanent teeth: a pilot study[J]. Journal of Endodontics, 2008, 34: 166-171.
[79] Steinhardt Y, Aslan H, Regev E, et al. Maxillofacial-derived stem cells regenerate critical mandibular bone defect [J]. Tissue Engineering Part A, 2008, 14: 1763-1773.
[80] Stosich MS, Mao JJ. Adipose tissue engineering from human adult stem cells: clinical implications in plastic and reconstructive surgery[J]. Plastic and Reconstructive Surgery, 2007, 119: 71-83.
[81] Stosich MS, Moioli EK, Wu JK, et al. Bioengineering strategies to generate vascularized soft tissue grafts with sustained shape[J]. Methods, 2009, 47: 116-121.
[82] Tonetti MS, Lang NP, Cortellini P, et al. Enamel matrix proteins in the regenerative therapy of deep intrabony defects[J]. Journal of Clinical Periodontology, 2002, 29: 317-325.
[83] Tucker A, Sharpe P. The cutting-edge of mammalian development; how the embryo makes teeth[J]. Nature Reviews Genetics, 2004, 5: 499-508.
[84] Vaccaro AR, Lawrence JP, Patel T, et al. The safety and efficacy of OP-1 (rhBMP-7) as a replacement for iliac crest autograft in posterolateral lumbar arthrodesis: a long-term (> 4 years) pivotal study[J]. Spine, 2008, 33: 2850-2862.
[85] Vaglia JL, Hall BK. Regulation of neural crest cell populations: occurrence, distribution and underlying mechanisms [J]. International Journal of Developmental Biology, 1999, 43: 95-110.
[86] Verfaillie CM. Adult stem cells: assessing the case for pluripotency[J]. Trends in Cell Biology, 2002, 12: 502-508.
[87] Watt FM, Hogan BL. Out of Eden: stem cells and their niches[J]. Science, 2000, 287: 1427-1430.
[88] Xin X, Hussain M, Mao JJ. Continuing differentiation of human mesenchymal stem cells and induced chondrogenic and osteogenic lineages in electrospun PLGA nanofiber scaffold[J]. Biomaterials, 2007, 28: 316-325.
[89] Xu WP, Zhang W, Asrican R, et al. Accurately shaped tooth bud cell-derived mineralized tissue formation on silk scaffolds[J]. Tissue Engineering Part A, 2008, 14: 549-557.
[90] Yang R, Chen M, Lee CH, et al. Clones of ectopic stem cells in the regeneration of muscle defects in vivo[J]. PLoS One, 2010, 5: e13547.
[91] Yao S, Pan F, Prpic V, et al. Differentiation of stem cells in the dental follicle[J]. Journal of Dental Research, 2008, 87: 767-771.
[92] Yilmaz S, Kiliç AR, Keles A, et al. Reconstruction of an alveolar cleft for orthodontic tooth movement[J]. American Journal of Orthodontics and Dentofacial Orthopedics, 2000, 117: 156-163.
[93] Young CS, Terada S, Vacanti JP, et al. Tissue engineering of complex tooth structures on biodegradable polymer scaffolds[J]. Journal of Dental Research, 2002, 81: 695-700.
[94] Young CS, Abukawa H, Asrican R, et al. Tissue-engineered hybrid tooth and bone[J]. Tissue Engineering, 2005, 11: 1599-1610.
[95] Zhang W, Walboomers XF, van Kuppevelt TH, et al. The performance of human dental pulp stem cells on different three-dimensional scaffold materials[J]. Biomaterials, 2006, 27: 5658-5668.

第 21 章

去骨皮质术和干细胞治疗:基本原理、假设以及规程

▶ 21.1 概述

本章有关 EO Wilson 教授的知识汇集:综合了牙周和正畸的学术和临床知识。牙科与自然科学和艺术密不可分,就像建筑师与结构工程师的关系一样。牙周和正畸的交集主要在以下两方面:正畸能为牙周做什么以及牙周能为正畸做什么。本章首先回顾了牙周正畸联合治疗的焦点,并对之前文献没有涉及的部分进行更深入的探讨,从而使得正畸医师能运用牙周知识而牙周医师能够符合正畸医师的需求。本章描述了在使用非对称拔出力进行助萌或竖直磨牙时识别并避免附着丧失的安全方法,并介绍了骨改形的观念。最后,我们简明扼要地提出了量化感染、有效探诊和控制感染的方法。

为了详述这一主题,第二部分介绍了一系列牙槽骨(之前忽略的牙周组织)外科矫形方法,进一步描述干细胞治疗的理论、基本原理和治疗程序。与传统治疗方法相比,这一开拓性治疗能够更快地、无痛微创地扩大牙列、基骨弓。本章还讨论了如何降低能够替代拔牙治疗的新治疗方式的风险。

随后,本章描述了干细胞治疗的基本技术,即将活体干细胞转移至植骨材料中,随后通过传统生物力学程序将牙根移动至植骨区。该治疗程序是多项传统治疗方式的综合体,本章对其进行了简明的解释。这既需要已有的生物学知识,又需要 21 世纪的前沿进展。这一专业介绍新颖而有效,通俗易懂且极具逻辑性。这些资料将传统与新兴生物科学以及永恒艺术主题载入史册。

▶ 21.2 引言

自从 20 世纪 70 年代以来,牙周文献中大量记载着正畸牙移动对牙槽骨的影响(解剖结构层面)。近年来,学者们做了大量的临床以及基础研究。特别是较近的研究报道了牙槽骨选择性去骨皮质术(selective alveolar decortication,SAD)对加速正畸牙移动以及植骨术对增加牙槽骨量的效果。1959 年,Kole 报道了这些外科操作的临床描述,对学术界影响深远。有趣的是,在 1894 年 Cunningham 首次提出后,文献中(德国为主)多次提到这些牙周手术。

▶ 21.3 20 世纪传统观念

21.3.1 生理和病理条件下的牙槽骨与附着水平

牙周组织包括牙龈单位和牙根周围的附着组织。在探诊不出血时,牙龈单位会随着牙齿移动,正常龈沟宽度约为 1～3 mm。当龈沟在正畸力作用下翻卷脱垂,则会表现出阿瑟顿红色斑块(图 21.1)。所谓的阿瑟顿红色斑块就是翻卷脱垂的龈沟,暴露出菲薄的非角化上皮和下方的牙周韧带结缔组织,这是

一种潜在的牙周附着丧失。因为边缘龈自牙周韧带演变而来，并且会随着牙齿萌出或治疗性拔除而移动，所以，如果此处的细菌生物膜是良性的，红斑将会演变成边缘龈。牙移动时发生的牙龈退缩本质上多数是由患者的疏忽造成的(尽管被充分告知)而不是牙移动带来的必然后果。1974 年，Aleo 等研究表明：牙菌斑产生的破坏性内毒素在模拟体内环境细胞培养中能抑制纤维增生，这种正畸患者的牙龈退缩在内毒素存在时是永久性的。

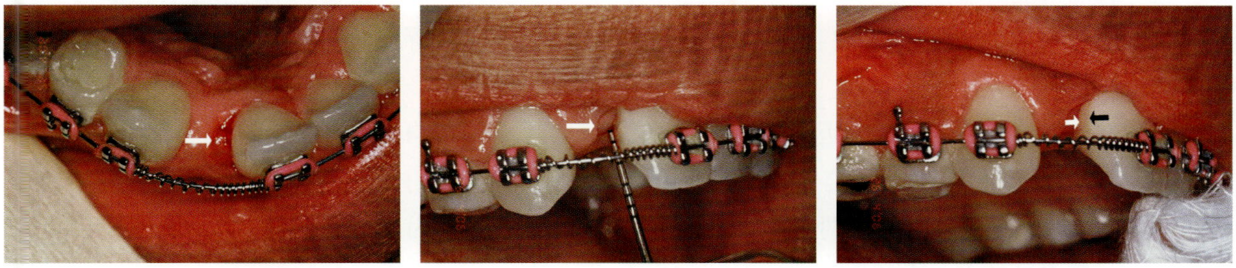

(a)　(b)　(c)

图 21.1　英国正畸医师 JD Atherton(1970)注解患者 VM. 的龈沟红斑　(a,b 白箭头所示)正畸医师或者助手经常会看到红斑。(c)近距离检视显示薄弱点或疾病关系(白色箭头与黑色箭头中间)。白色箭头标记了牙冠方的牙周附着丧失而黑色箭头标记了正常状态下的牙周附着位置(Source: www. UniversityExperts. com. Used with permission)

近中移动的侧切牙远中存在翻卷脱垂的龈沟是可复性的。但是，一个好的临床医师包括正畸医师应该能够察觉图 21. 1(c)所示的情况。前牙区的牙龈退缩通常比较明显，而后牙区的牙龈退缩不容易被发现并且会导致牙周袋感染与不可复的牙槽骨丢失。警惕的正畸医师会在快速牙移动区留意这些病损并且在薄弱位点监测所有可能的附着丧失。后牙区的红斑更为隐蔽且危害性大。

在患者二三十岁的时候，这些不明显的医源性牙周袋会变大并且发展成进行性牙周炎，因此正畸治疗后应当常规对患者进行牙周检测以及必须的牙周治疗。此外，患者应当随访 1～2 年以确保正畸治疗和牙周治疗的稳定性。正畸治疗使用重力关闭间隙或是上颌快速扩弓引起的切牙间隙时应当积极寻找这些微小而值得注意的现象。及早诊断发现能够有效阻止牙龈退缩和进展性的牙周病损。

当 40%的牙槽嵴顶脱钙时，这些附着丧失在影像上可表现为骨丢失。因感染而引起的脱钙通常会造成永久的有机质丢失。这些情况被称为骨丢失，更准确地说，是附着丧失。有时由于组织张力非常稳固，边界较长的上皮附着在骨丢失发生后依然存在，就像很紧的领口牢牢地抓住了牙根一样。

有时临床医师会单纯地认为此时已有组织再生，并且由于组织再生使牙周袋消失。然而事实上，稳固的组织张力和边界较长的上皮只是一种假象，并不是真正的组织再生。这种长边界的上皮附着是有缺陷的，因为它会在正畸固定矫正期间突然奔溃。这些现象经常使正畸医师懊恼不已，他们认为这是由于较差的支持性医护或是正畸牙移动本身引起的。

这种情况也会在龈下根面平整术后产生，显示出早先就存在的真实牙周袋情况。正畸医师不应该认为这些牙周情况是正常的，从而忽略了从专业团队(包括患者)获取交互支持治疗。牙移动确实可以加重不可控的进行性附着丧失。

治疗后较浅的龈沟会误导，因为不可能用 20～25 g 力量对牙周袋进行诊断性探诊。由于上皮与根面间为黏多糖、半桥粒的附着，一些牙周医师认为长边界的上皮附着对细菌的抵抗力较差。有些临床医师则认为这些解剖结构尽管存在缺陷，但应为了前牙美学而维持。生物学宽度是指在健康状态下，牙槽嵴顶至牙周袋底的距离应当为 1. 3～2 mm，生物学宽度是稳定不变的。如果正畸带环侵犯了生物学宽度，牙槽骨水平将会向根方下降，牙龈也会向根方退缩以维持生物学宽度，从而形成新的牙周袋。因此，正畸带环应当放置在正确的位置。在牙周健康条件下，牙槽嵴水平将随着牙和牙龈移动而发生改建。

然而，在病理条件下，牙齿移动不受牙槽骨的限制。因此，正畸治疗能在不经意间将牙齿从感染牙槽窝中拔除并且加重牙周病患牙的附着丧失。这解释了为什么在正畸治疗结束，去除牙周炎症后可以看到明显的牙龈退缩。因此,正畸治疗过程中保持牙周健康是非常重要的。治疗中软组织的水肿增生经常会掩盖附着丧失和潜在的牙龈退缩,所以正畸医师必须时刻警惕附着丧失,并需要牙周医师参与协同治疗。

21.3.2 正畸牙移动的骨改建

正畸医师常常通过固定矫正器移动牙冠达到美观效果,但使用功能矫正器重新调整牙槽骨至更符合生理形态的情况日益增多。后者被用于牙冠延长,即为修复创造条件而增加解剖牙冠或牙根的暴露。牙冠延长是一项复杂的程序,需要在牙齿拔出过程中定期切断牙龈等健康的牙周附着器官。这要求有集中的研究。

竖直近中倾斜的磨牙时会使近中牙周袋外翻,如果磨牙没有被均匀地拔出或牙冠局部阻生则会产生医源性的远中牙周袋(图 21.2)。1974 年,Ingber 首先提出"强制萌出"的概念时,人们对如何控制单侧邻面牙周袋牙齿的近远中牙槽骨水平,即如何使用正畸方法使牙齿从单侧邻面拔出同时保持对侧邻面的牙周附着水平几乎一无所知。后来,Mihram 和 Murphy 的研究(2008 年)解释了这一问题。牙槽嵴顶骨水平与牙根的关系是一种需要严格理解的的理念,只有这样,正畸医师在应对患者要求和解决生物力学问题之余仍会对患者牙周健康问题进行正确的直觉判断。

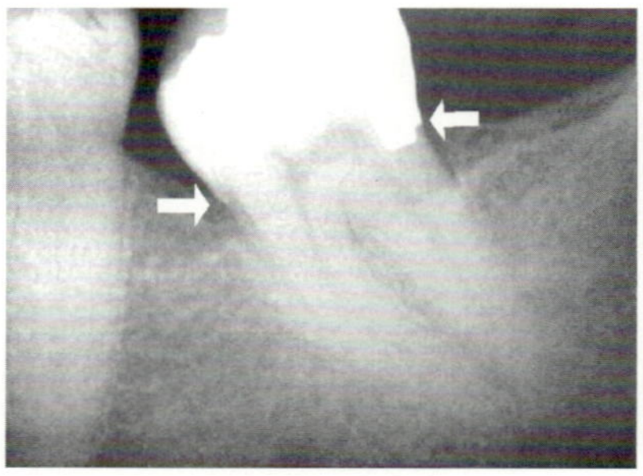
(a)

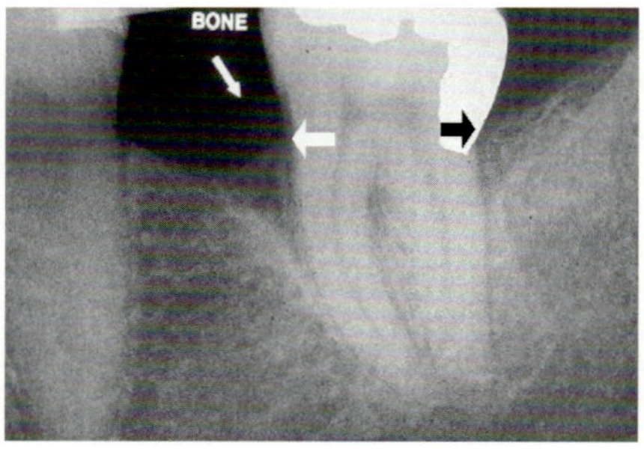

(b)

图 21.2 下颌第二磨牙的附着水平白色箭头在健康状态下是在釉牙骨质界上的,正畸竖直该磨牙后近中牙周袋(白色箭头。(a)消失(白色箭头)。(b)远中面转变成了病理性的假性牙周袋(Courtesy of Elsevier. Source: Dr William L. Mihram, Santa Ana, CA USA in *Seminars in Orthodontics*, December, 2008. Used with permission.)

依从性问题在对于正畸而言不如外科那样容易解决,对于青少年患者更是如此。在正畸临床环境下,治疗单侧骨丢失保持机敏与严谨是极为重要的。治疗单侧邻面牙周袋(对侧邻面牙周健康)时,只有使用非对称的拔出力系才能使近远中牙冠长度均衡并成功地竖直磨牙。图 21.3—图 21.5 很好地阐明了这一现象。

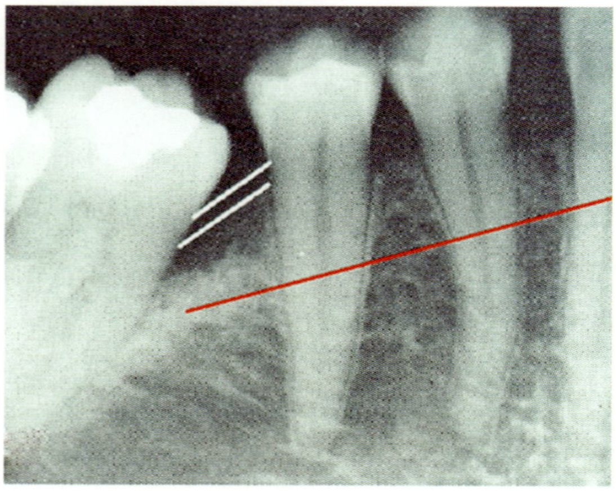
(a)

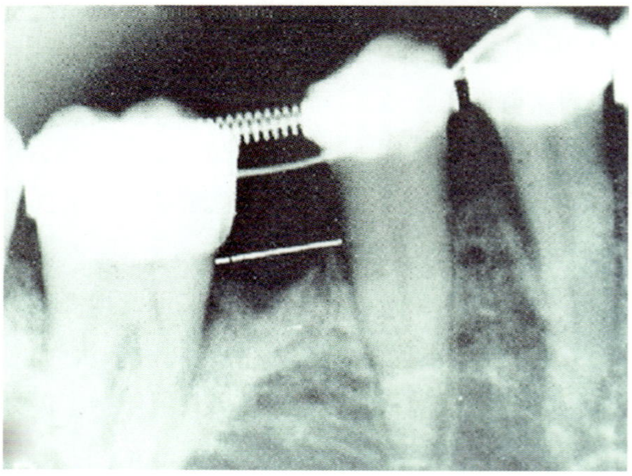
(b)

图 21.3 直立磨牙最能够体现综合性正畸治疗的必要性。如果正畸治疗未能纳入保守治疗计划中,牙周骨手术中将会有大量不必要的骨组织被去除。(a)图中红线冠方的骨即为没有正畸竖直磨牙介入时牙周标准骨切除术需要去除的骨量。(a, b)图中冠方以及根方的两条白线分别代表釉牙骨质界与牙槽嵴顶。图示牙槽骨形态的戏剧性变化显示了简单的正畸排齐整平是怎样避免牙周骨手术的。未来通过选择性牙槽骨去骨皮质术、牙周快速成骨正畸、人间充质干细胞植入以及同种异体活细胞移植等治疗对牙槽骨形态改建的理念基础在此得以形成

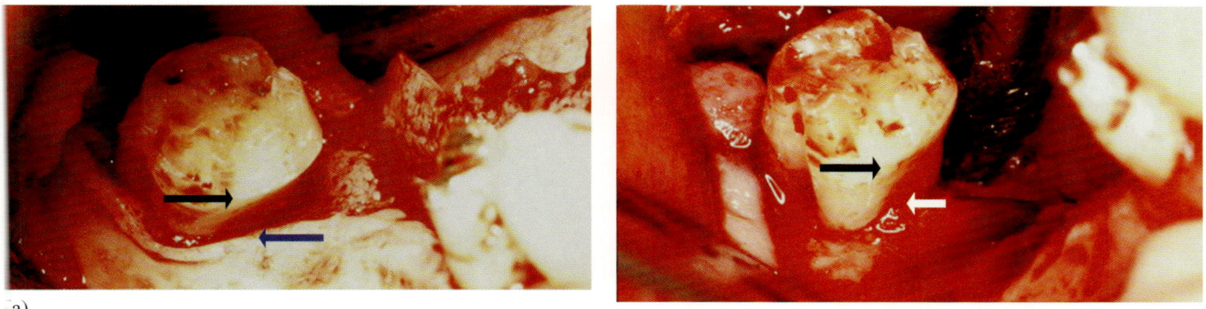

(a)　(b)

图 21.4　注意磨牙近中面近中邻面龋常在龈下，甚至是牙槽嵴顶根方(a)中蓝箭头，未经辅助性正畸治疗便不能对牙体进行修复。(b)中黑箭头已充分暴露，便于龋病治疗。(b)图中白箭头显示为皮瓣修复。(Courtesy of Elsevier. Source：Dr William L. Mihram，Santa Ana，CA USA in *Seminars in Orthodontics*，December，2008. Used with permission)

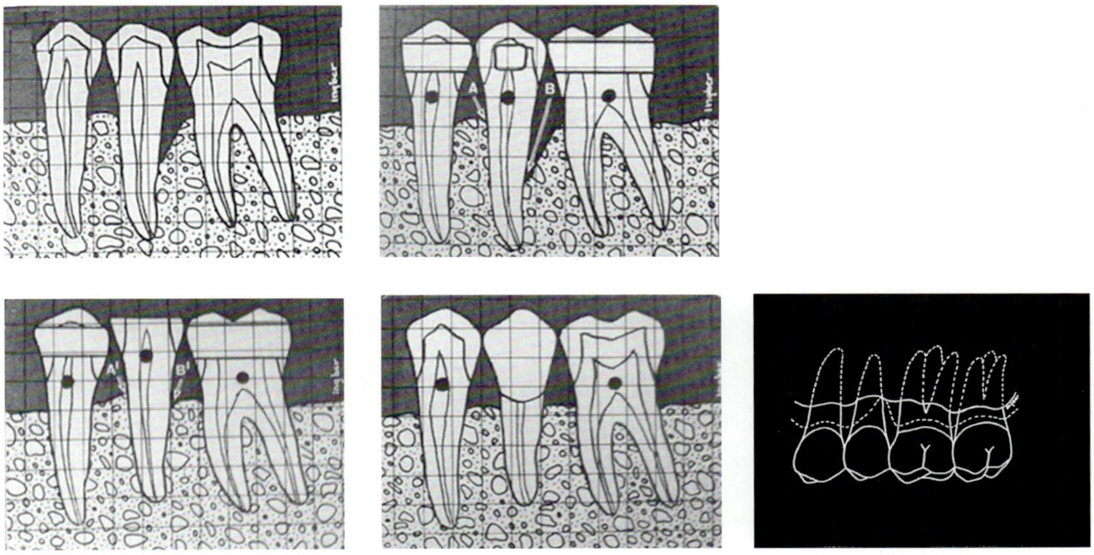

(a)　(b)

图 21.5　注意为保持合平面该牙应咬合平衡。(a) JS Ingber 1974 阐明了单壁骨下袋牙槽嵴顶附着牙根(垂直与角形吸收)与 辅助正畸拔出的关系(左上图)。右上图显示 A 为健侧邻面，B 为骨丢失侧。左下图示 A′为治疗后的健侧邻面，B′显示辅助性正畸拔出治疗联合纤维切断术(必要时，增加牙周骨手术)后原先骨丢失侧保持了与健侧一致的骨水平。右下图示为原位冠修复。牙周正畸间学科交叉合作为微创治疗创造了条件。(b) 为消除垂直向骨丢失(虚线所示)，单纯牙周骨手术必须额外纳入 4 颗邻牙来协调骨水平。(Courtesy of Elsevier. Source：Dr William L. Mihram，Santa Ana，CA USA in *Seminars in Orthodontics*，December 2008. Used with permission)

牙周正畸间的学科交叉使得微创治疗成为可能，如没有正畸拔出力系的介入，图注第二磨牙的垂直吸收(角形吸收)牙周袋必须通过手术去处部分健康骨组织恢复。如图 21.5(b)中虚线所示：为达到牙槽嵴顶协调的生理形态(实线所示)，必须额外纳入 4 颗相邻牙齿进行牙周去骨手术，因为牙槽嵴顶形态上任何突出的变化都会引起牙龈向根方退缩。而当牙槽嵴顶形态趋于平缓，牙龈保持在生理位置，牙周袋更不会重新形成。图 21.3 所示的辅助性正畸治疗的创伤将远远小于拔除第二前磨牙或者牙周去骨术。

总之，正畸使用非对称拔出力系使存在骨下袋的牙齿牙冠长度达到近远中对称，也能够视为局部的纤维切断术。局部纤维切断术使对侧骨水平与患侧保持一致。

定期切断牙根健侧邻面(远中面)的纤维附着使非对称拔出治疗得以成功，而对骨缺损侧的处理仅为根面平整(图 21.6)。非对称拔出治疗使一侧邻面牙周袋向冠方移动最终消除并防止另一侧邻面产生人为的骨下袋。

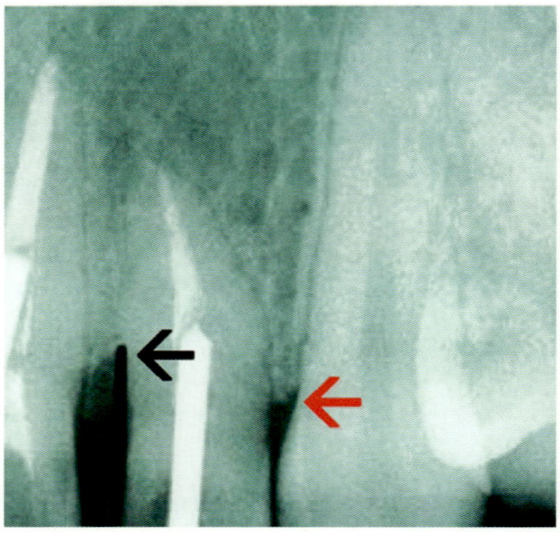
(a)

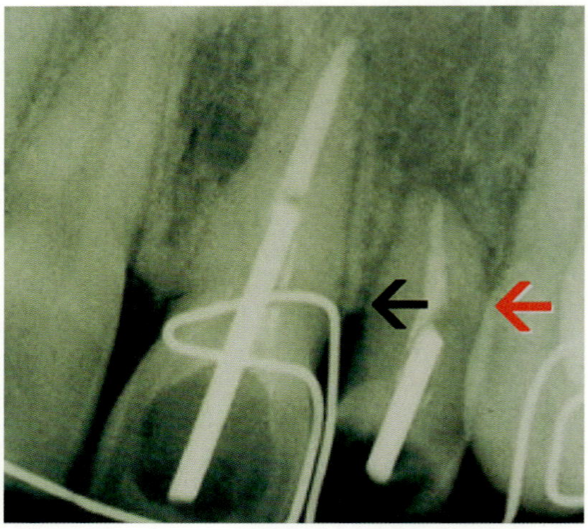
(b)

图 21.6　直立磨牙最能够体现综合性正畸治疗的必要性。如果正畸治疗未能纳入保守治疗计划中，牙周骨手术中将会有大量不必要的骨组织被去除。(a)图中红线冠方的骨即为没有正畸竖直磨牙介入时牙周标准骨切除术需要去除的骨量。(a～b)图中冠方以及根方的两条白线分别代表釉牙骨质界与牙槽嵴顶。图示牙槽骨形态的戏剧性变化显示了简单的正畸排齐整平是怎样避免牙周骨手术的。未来通过选择性牙槽骨去骨皮质术、牙周快速成骨正畸、人间充质干细胞植入以及同种异体活细胞移植等治疗对牙槽骨形态改建的理念基础在此得以形成

在使用固定矫正器使侧切牙萌出的同时，定期切断侧切牙远中牙槽嵴顶的软组织纤维，以此使侧切牙近中的牙周附着充分萌出的同时松解远中根面与牙槽骨使侧切牙近远中附着水平达到一致。这些治疗为之后良好地修复该牙提供了条件。然而，该侧切牙近中面原位的干细胞改造术即可达到附着增加至釉牙骨质界水平，从而避免上述繁复的治疗。

21.3.3　牙周感染的正畸患者

牙周正畸联合治疗的本质归结为理解牙槽生理状态以及管理牙周感染。管理牙周感染有时非常简单，例如，建议正畸患者使用牙线，但牙周正畸交叉通常较之更为复杂，而正畸医师却经常忽视了这一问题。近年来，学者们对这些突出问题做了详尽综述，Palomo(2008)等对其做了权威性的总结。指出由于人类的口腔是有菌环境，因此，所有人一定程度上都是牙周感染者。既然正畸医师的工作区域都是存在细菌感染的，那么最重要便是怎样使治疗过程中的牙周不可逆损伤最小化。所以，对牙周健康有所帮助的药物和设备被正畸医师广泛接受。

在刮治和根面平整术后配合谨慎使用牙周局部用药将具有良好短效。随着时间的推移，它们可能是一项很好的投资，因为它们能够防止或减轻潜在疾病的严重恶化。使用药理抗感染介质时，必须记住任何抗菌治疗的根本目的是制造共生有机体的群落以排挤更多有害的病菌。但长期依赖药物存在产生耐药菌株的风险，因此，牙周医师必须定期仔细地使用机械方法去除牙菌斑。

虽然口腔细菌生物膜中的良性细菌对牙龈单位的可逆损伤受限时无害，但其中还可能存在一些有害的不能被轻易区分的病原体。因此，就像在其他易感染环境中一样，应当对所有正畸患者口腔实施通用预防措施。而该措施成功的关键是保持最低探针出血。由于控制感染有赖于患者的依从性，正畸医师应当告知每一个正畸患者牙周破坏的严重后果，鼓励他们在牙周医师的帮助下控制感染。在托槽粘结以前，正畸医师应当与具有丰富经验的牙周医师进行会诊，会诊内容应包括牙周基础治疗、制定综合治疗计划、提供口腔卫生指导以及唇面涂氟应用。(请注意这里使用了“感染”一词而不是较为委婉的“一点红肿”或“轻微肿胀”)

固定矫正期间，应当根据感染程度每 3～6 个月进行氟化物治疗并且每 6 个月应当在托槽周围涂布氟涂料。如果医师经验丰富，则完全不必卸载弓丝进行上述操作。一般而言，如果只是为了口腔预防或清洁就卸载弓丝的话，对患者而言非常不便并且可能会降低其依从性。通常出血指数(触探龈沟出血位点所占比例)低于 25%可认为感染控制合格。

骨丢失(附着丧失)是牙周炎的判断标志，并且鉴于这种牙周破坏的方式、患者个体组织再生的能力、偏好以及依从性，附着丧失是不可逆的。个别患者在正畸过程中可能突发牙槽骨破坏因此应当每 6 个月对其作牙周探诊，但应避免图 21.7(a)所示的漏诊发生。

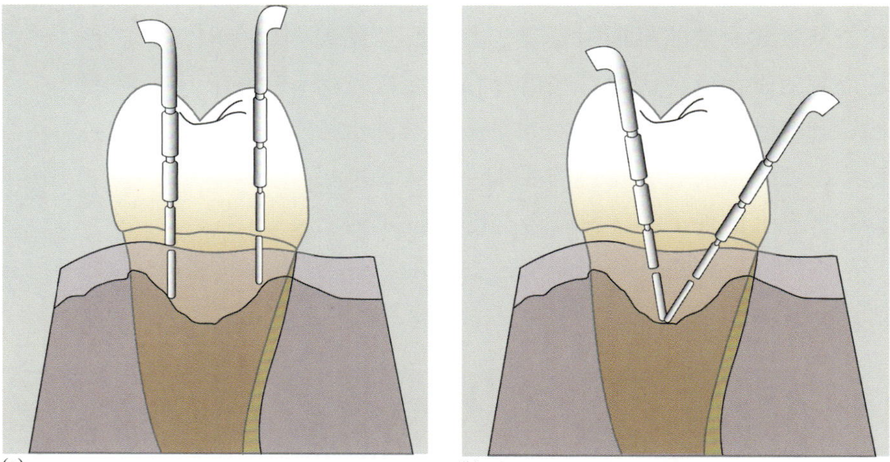

图 21.7　牙周探诊应当探查每一个部位(包括线角)。(a)图操作将漏诊二壁骨袋。(b)正确探查 (Courtesy of Elsevier. Source: Palomo L, Palomo JM, Bissada NF [2008] Salient periodontal issues for the modern biologic orthodontist. *Seminars in Orthodontics* 14: 229 - 45. Used with permission)

(a)　(b)

探诊时仅检查牙齿线角对应龈沟位置而忽略邻接面龈谷可能产生“弹坑状”骨下袋的漏诊。探诊时，牙周探针应当顺着牙周袋底逐步移动，并保持和邻面垂直径夹角为 20°～30°，如图 21.7(b)所示，这样，医师能够全面掌握该牙的牙周附着情况并发现潜在的牙周风险。探诊的误差为 1mm，因此，需要定期检查减小误差，而邻面探诊只须不到 2 min，正畸医师体验探诊技术的同时又能规避正畸治疗中牙周的风险。

21.3.4　牙龈肥大

由于牙齿被动萌出不足、牙龈肥厚增生以及附着丧失在炎症条件下会影响最终治疗结果，因此，为了达到美观并保持牙周健康，正畸医师应当与牙周医师联合制定治疗方案。即使是牙龈肥大引起的假性牙周袋其本质也是病理性的，长此以往能够导致附着丧失，因此，应请牙周医师在正畸术后进行牙周检查或在保持阶段评估牙周健康。虽然患者通常不会把青少年时期的牙周袋与二三十岁时的骨丢失联系起来，但出于职业道德与责任，正畸医师与牙周医师在正畸期间与治疗后应尽其所能维护患者的牙周健康。

虽然近年来公众意识的提高和矫正的推广降低了儿童和青少年患者的医源性风险，但正畸医师有告知患者治疗风险的道德义务与法律责任。如此一来，附着丧失主要是由于患者不遵守医嘱造成的。因此，在 Grubb(2008)的倡导下，美国正畸协会(American Board of Orthodontics，ABO)为成年患者推出了一系列牙周检查表以及影像学诊断评估记录。在美国有些地区医疗保健公司也要求正畸医师记录儿童、青少年以及成人正畸前后牙周袋探诊深度。这样前瞻性的政策应当由正畸医师倡导而不是保险公司，但我们并不能指责保险公司此举侵犯了正畸医师的诊断和治疗特权。

2008 年，Waldrop 对牙龈肥大的发生率进行了统计，包括动萌出不足与牙龈增生，这些是正畸患者牙周袋形成的先兆 Waldrop 在 5 年后再次评价这些患者的牙周并记录需要哪些牙周手术与牙冠延长术，他发现超过 60％的患者由于牙龈肥大导致笑容欠佳。

如龈缘不能覆盖至釉牙骨质界，则应进行翻瓣手术进行纠正。基于 21 世纪的牙周和正畸标准如图 21.8 所示治疗不能就此终止，因为牙龈问题影响了健康与美观。我们不能区分此时的牙龈肥大是由牙龈增生还是牙齿被动萌出不足造成的。此外，我们也辨别这种牙龈肥大造成的龈袋与紧随而来的早期附着丧失。即使是仅关心外貌的患者也会认为有些情况存在问题且抱怨，因此现代正畸医师必须寻求牙周医师的支持治疗以迎合当前患者苛刻的要求。这从管理层面和理念上体现了多学科联合与综合性正畸治疗的本质。该病例直到当龈缘改善至釉牙骨质界（图 21.9）时才算完成。

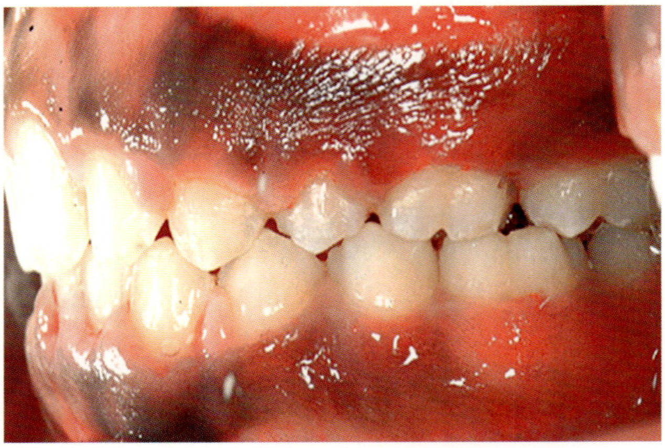

图 21.8　1 例未完成的正畸-牙周病例，请注意其咬合关系欠佳且牙龈肥大区龈缘边界不齐（Courtesy of Elsevier. Source：Waldrop TC（2008）Gummy smiles：The challenge of gingival excess，prevalence and guidelines for clinical management. *Seminars in Orthodontics* 14：260–271. Used with permission）

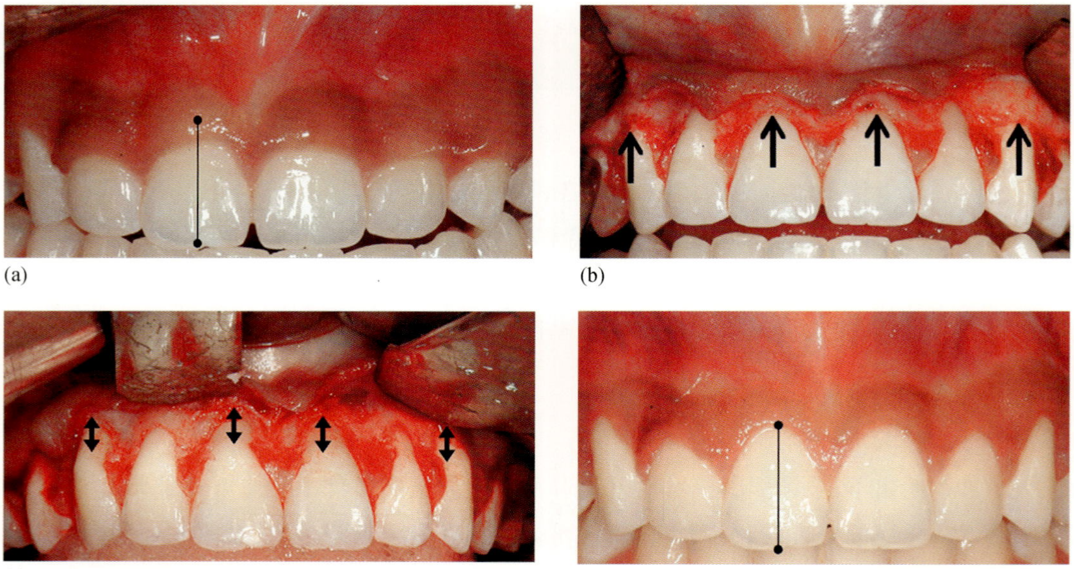

(a)　(b)　(c)　(d)

图 21.9　（a～d）解决牙龈肥大的正确方法是通过固定矫正治疗重建生物学宽度并精确地去除多余的牙龈，而不是仅仅随意地使用激光龈切术。（Courtesy of Elsevier. Source：Waldrop TC（2008）Gummy smiles：The challenge of gingival excess，prevalence and guidelines for clinical management. *Seminars in Orthodontics* 14：260–71. Used with permission）

经验不足的医师可能会通过牙龈切除术来解决上述问题。但即使用激光切除也是不明智的，因为龈切术本身就存在问题。只有当软组织多余或错位时我们才进行激光手术，然而，在上述情况中，我们不能确定牙龈肥大是单纯的增生现象还是合并了牙齿被动萌出不足。在之后的病例会介绍到激光治疗会破坏生物学宽度乃至牙槽嵴顶骨组织导致数年后牙周袋和牙龈退缩。

事实上，在现代牙周病学中，特别是对骨下袋，牙龈切除术的作用很小。牙周领域已有 50 余年没有常规应用龈切术了，这是由于龈切术本质上与牙周组织重建相悖。正畸医师在未咨询牙周专科医师、没有充分告知患者就使用龈切术去除多余组织或者瘢痕组织是十分不明智的。21 世纪的正畸医师只有在理解并处理好这些突出的牙周-正畸问题后，才能迈向牙槽组织工程的新时代，走进蓬勃发展的干细胞基因治疗领域。

21.4　正畸新概念：干细胞治疗

几十年来，科学界见证了基因学与细胞生物学的飞速发展，生物学家和临床医师有目共睹。现在，生物医学领域进行一场创造历史、实现梦想的伟大变革。学术先驱和赞助商带来的知识和经济财富使新一代的正畸医师得以成为面部组织工程专家。正是在这样的时代机遇下，我们拉开了干细胞治疗的帷幕。

21.4.1　干细胞治疗的定义

干细胞(Stem Cell)是一种未完全分化、尚不成熟的细胞。对本章而言，干细胞是同种异体骨基质的细胞组成之一。骨基质中的这些前体细胞具有多项分化潜能，即在一定条件下能够分化成多种特定功能细胞。优秀的临床医师应当意识到：干细胞治疗(stem cell therapy，SCT)是一项新技术，其含义及作用可能随着发展而更新拓展。

然而，由于"干细胞"这一概念被人们过度使用，以至它失去了精确的概念。严格来讲，真正意义上的干细胞是指受精卵或单雌生殖生物的卵细胞，但由于前成骨细胞能够不可逆地分化成成熟的成骨细胞，广义上来讲，也可称之为干细胞。因此，我们首先必须正确区分成熟细胞及其前体细胞。鉴于上述概念问题，为了方便阅读，我们对干细胞治疗的定义如下：

① 全能是指分化成所有组织和器官包括胚外组织(如胎盘)的能力。

② 潜能是指分化成所有组织和器官但不包括胚外组织(如胎盘)的能力。

③ 多能是指分化出人体多种细胞组织的能力。

④ 干细胞具有分裂成人体组织中具有各种特定功能的成熟细胞的能力。通常干细胞能够分裂成子细胞或分化成特定的成熟功能细胞。相比之下，骨细胞或成纤维细胞等终末分化细胞自然条件下不会转变成别的功能细胞。干细胞治疗可以局部应用也可全身应用。

⑤ 间充质干细胞(Mesenchymal stem cells，MSCs)是来自身体各组织的非血源性成体干细胞。虽然仍然不明确不同组织来源的间充质干细胞是否相同，但它们都来自中胚层并能分化成多种间充质组织细胞。hMSC 是指人类间充质干细胞。

⑥ 骨祖细胞(Osteoprogenitor cells，OPCs)专门分化为成骨细胞，其表面标志物多余间充质干细胞。

21.4.2　背景及基本原理

干细胞治疗依赖于牙槽骨手术预备出暂时可逆的非病理形态。牙槽骨预备手术特指促进正畸治疗的选择性去骨皮质术或植骨术，而这些治疗被统称为手术辅助正畸治疗(surgically-facilitated orthodontic therapy，SFOT)。

暂时性的去除正畸牙根周围部分骨组织后，牙移动能够加快至单纯正畸的 2～4 倍，并且更加安全稳定。学术界对手术辅助正畸治疗后牙槽骨的组织学、细胞学以及骨代谢变化知之甚少，直到 20 世纪 80 年代，学者们逐渐对其进行研究。21 世纪初，有关报道在学术界不断涌现，手术辅助正畸的疗效进一步得到了验证。

21 世纪初，凯斯西储大学(Case Western Reserve University)、圣路易斯大学(St Louis University)和波士顿大学(Boston University)的 Wilcko 和 Ferguson 教授对选择性牙槽骨去骨皮质术(selective

alveolar decortication，SAD)进行了开创性研究。他们通过选择性骨皮质切开术配合植骨辅助正畸治疗，即牙周加速成骨正畸(periodontally accelerated osteogenic orthodontics，PAOO)，把正畸引入了临床组织工程领域(注意：AOO与PAOO含义相同，二者都是美国宾夕法尼亚州伊利市Wilcko正畸公司的商标)。PAOO主张重建牙槽骨形态来避免扩弓引起的风险，我们理解它为融合了临床生物力学和机械生物制品的人类间充质干细胞治疗。

图21.10显示了面部组织工程(单纯牙周手术)给拒绝正颌手术的下颌后缩病例带来了面型的显著改善。组织工程治疗后，虽然下颌骨体是否变化不得而知，至少牙槽骨形态得到了改善。该患者的PAOO治疗进行了总共18个月，不仅牙齿排列更加稳定，面型也得到了满意的改观。手术程序避免了正颌手术、住院治疗和全身麻醉，取而代之仅仅是静脉注射镇静剂辅助的牙周门诊小手术。

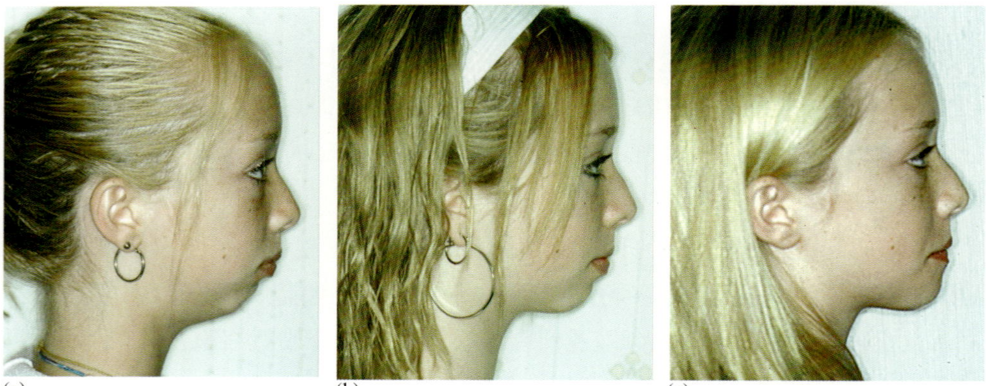
(a) (b) (c)

图21.10 (a～c)显示了患者MK面部发育工程带来的面型改善。该病例拒绝正颌手术改善下颌后缩(Source：Images courtesy of the surgeon，Professor M Thomas Wilcko，Case Western Reserve University，School of Dental Medicine，Cleveland，Ohio，USA. Used with permission)

PAOO治疗程序通过改变牙槽骨形态避免了牙列拥挤病例的前磨牙拔除，也能通过改变面型避免正颌手术。因为我们的做法符合Moss(1997a-d)的功能基质假说(functional matrix hypothesis，FMH)：颅面的生长是功能需要的反应，局部的、区域性的因素在颅面生长发育过程中起主要作用)，牙根即是这种重要的因素之一。

21世纪初，洛玛连达大学(loma linda University)的开创性研究发表后，Wilcko-Ferguson-Moss理论风靡全球，很快就有很多美国大学牙周部门(如美国凯斯西储大学、美国南加州大学等)将PAOO纳入到标准博士后课程中，这些举动更好的推广了PAOO这一门诊科学，等待我们的不仅是更快、更好、更安全的微笑设计，更是口内无瘢痕的面部工程设计。

21.4.3 认知问题：选择和临床风格

随着牙槽骨永恒不变这一教条逐渐被现代牙槽骨外形重建观念打破，人们逐渐接受了全新的形态学和机械传导理论指导下牙槽骨的可塑性。Murphy(2006)指出可以从牙槽骨修复动力学和基因表达预选形式的角度解释这一现象。这种对正畸的新理解引来了那些绝对坚持拔牙治疗理论的正畸医师的反对，而另一方面，另外一些正畸医师对支持前磨牙拔除的理论根据产生了质疑。经统计，美国北部大部分正畸病例中拔牙病例的比例降低至不到10%。除了在一定程度上能够避免拔牙，PAOO和SCT治疗还存在通过缩短疗程降低细菌对牙周的危害，使正畸治疗结果更加稳定等优势。

PAOO能够改变牙槽骨形态，而传统生物力学并不能，因此，正畸医师们开始重新认识传统正畸理论。虽然传统正畸技术的地位无可取代，但其存在一定的局限性。SCT能够预防或减轻正畸治疗的一些不良反应，这些作用是现代牙周组织再生术也难以达到的。牙周植骨仅能通过增加骨量被动的改变牙槽骨形态，然而正畸组织工程和 SCT 能通过激活细胞代谢和局部免疫抑制获得牙槽骨永久的改形。因此，我们面临着一项艰巨而极具意义的挑战：研究正畸牙移动的分子生物学。除却这些困难，SCT 至少解决了牙弓狭窄这一令人困扰的问题。

本章的观点是目前研究成果的扩充以及人类间充质干细胞治疗的临床应用。具有讽刺意味的是，抛开这些复杂的原理机制，实际上仅由博士后进行简单的牙周手术便能达到理想的治疗目标。

治疗成功的关键不在于材料或外科操作，而在于正畸的程序和时机，即简单的移动术区的牙根即可。正畸医师常常发现，创伤后牙槽骨与正常状态下的牙槽骨反应不同。手术创伤改变了牙槽骨局部组织微环境，从而在最佳正畸力作用下通过干细胞分化得以改变牙槽骨形态。有些认为 SCT 是不必要并且病态的治疗，然而 SCT（黏膜下 1～2 mm 的牙周手术）无论从创伤或是对口颌系统的损失都要优于拔牙正畸治疗，并能带来面型的美观。

有趣的是，正畸组织工程的思想变革不受专业权威教条主义的影响，而对患者偏好、现代牙科规范以及当代国际审美观更为敏感。活体干细胞修复感染损伤的牙槽骨或牙槽骨改型为那些谨慎的临床医师进行扩弓提供了积极循证的新选择，因此，推广教学势在必行。

21.4.4 病例研究分析带来的进展

通过对病例的研究，我们着重关注了牙槽骨组织工程（通过皮质骨切开以及骨增量手术辅助牙根移动至带有人类间充质干细胞的同种异体植骨区从而重建牙槽骨）。干细胞基质通常被成功应用于脊髓融合术和整形外科手术（Brosky et al，2009），在此我们将之应用于口内。干细胞的组织命运依赖于受区环境因素的交互作用（如机械力刺激下的生长因子的交互作用），然而，对此目前并没有明确的生物化学机制和转录因子通路。而患者与赞助商对 SCT 治疗的安全与疗效问题的关注促成这些正畸临床学术成果的原因。

然而，在大样本量的纵向研究得出结论以前，出于严谨慎重，我们必须对所有正畸创新举措的评价持保留意见。我们应当应用多种分析技术（包括必要的 CT）全方面评价植骨区。考虑到这一点，由于牙槽骨在治疗后 3～4 年方才稳定，对治疗效果的评价必须延长至治疗后 3～4 年。

草率地评价正畸牙移动对牙槽骨的影响是非常愚蠢的（图 21.11），牙槽骨在治疗后 3 年才恢复稳定。图 21.11(b) 显示由于区域性的加速现象（regional acceleratory phenomenon，RAP），牙槽骨矿化度较低。图 21.11(c) 显示为正畸结束保持后 3 年的牙槽骨情况，该患者左下尖牙唇侧牙槽骨水平已恢复至釉牙骨质界，侧切牙处牙槽骨也向冠方矿化，仅有下中切牙显示存在牙槽骨开裂，这是由于该处牙槽骨可塑性较差。由此看出，正确评价正畸后牙槽嵴顶的最终位置应在正畸治疗结束 3 年以上牙槽骨稳定以后。

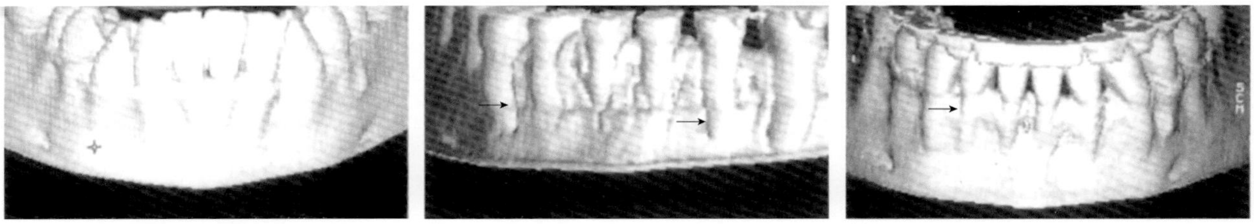

(a) (b) (c)

图 21.11 正畸移动照片。(a) 箭头所示牙槽嵴顶在釉牙骨质界水平。(b) 箭头所示正畸治疗后，牙槽骨唇侧存在牙槽骨开裂（牙槽嵴顶退缩至下前牙根方，下前牙暴露在牙槽骨之外）。注意：这是由牙根唇侧牙槽骨尚未完全矿化引起的假象，其实牙根表面牙槽骨依然存在。(c) 箭头所示由于再矿化牙槽骨冠方显示明显的骨再生（Courtesy of Elsevier. Source: Fuhrmann RAW (2002) *Seminars in Orthodontics*. Elsevier. Used with permission）

虽然如此，我们还是应当通过治疗程序规范化使那些偏爱传统牙槽骨组织工程技术（使用去矿化骨基质作为植骨材料）的临床医师明白使用活干细胞的重要性。其中我们的假设依据是：在全骨模型中，人类间充质干细胞对骨细胞合胞体介导的应变梯度会做出更有效的反应。

21.4.5 学术观点的融通

内在张力假说和全骨模型提出了重要的生物力学概念，牙槽骨小管合胞体（产生流动电位期间）和细胞骨架变形（牙槽骨弯曲期间）在全骨中是细胞水平重要的进程（类似 Damon 原理），二者都作为重要的转导机制出现（Ingber，1998）。由于特异性力传导能应用于牵引成骨（或其余组织）时的细胞骨架行为，这种对机械力的反应可能是普遍现象（Ingber，2006）。本章中会提出一些科学设想以及一项临床新规程。

从全身骨骼学和牵引成骨原理可以推断，当牙移动经过干细胞植骨区时，由此产生的压力梯度刺激干细胞分化并改变了基因表达。对比之下，缺少活干细胞的牙周植骨治疗（即便加入了 BMP-2 等成骨诱导因子）必须依赖于相对缺乏活力的患者自身间充质干细胞。由于活细胞植骨材料捐赠者多在 30 岁以下，他们的干细胞较受者自身干细胞具有更大的治疗潜能，Zaky 和 Cancedda（2009）以此作为局部骨增量治疗的金标准。

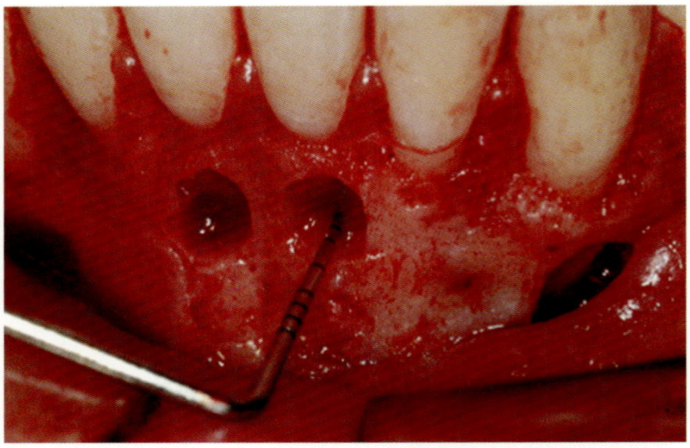

图 21.12 将牙根移动植入同种异体去矿化冻干骨粉（demineralized freeze-dried bone allograft，DFDBA）后，牙根唇侧产生了一层有别于患者固有牙槽骨的新骨（由病理学家通过盲法评估）（Source：Professor M. Thomas Wilcko, Case Western Reserve University School of Dental Medicine, Cleveland, Ohio USA 44106. Used with permission）

此外，干细胞治疗提高了正畸治疗的稳定性，这是单纯正畸所达不到的（即便是拔牙或纤维环切术的病例）。然而，正如图 21.12 所示，PAOO 在保证相同治疗结果的同时展现出更好的稳定性。研究表明使用带活体干细胞的同种异体骨替代上述冻干骨粉而其余治疗程序不变的情况下，将得到相同的结果，但相对更快，手术并发症、不良反应、后遗症（例如，阿瑟顿红斑、炎症和水肿等）更少。该图说明通过改变基因表达改善牙槽骨形态能获得更多的牙周骨支持（唇侧骨质），从而得以更快、更安全、更稳定地达到正畸目标。中立派专家认为较厚的牙根唇侧骨质使正畸结果更稳定（Roth et al，2006）。Dosanjh 等（2006）和 Oliveira 等（2006）的术后正畸分析表明，无痛、可控的组织工程治疗后，较厚的骨质确实能使治疗结果更为稳定。综上所述，迄今为止，同种异体的干细胞治疗能够加快正畸并取得更好的结果。

有趣的是，活体干细胞治疗较脱钙骨干燥异体骨移植术（demineralized freeze-dried bone allograft，DFDBA）治疗或单纯去骨皮质术而言，其治疗后红斑和局部炎症发生率更小。图 21.13 指出对于切牙拥挤病例其骨量小于牙量牙槽骨是不能改变的。在此我们指出上述观点是不正确的，可用牙弓长度不应由拥挤的牙弓位置决定，而应由牙齿可移动到的最唇向位置决定，该位置可以是现有牙槽骨最唇向位置，或者是通过骨增量手术可达到的位置，如图 21.13(a)所示。

如图 21.13(b)，(c)所示，接受 SAD 治疗的患者预约了术后 10 d 进行复查。复查时，患者表示他的牙齿在术后第四天就已排齐。人类间充质干细胞治疗可能是通过减少术后龈缘炎症从而达到如此疗效。从另一患者术前牙龈红肿到术后龈缘炎症消失可以看出，干细胞治疗具有的加速组织恢复再生的特点。这可能是由于分泌细胞因子降低了局部免疫反应、排斥反应和移植物抗宿主病，干细胞治疗具有加快组织修复和减轻炎症的特点。

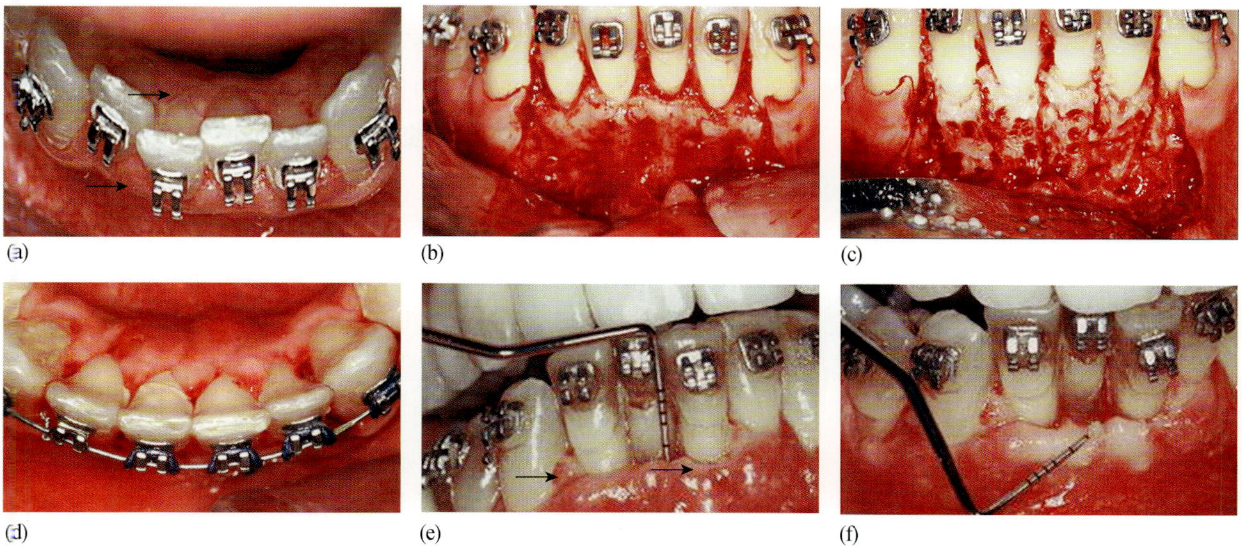

图 21.13　22 岁男性患者，下切牙拥挤　(a～d)按照传统正畸理念应当对该"牙弓长度不足"进行减数正畸治疗(拔除前磨牙)，而新的正畸理念将牙齿移动至牙槽骨最唇向的可用空间(a)图黑箭头所示。(e)箭头所示可见治疗后切牙有了新的牙周附着。(f)右下中切牙唇侧的黑色部分为牙周手术敷料(Source: Neal C Murphy, Departments of Orthodontics and Periodontics, Case Western Reserve University School of Dental Medicine, Cleveland, Ohio USA. Used with permission)

我们将这些特点的原因归结为干细胞的积极活性和归巢机制。干细胞组织工程即使在全身应用，其归巢行为也非常明显，然而其中的机制尚不明确。

21.4.6　表述的融通

由于干细胞治疗中活体 hMSCs、OPCs、成骨细胞和同种异体骨是以整体组合形式给患者带来了良好且稳定的治疗结果，因此很难区别到底是其中哪一项起到重要作用。一项政府监管机构调查显示牙槽骨干细胞治疗的安全度极高，众多的临床应用并未发现不良反应、免疫排斥和移植物抗宿主病的迹象。

本章所指的植骨材料中 hMSC 含量并非 100%，因此，很多纯化论者感到称之为干细胞同种异体是一种误导。由于植骨材料中细胞为活细胞，他们更偏向于称之为活细胞同种异体骨。有趣的是，那些将传统 DFDBA 贬低为"尸体骨"的牙周医师和患者实际上是偏爱活细胞植骨材料。因此，正畸医师应当在患者知情同意后尊重患者的选择。每毫升活细胞含量达到 50 000～250 000 的骨材料即可支持牙槽骨修复。当然，由于骨修复的效率与活细胞数量呈正相关，细胞含量越多，修复越快，效果就越好。此外，我们对市场上所有干细胞植骨材料种类进行细胞计数和成骨能力与成活能力的检测。然而技术上而言，我们最能对每批骨材料进行成骨能力、骨诱导能力和骨引导能力的随机检测，而不能检测单位体积骨材料的骨诱导能力的大小。

数十年前，DFDBA 的时代，多数骨材料骨诱导潜力即被认可。另外，SCT 的成功有赖于良好的医疗方式与学术理论支持。事实上，手术中的任一环节都能对骨生长起作用，应当严格评估每一因素对治疗的影响(Moss，2004)。以骨形态工程的观点看来，治疗成功的的最关键因素是干细胞而其余部分也是必不可少的条件。

要知道，SCT 不仅仅是加入了新的植骨材料，配体或催化剂，不是反复进行添加各种成分以模拟骨修复的实验，而是重现了自然状态下骨修复现象。SCT 通过分化出子细胞在创伤区制造无数的"成骨机器"，而非仅制造出一些成骨必须成分，就像是在厨房中新增了更多的厨师而不是仅加入一些食材。

也许对于每个病例而言，成功的关键是个性化的治疗条件因素组合。干细胞拥有其他植骨材料所没有的功能，即每一个干细胞能够根据局部环境的需要分化成不同的细胞类型，这便是干细胞活性的本质。SCT 并不加入新的成分，而是产生了新的生理性修复机制。

为修复感染引起的骨缺损或增进牙槽骨发育，从患者自身取得的骨材料被称为自体骨，而从他人身上获取的骨材料为同种异体骨。后者会引起免疫排斥。由于 hMSC 细胞分化程度低，在成千上万例同种异体 hMSC 治疗中尚未发现移植免疫排斥反应和移植物抗宿主病。事实上，甚至有证据显示异体来源的 hMSC 能够帮助调节受者 T 细胞亚型的活性、B 细胞抗体的制造以及异体移植的免疫耐受。专家们通常称道 hMSCs 的重要标志是它们既不表达Ⅱ型人类白细胞抗(human leukocyte antigen, HLA)，也不表达激活细胞免疫应答所必需的 CD40、CD80 和 CD86 分子。出于上述原因，移植物抗宿主病不可能发生，也没有必要做供受者匹配，因此异体 hMSC 和活细胞移植安全而有效。我们选取 hMSCs 作为 PAOO 的理想材料的理由是 18 岁左右患者体内尚存相对较多的干细胞。

创伤区的干细胞数量与修复潜能成正比，并能与其余植骨材料(如自体骨、骨传导材料、DFDBA 和 BMP-2 等)完全相容。然而，并无强烈证据显示那些“骨增量剂”或“成骨增强剂”是骨修复所不可缺少的，相反的，hMSC 移植则被认为是一种有效的单一疗法。

21.4.7 认知上的融通

众所周知，Sandstedt 和 Oppenheim 的压力张力模型简洁易懂，能够很好地满足患者的好奇心。但是牙周韧带和松质骨在压力作用下具有弹性，在任何闭式液压系统中，不同方向不同大小的力量会被被均匀的分布到各处。此外，传统的压力张力模型学说没有包括流动电位和牙槽骨的弯曲现象，在此，剪切力能够较玻璃样变和血管梗塞更好地解释转换元件。因此，我们倡导以多向应力梯度学说的观点解释正畸理论而不是压力张力模型学说。Baumrind 指出压力张力说忽视了牙周韧带和松质骨等各向异性的复合环境。在这样的生理系统中，骨小梁的存在使得应力向量动力流动更为复杂。

21.4.8 管理规范

hMSCs 骨基质必须符合 FDA(United States Food and Drug Administration)的严格标准并且在使用时必须严格进行无菌操作。除却商业来源，冰冻网状碎片、活网状骨质基质和骨粉是移植干细胞至受区的最佳形。检验干细胞移植物的标准是其分化能力，即治疗后移植区再生骨组织与患者固有骨组织无差别。

21.4.8.1 hMSC 植体捐献标准

hMSC 捐赠者必须排除任何可能的传染性疾病，例如，接受过异种移植或与异种移植受者同居的捐赠者将被排除。此外，以下项目的测试结果必须为阴性：艾滋病(human immunodeficiency virus, HIV) 1 类和 2 类抗体检测；丙型肝炎(HCV)抗原和乙肝(HBV)表面抗原和核心抗原检测；梅毒快速血浆反应或梅毒螺旋体特异分析；人类 T 细胞淋巴病毒Ⅰ型、Ⅱ型抗体检测以及 HIV/HCV 核酸检测。以上检测试剂盒也必须通过 FDA 认证。

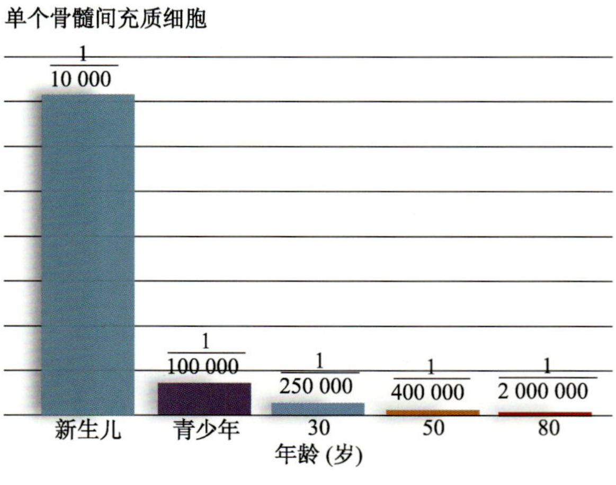

图 21.14 干细胞浓度随年龄增长迅速下降

21.4.8.2 组织恢复技术

骨组织是由有取材执照的组织库员工用无菌技术获取的。相关医疗公司会在获取供体骨时进行监测并记录，同时在取材完毕后再次检查记录以确保

hMSC 产品合格。如图 21.15～图 21.19 所示，植骨程序是有严格标准的。从符合条件的供者身上获得的骨材料将经过消毒、冰冻和抗生素处理。为了安全起见，MSC 植骨材料制造商(NuVasive，Inc，San Diego，California，USA)对每批产品进行随机抽查，确保没有破坏性微生物有机体并确保在 14 d 的潜伏期后依然如此。每批样品都在体外进行成骨细胞与骨诱导潜能的检测。

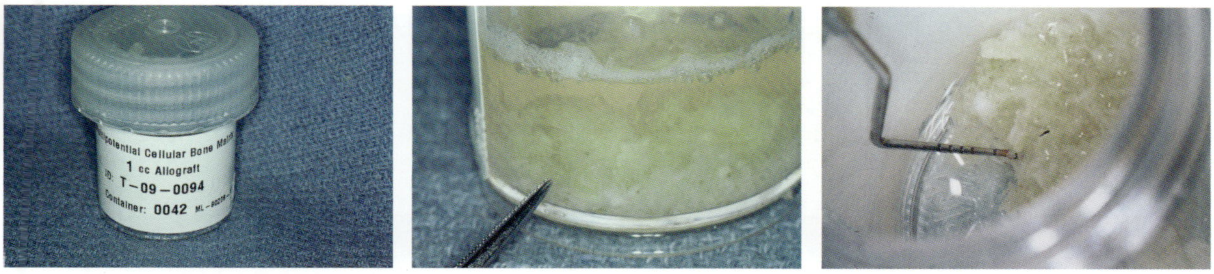

(a) (b) (c)

图 21.15 (a)同种异体 hMSC 移植物冰冻存放于容器中。(b)冰冻的上清液是保证椅旁融化后细胞活性的最低必须培养基(minimal essential medium，MEM)。移植物(图中器具所指)沉在容器的底层。(c)在倒出上清液后，hMSC 同种异体骨用 150mg/mL 的克林霉素浸泡

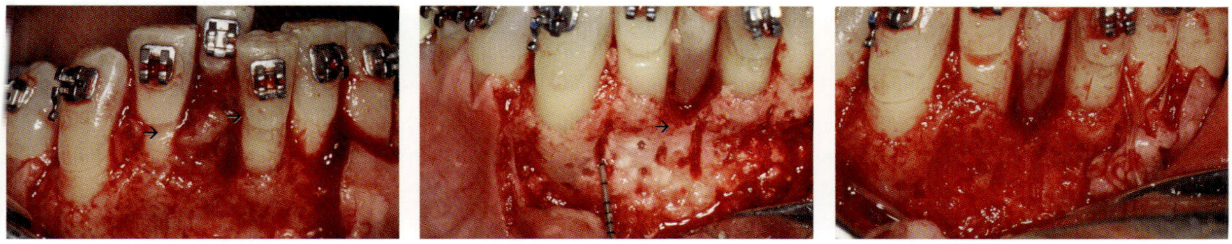

(a) (b) (c)

图 21.16 图示病例显示当根面感染去除后，所谓情况较差的牙周组织对牙移动、选择性皮质骨切开、牙周快速成骨正畸或 hMSC 植骨的顺应性并不比健康的牙周组织差 (a)去骨皮质与消除感染前的情况，(b)请注意点状和线形去骨皮质是如何通过穿透包括牙周骨下袋缺损(箭头所示)在内的松质骨 2～3 mm 从而释放内源性的间充质细胞的。(c)在 hMSC 骨材料植入在牙槽骨唇侧去骨皮质区之前必须保证活动性出血

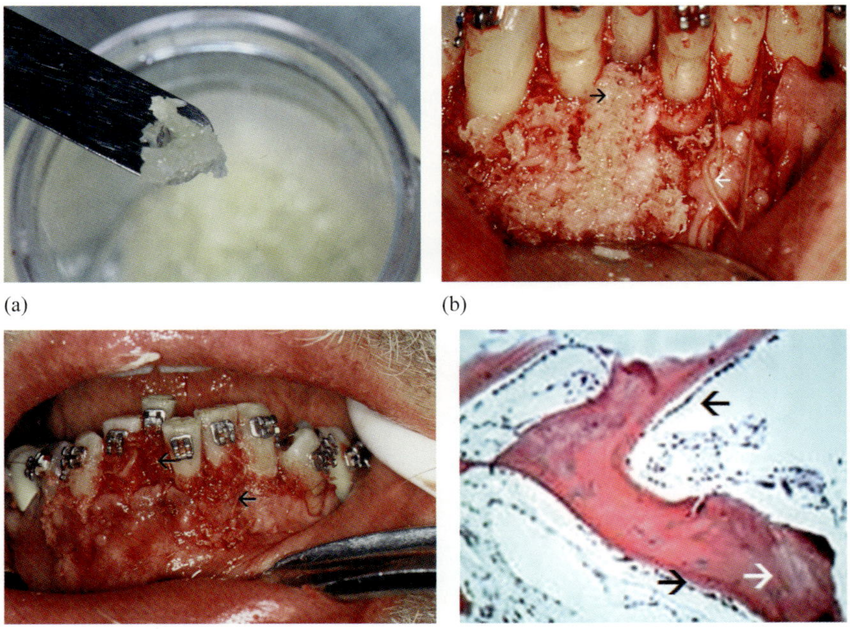

(a) (b) (c) (d)

图 21.17 (a)使用无菌压舌板转移 hMSC 植骨材料。(b)使受区植骨材料的预备成型(黑箭头所示)并填进松弛缝合的黏膜瓣，随后使用连续缝合(白箭头所示就如荷包口缝合)。(c)缝合至合方龈瓣盖住植骨材料后，覆盖一层氰基丙烯酸酯(黑箭头所示)以确保龈瓣和缝合稳固。(d)组织学分析证实由衬里细胞(黑箭头所示)和剩余干细胞基质(白箭头所示)构成的牙槽骨再修复

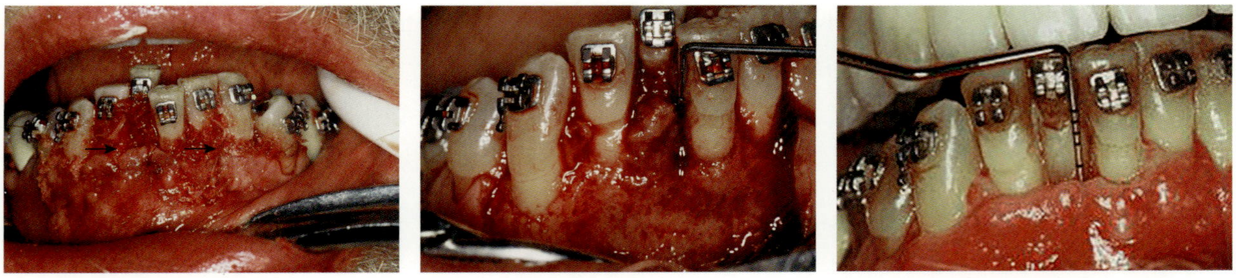
(a) (b) (c)

图 21.18 (a)当不能在唇舌向关创时使用氰基丙烯酸酯组织粘结剂确保手术瓣的缝合(黑箭头所示)。(b,c)附着水平的增高证明了该技术的疗效(请注意图 21.18c 中牙周探诊的位置提高了)

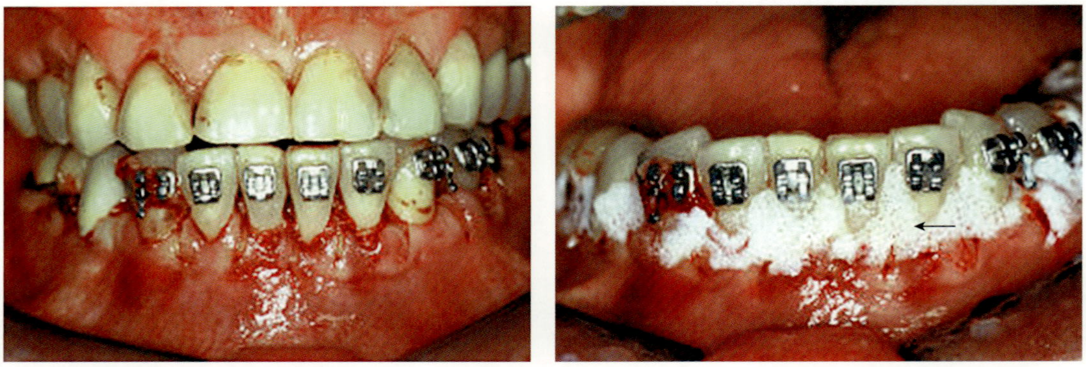
(a) (b)

图 21.19 (a)理想的右下切牙间的缝合位置能够保护干细胞进行治疗。左下切牙间的缝合位置在覆盖氰基丙烯酸酯层之前进行了重定位,其中一些植骨材料从缝合组织瓣排出(白箭头所示)。(b)缝合与氰基丙烯酸酯层的最终位置。氰基丙烯酸酯层在 2～3 周后将会褪色并像结痂一样脱落

21.4.9 手术程序

21.4.9.1 预备

在正畸托槽粘接后即刻便可进入手术程序。手术开始前,患者还应进行术前谈话,与医师共同签署治疗知情同意书,并接受镇静和局部麻醉。手术一般仅限于牙移动受到牙槽骨发育不全限制的范围。通过三维 CT 能够发现这种牙槽骨发育不全能(图 21.20),但即使使用最先进的影响技术,牙本质与菲薄牙槽骨的密度也会影响牙槽嵴顶的精确定位。因此,这种牙槽嵴顶的模糊即能作为干细胞治疗的适应证。在我们的程序中,术后即刻便加载弓丝,从而正畸牙移动能通过对植骨区产生机械力进而立即激活干细胞,这是重建牙槽骨形态的关键步骤因为已经通过手术打破了组织的稳定性。周期性的黏膜扰动能够延长局部骨质疏松的时间这一现象曾被临床医师完全概念化。

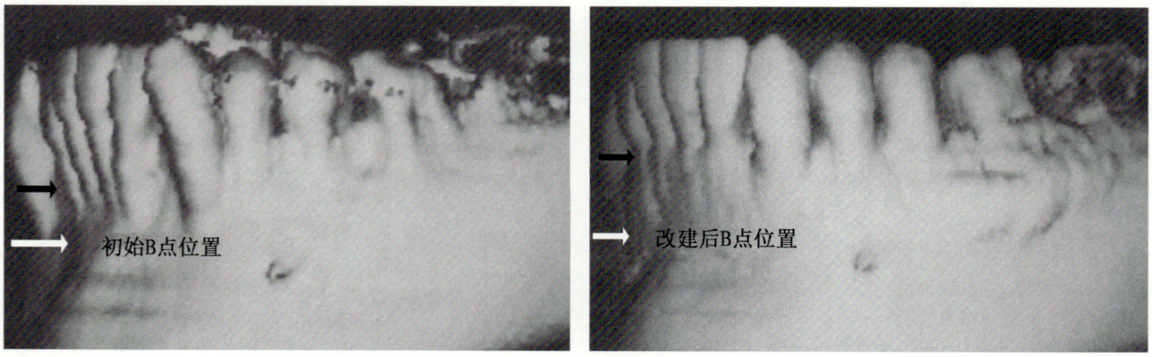

(a) (b)

图 21.20 (a,b)该图显示为牙槽骨异常形态的重建,将牙槽骨重新设计成包绕牙根的形态。这验证了 Moss 的功能基质假说,即牙根是新生牙槽骨[新的 B 点(白色箭头所示)和原牙槽嵴顶冠方(黑箭头所示)]的功能基质

21.4.9.2　移植物处理

将冷藏的 hMSC 放入温度为(37±2)℃(95°F～102°F)无菌盐水浴 15～30 min 使其解冻。解冻温度决不能超过允许范围,否则细胞活性将会受影响。解冻后这些细胞能在原培养基中存活 2 h 或在无菌盐水或在无菌盐水或 5%葡萄糖乳酸 Ringer 氏液(D5LR)中存活 6 h。

即便研究显示细胞活性能够维持更长的时间,有些政策规定(如纽约区)必须在解冻后 4 h 内使用移植物。这些移植物之所以有价值是因为它们能够冰冻储藏,并且在未来使用时能够快速解冻。−45℃～−75℃条件下冷藏能保存细胞活性 90 d,而低于−80℃条件下能够保存 5 年。

为防止细菌感染,最后在植骨前用克林霉素对骨材料冲洗 5 s。确保当储存器倒置时骨材料能够自由流动,骨材料沉淀至底部后,需要小心地倒出上清液。对于个别病例,在使用抗生素(克林霉素)冲洗后,我们额外再对骨材料进行克林霉素浇灌,随即开始准备在受者去骨皮质区植骨。这种抗生素冲洗是通常是为了防止使用 DBM 或 DFDBA 材料的门诊牙周再生手术的细菌感染。术后组织学分析证实克林霉素冲洗不会影响细胞活性。

在整形病例中,抗生素浓度超过一定范围可能具有骨细胞毒性,但该毒性在体外试验中对细胞形态没有显著影响。Antoci 等(2007)发现浓度高于 100 μg/mL 的环丙沙星或浓度高于 2 000 μg/mL 的万古霉素或妥布霉素能严重影响细胞扩增。因此,如何平衡抗生素的抗菌作用与细胞毒性是治疗上的一个难题。在缺少对照研究的情况下,这是每一个临床医师应当思考的问题。

21.4.9.3　翻瓣手术

外科翻瓣必须是包含了从口腔疏松结缔组织和附着龈直至骨膜的一切软组织的全厚瓣或黏骨膜瓣。对于没有牙周问题的 PAOO 病例,龈缘下切口能够良好的避免牙齿邻间隙扩大。然而,对于牙周患者,PAOO 的作用是修复骨缺损与激发的牙槽骨发育不良,在此情况下应当使用龈缘切口。手术翻瓣设计是综合性的,并且可以根据患者偏好与术者的目的、经验和风格进行改良。以常规方式翻开粘骨膜瓣暴露唇舌侧牙槽骨皮质后,为了避免皮瓣缝合张力以及植骨材料溢出必要时应在龈缘切口边缘增加垂直向的减张切口。由于骨材料的微动可能会影响其完整植入(即将骨材料完整地移植到去骨皮质区),应使骨材料远离垂直向减张切口来增加植入物的稳定。

由于植骨材料增加了软组织瓣覆盖的骨量,缝合时必须保证没有张力。张力下的皮瓣将会发生边缘性坏死或甚至是退缩至前庭沟深度并暴露出愈合中的粗糙骨面。令人惊讶的是,如此严重的并发症并不会对整个植骨区产生影响。即便如此,植骨材料暴露之后的继发性愈合将延缓整个治疗进程并且会将愈合时间延长至原来的 3～5 倍。

PAOO 程序中,植骨的牙槽骨预备(去骨皮质)前,必须通过刮治和根面平整术(scaling and root planing, S/RP)去除牙周缺损区和根面的肉芽等多余组织。只要在去骨皮质术和干细胞治疗前即刻进行完善的根面清创,即使是活动性感染(所谓的“热病损区”)病例也能够进行正畸牙移动。这些术中即刻的牙周治疗(S/RP,亦即深度清洁)为组织再生或牙槽骨形态重建提供了“冷病损区”,而这些区域对治疗的反应相对较差。具有讽刺意味的是,6～8 周的 S/RP 去除炎症的同时也去除了高浓度的生长因子,因此对组织再生潜力有抑制作用。在清创后即刻确认患者牙周处于健康状态、适合组织工程治疗是非常有必要的。与骨面一样,软组织皮瓣也存在能够帮助创伤修复的生长因子。

牙周支持较正常组织少的健康牙列并不比牙周支持正常的牙列更易产生牙早失。骨丢失不能与其原因(活动期牙周病)混为一谈,二者没有必然的联系。就像一条虚弱无力的瘸腿不是小儿麻痹症,而是感染的结果。因此骨丢失本质上不是疾病而是感染造成的结果。

图 21.16 显示,右下中切牙的牙周“热病损区”清创植骨一结束即刻便对其进行正畸加力。尽管牙周学术界反对植骨材料的“微移动”,但骨组织再生并不会因牙移动刺激产生的骨内应力(如 PAOO)而减弱,

因此能够伴随发生骨下袋修复和牙槽骨形态的改变。正畸医师常常地会把稳定的附着丧失和实际的牙周感染混为一谈。综合性正畸医师能够分清这一问题而那些认知狭隘的正畸医师只能自尝苦果。

患者骨髓中的干细胞能在血供丰富的区域快速分化繁殖，因此某些环境下，传统手术维持内环境平衡的观念是值得商榷的。图 21.16 显示对下切牙骨下袋清创和去骨皮质引起了丰富的出血，在此应当采取干细胞原位移植或所谓的活细胞异体骨移植。

为了语言表达清晰不产生混淆，必须明确本章所指的原位干细胞治疗或活细胞移植和应用于其他领域的血管内干细胞治疗是不同的。但是我们也不能把该干细胞治疗等同于传统的 DBM 或 DFDBA 组织再生治疗。后者仅仅是对旧牙槽骨形态进行重建，而原位干细胞治疗产生了新的牙槽骨形态，使牙槽骨更适合牙移动并对其作出反应。指导格言如下："创伤修复重现局部牙槽骨发育"；"应力作用下牙槽骨创伤修复与平稳状态下不同"。我们的干细胞治疗在创伤区制造内在应力梯度，从而重新编码或更准确地说是激活活细胞植体中的 hMSCs、OPCs 和成骨细胞，而不是寻求牙槽骨内环境的稳定从而防止整形外科医师所谓的骨质疏松下的不良愈合。

临床表型的变化是在干细胞支架水平通过重新编码转录因子转导入核实现的。这种细胞水平的组织工程在标准植骨材料(DBM 和 DFDBA 等)中是不能实现的，显然也不可能通过单纯正畸机械力刺激实现(Murphy, 2006)。

穿透松质骨 2～3 mm 的点状和线型的去骨皮质释放了受者的内源性间充质干细胞，在 MSC 骨材料植入前必须确保受区有明显的出血。通常来说，牙周手术的传统标准需要严格止血因为出血会影响手术视野，但干细胞移植不同，其活性有赖于营养支持，因此 hMSCs 治疗需要术区出血。由于坚硬的同种异体骨基质包含了 hMSC，并且移植物的物理处理非常简单，将其放置在出血的术区通常并不困难。相反的，其他灭活移植物(DFDBA 或人工骨)不易放置在植骨区。

松弛地放置好缝线后，使用无菌的压舌板将骨材料从无菌容器中取出，随后放置到去骨皮质的术区。临床医师希望通过该在位置形成新生骨质从而允许牙根移入。在放置 hMSC 植体前，唇侧骨皮质必须按照早先发表的使用 DFDBA 进行牙周骨再生治疗的标准流程去除。术者必须确保已经对感染因素、钙化物、坏死牙骨质以及感染的肉芽组织进行了彻底的清除。需要重申的是，牙槽骨健康或牙周支持正常时，采用龈下切口进行单纯的 AOO 治疗即可获得良好的疗效。

用简单的无菌压舌板转移 hMSC 植骨材料至术区以及氰基丙烯酸酯层，保证组织瓣与缝合的稳定。硬化的氰基丙烯酸酯就像人为制造的痂，能够保证组织瓣和缝合的稳定。在这个过程中，牙根扮演了新生骨质的框架或功能基质的角色，从而创造了更多骨组织与更好的骨形态。通常治疗后 2～5 d 氰基丙烯酸酯层将会脱落，此时移植物已经与受区形成了稳固的结合。氰基丙烯酸酯安置后即可加载直径 0.018 英寸的镍钛弓丝，从而能够立即向植骨区产生牙移动，为该区域骨组织以及 hMSCs 提供应力梯度。

创伤修复再现了局部发育(Murphy, 2006)，由此提出科学假设：500～1 000 μs 范围内的的生理性应力梯度能够使干细胞分化出子细胞和成骨细胞，并向唇侧移动重建局部牙槽骨形态并增加骨量。组织学分析能证实上述假设。这是由 Wilcko 等(2003)研究的逻辑推断得出的，也是临床组织工程和矫形治疗新进展的基础。右下中切牙的唇向移动改编了牙槽骨形态，为切牙唇向移动提供了牙周支持。与单纯正畸治疗相比，干细胞治疗结果更为稳定且效果更好(即便使用 ABO 评分标准)。这种改进这是一个历史性的变革。

然而，当正畸患者存在牙周感染时，PAOO 更是一种程序上的选择。牙槽骨形态重建可与标准的牙周组织再生同时进行，这种治疗方式能够实现 3 个治疗目标，而患者只需经历一次手术便可最大限度地达到治疗目标。正畸治疗扩弓，牙周骨组织再生术和牙槽骨形态重建这三者作为序列治疗的 3 个部分显然是不合理的。通过 SCT，能将上述三者高效地结合为一体，如此既省时又经济。

对于牙周病患者，在植骨前，应对骨下袋缺损区进行彻底的去骨皮质。为了减少手术出血或术后反应而减少骨皮质去除量是一种错误的观念，全面去骨皮质不会额外产生术后疼痛或水肿。去骨皮质术很少会穿透骨松质超过 2～3 mm，而与不完善的去骨皮质相比，黏骨膜瓣的良好缝合复位更能够确保患者术后舒适。

拙劣的手术技巧会引起术后疼痛，而 PAOO 治疗程序具有很高的技术敏感性，因此，医师应当在激进手术操作和相对谨慎的保守处理间保持良好的平衡。例如，对于在老年患者中常见的淤血现象，如果翻瓣范围没有越过附着龈边界，那么即使是黏膜极其脆弱的患者，该现象也能降至最低限度。植骨前进行连续缝合通过创造一个“口袋”状受区，使干细胞和骨材料能够更快速地植入受区。放置好植入骨材料后，只要简单地拉紧连续缝合线，组织瓣便可关闭创口，植入物和受区的暴露不会超过 3 min。

21.4.9.4　术后评估

没有必要植入尽可能多的骨量来确保临床疗效，因此骨材料不必填满受区，即骨修复需要的是更强的生理性成骨潜能而不是更多的骨材料。当受到牙移动刺激时植骨材料局部会被吸收，但这并不意味着可以尽可能减少植入的骨量。干细胞移植物的吸收和改变不是治疗失败的标志，这可能是填补牙周骨下袋而造成的。相反的，这代表了牙槽骨为了适应牙移动和使牙齿到达位于唇侧骨皮质处的最终位置的自然改建。新骨的形成量与其唇侧边界是由牙齿和骨皮质之间的角度决定的。

特别的，前牙区牙槽骨植骨后的产生的突起在治疗唇侧凹陷过程中会形成“Wilcko 曲线”。不了解 SCT 治疗观念的手术医师可能会错误地认为这是切牙移动造成了植骨材料的过度吸收。然而，他们应该明白，在上述情况下，“Wilcko 曲线”是牙槽骨创伤修复的重要标志，因为它重定位了 A 点和 B 点并且标志着牙槽骨形态的平衡稳定。影像学显示了治疗后 2～3 年牙槽骨形态，治疗的成功并非由植入的骨量决定的，而是由下前牙与不变的解剖学标志（如下颌平面）的夹角决定的。

所有正畸治疗中都会发生但与组织工程更密切相关的有趣现象。牙周组织再生仅仅在对原有牙槽骨形态进行改建，而组织工程治疗能够产生了新的牙槽骨形态。二者都是基因潜力的表达，但后者增加了对牙根位置的设计。PAOO 植骨区改建稳定后，Wilcko 曲线代表了稳定的牙槽骨形态，形成了新的 B 点。Wilcko 曲线具有重要的形态学意义，因为它改变了 B 点植骨后的形态。植骨后如果没有正畸力和 RAP（Epker and Frost，1965）的作用，在骨材料吸收牙槽骨形态稳定后，植骨后的突起会退缩至原来的 B 点凹陷，上述失败经验得出的结论是：平坦的骨面不适合骨增量治疗。

然而，加入了干细胞的 PAOO 治疗能使原本的牙槽骨外形凸起改建成适合牙齿最终位置的新形态，这便是 PAOO 治疗结果稳定的原因。但正畸医师必须有耐心地等待 3 年（治疗进入保持阶段）直至 Wilcko 曲线完全形成。曲线最终形成后，能够为唇侧新骨稳定平衡提供影像学标志。注意图21.20中白箭头所示的 B 点不同范围。白箭头和黑箭头的间距的改变显示为新生的牙周附着和牙周骨支持，这些新生组织更符合牙根所处的生理性位置。干细胞移植使手术重建工程更安全、更快速并且效果更好。

21.4.9.5　细胞重生与跨膜穿透

牙槽骨感知的力学刺激必须是持续的，但又不能达到共振点。牙槽骨的特性之一就是通过结构的重建适应可预知的力学刺激的变化（Wolff's 定律）。然而间断的随机的力学刺激（每 1～2 周施加 1 次）使牙槽骨处于骨质疏松状态。这就是 SCT 治疗的对象。在咀嚼或固定矫治器激活时牙根传导至牙槽骨的间断非共振的刺激使得 RAP 一直处于骨质疏松的状态。当患者不进行 2 周 1 次的弓丝调整时，牙槽骨的状态可能会由 RAP 转为过度钙化的稳定状态。

然而，除非医师可以适应真实世界里的各种意外情况，如患者的不配合、过多的支出或日程安排上的冲突，否则最佳的治疗程序都是无意义的。因此，适应方式之一就是接受这些可预知的复杂因素。应对意外情况的最好办法就是一种牙槽骨的跨膜穿透技术(TMP),其可以作为一种人为可控且可治愈的创伤存在(图 21.21)。

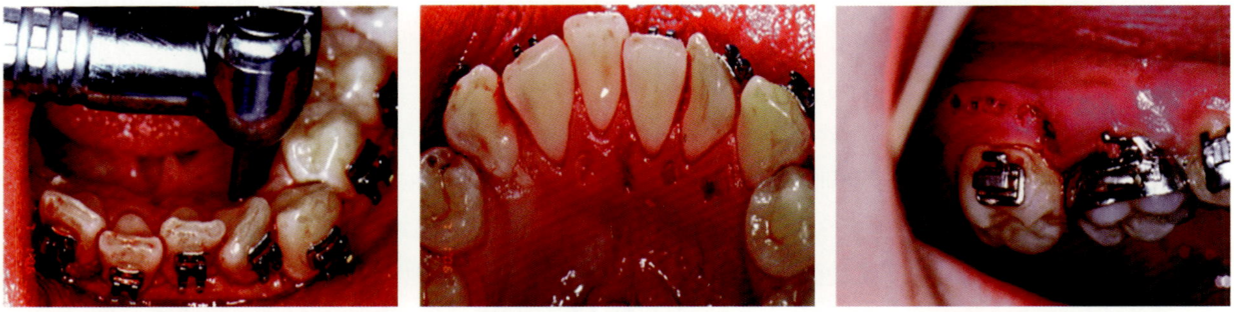

(a) (b) (c)

图 21.21 跨膜穿透技术(TMP)指医师仅在待移动牙的周围牙槽骨备洞,大约在旋转中心的深度,使用高速喷水 2 号球钻。通过不翻瓣直接在牙槽骨上进行穿刺同时实现 RAP 及干细胞多样性的重新激活 (a)使用高速喷水 2 号球钻,直接穿进牙槽骨经过下颌侧切牙的旋转中心。(b)附着龈上的穿刺点代表牙槽骨舌侧骨皮质的跨膜穿透,以利于切牙快速倾斜移动。下切牙拥挤可以在大约一周内得到解决。(c) TMP 技术还可以用于加速第二磨牙的萌出。有时一个病例结束时第二磨牙错位萌出,这延长了去除矫治器的时间。将所有牙齿连扎以对抗第二磨牙并不是一个好办法,因为这需要患者很好的依从性且增加了时间相关的菌斑滞留,所以,第二磨牙的萌出应该借助于 TMP 技术

尽管 TMP 的缩写通常代表临床上跨膜穿透技术,为了更好地理解牙槽骨组织工程的动力学,我们应当将这种技术用来"跨膜扰乱",也就是对形态发生轨迹进行后天的破坏防止其进入稳态。TMP 技术就是在局部牙槽骨骨质疏松状态明显时重新恢复组织愈合的动力学。力学诱导下的 RAP 通常只能维持 6~9 个月,但干细胞的加入可以将其周期延长。因为正畸治疗的持续时间要长于 RAP,因此有时需要一种 RAP 强化剂以维持诱导下的骨质疏松状态而不用借助二次手术。TMP 也属于一种后天的干扰,因为人骨髓基质干细胞重新被激活从而在 Waddington 表遗传景观中沿着新的轨迹重塑牙槽骨的形态。因此,子细胞的获得(6~9 代)及干细胞的分化要通过矫治器持续施力于牙槽骨得以维持。图 21.22 展示了 Waddington 表遗传景观,其作为一种可视化的教学工具解释了遗传潜能、遗传表达以及环境干扰之间的相互作用。最终的形态发生通常被认为是先天遗传和后天培育的相互作用,但只有表遗传景观准确地显示了最终的基因表达和表型是如何实现的。图中的球代表了遗传潜能,其在发育因素的推动下沿着稳定的轨迹向多种分化方向(比如Ⅰ,Ⅱ,Ⅲ类)滚动。山嵴代表了 Waddington 所说的可能改变的平衡点。每条轨迹的深度代表一种能量稳态而山嵴的高度表示一种能量激活或能量级的阈值以克服稳态实现一种新的表型。

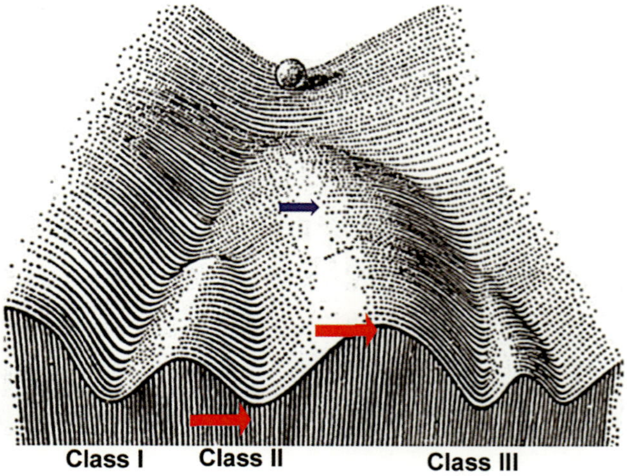

图 21.22 Waddington 表遗传景观 箭头显示了稳态(红色)及平衡点(蓝色),分别代表表型的稳定及环境的干扰。蓝色箭头在临床上代表了 PAOO,而红色箭头表示 PAOO 的结果稳定性

要想将这种理论运用到传统的正畸治疗中,必须知道传统的生物力学无法克服治疗稳定性所需的能量级。在传统生物力学无法实现时,就需要借助外科技术,如 RAD、PAOO 及 TMP,以克服平衡点,从而达到表型改变所需的新稳态。在临床中,表型的改变常被称作稳定的治疗结果,如安氏Ⅰ类。图

21.22 中红色箭头间的距离代表维持稳态所需要的能量激活。Waddington 使用稳态这个名词解释表型改变所需的表观干扰量。表型稳态指改变被平衡的状态。表观影响可能是遗传性的，也可能是非遗传性的。然而，我们在此不对 Lamarckian 理论进行评论，因为我们认为表观学的改变是非遗传性的。

21.4.9.6　确切的临床及组织学数据

使用干细胞的禁忌证有患者的相对年龄、自身意愿以及原位干细胞的再生能力。创伤处干细胞的绝对数量随年龄而降低，且与再生潜能的大小成正相关，这就是干细胞移植的原理而非简单的 DBM。总的来说，理论基础可见图 21.23 所示，试验证实的安全性见图 21.24～图 21.26 所示，临床有效性见图 21.27～图 21.28 所示，结果稳定性见图 21.29 及图 21.30 所示。此外，独立可重复的组织学证据见图 21.31 所示。合理的费用加上患者自身对于“死骨”的厌恶使得干细胞移植成为 PAOO 一种很有希望的材料，使正畸的发展与外科治疗相互融合。

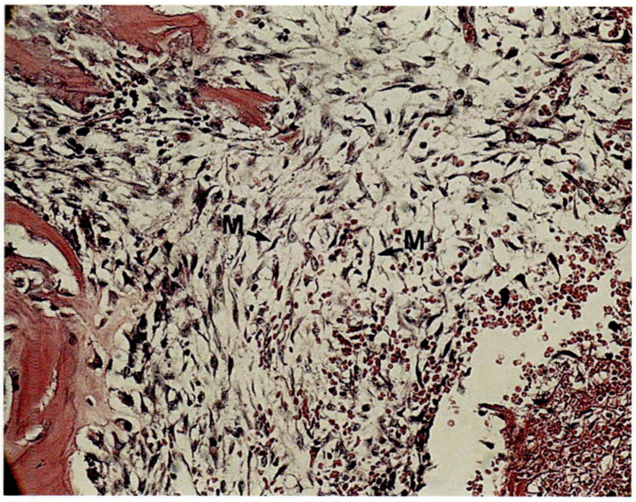

图 21.23　动物模型上第四天新的干细胞愈合　使用 HE 染色显示未分化的干细胞。原始放大倍数 320 倍

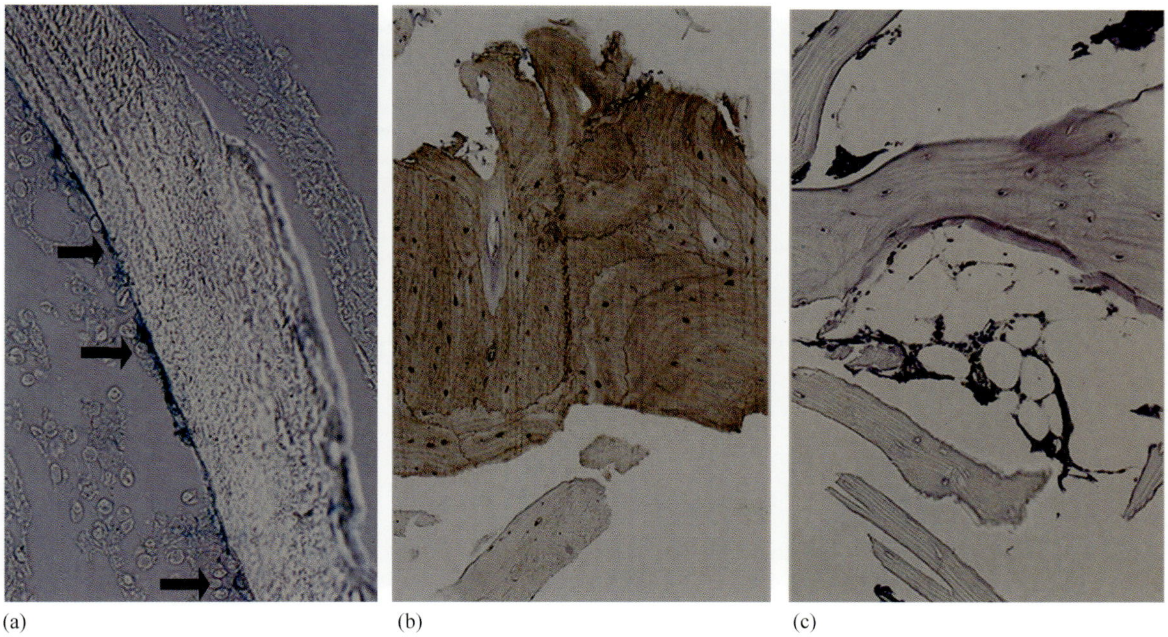

图 21.24　CD 代表“分化集落”的实验室质量检测，其与美国食品药品管理局的标准一致甚至超出其标准。(a)骨髓干细胞(CD166 阳性)。(b)成骨前体细胞(骨钙素染色)的存在。(c)造血干细胞(CD45 阴性)的缺乏，作为人类骨髓的成分之一在移植物降解过程中选择性的消失

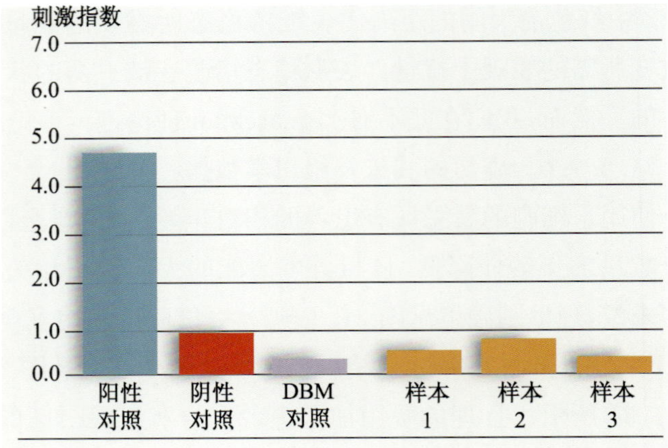

图 21.25　图示商品化的材料可以保证细胞在移植的骨基质内的存活

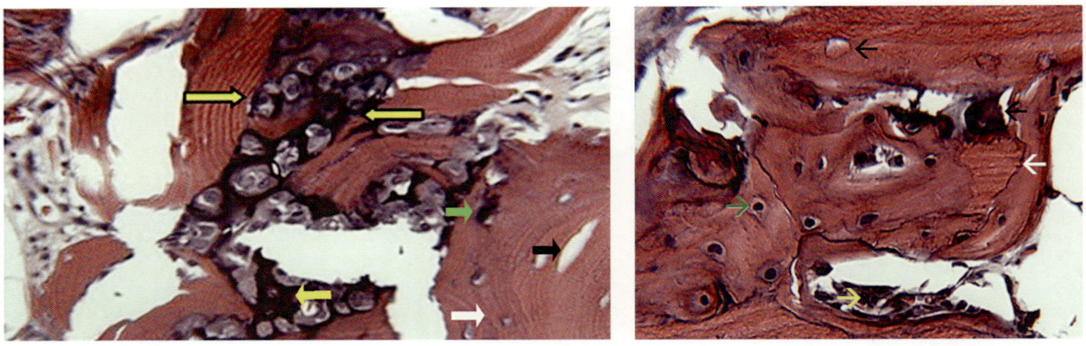

图 21.26　在外科脊椎融合模型与来自一名 PAOO 患者的样本中，可以看到几乎相同的组织学结构。(a，b)图都显示了空的孔隙(黑色箭头)、反转线(白色箭头)、分化的成骨细胞(黄色箭头)及可见的新生骨(绿色箭头)。除外干细胞可以使牙槽骨表型发生改变的优势，牙槽骨也可以作为长骨及脊椎外科分析的代表

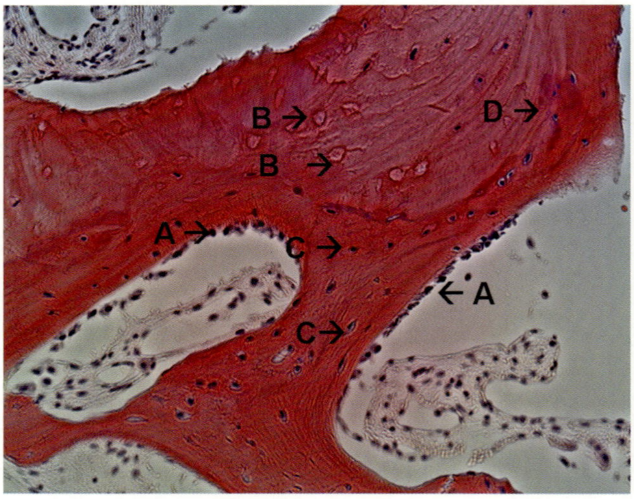

图 21.27　取自某位患者唇侧骨皮质，恰位于下切牙移动轨迹的唇侧(0.018 英寸镍钛圆丝，患者进行 PAOO 术后 2 个月)。A＝覆盖表面可以成骨的骨衬里细胞；B＝人骨髓基质干细胞基质的空孔隙；C＝新生骨；D＝愈合 2 个月后的反转线

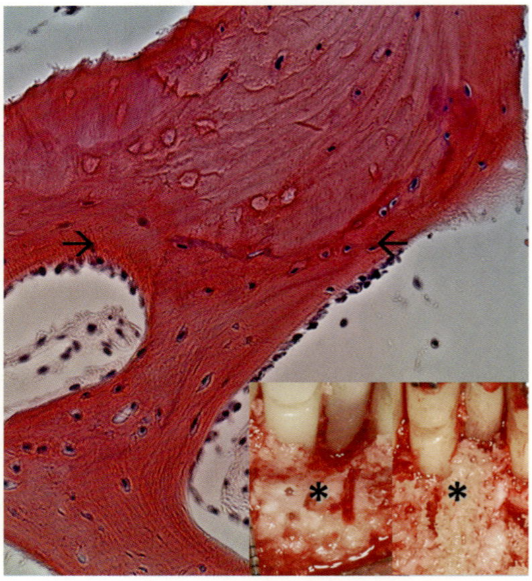

图 21.28　组合图显示了下切牙唇向移动 2 个月后所取组织样本的定位(星号所示)

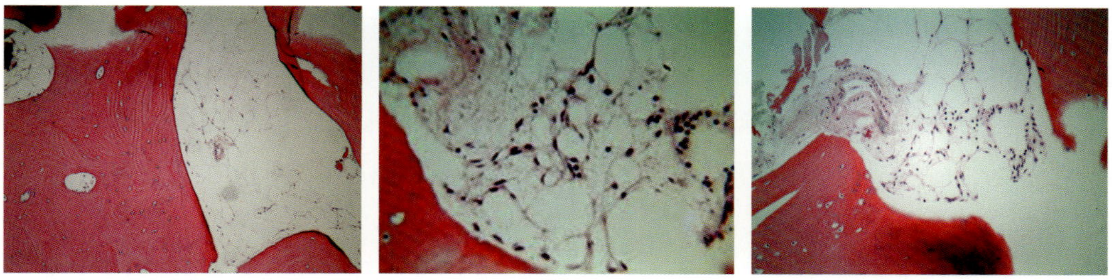

(a)　(b)　(c)

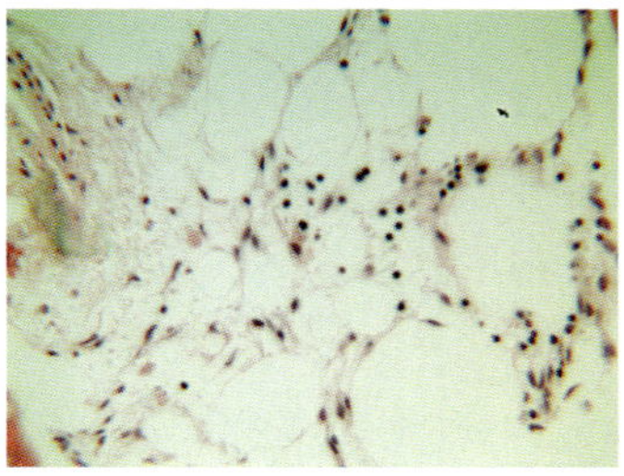

(d)

图 21.29　(a～c)直接取自低温保存的没有活干细胞的移植物。标准 HE 切片染色

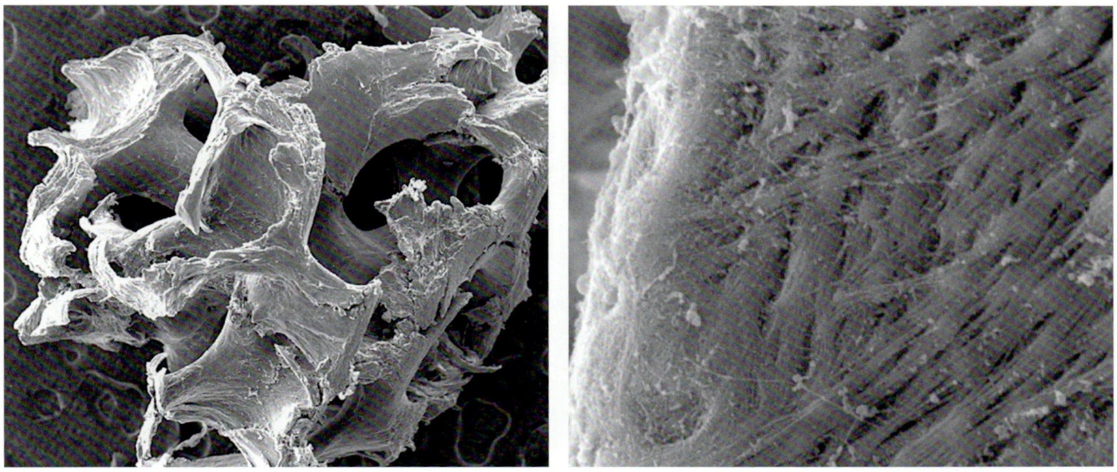

(a)　(b)

图 21.30　(a,b)扫描电镜下的干细胞和骨祖细胞团

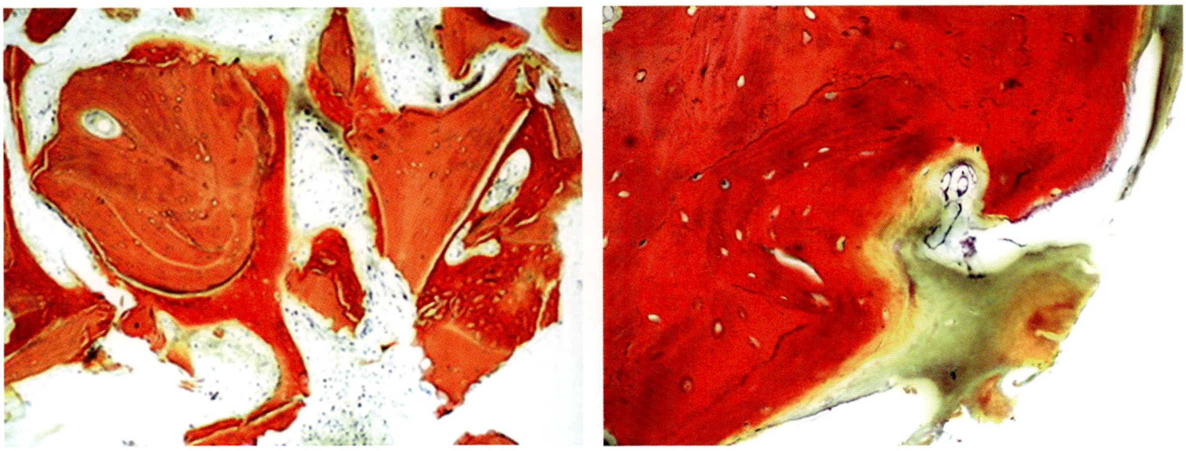

(a)　(b)

图 21.31　(a,b)红色组织是矿化的移植物,浅红色组织是无髓骨。新生骨上颌窦骨是暗红色,可见细胞核。绿色组织(B)是同种异体脱钙骨,不含骨也不含细胞(Aron gonshor 博士提供,蒙特利尔,加拿大和魁北克私人执业,Brad 麦考利斯特私人执业,波特兰,或美国,授权使用的图片)

图 21.23～图 21.31 所示显示的证据推翻了关于“不能在平滑表面上进行骨移植”的牙周理论。因此，在本章我们提出一个新的假设来解释组织学表现。这些假设可以用来解释传统牙科理论认为不可能的现象。据我们所知，这是在正畸组织工程的牙科文献中首次报道干细胞成功促进了牙槽骨矫形治疗(Murphy，2006)。这显然为临床医师提供了新的思路，因为外科操作可以在门诊进行且只需口服少量的镇静剂及局部麻醉(利多卡因)。

图 21.28 显示了下颌右侧中切牙的牙根唇向移动进入活细胞移植区，降低了附着丧失水平，并且有可能诱导解剖和功能均正常的牙周附着的再生(新的附着)。在缝合活细胞移植物后，下颌切牙可以在 0.018 英寸的镍钛圆丝入槽后立即向前移动。骨形成细胞层(箭头所示)不应被假定为一条线，其更像是一种“毯子”覆盖了整个新骨板。图 21.28 显示了活干细胞移植后的骨切片，其中可见骨基质、活的骨细胞及可能成为干细胞的外周细胞。不同的细胞存活力在切片上会有不同的表现。体内移植后大多数死骨的外观跟其在最初的容器中很相似。

尽管 Popper 可证伪性的理论(Williams and Murphy，2008)是对科学事实最好的检验，但另一个更为常用的检验科学真伪的方法是独立的证据。图 21.31 显示了干细胞疗法在其他临床牙科中的应用已经得到了美国及加拿大研究人员的验证。可以看到，无论是取自患者上颌窦扩大部位还是如图 21.27 及图 21.28 所示，这些组织学切片均有着相似的表现。

21.4.10 禁忌证

尽管活的干细胞移植取得了很好的效果，但我们不能因此忽视其禁忌证，包括免疫排斥的患者，心血管疾病，不可控的糖尿病、高热、退行性骨骼疾病、骨骼感染、骨髓炎、妊娠、独立负重部位等。患者对移植物的成分或抗生素过敏是干细胞疗法的绝对禁忌证。这通常是不确定因素，但应该包含在知情同意书里并通过询问患者或相关家属进行确认。不可预知的过敏反应包括术区明显不同于常规术后表现的红斑，皮肤上的荨麻疹、皮疹、麻疹或喉头水肿(患者喉咙感觉“充满”“紧张”“缩紧”)。后者需要进行即刻医疗处理。

21.4.11 实际考虑因素

某个移植物只能用于特定的一个患者。人骨髓基质干细胞在首次复苏后不应再次冻存，因为这会引起细胞内结晶及细胞的死亡。除了杀死细胞外，复冻或将干细胞移植物用于第二个患者可能导致交叉感染及严重的伦理学问题。此外，我们还要注意容器上的过期时间并严格执行保存移植物所需的温度。常用的家用冰箱冷冻室无法降至需要的温度，且由于材料性能的重要性，即使保存在商用的、医院内或实验室的冰箱，我们也要监测避免温度的波动。

使用干细胞疗法最大的优势在于实际上可用移植物的数量是无限的，尽管自体移植要对取材部位进行二次手术，且过长的手术时间会造成术后疼痛及肿胀发生率的增加。缓慢长时间的手术会造成组织脱水且降低了移植物的血供。因此，应该进行简单移植物的手术而避免大面积的移植(如果需要组织大量脱水或长时间暴露于空气)。这并不是绝对禁忌证，因为每个外科医师都有其自己的做法，如果事实证明是成功的，那么不必拘泥于上述要求。

牙周理论证实了术前“初始治疗”也被称为“口腔卫生治疗阶段”，也就是说在术前通过全面的刮治及根面平整进行术区清创是必要的。传统观念认为这是牙周手术成功的关键因素。但是这一理论近几年来开始受到质疑。初始治疗的主要目的是减少牙周感染炎症的范围，以使手术最小化，并提供便利和可视性好的手术部位。这个切除手术效果良好，并在某些炎症严重、骨垂直水平吸收区域，可以完全消除牙周袋。然而，对于想达到再生和 SCT 的病例，该手术可能无法实现。因为炎症其本身的性质可能携带大量组织元素而促进再生和表型调整。

对位缝合不考虑干细胞培养组织，但高度炎症但相对未受感染的软组织(在皮瓣)是最好的移植材料。原因是发炎的组织中含有较多的内源性生长因子，这些生长因子在根面平整术后 6～8 周将消失。当然，清洁的伤口或所谓的“冷病变”有利于手术的进行。另一方面，权威手术医师在高度炎症组织上使用大量生长因子后都能获得组织成功再生。

尽管在外科皮瓣移植手术中使用炎症的软组织发炎，所有的根表面应无残留物、软垢和坏死牙骨质，并且垂直型骨缺损部位需要广泛地去颗粒和去骨皮质。当然，一些医师的个人手术方式，虽然并没有严格遵守本原则，但也应得到尊重。Moskow(1987)证明，多种形式的牙周治疗都是有效的，多数情况下只有 5%的患者在治疗后疾病仍处于活跃状态。急性炎症组织的愈合能力等同或优于慢性炎症组织这个观点被认同已超过 100 年。所以，我们的结论是有据可依的。

具体的手术禁忌证不适应于牙周骨或再生手术这些具有多种标准的治疗方式。然而，特别要注意糖尿病患者，如果他们的糖尿病未受控制，牙周手术将存在严重的问题。当患者糖尿病得到控制，大多数专家认为其愈合能力与非糖尿病患者没有什么不同。然而，即使血糖水平稳定(以测量的糖化血红蛋白(A1C)为标准)，大量的肉芽组织仍然可能在移植部位形成，减少健康的移植物并需要术后干预。直到有文献特地讨论了医疗损害患者和可预测的临床结果之间的确切关系，择期手术的问题才开始与患者的内科医师协商考虑。吸烟的患者由于其口腔种植体经常出现问题，也不适合牙周再生手术而应谨慎选择 SCT。尽管原因不明，但临床经验表明吸烟患者和糖尿病控制不良患者似乎更容易从保守、非再生治疗方案中恢复，例如跨膜穿透技术(TMP)(图 21.21)。

21.4.12　未来研究需要

在未来研究中，我们需要探索牙槽骨骨膜下成骨的最佳应力。Yokota 和 Tanaka(2005)提出：与不加力的对照小鼠相比，接近 30μs 大小的应力下能够显著诱导成骨。1 000 μs 的最小有效应力下，实验证明体外大鼠大腿骨存在激活成骨的最小阈值。此外，骨髓腔中的流动电位和液体流速存在某种关联。这些研究验证了我们的假设：骨弯曲能够改变应力表达(Murphy，2006)。1969 年，Baumrind 抨击了传统压力张力模型。2003 年，Mao 等研究了牙周韧带外的骨对机械力的反应，并指出大约 500 μs 大小的骨应力是骨缝成骨的最小阈值。有趣的是，下颌骨体牵张成骨的治疗力值为20 000 μs，每天加力 10 次(Meyer 等，2004)。

生物学家几乎不知道哪一项台式科学项目最终是有帮助的。自从 Urist(1965)首先确定骨形成蛋白为骨修复中关键生长因子，分子、细胞和发育生物学领域变得对牙颌面矫形愈发重要，同时也使解剖标志和临床指南更为明确。

然而不是每一个病例都按照可预测的方向发展。每个人多多少少都存在双侧不对称和各种潜伏期。我们必须清楚，即使正畸提供了最佳机械力系，由于个体生物多样性的存在临床上病例的骨反应可能是不可预测的。因此任何科学知识，即使是看起来毫不相关的细胞行为学也能增强我们对骨反应的预测能力并将风险和并发症降至最低。例如，Wong 和 Rabie(1999)以及 Rabie 等(2000)报道：治疗标准动物实验头骨缺损时，膜内骨移植比软骨内骨移植成骨多 166%。更为重要的是，SCT 治疗的成骨形式为膜内成骨。然而，多数临床医师不了解这些微妙的知识和它们的临床应用。

▶ 21.5　结论

当对文献的解释出现开放的态度时，临床医师的表述存在融通(如 Damon(2006)，Williams 和 Murphy (2008)和 Wilcko 等 (2008))，这同样适用于学术。表面上不同的名称，例如，代偿性成骨(对

Reitan 研究的解释，最先由 Burch 在 1997 年提出)、远距离成骨、成骨细胞募集和骨基质转运等均可以被看作想用生物学原理解释观察到现象。然而这些表述都不能完整地概括骨生理反应的全貌，采取开放的态度以及耐心地听取临床医师的意见才能促进这些解释的协同联合，这是任何学科发展都需要的。

自从 20 世纪 50 年代 Reitan 提炼了 Sandstedt(1904—1905)、Oppenheim(1911—1912)和 Schwartz(1932)的学说后，正畸医师们就开始探究能够解释及预测组织行为的机制，但这些时间能够决定哪一种解释更具优势。超越牙周韧带，站在“全骨”的高度看待问题，我们不会否认牙周韧带中的变化，而是将之视为整个系统的一部分(牙槽骨是首要关注焦点)。在我们所处的所谓“生物学家的时代”，许多旧观念都不再适用。对于 SCT 而言，甚至是前后向吸收和牙周韧带毛细管压力这些模型都备受质疑。研究发现在组织和细胞水平，毛细血管压力差趋近于零，因此，正畸力应当小于牙周韧带中的内部毛细管压力这一观念也被打破。因此，也许所有的牙移动在吸收模式都存在一个“逐渐破坏的”成分，尤其是当我们认识到牙周韧带只有 0.25 mm 宽时。

把细菌学家的“宿主反应”的观念、细胞生物学家遵循的“流动电位”以及分子生物学家探求的细胞骨架构筑转录因子都整合进牙颌面矫形治疗的概念框架，正畸学是能够符合 21 世纪的挑战和发展。当台式椅旁链接得以充分实现时，从细胞骨架事件到临床社会心理行为学，所有的理论和经验数据都只是整体的一小部分，并且随着事件的推移我们会发现所有的结论都存在局限性。

本章讨论了当代发展中的临床科学，试图总结新的专业前沿，并对那些希望合理地扩大专业学科领域的正畸医师有所帮助。通过观察细胞分子事件得出的功能矫形学的重大解剖学发现显示在理论的推论逻辑下各种经验诱导的推论是可以协调共处的。因此牙颌面矫形治疗或更明确的说是牙槽骨矫形治疗，无论是手术或非手术都能够完全地抓住 21 世纪生物学呈现的机遇。同时，只有联合了工业与临床医师的想象力才能够形成这种良好的合作，这种合作实现了科学发展与 Harvard's Wilson(1998)要求我们去寻找、创造并培养的理智上的融通。

例如，当流行病学家在少数青少年正畸患者中发现比通常而言(Cappelli 等，1994)更多的牙周附着丧失时，便会关注检查正畸治疗对牙周的影响。当新英格兰杂志注意到口腔感染造成冠状动脉内皮损伤(Tonetti 等，2007)时，正畸医师作出了回应(MacLaine 等，2010)。而从母亲口腔来源的血源性感染导致足月胎儿死亡(Han 等，2010)的报道将毫无疑问的引发儿童口腔感染与全身健康的关系的调查。正是这种学院派的交互作用联合了全球科学家团体，就像临床正畸医师为了寻找原因而撒出一张更大网，从而获得更多的生物学咨询支持。为此，我们邀请全球所有的同僚包括从事基础医学研究、从事医学教育或临床医师，加入到我们合作发展的行列中来。这种生物学事业的精神是从事正畸干细胞治疗所必须具备的，也确实是 EO Wilson 所提倡的。

参考文献

[1] Ahlawat A, Ferguson DJ, Wilcko WM, et al. Influence of DI on orthodontic outcomes following selective alveolar decortication[J]. Journal of Dental Research, 2006, 85 (Spec Iss A): abstract 0779.

[2] Aleo JJ, DeRenzis FA, Farber PA, et al. The presence and biologic activity of cementum-bound endotoxin[J]. Journal of Periodontology, 1974, 45: 672-675.

[3] Anholm JM, Crites DA, Hoff R, et al. Corticotomy facilitated orthodontics[J]. Journal of the California Dental Association, 1986, 14: 7-11.

[4] Antoci V Jr, Adams CS, Hickok NJ, et al. Antibiotics for local delivery systems cause skeletal cell toxicity in vitro [J]. Clinical Orthopaedics and Related Research, 2007, 462: 200-206.

[5] Ascher F. Zur Spaetbehandlung der Prognathie des Oberkiefers[J]. Deutsche Zahnarztliche Zeitschrift, 1947, 2:

218-226.

[6] Atherton JD. The gingival response to orthodontic tooth movement[J]. American Journal of Orthodontics，1970，58：179-186.

[7] Baumrind S. A reconsideration of the propriety of the "pressuretension" hypothesis[J]. American Journal of Orthodontics，1969，55：12-22.

[8] Bell WH，Levy BM. Revascularization and bone healing after maxillary corticotomies[J]. Journal of Oral Surgery，1972，30：640-648.

[9] Bichlmayr A. Ckirurgische Kieferothopaedie und das Verhalten des Knochens un der Wurzelspitzen nach derselben [J]. Deutsche Zahnaerztl Woschenschrift，1931，34：835-842.

[10] Brosky TA 2nd，Menke CR，Xenos D. Reconstruction of the first metatarsophalangeal joint following post-cheilectomy avascular necrosis of the first metatarsal head：a case report[J]. Journal of Foot and Ankle Surgery，2009，48：61-69.

[11] Brown IS. The effect of orthodontic therapy on certain types of periodontal defects[J]. Journal of Periodontology，1973，44：742-756.

[12] Burch JG. Periodontal responses and problems in orthodontics[J]. Chapter 21：Orthodontic and dentofacial orthopedic section. In：J Hardin (ed.)Clarks Clinical Dentistry，Vol 2. St. Louis，MO：Mosby-Yearbook，1997.

[13] Cappelli DP，Ebersole JL，Kornman KS. Early-onset periodontitis in Hispanic-Americans adolescents associated with A. actinomycetemcomitans[J]. Community Dentistry and Oral Epidemiology，1994，22：16-21.

[14] Cohn-Stock G. Die chirurgische immediatregulierung der Kiefer Speziell die Chirurgische Behandlung der Prognathie [J]. Vierteljahrsschrift fur Zahnheilkunde，1921，37：320-354.

[15] Cunningham G. Methode sofortiger Regulierung von anomalen Zahnstellungen[J]. Oesterreichisch-Ungarische Vierteljahrsschrift fur Zahnheilkunde，1894，10：455-457.

[16] Dosanjh MS，Ferguson DJ，Wilcko WM，et al. Orthodontic outcome changes during retention following selective alveolar decortication[J]. Journal of Dental Research，2006，85 (Spec Iss A)：abstract 0768.

[17] Ducker J. Experimental animal research into segmental alveolar movement after corticotomy[J]. Journal of Maxillofacial Surgery，1975，3：81-84.

[18] Epker BN，Frost HM. Correlation of bone resorption and formation with the physical behavior of loaded bone[J]. Journal of Dental Research，1965，44：33-41.

[19] Ferguson DJ，Sebaoun JD，Turner JW，et al. Anabolic modeling of trabecular bone following selective alveolar decortication[J]. In：Joint Symposium of the American Dental Education Association，American Association of Dental Research，California Association of Dental Research，Paper 0768，Orlando，Florida，March，2006，9-11.

[20] Fuhrmann RAW. Three-dimensional evaluation of periodontal remodeling during orthodontic treatment[J]. Seminars in Orthodontics，2002，8：22-28.

[21] Fulk L. Lower arch decrowding comparing corticotomy-facilitated，midline distraction and conventional orthodontic techniques[J]. Master's thesis，St. Louis University，MO，USA，2002.

[22] Gantes B，Rathbun E，Anholm M. Effects on the periodontium following corticotomy-facilitated orthodontics，Case reports[J]. Journal of Periodontology，1990. 62：234-238.

[23] Generson RM，Porter JM，Zell A，et al. Combined surgical and orthodontic management of anterior open bite using corticotomy[J]. Journal of Oral Surgery，1978，36：216-219.

[24] Grubb JE，Greco PM，English JD，et al. Radiographic and periodontal requirements of the American Board Of Orthodontics：A modification in case display requirements for adults and periodontally involved adolescents and preadolescent patients[J]. American Journal of Orthodontics and Dentofacial Orthopedics，2008，134：3-4.

[25] Hajji SS. The influence of accelerated osteogenic response on mandibular decrowding，Master's thesis，St[J]. Louis

University, MO, USA, 2002.

[26] Han YW, Fardini Y, Chen C, et al. Term stillbirth caused by oral fusobacterium nucleatum[J]. Obstetrics and Gynecology, 2010, 115: 442-445.

[27] Ingber DE. Cellular basis of mechanotransduction[J]. Biological Bulletin, 1998, 194: 323-327.

[28] Ingber DE. Cellular basis of mechanotransduction: putting all the pieces together again[J]. FASEB Journal, 2006, 20: 811-827.

[29] Ingber JS. Forced eruption as a method of treating one and two wall infrabony defects-a rationale and case report [J]. Journal of Periodontology, 1974, 45: 199-206.

[30] Ingber JS. Forced eruption Part II A method of treating isolated one and two wall infrabony osseous defects-rationale and case report[J]. Journal of Periodontology, 1976, 47: 203-216.

[31] Iseri H, Kisnisci R, Bzizi N, et al. Rapid canine retraction and orthodontic treatment with dentoalveolar distraction osteogenesis[J]. American Journal of Orthodontics and Dentofacial Orthopedics, 2005, 127: 533-541.

[32] Kacewicz MJ, Ferguson DJ, Wilcko WM. Characterization of tooth movement in corticotomy-facilitated, non-extraction orthodontics[J]. Journal of Dental Research, 2004, 83 (Spec Iss A): abstract 1289.

[33] Kawakami T, Nishimoto M, Matsuda Y, et al. Histologic suture changes following retraction of the maxillary anterior bone segment after corticotomy[J]. Endodontics and Dental Traumatology, 1996, 12: 38-43.

[34] Kelson CL, Ferguson DJ, Wilcko WM. Characterization of maxillary tooth movement in corticotomy-facilitated orthodontics[J]. Journal of Dental Research, 2005, 84 (Spec Iss A): abstract 1299.

[35] Kole K. Surgical operations of the alveolar ridge to correct occlusal abnormalities[J]. Oral Surgery, Oral Medicine, Oral Pathology, 1959, 12: 515-529.

[36] Liou EJW, Huang CS. Rapid canine retraction through distraction of the periodontal ligament[J]. American Journal of Orthodontics and Dentofacial Orthopedics, 1998, 114: 372-382.

[37] Little RM. Stability and relapse of dental arch alignment[J]. In: CJ Burstone, R Nanda (eds)Retention and Stabilty in Orthodontics. Philadelphia, PA: WB Saunders, 1993, 97-106.

[38] Little RM, Riedel RA, Artun J. An evaluation of changes in mandibular anterior alignment from 10 to 20 years post-retention[J]. American Journal of Orthodontics and Dentofacial Orthopedics, 1998, 93: 423-428.

[39] Machado I, Ferguson DJ, Wilcko WM. Root resorption following orthodontics with and without alveolar corticotomy[J]. Journal of Dental Research, 2002, 81: abstract 2378.

[40] MacLaine J, Rabie ABM, Wong R. Does orthodontic tooth movement cause an elevation in systemic inflammatory markers? [J]. European Journal of Orthodontics, 2010, 32: 435-440.

[41] Mao JJ, Wang X, Mooney MP, et al. Strain induced osteogenesis of the craniofacial suture upon controlled delivery of low-frequency cyclic forces[J]. Frontiers in Bioscience, 2003, 8: a10-17.

[42] Matsuda Y. Effect of two stage corticotomy on maxillary protraction[J]. Journal of the Japanese Orthodontic Society, 1989, 48: 506-520.

[43] Melsen B. Tissue reaction to orthodontic tooth movement-A new paradigm[J]. European Journal of Orthodontics, 2001, 23: 671-681.

[44] Merrill RG, Pedersen GW. Interdental osteotomy for immediate repositioning of dental-osseous elements[J]. Journal of Oral Surgery, 1976, 34: 118-125.

[45] Meyer U, Kleinheinz J, Joos U. Biomechanical and clinical implications of distraction osteogenesis in craniofacial surgery[J]. Journal of Cranio-Maxillofacial Surgery, 2004, 32: 140-149.

[46] Mihram WL. Dynamic biologic transformation of the periodontium: a clinical report[J]. Journal of Prosthetic Dentistry, 1997, 78: 337-340.

[47] Mihram WL, Murphy NC. The orthodontists role in 21st century periodontic-prosthodontists therapy[J]. Seminars

in Orthodontics, 2008, 14: 272-289.

[48] Moskow BS. Longevity: a critical factor in evaluating the effectiveness of periodontal therapy[J]. Journal of Clinical Periodontology, 1987, 14: 237-244.

[49] Moss ML. The functional matrix hypothesis revisited, 1. The role of mechanotransduction[J]. American Journal of Orthodontics and Dentofacial Orthopedics, 1997a, 112: 8-11.

[50] Moss ML. The functional matrix hypothesis revisited. 2. The role of an osseous connected cellular network[J]. American Journal of Orthodontics and Dentofacial Orthopedics, 1997b, 112: 221-226.

[51] Moss ML. The functional matrix hypothesis revisited, 3. The genomic thesis[J]. American Journal of Orthodontics and Dentofacial Orthopedics, 1997c, 112: 338-342.

[52] Moss ML. The functional matrix hypothesis revisited. 4. The epigenetic antithesis and the resolving synthesis[J]. American Journal of Orthodontics and Dentofacial Orthopedics, 1997d, 112: 410-417.

[53] Moss ML. Genetics, epigenetics, and causation[J]. American Journal of Orthodontics and Dentofacial Orthopedics, 2004, 80: 366-375.

[54] Mostaza YA, Tawfik KM, El-Mangoury NH. Surgical-orthodontic treatment for overerupted maxillary molars[J]. Journal of Clinical Orthodontics, 1985, 19: 350-351.

[55] Murphy NC. In vivo tissue engineering for orthodontists: a modest first step[J]. In: Z Davidovitch, J Mah, S Suthanarak (eds) Biological Mechanisms of Tooth Eruption, Resorption and Movement. Boston, MA: Harvard Society for the Advancement of Orthodontics, 2006, 385-410.

[56] Nakanishi H. Experimental study on artificial tooth movement with osteotomy and corticotomy[J]. Journal of the Tokyo Dental College Society, 1982, 82: 219-252.

[57] Navarov AD, Ferguson DJ, Wilcko WM, et al. Improved orthodontics retention following corticotomy using ABO objective grading system[J]. Journal of Dental Research, 2004, 83 (Spec Iss A): abstract 2644.

[58] Neuman D. Die Bichlmayrsche keilresektion bei der kieferothopaedischen Spaetbehandlung[J]. Fortschrift der Kierfer-und Gesichts-Chirurgie, 1955, 1: 205-210.

[59] Nowzari H, Yorita FK, Chang HC. Periodontally accelerated osteogenic orthodontics combined with autogenous bone grafting[J]. Compendium of Continuing Education in Dentistry, 2008, 29: 200-206.

[60] Oliveira K, Ferguson DJ, Wilcko WM, et al. Orthodontic stability of advanced lower incisors following selective alveolar decortications[J]. Journal of Dental Research, 2006, 85 (Spec Iss A): abstract 0769.

[61] Oppenheim A. Tissue changes particularly in bone incident to tooth movement[J]. American Orthodontist, 1911, 3: 57-58.

[62] Owen AH. Accelerated Invisalign treatment[J]. Journal of Clinical Orthodontics, 2001, 35: 381-385.

[63] Palomo L, Palomo JM, B issada NF. Salient periodontal issues for the modern biologic orthodontist[J]. Seminars in Orthodontics, 2008, 14: 229-245.

[64] Patel SA, Sherman L, Munoz J, et al. Immunological properties of mesenchymal stem cells and clinical implications [J]. Archivium Immunologiae et Therapiae Experimentalis, 2008, 56: 1-8.

[65] Rabie ABM, Chay SH, Wong AM. Healing of autogenous intramembranous bone in the presence and absence of homologous demineralized intramembranous bone [J]. American Journal of Orthodontics and Dentofacial Orthopedics, 2000, 117: 288-297.

[66] Rothe LE, Bollen AM, Little RM, et al. Trabecular and cortical bone as risk factors for orthodontic relapse[J]. American Journal of Orthodontics and Dentofacial Orthopedics, 2006, 130: 476-484.

[67] Sanders NL. Evidence-based care in orthodontics and periodontics: a review of the literature[J]. Journal of the American Dental Association, 1999, 130: 521-527.

[68] Sandstedt CE. Einge beitrage zur theorie der zahnregulierung, Nord[J]. Tandl Tidsskr 5, p. 236. Cited by Gianelli

AA (1969) Force-induced changes in the vascularity of the periodontal ligament. American Journal of Orthodontics, 1904, 55: 5-11.

[69] Schwartz AM. Tissue changes incident to orthodontic tooth movement[J]. International Journal of Orthodontia, 1932, 18: 331-352.

[70] Sebaoun JD, Ferguson DJ, Kantarci A, et al. Catabolic modeling of trabecular bone following selective alveolar decortication[J]. Journal of Dental Research, 2006, 85 (Spec Iss A): abstract 0787.

[71] Tonetti MS, D' Aiuto F, Nibali L, et al. Treatment of periodontitis and endothelial function[J]. New England Journal of Medicine, 2007, 356: 911-920.

[72] Twaddle BA. Dentoalveolar bone density changes following accelerated osteogenesis, Masters thesis, St[J]. Louis University, Missouri, 2001.

[73] Urist MR. Bone: formation by autoinduction[J]. Science, 1965, 150: 893-899.

[74] Waldrop TC. Gummy smiles: the challenge of gingival excess: prevalence and guidelines for clinical management [J]. Seminars in Orthodontics, 2008, 14: 260-271.

[75] Wilcko MT, Wilcko WM, Bissada NF. An evidence-based analysis of periodontally accelerated orthodontic and osteogenic techniques: a synthesis of scientific perspective[J]. Seminars in Orthodontics, 2008, 14: 305-316.

[76] Wilcko WM, Wilcko MT, Bouquot JE, et al. Rapid orthodontics with alveolar reshaping: two case reports of decrowding[J]. International Journal of Periodontics and Restorative Dentistry, 2001, 21: 9-19.

[77] Wilcko WM, Ferguson DJ, Bouquot JE, et al. Rapid orthodontic decrowding with alveolar augmentation: case report[J]. World Journal of Orthodontics, 2003, 4: 197-205.

[78] Williams MO, Murphy NC. Beyond the ligament: a whole-bone periodontal view of dentofacial orthopedics and falsification of alveolar immutability[J]. Seminars in Orthodontics, 2008, 14: 246-259.

[79] Wilson EO. Consilience, the Unity of Knowledge, 1st edn[M]. New York, NY: Alfred A. Knopf, Inc, 1998.

[80] Wong RWK, Rabie ABM. A quantitative assessment of the healing of intramembranous and endochondral autogenous bone grafts[J]. European Journal of Orthodontics, 1999, 21: 119-126.

[81] Yokota H, Tanaka SM. Osteogenic potentials with joint-loading modality[J]. Journal of Bone and Mineral Metabolism, 2005, 23: 302-308.

[82] Yoshikawa Y. Effect of corticotomy on maxillary retraction induced by orthopedic force[J]. Journal of the Matsumoto Dental College Society, 1987, 13: 292-320.

[83] Zaky SH, Cancedda R. Engineering craniofacial structures: facing the challenge[J]. Journal of Dental Research, 2009, 88: 1077-1091.

[84] Zhang P, Su M, Tanaka S, et al. Knee loading causes diaphyseal cortical bone formation in murine femurs[J]. BMC Musculoskeletal Disorders, 2006, 73: 1-12.

[85] Zhang P, Su M, Liu Y, et al. Knee loading dynamically alters intramedullary pressure in mouse femora[J]. Bone, 2007, 40: 538-543.

Suggested reading

[1] Alberts A, Johnson A, Lewis J. Molecular Biology of the Cell, 5th edn[M]. New York, NY: Garland Science, 2007.

[2] Bilezikian JP, Raisz LG, Martin TJ. Principles of Bone Biology, 3rd edn[M]. New York, NY: Academic Press, 2008.

[3] Clausen K, Keck D, Hiesey W. Experimental studies in the nature of species, Vol 3. Environmental responses of climatic races of achillea[J]. Carnegie Institution of Washington Publication, 1958, 581: 1-129.

[4] De Visser J, Hermisson J, Wagner G, et al. Perspective: evolution and detection of genetic robustness[J].

Evolution，1993，57：1959-1972.

[5] Fisher R. The evolution of dominance[J]. Biological Reviews，1931，6：345-368.

[6] Goss P，Peccoud J. Quantitative modeling of stochastic systems in molecular biology using stochastic Petri nets[J]. Proceedings of the National Academy of Sciences USA，1998，95：6750-6755.

[7] Haldane JBS. The theory of the evolution of dominance[J]. Journal of Genetics，1939，37：365-374.

[8] Lanza R. Essentials of Stem Cell Biology，2nd edn[M]. New York，NY：Academic Press，2009.

[9] Lewontin R，Goss P. Developmental canalization，stochasticity and robustness[J]. In：E Jen (ed.)Robust Design：A Repertoire of Biological，Ecological，and Engineering Case Studies. New York，NY：Oxford University Press，2004.

[10] McAdams H，Arkin A. Stochastic mechanisms in gene expression[J]. Proceedings of the National Academy of Sciences USA，1997，94：814-819.

[11] Rendel J. Canalization and Gene Control[M]. London：Academic，Logos Press，1967.

[12] Schmalhausen I. Factors of Evolution[J]. Philadelphia，PA：Blakiston，1949 .

[13] Smith M，Sondhi K. The genetics of a pattern[J]. Genetics，1960，45：1039-1050.

[14] Waddington C. Genetic assimilation of an acquired character[J]. Evolution，1953，7：118-126.

[15] Waddington C. The Strategy of the Genes[M]. London：Allen and Unwin，1957.

第 22 章

激光技术在正畸中的应用

22.1 概述

软组织激光手术作为附加的治疗项目，可以帮助正畸医师们提高疗效。它可以提高治疗效率，增进正畸治疗过程中固定矫正器(托槽)周围的口腔卫生情况以提升最终的微笑的美观。特别是，软组织的激光治疗在正畸学中有很多种应用，包括：牙龈切除术和牙龈成形术，球根乳头压扁(球形牙龈乳头成形术)，系带切除术，开窗助萌术，拆除临时支抗装置，龈盖切除术，阿弗他溃疡切除，甚至牙齿美白术。本章将介绍(回顾)正畸治疗中最常用的两种激光：二极管激光及固体激光。同时将对激光的物理应用技术做一总体概述。包括设备的安装、麻醉的选择、计费及保险代码以及激光的安全性。

22.2 定义及激光物理学

激光(Laser Light amplification by stimulated emission of radiation)是“受激发辐射的光放大”的缩写而成，从根本上讲，即一束聚焦的电磁辐射能量，或光能量。激光的光能量可以从 3 个属性定义(激光主要有：单色(单一颜色或波长)；方向性好(光束平行)；相位一致。

简而言之，激光束就是一束具有相同波长、相位、传播方向及偏振方向的光，这些与普通光(发散性、非相干性)不同的特性决定了它可以把高强度的能量精确地传播到特定点。

激光(laser)的缩写事实上已在物理层面上描述了激光是如何产生的。当激光介质被激发时，激光器便可释放光能量。激光介质的激发是使一个电子从高能阶(Q1)跃迁低能粒子(Q2)，释放出光能量——这一过程被认为是受激后辐射。激光介质激发后释放的能量在通过一个共聚腔后放大，最终形成集中的光能量——激光束。

22.2.1 激光的构成

所有的激光都由以下 3 种基本成分构成：激光介质(有时被认为是一种增益介质)；泵浦源；光学谐振腔和光学谐振器。

22.2.1.1 激光介质

激光介质是一种产生激光束的“活性元素”。元素周期表内的大多数元素都可以作为产生激光束的媒介。激光介质可以是气态，(液态)，固态(散布于固态的水晶或玻璃基质内)也可以是半导体(二极管)。激光介质决定了激光的输出波长，对激光在目标位点的效应产生主要影响。

22.2.1.2 泵浦源

泵浦源“刺激”激光介质使激光的能量发射。泵浦源主要有电器放电，弧灯或化学反应。激光介质的不同决定了使用的泵浦源的不同。

22.2.1.3 光学谐振腔和光学谐振器

激光的光学谐振腔和光学谐振器放大光能量。光学谐振腔是由一组光学镜子组成，包含着激光介质。从激光介质发出的光能量经镜子反射后再次刺激激光介质（类似于正反馈），从而使得能量在传递出光腔前被多次放大。镜子的排列以及激光介质的性质将决定整个激光体系所发出激光的确切波长。

总的来说，激光是一种具有特定形式具有特定性质的人工光源。激光束由激光机器制造。当泵浦源刺激激光介质，释放光能量后通过其在光腔中的往返穿梭进而放大。从仪器中释放的放大的光能量即为我们所认为的激光光束。当激光进入目标组织时光能即转化为热能，这便是激光的光热效应——使得目标细胞气化消融。

22.2.2 热消融

与外科手术刀切割作用不同，激光是依靠热消融作用分离组织。热消融是一个吸收，溶解即而气化的即刻过程，使得组织分解。当目标细胞吸收激光束中的集中的光能量后，组织急剧升温。目标细胞瞬间经过升温、溶解、凝结、蛋白变性、干燥，并通过微爆破最终气化，这一现象被称作层裂。

热消融作用的强度是由组织吸收激光能量的多少所决定的，而组织吸收激光能量的多少又主要由激光的波长所决定。组织吸收激光的程度被以下几个因素引导：激光的波长（单位：纳米）——激光介质的特性；手术采用的电功率（单位：瓦特）；照射时间；组织的结构及厚度。

总而言之，激光利用热消融的原理来分离组织。激光介质决定的特定波长以及其他一些影响因素共同决定了组织吸收激光的程度即激光手术刀的“切割效能”。

▶ 22.3 历史回顾

早在1917年，美国物理学家 Albert Einstein 首次提出“受激发射”理论，这使得激光的产生成为可能。1954年，哥伦比亚大学的 Charles Townes 发明了一种以氨气为活性介质的仪器，这个仪器具有微波放大作用，并首次通过受激发射产生电磁射线。这个仪器被称为微波激射器“maser”即 microwave amplification by stimulated emission of radiation 的缩写。1958年，Arthur Schawlow ——Charles Townes——计划制造一种在红外和可见光区工作的激射器，即激光（该次由物理学家 Gordon Gould 在1957年首次提出）。

在前人的理论基础上，物理学家 Theodor H Maiman 在1960年首次利用红宝石作为介质发射出了第一道可见激光。1962年，Robert Hall 发明了第一台二极管激光仪（又称为半导体激光）。1964年，Kunmar Patel 发明了二氧化碳激光仪，四年后，这种激光首次被应用于软组织手术中。

1985年，Paghidiwala 首次尝试将 Er：YAG 激光应用于牙体组织。1997年，美国食品药品监督管理局（FDA）批准 Er：YAG 固态激光应用于硬组织手术。次年，二极管激光首次被批准应用于软组织手术。自 Paghidiwala 将激光应用于牙齿后，齿科激光技术已经得到长足发展。当下齿科激光仪已经具有小巧、便携、无线、安全、价格低廉、易于操作等特点，使得更多的正畸医师可以使用激光完成软组织的牙科手术。

▶ 22.4 激光手术与传统手术

与传统手术相比，激光手术具有许多优势。其中激光最显著的优势是激光可以使毛细血管凝集、毛细淋巴管封闭，在切割同时消毒术区。与手术刀相比，激光更能准确的分离组织。另外，激光可以治疗在矫正早期易出现的阿弗他溃疡及疱疹样溃疡。激光手术在局部麻醉或者局部复合麻醉下便可进行。激光手术可显著减少出血，尤其是对于系带成形术及小肿物切除术；激光术后不需要缝合，也不需进行牙周塞治。有报道指出激光手术后瘢痕的形成也少于传统的手术，然而也有人报道了相反的结果。与传统手术相比，激光手术后患者的不适感较少，对语言及咀嚼时的影响程度也较小，且仅需要较少的镇痛药物。对 Sarver 和 Yanosky 对激光手术的优势进行了最佳的总结(2005)："(软组织激光)具有更短的手术时间以及更快的术后恢复。"

激光手术的主要缺点在于手术设备以及维护费用的昂贵。也有一些临床医师报道了其他的缺点，比如：术者手感欠佳，组织脱水，以及较差的创伤愈合。激光手术常仅限于局部的切除，而无法进行翻瓣，因此术后常有复发的风险。

22.5 二极管激光与固体激光的比较

二极管激光与固体激光是在口腔领域应用最广泛的两种激光(图 22.1)。二极管激光只能用于软组织手术。固体激光则既可用于软组织，也可用于硬组织手术，比如牙备、根管清理以及牙冠延长术。这两种激光最本质的区别在于激光介质的不同，从而使得二者的激光束也具有不同的波长。正如之前提到的，激光介质决定了波长，进而最终影响了激光在作用位点的热消融效能。

22.5.1 二极管(半导体)激光

二极管激光是将电能转化为光能。二极管激光即半导体，使用镓和砷化物或偶尔使用铟和铝作为介质，导电性能介于导体和绝缘体之间的物质。通过在激光介质中添加杂质(掺杂剂)。刺激激发反应发生。

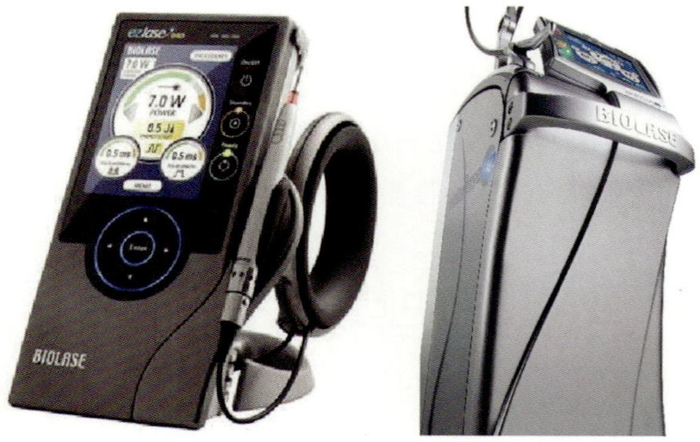

(a) (b)

图 22.1 (a)Ezlase 940 二极管激光器。(b)水激光 MD Turbo(铒铬：钇钪镓石榴石)掺铒固态激光(Biolase)

二极管激光的波长为 810～980 nm。这一波长范围的光能极易被黑色素(软组织色素)以及血红蛋白吸收，而不易被釉质吸收。因此，二极管激光在软组织切削，止血，以及封闭淋巴管腔具有很高效能，同时又具有不易伤害到牙以及骨的性能，因此是软组织激光手术的理想选择。与其他类型的激光相比，二极管激光更加便携，稳定，设备使用寿命长，全部装置重量$<$4.5 kg。与主机相连的是类似于铅笔大小、纤细的手机，具有 200～400 μm 的光纤尖。新型手机还可配有一次性使用，可替换的(采用拧接方式固定的)光纤头，这可以大大节省传统光纤头使用时清洁，剥除切削光纤头所耗费的时间。

22.5.1.1 预激化

在使用二极管激光进行手术前，光纤尖必须预激化。所有的二极管激光工作前，都需要采用某种特地的颜色预处理光纤尖以产生足够的能量。预激化(priming)便是使得热能聚集在光纤尖上的过程。预激化的将光纤尖在厚的蓝色纸上(图 22.2)、杂志的硬质彩色页面上或者软木塞敲击。激光会融化掉着色区域，并因此产生一个具有高能量的焦点。如果二极管激光没有被适当的预激化，那么手术过程中激光的切割效率会比较低。

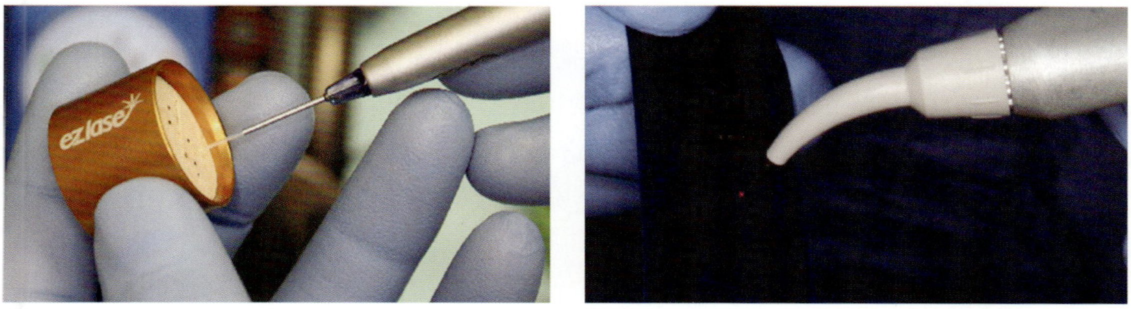

(a)　(b)

图 22.2　通过软木塞装填二极管激光器，蓝色咬合纸。(a) Ezlase 940。(b) Odyssey Nevigator (Ivoclar Vivadent)

在应用二极管激光手术时，光纤尖应与组织保持轻微接触。对于大部分手术而言，软组织切割常采用 1.0～1.5 W 的功率，工作尖在组织上轻轻地滑动。所有的激光都是平行的，所以"切割"末端均在光纤尖的尖端。因此，如果横向使用光纤尖不但不能更多切除组织，而且可能会损坏光纤尖。在使用二极管技术时，组织边缘会颜色发暗或者烧焦。使用高速吸引器可以去除激光羽及组织烧焦的气味，保持术区良好的视野(图 22.3)。

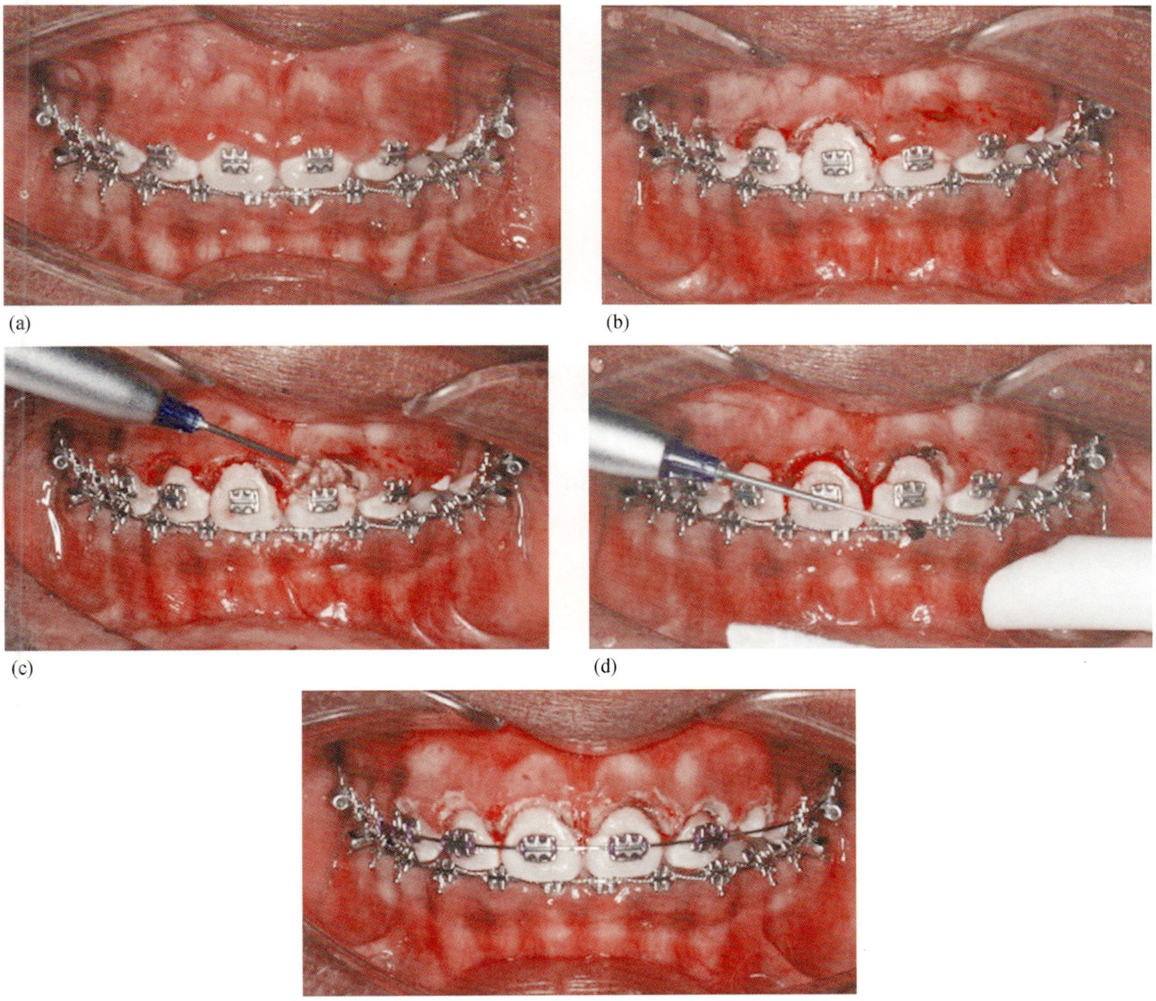

(a)　(b)　(c)　(d)　(e)

图 22.3　(a～e) 去除因口腔卫生差导致的组织增生。(d) 侧向拖动光纤头会导致组织堆积，因此需要一块 2 cm × 2 cm 纱布去除。减少激光羽烟的关键是高速抽吸

22.5.2 固体激光

固体激光采用固态增益介质，而非液态气态。需要注意的是二级管激光是固体激光的一种，但是被单独列为一类激光。固体激光的活性增益介质包含玻璃或者水晶基质。两种常见增益介质基质为钇铝石榴石(YAG)和钪钇钆石榴石(YSGG)。当铒、铬和钕等掺杂剂添加到基质形成增益介质(如 Nd：YAG，Er：YAG，or ErCr：YSGG)，此时，增益介质中的原子被激发时产生光能量。掺铒的固体激光是齿科中最常应用的激光。

掺铒的固体激光的波长介于 2 780～2 940 nm 之间。与二级管激光不同，这一波长的激光更易被羟基磷灰石及表面有水份的组织吸收，因而可以被用硬组织手术与软组织手术中。掺铒的固体激光已广泛应用于儿牙和全科齿科的龋病的治疗中，但较少用于口内及牙周的治疗。当应用掺铒固体激光进行软组织手术时，应采用较低的公路以减少组织渗透深度。

对于多数牙龈手术而言，可根据组织厚度选择 1.5～2.5 W 间的功率。固体激光凝结组织时需要不同的配套设备，通常 1 W 以下的激光不需要喷水设备。值得注意的是硬组织切割常需要 4～5 W 功率的激光。固体激光常常是一个大型的、复杂的机组(重达 40 kg)。激光机头类似于高速手机，配搭可拆卸的光纤尖(长约 400～700 μm)。

在利用掺铒固体激光进行手术时，光纤尖需与组织保持 1 mm 的距离。固体激光不需要预激化。切割时需要慢速、短距离地来回扫动。凝结组织需要其他装置的辅助，但是当功率较低时，不需要喷水。在切割时，组织常呈现轻度红色，凝结后变成白垩色。尽管固体激光能有效地控制出血，但是二极管激光能更有效地止血，特别是对于类似系带成形术类的较深的软组织手术。

22.6 选择合适的麻醉

软组织的激光烧蚀过程中产生的凝结和轻度麻醉作用。因此，许多临床医师进行软组织激光手术只使用局部麻醉，或没有任何麻醉。局部浸润麻醉用 2%利多卡因 4%的阿替卡因，或偶尔 3%甲哌卡因(有心脏疾病的患者)。局部侵润麻醉可以使麻醉效果限定于特定区域内，如牙龈乳头间、牙周韧带内(牙周袋内)、系带或者鄂部。注射可使用一个 27 号或 30 号针头。局部侵润麻醉法注射麻药时疼痛较轻，麻药需求量低，并且对不能耐受传统局部阻滞麻醉的、比较焦虑的孩子十分适用。然而，一些医师希望得到更深的麻醉效果，或者更倾向在颊黏膜皱襞的高度进行上牙槽神经阻滞麻醉。

22.6.1 关于复方麻醉剂的讨论

正畸医师和儿科牙医在可以使用局部侵润的地方越来越多的使用复方麻醉剂。合成过程是由药剂师或牙医结合、混合，或改变药物成分，按照处方创造一个个性化药物(美国药典公约 2004)。从本质上讲，复合局部麻醉剂是非常规的、定做的、强效的局部使用的外用制剂。

为了防止弥散，复合局部麻醉往往具有高黏稠度。通常包括几种有效的麻醉剂以提供较好的麻醉效果，且含有血管收缩剂。具体而言，常见的配方，包括高浓度的酰胺类(利多卡因和丙胺卡因)和酯类(丁卡因)麻醉剂，和小剂量的苯肾上腺素(收缩血管防止黏膜充血)。流行的复合局部的麻醉剂，如 TAC 20% Alternate(20%利多卡因，2%肾上腺素，4%丁卡因)和效果较为深层的 PET(10 %利多卡因，丙胺卡因 10%，4%丁卡因，2%苯)都是正畸医师在进行软组织激光手术以及植入临时锚固装置时广泛应用的。那些对酯和酰胺类局部麻醉药过敏，对氨基苯甲酸(PABA)过敏，患有严重高血压或心脏病或甲亢的老年患者中这些局部麻醉药是禁忌。到目前为止，复合局部麻醉剂如 TAC 20% Alternate 和 PET 既不是受到 FDA 监管也不属于完全不受管制的药品(Kravitz，2007)。

虽然非常有效的，对于这些麻醉剂的安全存在问题(Jeffcoat，2004)。关于使用复合局部麻醉的风险如下：

(1) 不受 FDA 监督。

(2) 自制的药品包装可能会使药品被错误地混合，测量，或标记(图 22.4)。

(3) 最大推荐剂量(MRD)是未知的，因为药品的使用是个性化的。

(4) 治疗指数低——最佳剂量和毒性剂量之间的差异较窄。

(5) 高浓度的酯麻醉剂可能会导致氨基苯甲酸过敏。

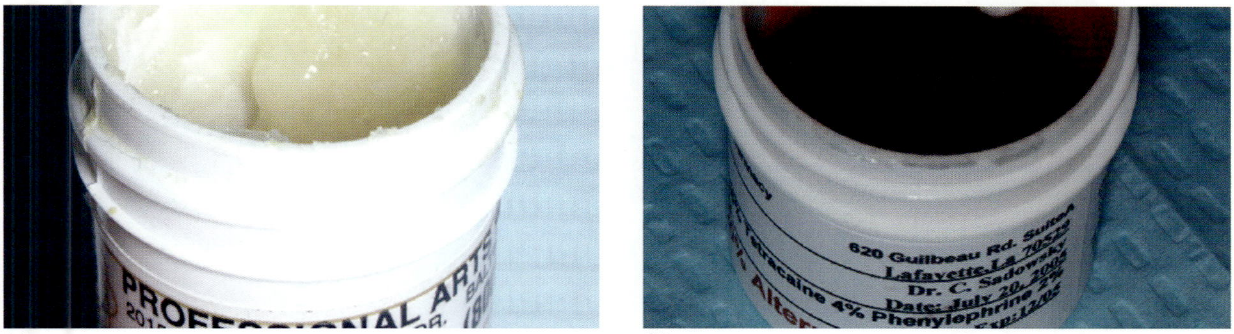

(a)　(b)

图 22.4　表麻药物的成分差异　(a，b)两张照片是同一种麻醉药物 TAC 20%，两种药剂交替混合。注意混合剂量的明显不同，由局麻药物非联邦管辖，因此药瓶标签可能出错

不同患者重复使用同一配方的医师可能会违反州和联邦法律。到目前为止，已有两名患者因使用过量的复合局部麻醉剂而死亡。试图使用复合局部麻醉的临床医师可参考以下使用规范。

(1) 询问患者的病史明确健康状况。

(2) 用 2 cm×2 cm 的纱布干燥黏膜。

(3) 使用 0.2 mL(约为一个棉棒头的量)的复合局部麻醉剂涂布于黏膜上。

(4) 在医师的观察下使复合局部麻醉剂停留 3～5 min。过长的时间会引起组织刺激及剥脱。

(5) 吸除麻醉剂并用牙周探针轻扎以确认麻醉效果。麻醉效果通常持续约 30 min。

尽管存在一定风险，但仍有一些医师顶着争议在少量的使用这种个性化的由医师自己开具处方并自己配置的复合局部麻醉剂。然而直到这些药品受到联邦的管制，大型药厂仅生产大规模的预成广谱制剂使得这一制造需求始终存在，而不论是正畸医师还是其他口腔医师对这一制剂的使用仍具有怀疑。

22.7　激光机的安装

所有的软组织激光具有类似的机器部件和设置步骤。通常一部牙科激光机的主要部件包括：①触摸屏控制系统，带有厂家预设程序同时还支持客户自定义设置(如瓦，焦耳，脉冲重复率)；②带有光纤尖端的手机；③脚踏板或启动激光的脚踏开关；④为患者，医师以及助理准备的护目镜，可以阻挡一些特定波长的激光(图 22.5)。

首先，将插上电源开启脚踏开关，然后将消毒后的纤维尖端与机头连接。第二，打开机器并使用触摸屏窗口进行适当的设置。

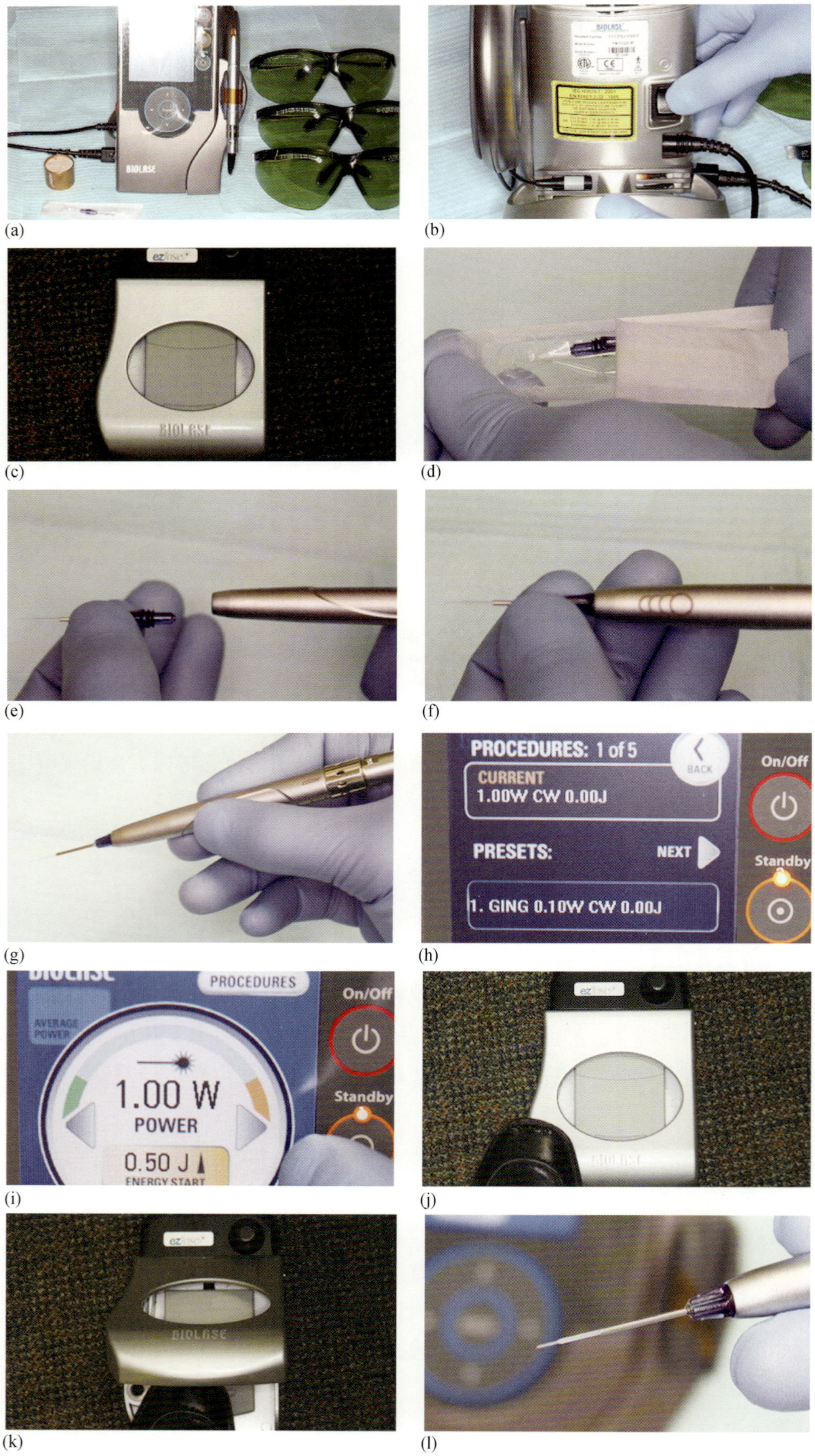

图 22.5　激光组装。(a)激光套装提供激光器、手柄、动力电线、脚踏开关、光纤头和护目镜。(b)首先连接电线，打开电源(c～i)旋紧光纤头，通过触屏显示器，选择合适程序调节参数。当准备启动激光时，在显示器上按“ready”按钮并且踩脚踏开关(j～k)。(l)激光启动状态下光纤头末端红灯亮起。进入口腔之前应先启动

要对较厚的组织进行切割可能需要增加功率，而对于有较大出血可能性的手术，如系带手术或感染组织的手术，则应选择连续模式激光而不宜选择脉冲模式激光。掺铒固体激光仪通常需要连接椅位上的空气压力阀，同时还需要蒸馏水。第三，将激光仪由“待机”模式切换到“准备就绪”模式以启动激光发射。最后，通过踩压脚踏开关启动激光发射。如果需要的话，可以在光纤尖进入口内开始手术前对其进行预激化。要停止激光发射时需将脚从脚踏板上移开，在下次激光发射之前将手机置入口内。

22.8　程序和手术技术

22.8.1　牙龈及龈成形术

牙龈切除术是一种为了获得更佳的口腔健康状态，而对部分牙龈组织进行切除以获得更好的功能的轮廓或外形美观的手术。牙龈切除术的历史可以追溯到 1742 年，Fauchard 提出通过手术去除过量的牙龈组织。1884 年，临床医师 robicsek 首次描述了通过对唇、舌侧牙尖乳头进行半圆形切除以去除“病变”骨质的手术。在 1912 年，Henry Percy Pickerill 在其著名的著作“Stomatology in General Practice”中进一步描述了这种手术。19 世纪前叶，通过 Ziesel，Nodine，Orban，Kronfeld，Sischer，以及 Goldman 等学者里程碑式的研究，牙周病以及溢脓的病因不再被认为仅仅同骨相关。尽管如此，牙龈切除术关注的焦点仍停留在牙周袋的消除而非软组织的美观（Kren1enak and Squier，1997；Arn1itage and Robertson，2009）。

牙龈成形术是一种通过手术对牙龈组织的外表面进行重塑形或再成形以获得美观，生理健康以及功能，通常与牙龈切除术联合进行。

在传统手术中，牙龈成形术通常是为了修整牙龈切除术后遗留下来的过厚的牙龈以及不自然的牙龈边缘而二期进行的。而在软组织激光手术中（推荐激光设置：二极管激光：1.0～1.5 W；掺铒激光：1.5～2.5 W），牙龈切除术与牙龈成形术几乎可以同时进行以提高牙龈健康程度以及微笑的美观程度。

22.8.1.1　微笑美学

软组织的美学激光手术的目的是获得具有合适形状和轮廓的较好的牙龈外形，同时要与牙齿的大小和比例相协调获得较好的美观。

上颌前牙的牙齿美学应遵循两个基本原则。首先，上颌切牙宽度应大约为高度的 80%。第二，前牙的宽度应遵循“黄金比例”；即，侧切牙的宽度应为中切牙宽度的三分之二，同时，尖牙的近中部分的宽度应该是侧切牙宽度的三分之二（Sarver，2004）。如果牙齿形态不佳，则需要釉质成形术，切缘的修整程度要根据覆? 以及切牙长度决定。对于切牙过小或较大程度的切牙外伤的情况下釉质成形术要与软组织激光手术相结合以达到良好治疗效果（图 22.6，图 22.7）。

对于上颌侧切牙以及下颌切牙而言，推荐的牙龈形态或牙龈边缘曲度是牙龈弧形的顶点与牙长轴相一致。而对于上中切牙以及上尖牙而言，希望牙龈弧形的顶点处于牙长轴的略远中的位置。此外，上颌中切牙和尖牙牙龈高度应高于上颌侧切牙牙龈 0.5 mm。较为美观的上侧切牙应具有一个 0.5 mm 的龈缘台阶和 0.5 mm 的切缘台阶。

对于动态微笑美学，较为美观的范围是微笑时显露1～4 mm的牙龈，测量方法是微笑时从上颌切牙的牙龈边缘到上唇底部的距离。微笑时过度的牙龈暴露与多种因素相关，比如：上颌骨垂直向发育过度，上唇过度活动，延迟性被动萌出，牙龈肥大增生。牙龈会随着年龄增长逐渐出现萎缩，上唇长度也会随年龄而变长。

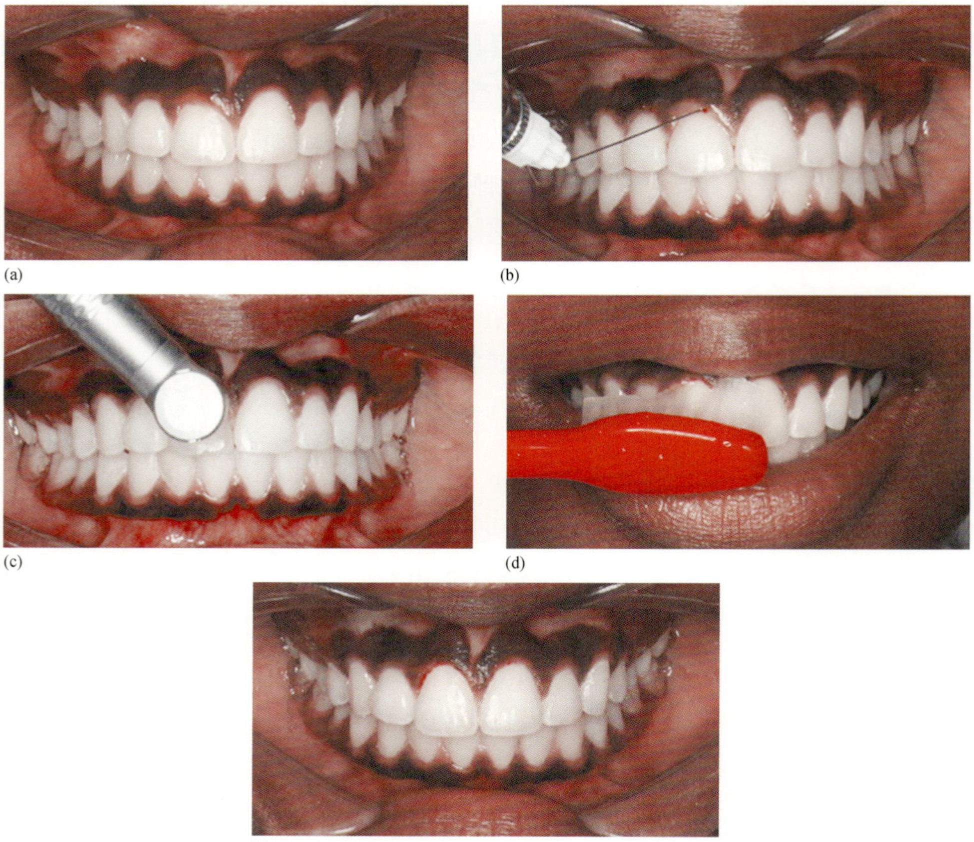

图 22.6 (a～c)正畸治疗去粘接 1 月后利用掺铒固态激光行牙龈成形术治疗改善牙龈美学结构 (a)首先使用 30-gauge 针头 4%阿替卡因(Septocine；1∶100 000 肾上腺素)牙周膜浸润麻醉。(d)手术切除后，患者在指导下轻刷龈缘。(e)手术当天优美的牙龈美学。注意中切牙的龈缘顶点在牙长轴远中，侧切牙的龈缘顶点与牙长轴一致。注意侧切牙与中切牙的尖牙 0.5mm 的龈缘高度差

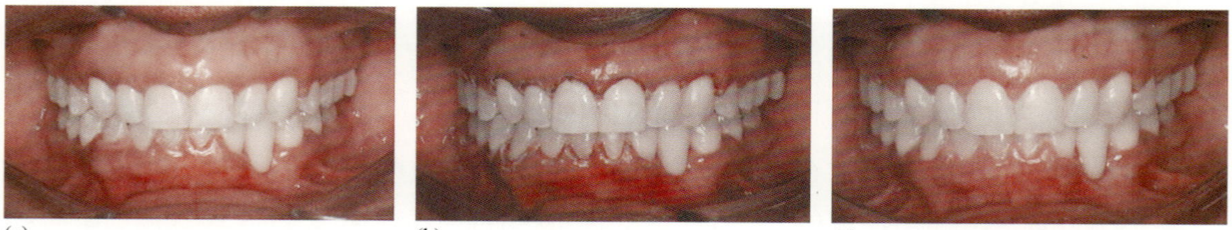

图 22.7 (a)患者正畸治疗去粘接 1 月后行牙龈切除术，患者下颌左侧尖牙缺失(佩戴可摘尖牙桥)。(b)术后即刻牙龈美学的明显改善。(c)术后两周中度复发

对于严重上颌发育过度的患者，相较于软组织激光手术，通过正颌手术上抬上颌骨才能够最大程度地使患者受益。而对于上唇过度活动，牙龈肥大(常由于口腔卫生不佳导致)以及牙龈增生(通常是由于药物导致)，则应采用去除过多软组织，或采用塑料辅助程序，比如在上唇注射胶原蛋白或肉毒素。对于由于延迟性被动萌出导致的露龈过多通常需要手术翻瓣对牙槽嵴顶塑性并依据牙根建立生物学宽度位置而非根据牙冠。

22.8.1.2 生物学宽度

生物学宽度是指从釉牙骨质界到牙槽嵴顶之间，牙周附着存在的位置。生物学宽度的距离约 2 mm(平均 2.04 mm)，由上方的大约 1 mm(平均 0.97 mm)的上皮附着(也称为结合上皮)和下方的1 mm

（平均 1. 07 mm）的结缔组织附着。一些牙医认为，应该在生物学宽度中再加入 1 mm 的龈沟宽度的距离，这一观点是基于他们认为不应将牙齿的修复体的边缘恰好放置在结合上皮冠方边缘的上方而应再流出一定距离（Bargiulo et al，1961 Glossary of Periodontal Terms，2001；Camargo et al，2007）。

在牙龈切除术中，如果手术范围超出龈袋进入牙周附着，则将会导致的牙槽嵴顶的骨的吸收，和同时在其下方的牙根表面将建立一个新的生物学宽度。生物学宽度始终保持在约 2 mm 的距离。一旦违反生物学宽度，将会导致患者经历长期的不适以及引起牙龈炎症。尽管很多医师都强调在牙龈手术中不得侵犯生物学宽度，但在一些需要预防牙龈术后再生或反弹的情况下，这种牙槽嵴的降低却是需要的。

22. 8. 1. 3　组织的再次生长

一些较为明显的组织再生或边缘的再增生会使得牙龈切除术或牙龈成形术的预后较差。实验性研究指出，哪怕是牙龈切除术已深达牙槽黏膜的层面，切除后仍可再生出 50% 的边缘龈新的附着（Wennstrom，1983）。这意味着，为了达到最佳的美观效果，医师和患者需要进行再次的“精细的”激光手术，这无疑是令人沮丧的。传统的手术需要根向翻瓣当组织剥离时会导致少量的牙槽嵴顶吸收，这对术后复发具有一定抵消作用。

不同的组织生物学形态（薄型或厚型生物学形态）对炎症、创伤修复、不良生物功能以及激光手术的反应不同。牙龈的结构与骨的状态常步调一致。密度较高、形态较平且骨嵴吸收较少的骨常具有厚型软组织；然而，骨嵴吸收且具有骨开裂的唇侧牙槽骨表面常覆盖薄型软组织。85% 的人群具有厚型牙龈。厚型牙龈的牙周较为健康，牙周附着面积较大，纤维组织密度高，且抗损伤。但是由于厚型软组织组织再生的可能性较大，因而较易在激光手术后复发。薄型软组织具有较高的罹患牙周疾病的可能，牙周附着面积较少，组织较为脆弱。然而薄型组织对于激光手术反应较佳（组织较易切割）且组织再生（复发）的可能性较小。

电功率或功率会影响组织的穿透深度和消融疗效。通常，牙龈及龈成形术是在低功率缓慢进行，切削方式为快速短暂的接触。然而，更厚、纤维较多的组织可能需要更多的电能，需要延长手术时间或较慢的切割。

22. 8. 1. 4　牙龈乳头平整术

牙龈乳头平整术是对牙齿间球状的或过厚的牙龈乳头切薄、重成形或切除的手术，常与牙龈切除术与牙龈成形术联合使用，且通常只在前牙区进行。理想的牙龈轮廓或三维牙龈常被描述为大小薄厚均一、刀刃状的牙间乳头。患者的球茎状乳头，主要是由于口腔卫生不佳，或纤维组织过厚，或正畸间隙关闭后的组织堆积，乳头扁平化可以提高牙龈切除术或牙龈成形术手术效果，显著改善牙龈美观。

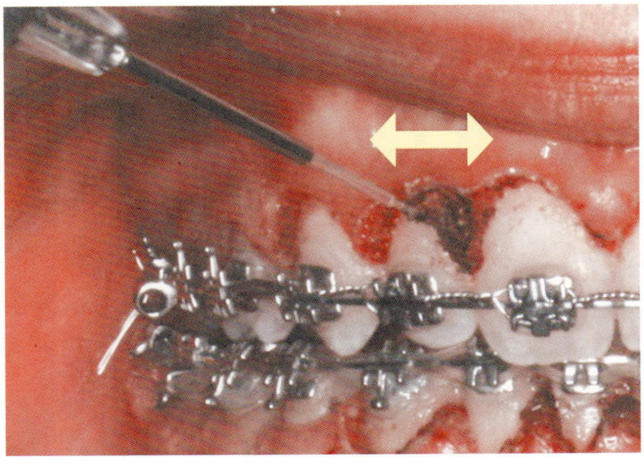

图 22. 8　龈乳头平整术，通过快速的移动激光，就像给牙龈“削皮”

牙龈乳头平整术的操作是通过低功率激光（推荐激光设置：二极管激光：1. 0～1. 5 W，掺铒激光：1. 5～2. 5 W），快速移动激光尖端从选定区域的一端到另一端，就好像从附着的组织上“剥掉一层”。过厚的唇侧或颊侧的牙间乳头可以被完全切除（图 22. 8～图 22. 11）。

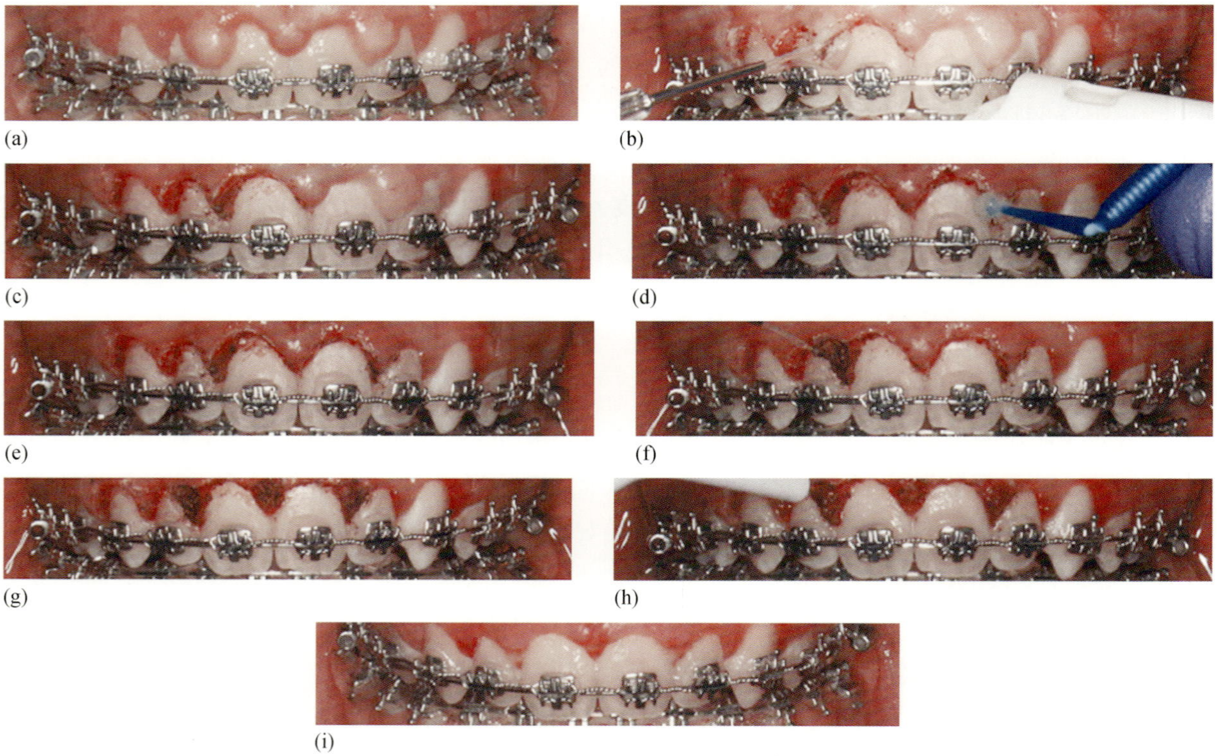

图 22.9 (a)厚龈生物型伴球形龈乳头患者的牙龈平整术进程。(b~f)手术开始利用牙龈切除术和牙龈修整术重塑患者龈缘和龈乳头,用浸润过过氧化氢的小毛刷清理龈缘,龈乳头整平术后,水-气冲洗去除激光焦炭。(h)1月后随访,注意明显的组织反弹,在厚龈生物型患者中复发很常见

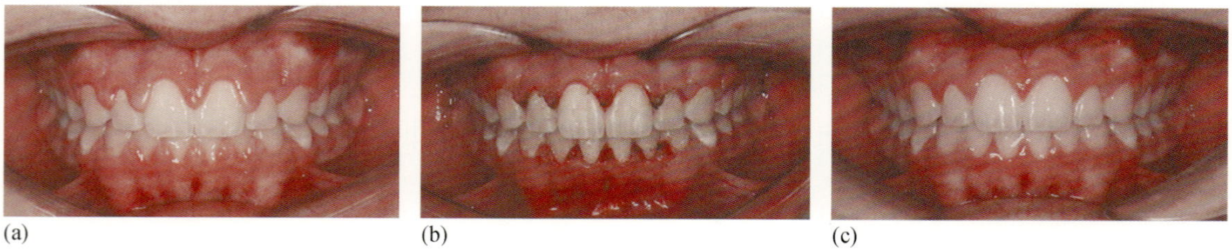

图 22.10 (a~c)龈乳头整平

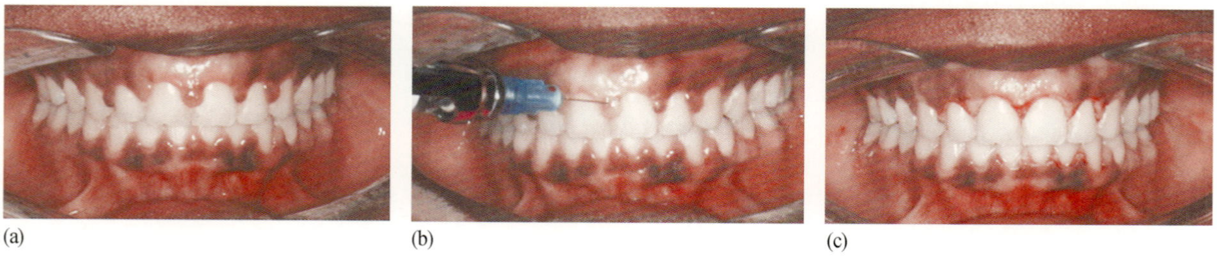

图 22.11 (a)龈乳头切除术。(b)使用短 30 号针的 4% 阿替卡因浸润麻醉(Septocaine;1∶100 000 肾上腺素)。(c)患者立即进行激光手术。注意牙龈美学的显著改善

22.8.1.5 手术时机

以获得美观为目的的软组织激光手术的确切时间一直是争议的话题。当然,对于临床牙冠较低,埋伏牙,临时种植支抗被覆盖异位,或口腔卫生不良造成牙龈增生的患者,正畸治疗过程中的软组织激光手术不仅对患者在家中的口腔护理有帮助,也对托槽的重定位以及最终治疗效果有帮助。当希望严格地提升软组织形态时,临床医师计划在可以在拆除托槽一个月后进行激光手术,使水肿的牙龈组织消

退，从而更加精确地测量牙龈高度，形态以及袋深度(图 22.12，图 22.13)。

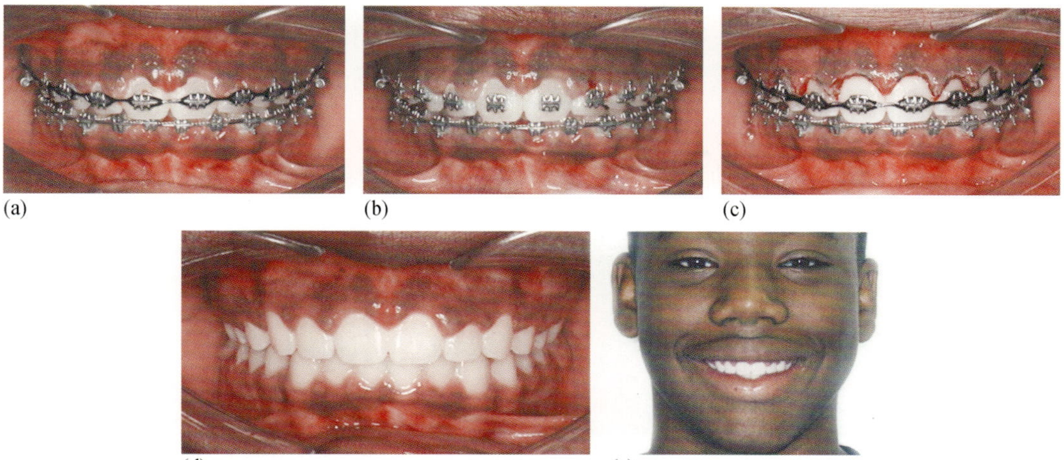

(a)　(b)　(c)　(d)　(e)

图 22.12　(a～c)由于口腔卫生不佳实施牙龈切除术。理想情况下，牙龈手术时弹力圈和弹力线均需拆掉。注意观察在去除增生和水肿组织后发生的明显改善。(d)然而仅一个月就发生反弹，除了令人愉悦的微笑(e)外患者口腔维护依旧不足，龈缘肿胀

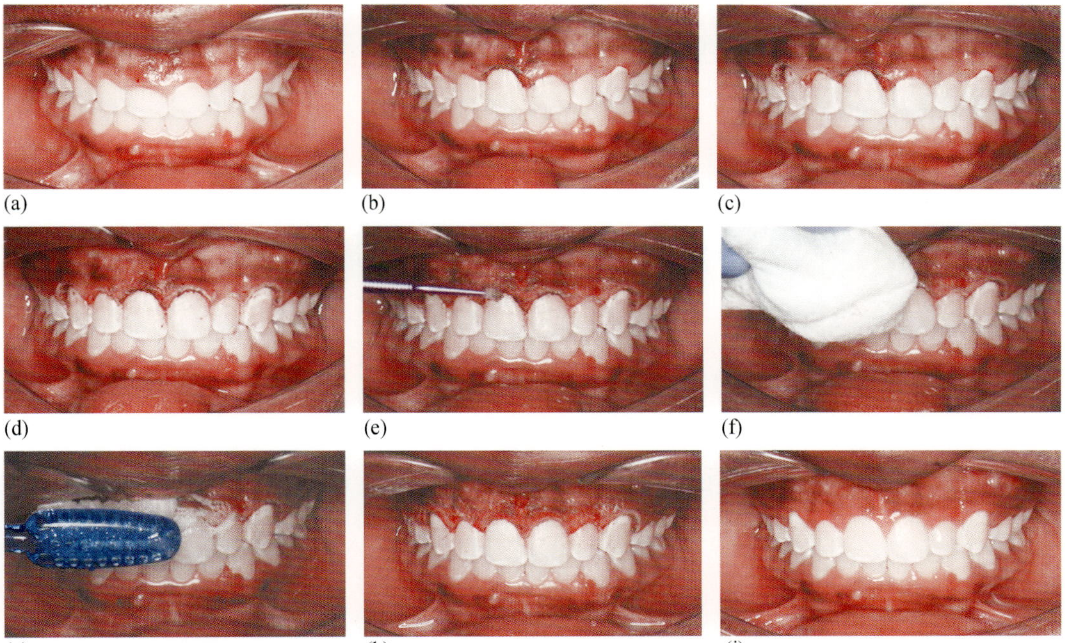

(a)　(b)　(c)　(d)　(e)　(f)　(g)　(h)　(i)

图 22.13　提高牙龈美学的牙龈切除术。(a)患者托槽去粘结 1 个月，并表现出牙龈不对称(b～d)从中切牙开始，4 个象限依次实施牙龈组织重塑。(e)术后，用浸润了过氧化氢的小毛刷清洁龈缘。(f, g)利用湿纱布和牙刷清除残留的碳化组织。(h)患者术后即刻。(i)患者 1 个月后随访

22.8.2　牙齿以及微种植体的暴露

唇侧牙齿阻生在正畸患者中的发生率为 1%～2%，且这类病例的解决往往具有挑战性(Vernlette et al, 1995)。对于这类病例传统的治疗方法，临床医师如果仅限于简单的等待牙齿萌出，这可能会使治疗延迟数月。使埋伏的尖牙暴露出允许粘结的范围进行牵引可以大大提高治疗效率。暴露唇侧阻生牙的最常见的方法是切除牙龈或顶部皮瓣放置。临床医师应该了解哪些情况下只需要简单的开窗切除那些情况需要顶部皮瓣放置。

22.8.2.1 开窗切除术和顶部皮瓣放置的比较

当表面覆盖着组织的尖牙适区域中萌出时可以采用简单的激光切除术(推荐激光设置:二极管激光:1.0～1.5 W,掺铒固体激光:1.5～2.5 W)。这种情况下的尖牙形态已易于被触及并且指尖加压时组织易于变白。全景片显示牙冠已经向牙槽嵴外萌出。术中,医师需在覆盖在牙上的组织区域内开窗,窗口应尽量小,以容纳一个托槽或舌侧扣为佳。牵引力最好直向下并在膜龈联合界以下。超过牙槽黏膜的助萌力会导致不良的附着,以及增加形成不美观的过长的临床牙冠的可能性(图 22.14～图 22.16)。

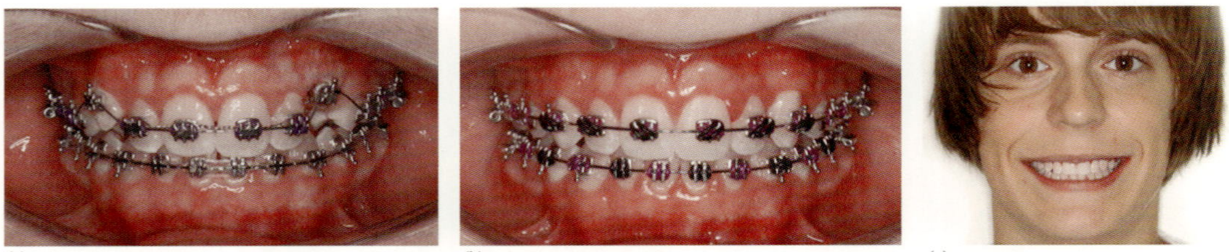
(a) (b) (c)

图 22.14 牙齿暴露切除术 (a)患者上颌左侧尖牙舌侧阻生并伴有过多附着组织。在膜龈联合下方的附着组织内开窗,切除的组织仅为一个托槽的大小,上颌切牙联扎作为支抗。(b)切除术后 5 个月,注意左右切牙临床冠高度的对称关系。(C)最终获得理想的微笑美学

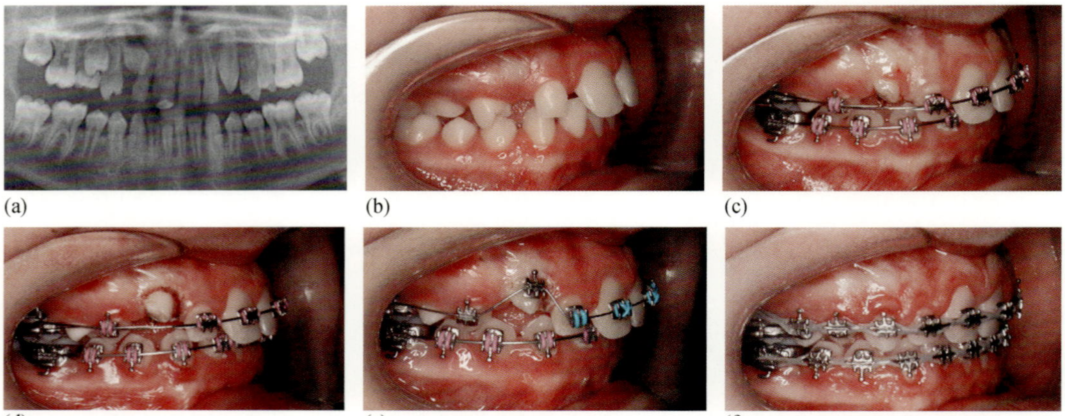
(a) (b) (c)
(d) (e) (f)

图 22.15 牙齿暴露切除术 (a, b)异位近中倾斜的上颌右侧尖牙。(c)利用“piggy－back”或粗不锈钢丝上叠加镍钛丝的方式后推牵出尖牙。(d, e)在附着组织内切除,暴露足够粘结托槽和牵出尖牙的牙体组织。(f)尖牙最终牵引至正确的咬合位置。正畸治疗尚未结束,仍需精调

顶部皮瓣是一个厚的带蒂皮瓣,从缺牙区到暴露埋伏牙的位置,保护附着组织。顶部皮瓣适用于牙槽黏膜出萌出的埋伏牙以及附着组织不够时的情况。手术常由牙周医师或口腔外科医师使用常规手术技术完成。术中,牙槽骨被部分去除,附着瓣被向根向缝合以暴露牙冠。当尖牙萌出时,牙龈随牙齿而移动。

另外,临时的正畸支抗装置或微种植体可能被生长中的软组织覆盖这种情况下就需要手术对其暴露。特别是对于位于下颌骨后方无牙区或磨牙后区域的微种植体,由于如颊侧黏膜或前庭的软组织束的持续的摩擦,更易于出现种植体被包埋的情况。被炎性牙龈覆盖的临时支抗种植体相较未被包裹的,成功率会降低 10%。

通常情况下,微型种植体覆盖的一层薄薄的软组织或纤维素性化脓性鞘。在种植体头部位置做一个简单的缝状切开可以很快的使微型种植体暴露。利用手指的压力可以将软组织推至牙龈颈圈以下的微种植体体部。临床医师也可以考虑建议患者使用洗必泰漱口液,可以杀菌并减缓上皮生长或组织再生长速度。

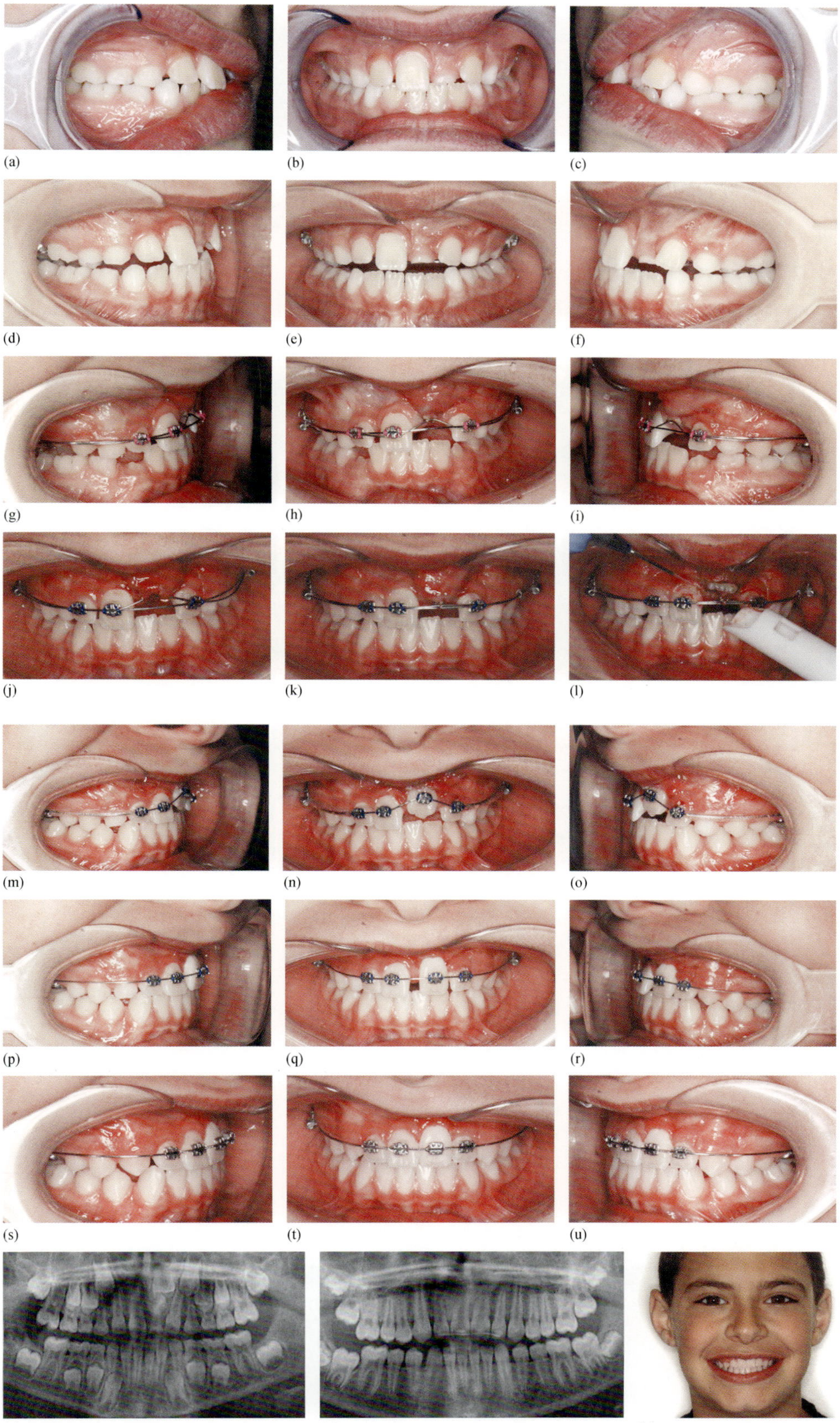
(a) (b) (c) (d) (e) (f) (g) (h) (i) (j) (k) (l) (m) (n) (o) (p) (q) (r) (s) (t) (u) (v) (w) (x)

图 22.16 (a～f)由于弯曲正中多生牙导致上颌左侧中切牙阻生。(g～k)上颌腭侧扩张，手术暴露，放置金链强制其萌出。利用“piggy-back”镍钛丝牵出中切牙。(l)不幸的是切牙从牙槽黏膜萌出，这时患者被转交给牙周医师制作和安装根尖定位板。(m～x)由于经济原因，患者在充分了解很可能会发生牙龈退缩和临床牙冠过长的前提下，要求门诊手术。成功的切除手术后，发现尖牙与中切牙临床牙冠高度不协调(q)但依旧实现可以接受的微笑美学。仅上颌牙弓接受了扩弓器固定矫治

22.8.3 系带修整术

系带修整术(frenectomy or frenulectomy)是通过手术去除小带状的肌肉束及所谓的系带或小系带在黏骨膜中通过肌肉附着于牙槽嵴。系带是口腔中正常的解剖结构,然而,过大、过宽或过短的系带会影响唇、颊或舌的正常功能(推荐激光设置:二极管激光:1.0～1.5 W,掺铒固体激光:1.5～2.5 W 其次是凝固在＜ 1.0W ,没有水)。

唇系带是一束从上唇中央粘到骨膜的肌肉,位于上中切牙的中间。儿童过厚过低的唇系带可能是由于过大的上中切牙中缝。形态不佳的唇系带若对口腔卫生、牙齿萌出、美观、心理问题产生影响,则是应该进行唇系带治疗的因素。若上中切牙缝仍存在,则需要进行正畸和软组织手术联合治疗(Ong and Wang, 2002)。唇系带修整术的时机常被争论;较为普遍的观点是如果正畸治疗需要,唇系带修整术可在上中切牙缝最大程度关闭之后,这不仅可使手术简化,并可以降低术后瘢痕影响间隙关闭的可能(图 22.17,图 22.18)。

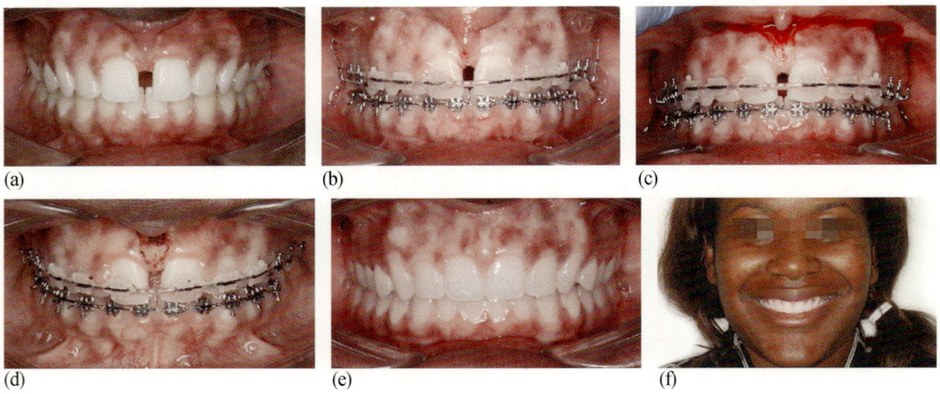

图 22.17 掺铒固态激光系带切除术 (a)患者上颌因粗大低位唇系带导致中缝。(b)系带手术前联合固定矫治器。(c)牵拉上唇,切除系带纤维。(d)注意固态激光导致的出血略难控制,上唇系带顶部也应带切除。(e)再把激光调成凝血模式后(无水低功率),在患者离开诊室之前完成止血。立即安装新的弹力链开始关缝。(f)最终表现出优美的牙龈结构和协调的微笑

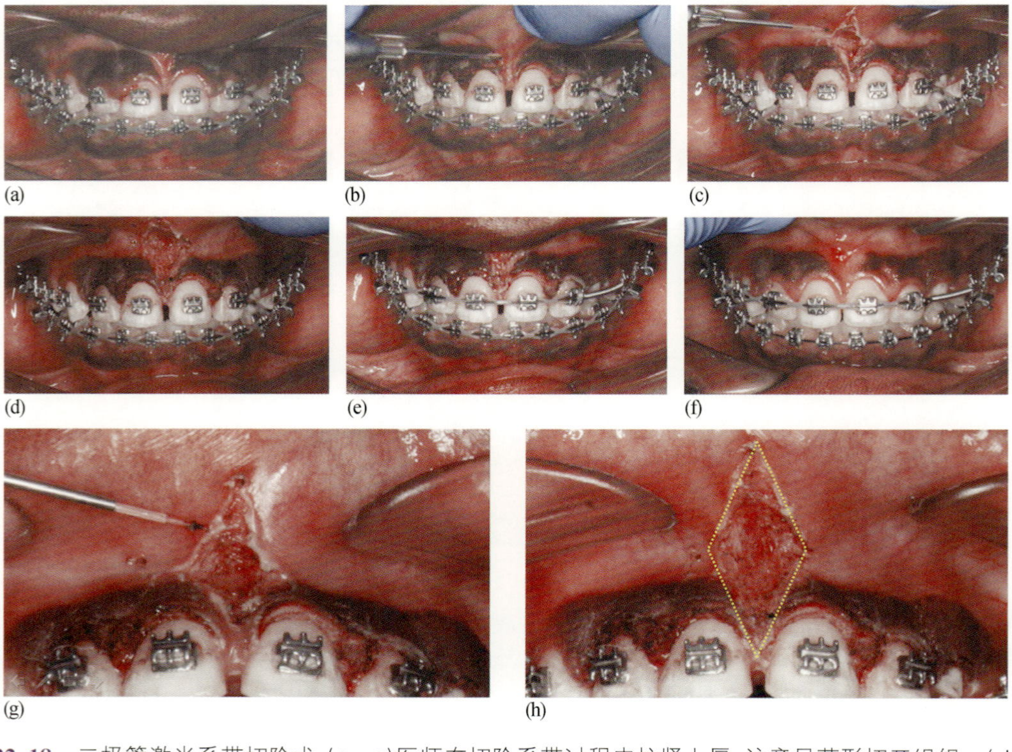

图 22.18 二极管激光系带切除术 (a～c)医师在切除系带过程中拉紧上唇,注意呈菱形切开组织。(d～f)术后即刻安装弹力链开始关缝。(g)两周后中缝明显关闭,组织愈合良好。(h)组织呈菱形切开

过短的舌系带可能是由于舌系带短缩或“短舌头”而形成。舌系带短缩是由发育异常导致的过短或过厚的舌系带，会限制舌的运动。1.7%～4.4 %的新生儿会发生这一现象。男孩发生这一现象的概率是女孩的四倍。舌系带过短会导致语音缺陷，舌侧牙龈萎缩甚至骨质流失，下颌中切牙出现间隙，或前牙开殆。临床症状包括一个经典的举舌时呈“心形”的舌头，不能伸舌超过下唇，言语困难(Neille et al，2002，Suter and bornsein，2009)。进行唇或舌系带手术时，首先应用 2 cm×2 cm 的纱布捏住患者的唇或舌部并紧提。系带需拉开，开口呈成一个菱形(图 22.19)。手术过程应非常迅速，并且没有缝合线。患者的功能应立即得到改善。潜在的并发症包括轻度出血，不适和需要进一步手术切除残余部分或上唇系带上的组织标记(图 22.20)。

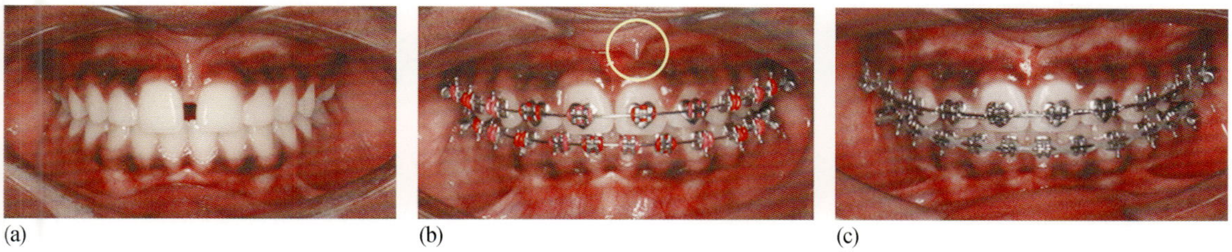

图 22.19　(a)组织呈菱形切开。(b)不完全的系带切除术后组织残留(圈中所示)。(c)需要再次手术精修去除剩余组织

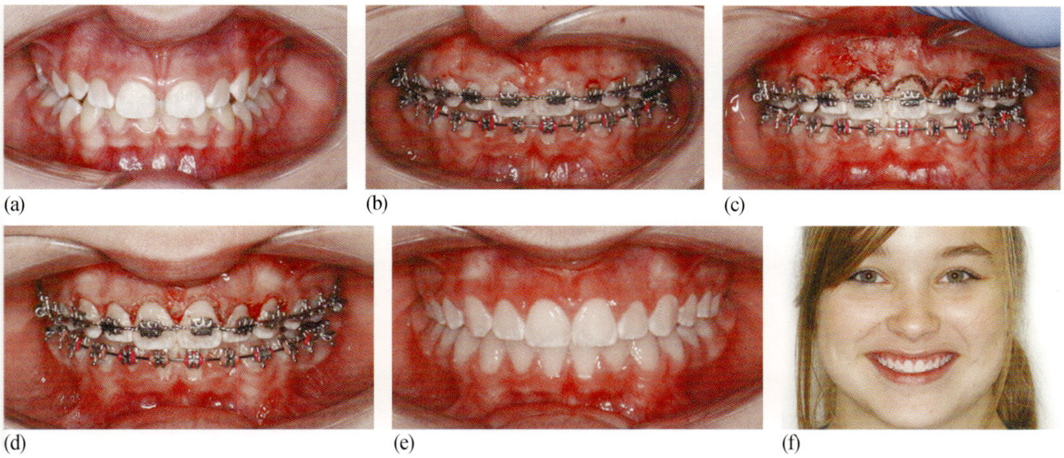

图 22.20　(a～f)联合系带切除术和牙龈切除术协助正畸结束前精调和关缝。(g)系带切除术前先关闭中缝。牙龈切除术改善冠根比并且便于正畸治疗后切牙釉质修整

22.8.4　龈盖切除术

龈盖是厚的牙龈组织瓣，覆盖在正萌出牙齿的牙冠，典型的位于下颌第二或第三磨牙。龈盖的切除可使部分萌出或埋伏的牙齿可以黏结托槽或带环。偶尔引起冠周炎(一种引起疼痛的炎性病变)，常在细菌感染以及食物碎片(特别是爆米花)积聚在龈盖之下时发生。当组织水肿时，上颌磨牙开始能够咬到水肿的龈盖，使情况更加严重。患者常可表现出剧烈的疼痛，脓肿，淋巴结肿大，以及闭口困难。对已发生冠周炎的病例，在牙龈手术前需先使用抗生素以消除感染(推荐激光设置：二极管激光：1.5～2.0 W，掺铒固体激光：2.5 W)。

22.8.5　微小阿弗他溃疡的消融治疗

微小阿弗他溃疡或“鹅口疮”常发生在正畸患者当中，这是由于组织刺激以及由于牙齿移动的不适

感产生的压力。溃疡常表现为 3～10 mm 直径大小，黄白色，表面附有可去除的纤维—脓性膜，周围被一圈红色环形包绕，常主要位于非角化组织，比如颊侧黏膜、牙槽骨黏膜、舌以及唇部。阿弗他溃疡的病因包括肿瘤、压力、过敏（比如矫正器中的镍）、营养不良、血液学异常、内分泌、感染物、系统性疾病（如免疫球蛋白缺乏、中性粒细胞减少症、乳糜泻（celiac disease）或遗传倾向。在缓解病因后，微小的阿弗他溃疡常会在 7～14 d 后自愈。

对于阿弗他溃疡的治疗，有很多治疗方式，包括单纯的等待其自愈、温盐水含漱、双氧水、抗真菌药、液体的局部麻醉剂以及二极管激光手术治疗，与其他二极管激光手术的过程不同，微小阿弗他溃疡的消融治疗需离开组织 1～2 mm 进行。术者需采用短的，从溃疡区域的一端快速的轻拂至另一端。一般而言，这一治疗不需要麻醉。术后处理使用之前提到的保守的治疗方式即可（推荐激光设置：二极管激光：0.5～1.0 W）。

22.8.6 病变软组织切除术

正畸患者的黏膜上或舌头上偶尔会出现由于局部刺激或创伤导致的软组织病变。对于大部分这类患者，正畸医师应将患者转诊至口腔外科医师或口腔医学专家以评估或进行活检。而对于较小的良性病变，比如刺激性纤维瘤，化脓性肉芽肿，黏液囊肿可以通过正畸医师使用激光软组织手术进行保守的手术切除（推荐激光设置：二极管激光：1.0～1.5W，掺铒固体激光：1.5～2.5W）。

纤维瘤（刺激性纤维瘤，纤维结节）是初始的，无症状的结节团块，由密致相连的纤维组织被鳞状上皮包裹（Neville et al，2002）。

纤维瘤是口腔最常见的异常生长物；最常出现的部位是口腔黏膜，可能由于颊侧黏膜被牙齿咬伤导致。

化脓性肉芽肿是一种非肿瘤性，光滑或分叶状的红色肉芽聚集而成的组织。3/4 的口腔化脓性肉芽肿位于牙龈。最大的诱因可能是固定矫治器周围口腔卫生差。

黏液囊肿是由于唾液腺导管破裂而使唾液黏蛋白溢出到周围的软组织而形成的圆形的黏膜肿胀。60％的黏液囊肿发生于下唇，通常是由于局部创伤如咬唇，托槽的刺激而引起的，或者是因正畸工具不慎创伤。常常在同一部位反复发作（图 22.21）。

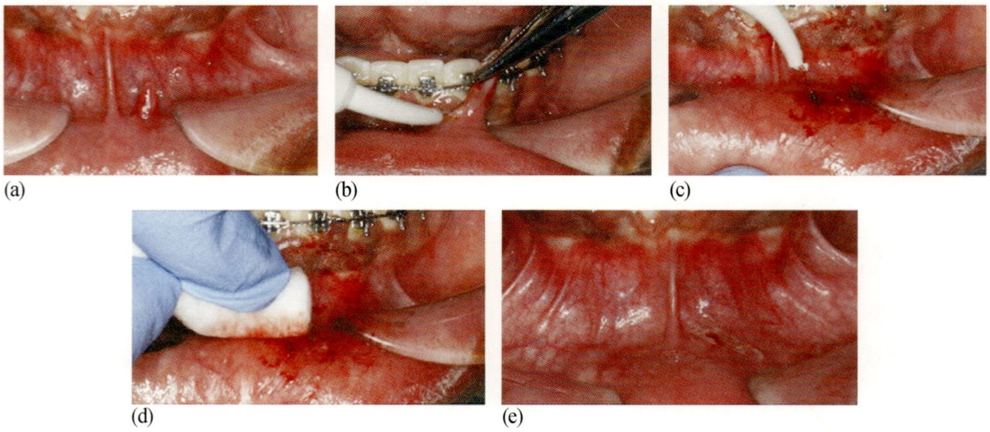

图 22.21 （a）利用二极管激光切除下唇黏液囊肿。（b，c）马修钳夹持黏液囊肿的基底。（d）术后使用浸润过氧化氢的棉卷去除激光羽焦。（e）术后 30 min 的结果

切除的软组织病变时，临床医师应考虑用手术钳夹在病变基部进行病变的切除。患者可能切除术后 30 min 出现轻微的出血。不管诊断多么明确，将所有切除的组织进行组织学检查是非常重要的，因为恶性肿瘤有可能会有良性增生的临床表现（图 22.22）。

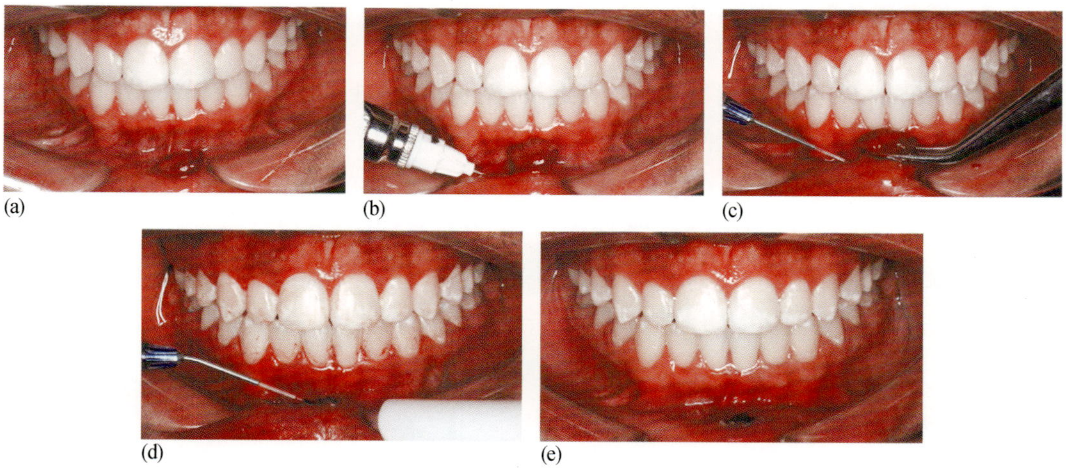

图 22.22　(a) 二极管激光切除红斑样血管病损(可能的诊断:出血性黏液囊肿或外伤导致的血肿)。(b)病损基底、周围局部浸润 4%阿替卡因(Septocine; 1∶100 000 肾上腺素)。(c)钳子夹持病损,激光烧灼病损基底。(d)注意在烧灼过程中高速切除是去除激光羽焦和保持术区整洁的关键。(e)切除和止血 30 min 后

22.9　激光的安全防护

22.9.1　激光危害的分类

激光外科手术的风险主要是暴露于激光辐射。激光安全标准是根据美国国家标准-美国国家标准协会(ANSI)的 Z136 安全标准以及国际的国际电子委员会(IEC)60825 标准。

ANSI 激光安全标准是在职业安全与健康管理局(OSHA)以及国家职业安全规则基础上制定的。所有在美国销售的激光器,自 1976 年即根据他们的潜在危险性,功率以及波长被分类。目前,有 7 个激光危险等级(1 级,1M, 2, 2M, 3R, 3B,4)。用于医疗或牙科治疗用激光,如软组织的激光属于第 4 类产品(Kravitz and Kusnoto,2008)。

第 4 类激光的输出功率大于 0.5W。在这一功率下,存在对眼睛和皮肤的危害,甚至存在漫反射。因此,临床医师必须确保以下安全措施:

① 创建一个危险区-这通常需要指定一个手术椅或房间并带有警告标识,说明该区域使用激光操作;

② 指定一个激光安全员(通常是正畸医师);

③ 使用人员需参加适当的培训(正畸医师和工作人员);

④ 考虑潜在的火灾危险性。

22.9.1.1　眼睛和皮肤损伤

毫无疑问,软组织激光手术最大的特殊风险是对眼的损伤。损伤的严重程度取决于激光的波长,眼与激光源的距离以及激光仪的功率。眼睛是精确聚焦光线,只要一瞬间暴露于激光辐射便可能会造成永久性损伤。视网膜损伤可发生在 400～1 400 nm(这个范围称为视网膜危险区)。主要的危险是无意中的台面、首饰或表带反射激光。二极管激光器的视网膜灼伤和白内障的风险,而固体激光器的风险是角膜灼伤、前房耀斑和红外白内障。

皮肤是人体最大的器官,无论使用哪类激光,都是辐射的高风险器官。皮肤可以被 300～3 000 nm 波长渗透(包括二极管和铒激光)在在 1 000 nm 处达到最大渗透。手臂、手和头部区域是身体最有可能被暴露于激光辐射的部位。

22.9.1.2 患者与术者的防护

患者与医师都需要穿戴防护衣，并且医师、患者及助手均需佩戴与激光波长向对应的防护眼镜（图22.23）。值得强调的是，一种护目镜只能阻止特定波长的激光，并且要保证护目镜能防护所有反射到眼镜的激光。因此，光固化过程中使用的橙色眼镜并不使用于激光手术。患者必须取下所佩戴的首饰，术区周围的反光物必须完全覆盖或者移去。四类激光遇到易燃物时有引起火灾的隐患，因此，需要配备相应的灭火设备。手术周围区域应被定为危险区域，并给出明显标示如警告：可见和不可见的激光射线；避免皮肤和眼睛暴露于散在射线；四类激光。这类标示通常由激光设备生产厂家提供或者可在网络上获取（图22.24）。

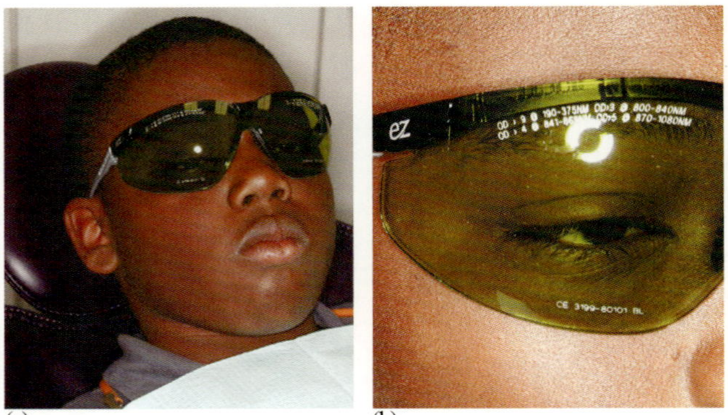

(a) (b)

图 22.23 安全护目镜 (a)合适的椅旁护目镜架，去除所有反光面。(b)护目镜阻挡激光散发的光波，特殊的护目镜能阻挡波长范围在800～840 nm和870～1 080 nm的光波

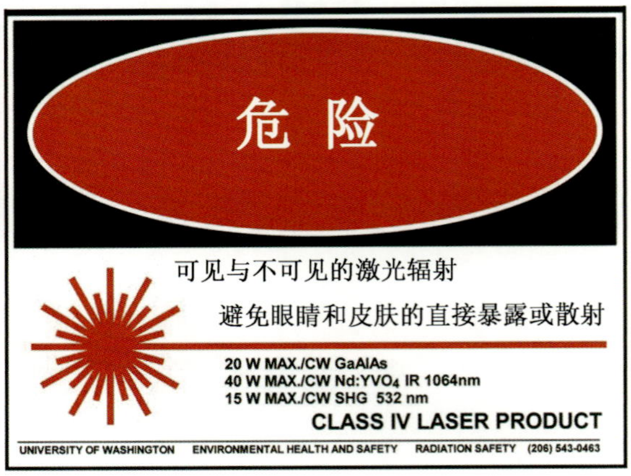

图 22.24 手术过程中展示激光安全标识

22.9.1.3 知情同意

软组织激光手术限制并不在美国正畸协会标准的知情同意书内。因此，医师们必须自己写相应的手术知情同意书。知情同意书的内容因激光类型及手术方法的不同而不同。二极管激光的手术知情同意书应包括：推荐的治疗方法，主要风险及并发症（虽然十分少见）如术后感染、肿胀、出血、头疼、颞下颌关节疼痛、牙齿或牙龈疼痛、牙釉质隐裂、有产热引起的牙髓充血、牙龈组织萎缩、肌肉痛、软组织麻木，术后不适；期望的结果及再次精细手术的可能性；必需的术后随访及家庭护理。

22.10 术后处理

激光手术后，医师可立即用沾有优双氧水的牙科用毛刷或者棉卷沿牙龈缘擦拭，去除烧焦的牙龈组织及激光羽。应鼓励患者冲洗术区，并用软毛牙刷轻柔按摩术区。除了系带手术外术后出血及不适通常都比较轻微，系带手术后24 h内可能会有少量出血。1～2周后组织会完全修复，此时患者应再次术后随访。

22.10.1 收费及保险规范

美国牙科学会在牙周病及口腔外科中均有关于软组织激光手术的保险法规，因此，激光手术不会增加患者的矫正费用。正畸医师应关注每年更新的当代牙科术语指南中的法规变化及限制。保险需要特殊的信息如术区象限、探诊深度、手术原因及手术记录需要与保险申请一起递交（Kravitz and Kusnoto，2008）（表22.1）。

表 22.1　常规口腔软组织手术代码

代码	手术
D4210	牙龈切除术/牙龈修整术 每个象限内连续 4 颗或者 4 颗以上牙齿
D4211	牙龈切除术/牙龈修整术每个象限内连续 1 到 3 颗牙齿
D7960	系带切除术
D7971	龈袋切除术
D7465	阿弗他溃疡
D7430	良性肿瘤切除术-直径小于 1.25 cm
D7430	良性肿瘤切除术-直径大于 1.25 cm
D7286	口腔软组织活检

22.11　结论

激光手术具有诸多好处如较好的口腔卫生，手术效率高，术后较美观等。将激光手术引入临床中的医师必须取得专业资格、参加继续教育并且必须认识到激光手术所具有的风险。正畸医师如果想提供最好的服务，必然要提高像激光手术一样的一些辅助手术的治疗质量。

当递交申请时，保险公司会要求出具相应的证明，包括手术需求的解释、探诊深度、手术区域及其他相关信息。软组织手术包括在牙周及口腔外科保险内。

参 考 文 献

[1] Armitage GC, Robertson PB. The biology, prevention, diagnosis and treatment of periodontal diseases: scientific advances in the United States[J]. Journal of the American Dental Association, 2009, 140(Suppl 1): 4S-6S.

[2] Baker SS, Hunnewell JM, Muenzler WS, et al. Laser blepharoplasty: diamond laser scalpel compared to the free beam CO_2 laser[J]. Dermatology Surgery, 2002, 28: 127-131.

[3] Bargiulo AW, Wentz FM, Orban B. Dimensions and relations of the dentogingival junction in humans[J]. Journal of Periodontology, 1961, 32: 261-267.

[4] Buell BR, Schuller DE. Comparison of tensile strength in CO_2 laser and scalpel skin incisions[J]. Archives of Otolaryngology, 1983, 109: 465-467.

[5] Camargo PM, Melnick PR, Camargo LM. Clinical crown lengthening in the esthetic zone[J]. Journal of the California Dental Association, 2007, 35: 487-498.

[6] Fisher SE, Frame JW, Browne RM, et al. A comparative histological study of wound healing following CO_2 laser and conventional surgical excision of canine buccal mucosa[J]. Archives of Oral Biology, 1983, 28: 287-291.

[7] Frame JW. Removal of oral soft tissue pathology with the CO_2 laser[J]. Journal of Oral and Maxillofacial Surgery, 1985, 43: 850-855.

[8] Fu JH, Yeh CY, Chan HL, et al. Tissue biotype and its relation to the underlying bone morphology[J]. Journal of Periodontology, 2010, 81: 569-574.

[9] Glossary of Periodontal Terms. 4th edn[J]. Chicago, IL: The American Academy of Periodontology, 2001.

[10] Hadley J, Young DA, Eversole LR, et al. A laser-powered hydrdokinetic system for caries removal and cavity preparation[J]. Journal of the American Dental Association, 2000, 131: 777-785.

[11] Harashima T, Kinoshita J, Kimura Y, et al. Morphological comparative study on ablation of dental hard tissue at cavity preparation by Er:YAG and Er,Cr:YSGG lasers[J]. Photomedicine and Laser Surgery, 2005, 23: 52-55.

[12] Haytac MC, Ozcelik O. Evaluation of patient perceptions: a comparison of carbon dioxide laser and scalpel

techniques[J]. Journal of Periodontology, 2006, 77: 1815-1819.

[13] Jeffcoat MK. Eye of newt, toe of frog: drug compounding: proceed with caution[J]. Journal of the American Dental Association, 2004, 135: 546-548.

[14] Jones CG. Chlorhexidine: is it still the gold standard? [J]. Periodontology 2000, 1997, 15: 55-62.

[15] Kokich VO, Kokich VG, Kiyak HA. Perceptions of dental professionals and laypersons to altered dental esthetics: asymmetric and symmetric situations[J]. American Journal of Orthodontics and Dentofacial Orthopedics, 2006, 130: 141-151.

[16] Kravitz ND. The use of compound topical anesthetics: a review[J]. Journal of the American Dental Association, 2007, 138: 1333-1339.

[17] Kravitz ND. Debanding day. Orthodontic Products April/May[J]. Available at: www. orthodonticproductsonline. com/issues/articles/2010-04_08. asp (accessed 21 July 2011), 2010.

[18] Kravitz ND, Kusnoto B. Soft-tissue lasers in orthodontics: an overview[J]. American Journal of Orthodontics and Dentofacial Orthopedics, 2008, 133: S110-114.

[19] Kremenak NW, Squier CA. Pioneers in oral biology: the migrations of Gottlieb, Kronfeld, Orban, Weinmann, and Sicher from Vienna toAmerica[J]. Critical Reviews in Oral Biology and Medicine,1997, 8: 108-128.

[20] McNutt M, Patrick M, Shugars DA, et al. Impact of symptomatic pericoronitis on health-related quality of life[J]. Journal of Oral and Maxillofacical Surgery, 2008, 66: 1482-1487.

[21] Moritz A. Oral Laser Application[M]. Chicago, IL: Quintessence, 2006.

[22] Neville BW, Damm DD, Allen CM, et al. Oral and Maxillofacial Pathology, 2nd edn[J]. Philadelphia, PA: WB Saunders, 2002.

[23] Ong MA, Wang HL. Periodontic and orthodontic treatment in adults[J]. American Journal of Orthodontics and Dentofacial Orthopedics, 2002, 122: 420-428.

[24] Rossman JA, Cobb CM. Lasers in periodontal therapy[J]. Periodontology 2000, 1995, 9: 150-164.

[25] Sarver DM. Principles of cosmetic dentistry in orthodontics: part 1. Shape and proportionality of anteriorteeth[J]. American Journal of Orthodontics and Dentofacial Orthopedics, 2004, 126: 749-753.

[26] Sarver DM, Yanosky M. Principles of cosmetic dentistry in orthodontics: part 2. Soft tissue laser technology and cosmetic gingival contouring[J]. American Journal of Orthodontics and Dentofacial Orthopedics, 2005, 127: 85-90.

[27] Suter VG, Bornstein MM. Ankyloglossia: facts and myths in diagnosis and treatment [J]. Journal of Periodontology, 2009, 80: 1204-1219.

[28] Tracey S. Light work. Orthodontic Products April/May[J]. Available at: www. orthodonticproductsonline. com/issues/articles/2005-04_17. asp(accessed 21 July 2011), 2005.

[29] United States Pharmacopeial Convention. Good compounding practices[J]. In: The United States Pharmacopeia: USP 28: the National Formulary: NF 23: by Authority of the United StatesPharmacopeial Convention, Inc., meeting atWashington, April 12-16, 2000, Rockville, MD. United States Pharmacopeial Convention, 2004, 2620: 2457.

[30] Vanarsdall RL, Corn H. Soft-tissue management of labially positioned unerupted teeth[J]. American Journal of Orthodontics and Dentofacial Orthopedics, 2004, 125: 284-293.

[31] Vermette ME, Kokich VG, Kennedy DB. Uncovering labially impacted teeth: apically positioned flap and closed-eruption techniques[J]. Angle Orthodontist, 1995, 65: 23-32; discussion 33.

[32] Wennström J. Regeneration of gingiva following surgical excision [J]. A clinicalstudy. Journal of Clinical Periodontology, 1983, 10: 287-297.

第 23 章

正畸种植支抗：一种交互式的骨性支抗

▶ 23.1 概述

近几年来，多种类型的骨性支抗装置逐渐发展起来，包括牙科种植体、迷你钛板、微型或迷你种植钉等。这些装置的主要优点在于临床医师在实现某个方向上特定牙移动的同时不引起其他牙齿单元的相对移动。本章主要讨论微型种植体的作用及其在涉及跨学科患者治疗中的应用。通过病例报道的形式阐述正畸医师与修复科、牙周科及口腔外科医师在使用微种植体方面的协同作用。详细讨论磨牙位置的垂直向控制、磨牙的压入及竖直、助萌等以及相关的外科操作和可能的并发症。临床医师需要熟知牙移动的生物学及机械学原理，以便能够更合理地使用骨性支抗单元。

▶ 23.2 引言

支抗保护被认为是成功正畸治疗最重要的因素之一。正畸医师使用多种支抗装置，而几乎所有装置均存在一定局限性。口外支抗装置可以提供强支抗，但十分依赖患者的依从性；而所有的口内支抗装置均存在一定程度的支抗丢失。近几十年来发展起来的骨性支抗改变了传统观念，因为其所提供的强支抗不仅不依赖于患者的依从性，而且可以精确控制正畸牙齿移动。

外科种植钉作为正畸支抗的应用最初见于 Creekmore 和 Eklund(1983)的临床试验，他们将一枚种植钉植入前鼻棘以便为压低上颌切牙提供支抗。Kanomi(1997)报道了借助植入下颌骨正中联合 1.2 mm 宽的种植钉压低下切牙。Park(1999)在上颌第二前磨牙和第一磨牙牙根之间植入 1.2 mm 宽、5 mm长的种植钉以辅助内收上前牙，证实了整个上颌牙列相对于种植体的远中移动。这个病例表明了种植体作为支抗可以有效内收全牙列，并最终改变了正畸传统理念从分步牙移动到整体牙移动，因此，在某些边缘病例中通过远中移动磨牙的非拔牙治疗比例增多。在骨性开殆的治疗中，使用骨性支抗压低磨牙以实现下颌骨的逆时针旋转降低了对正颌手术的需要，又能达到与手术后相似的骨型。

然而，骨性支抗最有价值且有吸引力的贡献在于修复前的正畸治疗。在修复前的正畸治疗中，位于支抗部分的牙不应发生移动，从而避免咬合关系的任何改变和(或)变差。基于上述要求，使用传统力学的修复前正畸治疗十分困难。为了尽量减少支抗部分的不利移动，我们常建议该部分支抗包含尽可能多的牙单位，将支抗牙与对侧牙连成整体以加强支抗。然而，上述措施总会存在一定程度的支抗丢失。随着骨性支抗的引入，现在我们可以在尽可能少的牙齿上粘结带环，同时减少牙齿的不利移动(Park，2009)。最终，这种方法被认为是提高正畸治疗质量的有效方式。

▶ 23.3 交互方式

正如前面所提到的，传统正畸治疗的力学无法对牙齿移动进行精确控制，且支抗的丢失会影响最终的咬合关系。然而，利用种植钉的骨性支抗可以提供绝对支抗，因此临床医师能够使特定牙齿在特定方向进行移动而对牙列剩余牙齿无不良影响。换句话说，种植支抗对于牙齿控制的有效性意味着正畸医师可以在三维方向移动牙齿，这也十分有利于随后进行的修复治疗。对于需要牙齿修复的患者，正畸医师、修复医师、牙周以及口外医师间的紧密协作是使用正畸种植支抗取得治疗成功的关键。

▶ 23.4 维持磨牙垂直向位置

当医师计划在后牙拔除后植入种植钉，他们必须等到拔牙窝愈合或种植钉发生骨结合后才能完成整个修复。然而，这个阶段常会发生对殆相应牙齿的伸长。如果拔牙侧牙齿与对殆牙发生咬合接触，有伸长趋势的牙可以与对殆牙固定从而避免其伸长。但是在传统力学观念里，对于部分牙缺失或拔除的病例，通常采用暂时的假牙以维持磨牙的垂直向位置。假牙通常在后期需要进一步的调改以适应种植体的植入。而这种“适应”带来的负面影响就是降低了种植体的稳定性。然而，使用种植支抗则能有效防止磨牙的伸长维持其垂直向位置。

病例 1

一名 47 岁的男性患者在拔除右侧下颌磨牙后植入种植钉。在种植钉骨结合期间，需要维持右侧上颌磨牙的垂直向位置避免发生伸长(图 23.1)。如图示，右侧上颌磨牙的垂直向位置正常，仅需要借助种植支抗进行维持。使用 0.019 英尺×0.025 英尺的不锈钢片段弓及树脂球固定右侧上颌第二前磨牙和第二磨牙。分别在颊侧和腭侧牙槽骨植入两颗种植钉，使用结扎丝将种植钉和夹板固定以防止上颌磨牙的伸长(图 23.2)。在完成下颌种植体修复后去除上颌的装置(图 23.3)。

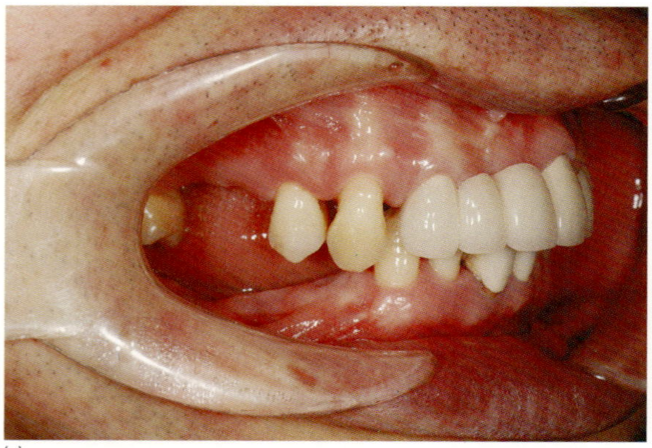

(a)

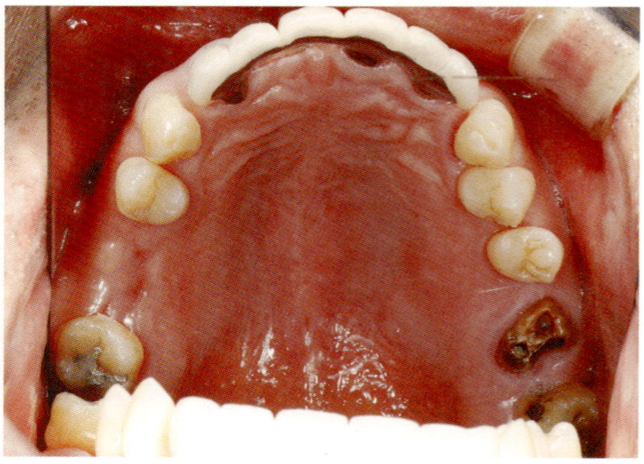

(b)

图 23.1 治疗前照片显示右侧下颌后牙缺失 (a) 侧面相(b) 牙殆相

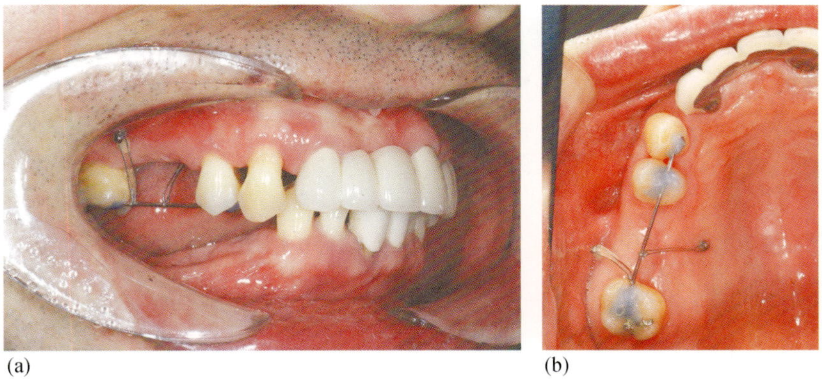

图 23.2　片段弓固定右侧上颌第二前磨牙和第二磨牙，结扎丝将种植支抗和夹板固定。(a) 侧面相(b) 㬹相

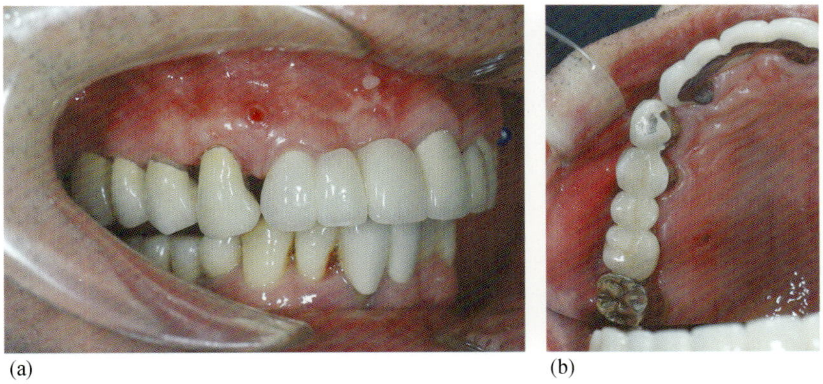

图 23.3　植入修复体后口内照片。(a) 侧面相(b) 㬹相

23.5　压低磨牙

压低磨牙是修复前正畸治疗中最常见的牙齿移动类型。当磨牙缺失后，对颌牙有伸长的趋势而邻牙会向缺隙侧倾斜移动。在植入修复体前，伸长的磨牙需要被压低而倾斜的邻牙需要被竖直。否则就需要降低伸长磨牙的㬹面高度。然而，降低磨牙高度会导致牙髓暴露或激惹，以及最终后期的根管治疗。

传统正畸治疗压低磨牙的方法包括使用活动矫治器或舌侧压入装置；活动矫治器成功的关键在于患者的依从性，且矫治器很容易发生移位。舌侧压入装置黏结于牙齿的舌侧，自身有牵引钩用于施加压入的力量。这种装置很有效，但它需要粘结在多个牙齿上以便为压入一颗或两颗磨牙提供支抗。相反，正畸种植支抗能够有效压低磨牙且不伴有其他牙齿的不利移动。

23.5.1　正畸压入力量的方向

正畸垂直向的力量应该通过被移动牙齿的阻抗中心以便获得完全的压入力。否则，牙齿的倾斜移动会导致牙齿根尖与颊侧或舌侧牙槽骨骨皮质接触，造成骨开窗或牙根吸收。当牙齿压入量小于 1 mm 时，以上这些不良后果的影响会很轻微。

23.5.2　正畸压入力量的大小

对于最适宜大小的压入力存在多种观点。考虑到过大的矫治力会造成牙根吸收，我们推荐使用轻力矫正。Dellinger 报道称在猴子体内 300 g 的压入力相比 50 g 和 100 g 更容易造成牙根吸收。Ohmae 等人报道对狗的磨牙施加 150 g 压入力后可以观察到牙根吸收的现象。Costopoulos 和 Nanda 证实对人的前牙施加 15 g 压入力所产生的牙根吸收在实际临床中是可以被忽略的。因此，对于前牙，理想的压入力大小为 15～20 g，而对于磨牙，为 100 g 左右。

23.5.3 牙周考虑

控制牙周及牙龈的炎症是进行牙齿压入的前提。Melsen 指出在牙齿压入后，口腔卫生较好的一侧牙弓其牙槽骨边缘的骨量丢失要少于卫生不佳的一侧。Cardaropoli 证实一旦炎症得到控制，牙齿压入后所产生的骨内袋范围会减小。

23.5.4 牙齿压入后的保持

一旦在压入伸长牙，并在对颌植入修复体后，发生移动的牙齿几乎没有复发的可能。此时种植支抗及正畸装置可以用作保持器。如果在压低磨牙后还需要进一步的牙齿颊舌向移动，我们可以在修复体上粘结舌侧扣进行十字交互牵引。

23.5.5 上颌窦的考虑

根据以往文献报道，上颌窦并不会限制上颌磨牙的压低。一例临床病例报道证实，为了为修复体创造间隙而将前磨牙压入上颌窦后，在其牙根周围可见骨质形成。Daimaruya 等人在狗试验中也观察到相似的现象，即压入鼻腔内的牙根周围有骨质的形成。但是临床医师必须注意的是，过大的压入力会造成牙根的吸收。

23.5.6 牙齿压入对咬合的影响

被压入的牙齿可能会有轻微的动度，而对颌植入的修复体十分坚固没有动度。可动的压入牙与不可动的对颌牙之间的咬合接触可能会造成压入牙动度持续存在。但这一情况可以通过调殆加以避免。

23.5.7 通过间接支抗压低磨牙

压低磨牙一个简单的方法是在邻牙安放一个与种植支抗相连的压入装置(图 23.4)。

23.5.8 种植支抗的位置

在使用间接支抗时，种植钉的方向最好与骨面垂直而非倾斜，因为前者易于与片段弓相连接。但是在某些病例中，为了避免牙根吸收，我们最好使种植钉尖倾斜的植入根尖水平，因为牙根之间的间隔较宽。

种植支抗既可以放置在颊侧牙槽骨，也可放置于腭侧。颊侧位置易于外科操作。腭侧位置有较宽的牙根间隔，且大量的咀嚼黏膜有利于更好地抵抗炎症。然而腭侧不易进行操作，且种植钉易造成舌体不适。

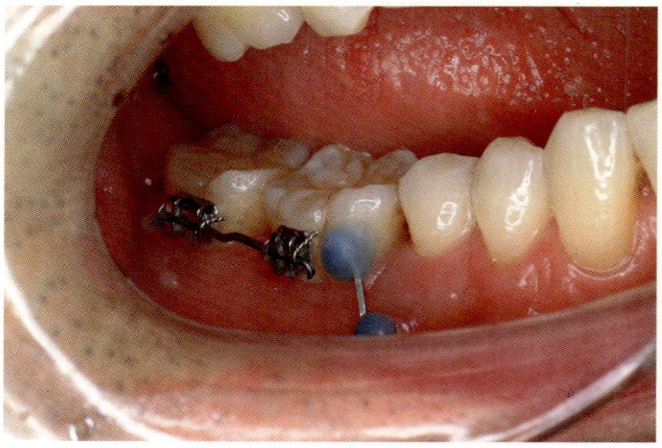

图 23.4 通过间接支抗压低磨牙

23.5.9 生物力学考虑

在使用种植支抗作为间接支抗时，连接种植钉与牙体的片段弓应当垂直放置以抵抗牙齿反应性伸长的力和力矩[图 23.5(a)]。如果片段弓水平放置，则牙齿上扭转的力矩会比垂直放置时增大[图 23.5(b)]。因为种植支抗抵抗扭转力的能力较弱，故片段弓的方向应该平行于反应力，此时仅有推力或拉力作用于种植钉。我们在放置种植钉时应该考虑到上述问题。

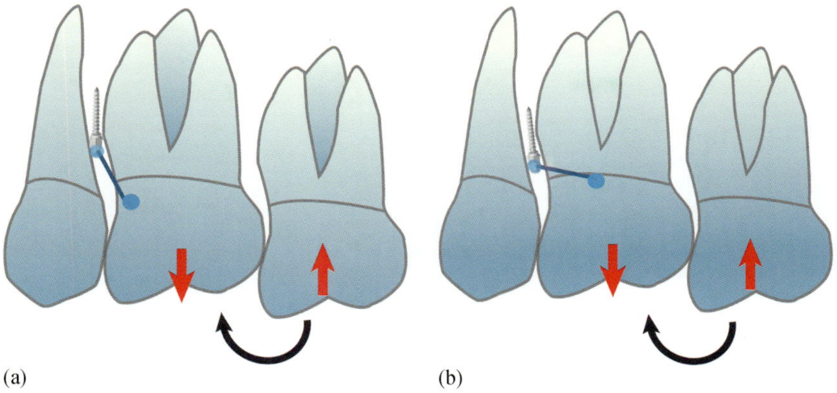

图 23.5　垂直向片段弓(见图示 a)与目标牙较水平向片段弓(见图示 b)抵抗力更强

病例 2

一名 50 岁男性患者，由于下颌第二磨牙缺失导致上颌第二及第三磨牙伸长(图 23.6)。我们决定拔除上颌第三磨牙，并将上颌第二磨牙压低以便为下颌修复体提供垂直向距离。我们在上颌第二前磨牙及第一磨牙间的颊侧牙槽骨植入一颗种植钉(图 23.7)。使用一条 0.016 英寸×0.022 英寸的不锈钢片段弓丝及树脂球连接上颌第二前磨牙、第一磨牙及种植钉顶端(图 23.8)。将标准 0.018 英寸×0.022 英寸槽沟的托槽粘结在上颌第一、第二磨牙的颊侧及第二前磨牙、第一、第二磨牙的腭侧。使用0.016英寸×0.022 英寸的片段 TMA 弓丝形变 0.5 mm 结扎以施加压入力。值得注意的是，在颊侧和腭侧同时加力降低了磨牙的颊腭侧倾斜移动(图 23.9)。使用保护蜡或可以减轻腭侧托槽对舌体造成的不适。治疗 5 个月后，可以获得适量的压入(图 23.10，23.11)。在等待下颌修复体骨结合的阶段也可用同样的正畸装置作为保持器。当完成下颌种植体修复后，去除所有的矫治装置(图 23.12，图 23.13)。将磨牙压低 2～3 mm 需要大约 5～6 个月，而骨结合过程需要 3～6 个月，因此，为了节省治疗时间，临床医师可以同时期进行上颌磨牙的压低及下颌种植体的植入。

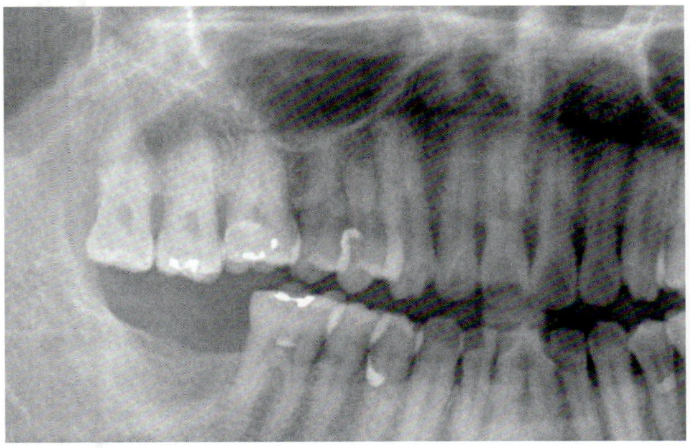

图 23.6　全景片显示上颌右侧第二及第三磨牙伸长

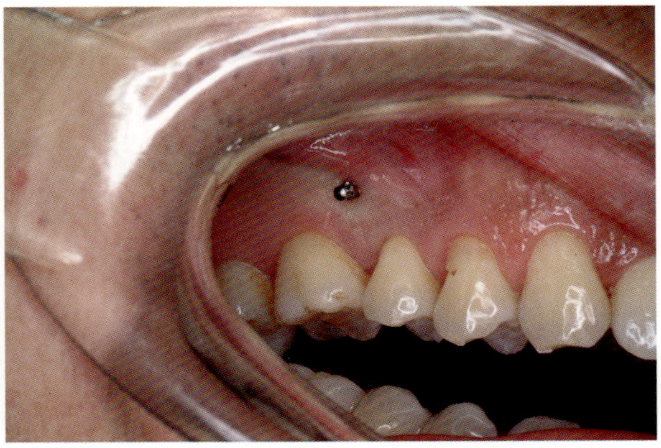

图 23.7　在上颌第二前磨牙及第一磨牙间的牙槽骨植入种植支抗

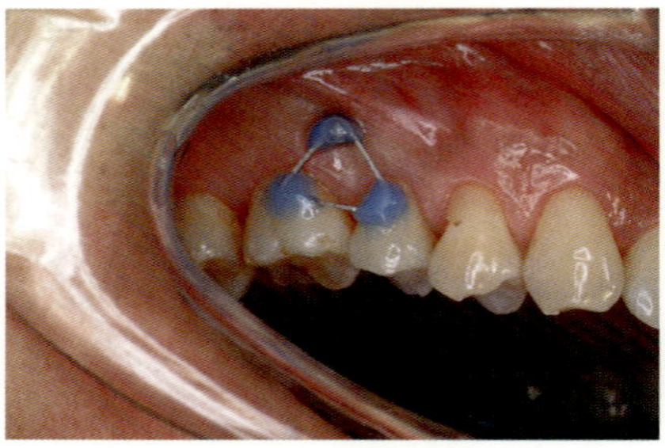

图 23.8　片段弓连接种植支抗及目标牙

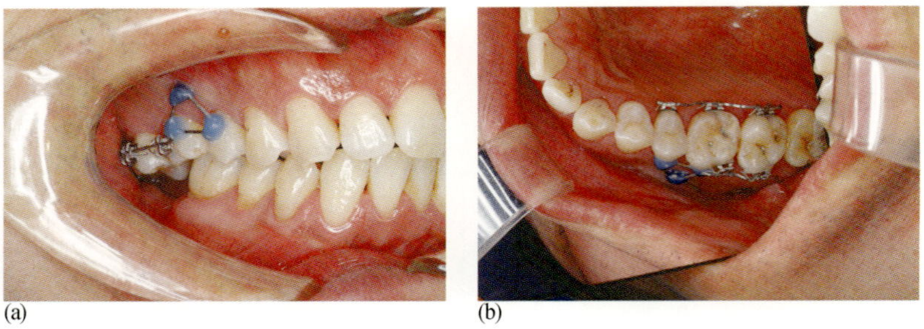

图 23.9　颊腭侧粘接托槽施加压入力　(a)侧面相(b)牙𬌗相

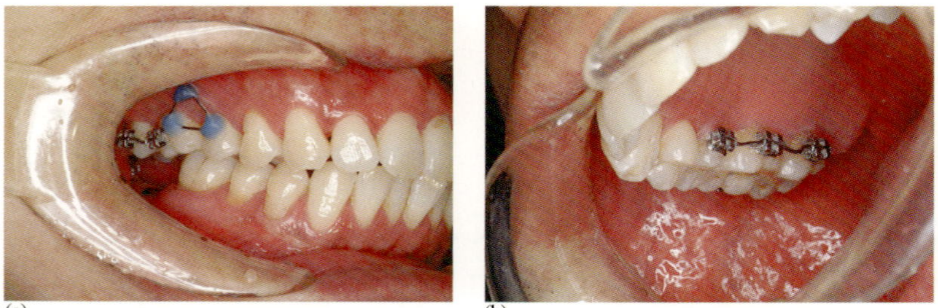

图 23.10　治疗 5 个月后第二磨牙被压低　(a)侧面相(b)牙𬌗相

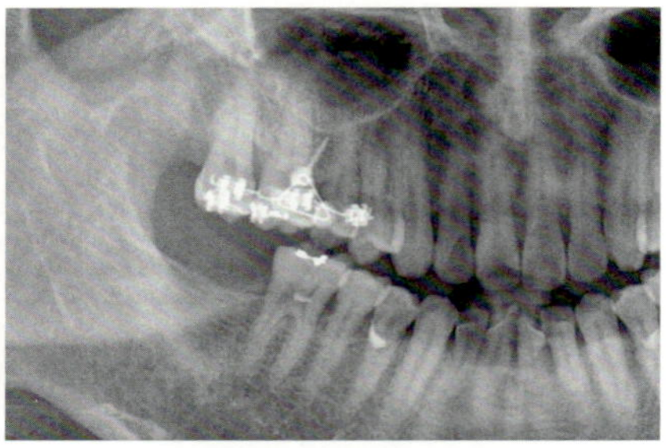

图 23.11　全景片显示磨牙压低

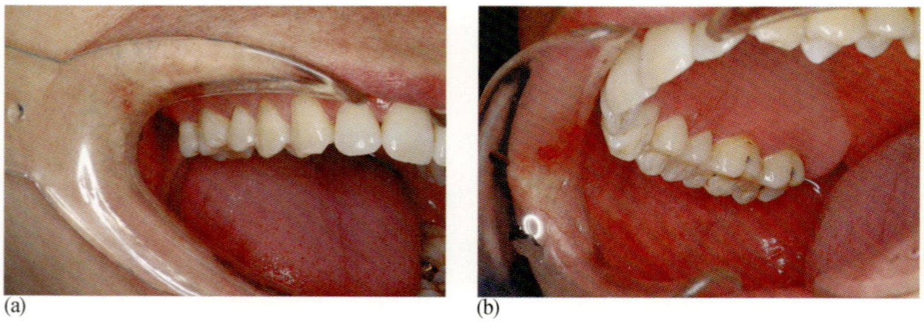

图 23.12　治疗后口内像　(a)颊侧(b)腭侧

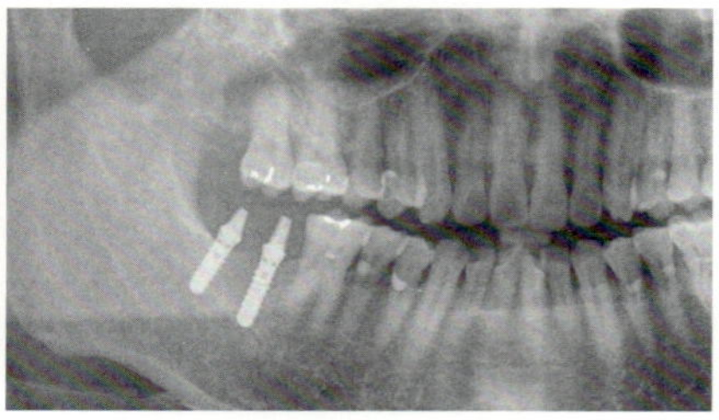

图 23.13　治疗后全景片

25.5.10　两颗磨牙同时压低

一种压低一侧两颗磨牙简单易行的方法是在颊腭侧同时植入种植钉。在压低过程中，当牙根与种植钉接触时牙齿的压低便停止。为了避免这种接触，我们应该将种植钉植入根尖区以便使种植钉与牙根之间提供足够的间隙。因为上颌第一、二磨牙颊侧牙根之间的距离较窄，种植钉应该放置在间隔相对较宽的根尖区。因为上颌磨牙只有一个腭侧根，这就为腭侧种植钉植入提供了较大的空间；因为颊侧牙根向远中倾斜，因此种植钉需要置于接触点的远中。

此外，为了保持正常的 Spee 曲线，第二磨牙应高于第一磨牙因此压入量应该更大。正畸力的方向取决于种植钉顶端以及牙齿附件的位置。为了对第二磨牙施加更大的压入力，种植钉应该置于第一、二磨牙接触点的远中(图 23.14)或者可以在上颌结节处再增加一枚种植钉(图 23.15)。

由于腭侧覆盖较厚的软组织且牙槽骨较为薄弱，因此牙冠颊腭侧中点到种植钉顶端的距离在腭侧要大于颊侧。由此造成压入力的水平向分力在腭侧大于颊侧，进而导致磨牙的腭侧倾斜移动(图 23.16)。为了防止这种倾斜移动，颊侧种植钉应该更长且颊向突出，而腭侧种植钉应该更靠近龈缘从而减少水平向分力。在压低磨牙的同时也可以通过黏结托槽及对片段弓进行适当的弯曲进行牙齿的排齐。如果没有这一需要，片段弓也可以直接粘结在牙齿表面。

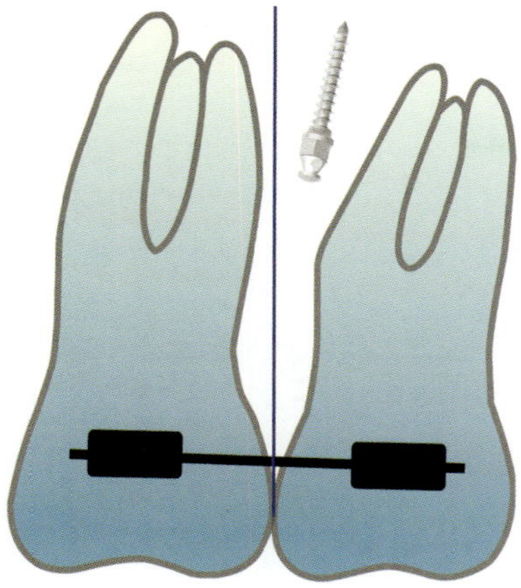

图 23.14　种植钉置于接触点的远中以提供对第二磨牙更大的压入力

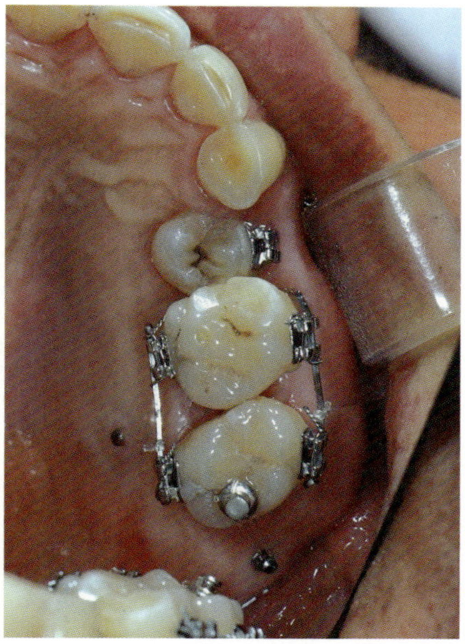

图 23.15　在上颌结节处增加一颗种植钉提供远中压入力使第二磨牙获得更大的压入量

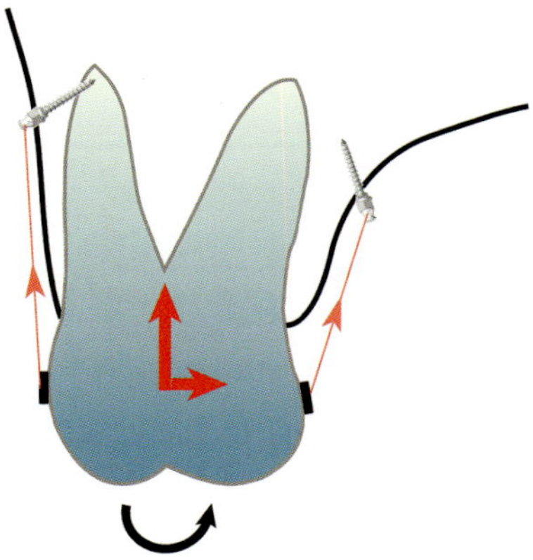

图 23.16　牙冠颊腭侧中点到种植钉顶端的距离在腭侧大于颊侧时会发生磨牙的腭侧倾斜

病例 3

一名 38 岁的女性患者因为上颌右侧第二前磨牙及第一磨牙过度萌出前来诊所就诊(图 23.17)。我们在第二前磨牙及第一磨牙间的颊侧及腭侧牙槽骨分别植入一颗种植钉(图 23.18)。为了提供足够的压入空间，颊侧的种植钉位置高于颊系带。颊腭侧种植钉顶端与牙冠颊腭侧中点距离相同，以减少牙齿在此平面的倾斜(图 23.19)。将标准的 0.018 英寸×0.022 英寸槽沟的托槽粘接在第二前磨牙及第一磨牙的颊腭侧。0.016 英寸×0.022 英寸的 TMA 弓丝入槽并结扎，在其与种植钉之间产生压入的力量(图 23.20)。为了缩短治疗时间，通常在种植钉植入后即刻开始施加压入力。我们建议使用弹力线比如 Super 线(RMO)或 Square 线(Dentos)来进行。弹力线会产生相对较轻的力量，且 Square 线的优势在于其可以降低食物嵌塞的可能。经过五个月的治疗，第二前磨牙及第一磨牙压低至第二磨牙水平(图 23.21)。在第二磨牙粘结托槽后，我们可以对着三颗牙进行进一步的压低。经过八个月的治疗，三颗牙齿均发生了适量的压低(图 23.22)。在植入下颌修复体后，我们便可以去除上颌矫治装置(图 23.23)。

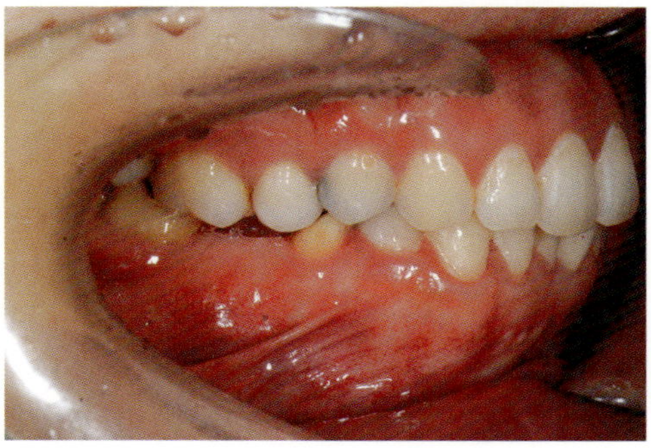

图 23.17

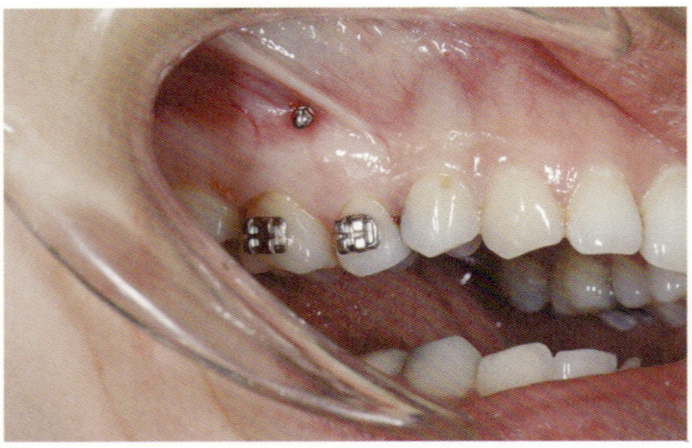
(a)

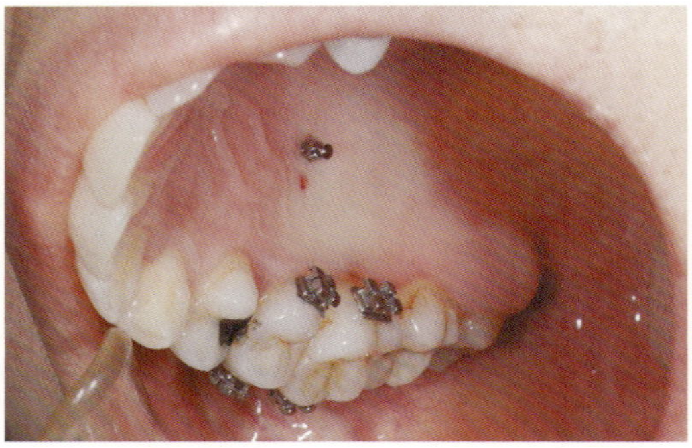
(b)

图 23.18 种植钉植入颊侧(见图示 a)及腭侧(见图示 b)牙槽骨

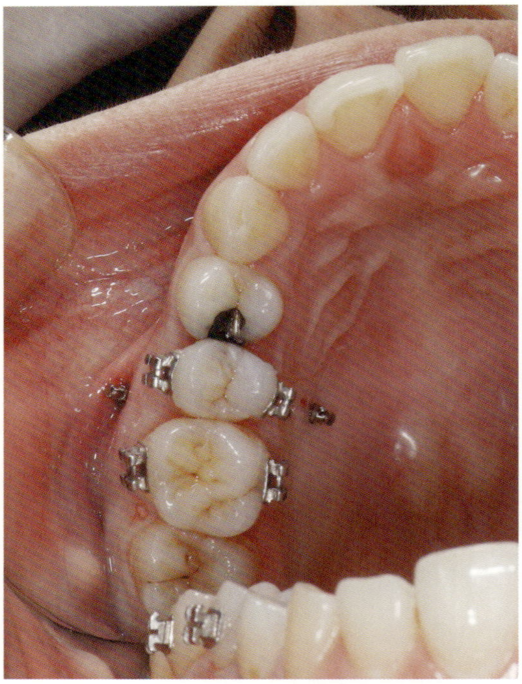

图 23.19 𬌗相照片显示颊腭侧种植钉与牙齿中点距离相等

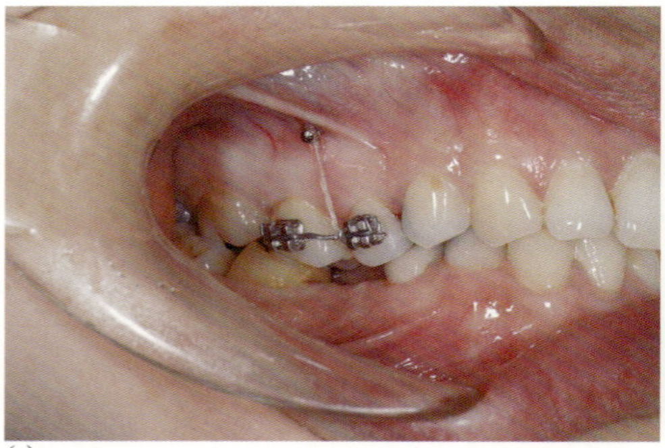
(a)

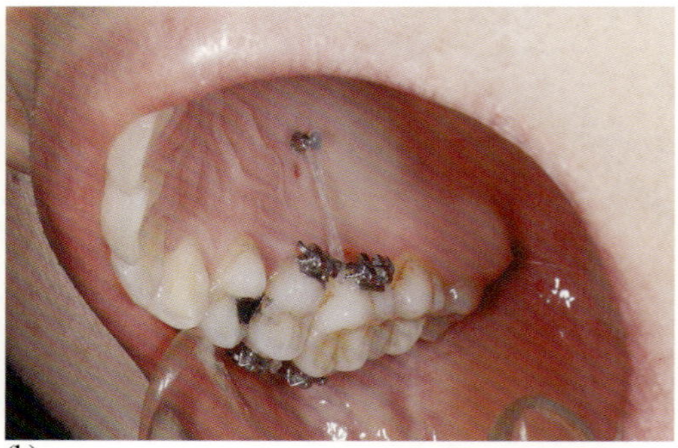
(b)

图 23.20 种植钉与弓丝间产生的压入力 (a)颊侧相(b)腭侧相

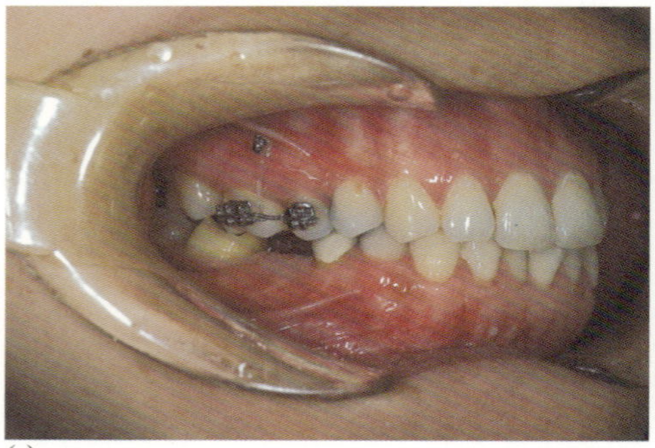
(a)

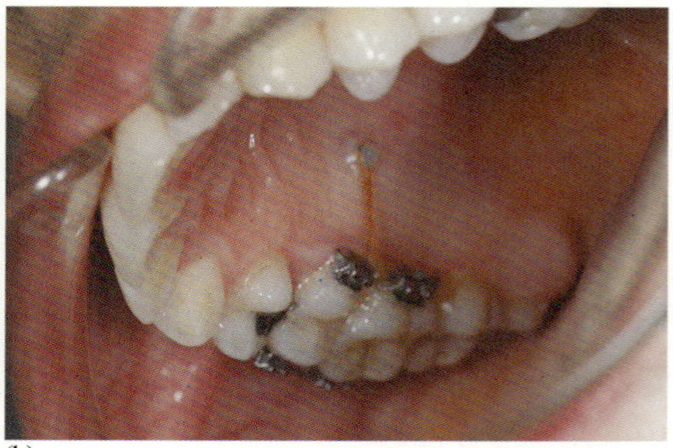
(b)

图 23.21 压入治疗 5 个月 (a)颊侧相(b)腭侧相

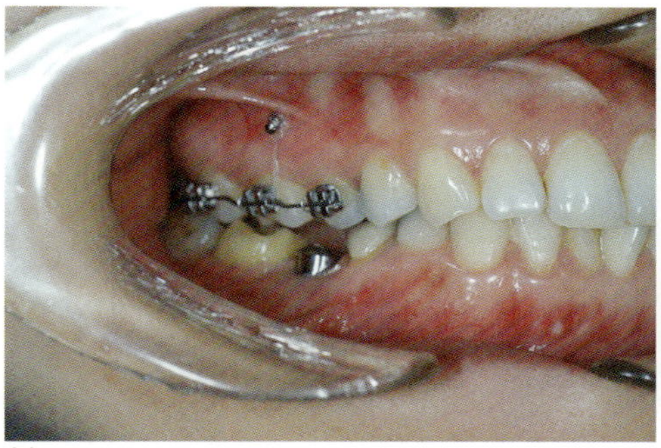
(a)
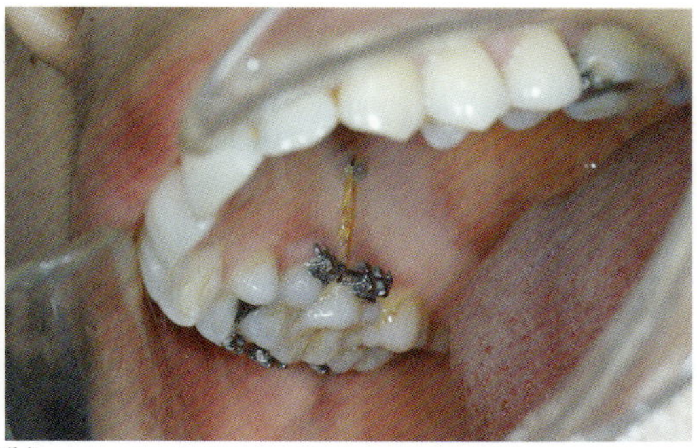
(b)

图 23.22　三颗牙齿(包括第二磨牙)压入治疗 8 个月。　(a)颊侧相(b)腭侧相

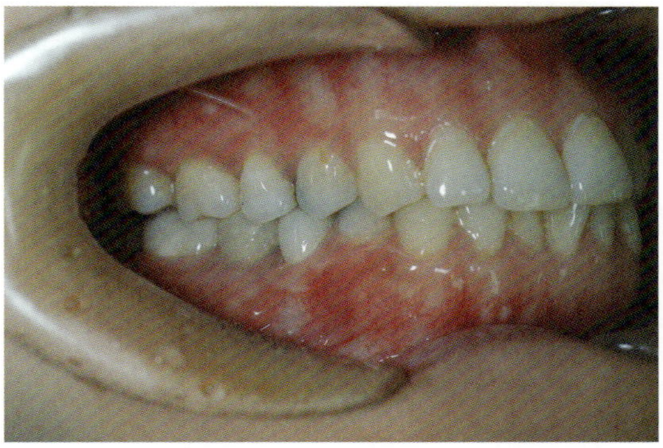

图 23.23　在植入下颌修复体后去除上颌矫治装置

23.6　竖直磨牙

众所周知，当磨牙在被竖直的过程中会发生萌出或船向运动。这种运动的产生是由于磨牙围绕位于根分叉处的阻抗中心发生旋转进而造成牙冠的远中倾斜移动(图 23.24)。而且当使用片段弓对磨牙施加竖直力矩的时候，磨牙受到伸长的力量而其余牙单位受到压入的力量。因此在竖直磨牙的同时对其施加一个压入的力量有助于减少后期的咬合创伤。

近中倾斜的磨牙可以通过两种方式加以竖直，比如说牙冠的远中移动或牙根的近中移动。牙冠的远中移动(图 23.25)较为简单且迅速，因为牙根只需要进行少量移动。反之，近中移动牙根(图 23.26)较困难且治疗时间长，若患者牙槽骨较薄则移动变得更加困难。

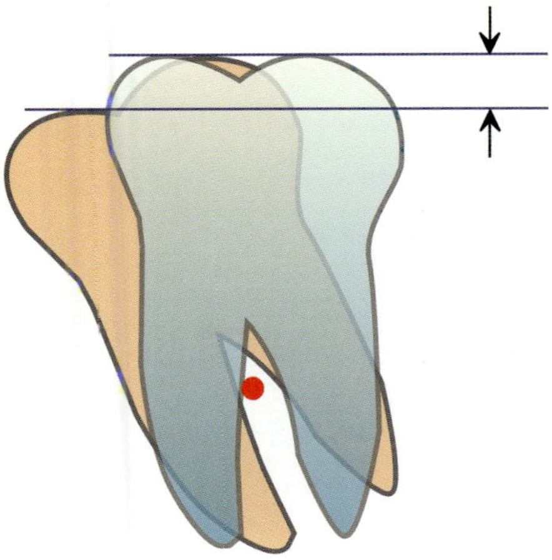

图 23.24　磨牙在竖直过程中的被动萌出

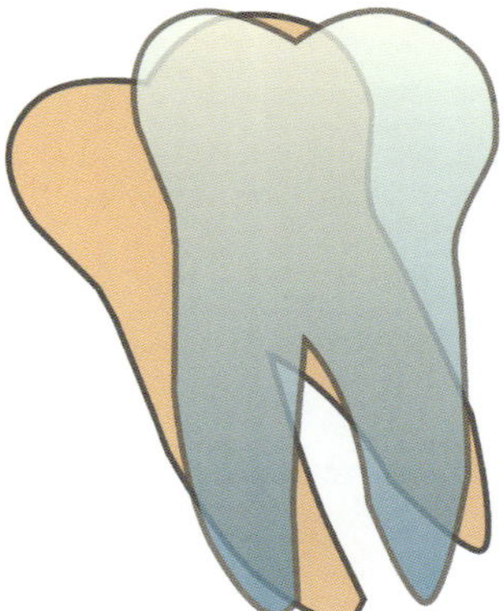

图 23.25　通过牙冠的远中移动进行竖直仅需少量牙根移动

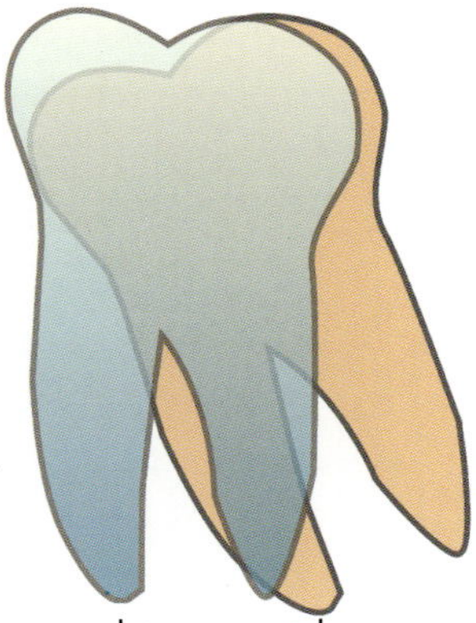

图 23.26　通过牙根的近中移动进行竖直

23.6.1　磨牙后方的种植支抗:位置及外科操作

在考虑种植钉植入位置时,最重要的是决定种植钉顶端的最终位置。这个位置决定了正畸力的方向及牙齿的移动类型。因此,种植钉的顶端应该位于颊腭侧以及垂直向上的最佳位置。对于所有的患者来说,种植钉应该置于磨牙远中且保证足够的间距以便保证磨牙的远中竖直。种植钉的顶端应低于牙齿附件的高度,从而能够在竖直磨牙的同时提供压入的力量(图 23.27)。

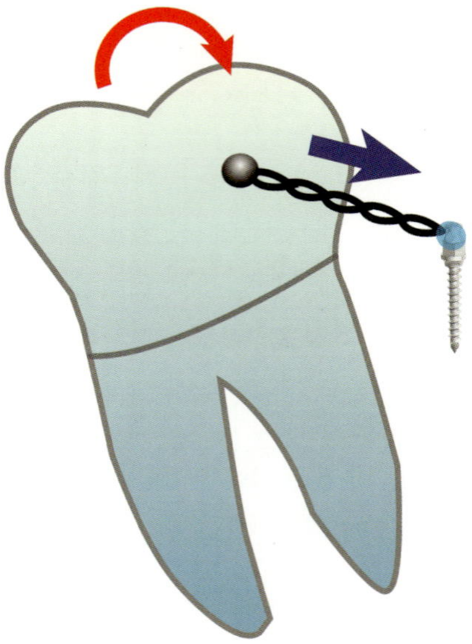

图 23.27　通过种植钉竖直磨牙的同时对其产生压入力

当牙弓前部牙齿缺失后,下颌磨牙趋向近中及舌向倾斜。因此在竖直磨牙的时候需要向远中颊侧的力量。种植钉的顶端应位于竖直磨牙的颊侧及远中。外斜线内侧的一块扁平的三角区域适于下颌磨牙后部种植钉的植入(图 23.28)。如果需要拔除第三磨牙,可以在拔牙的同时植入种植钉。

23.6.1.1　外科操作

局麻后在附着龈上做切口(图 23.29)。因为该区域软组织较厚,因此需要局部切口,但切口应足够小,约 3mm 长即可,无需缝合。当我们使用不钻孔的方法植入种植钉时,其方向应该与骨面垂直。然而,因为磨牙后区操作较为困难,种植钉需要倾斜与骨面呈 60°～70°。在这种情况下,临床医师就需要先使用先锋钻备洞然后再植入种植钉(图 23.30,图 23.31)。同时我们还必须考虑该点的咬合关系,因为种植钉植入的失败常见于受到上颌第二和(或)第三磨牙咀嚼时产生的咬合力的作用。

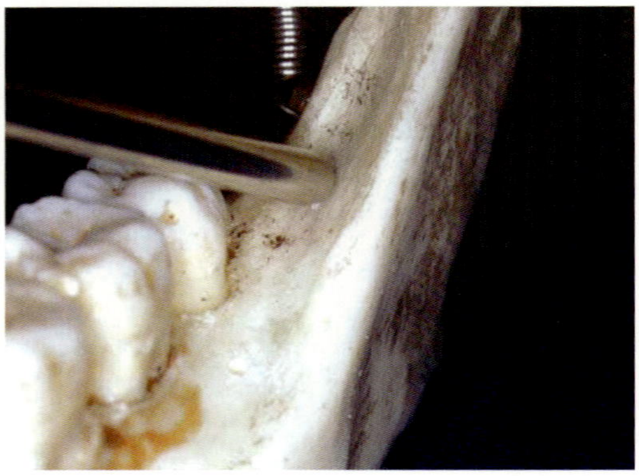

图 23.28　磨牙后区域;外斜线内侧的一块扁平牙槽骨区

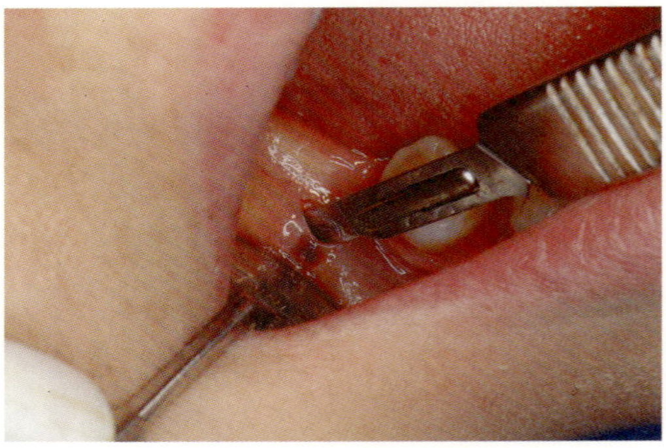

图 23.29　切牙龈图

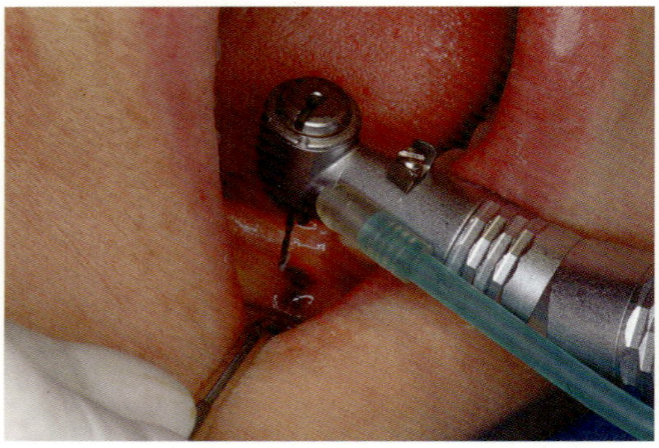

图 23.30　磨牙备洞图

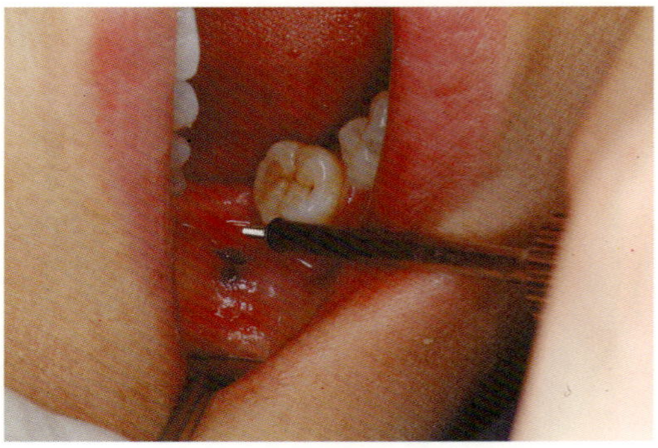

图 23.31　植入种植钉图

23.6.2　结扎弓丝

暴露在口腔内的种植钉顶端通常在组织愈合过程中被软组织覆盖，这就需要用结扎丝进行延长（图 23.32）。结扎丝延长的方向应该沿着正畸力的方向，反之可能会引起牙龈的损伤及炎症。

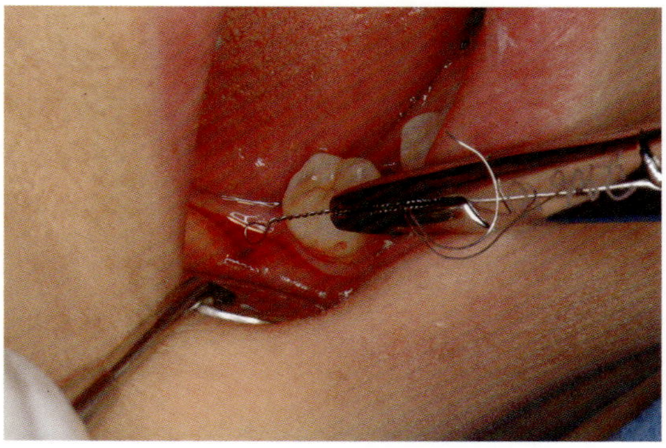

图 23.32　延长的结扎丝

23.6.3　附件

使用弹力线连接磨牙近中面的舌侧扣可以为其激活提供足够长的跨度，但弹力线可能会因咬合力而断裂或者弹力线的下滑会造成竖直磨牙的扭转。使用弹力线连接位于磨牙远中面的舌侧扣不会造成磨牙的扭转。然而弹力线的跨度，例如，从种植钉顶端或延长部分结扎丝上的牵引钩至远中舌侧扣的距离还是太短，且随着磨牙的竖直距离减小会变得更小。在磨牙颊侧及舌侧分别黏结一个舌侧扣可以减小磨牙扭转的趋势，同时可为弹力线的激活提供足够长的跨度（图 23.33）。通过改变颊侧或舌侧力量的大小，临床医师可以在需要的时候对磨牙进行扭转。

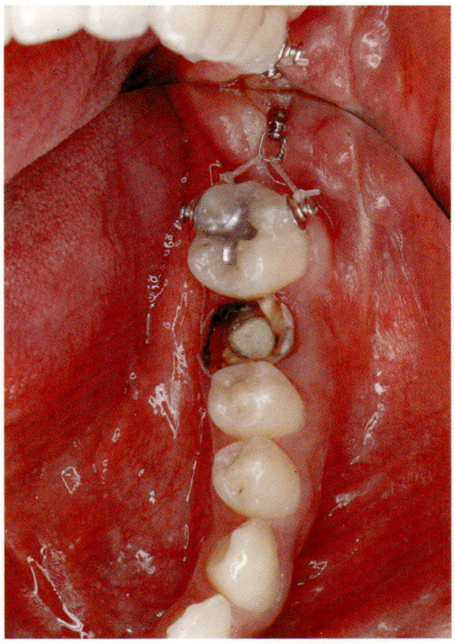

图 23.33　分别位于磨牙远中颊侧及远中舌侧线角的舌侧扣

23.6.4　咬合创伤的考虑

磨牙的阻抗中心位于根分叉处，这意味着磨牙竖直的同时会发生被动的萌出，从而使牙冠高度高于殆平面。这种牙冠的伸长会导致咬合创伤。因此，我们需要考虑对殆平面进行适当调磨。然而，如果种植钉的位置低于舌侧扣，那么正畸力的方向是向下向后。在这种情况下，磨牙同时发生竖直及压入从而避免了殆创伤及对殆平面调磨。但是在某些竖直的病例中，磨牙的远中尖可能会高于殆平面，暂时的咬合创伤是无法避免的。为了防止这种情况的发生，我们可以使用殆垫或在邻近磨牙上粘结树脂球避免咬合接触。

23.6.5　正畸力量的大小

我们不需要使用过大的力量竖直近中倾斜的磨牙，大约 80～100 g 的力量即可。我们建议使用弹力线，比如 Super 线（RMO）或 Square 线（Dentos）对磨牙施加正畸力。在植入种植钉的即刻就可以开始加力，因为我们使用的是相对较小的力。

23.6.6　磨牙的动度

正在被竖直的磨牙通常会出现一定的动度，尤其对于成年患者。下颌磨牙牙尖高于殆平面会产生殆干扰，由此所引起的咬合创伤会导致磨牙一定的动度。如果动度过大，那么我们需要通过增加压入分力或选择性调磨殆面来降低殆力。在完成磨牙竖直后，患者还需要佩戴固定保持器直到牙齿动度消失。

病例 4

一名 38 岁的男性患者，左侧下颌第一磨牙近中倾斜(图 23.34)。我们在其远中颊侧牙槽骨区域植入一颗种植钉(图 23.35)。分别在第一磨牙远中颊侧及远中舌侧线角粘接一枚舌侧扣，便于我们对磨牙施加远中压入力。经过 3 个星期，种植钉植入失败(图 23.36)。我们又在先前位置的远中又植入一颗种植钉，持续施加远中方向的力量(图 23.37)。经过三个月的治疗，磨牙由于咬合创伤发生松动，因此我们进行了调𬌗(图 23.38)，3 个月后，第一磨牙被竖直(图 23.39)。由于这个患者想要一段时间后再进行牙齿种植修复，因此正畸装置可以继续用作保持器。

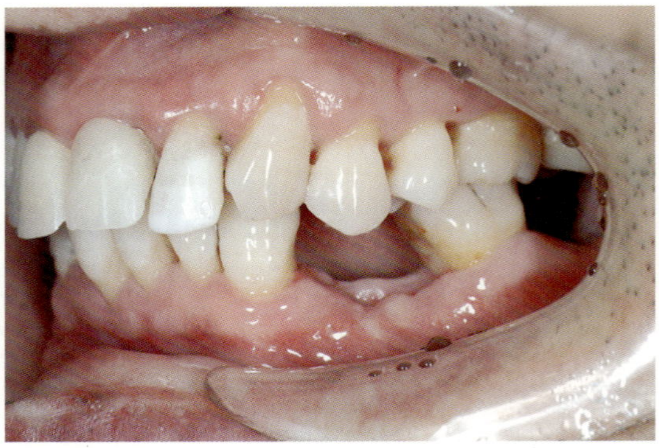

图 23.34　下颌第一磨牙近中倾斜

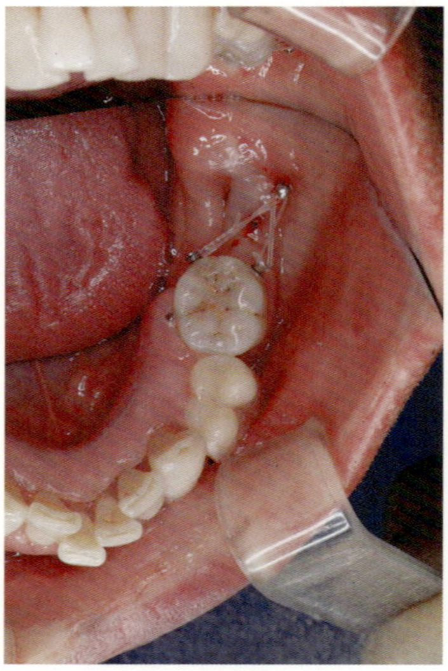

图 23.35　在磨牙远中颊侧植入种植钉，施加远中压入力量

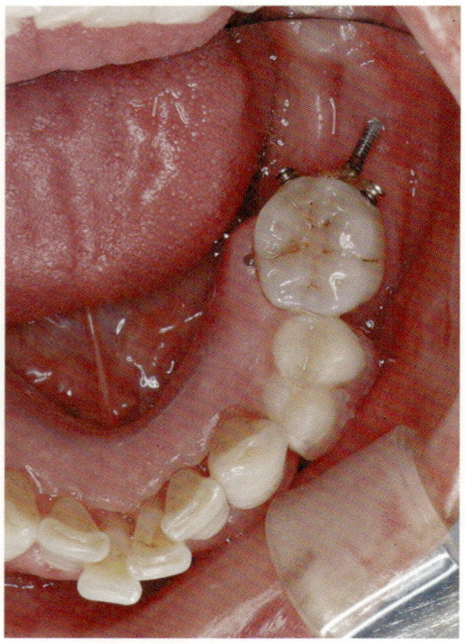

图 23.36　种植钉植入失败

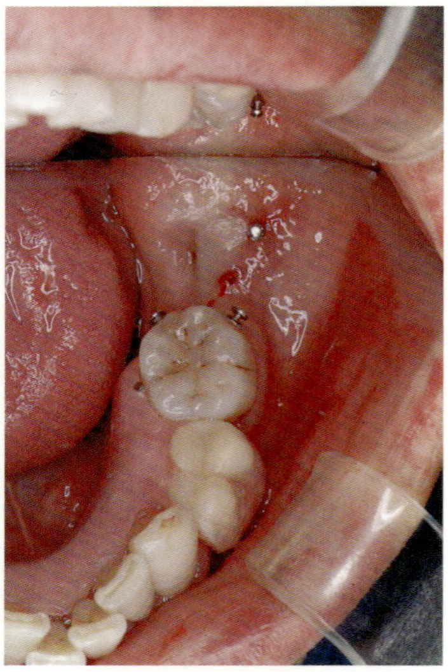

图 23.37　在先前位置的远中植入一颗新的种植钉

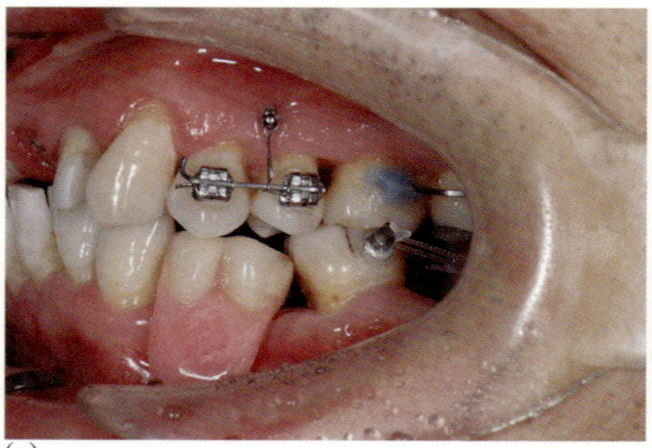

(a)

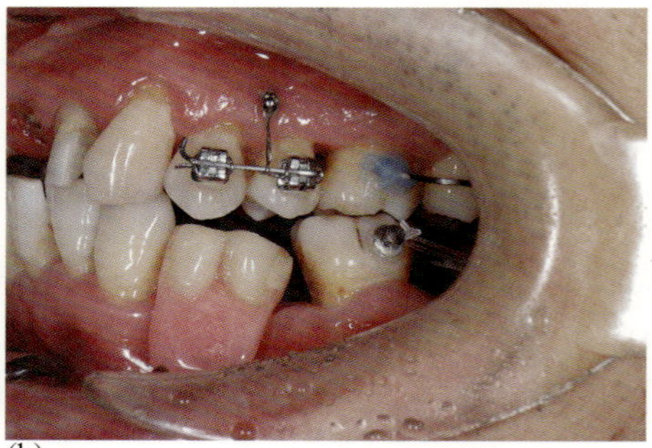

(b)

图 23.38　经过 3 个月的治疗，磨牙出现松动。(a)最大牙尖交错位(b)休息位

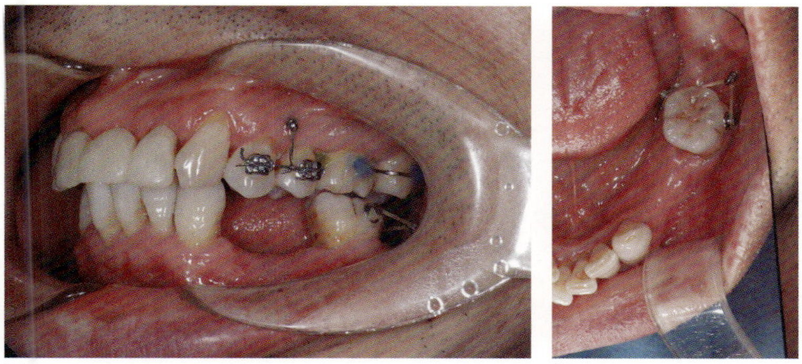

(a)　(b)

图 23.39　治疗 6 个月后，磨牙被竖直。(a)侧面相(b)殆相

23.6.7　使用两颗种植钉联合竖直磨牙

通过结扎丝和树脂球将两个种植钉连接在一起，可以增加种植钉稳定性，显著降低失败的可能性。通过连接两个固定结构可以对抗扭转力，而这正是种植钉最不易对抗的力量。通过在种植钉顶端粘结托槽，我们可以使用方丝精确控制牙齿三维方向的移动。在使用两颗种植钉的系统里，我们很容易预测牙齿移动的过程，因为种植钉本身保持静止，而只有牙齿的移动才会改变力量的方向。

我们应该使用致密的颊侧骨皮质进行种植钉的植入，因为近牙槽嵴顶的骨质较薄弱。种植钉的位置应该离开牙槽嵴顶约 3 mm 且向舌侧倾斜 10°。种植钉过度突出于颊侧可能会刺激到颊侧黏膜并导致炎症反应。两颗种植钉之间的距离大约为 3 mm，且二者方向应相互平行。在连接种植钉及牙龈的材料之间至少应留出约 1 mm 的间隙，使患者能够较好地维持该区域的口腔卫生。

病例 5

一名 58 岁的女性患者需要远中竖直下颌右侧第二磨牙。在去除患者原有修复体后又进行了临时冠修复。因为临时冠的形态不正确，我们在临床检查中并没有观察到牙齿的近中倾斜(图 23.40)。但在全景片上观察却很明显(图 23.41)。我们对临时冠进行了修整使得其与牙根方向相一致。进一步我们在缺牙区牙槽嵴植入两颗种植钉。为了充分利用致密的颊侧骨皮质，两颗种植钉距离牙槽嵴顶约 3 mm，彼此平行且向舌侧倾斜 10°(图 23.42)。结扎丝连接在两颗种植钉顶端(图 23.43)。树脂球覆盖在种植钉顶端和结扎丝上(图 23.44)，再将 0.018×0.022 标准方丝弓托槽粘结在树脂球上(图 23.45)。0.016 英寸×0.022 英寸的 TMA 弓丝对第二磨牙施加竖直及伸长的力量(图 23.46)。因为第二前磨牙也需要被远中向竖直，故也将其与 TMA 弓丝结扎。第二磨牙的竖直伴随牙根的近中移动因此缺牙间隙不会增加。治疗 10 个月后，下颌第二磨牙已经被竖直且缺牙区完成了修复治疗(图 23.47)。

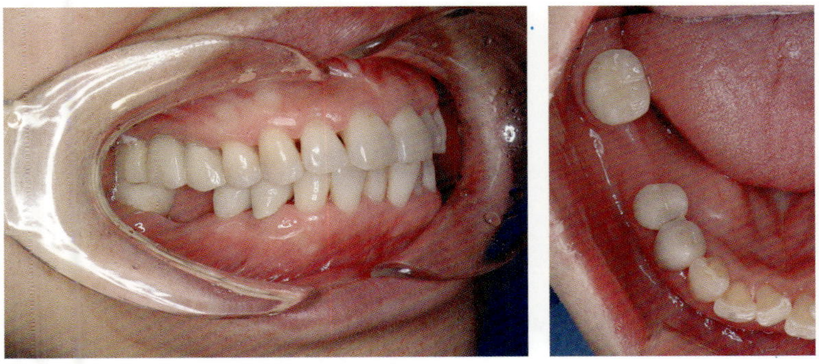

(a)　(b)

图 23.40　下颌右侧第二磨牙近中倾斜且临时冠形态不正确：(a)侧面相(b)殆相

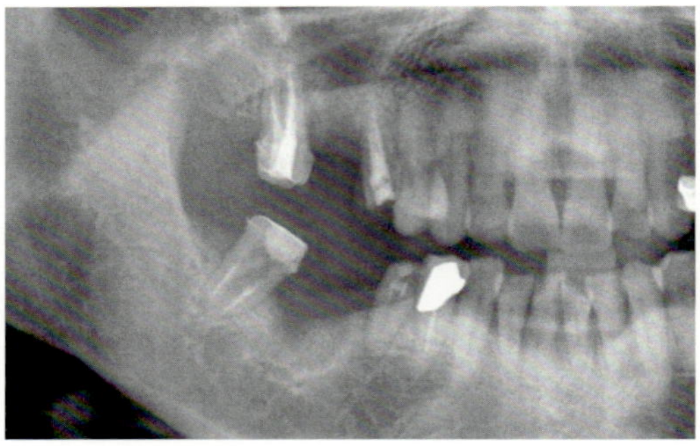

图 23.41　全景片显示磨牙的近中倾斜

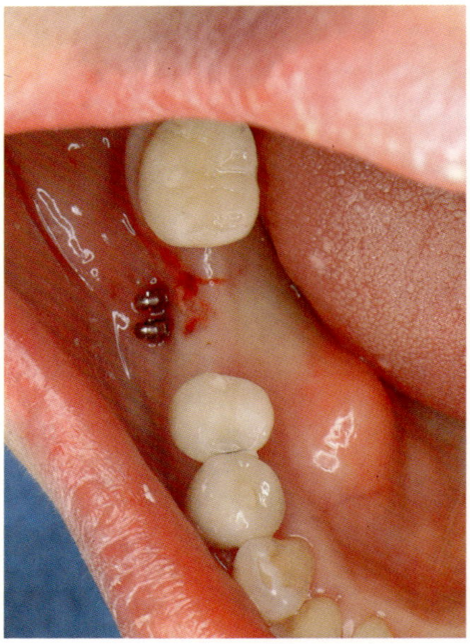

图 23.42　在颊侧牙槽骨植入种植钉

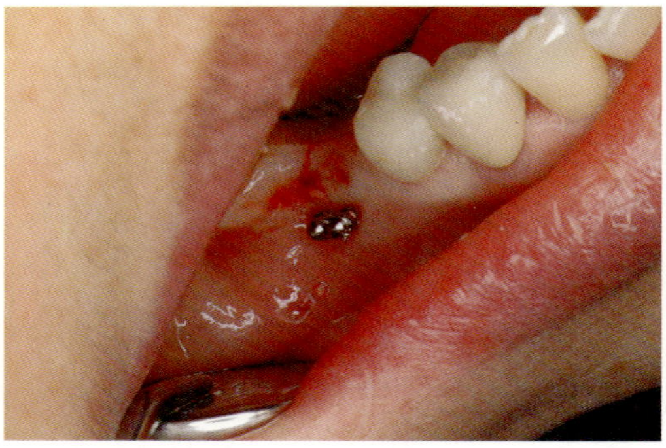

图 23.43　结扎丝连接两颗种植钉顶端

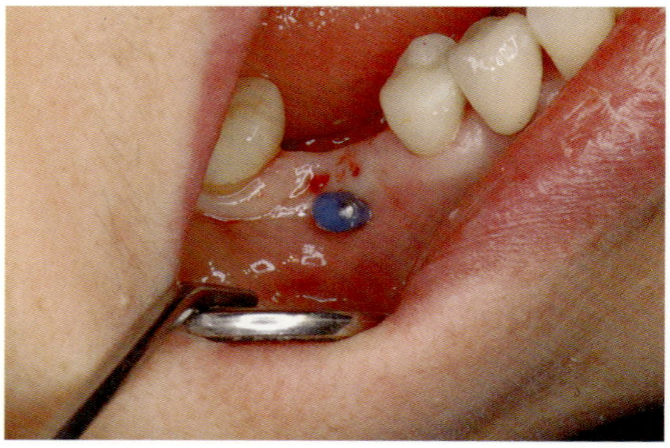

图 23.44　树脂球覆盖种植钉的顶端

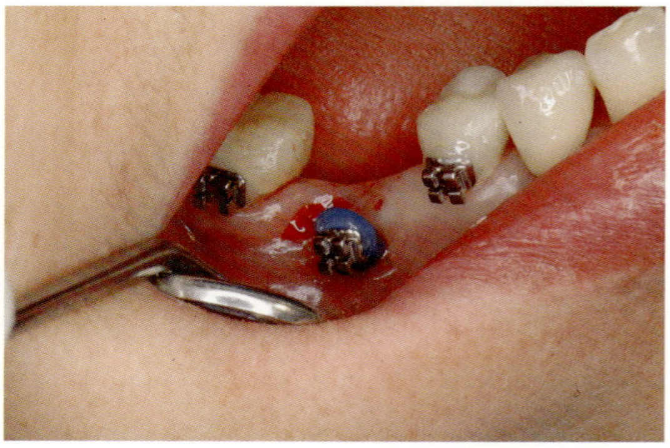

图 23.45　0.018×0.022 英寸的托槽粘结在树脂球

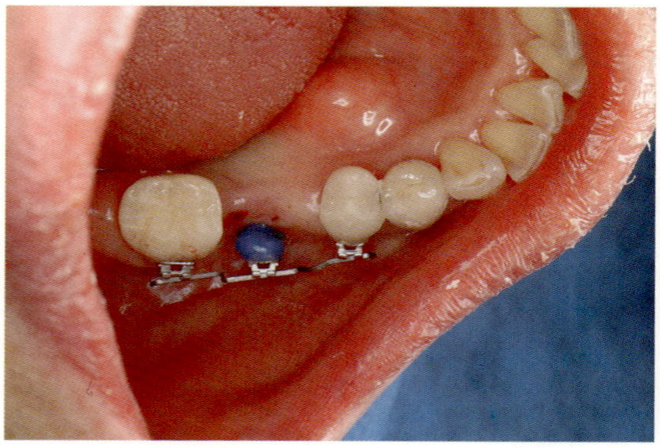

图 23.46　使用 0.016 英寸×0.022 英寸 TMA 弓丝竖直磨牙

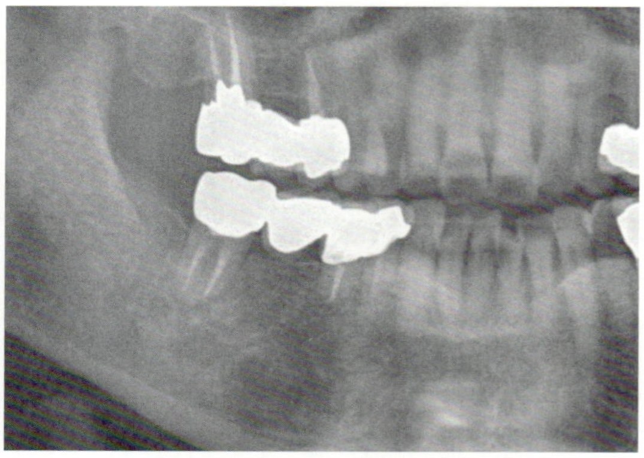

图 23.47　修复治疗后的全景片

23.6.1.8　使用间接支抗竖直磨牙

磨牙的竖直也可以借助间接支抗完成。当使用传统力学机制竖直磨牙时，支抗通常来自前磨牙。如果使用间接支抗进行磨牙竖直，为了减少支抗牙的移动，可以通过片段弓将其与种植钉相连。自然状态下作用于前磨牙的反作用力为近中压入力，因此连接的弓丝应为水平方向以对抗牙齿不利方向的移动（图 23.48）。为此，种植体的位置应靠近龈缘。竖直的磨牙有萌出的趋势，因为竖直力有伸长牙齿的分力。为了避免咬合创伤，我们也需要对竖直的磨牙施加一个压入的力量。

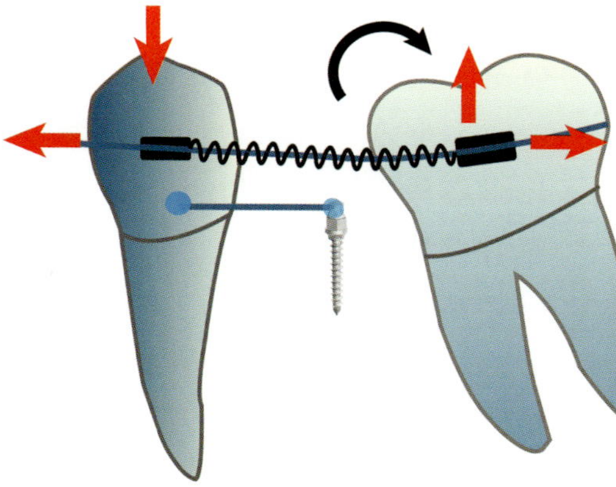

图 23.48　通过间接支抗实现磨牙的竖直

▶ 23.7　牙齿的助萌

对于涉及牙根的折裂或严重龋坏的修复治疗，牙齿的助萌是必要的。活动矫治器可以用来作为支抗装置，但其无法精确控制牙齿的移动，且有效性依赖于患者的依从性。固定矫治器能够提供更强的支抗及对牙齿移动的精确控制，但支抗牙在反作用力下的移动仍然是不可避免的。而且，不通过邻牙作为支抗进行牙齿助萌是较为困难的。然而借助正畸种植支抗可以减少托槽粘结所需的牙齿数目，同时，如果种植钉在腭侧植入，美观性也更好。

23.7.1　牙槽骨及牙龈的考虑

牙槽骨及牙龈的外形通常随着牙齿的伸长而改变。这一骨诱导的规律可以应用于骨缺损处进行种植修复。修复体需要满足生物学宽度的要求以保存牙周组织的支持。因此，我们应该避免在助萌过程中的冠向骨形成。定期进行牙龈纤维切除可以预防这一现象的发生（Kozlovsky）。Berglundh 报道牙龈纤维切除能够避免牙槽骨及牙龈的冠向迁移。我们的试验显示，相比多次牙龈纤维切除，进行一次牙槽骨及牙龈的切除结果更为有效。在进行牙龈切除时也应当考虑到牙龈的厚度。如果牙龈较薄，那么龈切后牙龈退缩会更明显。

23.7.2　保持

有学者报道称 2 个月的保持时间即足够。然而，也有研究发现治疗结束后 3 个月仍有复发现象。因此我们建议治疗结束后使用固定粘结保持器 1 年时间。

23.7.3　正畸力量

过大的正畸伸长力可能会造成牙根吸收及骨硬化。适宜拉伸力的大小取决于牙根的形态，主要是牙根的直径、长度及表面积大小。因此如果需要切牙的伸长，15 g 的力量即足够；但对于磨牙则需要 60 g 大小的力量。如果缓慢伸长牙齿，那么 30 g 的力量就足够了。但是如果需要快速伸长，那么力量应该增加至 50 g。

23.7.4　力量的方向

正畸力的方向应该通过牙齿的长轴。因此，一个牵引钩应位于根管内或连在牙齿的中部，另一个连于种植钉的牵引钩应高于助萌牙的中部。

病例 6

从修复科转诊的一名 22 岁的女性患者，欲行下颌右侧第一前磨牙冠延长，该牙曾严重龋坏伴根管治疗史（图 23.49）。最终我们决定进行 2 mm 的助萌以利于牙冠的修复。为了减少邻牙作为支抗可能发生的不利移动，我们选用了正畸种植支抗。

治疗的第一步，我们使用0.014英寸的不锈钢圆丝制作了一个牵引钩(图23.50)。必须注意的是，牵引钩的尺寸应该尽可能的小。接下来，我们在下颌第一、二前磨牙间植入两颗种植钉(图23.51)。使用结扎丝连接两个种植钉的顶端并在其上覆盖树脂球。粘结托槽后，将一根0.016英寸×0.022英寸的TMA弓丝结扎入槽。使用弹力线进行加力(图23.52，图23.53)。

片段弓丝上的牵引钩应该避开咬合接触(图23.54)。由于牵引钩决定了力量的方向及最终牙齿伸长的方向，因此其应位于牙齿的中部(图23.55)。如果需要牙齿的远中移动，可以将牵引钩弯向远中。经过两个月的治疗，第一前磨牙成功伸长(图23.56，图23.57)。在保持4个月后进行了修复治疗。

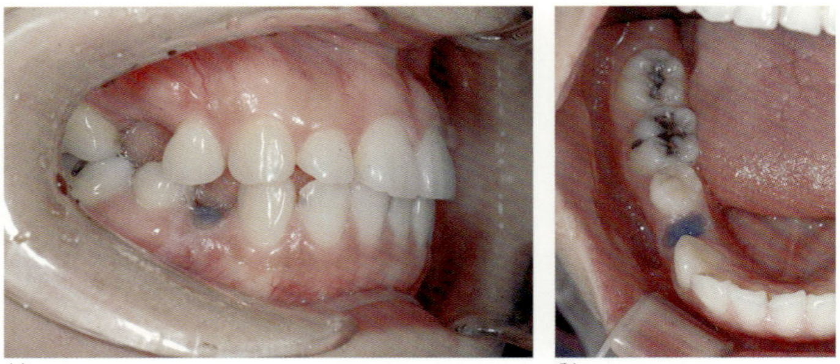

(a) (b)

图23.49 下颌右侧第一前磨牙需要进行冠延长 (a)侧面相(b)𬌗相

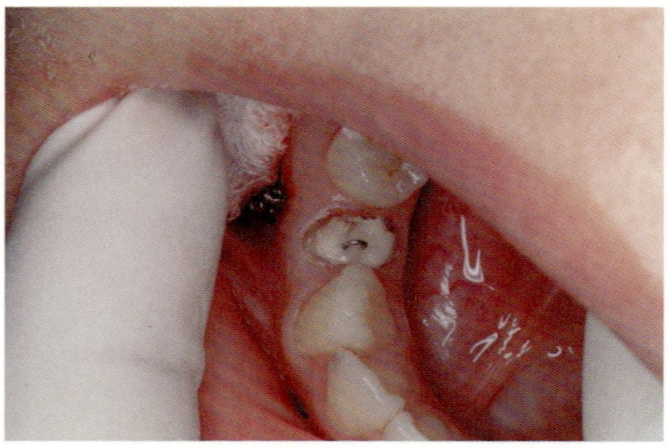

图23.50 粘结在根管内的牵引钩

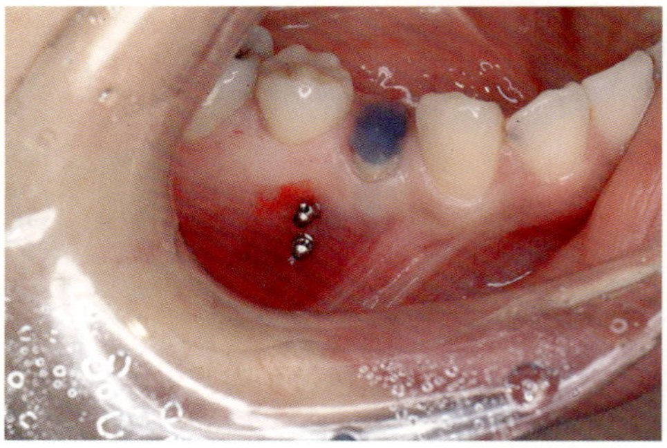

图23.51 在下颌第一、二前磨牙间的牙槽骨植入两颗种植钉

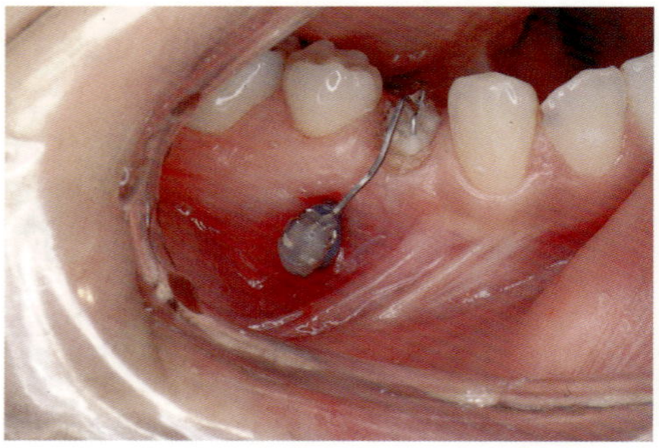

图23.52 从弓丝的游离端至牙齿上的牵引钩施加拉伸的力量

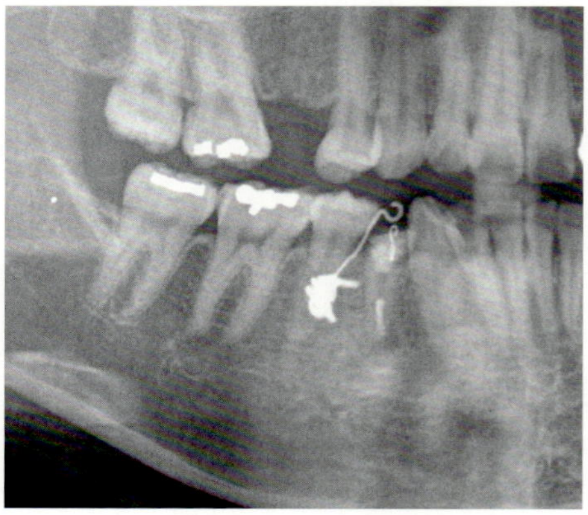

图23.53 全景片显示矫治装置

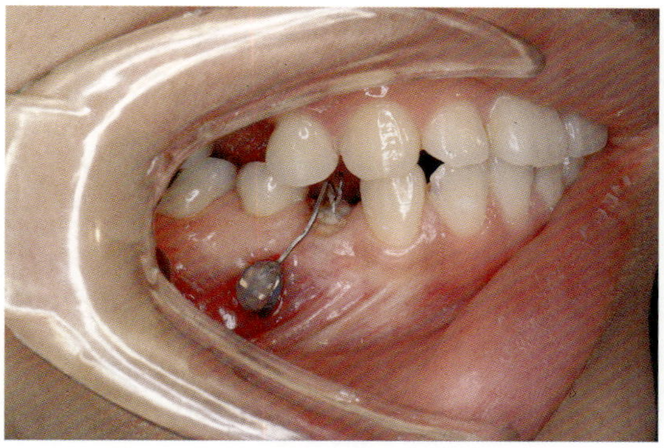

图 23.54　弓丝应避开咬合接触

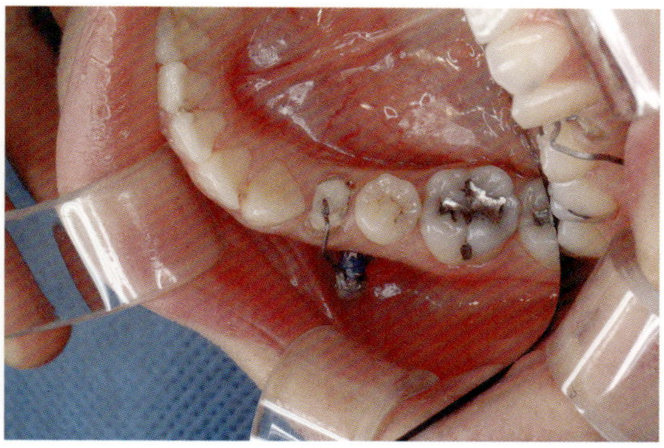

图 23.55　弓丝上的牵引钩应位于牙齿的中部

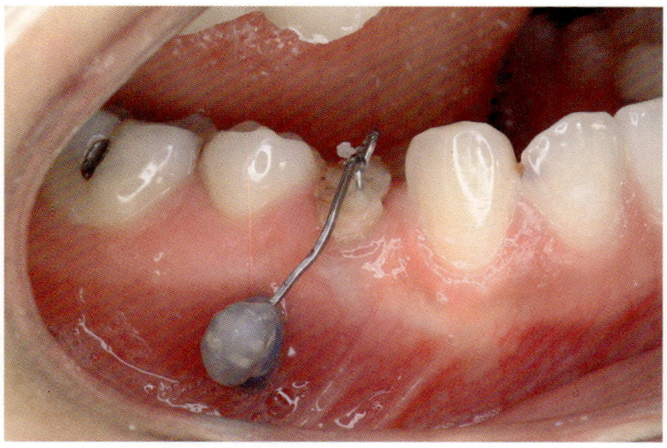

图 23.56　治疗 2 个月后获得 2mm 的萌出

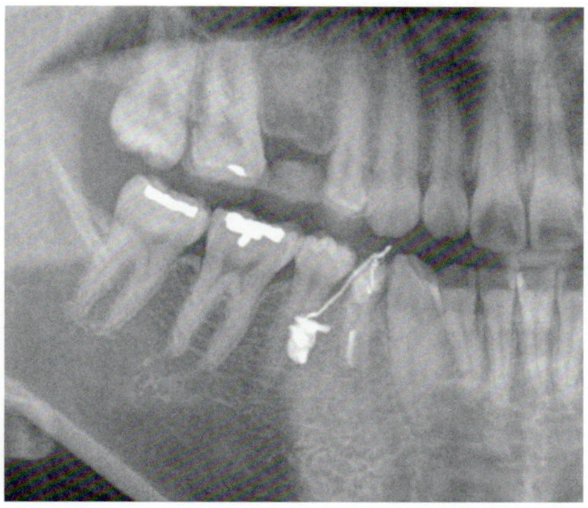

图 23.57　牙齿被动萌出后的全景片

23.8　外科植入种植支抗

常规正畸治疗中可以很容易地植入种植钉。相对传统支抗其成功率也较高，但仍有一定失败的可能性。失败的原因有多种，可能跟骨性支抗的类型、医师的外科熟练度、植入的方法、植入的位置及患者的全身状况等有关系。

外科操作有一个学习的曲线，但随着时间的累积，临床医师失败的概率会越来越低。文献显示，大多数种植钉的失败出现在植入后的最初 4 个月。因此，成功的第一步就是深谙艺术及基本的外科操作。

外科植入种植钉有两种方法：一种需要提前备洞（助攻型）；另一种无需备洞（自攻型）。前一种方法需要在种植钉植入之前用先锋钻制备洞型。而后者仅需用手柄就可将种植钉旋入骨内，因此，种植钉可以轻松穿入骨内且植入较为精确和稳固。因为颌骨不同区域及不同个体间牙槽骨的厚度及密度均有差异，因此对于厚而致密的牙槽骨种植钉，最好的植入方法是备洞法。对于薄而疏松的牙槽骨，无需备洞的方法可以提供较好的初期稳定性，因为在植入过程中牙槽骨会被压缩。

23.8.1 局部麻醉

为了实现手术区域的无菌，尽管我们对整个面部和口腔进行了无菌准备，但术区仍然需要用苯扎氯铵浸泡的纱布擦拭(图 23.58)。然后局部注射 1/4 或1/3安剖的局麻药(图 23.59)。温和的口腔黏膜表面麻醉可以保持牙周膜神经纤维的敏感性，用这种方法的话，当先锋钻靠近或触及牙周韧带时，患者便可以及时提醒医师。如果发生了上述情况，那么医师应该尽可能地修复处理并将钻头重定位。我们也可以在局麻药中加入 10%利多卡因(图 23.60)。局麻后需等待十分钟以便达到足够的麻醉深度。一些患者可能无法达到需要的麻醉深度，这时可能需要再注射加入 10%利多卡因的混合液。

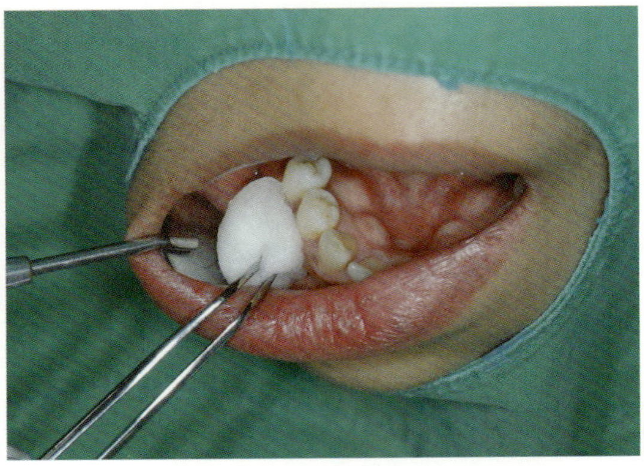

图 23.58 植入区无菌操作

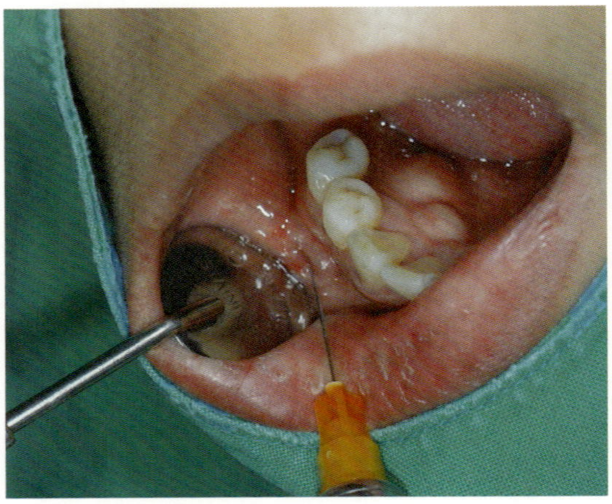

图 23.59 将局麻药注射入牙龈

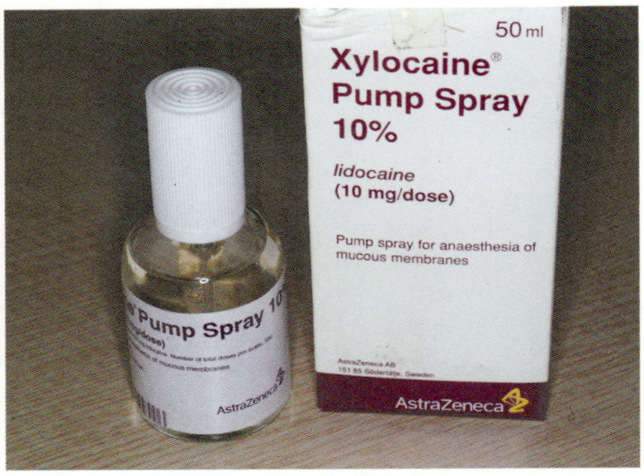

图 23.60 局麻药：10%利多卡因(Xylocaine)

23.8.2 切口

当种植钉植入部位位于附着龈或腭侧黏膜时，无需做切口，仅当植入其他口腔黏膜时才需要在局部做切口。

23.8.3 先锋钻备洞

备洞的方法需要我们在植入种植钉前首先制备一个合适的洞型(图 23.61)。考虑到牙钻及螺钉相关的生物工程理论，我们需要对整个机械操作过程进行深入地评价。有学者研究表明，当钻头的直径为螺钉外径的 85%时，会实现最大去骨量，因为其减小了插入时的扭矩。进一步的研究表明，钻头的直径应该小于螺钉的内径以实现后者与骨更好地接触。我们建议在上颌使用直径较种植钉内径小 0.1～0.2 mm 的钻头，而在下颌使用直径较种植钉内径小 0.1 mm 的钻头。我们临床上使用 Dentos 的 Absoanchor 种植钉 SH1312(其颈部内径为 1.1 mm 尖端直径 1.0 mm)的经验支持上述观点，即为了达到更好的稳定性，所用先锋钻的直径在上颌及下

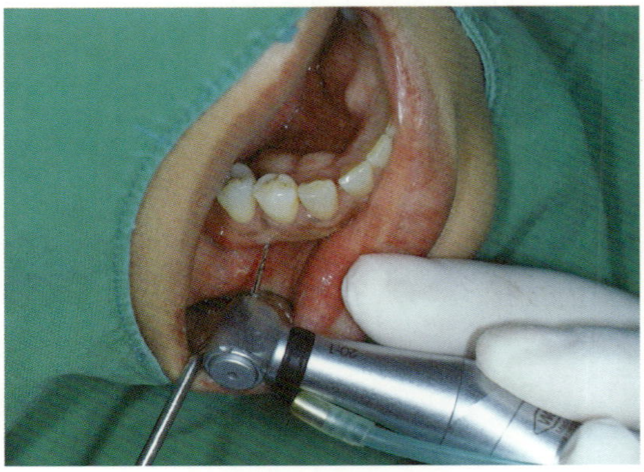

图 23.61 使用先锋钻备洞

颌分别为 0.9 mm 及 1.0 mm。

在备洞过程中，应持续使用大量冷却液冲洗植入区以减少热量的产生。为了尽可能降低热量的产生，当在致密的皮质骨备洞时，钻头应自洞口不时的上下提拉。备洞时，我们还需要注意保持钻头的长轴的方向，避免引起植入道的扩大。临床医师在备洞时不应施加过大的力量，因为热量的产生量与施加力量的大小成比例。所钻的洞型应该一直穿透骨皮质。

钻孔时的转速大约为 600 rpm，远远小于正常牙科种植钉植入时的速度。这也是在正畸种植钉植入时的另一个优点。实际上，小直径高转速的钻头会产生更多的热量，从而造成牙槽骨的损伤。

23.8.4　种植支抗的植入

种植支抗的顶端应置于手柄的顶部（图 23.62），且整个过程中要十分小心避免触碰或污染到种植钉植入骨内的部分。种植钉可以插入已备好的洞口或者直接插入牙槽骨内并旋至适当的位置（图 23.63，图 23.64）。我们可以使用手动或机动的手柄进行种植钉的植入。我们建议使用手动手柄，因为其可以使临床医师感知获得更多关于牙槽骨密度和厚度的信息，同时如果种植钉触及牙根，医师也可以通过手柄传递至手指及手部的本体感觉及时察觉。随着种植钉的旋紧，植入的扭矩会逐渐增大，最大的扭矩出现在最后一转。如果种植钉旋过了这个点，那么植入的扭矩会减小。这就意味着牙槽骨与种植钉嵌合的部分已经被破坏，这也是种植钉植入失败的原因之一。因此，我们应缓慢且轻柔的旋紧种植钉，感受接近最后一转时的阻力。

种植钉的折裂常发生在最后一转，且在折裂前会出现回弹现象。为了避免折裂的发生，临床医师应在这一点停止种植钉的旋紧。缓慢地旋紧可以降低种植钉折裂的可能性。当使用低速钻头时，合适的转速约为 25～30 rpm。机动手柄可以在不易触及牙根的区域使用（图 23.65）。无需备洞的方法仅需要少量的工具，可以很容易地植入种植钉。种植钉本身在旋入过程中即制备了穿通进入骨内的开口。

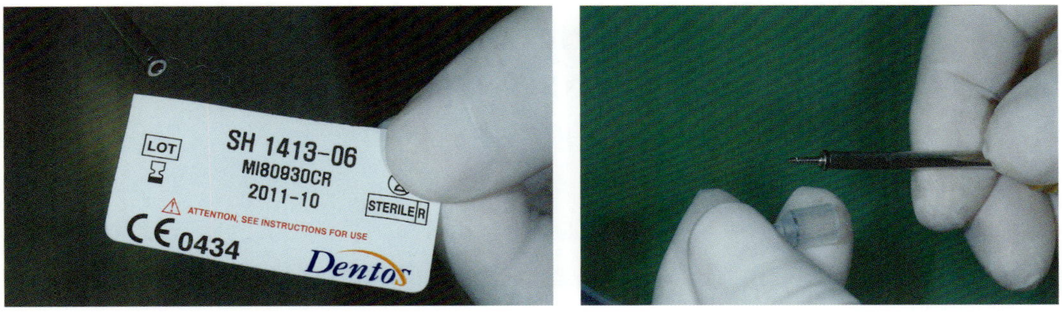

图 23.62　种植钉的顶端牢固地置于手柄的顶部

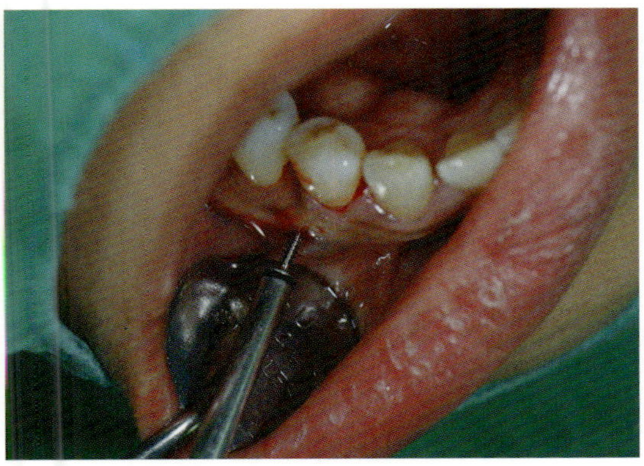

图 23.63　种植钉插入已备好的洞内

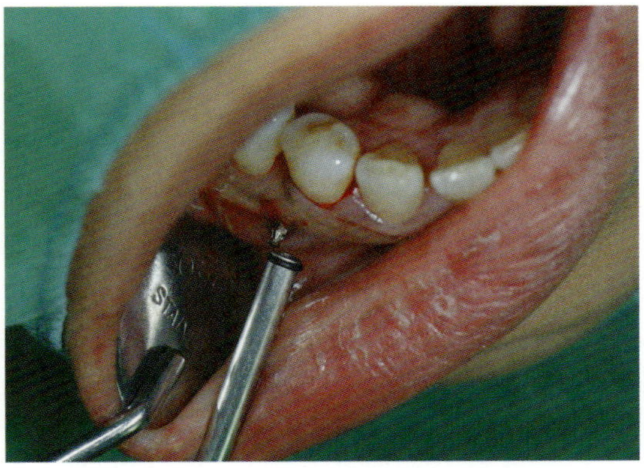

图 23.64　种植钉旋至其颈部与骨表面平齐

23.8.5 术后护理

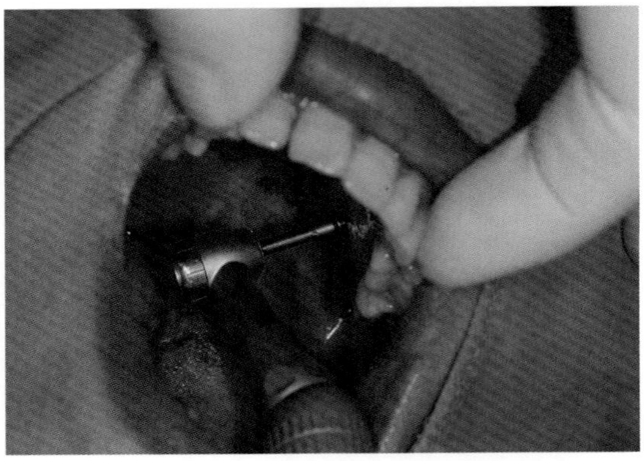

图 23.65 使用机动手柄植入种植体

大多数患者在种植钉植入过程中、植入后及取出时均不会感到严重的疼痛或不适。在植入外科迷你钛板时，切开及翻瓣过程患者可能会感到疼痛并发生术后肿胀。种植体周围炎的发生率在上颌低于下颌。术后使用1天抗生素及抗炎药物可以有效降低植入后的炎症。提前使用抗生素增加了种植钉植入的成功率，实际上，术前2小时使用抗生素是降低炎症的最佳措施。

术后口腔卫生的保持十分重要，因为种植体周围炎可能会对种植钉的稳定性产生不良影响。我们建议患者维持良好的口腔卫生。因为牙刷可能会对种植体周围软组织造成刺激，因此冲牙器如 Waterpik 是维持口腔卫生最好的方法。我们也推荐患者使用含氯己定的漱口水。

23.8.6 成功率

我们已经研究并报道过种植钉的成功率约为 82%～93.3%。在 1999 年最初的研究结果显示，在 5 个月的观察期内种植成功率约为 82%。随后，2003 年及 2006 年的两个研究显示成功率为 93%。以上证据表明，随着临床医师经验的积累，种植钉植入的成功率会显著提高。

23.8.6.1 不同植入部位的成功率

有研究表明，上颌植入的成功率要高于下颌，且上颌腭侧的成功率为 100%。下颌后牙区植入的失败率最高。

23.8.7 植入失败的时间及影响因素

大多数的植入失败发生于种植钉植入后最初几个月。有试验表明，在 12 例失败病例中有 6 例发生在植入后的最初两个月。另外有 3 例发生于植入后 2～6 个月，3 例见于 7～10 个月。此后再无失败病例。因此，外科操作是种植钉植入成功的最重要因素，另一个不可忽视的因素就是维护口腔卫生，预防炎症反应。

其他可能影响种植支抗植入失败的因素类似于与牙科种植体失败相关的因素，总共可以分为三类：机体、外科操作以及术后控制。机体因素包括患者的系统性疾病如糖尿病、骨质疏松、抽烟等，局部的机体因素如软组织的情况及局部骨密度。以上这些对于老年患者来说尤其重要，因为他们是寻求修复治疗及修复前正畸治疗的主要群体。术后控制包括加力大小、感染以及炎症等。

要想获得植入成功，种植支抗在植入后就应表现初期稳定性。同对颌牙的咬合接触可能会导致植入失败。如果种植支抗与邻牙牙根相接触，那么失败的概率会大大增加。然而，尽管有上述多种可能导致失败的因素存在，植入的成功率还是非常高的。为了提高成功率，临床医师需要仔细检查并努力消除每一个可能失败的因素。

23.8.8 并发症

23.8.8.1 种植体周围炎症

炎症是植入后主要的并发症之一，且炎症的存在会降低种植支抗的稳定性。由于腭侧致密咀嚼黏膜的存在，相较颊侧薄弱的口腔黏膜能更好的抵抗炎症，因此在腭部植入的种植钉成功率较高(Park，2003)。Cheng 等人的研究表明，种植钉植入附着龈较植入口腔黏膜有更高的成功率。且炎症是一个确定的危险因素。植入前庭沟口腔黏膜的种植钉更易发生炎症。

为了减少炎症反应，严格进行口腔卫生的维护是关键。食物残渣及菌斑会聚集在种植支抗及镍钛推簧周围进而引起炎症。有时种植钉周围会有牙结石沉积。刷牙会刺激种植钉边缘的黏膜导致种植钉受到异常的重力，这可能会使镍钛推簧移位。使用冲牙器如 Waterpik 或通过三相注射器的水冲洗是保持种植钉周围清洁的最好方法。

23.8.8.2　术后肿胀

翻瓣植入种植钉会导致术后肿胀。较小的翻瓣术后肿胀较轻微，无需翻瓣的手术后几乎无肿胀的发生。与上颌相比，肿胀多见于下颌后牙区。

23.8.8.3　牙根损伤

Fabbroni 等学者(2004)发现植入上颌的种植支抗有 15.9%(232 例中有 37 例)由于接触牙根而对其造成轻微的损伤。有 6 例由于牙根的损伤发生了牙髓坏死。Borah 和 Ashmead(1996)报道称在共 387 名患者植入的 2 300 颗种植钉中，13 颗发生了牙根接触(0.47%)，且多见于下颌(下颌与上颌发生率的比为 10∶3)。然而，以上病例都没有出现严重的并发症。

通过关于牙周损伤的研究进一步理解牙根接触的后果。据 Andreasen(1980)的研究，如果牙周损伤的面积小于 4 mm^2，那么牙周膜可以在 8 周内恢复正常状态。种植钉的直径在 1.2～1.8 mm，因此，其造成的损伤面积不会超过 4mm^2。Asscherickx 等学者发现种植钉造成的牙根损伤在取出后 6 周内即可完成修复。小直径种植钉(1.2～1.5 mm)所造成的牙根损伤恢复期更短。但是大直径且边缘锋利的种植钉会对牙根造成不可修复的损伤。这种损伤可能会导致牙髓坏死。考虑到牙根损伤的因素，我们最好选择备洞植入法，因为临床医师在备洞时可以感受到牙根的存在从而不会发生种植钉与牙根的接触。

23.8.8.4　种植钉对舌及颊部的刺激

相较年轻患者而言，成年患者更易发生舌部疼痛及颊部的刺激。因此，对于种植钉顶端的锐利边缘或镍钛圈簧的边缘，应用树脂粘固或使用光固化牙周保护剂(图 23.66)。

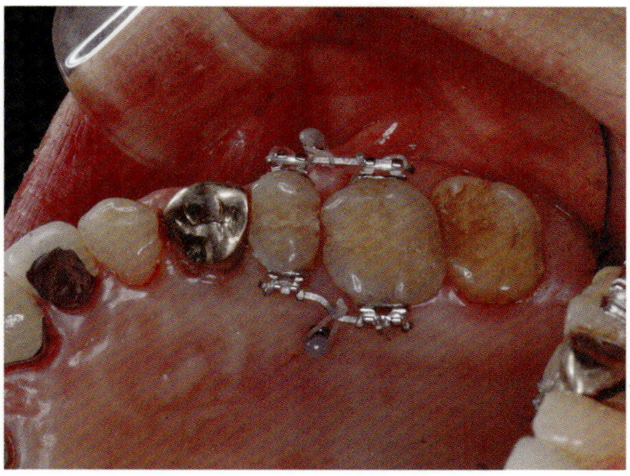

图 23.66　使用粘结树脂减少对舌体及颊部的刺激

23.9　结论

由于种植支抗能够提供绝对支抗且可以植入牙槽骨的任何区域，因此，修复前的正畸治疗不会产生副作用，并且仅需要少量的牙性支抗甚至无需牙性支抗。为了实现治疗目标，临床医师应该充分了解正畸牙移动的生物力学原理，从而可以更加可靠及有效地使用骨性支抗单元。他们也应该并且愿意与相关专家进行交流，以便为患者提供更好的治疗同时又不损伤种植钉的稳定性。与修复、口外及牙周科医师的合作有助于避免或至少降低了种植钉植入的并发症。

参考文献

[1] Alessandri Bonetti G, Giunta D. Molar intrusion with a removable appliance[J]. Journal of Clinical Orthodontics, 1996, 30: 434-437.

[2] Andreasen JO. A time related study of periodontal healing and root resorption activity after replantation of mature permanent incisors in monkeys[J]. Swedish Dental Journal, 1980, 4: 101-110.

[3] Asscherickx K, Vannet BV, Wehrbein H, et al. Root repair after injury from mini-screw[J]. Clinical Oral Implants

Research, 2005, 16: 575-578.

[4] Berglundh T, Marinello CP, Lindhe J, et al. Periodontal tissue reactions to orthodontic extrusion[J]. An experimental study in the dog. Journal of Clinical Periodontology, 1991, 18: 330-336.

[5] Bondemark L, Kurol J, Hallonsten AL, et al. Attractive magnets for orthodontic extrusion of crown-root fractured teeth[J]. American Journal of Orthodontics and Dentofacial Orthopedics, 1997, 112: 187-193.

[6] Borah GL, Ashmead D. The fate of teeth transfixed by osteosynthesis screws[J]. Plastic and Reconstructive Surgery, 1996, 97: 726-729.

[7] Cardaropoli D, Stefania R, Corrente G, et al. Intrusion of migrated incisors with infrabony defects in adult periodontal patients[J]. American Journal of Orthodontics and Dentofacial Orthopedics, 2001, 120: 671-675.

[8] Cheng SJ, Tseng IY, Lee JJ, et al. A prospective study of the risk factors associated with failure of mini-implants used for orthodontic anchorage[J]. International Journal of Oral and Maxillofacial Implants, 2004, 19: 100-106.

[9] Chun YS, Woo YJ, Row J, et al. Maxillary molar intrusion with the molar intrusion arch[J]. Journal of Clinical Orthodontics, 2000, 34: 90-93.

[10] Costa A, Raffini M, Melsen B. Miniscrews as orthodontic anchorage[J]. International Journal of Adult Orthodontics and Orthognathic Surgery, 1998, 13: 201-209.

[11] Costopoulos G, Nanda R. An evaluation of root resorption incident to orthodontic intrusion[J]. American Journal of Orthodontics and Dentofacial Orthopedics, 1996, 109: 543-548.

[12] Creekmore TD, Eklund MK. The possibility of skeletal anchorage[J]. Journal of Clinical Orthodontics, 1983, 17: 266-269.

[13] Daimaruya T, Takahashi I, Nagasaka H, et al. Effects of maxillary molar intrusion on the nasal floor and tooth root using the skeletal anchorage system in dogs[J]. Angle Orthodontist, 2003, 73: 158-166.

[14] Dellinger EL. A histologic and cephalometric investigation of premolar intrusion in the Macaca speciosa monkey[J]. American Journal of Orthodontics, 1967, 53: 325-355.

[15] Fabbroni G, Aabed S, Mizen K, et al. Transalveolar screws and the incidence of a dental damage: a prospective study[J]. International Journal of Oral and Maxillofacial Surgery, 2004, 33: 442-446.

[16] Felippe LA, Monteiro Junior S, et al. Reestablishing biologic width with forced eruption[J]. Quintessence International, 2003, 34: 733-738.

[17] Heidemann W, Gerlach KL, Grobel KH, et al. Drill free screws: a new form of osteosynthesis screw[J]. Journal of Craniomaxillofacial Surgery, 1998, 26: 163-168.

[18] Hossein K, Dahlin C, Bengt A. Influence of different prophylactic antibiotic regimens on implant survival rate: a retrospective clinical study[J]. Clinical Implant Dentistry Related Research, 2005, 7: 32-35.

[19] Ingber JS, Rose LF, Coslet JG. The " biologic width"-a concept in periodontics and restorative dentistry[J]. Alpha Omegan, 1977, 70: 62-65.

[20] Jaffin RA, Berman CL. The excessive loss of Branemark fixtures in type IV bone: a 5-year analysis[J]. Journal of Periodontology, 1991, 62: 2-4.

[21] Kanomi R. Mini-implant for orthodontic anchorage[J]. Journal of Clinical Orthodontics, 1997, 31: 763-767.

[22] Koyuturk AE, Malkoc S. Orthodontic extrusion of subgingivally fractured incisor before restoration[J]. A case report: 3-years follow-up. Dental Traumatology, 2005, 21: 174-178.

[23] Kozlovsky A, Tal H, Lieberman M. Forced eruption combined with gingival fiberotomy[J]. A technique for clinical crown lengthening. Journal of Clinical Orthodontics, 1988, 15: 534-538.

[24] Kuroda S, Sugawara Y, Deguchi T, et al. Clinical use of miniscrew implants as orthodontic anchorage: success rates and postoperative discomfort[J]. American Journal of Orthodontics and Dentofacial Orthopedics, 2007a, 131: 9-15.

[25] Kuroda S, Yamada K, Deguchi T, et al. Root proximity is a major factor for screw failure in orthodontic anchorage [J]. American Journal of Orthodontics and Dentofacial Orthopedics, 2007b, 131: 68-73.

[26] Laskin DM, Dent CD, Morris HF, et al. The influence of preoperative antibiotics on success of endosseous implants at 36 months[J]. Annals of Periodontology, 2000, 5 (1) : 166-174.

[27] Mantzikos T, Shamus I. Case report: forced eruption and implant site development[J]. Angle Orthodontist, 1998, 68: 179-186.

[28] Melsen B. Tissue reaction following application of extrusive and intrusive forces to teeth in adult monkeys[J]. American Journal of Orthodontics, 1986, 89: 469-475.

[29] Melsen B. What influence has skeletal anchorage had on orthodontics? [J]. In: JA McNamara (ed.)Microimplants as Temporary Orthodontic Anchorage. Proceedings of the thirty-fourth Annual Moyers Symposium, February 24-25, Ann Arbor, Michigan. Craniofacial growth series No. 45, Needham Press, Ann Arbor, MI, 2007, 1-32.

[30] Minsk L. Orthodontic tooth extrusion as an adjunct to periodontal therapy[J]. Compendium of Continuing Education in Dentistry, 2000, 21: 768-770.

[31] Moon CH, Park HK, Nam JS, et al. Relationship between vertical skeletal pattern and success rate of orthodontic mini-implants[J]. American Journal of Orthodontics and Dentofacial Orthopedics, 2010, 138: 51-57.

[32] Ogihara S, Wang HL. Periodontal regeneration with or without limited orthodontics for the treatment of 2-or 3-wall infrabony defects[J]. Journal of Periodontology, 2010, 81: 1734-1742.

[33] Ohmae M, Saito S, Morohashi T, et al. A clinical and histological evaluation of titanium mini-implants as anchors for orthodontic intrusion in the beagle dog[J]. American Journal of Orthodontics and Dentofacial Orthopedics, 2001, 119: 489-497.

[34] Oktenoglu BT, Ferrara LA, Andalkar N, et al. Effects of the hole preparation on screw pullout resistance and insertional torque: a biomechanical study[J]. Journal of Neurosurgery, 2001, 94: 91-96.

[35] Park HS. The skeletal cortical anchorage using titanium microscrew implants[J]. K orean Journal of Orthodontics, 1999, 29: 699-706.

[36] Park HS. Clinical study on success rate of microscrew implants for orthodontic anchorage[J]. Korean Journal of Orthodontics, 2003, 33: 151-156.

[37] Park HS. Minor Tooth Movement with Microimplants for Prosthetic Treatment[M]. Daegu, Korea: Dentos Co Inc, 2009.

[38] Park HS, Kim JB. The use of titanium microscrew implants as orthodontic anchorage[J]. Keimyung Medical Journal, 1999, 18: 509-515.

[39] Park HS, Kwon TG. Sliding mechanics with microscrew implant anchorage[J]. Angle Orthodontist, 2004, 74: 703-710.

[40] Park HS, Bae SM, Kyung HM, et al. Micro-implant anchorage for treatment of skeletal class I bialveolar protrusion [J]. Journal of Clinical Orthodontics, 2001, 35: 417-422.

[41] Park HS, Kwon, TG, Sung JH. Nonextraction treatment with microscrew implant[J]. Angle Orthodontist, 2004a, 74: 539-549.

[42] Park HS, Kwon TG, Kwon OW. Treatment of openbite with microscrew implant anchorage[J]. American Journal of Orthodontics and Dentofacial Orthopedics, 2004b, 126: 627-636.

[43] Park HS, Lee SK, Kwon OW. Group distal movement of teeth using microscrew implant anchorage[J]. Angle Orthodontist, 2005, 75: 602-609.

[44] Park HS, Jeong SH, Kwon OW. Factors affecting the clinical success of screw implants used as an orthodontic anchorage[J]. American Journal of Orthodontics and Dentofacial Orthopedics, 2006a, 130: 18-25.

[45] Park HS, Kwon OW, Sung JH. Nonextraction treatment of an open bite with microscrew implant anchorage[J].

American Journal of Orthodontics and Dentofacial Orthopedics, 2006b, 130: 391-402.

[46] Park HS, Lee YJ, Jeong SH, et al. Density of the alveolar and basal bones of the maxilla and the mandible[J]. American Journal of Orthodontics and Dentofacial Orthopedics, 2008, 133: 30-37.

[47] Park HS, Hwangbo ES, Kwon TG. Proper mesiodistal angles for microimplant placement assessed with 3-dimensional computed tomography images[J]. American Journal of Orthodontics and Dentofacial Orthopedics, 2010, 137: 200-206.

[48] Park J, Cho HJ. Three-dimensional evaluation of interradicular spaces and cortical bone thickness for the placement and initial stability of microimplants in adults[J]. American Journal of Orthodontics and Dentofacial Orthopedics, 2009, 136: 314.e1-12.

[49] Re S, Cardaropoli D, Corrente G, et al. Bodily tooth movement through the maxillary sinus with implant anchorage for single tooth replacement[J]. Clinical Orthodontics and Research, 2001, 4: 177-181.

[50] Shapiro PA, Kokich VG. Uses of implants in orthodontics[J]. Dental Clinics of North America, 1988, 32: 539-550.

[51] Sherwood KH, Burch JG, Thompson WJ. Closing anterior open bites by intruding molars with titanium miniplate anchorage[J]. American Journal of Orthodontics and Dentofacial Orthopedics, 2002, 122: 593-600.

[52] Tehemar SH. Factors affecting heat generation during implant site preparation: a review of biologic observations and future considerations[J]. International Journal Oral and Maxillofacial Implants, 1999, 14: 127-136.

[53] Umemori M, Sugawara J, Mitani H, et al. Skeletal anchorage system for open bite correction[J]. American Journal of Orthodontics and Dentofacial Orthopedics, 1999, 115: 166-174.

第 24 章

颞下颌关节功能紊乱:争议和正畸

24.1 概述

颞下颌关节紊乱病(temporomandibular disorder, TMD)是口腔临床上为数不多的一种颇具争议的疾病。长期以来,TMD 的定义、诊断和治疗都难以定夺。TMD 本身相对复杂,加上探究过程中的不恰当分析和解读,临床观察和实验研究所得的结果往往不那么准确。各个学派关于 TMD 和咬合的争议其实是由缺少对实验数据的理解引起的。许多专家形成了自己的观点,某些原则代代相传,关于 TMD 和咬合的错误观点层出不穷。不少牙医和正畸医师将他们的认知建立在经验主义、权威言论、教条主义和固执想法中,而不是科学和证据。随着现代循证医学的普及,越来越多的人开始从客观角度分析评估问题,取代了主观臆断、盲从跟风的行事方法。本章回顾了历史上与正畸学相关 TMD 和咬合的争论,从争议进程开始,针对对咬合、髁突位置、正畸治疗及 TMD 之间关系的错误理解展开了一系列讨论,同时强调了正畸专科医师在处理 TMD 中应发挥的作用。

24.2 颞下颌关节紊乱——争议演变史

TMD 的概念最早追溯到古埃及时期(McNeil, 1997),我们现在所说的颞下颌关节紊乱在过去曾被称为颞下颌关节疼痛紊乱综合征、肌筋膜痛紊乱综合征、颅上颌关节紊乱、上颌骨紊乱、颞下颌关节障碍和颞下颌障碍等。当代关于 TMD 的定义从 1934 年开始,基于对 11 个病例的分析,耳鼻喉学家 James Costen 认为,与颞下颌关节和耳部相关的综合征是由失牙后垂直高度下降导致下颌骨过度运动造成的,并将其定义为 Costen 综合征,表现为下颌骨内部及附近的疼痛、颞下颌关节弹响、张口受限、肌筋膜松弛、疼痛、以及与耳相关的症状如眩晕、耳鸣、疼痛和听力受损等。关节病变之所以累及耳部是因为它在解剖上与外耳道非常接近。10 年后,著名的解剖学家 Harry Sicher 从解剖角度论证了 Costen 观点的错误。尽管如此,Costen 还是引起了口腔医师对于颞下颌关节的关注, Sved、Block、Christensen 等,先后表示了对其观点的支持,并提倡殆增高矫治器的使用,以恢复颌间高度,缓解颞下颌关节和耳部的症状。几经调改,这些矫正器最终演化成了咬合导板或是殆板,用于颞下颌关节或是其他同时涉及咬合与关节的病变。

1927 年,McCollum 成立了加利福尼亚州殆学会,并与 Stuart 和 Stallard 一起,发展传播了殆学的宗旨,进一步研究如何在牙科和 TMD 治疗中协调咬合和关节的关系。起先,殆学观点由科学实践所得,相关数据从咬合运动学和口内遥感研究中得出。不过,殆学逐渐从强调理论演变为依赖器械,并往往与机械辅助的程序有关。

许多知名的临床医师不断完善殆学理论,改进治疗装置。这一系列举措无疑为奠定咬合在全身消化系统中的重要性起到了决定性的作用。Dawson(1974), Guichet(1979), Williamson(1980)和 Roth

(1981)推广了相关技术,将平衡咬合归为咬合疗法中的一种,并指出它可以预防TMD的发生。

当现有的证据与已有观念不相符时,𬌗学家们立即对旧观念进行了修正。在20世纪70年代及80年代早期,许多𬌗学家摒弃了咬合是TMD主要病因的观念,他们转而认为,颞下颌关节紊乱,或按当时的说法是颅上颌紊乱,主要由颞下颌关节髁突移位而非不恰当的咬合所导致的。相关的医师开始称自己为消化系统中的矫正学家,并将𬌗板称为口腔矫治器。学者们开始关注于找出髁突的最佳位置(即CR位,正中关系位)以及将其记录并在治疗中引导就位的方法。纽约著名的口腔医师Gelb(1977)甚至假设,他发明的下颌重定位矫正器(MORA𬌗板)以及不包括运动牙托的其他矫正装置,能够提高咀嚼系统的工作效率。在早些时候,学者试着通过一些未经证实的非双盲非对照实验证实这一观点。然而,当将实验设计为双盲对照后,由研究对象研究者、矫治器干预等因素所造成的安慰剂效应及心理影响被消除,MORA本身并无明显作用。不过,相似的理论在之后又三番五次地被提出。

在20世纪70年代,Janekelson反驳了当时的𬌗学理论,并提出了使用"肌监测仪"找出并记录正中关系位以及肌正中位的新方法。肌正中位是对于咬合和关节最为合适的肌肉神经位,位于正中关系位时的咬合位置及正中𬌗位之间。当自然牙列不处于肌正中位或理想的咀嚼位置时,上述学派的学者会认为该牙列的位置是不理想的,并将其定义为具潜在病理性的。Dao等人(1988)发现,"肌监测仪"只刺激外周而非中枢神经元远端的轴突,而不是像假设的那样在下颌闭口运动时产生源自三叉神经运动支的反射,故只在咀嚼肌表面产生抽搐。因此,他们怀疑是否能够根据这一方法确定生理性的咬合位置。

随着20世纪70年代中期颞下颌关节成像技术的进一步发展,Farrar和McCarty认为,颞下颌关节的内部环境改变是是颞下颌关节紊乱的始动因素,并且,颞下颌关节盘的前移位远比后移位多。对此,他们提倡使用矫正装置或是手术将关节盘复位。有趣的是,他们并不能很好地解释关节盘前移位的原因,也有人认为那是关节创伤造成的。

20世纪80年代中期,CT和MRI的普及很大程度上提高了颞下颌关节的成像水平。在更佳影像技术及设备的辅助下,包括关节结构修复及自体或异体关节盘修补、复位等的颞下颌关节手术得以进行,然而大多以失败告终。与此同时,许多非学院派出身的正畸医师开始推崇功能矫治,他们认为功能矫治器能够促进下颌骨生长,纠正下颌位置,建立良好的咬合关系,以预防或治疗关节病。他们也认为,传统正畸学中拔除前磨牙、使用口外弓、拉尖牙向后等方法也可以预防可能出现的TMD。

直到20世纪80年代,关于颞下颌关节紊乱的纷争依旧存在。究竟是咬合、髁突位置变化,还是关节内部结构改变引起了关节病,而相应的治疗方法又该是什么,皆无定论。于是,美国牙科协会在1982年6月召开了相关会议,并于次年出版了颞下颌关节紊乱的检查、诊断及治疗指南(Griffiths,1983)。TMD的概念进一步得到了确立,指一系列影响颞下颌关节及临近头颈部结构的肌肉骨骼紊乱,由多种原因造成,且有不同的临床表现。于是,美国牙科协会在1989年召开了第二次会议,随后,国家卫生研究所在1996年也召开了相关会议,进一步讨论TMD相关问题。美国牙科协会在第一次会议中确立的概念得到了认同和深化,关于TMD有多个分类,简化版的归纳在表24.1中呈现。

尽管颞下颌关节区轻微的弹响在健康人群中较为常见,流行病学家指出,大约5%~12%的人群患有TMD,或需要一定程度的治疗。现在,TMD已经走过了历史上仅受牙科医师关注的时代,治疗不再机械化地只关注咬合的调整及下颌的位置,取而代之的是生物生理学观点,整合了生物学、临床表现和缓解TMD的行为方法学等。认知行为疗法和生物反馈疗法已成为公认的早期TMD治疗方法。表24.2归纳了关于TMD的争议。

近期的研究显示,TMD患者对疼痛更为敏感,也就是说他们的痛觉被放大了。这可能是由于他们的中枢痛觉通路易于亢进,继而导致在TMD病程甚至在患其他慢性病时更为痛苦。该研究还表示,在各种慢性病中女性较男性而言对疼痛更为敏感。这也可能是遗传易感性造成的。

表 24.1

颞下颌关节紊乱症诊断分类	
咀嚼肌紊乱 肌纤维变性挛缩 肌筋膜痛 肌炎 局限性肌痛 肌痉挛 中枢性肌痛	**关节退行性变** 骨关节病 骨关节炎
	系统性疾病相关的炎性关节紊乱 风湿性/免疫疾病相关关节炎 感染性关节炎 代谢性关节炎
关节结构紊乱 盘髁关系不调 关节盘移位、伴或不伴髁突吸收	**慢性下颌骨运动障碍** 关节强直(骨性或纤维性) 肌肉挛缩 冠突阻碍
外伤 移位 骨折 外伤性关节炎 盘移位 肌腱、韧带炎症	**伴或不伴肌肉异常的关节骨性发育问题** 先天性 获得性 肿瘤性
	精神疾患

表 24.2　颞下颌关节病的争议讨论

观　念	结　论
TMD 是由单一因素引起的简单关节紊乱	TMD 是一系列紊乱的集合，在有些时候并非主要问题
TMD 的诊断由咬合分析而得到	金标准由病史、临床检查和影像学表现共同决定
TMD 的治疗局限在牙科	TMD 的治疗应从全身着手、依从生物生理模式
正畸治疗会引起 TMD	正畸治疗并不会引起 TMD
髁突在关节的前正中位是理想的	并没有特定的髁突理想位，髁突在某个范围内皆正常
提倡尖牙保护殆(有时组牙功能殆)	所有无干扰的功能性殆位都可接受(后退位亦然)
正中位置的滑动会引起 TMD	大幅度的正中位置滑动很可能是疾病结果而非病因
赞成在正畸治疗中使用殆架	在正畸治疗中使用殆架无循证依据且不经济
治疗 TMD 时关注于解除病因	对症、保守治疗 TMD
引导前牙的殆板能使关节盘复位	前移的关节盘不可复位；盘后组织会适应性改建为新的“关节盘”
咬合相关矫治器治疗 TMD 效果最佳	咬合相关矫治器并不如其他方法好

* 上表从人群中总结，并不适用于每一个个体

也有研究指出，编码儿茶酚-O-甲基转移酶(COMT)基因的变异与中枢系统中的痛觉调控机制相关。COMT 是降解儿茶酚胺类神经递质的酶之一，如多巴胺、肾上腺素、去甲肾上腺素和脑啡肽。实验显示，COMT 单体对女性的疼痛知觉有影响作用。这些结果能在今后帮助我们找出人群中患 TMD 风险较高的人群。同时，也将对 TMD 的病因学探究从咬合水平转向了基因水平。

24.3 正畸和 TMD

直到 20 世纪 70 年代早期，才有学者将正畸和 TMD 联系起来。Roth 提出，从正畸学的角度应尽快定义功能殆以及正中关系位。他的观点由经典的修复殆学理论而来，关注于尖牙保护殆，后退的正中关系位，前牙的引导，并且在诊断时使用殆架。Roth 认为，未将传统殆学标准作为治疗目标的牙齿矫正，会使患者具有潜在的 TMD 风险。持有这种观点的学者认为正畸治疗类似于全口修复，不同的是，正畸医师不磨除或改变牙齿的形状结构。

正畸可能通过两个方面引起 TMD：一方面，正畸结束时达到的往往是伴殆干扰的医源性功能殆，髁突也并非位于正中关系位，即不是殆学定义的标准咬合，继而引起了 TMD；另一方面，某些矫正器或正畸方法，如Ⅱ类或Ⅲ类牵引、口外弓、拔牙、颏兜、保持器等都会直接引起 TMD。

1987 年，一场具里程碑意义的官司在美国举行，密西根一正畸医师在矫治一 16 岁女孩的Ⅱ类Ⅰ分类错殆后，引发了 TMD。他的治疗计划包括拔除两个上颌第一前磨牙，并使用口外弓。患者称，当医师拆除矫治器后，患者的两侧颞下颌关节都有疼痛和弹响。据称，某些矫治器和步骤可造成下颌的后退从而导致如关节盘前移位等的结构改变。在这个病例里，上颌的后退由上切牙的过度内收及舌倾造成。一名支持功能矫治的正畸学家，John W Witzig 医师，作为原告的证人出席，在 Susan 的病例中，根据患者的情况不应该使用口外弓，这导致了上前牙的内收和舌倾，所以其下颌不得不相应地后退以适应咬合。这是任何一个牙科医师都不该犯的错误。最终，法官判定原告获胜，赔偿金为＄850 000（Pollack，1988）。

这一案件让有关正畸治疗可引发 TMD 的争论升温，美国正畸学会也重新审视了正畸治疗与 TMD 的关系。然而，许多不支持该判决的人对其进行了后续研究，根据他们的调查，无论是否使用口外弓，在拔牙病例中出现的上颌切牙后退并不会造成下颌位置的改变和关节盘的移位。

Luecke 和 Johnston（1992）对 42 名使用直丝弓矫治器，并拔除两颗上颌第一前磨牙的Ⅱ类Ⅰ分类患者进行了治疗前后的评估。有 70％的患者出现了下颌的前移，而其余 30％患者的下颌在治疗后处于后退的位置。髁突位置的改变与切牙的内收并没有直接关系，反而与牙弓后段位置的变化有关。他们认为，在Ⅱ类错殆覆盖较大的情况下，内收上切牙时并不会对下切牙产生影响。由此看来，患者的正中殆位是由咬合引导的尖窝关系决定的。由于面中部不断向前生长，加上拔牙后部分支抗发生了丧失，上后牙段发生了一定的前移，与之相应，下颌也随之发生了近中移动而不是后退。Johnston 等人又进行了进一步的研究，在 TMD 的患者中，是否拔牙并不存在显著性差异。

有人指出，Ⅲ类错殆中的颏兜也会导致 TMD，因上下方向直接作用于下颌骨的力会使关节盘前移位。然而，长期的临床和磁共振随访显示，戴用颏兜时，适当的力不会引起盘髁关系的改变。

1990 年，Reymder 完成了第一篇评估正畸与 TMD 间关系的详尽综述，他回顾了 1966—1988 年间的相关文献，并得出结论：不考虑正畸技术水平的情况下，正畸治疗本身并不会引起 TMD。他同时指出，正畸治疗并不能缓解或治疗 TMD。相似的，McNamara 等在 1995 年发表了一篇文章指出，在青春期接受正畸治疗，并不会增加或者降低今后罹患 TMD 的风险。2002 年，Kim 等人发表了一篇 Meta 分析，进一步论证了正畸并不会导致 TMD。2009 年，Macfarlene 等人在英国南威尔士进行了一长期前瞻性队列研究，通过对 1 000 名个体的研究，得出了正畸治疗既不会导致 TMD 的发生，也没有预防作用。这一调查是关于正畸治疗和 TMD 关系中跨度最长、规模最大的流行病学研究，它显示 TMD 在年轻成人和青少年人群中，TMD 的高发年龄为 19～20 岁，且女性发生率高于男性。因此，只有女性和既往有 TMD 病史的青少年可作为年轻成人 TMD 发病的预测因素。2009 年，Hirsh 等人开展了一随机选取

1 011 名 10～18 岁接受正畸治疗的儿童和青少年的横断面研究，结果显示，正在接受正畸治疗的患者并不比正常人有更高罹患 TMD 的风险；另外，接受正畸治疗的患者牙齿磨耗和口腔副功能较少。这些研究，进一步明确了正畸与 TMD 的关系。

24.4 关于正中关系的争议

正中关系由髁突位置定义，而正中殆位以上下颌牙尖交错关系定位。正中关系的同义词有最大牙尖交错位(MI)和牙尖交错位(ICP)。近半个世纪来，关于正中关系中髁突的位置由最早的在关节窝后部演变为后上部，最后定义为前上部(修复学会，2005)。

在 1968 年前，正中关系时的髁突被认为在关节窝的最后部。最新的修复学术语大全(GPT)将正中关系定义为：上下颌关系中，髁突与关节盘中血管最少的部分相对，并位于相应关节嵴的前上斜面。这一版的 GPT 同时也包含了历史上其他 6 个关于正中关系定义的版本，然而，大多的定义较为随意，并不完全遵循循证医学。

现行的殆学观点认为，正中殆位应位于正中关系位的前上部(Klar，2003；Schmitt，2003；Cordray，2006)。这一结论虽被推崇，却缺少证据。在 20 世纪 70 年代，Roth 认为当正中殆位确立了之后，正中关系应位于原来的后上方，也就是说，正中关系殆与正中殆位，正中关系与(最大)牙尖交错位相重合。在此基础上他提出，如果正畸治疗结束时患者的咬合没有达到正中关系殆与正中殆位相重合，就有可能产生关节症状；反之，如果达到了以上目标，还能延缓关节病的进程。Roth 后来否定了以上观点，提出了与当代殆学相同的观点。

尽管当代正畸殆学认为正中关系时，髁突位于关节窝的前上方，没有相关证据支持这一说法(Rinchuse，1987)。Alexandar 等(1993)通过磁共振检查发现髁突不在假设的位置，多个正中咬合记录也证实了这一点。他们试着将正中关系位后退，因为不伴 TMD 症状个体的髁突并不在前上位，也就是说医师通过咬合引导等方式将髁突引导至关节窝中特定的位置，使得正中关系和正中殆位一致是盲目的。这反而会改变患者的咬合并增加治疗费用。髁突在关节窝中的位置已被证明和 TMD 发病没有关系。

24.4.1 长正中和 TMD

长正中一般指正中殆位及正中关系殆在前后向上的差异。在 20 世纪 60 年代，这被认为是 TMD 的病因。该结论是从描述性研究中得出的，缺少对照。有趣的是，引入对照组后，在不伴 TMD 人群中也有相同的前后向差异。所以说，早期学派的许多错误观点，如 TMD 是一种敏感性高、特异性低的疾病等，激化了关于 TMD 的争论。

一般的长正中在 1～2 mm，若出现更大范围的滑动(4～7 mm)，往往与颞下颌关节退行性有关。然而，这可能是 TMD 或关节变异的结果而非病因。另外，即使在有关节紊乱的个体身上，学者们也不推荐减小长正中的距离。

24.4.2 去程序化而得的理想正中关系

是否需长期或短期使用“去程序化殆板”以获得更准确的正中关系位咬合记录是一个充满争议的话题。下颌运动由程序化或习惯性的肌肉记忆引导，由本体感受器获取的重复运动信息中转换而来。殆学认为，存在咬合干扰时，咀嚼肌的程式化记忆会使下颌的位置改变。于是，在获得正中关系的咬合记录之前，学者们推荐使用去程式化的导板或类似矫正器，他们认为，这样可以消除后牙区的殆干扰，从而建立一个更符合生理特征的殆位。

正畸𬌗学家认为，即使没有TMD，患者也需先去除之前咬合的肌肉记忆，再获取恰当的正中关系位。尤其对于骨性Ⅱ的患者，若不在在上𬌗架之前使用去程序化𬌗板，临床医师可能不会发现下颌矢状向的大幅后退（“周日咬合”——超过2mm），以及横向和垂直向的少量不调。不过他们也认为，在治疗前用石膏模型和头影测量等记录正中𬌗位，结合之后的去程序化𬌗板使用，能够弥补最初诊断时遗漏的骨性不调。

然而，并没有明确的证据支持去程序化矫治器的使用。1999年，在给TMD患者使用了6小时一名为“Lucia”的前牙去程序化矫治器后（前牙接触、后牙不接触），Karl和Foley在关节髁突记录仪上发现了治疗前后微小的区别，但与经典的长正中咬合记录相差不大。最主要的差别体现在髁突从正中关系到正中𬌗位的水平向和垂直向上，分别是0.37 mm和0.57 mm。相反，2003年，Kulbersh等人却没有从34名接受了3周（每天24小时）全牙列𬌗板治疗的正畸后患者和14名未接受𬌗板治疗的正畸后患者的最大牙尖交错位和正中关系位差值的测量中发现差异。

去程序化𬌗板的使用是否能建立一更准确的正中关系位仍待考证。反之，它似乎增加了本已充满争议的咬合治疗的步骤和难度。另外，去程序化的正中关系是否比髁突原来的位置更符合生理学特点也难下定论。

24.4.3 𬌗架在正畸诊断中的应用

𬌗架有许多类型，如A型、C型、全可调节、半可调节、铰链多中心等。𬌗架已被用于口腔修复学中固定义齿和可摘局部义齿以及正颌外科手术术前，以在治疗前确定垂直距离。自从20世纪70年代Roth将经典的修复𬌗学理论引入口腔正畸学之后，是否将𬌗架作为辅助诊断工具就一直存在争议。Roth认为，在使用𬌗架的病例中，医师能更直观地判断出正中关系位三维方向上的不调。早期，Roth强调𬌗架对于矢状向不足的发现，后来他认为，𬌗架也能很好地发现横向和垂直向的不调。正畸𬌗学学会指出，有18.7%～40.9%的正畸患者在使用𬌗架辅助诊断后原安氏诊断的分类会受到影响。另一个争议在于，是否全部的正畸患者需要使用𬌗架。一些学者认为，只有伴TMD的患者，将接受正颌手术的患者，失牙较多的成年患者，功能性反𬌗、中线不齐患者，以及伴双重咬合的患者才需要辅助使用𬌗架。Cordray(1996)是Roth理论的当代支持者，他认为，在使用𬌗架之前的诊断都是不准确的。然而，尽管关于 𬌗架的争论很多，焦点并不在是否需要使用𬌗架本身，而始终在𬌗架上所记录的咬合关系是否真实、无误、可信上。

早在1950年，𬌗架在Posselt“末端铰链轴”理论的基础上诞生，他推测，在开闭口的最初20 mm中，髁突带动下颌像门的铰链一样运动（而自身不发生滑动）。然而，这一理论产生时，学术界认为正中关系时髁突位于关节窝的后部。在那个时代，后退的正中关系位是在颏部受到远中方向的力的引导下定义的，也正是因为这一方式，Posselt才提出了“末端铰链理论”。1995年，Linduer等发现，在开闭口运动中，髁突不仅发生转动还向前下方滑动，推翻了Posselt的理论，建立了“瞬时旋转中心”理论，由此推得，每个患者的髁突运动情况都不尽相同，不可单纯地通过𬌗架模拟。

正畸𬌗学家指出，评估髁突正中关系的最好方法依据Roth的理论通过𬌗架得到咬合记录。然而，对于这一理念还存留一些问题。首先，尽管正中咬合记录是可信的，磁共振数据却显示，髁突并不位于正畸𬌗学家所定义的理想位置。正如之前所述，正中关系时髁突不在定义的位置上。其次，诊断时是否考虑生理性𬌗位的因素差异并不大，一般只有1 mm且多位于垂直方向，这是否会影响健康并不好说。另外，加上将咬合关系转换至𬌗架时的误差，前述差异更显得微不足道了。最后，对儿童来说，髁突在关节窝中的位置随生长而改变，关节窝不断向后上方改建，于是正畸医师在治疗过程中应该重新转移𬌗位关系，而这在实际治疗过程中并未实施。

综上所述，在正畸治疗中使用殆架是没有必要的，因为没有证据提示这一过程能优化正畸治疗的诊断、治疗计划和效果，并最终促进消化系统健康。上殆架既不经济，也没有为患者的治疗提供有用信息。颞下颌关节病如关节盘前移等最好通过磁共振结合临床表现的方式来诊断，而非通过殆架。值得注意的是，口颌系统中最具破坏性的力量是通过磨牙症、紧咬牙等口腔副功能所产生的，而殆架却不能记录上述过程所产生的运动和力量。

3. 功能殆和 TMD

平衡殆、组牙功能殆和尖牙保护殆，究竟哪一个才是最佳功能殆的争论已有一个世纪之久了。目前，学术界普遍认可尖牙保护殆。GPT 在 2005 年将尖牙保护殆定义为：在下颌运动时，通过尖牙在垂直向和水平向的重叠使后牙分离，从而达到咬合间的相互保护。从理论上来说，人类的尖牙与对食肉动物有着最重要作用的尖牙相似，所以能在作侧方运动时更好地保护后牙。同时，尖牙保护殆也有助于维护牙周和颞下颌关节的健康。这一理论的前提是，除尖牙保护殆之外的功能殆都会在静止或是工作状态时产生不利于下颌侧向运动的力。另外，研究表示，在正常人群中使用最多的也是尖牙保护殆。

然而，支持尖牙保护殆是最佳功能殆的证据并不充分，大多来自临床经验而非科学数据支持。自然状态下，很难判断什么才是最佳的功能殆。有许多证据表示，尖牙保护殆并不比其他功能殆好，因为它们都不能缓解 TMD 症状。必须指出的是，其实并没有哪一个功能殆不好，只是有些恰好与人体的生理功能相符合。在回顾了相关文献之后，Woda 等人在 1979 年得出了以下结论：标准的尖牙保护殆或是组牙功能殆很少在人群中出现，大多数人的咬合是处于平衡接触状态的。Rinchuse 和 Kandasany(2007)也在文献回顾后发现，平衡接触的咬合远比尖牙保护殆在正常人群中多见。

不能将某种咬合作为治疗仅有的标准，这种武断、盲目的观点忽视了个体差异的重要性。不过，任何使得工作侧出现殆干扰的功能殆是不被推荐的，良好的功能殆应不影响咀嚼功能且不引起口颌系统紊乱。如果患者的尖牙保护殆是通过正畸治疗得到的，它往往稳定性不佳。正畸医师必须思考这样的问题：当尖牙随着年龄的增加而磨损后，现在创建的尖牙保护殆会发生怎样的变化呢？也许，尖牙保护殆会逐渐转变成组牙功能殆，之后又随着磨耗和骨骼生长转变为平衡的接触。

另外，建立尖牙保护殆与获得"协调的笑弧"似乎是矛盾的。协调的笑弧要求上切牙和尖牙的切端平行，并与微笑时的下唇相协调。通过调磨或是树脂改形达到的尖牙保护殆不仅违背了审美，达不到"协调的笑弧"要求，还显得过于刻意。

现今，我们应考虑是否还需建立尖牙保护殆，与此同时，传统的许多观念也应被重新审视。在尖牙保护殆的引导下，在任何功能哪怕是副功能运动中，颌骨的侧方运动真的同预想的一样有 3～5 mm 的牙尖滑动么？这样看来，关于功能殆的概念难免有不正确之处。在当今的循证医学领域，定义功能殆时应该将咀嚼运动方式、颅颌面形态、静止的殆形记录、口腔卫生状况和口腔副功能等因素考虑在内。到目前为止，以上因素与良好功能殆的关系还没有被充分认识，还需进一步的研究，只有这样，才能得到准确的定义。也就是说，目前关于最佳功能殆的定义还有待改进。

▶ 24.5 无症状的关节内部结构紊乱需要治疗吗

所谓关节内部结构紊乱，是指妨碍关节正常运动的改变，在本章中，它特指关节盘移位；其实，它还包括关节盘前附着、粘连、半脱位和盘髁复合体的异位。至少有 30%无症状的人群有关节内部结构紊乱，且大多为关节盘移位。目前的争议在于，无症状但伴关节盘前移位的 TMD 是否需要正畸治疗以延缓 TMD 的进程。

学者在颞下颌关节内部结构紊乱和颅颌面畸形之间发现了一定的联系，即关节内部结构紊乱会抑制上颌骨以及下颌体部向前的及下颌升支的生长。他们认为，未经治疗或是治疗不完全的关节内部结构紊乱会有疼痛、关节退行性变、上颌骨补偿性的生长等不良影响。所以，这部分人群应该先在夜间使用稳定殆板，然后再接受正畸治疗。治疗颞下颌关节内部结构紊乱的最佳时机是在严重的关节盘、骨骼和咬合关系发生改变之前，而且，患者需要是仍有组织改建和生长潜力的儿童或青少年。通常，暂无关节症状但伴内部结构紊乱的少年儿童在完成了生长发育后会进展为伴有症状的不可复性盘前移位或是关节退行性变，增加了治疗的难度。

然而，根据循证医学的观点，对于暂无症状的患者应暂不治疗。并没有相关证据表明，治疗会延缓TMD的发展。我们必须清楚地认识到，关节移位和TMD的关系是复杂的，病因多种多样，如外伤、遗传、压力和病理性等，不能单纯通过关节盘的位置来判别。Carlssn(2004)认为，从治疗角度而言，“关节盘移位”这一诊断依据是不完善的。许多伴关节盘前移位但无症状的患者只是关节盘与髁突-关节窝的位置与正常人群相异。已经证实，有中到重度TMD伴关节盘移位但无髁突吸收的患者在保守治疗或是不治疗的情况下得到了好转，一般而言，即使不治疗，这部分患者的临床症状在一段时间后会得到减轻，咀嚼运动和效能会提高。有趣的是，在随访时发现，通过影像学诊断为关节退行性变患者的关节结构往往能得到自行修复。盘后组织的改建能力很强，并能承受重复的功能性载荷，所以许多患者即使发生了盘前移位也可以很好地代偿。在关节内部结构紊乱的情况下，并不是所有的有生长潜能的患者都得到了良好的改建，也不是所有有颌骨发育不足的患者都伴关节盘前移位。如果关节盘前移引起了颌骨发育不足，关节盘前移位的症状会比在正常人群中更为明显。然而，关节盘移位与疼痛、下颌骨运动紊乱、骨关节病、下颌骨发育不足等的关系仍不甚明确，因为，每个个体对于盘髁关系改变的代偿能力是不同的，是否治疗无症状的关节盘前移应与患者充分商榷，当然，一般来说，不治疗是较好的。

24.6.1 颞下颌关节盘复位

尽管Farrar在70年代最早引入了这一概念，至今还有许多学者认为，无症状的关节盘前移位患者仍应接受治疗，因为这样能够避免TMD进一步进展成为关节退行性变或是关节疼痛性紊乱。他们企图通过前伸再定位殆板的使用将前移的关节盘复位，随后调节矫治器以使盘髁关系恢复正常。当临床医师并未通过该殆板达到很好效果后，一些人指出，应该通过正畸、修复或外科手术治疗来解决这一问题。因为，这一矫正器的效果并未得到循证医学支持，可能导致永久性咬合改变。

Greene和Laskin(1983)指出，解剖学上缺少前移位的关节盘可自行回到正常位置的证据。但如果将下颌骨前移位，肌肉活动将会减少，关节负荷将会改变，盘后组织随之发生适应性改建，形成血管和纤维等，使髁突后移，与盘后组织形成新的“盘”髁关系，且不产生疼痛。此时，关节盘仍处于前移位置。

24.6 与TMD治疗有关的争议

关于TMD的关注点已从传统牙科学的咬合及下颌位置转变至包括分子生物学的生物医学领域。TMD的诊治更是从以往基于的牙科模式转化为整合了生物学、临床医学、社会行为学的生物医学综合模式，且更关注于患者的病程体验。为了更好地了解TMD，学者们开始研究基因层面的疼痛易感性、疼痛时的大脑反应活动、中枢系统关于表情的支配、内分泌学、行为学、心理学特征模式等。

然而，许多正畸医师和牙科医师还没有接受循证医学的新思想，仍然建议他们的患者改变他们的咬合以缓解TMD症状。于是，患者开始了复杂的正畸过程，而不像现行标准推荐的那样仅接受保守治疗。这是对患者进行的过度治疗，一方面降低了公众对于口腔科医师的信任，另一方面也反映了各个学派缺乏统一标准的情况。

经过长期包含安慰剂的临床研究后，TMD 的治疗才开始向生物医学模式发展。通过安慰剂的对照，许多 TMD 疗法的有效性才得以检出。Greene 和 Laskin(2000)的发现颇具突破性，在多个使用常规 TMD 疗法、药物治疗以及矫治器治疗的安慰剂组中都看到了阳性结果。一些实验中，安慰剂组与治疗组一样有效，甚至得到了更好的效果。有趣的是，在一项双盲实验中，与无处方的组别相比，按照常规药物开具处方安慰剂组的疗效提高了 50%。以上结果不仅强调了安慰剂治疗的有效性，还引导医师们在今后的治疗中关注医患关系、外界环境等以往被大家忽视的因素。

在 TMD 的治疗中，矫正器已使用了数十年。医师们认为，它可以使上下牙列分开，从而放松肌肉，增加颌间距离，调节了关节的负载方式，改变了患者对于咬合的认知，或是发生关节位置的变化(Clark，2008)。一些支持殆板疗法的学者认为，患者症状的缓解出于颌间关系或是颌位关系的改变，因此，他们需要在将来接受进一步的咬合调整。然而，Greene 和 Laskin 在 1972 年发现，带安慰剂性质的殆板(简易的丙烯酸腭部矫治器)同样能达到缓解症状(超过 40%的患者)，恢复咬合的效果。

在接受了完整的分析，并与医生充分交谈后，接受安慰剂治疗的患者有 64%表示他们的咬合关系得到了很好的改善(Goodman，1976)。这表明，患者的自身体验、期待值和心理因素在治疗中尤为重要。另外，矫正器可以改变患者舌头的位置以及他(她)对于咬合、牙齿、舌头位置的看法，从而达到超过矫治器本身功用的效果，即所谓的认知变化。因服用安慰剂药物，使用不影响咬合的殆板，接受虚拟调殆组的治疗结果和以往公认疗法的疗效相当，TMD 的治疗逐渐告别了以牙科为中心的理念。相关实验同时表示，使用安慰剂的治疗比不接受任何治疗要更加有用。

既然对关节做些干预，甚至是使用安慰剂都好于不做任何治疗，我们怎么评价何种患者该接受花费较多、较为彻底的治疗而何种患者该接受较为保守的治疗呢？TMD 的治疗方式包括不可逆的牙科治疗，侵入性的手术治疗，保守的理疗，认知行为学干涉治疗等，在病程早期，使用保守治疗是最为稳妥的。

大体上说，TMD 治疗是一种对症治疗，并相对保守，所以，病因是什么并没有那么重要，这同许多慢性病相似，如对纤维肌痛治疗的关注也主要集中于症状。总体来说，至少在早期，TMD 的治疗应保守、可逆；同时，在治疗的每一个时段，都应遵照循证医学理念。TMD 的治疗可分为两种或是两型。第一种是保守治疗，指最开始的保守、可逆、对症治疗。第二种是包括手术和不可逆疗法的非保守治疗，以解除病因，建立良好的咬合，并使髁突位于正中关系位。需要注意的是，就算保守治疗无效，也并非需要进一步的治疗。

非保守治疗可以包括：正畸治疗，修复治疗，调殆，再定位殆板，手术；或是上述内容的组合。只有在少数情况下才需使用以上治疗方式，且需依照规程。当保守治疗无法缓解患者持续的症状或是磁共振等影像学检查(对诊断并不是必须的)提示有手术需要时，才能使用非保守治疗。总而言之，对于正畸医师而言，对 TMD 患者应投其所需，缓解疼痛，使他们的正常生活不受影响。

24.7　基于循证医学的当代多学科治疗

正畸医师应该为患者提供基于循证医学、保守、可逆的 TMD 治疗。至少在初期，大多数的 TMD 患者应接受简单的治疗，如心理疏导、药物、理疗、殆板等，治疗本身不一定十分有效，但患者的认知发生了改变，从而症状得到了缓解。

一开始，CBT 和(或)BFB 相对殆板来说较为合适(Gatchel，2006)。不过，可靠的证据提示殆板在病程初期最为有用，而 CBT 及 BFB 在之后的疗程中效果较好。另外，一篇基于 12 项随机对照试验的系统性回顾显示，缺少足够证据支持殆板对于颞下颌肌筋膜痛的治疗。

与肌肉相关的 TMD 治疗可分为以下四类：患者自我保健、医院理疗、药物治疗和行为疗法。患者自我保健包括：健康宣教、按摩、局部冷敷、适当的肌肉训练。每天应进行若干次肌肉训练，以放松肌肉（并非拉长）。从全身健康着眼，如果需要降低肌肉张力，适当的有氧或是无氧锻炼都是有益的。营养学家、健身教练、心理咨询师，甚至是理疗师都应该加入到这一计划中。一名训练有素的临床理疗医师能够为患者提供疼痛扳机点注射治疗、肉毒注射治疗、手法按摩、针压疗法、针灸治疗等。止痛药、非甾体抗炎药等药物主要用于治疗伴生理性疼痛的 TMD，而抗焦虑药物、镇定剂、抗抑郁药物主要用于治疗伴心因性疼痛的 TMD。在开具后一种药物之前，临床医师必须接受相关培训。我们推荐患者与家庭医师、临床心理学家或精神科医师以及颌面部疼痛专家合作。行为疗法包括自我发生训练、放松练习，药物治疗，CBT，催眠，有引导的冥想，BFB，或是特定情况的处理。对这些患者而言，治疗的关键是获得完善的诊断信息，详细书写病史，并在治疗过程中取得相关专家的配合。介于现在的 TMD 治疗刚从最传统的牙科学模式转变为生物生理学模式，在此，还不宜过度强调多学科治疗的优势。

24.8 结论

自从 20 世纪 30 年代有学者提出了咬合和颞下颌关节可能有关系之后，口腔科医师对于 TMD 诊治的争论从未停止。可能也是因为过于强调了二者间的关系，许多对于病因学和治疗方面的结论都由经验得出。借鉴了其他慢性骨骼肌肉紊乱性疾病的治疗方式后，对于 TMD 的治疗逐渐从牙科模式转化为生物医学模式。目前的生物生理治疗模式整合了生物学、临床医学、行为学等，关注 TMD 的起因、病程和缓解。为了更好地了解这一疾病，基因层面的疼痛易感性、疼痛时的大脑反应活动、中枢系统关于表情的支配、内分泌学、行为学、心理学特征模式等受到了越来越多的关注。然而，尽管现有证据提示不应再使用过去不可逆的或是侵入性的 TMD 治疗方式，一些牙医以及正畸医师还在使用旧的治疗方法，而这对患者是有害的。一旦这一趋势得以延续，TMD 的治疗就会受到影响，患者的症状也得不到很好的缓解。

参考文献

[1] Academy of Prosthodontics. Glossary of prosthodontic terms, 8th edn[J]. Journal of Prosthetic Dentistry, 2005, 94: 10-92.

[2] Ahlgren J. Pattern of chewing and malocclusion of teeth: A clinical study[J]. Acta Odontologica Scandinavia, 1967, 25(3): 3-13.

[3] Alexander SR, Moore RN, DuBois LM. Mandibular condyle position: Comparison articulator mountings and magnetic resonance imaging[J]. American Journal of Orthodontics and Dentofacial Orthopedics, 1993, 104: 230-239.

[4] Alexander TA, Gibbs CH, Thompson WJ. Investigation of chewing patterns in deep-bite malocclusions before and after orthodontic treatment[J]. American Journal of Orthodontics, 1984, 85: 21-27.

[5] Arat ZM, Akcam MO, Gökalp H. Long-term effects of chin-cup therapy on the temporomandibular joints[J]. European Journal of Orthodontics, 2003, 25: 471-475.

[6] Ash MM, Ramjford S. Occlusion, 4th ednv[M]. Philadelphia, PA: WB Saunders, 1996.

[7] Beattie JR, Paquette DE, Johnston LE Jr. The functional impact of extraction and nonextraction treatment: a long-term comparison in patients with " borderline", equally susceptible Class II malocclusions[J]. American Journal of Orthodontics and Dentofacial Orthopedics, 1994, 105: 444-449.

[8] Blaustein DI, Scapino RP. Remodeling of the temporomandibular joint disk and posterior attachment in disk displacement specimen in relation to glycosaminogylcan content[J]. Plastic Reconstructive Surgery, 1986, 78: 756-

764.
[9] Block IS. Diagnosis and treatment of disturbances of the temporomandibular joint, especially in relation to vertical dimension[J]. Journal of the American Dental Association, 1947, 34: 253-260.
[10] Buschang P, Santos-Pinto A. Condylar growth and glenoid fossa displacement during childhood and adolescence[J]. American Journal of Orthodontics and Dentofacial Orthopedics, 1998, 113: 437-442.
[11] Carlsson G. Chapter 7. Temporomandibular joint disorders[J]. In: I Klineberg, R Jagger (eds) Occlusion and Clinical Practice- An Evidence-BasedApproach. London: Wright, 2004, 68.
[12] Choi BH, Yoo JH, Lee WY. Comparison of magnetic resonance imaging before and after nonsurgical treatment of closed lock[J]. Oral Surgery Oral Medicine Oral Pathology, 1994, 78: 301-305.
[13] Christensen J. Effect of occlusion-raising procedures on the chewing system[J]. Dental Practice, 1970, 20: 233-238.
[14] Clark GT. The TMJ repositioning appliance: A technique for construction, insertion, and adjustment[J]. Journal of Craniomandibular Practice, 1986, 4: 37-46.
[15] Clark GT. Classification, causation and treatment of masticatory myogenous pain and dysfunction[J]. Oral and Maxillofacial Surgery Clinics of North America, 2008, 20: 145-157.
[16] Cordray FE. Centric relation treatment and articulator mountings in orthodontics[J]. Angle Orthodontist, 1996, 66: 153-158.
[17] Cordray FE. Three dimensional analysis of models articulated in the seated condylar position from a deprogrammed asymptomatic population: a prospective study[J]. Part 1. American Journal of Orthodontics and Dentofacial Orthopedics, 2006, 129: 619-630.
[18] Costen JB. Syndrome of ear and sinus symptoms dependent upon disturbed function of the temporomandibular joint [J]. Annals of Otology, Rhinology, Larygology, 1934, 43: 1-4.
[19] D' Amico A. The canine teeth: normal functional relation of the natural teeth of man[J]. Journal of the Southern California Dental Association, 1958, 26: 6-23.
[20] Dao TTT, Feine JS, Lund JP. Can electrical stimulation be used to establish a physiologic occlusal position? [J]. Journal of Prosthetic Dentistry, 1988, 60: 509-514.
[21] Dawson PE. Evaluation, Diagnosis, and Treatment of Occlusal Problems[J]. St Louis, MO: Mosby, 1974.
[22] de Leeuw R. Internal derangements of the temporomandibular joints[J]. Oral and Maxillofacial Surgery Clinics of North America, 2008, 20: 159-168.
[23] de Leeuw R, Boering G, Stegenga B, et al. Clinical signs of TMJ osteoarthrosis and internal derangement 30 years after nonsurgical treatment[J]. Journal of Orofacial Pain, 1994, 8: 18-24.
[24] Diatchenko L, Slade GD, Nackley AG, et al. Genetic basis for individual variations in pain perception and the development of a chronic pain condition[J]. Human Molecular Genetics, 2005, 14: 135-143.
[25] Dixon DC. Diagnostic imaging of the temporomandibular joint[J]. Dental Clinics of North Americ, 1991, 35: 53-74.
[26] Dolwick LF. Intra-articular disc displacement[J]. Part I: Its questionable role in temporomandibular joint pathology. Journal of Oral Maxillofacial Surgery, 1995, 53: 1069-1072.
[27] Dworkin SF, Le Resche L. Research diagnostic criteria for temporomandibular disorders: review, criteria, examinations and specifications, critique[J]. Journal of Cranimandibular Disorders, 1992, 6: 301-355.
[28] Dworkin SF, Massoth DL. Temporomandibular disorders and chronic pain: disease or illness? [J]. Journal of Prosthetic Dentistry, 1994, 72: 29-38.
[29] Dworkin SF, Huggins KH, LeResche L, et al. Epidemiology of signs and symptoms in temporomandibular disorders: clinical signs in cases and controls[J]. Journal of the American Dental Association, 1990, 120: 273-281.

[30] Dworkin SF, Turner JA, Wilson L, et al. Brief group cognitivebehavioral intervention for temporomandibular disorders[J]. Pain, 1994, 59: 175-187.

[31] Dworkin SF, Huggins KH, Wilson L, et al. A randomized clinical trial using research diagnostic criteria for temporomandibular disorders-axis II to target clinic cases for tailored self-care TMD treatment program[J]. Journal of Orofacial Pain, 2002a, 16: 48-63.

[32] Dworkin SF, Turner JA, Mancl L, et al. A randomized clinical trial of a tailored comprehensive care treatment program for temporomandibular disorders[J]. Journal of Orofacial Pain, 2002b, 16: 259-276.

[33] Ellis PE, Benson PE. Does articulating study casts make a difference to treatment planning? [J]. Journal of Orthodontics, 2003, 30: 45-49.

[34] Farrar WB. Differentiation of temporomandibular joint dysfunction to simplify treatment[J]. Journal of Prosthetic Dentistry, 1972, 28: 629-636.

[35] Farrar WB. Craniomandibular practice: the state of the art-definition and diagnosis[J]. Journal of Craniomandibular Practice, 1982—1983, 1: 4-12.

[36] Farrar WB. Disk derangement and dental occlusion: changing concepts[J]. International Journal of Periodontics Restorative Dentistry, 1985, 33: 713-721.

[37] Farrar WB, McCarty WL Jr. The TMJ dilemma[J]. Journal of the Alabama Dental Association, 1979, 63: 19-26.

[38] Fernandez E, Turk DC. The utility of cognitive coping strategies for altering pain perception: a meta-analysis[J]. Pain, 1989, 38: 123-135.

[39] Flor H, Birbaumer N. Comparison of the efficacy of electromyographic biofeedback, cognitive-behavioral therapy, and conservative medical interventions in the treatment of chronic musculoskeletal pain[J]. Journal of Consult Clinical Psychology, 1993, 61: 653-658.

[40] Flores-Mir C, Nebbe B, Heo G, et al. Longitudinal study of temporomandibular joint disc status and craniofacial growth[J]. American Journal of Orthodontics and Dentofacial Orthopedics, 2006, 130: 324-330.

[41] Friedman MH, Weisberg J. Applied kinesiology-double blind pilot study[J]. Journal of Prosthetic Dentistry, 1981, 45: 321-323.

[42] Gardea MA, Gatchel RJ, Mishra KD. Long-term efficacy of biobehavioral treatment of temporomandibular disorders [J]. Journal of Behavioral Medicine, 2001, 24: 341-359.

[43] Gatchel RJ, Stowell AW, Wildenstein L, et al. Efficacy of an early intervention for patients with acute temporomandibular disorder-related pain-a one year outcome study[J]. Journal of the American Dental Association, 2006, 137: 339-347.

[44] Gelb H. Clinical Management of Head, Neck and Temporomandibular Join Pain and Dysfunction: A Multidisciplinary Approach to Diagnosis and Treatment[J]. Philadelphia, PA: WB Saunders, 1977.

[45] Gianelly AA. Condylar position and class II deep bite, no overjet malocclusion[J]. American Journal of Orthodontics and Dentofacial Orthopedics, 1989a, 96: 428-432.

[46] Gianelly AA. Orthodontics, condylar position and TMJ status[J]. American Journal of Orthodontics and Dentofacial Orthopedics, 1989b, 95: 521-523.

[47] Gianelly AA, Hughes HM, Wohlgemuth P, et al. Condylar position and extraction treatment[J]. American Journal of Orthodontics and Dentofacial Orthopedics, 1988, 93: 201-205.

[48] Gianelly AA, Cozzanic M, Boffa J, Condylar position and maxillary first premolar extraction[J]. American Journal of Orthodontics and Dentofacial Orthopedics, 1991a, 99: 473-476.

[49] Gianelly AA, Anderson CK, Boffa J. Longitudinal evaluation of condylar position in extraction and nonextraction treatment[J]. American Journal of Orthodontics and Dentofacial Orthopedics, 1991b, 100: 416-420.

[50] Gibbs CH, Masserman T, Reswwick JB, et al. Functional movements of the mandible[J]. Journal of Prosthetic

Dentistry, 1977, 26: 604-620.

[51] Gillings BRD, Graham CH, Duckmanton NA. Jaw movements in young men during chewing[J]. Journal of Prosthetic Dentistry, 1973, 29: 616-627.

[52] Glickman JI, Martigoni M, Haddad A, et al. Further observation on human occlusion monitored by intraoral telemetry[J]. International Association of Dental Research(abstract no. 612): 201. Glossary of Prosthodontic Terms (2005) Journal of Prosthetic Dentistry, 1970, 94: 10-92.

[53] Gökalp H, Arat M, Erden I. The changes in temporomandibular joint disc position and configuration in early orthognathic treatment: a magnetic resonance imaging evaluation[J]. European Journal of Orthodontics, 2000, 22: 217-224.

[54] Goldstein GR. The relationship of canine-protected occlusion to a periodontal index[J]. Journal of Prosthetic Dentistry, 1979, 41: 277-283.

[55] Gonzalez YM, Greene CS, Mohl ND. Technological devices in the diagnosis of temporomandibular disorders[J]. Oral and Maxillofacial Surgery of North America, 2008, 20: 211-220.

[56] Goodman P, Greene CS, Laskin DM. Response of patients with myofascial pain-dysfunction syndrome to mock equilibration[J]. Journal of the American Dental Association, 1976, 92: 755.

[57] Graf H, Zander HA. Functional tooth contacts in lateral and centric occlusion[J]. Journal of Prosthetic Dentistry, 1963, 13: 1055-1066.

[58] Greco CM, Rudy TE, Turk DC, et al. Traumatic onset oftemporomandibular disorders: positive effects of a standardized conservative treatment program[J]. Clinical Journal of Pain, 1997, 13: 337-347.

[59] Greenberg MS, Cohen SG, Springer P, et al. Mandibular position and upper body strength: a controlled clinical trial[J]. Journal of the American Dental Association, 1981, 103: 576-579.

[60] Greene CS. The etiology of temporomandibular disorders: implications for treatment[J]. Journal of Orofacial Pain, 2001, 15: 93-105.

[61] Greene CS, Laskin DM. Splint therapy for the myofascial paindysfunction (MPD) syndrome. A comparative study [J]. Journal of the American Dental Association, 1972a, 84: 624-628.

[62] Greene CS, Laskin DM. Influence of the doctor-patient relationship on placebo therapy for patients with myo-fascial pain-dysfunction (MPD) syndrome[J]. Journal of the American Dental Association, 1972b, 85: 892-894.

[63] Greene CS, Laskin DM. Long-term evaluation of conservative treatment for myofascial pain-dysfunction syndrome [J]. Journal of the American Dental Association, 1974, 89: 1365-1368.

[64] Greene CS, Laskin DM. Long-term evaluation of treatment for myofascial pain-dysfunction analysis[J]. Journal of the American Dental Association, 1983, 107: 235-238.

[65] Greene CS, Laskin DM. Temporomandibular disorders: moving from a dentally based to a medically based model [J]. Journal of Dental Research, 2000, 79: 1736-1739.

[66] Greene CS, Goddard G, Macaluso GM, et al. Topical review: placebo responses and therapeutic responses[J]. How are they related? Journal of Orofacial Pain, 2009, 23: 93-107.

[67] Griffiths RH. Report of the president's conference on the examination, diagnosis, and management of temporomandibular disorders[J]. Journal of the American Dental Association, 1983, 106: 75-77.

[68] Guichet NF. The Denar system and its application in everyday dentistry[J]. Dental Clinics of North America, 1979, 23: 243-257.

[69] Guttetman AS. Chop-stroke chewers[J]. Dental Progress, 1961, 1: 254-257.

[70] Hall HD. Intra-articular disc displacement[J]. Part I: Its significant role to temporomandibular joint pathology. Journal of Oral Maxillofacial Surgery, 1995, 53: 1073-1079.

[71] Hall HD, Nickerson JW. Is it time to pay more attention to disc position? [J]. Journal of Orofacial Pain, 1994, 8:

90-96.

[72] Hart DL, Lundquist DO, Davis HC. The effect of vertical dimension on muscular strength[J]. Journal of Orthopaedic Sports Physical Therapy, 1981, 3: 57-61.

[73] Hirsch C. No increased risk of temporomandibular disorders and bruxism in children and adolescents during orthodontic therapy[J]. Journal of Orofacial Orthopaedics, 2009, 70: 39-50.

[74] Jankelson B. Neuromuscular aspects of occlusion[J]. Effects of occlusal position on the physiology and dysfunction of the mandibular musculature. Dental Clinics of North America, 1979, 23: 157-168.

[75] Jankelson B. Three-dimensional orthodontic diagnosis and treatment[J]. A neuromuscularapproach. Journal of Clinical Orthodontics, 1984, 18: 627-636.

[76] Jankelson B, Sparks S, Crane PF, et al. Neural conduction of the myo-monitor stimulus: A quantitative analysis [J]. Journal of Prosthetic Dentistry, 1975, 34: 245-253.

[77] Karl PJ, Foley TF. The use of a deprogramming appliance to obtain centric relation[J]. Angle Orthodontist, 1999, 69: 117-125.

[78] Katzberg RW, Westesson PL, Tallents RH, et al. Orthodontics and temporomandibular joint internal derangement [J]. American Journal of Orthodontics and Dentofacial Orthopedics, 1996, 109: 515-520.

[79] Kircos L, Ortendahl D, Mark AS, et al. Magnetic resonance imaging of the TMJ disc in asymptomatic volunteers [J]. Journal of Oral Maxillofacial Surgery, 1987, 45: 852-854.

[80] Kim MR, Graber TM, Vianna MA. Orthodontics and temporomandibular disorders: a meta-analysis[J]. American Journal of Orthodontics and Dentofacial Orthopedics, 2002, 121: 438-446.

[81] Klar NA, Kulbersh R, Freeland T, et al. Maximum intercupation-centric relation disharmony in 200 consecutively finished cases in a gnathologically oriented practice[J]. Seminars in Orthodontics, 2003, 9: 109-116.

[82] Klasser GD, Greene CS. Predoctoral teaching of temporomandibular disorders[J]. Journal of the American Dental Association, 2007a, 138: 231-237.

[83] Klasser GD, Greene CS. Role of oral appliances in the management of sleep bruxism and temporomandibular disorders[J]. Alpha Omegan, 2007b, 100: 111-119.

[84] Kulbersh R, Dhutia M, Navarro M, et al. Condylar distraction effects of standard edgewise therapy versus gnathologically based edgewise therapy[J]. Seminars in Orthodontics, 2003a, 9: 117-127.

[85] Kulbersh R, Kaczynski R, Freeland T. Orthodontics and gnathology[J]. Seminars in Orthodontics, 2003b, 9: 93-95.

[86] Kurita K, Westesson PL, Yuasa H, et al. Natural course of untreated symptomatic temporomandibular joint disc displacement without reduction[J]. Journal of Dental Research, 1998, 77: 361-365.

[87] Larheim TA, Westesson PL, Sano T. Temporomandibular joint disk displacement: comparison in asymptomatic volunteers and patients[J]. Radiology, 2001, 218: 428-432.

[88] Laskin DM. Etiology of the pain-dysfunction syndrome[J]. Journal of the American Dental Association, 1969, 79: 147-153.

[89] Laskin DM, Greene CS. Correlation of placebo responses and psychological characteristics in myofascial pain-dysfunction patients[J]. International Association of Dental Research(abstract no. 82), 1970, 119.

[90] Lindauer SJ, Sabol G, Isaacson RJ, et al. Condylar movement and mandibular rotation during jaw opening[J]. American Journal of Orthodontics and Dentofacial Orthopedics, 1995, 105: 573-577.

[91] Luecke PE, Johnston LE Jr. The effect of maxillary first premolar extraction and incisor retraction on mandibular position: Testing the central dogma of " functional orthodontics" [J]. American Journal of Orthodontics andDentofacial Orthopedics, 1992, 101: 4-12.

[92] Luppanapornlap S, Johnston LE Jr. The effects of premolar-extraction: a long-term comparison of outcomesin

"clear-cut" extraction and nonextraction Class II patients[J]. Angle Orthodontist, 1993, 63: 257-272.

[93] Lupton DE. Psychological aspects of temporomandibular joint dysfunction[J]. Journal of the American Dental Association, 1969, 79: 131.

[94] Macfarlene TV, Kenealy P, Kingdon HA, et al. Twenty-year cohort study of health gain from orthodontic treatment: Temporomandibular disorders[J]. American Journal of Orthodontics and Dentofacial Orthopedics, 2009, 135: 692-693.

[95] Mann AW, Pankey LD. Concepts of occlusion: the PM philosophy of occlusal rehabilitation[J]. In: GL Courtcade (ed.) Occlusal Rehabilitation. Philadelphia, PA: WB Saunders, 1963, 621-636.

[96] McCarty W. Diagnosis and treatment of internal derangements [J]. In: WKSolberg, GT Clark (eds) Temporomandibular Joint Problems: Biological Diagnoses andTreatment. Chicago, IL: Quintessence, 1979.

[97] McCollum BB. Factors that make the mouth and teeth a vital organ (articulation orthodontia)[J]. Journal of the American Dental Association, 1927, 14: 1261-1271.

[98] McNamara JA Jr, Seligman DA, Okeson JP. Occlusion, orthodontic treatment, and temporomandibular disorders: a review[J]. Journal of Orofacial Pain, 1995, 9: 73-89.

[99] McNeill C. History and evolution of TMD concepts[J]. Oral Surgery Oral Medicine Oral Pathology OralRadiolology and Endodontics, 1997, 83: 51-60.

[100] McNeill C, Mohl ND, Rugh JD, et al. Temporomandibular disorders: diagnosis, management, education, and research[J]. Journal of the American Dental Association, 1990, 120: 253-260.

[101] Mishra KD, Gatchel RJ, Gardea MA. The relative efficacy of three cognitive-behavioral treatment approaches to temporomandibular disorders[J]. Journal of Behavioral Medicine, 2000, 23: 293-309.

[102] Mohl ND. Temporomandibular disorders: the role of occlusion, TMJ imaging, and electronic devices-a diagnosticupdate[J]. Journal of the American College of Dentists, 1991, 58: 4-10.

[103] Mohl ND, Dixon DC. Current status of diagnostic procedures for temporomandibular disorders[J]. Journal of the American Dental Association, 1994, 125: 56-64.

[104] Moloney F, Howard JA. Internal derangements of the temporomandibular joint: anterior repositioning splint therapy[J]. Australian Dental Journal, 1986, 31: 30-39.

[105] National Institutes of Health Technology Assessment Conference Statement. Management of temporomandibular disorders[J]. Journal of the American Dental Association, 1996, 127: 1595-1606.

[106] Nebbe B, Major PW, Prasad NG. Female adolescent facial pattern associated with TMJ disk displacement and reduction in disk length[J]. PartI. American Journal of Orthodontics and Dentofacial Orthopedics, 1999a, 116: 167-176.

[107] Nebbe B, Major PW, Prasad NG. Male adolescent facial pattern associated with TMJ disk displacement and reduction in disk length[J]. PartII. American Journal of Orthodontics and Dentofacial Orthopedics, 1999b, 116: 301-307.

[108] Okeson JR. Management of Temporomandibular Disorders and Occlusion, 5th edn[J]. St Louis, MO: Mosby, 2005, 121-122.

[109] Pameijer JH, Glickman I, Roeber FW. Intraoral occlusal telemetry. 3. Tooth contacts in chewing, swallowing, andbruxism[J]. Journal of Periodontology, 1969, 40: 253-258.

[110] Pameijer JH, Brion M, Glickman I, et al. Intraoral occlusal telemetry. V. Effect of occlusal adjustment upon tooth contacts during chewing and swallowing[J]. Journal of Prosthetic Dentistry, 1970, 24: 492-497.

[111] Panek H, Matthews-Brzozowska T, Nowakowska D, et al. Dynamic occlusions in the natural permanent dentition [J]. Quintessence International, 2008, 39: 337-342.

[112] Pollack B. Cases of note: Michigan jury awards $850 000 in ortho case: A tempest in a teapot[J]. American

Journal of Orthodontics and Dentofacial Orthopedics, 1988, 94: 358-360.

[113] Posselt U. Terminal hinge movement of the mandible[J]. Journal of Prosthetic Dentistry, 1950, 7: 787-789.

[114] Posselt U. Studies in the mobility of the human mandible[J]. Acta Odontologica Scandinavia, 1952, 10(Suppl. 10): 19-160.

[115] Ramfjord SP, Ash MM. Occlusion, 3rd edn[J]. Philadelphia, PA: WB Saunders, 1971.

[116] Rasmussen OC. Description of population and progress of symptoms in a longitudinal study of temporomandibular arthropathy[J]. Scandinavian Journal of Dental Research, 1981, 89: 196-203.

[117] Rasmussen OC. Temporomandibular arthropathy: clinical, radiographic, and therapeutic aspects, with emphasis on diagnosis[J]. International Journal of Oral Surgery, 1983, 12: 365-397.

[118] Reynders R. Orthodontics and temporomandibular disorders: a review of the literature (1966—1988)[J]. American Journal of Orthodontics and Dentofacial Orthopedics, 1990, 1: 73-86.

[119] Rinchuse DJ. Counterpoint: preventing adverse effects on the temporomandibular joint through orthodontic treatment[J]. American Journal of Orthodontics and Dentofacial Orthopedics, 1987, 91: 500-506.

[120] Rinchuse DJ, Kandasamy S. Articulators in orthodontics: An evidence-based perspective[J]. American Journal of Orthodontics and Dentofacial Orthopedics, 2006, 129: 299-308.

[121] Rinchuse DJ, Kandasamy S. A contemporary and evidence-based view of canine protected occlusion[J]. American Journal of Orthodontics and Dentofacial Orthopedics,2007, 132: 90-102.

[122] Rinchuse DJ, Rinchuse DJ. The impact of the American Dental Association's guidelines for the examination diagnosis, and management of temporomandibular disorders on orthodontic practice[J]. American Journal of Orthodontics and Dentofacial Orthopedics, 1983, 83: 518-522.

[123] Rinchuse DJ, Rinchuse DJ, Kandasamy S. Evidence-based versus experience-based views on occlusion and TMD [J]. American Journal of Orthodontics and Dentofacial Orthopedics, 2005, 127: 249-254.

[124] Roth RH. Temporomandibular pain-dysfunction and occlusal relationship[J]. Angle Orthodontist, 1973, 43: 136-153.

[125] Roth RH. The maintenance system and occlusal dynamics[J]. Dental Clinics of North America, 1976, 20: 761-788.

[126] Roth RH. Functional occlusion for the orthodontist[J]. Part I. Journal of Clinical Orthodontics, 1981a, 15: 32-51.

[127] Roth RH. Functional occlusion for the orthodontist[J]. Part III. Journal of Clinical Orthodontics, 1981b, 15: 174-179, 182-198.

[128] Roth RH. Treatment mechanics for the straight-wire appliance[J]. In: TMGraber, BF Swain (eds) Orthodontics, Current Principles and Techniques. St. Louis, MO: Mosby, 1985, 665-716.

[129] Roth RH, Rolfs DA. Functional occlusion for the orthodontist[J]. Part II. Journal of Clinical Orthodontics, 1981, 25: 100-123.

[130] Rudy TE, Turk DC, Kubinski JA, et al. Differential treatment response of TMD patients as a function of psychological characteristics[J]. Pain, 1995, 61: 103-112.

[131] Sarlani E, Greenspan JD. Why look to the brain for answers to temporomandibular disorder pain? [J]. Cells Tissues Organs, 2005, 180: 69-75.

[132] Sarver DM. The importance of incisor positioning in the esthetic smile: the smile arc[J]. American Journal of Orthodontics and Dentofacial Orthopedics, 2001, 120: 98-111.

[133] Sato S, Takahashi K, Kawamura H, et al. The natural course of nonreducing disk displacement of the temporomandibular joint: changes in condylar mobility and radiographic alterations at one-year follow up[J]. International Journal of Oral and Maxillofacial Surgery, 1998, 27: 173-177.

[134] Sato S, Nasu F, Motegi K. Natural course of nonreducing disc displacement of the temporomandibular joint: changes in chewing movement and masticatory efficiency[J]. Journal of Oral and Maxillofacial Surgery, 2002, 60: 867-872.

[135] Scaife RR, Holt JE. Natural occurrence of cuspid guidance[J]. Journal of Prosthetic Dentistry, 1969, 22: 225-229.

[136] Scapino RP. Histopathology associated with malposition of the human temporomandibular joint disc[J]. Oral Surgery Oral Medicine Oral Pathology, 1983, 55: 382-397.

[137] Schmitt ME, Kulbersh R, Freeland T, et al. Reproducibility of the Roth Power Centric in determining centricrelation[J]. Seminars in Orthodontics, 2003, 9: 102-108.

[138] Schuyler CH. Principles employed in full denture prostheses which may be applied in other fields of dentistry[J]. Journal of the American Dental Association, 1929, 16: 20-45.

[139] Schwartz L. Conclusions of the TMJ clinic at Columbia[J]. Journal of Periodontology, 1958, 29: 210-212.

[140] Schwartz L. Disorders of the Temporomandibular Joint[J]. Philadelphia, PA: WB Saunders, 1959.

[141] Seligman DA, Pullinger AG. The role of functional occlusal relationships in temporomandibular disorders: a review [J]. Journal of Craniomandibular Facial Oral Pain, 1991, 5: 265-279.

[142] Sheppard IM, Sheppard SM. Range of condylar movement during mandibular opening[J]. Journal of Prosthetic Dentistry, 1965, 15: 263-271.

[143] Shildkraut M, Wood DP, Hunter WS. The CR-CO discrepancy and its effect on cephalometric measurements[J]. Angle Orthodontist, 1994, 64: 333-342.

[144] Sicher H. Temporomandibular articulation in mandibular overclosure [J]. Journal of the American Dental Association, 1948, 30: 131-139.

[145] Slade GD, Diatchenko L, Ohrbach R, et al. Orthodontic treatment, genetic factors and risk of temporomandibular disorder[J]. Seminars in Orthodontics, 2008, 14: 146-156.

[146] Solberg WK, Woo MW, Houston JB. Prevalence of mandibular dysfunction in young adults[J]. Journal of the American Dental Association, 1979, 98: 25-34.

[147] Stohler CS. Taking stock: From chasing occlusal contacts to vulnerability alleles[J]. Orthodontic Craniofacial Research, 2004, 7: 157-161.

[148] Sved A. Changing the occlusal level and a new method of retention[J]. American Journal of Orthodontics, 1944, 5: 527-535.

[149] Tallents RH, Katzberg RW, Murphy W, et al. Magnetic resonance imaging findings in asymptomatic volunteers and symptomatic patients with temporomandibular disorders[J]. Journal of Prosthetic Dentistry, 1996, 75: 529-533.

[150] Thurman MM, Huang GJ. Insufficient evidence to support the use of stabilization splint therapy over other active interventions in the treatment of temporomandibular myofascial pain [J]. Journal of the American Dental Association, 2009, 140: 1524-1525.

[151] Torsten J, Lundquist S, Hedegard B. Group function or canine protection[J]. Journal of Prosthetic Dentistry, 2004, 91: 403-408.

[152] Turk D, Zaki H, Rudy T. Effects of intraoral appliance and biofeedback/stress management alone and in combination in treating pain and depression in TMD patients[J]. Journal of Prosthetic Dentistry, 1993, 70: 158-164.

[153] Turk DC, Rudy TE, Kubinski JA, et al. Dysfunctional patients with temporomandibular disorders: an evaluating the efficacy of a tailored treatment protocol[J]. Journal of Consult Clinical Psychology, 1996, 64: 139-146.

[154] Turp JC, Greene CS, Strub JR. Dental occlusion: a critical reflection on past, present and future concepts[J].

Journal of Oral Rehabilitation, 2008, 35: 446-453.

[155] Utt TW, Meyers CE Jr, Wierzba TF, et al. A three-dimensional comparison of condylar position changes between centric relation and centric occlusion using the mandibular position indicator[J]. American Journal of Orthodontics and Dentofacial Orthopedics , 1995, 107: 298-308.

[156] Wickwire NA, Gibbs CH, Jacobson AP, et al. Chewing patterns in normal children[J]. Angle Orthodontist, 1981, 51: 48-60.

[157] Williamson EH, Caves SA, Edenfield RJ, et al. Cephalometric analysis: comparisons between maximum intercuspation and centric relation[J]. American Journal of Orthodontics, 1978, 74: 672-677.

[158] Williamson EH, Steinke RM, Murse PK, et al. Centric relation: a comparison of muscle-determined position and operator guidance[J]. American Journal of Orthodontics, 1980, 77: 135-145.

[159] Witzig JW, Spahl TJ. The Clinical Management of Basic Maxillofacial OrthopedicAppliances, Vol 3. The temporomandibular joint[M]. Boston, MA: PSG PublishingCompany, 1991.

[160] Woda A, Vigneron P, Kay D. Non-functional and functional occlusal contacts: a review of the literature[J]. Journal of Prosthetic Dentistry,1979, 42: 335-341.

[161] Wyatt WE. Preventing adverse effects on the temporomandibular joint through orthodontic treatment[J]. American Journal of Orthodontics and Dentofacial Orthopedics, 1987, 91: 493-499.

第 25 章

特殊需要儿童的正畸治疗

25.1 概述

特殊需要群体是指由于某种身体或精神的状态阻碍了他们全面参与相应年龄层的正常范围活动的青少年、儿童或者成年人。由于错𬌗畸形的发病率的增加和严重程度的加重，他们通常对正畸治疗表现出强烈的需求。父母可能为了改善孩子的外貌和口腔功能、提高孩子的生活质量，对正畸表现出极大的积极性，至少孩子们愿意接受正畸治疗。根据我们之前发表的研究结果以及对社区内这类少数人群体的临床治疗经验，本章对有发育性缺陷涉及行为问题的患者的正畸治疗进行探讨。讨论在正畸计划的制定或者执行过程中遇到的主要阻碍，提出建立不同的行为管理方式，克服患儿的行为限制，为实现治疗提供指导。

25.2 引言

"特殊需要"是一组交错重叠的诊断的总称，包括：从轻微的学习障碍到严重的精神发育障碍；从食物过敏到晚期病症；从暂时的发育迟缓到棘手的发育畸形；从偶尔的恐慌发作到严重的精神问题。这个定义对于获得专业的帮助和服务，确定适当的目标，并获得患儿和被受困扰的家庭的理解是有帮助的。本章将关注这些发育性缺陷涉及行为问题的青少年儿童。

25.3 治疗程序

有行为问题的孩子不按常规的规律行动，也不一定愿意接受他们可能需要进行的各种治疗。他们的智力水平也不足以承受一个正常的生物力学状态下所需要的复杂性操作。他们需要专业的通常是简化的治疗程序，以适应他们特殊的特征和缺陷。如果医师不考虑这些重要的因素，治疗程序可能无法进行。临床医师必须做到理解，灵活并且创新。

有某些特殊的特征，这些特殊需要患者会在无意中妨碍治疗进行。这是因为他或她有在正常的孩子中不常见缺点，例如（Shapira 等，1999 年）：过度的忧虑，减弱的理解能力，有限的忍耐力和短暂的注意力；夸张的反射（这似乎是一系列的恐惧反应）；无法在任何有意识的时间段内保持稳定；不自主的肢体动作；合作能力弱；流口水。

在这样的情况下，拍摄片子或者取模这类简单的操作成为非常艰难的工作。为了达到这些简单的目标，一些行为控制的技术可能需要被使用，在/不在药物的作用下，使患儿处于有意识的状态、深度镇静的状态或者全身麻醉状态。

在过去的大约 20 年里，尽管产前诊断技术、先天性畸形的产前鉴定技术在不断进步，社会中特殊需要儿童的绝对的数量和比例仍有所增加。主要原因有:第一,对围产儿和成人的医疗护理经验丰富,增加了这些新生儿的成活率和总体的寿命。其次,现今社会对此的态度开明,社会政策和法律得到改进,在领养的家庭或者庇护机构里,更多特殊需要患儿被视为家庭不可分割的部分。现在绝大多数患儿都是如此,相比 30 年前,大部分患儿都是住在机构里。这种渐进的、显而易见的“主流化”的过程成为社会公认的意识和认同的一部分。

近年为了提高公众形象,西方国家的富裕社会尽力为这些青少年儿童改善生活质量,致力于满足美观的需求,恢复正常的功能。目的是为了让他们被社会接受,获得自给自足的工作机会。直接的结果是,面部美观成为父母关注的项目之一,也是正畸治疗的目标之一。

一般来说,正畸治疗主要是为了排齐牙列,是改善面部美观的重要因素之一(Shaw 等,1980 年)。然而矫正效果是有限的,不能对所有情况都给予满意的结果。个人获益程度主要是跟患者他本身的要求相关, 这些往往强烈地受到他周围的人影响。

牙齿外观对个人和其环境影响的相关研究,认为它在整个面部美学中是极为重要的。在不利的条件下,这是特殊需要儿童在学龄儿童中被取笑的一个主要原因,对个人有严重的心理影响,也是影响他们的社会可接受度和人格判定的一个因素。

在他们的日常生活中,特殊需要儿童这一人群严重依赖家人和其他人以获得需求和帮助。从早期的观察,我们得知他们的错聆几乎比普通人群更常见,更严重,骨性错聆更明显。某些情况,如脑性麻痹、唐氏综合征和精神发育迟滞,表现出特定的牙齿特征,患病率增加,对口腔功能不利。然而,这部分患者是那些最不可能接受矫正治疗的人群之一。

25.3.1 有益但不是必要的

不管孩子是否能在牙椅上配合治疗,是否能在自身日常家庭生活中保持口腔卫生,儿科牙医必须为患者消除口腔疾病和减轻疼痛。在这两个领域牙医是义不容辞的。同时,医师有义务鼓励他们在这些方面改变行为。相反,在这些不利条件下,假如正畸达到一个成功的治疗效果,却带来了医源性损伤例如龋和牙龈炎症,那么正畸也是禁忌的。所以,即使治疗需求很高,疗效是有益的,正畸医师也应有所选择。因此,必须反过来要求患者,首要是口腔卫生保持在一定水平,这一方面通常必须有家长参与。

25.3.2 动机和期望

治疗的动机在大多数情况下来自有缺陷孩子的父母,而不是来自其他医疗或牙科专业人士。这些孩子大多数住在家里,日常生活受到高度关注,得到父母和兄弟姐妹一对一的注意力,家人通常愿意牺牲很多去改善患儿的健康。当然很多患儿会充分相信治疗是可取的,但在他们本身内心里有一个深渊,依从性是临床治疗必需的第一步。

独立地或者允许父母帮助下使用简单的矫正器,配合充分的口腔卫生维护,可能是这些孩子接受任务的第一个挑战。特殊需要儿童常常因医师、家长或者周围人的赞美而受到正面影响,当某些功能和阶段成功完成后,所有这些形成的治疗环境,都会鼓励依从性。被破坏的面部外观通常是刺激正常青少年儿童要求正畸治疗的最主要的因素,但是,在目前的环境下,认识较差的口腔健康和功能、对其改进之间需要有平衡的目标。

25.4 患者管理

特殊需要患者在接受治疗的过程中需要更多的时间和理解,正畸医师接受挑战,这对他们的治疗融入日常效率平稳的临床工作中是困难的,给予他们的耐心可能远超过预期。镇静或麻醉会诊有时是必要的，利用这样的形式提供的环境条件，才能使专科医师完成所需要的任何口腔内科、口腔外科和口腔修复的操作。矫正的环境需要在综合性医院，联合所有相关专家和一位专业的麻醉师，不可能在资源有限、仅能够完成最简单病例的正畸诊所进行矫正。

25.4.1　治疗前的访问和患者评估

虽然对每一个正畸病例有四个特殊相关的明确的目标，但在目前的情况下，通过简单一次的访问来评估他们是不够的。由于医疗条件限制，在这一群组中特征性张力减退和肌病的发病率很高，这意味着食物不能在正常口腔功能下有效的清除，患者动手能力差以及缺乏部分的实践并没有口腔卫生可言。所以治疗前的访问是基本的，用于 4 个目的：减轻患者的焦虑和提高他们在牙椅上的自信心；评估现有家庭护理的水平，指出孩子和家长两方面都可能缺乏护理；演示如何改进，必须总是有父母的监督，多数有他们的积极参与，作为治疗的事先准备；评估实际依从性的水平，是否能够在治疗中保持。

第一次访问，给患儿和家长展示牙齿周围的残渣，在腭穹窿、颊部区域以及其他地方储留的食物，教导他们认识这种情况，随之会发生牙龈炎症。为了让孩子达到符合正畸治疗要求的口腔卫生状况，在孩子们往后的生活中接受任务、完成刷牙过程中，家长必须占主导的帮助刷牙。家长进行刷牙的行为在日常生活本身就是一个潜在有用的行动，因为它使孩子对于外来物品无威胁性地进入口腔更习惯，这有助于克服恐惧和恶心。可能在访问时给患者口腔卫生指导并强调其重要性，这是最可靠的良好潜在依从性的迹象。患者和家长有着乐观积极的个性，把所学付诸实践。并且，酸性测试不仅看到清洁的牙齿，也检查牙龈炎症。

必须认识到后续的正畸治疗通常需要使用行为管理的技术，镇静和全身麻醉只会在冗长和复杂的操作程序时用到——也许整个治疗过程有两三次。因此，治疗前的准备和评估所花费的时间是有意义的。如果患儿是无法达到一个健康的口腔条件，正畸医师此时应该拒绝治疗，建议随访，在稍晚的时间再开始治疗。

25.5　拟定初步的治疗计划

治疗计划常常需要收集和整理临床检查的信息，通过照片和射线检查、头影测量分析、石膏模型和其他资料来诊断，在正常情况下，这些是简单而且常规需要的检查。在目前的情况下，同样的诊断资料如果操作不当，可以变成使这些孩子心理障碍数月或者数年的主要的治疗负担。

解决的办法是仅仅根据临床检查制定大致的治疗方式，延后必要的诊断记录至镇静状态的时候。这个原始的初步治疗方案可能会被进一步确认或按照新的信息调整，第一次镇静状态时藻酸盐取模（制作快速的模型）、口内放射线片和照片（快速生成和预览），当场完成一个完整的治疗计划，可能需要进一步的取模制作一个初步简单的活动的殆板。其他的治疗操作可以有效地在这次镇静状态在完成，包括牙周刮治、窝沟封闭和小范围的修复甚至外伤中切牙的牙根治疗，这在那些患者中很常见。这次重要访问结束，研究了新的检查记录，制订了一个合理有效的治疗计划。对于这种程度的患者管理，作为具有领导性的正畸医师，需要高水平的诊断和临床能力。

25.5.1　治疗中不良行为的控制

正畸治疗有多次复诊，涉及各种不同的操作和功能，必须从一开始就明确不良行为不可能在每次访问时在全身麻醉下去控制。当然，对过于焦虑的特殊需要患者，困难、严格而长期的随访中，药物辅助将是必要的，但这些辅助要有适当的计划并保持到最低限度。这意味着，“告知-展示-动作”的行为矫正技术，正面的或者负面的强化，需要成为绝大部分的治疗程序的操作方法，需要对那些不易耐受的操作制定补充方案。

有高度焦虑的患者可以通过几种途径给予药物使其变为放松状态，给药途径包括吸入（氧化亚氮和氧气），经黏膜（经滴鼻剂，口服咪达唑仑）（水合氯醛，安定，咪达唑仑），或静脉注射（异丙酚）。通过使用这些药物，患者的依从性可保证治疗的持续，增加的程序可以在不配合的、忧虑的患者口内操作完成，甚至允许正畸医师进行以前被认为是不可能操作的治疗。这些药物的联合，如咪达唑仑（抗焦虑，镇静和遗忘的作用）和氧化亚氮（镇痛和放松的效果）可以产生清醒状态的镇静，几乎没有不良反应，廉价而且相关操作较短。使用全身麻醉需要短期住院、专门的手术室和术前术后的护理。然而，直到最近，全身麻醉被认为是唯一的办法，以便完成更复杂和冗长的操作，例如，全口托槽的粘结，可能适用于需要同时拔牙的病例。

几年前，我们推荐静脉深度镇静替代全身麻醉，这使在没有手术室的条件下实现了更多非常困难的患者的治疗。正畸诊所是进行正畸治疗的理想环境，但它需要配备麻醉师，如有需要，进行合适的镇静。使用镇静剂静脉注射异丙酚诱导镇静，安全迅速，相对无不良反应。误吸和其他突发事件的风险很低，患者在镇静状态下保持生理反射。插管通常是不需要的而且恢复非常快。这种方式允许治疗程序的持续进行，包括口腔外科和牙髓病专家的综合治疗。静脉镇静已大大提高了我们对这些患者实现治疗方案的可能性，可以在门诊平稳的达到治疗目的。

25.5.2　适应于特殊需要儿童的正畸

如果要成功地治疗这些患者，需要合适的矫正计划和治疗方式。

(1) 实用的治疗目标　因为特定的个体可能存在各种不利因素，这决定了有限的治疗目标，所以理想的结果并不总是能够达到。

(2) 检查记录　我们已经提到的问题如制作模型以及如何将这些可能的问题规避。当这些孩子在全意识的情况下，口内放射片通常难以拍摄，这些可能采取镇静的方法。另一方面，口外的放射片，例如，全景片和头颅X线片通常更易耐受。然而，头颅X线片拍摄时的固定头位的装置可能吓到孩子，或者拍摄时机器环绕头部运动，他需要保持一个特定的坐姿几秒钟，这些也许不可能，这些情况下采取镇静是不可行的。因此，诊断只能根据有限的诊断资料，更加注重临床检查。

(3) 模块化治疗　制定一份问题列表，将各个组成部分的各自优先进入模块，从简单的任务开始再进展到下一个，可能会在每个阶段需要准备适应性变化。

(4) 简化的治疗方法

活动的矫正器简单易学，有良好耐受性。矫正器的调整和加力是在口腔外，这意味着患者不受到操作者的手和牙科器械进入口腔内的困扰。对父母和孩子双方来说，口腔卫生活动矫正器比固定矫治器更容易。建议一直使用活动矫正器到固定矫治器的阶段，或者可能在这个位置偶尔不佩戴。护理应考虑在活动矫正器的设计和使用中，保留几个卡环钩，所以即使是这些灵活性有限的特殊的孩子，也不容易摘下来，直到很快习惯它的存在。

一个持久作用的矫正器是首选，目的是增加两次复诊之间的时间。活动的颌板联合头帽联接入丙烯酸的基托，全程佩戴这类矫正器这些患者是可以接受的，这整体的矫正器纠正严重的Ⅱ类关系的效果可以是非常显著的。它使用简单，需要复诊调整次数少，主要是非常安全，没有可拆卸的部件，可以很顺利地将头帽插入磨牙颊管。这种矫正方式使前磨牙拔除减少，所以减少了后期治疗时牙根矫正移动的量。

当拔牙是必要时，这一活动的整体牵引矫治器比Ⅱ类牵引更有效地纠正Ⅱ类关系，牵引对孩子和家长常常是一种灵活性的挑战。这意味着拔牙间隙的关闭需要颌间力学机制，这将更可靠，因为受医师的控制。

把Ⅱ类关系矫正为Ⅰ类，后续的治疗最好是使用固定矫治器，利用最低摩擦阻力的滑动力学矫正，如 Tip-Edge 或自锁托槽系统。偶尔可能出现组织破损，但经验指出，相比一个健康的患者，这不算一个问题，可能是面部咀嚼肌的张力减退导致的。

力学机制可以因非常规的拔牙而简化，针对这一人群中必须考虑，不是针对健康个体。

25.5.3　镇静下正畸的特殊考虑

治疗镇静患者时一定的预防措施是必要的，最重要的问题是由于部分或全部的患者保护性反射可能出现误吸。必须防止冲洗水、唾液、血液、粪便或松开的正畸托槽进入呼吸道，避免咽喉、气管或支气管感染。脑性麻痹和肌营养不良症的孩子可能有受损的咳嗽反射，从而存在更大的风险。大大减少这些显而易见的危险发生的最好办法是在操作时使用橡皮障。当某些操作是不可能的时候，包括取模，安装带环，粘结焊接好的舌/腭弓，口咽包需要强制使用。在这样的情况下，非常建议应用间接粘结。

当患者不能用带环就位器或者 Bite 咬合的时候，磨牙带环的就位会更困难，很难用手动力量就位，特别是在下颌，麻醉师需握住颌骨向前增加气道的大小。然而，带环粘结比托槽黏结要求较低的注意和隔湿条件。只要有可能，在采用镇静前单独复诊一次可以完成。如果特殊需要患儿已经耐心地通过上述阶段，整个治疗通常有相当的优势，是可能实现的。

托槽粘结必须尽可能地准确和完善，减少粘结不佳的可能，因为重新粘结将更难。操作者应该使用他们最习惯的、已被证明是最可靠的方法和材料。建议使用氧化铝喷砂，在可能误吸的地方采用适当的预防措施，必要时可使用抑制涎液药物。

25.6　复发和保持

不管是否进行正畸治疗，牙齿终生发生移动，因此，当任何患者牙齿排列达到一个令人满意的结果，它需要用合适的保持器保持很长一段时间。对一些人来说，在保持后发生的变化/复发的程度是很难注意到的。而对另一些人，由于未经处理或不明因素可能是非常明显的。特殊需要人群由于软组织的异常有很高的复发率，包括伸舌习惯和口腔前部的封闭异常，这些人往往是不会服从治疗的。因此，他们的保持比起健康的儿童群体更重要。

主动型保持，有时需要对抗一些严重的骨性Ⅱ类和开𬌗病例的复发。其中一些情况可能需要外科手术，但因为患儿的健康状况不佳或其他原因，又倾向于保守的方法。

25.6.1　失败

我们看到大部分的失败是由于矫正装置保留的依从性差，再治疗可能是不可避免的，尽管不是在父母和孩子结束时接受更长时间更严格的保持。正如上面提到的，一些医学的条件可能会产生不良的变化。肌病和脑瘫往往造成进一步的垂直生长，即使他们有很好地配合使用主动型保持器，牙齿的移动也只能一部分被控制。

25.6.2　治疗后父母的评价

毫无疑问，那些要求治疗特殊需要孩子的父母都非常积极，很感激在这些艰难的情况下获得的治疗效果。他们不是一对随机抽样的有特殊需要儿童的父母，然而，一项调查显示，对治疗结果他们表示相当满意。对于孩子他们从主观上看，认为不仅口腔功能得到改善，包括吞咽和流涎、语音和咀嚼运动，而且面部和牙列的外观都得到了改进。家长反映，那些充分认识到治疗效果的孩子们，表现更加自信，为他们的外表感到自豪。

25.7 病例描述

在本章的介绍中提到，对特殊需要领域的孩子的医学和心理诊断的名单是非常长的，超出本章的范围所描述对他们所有的正畸治疗。因此，我们将在这里描述两种最常见的特殊需要儿童，对其的正畸治疗十分有意义，其中特别需要关注患儿的依从性和管理的问题。

25.7.1 脑性麻痹

脑性麻痹胎儿有 2/1 000 存活出生。它指的是一系列影响机体动作和肌肉协调的的慢性疾病，由于胎儿发育或幼年时大脑伤害而发生的：痉挛型——肌肉无法放松；手足徐动型——无法控制肌肉运动；共济失调型——平衡和协调障碍。

他们可能涉及一组身体部位，如偏瘫（一侧手臂和腿部）、双侧（两侧腿部）和四肢瘫痪（四肢，躯干和颈部）。累计数个相关的神经系统，包括癫痫、智力低下、学习障碍和注意缺陷多动障碍。

颌骨的特征包括Ⅱ类颌间关系，面下高度增加，下颌后下旋转，下颌过宽和前牙开颌。口腔的特征是不受控制的头位和舌体运动，向前的舌姿势位，面部肌肉张力降低，严重的唇闭合不全和流涎。相应的，咬合关系常见Ⅱ类Ⅰ分类，前牙开骀，由于下颌牙弓过宽引起的后牙反骀，牙龈炎症和上前牙外伤。

这些患者治疗需求很高（Oreland 等，1987 年；Vittek 等，1994 年）（图 25.1，图 25.2），但目前有大量的正当理由，可能否定治疗。通常情况下，他们会表现出夸张的恐惧和较弱的理解。并且，他们肢体障碍和不自主运动，影响了他们的合作能力。此外，他们在流涎、反射高度敏感的同时，大部分因为肌肉功能差，常出现口腔内食物积滞，口腔卫生习惯不良等问题。

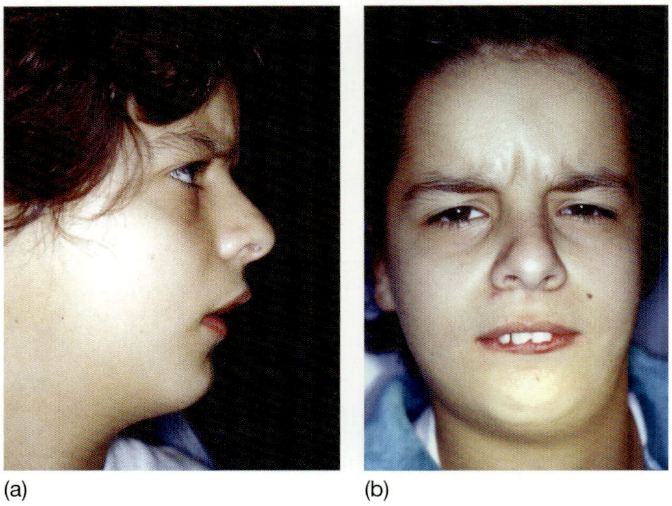

图 25.1　10 岁女孩，共济失调型脑瘫。治疗前面部照片显示凸面侧貌和下颌后缩　(a)侧貌。(b)正面相

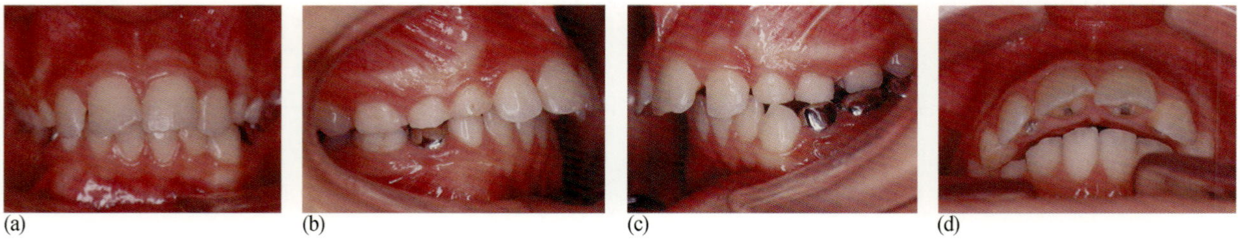

图 25.2　治疗前口内相显示Ⅱ类 1 分类错骀　(a)正面。(b)右侧。(c)左侧。(d)覆盖

在正常的儿童人群中，最近的一些证据并不支持Ⅱ类患者采用双期矫正，认为尽管暂时的骨骼变化可以发生在年轻的患儿中，早期治疗的长期效果在稍后的年龄阶段并没有任何优势。关键是要意识到脑瘫儿童经常摔跤，没有办法自己用手保护，比正常儿童更易发生上切牙外伤。正因为如此，预防牙外伤及其后果是必要的，鼓励短期的早期治疗减少覆盖（图 25.3）。这类治疗应该从上颌切牙萌出后尽早开始，在 8～10 岁之间，并且治疗目标应该是通过抑制上颌的前下生长或者促进下颌的向前生长，改善

颌骨间不调。完成治疗第Ⅰ期，Ⅱ类的牙列关系得到改善，更容易闭唇，从而保护了前牙，防止发生外伤（图 25.4）。第二个理由是第Ⅰ期的治疗减少前牙外伤发生的移位，尤其是对意外嵌入或者颊/舌向的移位。

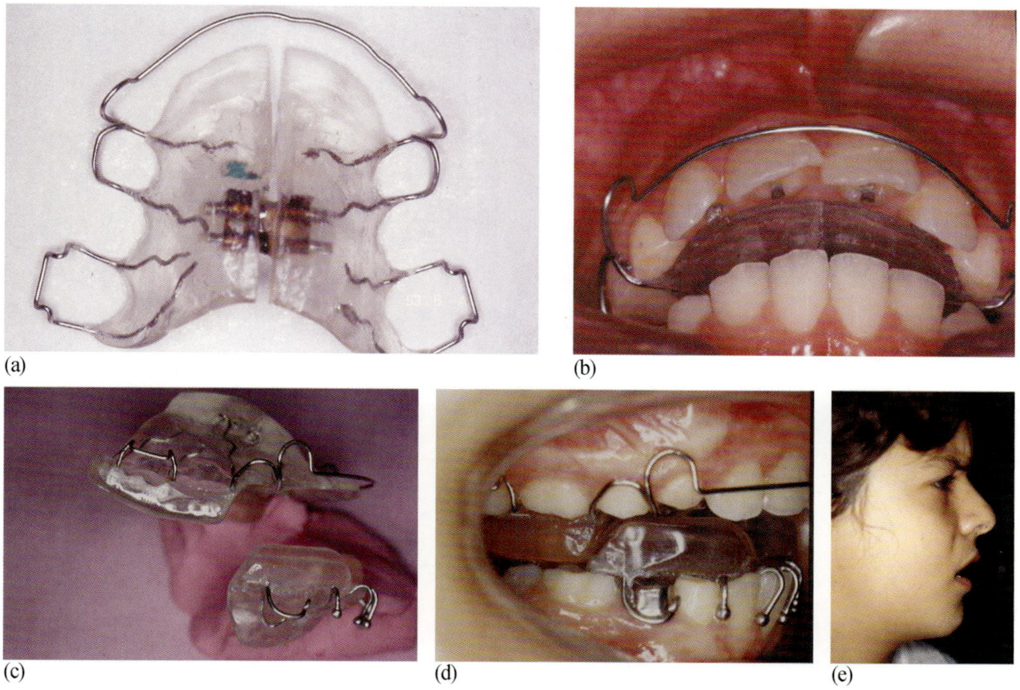

图 25.3　开始第Ⅰ期治疗的目标是减少覆盖防止外伤　(a)前部带有平导的丙烯酸活动矫正器。(b)活动矫正器口内观。(c)Twin-block 矫正器刺激下颌骨的生长。(d)Twin-block 矫正器口内观。(e)戴 Twin-block 矫正器的侧貌

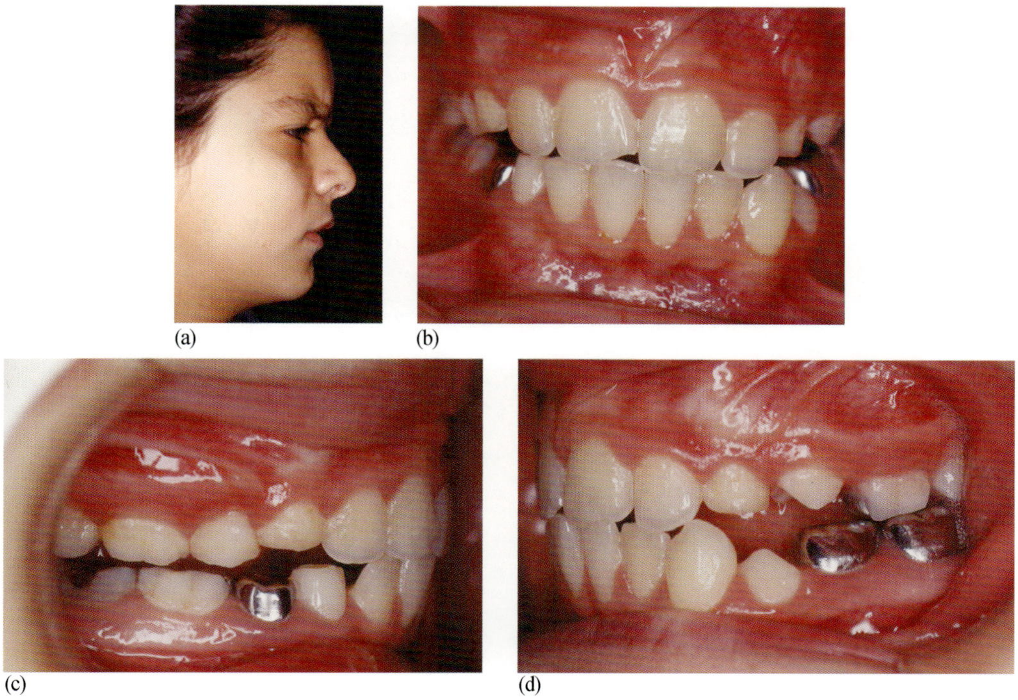

图 25.4　第Ⅰ期治疗结束时治疗中的照片，显示骨性Ⅱ类关系矫正后侧貌的改善以及咬合关系的过矫正　(a)侧貌　(b)正面　(c)右侧　(d)左侧

外伤嵌入后，外伤牙的长期保留目的在于保持平衡。没有及时的治疗，牙髓坏死、炎性牙根吸收、粘连、移位吸收和周围牙槽骨的丢失很可能会发生(Andreasen，1994 年)。应该清楚地认识在特殊需要人群里，不应轻易选择拔除外伤牙，用义齿替代的方法。为减少和调整脱落的牙齿，有以下 3 个方法(Chaushu 等，2004 年)：仅是观察，乐观预期自发性的萌出；立即手术复位到原有的位置；早期矫正复位，在外伤后 3 个月的时期内观察，很大程度上是一个有效的过程。

研究表明，外伤性嵌入牙的自发性萌出是非常不可靠的，但是牙脱位有成功报道。然而，严重嵌入的牙齿根管治疗须在大量的牙龈切除手术之后。

我们主张对中度脱位或者严重嵌入的牙齿进行即刻的手术复位，早期进行根管治疗以防止炎症而发生牙髓坏死。然而，也有研究报道这项操作增加了骨粘连、牙髓坏死和边缘骨丢失的风险。

研究认为，正畸治疗重新定位外伤移位的牙齿，对于长期随访减少牙缺失方面优于其他方法。无论何种治疗方法，炎症性牙根外吸收和边缘骨丢失是常见的并发症，牙根吸收的发病率在这三个治疗方法之间似乎是相似的(约 40%)。无论是手术一步牙齿复位，还是正畸牵引的治疗方法，相比仅是观察的方法，边缘骨丢失都是严重的。因此，如果牙齿仍在牙槽骨嵌入的位置，有很大的可能性发生骨丢失，而如果牙齿是在原来的位置，牙齿之间有正常的关系，牙槽骨重新建立，则边缘骨吸收较少。

第Ⅱ期治疗的目标是排齐牙列，解除拥挤，关闭开骀，同时保持骨性矢状向牙弓之间的关系(图 25.5)。这个目标通过在完整的恒牙列中安置托槽，利用头帽或者拔牙进行固定正畸来实现(图 25.6，图 25.7)。

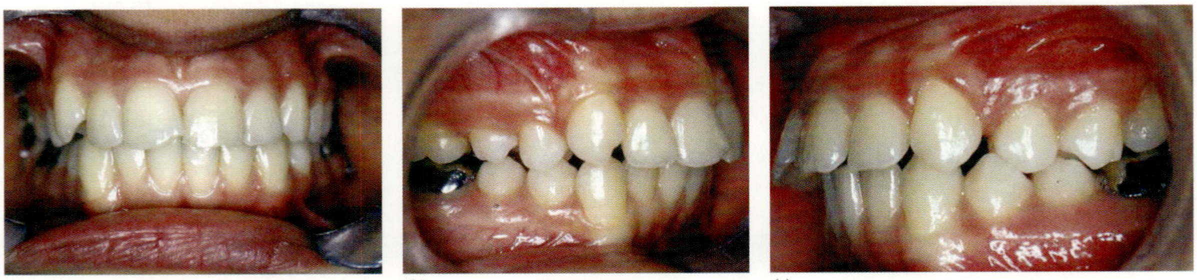

(a) (b) (c)

图 25.5 第 II 器固定正畸前的口内相。由于龋坏左上第一磨牙被拔除，补偿性的拔除右上第二前磨牙 (a)正面 (b)右侧 (c)左侧

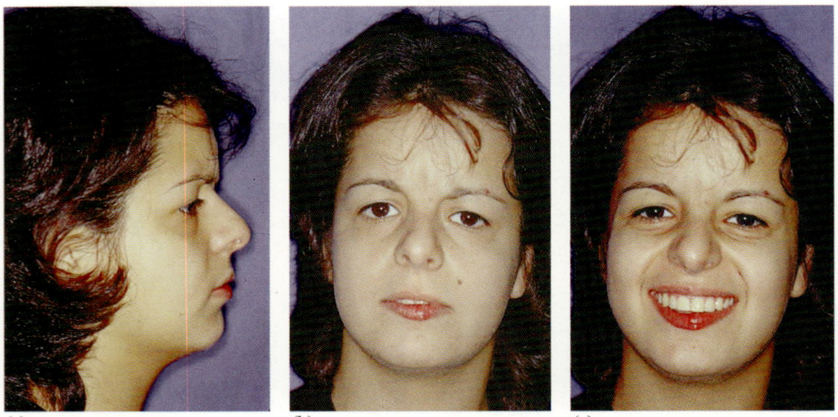

(a) (b) (c)

图 25.6 治疗后的面相显示明显改善的面部美观和侧貌 (a)侧貌 (b)正面 (c)微笑

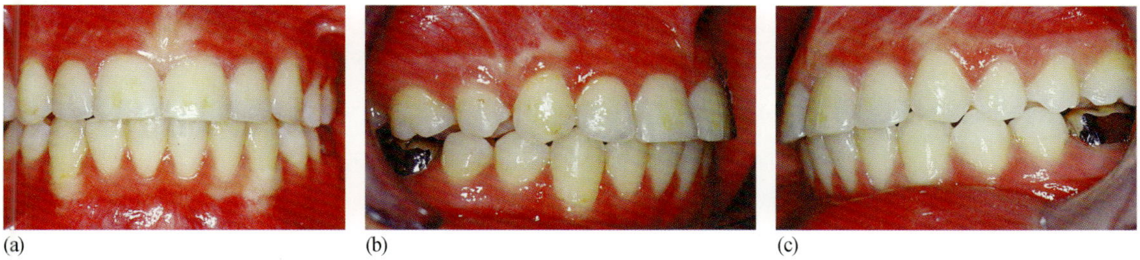

图 25.7　治疗后的口内相显示咬合关系得到矫正。(a)正面。(b)右侧。(c)左侧

对于存在异常的生长方向，较弱的肌肉行为以及功能差的患儿，主要关注治疗效果的保持。主动型的保持器有时需要应用高位口外的可拆矫正器来抑制上颌骨的生长以维持治疗的结果，或者用颏兜防止下颌骨的旋转。

这些措施在青春期后期/成年早期可能有后续变化的发生，包括正颌手术共有 3 个治疗时期，虽然这个手术必须是对特殊需要人群作适当的考虑和仔细的评价。

25.7.2　唐氏综合征

唐氏综合征是一种常染色体遗传性疾病，由一个额外的 21 号染色体引起的。患者身材矮小，智力低下，以及表型异常包括口腔、肌肉骨骼、心血管、造血、神经系统和行为异常。唐氏综合征的个体很容易感染、恶化和发生自身免疫性疾病。他们发生甲状腺功能减退的发病率也高，同时运动功能延迟。

广泛的文献报道唐氏综合征有多种颌骨和牙列的异常。由于面中部发育不足通常引起Ⅲ类的颌骨生长型。上颌骨存在 3 个平面上的不足：矢状向是后缩的，冠状向是窄的，垂直向是短的。腭部是 V 字形并且高拱。下颌骨通常大小正常，但是，由于面下高度的减小，下颌发生过度闭合，导致相应的下颌前突(图 25.8～图 25.10)。

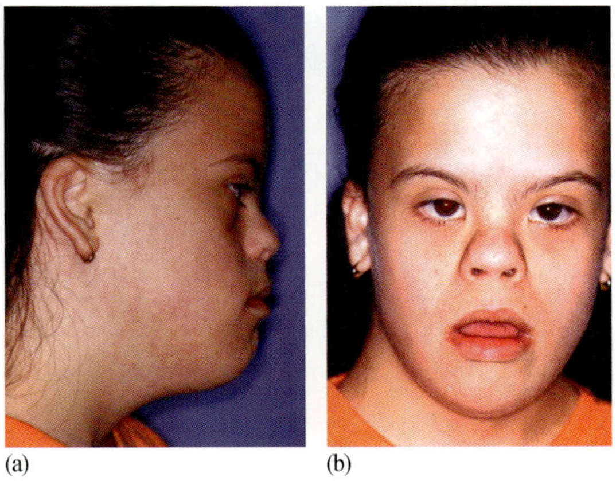

图 25.8　13 岁，唐氏综合征患者治疗前面部照片　(a)侧貌　(b)正面相

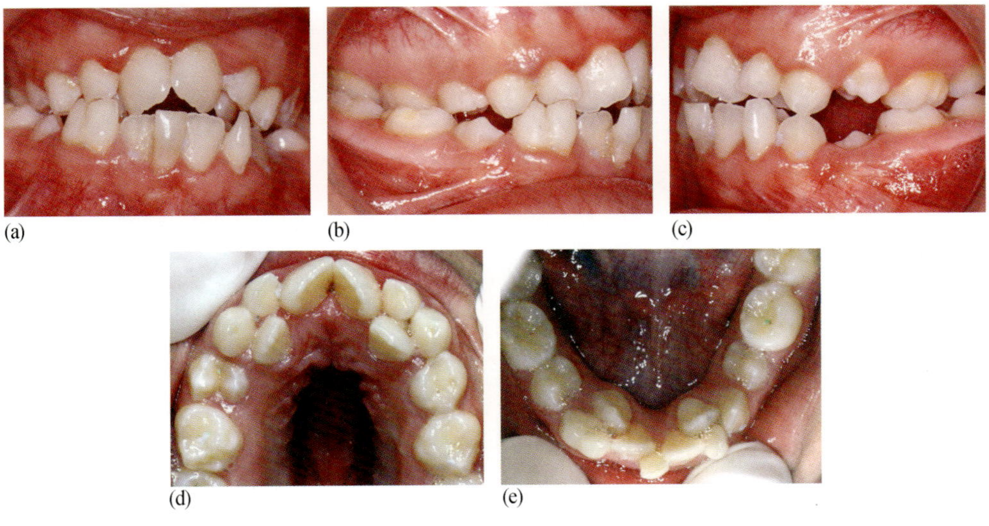

图 25.9　治疗前口内相　(a)正面　(b)右侧　(c)左侧　(d)上牙弓　(e)下牙弓

文献报道唐氏综合征患者有多种特征的异常的牙列，包括III类咬合关系伴有前后牙的反殆(Oliveira 等，2008 年)，牙列畸形包括数量(减少)、大小(更小)和形态(钉状或者其他形态缺陷)，以及发育时间(晚生齿)，是该综合征一系列的特征。尖牙和前磨牙易位的发病率增加。舌体是大的，并且在休息位和行使功能时姿势是向前的。常常有张口的姿势和张口呼吸，部分是由于低渗的肌肉组织，和慢性反复性上呼吸道的感染导致的。唾液分泌减少，而使嘴唇和口腔黏膜干燥，因此常常发生溃疡。唾腺的免疫系统受损——这个特征本身就是反复上呼吸道感染的一个潜在的病原学因素。磨牙症是一种常见的表现。

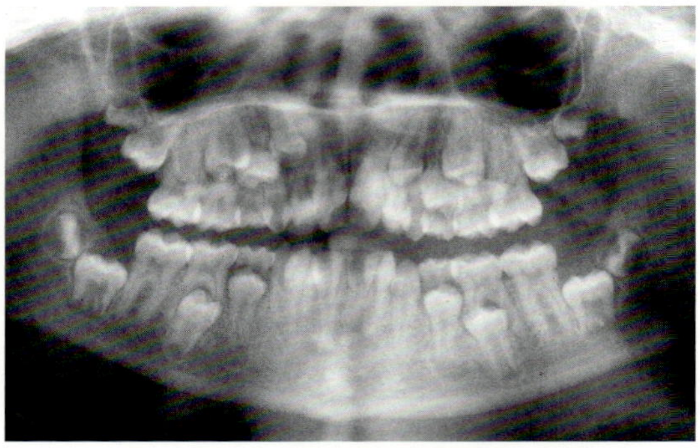

图 25.10　病例 2:治疗前的曲面断层片显示双侧上颌尖牙阻生以及缺失一个下颌切牙。

以前的一些研究表明唐氏综合征群体，相比正常组、年龄匹配的对比组和相似的年龄分布其他智障患者组牙周疾病的发病率更高。30 岁以下牙周炎的患病率接近 100%，强烈的对比的是龋齿的发生率低。唐氏综合征的个体报道的牙周炎的进展和严重程度，以及牙周破坏的临床特点，符合早发性/侵袭性牙周疾病的模式。

由于高发病率的严重的骨骼和牙齿畸形，唐氏综合征患者矫正治疗需求高(Oreland 等，1987 年 Desai，1997 年)。从骨骼的角度，通常需要上颌的扩宽和延长，以纠正骨性Ⅲ类颌间关系和侧貌的美观(病例 2:图 25.11，25.12)。从牙的角度，他们通常需要排齐牙列，打开/关闭先天性的缺牙间隙，纠正阻生和易位牙。然而，临床医师在追求成功的矫正治疗时遇到许多障碍。患儿因为理解减弱和忧虑增加，注意力时间跨度短而且有限，行为通常是有问题的。尽管经验表明，这些患者中的大多数可以通过日常行为管理技术在椅旁得到治疗，但是有一些需要镇静或全身麻醉，完成更复杂的程序和可能的疼痛，例如粘接/去除托槽或者乳牙的拔除。其他障碍有巨舌和张口姿势的发生率增加。这些合并低渗的肌肉组织，可能阻碍前部开殆的关闭，引起治疗成功后的复发。此外，这些患者牙周疾病发病率高，必须密切监控牙周疾病。早发性牙周炎是一类侵袭性的疾病，需要及时重视、迅速给予诊断和治疗。有时，在牙周治疗期间矫正器不得不去除，停止矫正，直到牙周状态的到改善。

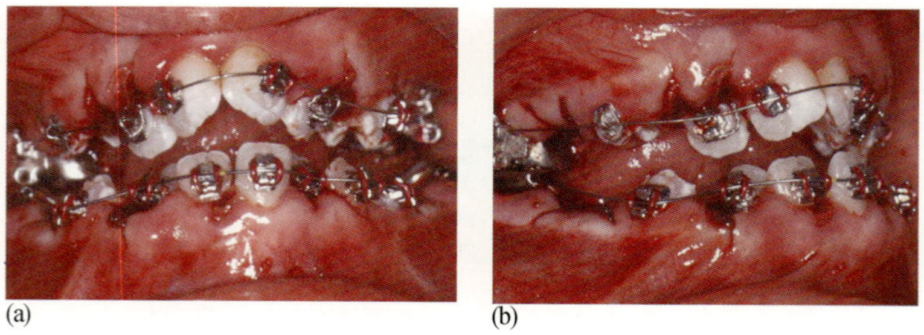

(a)　(b)

图 25.11　病例 2:静脉镇静下的咬合。(a)正面和(b)右侧。

对有显著骨性问题的病例采用双期矫正。这些病例，第Ⅰ期矫正的时间会在 8～10 岁开始，主要目标是利用上颌骨的扩弓和牵引矫正后牙和前牙的反颌。最佳的方式是通过带环型或者黏结型的腭部快速扩弓器，同时配合上颌骨的面具前方牵引。我们建议使用传统的面具，通过获得面部的石膏取模制作。这种类型的矫正器贴合患者面部，由透明丙烯酸制成颏部和前额的衬垫，外观是不太明显的。在矫正器的选择中更好的被患者接受。

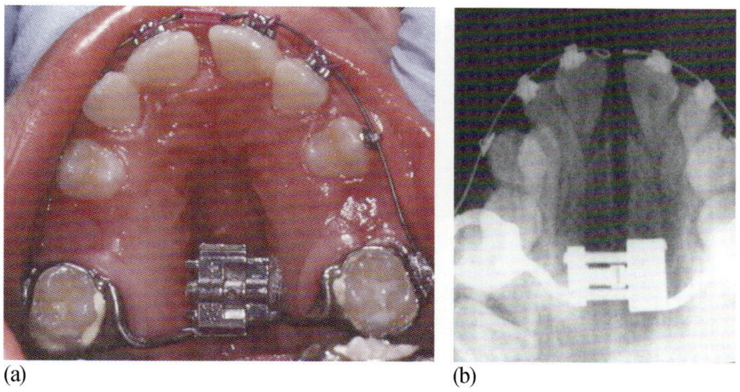

图 25.12　上颌牙弓的扩弓　(a)口内相　(b)上颌咬合放射影像

第Ⅱ期矫正通常是 12～15 岁，这取决于牙龄。主要目标是排齐牙列，对于先天性缺失的牙关闭或者打开间隙，治疗阻生牙和易位牙(图 25.13～图 25.16)。通常在椅旁可以进行固定矫正器的放置，除非过程复杂，可能会需要在镇静下一次完成所有的操作步骤。

对于严重骨性错殆的患者，在生长停止以后可能需要采取正颌手术，上颌扩弓同时向下前移。

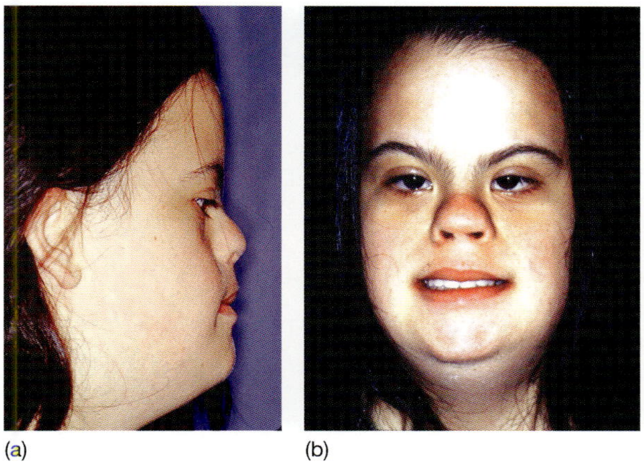

图 25.13　治疗后的面相　(a)侧貌。(b)正面

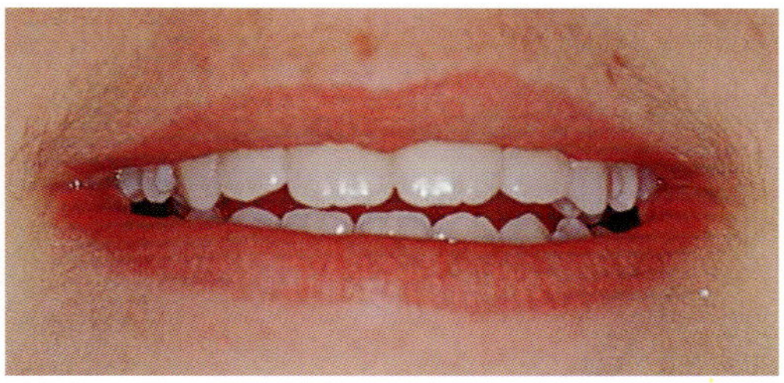

图 25.14　笑线

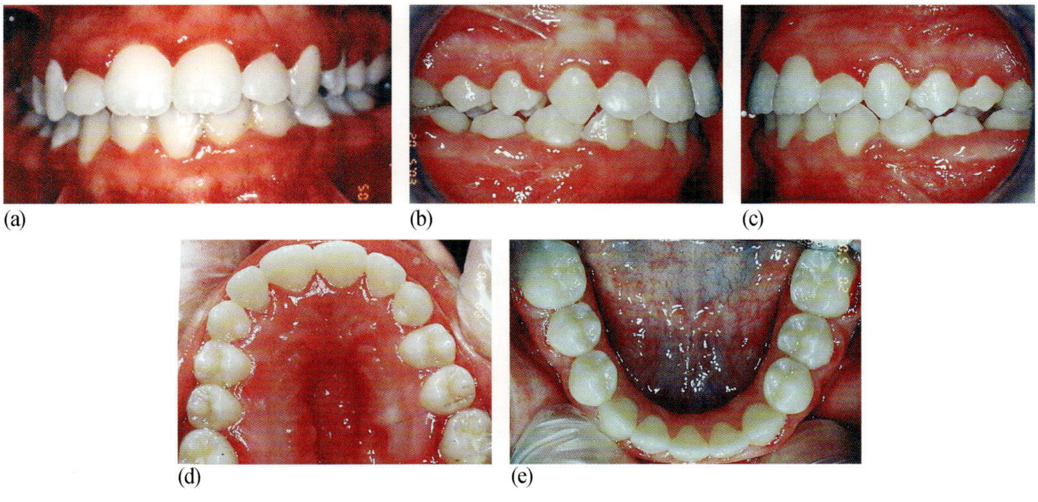

图 25.15　治疗后的口内相(a)正面　(b)右侧　(c)左侧　(d)上牙弓　(e)下牙弓

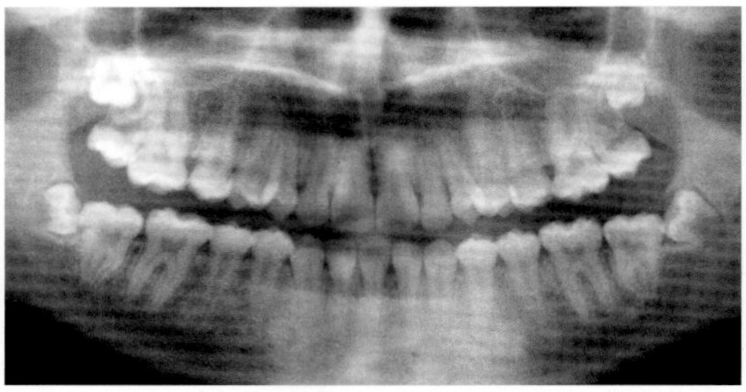

图 25.16 治疗后曲面断层片

25.8 结论

特殊需要患者相比健康的患者有更加严重的、畸形的错殆，焦虑和恐惧水平远远超过同龄人，他们的理解、容忍和依从性的阈值大大降低。因此，正畸医师为了达到治疗目标，结构化的治疗方案是必需的。这包括需要相当多的椅旁时间，实施全方位的行为管理模式，把治疗分解成单个独立的任务，以及用一个模块化的方法。首要的是，基本要求是一个充满爱心、耐心、坚韧的态度的治疗团队，包括正畸医师、椅旁助手和父母，必要时，加上其他专家医师的帮助，其中最主要的是麻醉师。

参考文献

[1] Andreasen J, Andreasen FM. Textbook and Color Atlas of Traumatic Injures to theTeeth[M]. Copenhagen: Munksgaard, 1994.

[2] Andreasen JO, Bakland LK, Andreasen FM. Traumatic intrusion of permanent teeth[J]. Part A clinical study of the effect of treatment variables such as treatment delay, method of repositioning, type of splint, length of splinting and antibiotics on 140 teeth. Dental Traumatology, 2006, 22: 99-111.

[3] Becker A, Shapira J. Orthodontics for the handicapped child[J]. European Journal of Orthodontics, 1996, 18: 55-67.

[4] Becker A, Shapira J, Chaushu S. Orthodontic treatment for disabled children: motivation, expectation, and satisfaction[J]. European Journal of Orthodontics, 2000, 22: 151-158.

[5] Becker A, Shapira J, Chaushu S. Orthodontic treatment for disabled children - a survey of patient and appliance management[J]. Journal of Orthodontics, 2001, 28: 39-44.

[6] Blair E, Watson L. Epidemiology of cerebral palsy[J]. Seminars in Fetal Neonatology and Medicine, 2006, 11: 117-125.

[7] Carmagnani FG, Goncalves GK, Correa MS, et al. Occlusal characteristics in cerebral palsy patients[J]. Journal of Dentistry for Children, 2007, 74: 41-45.

[8] Chadwick SM, Asher-McDade C. The orthodontic management of patients with profound learning disability[J]. British Journal of Orthodontics, 1997, 24: 117-125.

[9] Chaushu S, Becker A. Behaviour management needs for the orthodontic treatment of children with disabilities[J]. European Journal of Orthodontics, 2000, 22: 143-149.

[10] Chaushu S, Zeltser R, Becker A. Safe orthodontic bonding for children with disabilities during general anaesthesia [J]. European Journal of Orthodontics, 2000, 22: 225-228.

[11] Chaushu S, Becker A, Chaushu G, et al. Stimulated parotid salivary flow rate in patients with Down syndrome[J]. Special Care Dentist, 2002a, 22: 41-44.

[12] Chaushu S, Gozal D, Becker A. Intravenous sedation: an adjunct to enable orthodontic treatment for children with disabilities[J]. European Journal of Orthodontics, 2002b, 24: 81-89.

[13] Chaushu S, Yefenof E, Becker A, et al. A link between parotid salivaryIg level and recurrent respiratory infections in young Down's syndrome patients[J]. Oral Microbiology and Immunology, 2002c, 17: 172-176.

[14] Chaushu S, Shapira J, Heling I, et al. Emergency orthodontic treatment after the traumatic intrusive luxation of maxillary incisors[J]. American Journal of Orthodontics and Dentofacial Orthopedics, 2004, 126: 162-172.

[15] Chaushu S, Chaushu G, Zigmond M, et al. Age-dependent deficiency in saliva and salivary antibodies secretion in Down's syndrome[J]. Archives of Oral Biology, 2007, 52: 1088-1096.

[16] Cichon P, Crawford L, Grimm WD. Early-onset periodontitis associated with Down's syndrome - clinical interventional study[J]. Annals of Periodontology, 1998, 3: 370-380.

[17] Cohen MM, Winer RA. Dental and facial characteristics in Down's syndrome (mongolism)[J]. Journal of Dental Research, 1965, 44(Suppl): 197-208.

[18] Desai SS. Down syndrome: a review of the literature[J]. Oral Surgery Oral Medicine Oral Pathology Oral Radiology and Endodontics, 1997, 84: 279-285.

[19] Desai SS, Flanagan TJ. Orthodontic considerations in individuals with Down syndrome: a case report[J]. Angle Orthodontist, 1999, 69: 85-88.

[20] Dolce C, McGorray SP, Brazeau L, et al. Timing of Class II treatment: skeletal changes comparing 1-phase and 2-phase treatment[J]. American Journal of Orthodontics and Dentofacial Orthopedics, 2007, 132: 481-489.

[21] Fort P, Lifshitz F, Bellisario R, et al. Abnormalities of thyroid function in infants with Down syndrome[J]. Journal of Pediatrics, 1984, 104: 545-549.

[22] Franklin DL, Luther F, Curzon ME. The prevalence of malocclusion in children with cerebral palsy[J]. European Journal of Orthodontics, 1996, 18: 637-643.

[23] Garn SM, Stimson CW, Lewis AB. Magnitude of dental delay in trisomy G[J]. Journal of Dental Research, 1970, 49: 640.

[24] Glatz-Noll E, Berg R. Oral dysfunction in children with Down's syndrome: an evaluation of treatment effects by means of video registration[J]. European Journal of Orthodontics, 1991, 13: 446-451.

[25] Goday-Arno A, Cerda-Esteva M, Flores-Le-Roux JA, et al. Hyperthyroidism in a population with Down syndrome (DS)[J]. Clinical Endocrinology, 2009, 71: 110-114.

[26] Guare Rde O, Ciamponi AL. Dental caries prevalence in the primary dentition of cerebral-palsied children[J]. Journal of Clinical Pediatric Dentistry, 2003, 27: 287-292.

[27] Harris SR, Purdy AH. Drooling and its management in cerebral palsy[J]. Developmental Medicine and Child Neurology, 1987, 29: 807-811.

[28] Harrison JE, O' Brien KD, Worthington HV. Orthodontic treatment for prominent upper front teeth in children[J]. Cochrane Database Systematic Reviews, 2007, 3: CD003452.

[29] Hawli Y, Nasrallah M, El-Hajj Fuleihan G. Endocrine and musculoskeletal abnormalities in patients with Down syndrome[J]. Nature Reviews Endocrinology, 2009, 5: 327-334.

[30] Jackson EF. Orthodontics and the retarded child[J]. American Journal of Orthodontics, 1967, 53: 596-605.

[31] Janson M, Janson G, Sant' Ana E, et al. Orthognathic treatment for a patient with Class III malocclusion and surgically restricted mandible[J]. American Journal of Orthodontics and Dentofacial Orthopedics, 2009, 136: 290-298.

[32] Lew KK. Attitudes and perceptions of adults towards orthodontic treatment in an Asian community[J]. Community Dentistry and Oral Epidemiology, 1993, 21: 31-35.

[33] Limbrock GJ, Fischer-Brandies H, Avalle C. Castillo-Morales' orofacial therapy: treatment of 67 children with

Down syndrome[J]. Developmental Medicine and Child Neurology, 1991, 33: 296-303.

[34] Longo M, Hankins GD. Defining cerebral palsy: pathogenesis, pathophysiology and new intervention[J]. Minerva Ginecologica, 2009, 61: 421-429.

[35] Malamed S. Sedation: A Guide to Patient Management[J]. St. Louis, MO: Mosby, 1995.

[36] Merrick J, Ezra E, Josef B, et al. Musculoskeletal problems in Down Syndrome EuropeanPaediatric Orthopaedic Society Survey: the Israeli sample[J]. Journal of Pediatric Orthopedics Part B, 2000, 9: 185-192.

[37] Morris AF, Vaughan SE, Vaccaro P. Measurements of neuromuscular tone and strength in Down's syndrome children[J]. Journal of Mental Deficiency Research, 1982, 26: 41-46.

[38] Oliveira AC, Paiva SM, Campos MR, et al. Factors associated with malocclusions in children and adolescents with Down syndrome[J]. American Journal of Orthodontics and Dentofacial Orthopedics, 2008, 133: 489. e1-8.

[39] Oreland A, Heijbel J, Jagell S. Malocclusions in physically and/or mentally handicapped children[J]. Swedish Dental Journal, 1987, 11: 103-119.

[40] Orner G. Periodontal disease among children with Down's syndrome and their siblings[J]. Journal of Dental Research, 1976, 55: 778-782.

[41] Peretz B, Shapira J, Farbstein H, et al. Modification of tooth size and shape in Down's syndrome[J]. Journal of Anatomy, 1996, 188 (Pt 1) : 167-172.

[42] Proffit W, Fields HW, Sarver DM. Contemporary Orthodontics[J]. Elsevier, St Louis, MO, 2007.

[43] Reuland-Bosma W, Dibbets JM. Mandibular and dental development subsequent to thyroid therapy in a boy with Down syndrome: report of case[J]. ASDC Journal of Dentistry for Children, 1991, 58: 64-68.

[44] Reuland-Bosma W, van Dijk J. Periodontal disease in Down's syndrome: a review[J]. Journal of Clinical Periodontology, 1986, 13: 64-73.

[45] Rodrigues dos Santos MT, Masiero D, Novo NF, et al. Oral conditions in children with cerebral palsy[J]. Journal of Dentistry for Children, 2003, 70: 40-46.

[46] Roger K. Facial dysmorphism and syndrome diagnosis[J]. In: K Roger(ed.) Pediatric Orofacial Medicine and Pathology. London: Chapman and Hall Medical Co., 1994, 42-74.

[47] Shapira J, Regev L, Liebfeld H. Re-eruption of completely intruded immature permanent incisors[J]. Endodontics and Dental Traumatology, 1986, 2: 113-116.

[48] Shapira J, Becker A, Moskovitz M. The management of drooling problems in children with neurological dysfunction: a review and case report[J]. Special Care Dentist, 1999, 19: 181-185.

[49] Shapira J, Chaushu S, Becker A. Prevalence of tooth transposition, third molar agenesis, and maxillary canine impaction in individuals with Down syndrome[J]. Angle Orthodontist, 2000, 70: 290-296.

[50] Shaw L, Saxby MS. Periodontal destruction in Down's syndrome and in juvenile periodontitis[J]. How close a similarity? Journal of Periodontology, 1986, 57: 709-715.

[51] Shaw WC. The influence of children's dentofacial appearance on their social attractiveness as judged by peers and lay adults[J]. American Journal of Orthodontics, 1981, 79: 399-415.

[52] Shaw WC, Addy M, Ray C. Dental and social effects of malocclusion and effectiveness of orthodontic treatment: a review[J]. Community Dentistry and Oral Epidemiology, 1980, 8: 36-45.

[53] Shott SR. Down syndrome: common otolaryngologic manifestations[J]. American Journal of Medical Genetics Part C Seminars in Medical Genetics, 2006, 142C: 131-140.

[54] Sticker G. Psychological issues pertaining to malocclusion[J]. American Journal of Orthodontics, 1970, 58: 276-283.

[55] Strodel BJ. The effects of spastic cerebral palsy on occlusion[J]. ASDC Journal of Dentistry for Children, 1987, 54: 255-260.

[56] Thomas RG. Indirect bonding: simplicity in action[J]. Journal of Clinical Orthodontics, 1979, 13: 93-106.

[57] Thurow RC. Craniomaxillary orthopedic correction with en masse dental control [J]. American Journal of Orthodontics, 1975, 68: 601-624.

[58] Townsend GC. Tooth size in children and young adults with trisomy 21 (Down) syndrome[J]. Archives of Oral Biology, 1983, 28: 159-166.

[59] Tronstad L, Trope M, Bank M, et al. Surgical access for endodontic treatment of intruded teeth[J]. Endodontics and Dental Traumatology, 1986, 2: 75-78.

[60] Vicari S. Motor development and neuropsychological patterns in persons with Down syndrome[J]. Behaviour Genetics, 2006, 36: 355-364.

[61] Vittek J, Winik S, Winik A, et al. Analysis of orthodontic anomalies in mentally retarded developmentally disabled (MRDD) persons[J]. Special Care Dentist, 1994, 14: 198-202.

[62] Waldman HB, Perlman SP, Swerdloff M. Orthodontics and the population with special needs[J]. American Journal of Orthodontics and Dentofacial Orthopedics, 2000, 118: 14-17.